罗塞－阿克曼

外科病理学

（第10版）

泌尿道与男性生殖系统分册

原　著　Juan Rosai

主　译　郑　杰

副主译　沈丹华　薛卫成

北京大学医学出版社

Peking University Medical Press

ROSAI - ACKERMAN WAIKE BINGLIXUE (DI 10 BAN): MINIAODAO YU NANXING SHENGZHIXITONG FENCE

图书在版编目（CIP）数据

罗塞 - 阿克曼外科病理学：第 10 版 . 泌尿道与男性生殖系统分册／（意）胡安·罗塞（Juan Rosai）原著；郑杰主译 . ——北京：北京大学医学出版社，2017.8
书名原文：Rosai and Ackerman's Surgical Pathology, tenth edition
ISBN 978-7-5659-1648-9

Ⅰ . ①罗… Ⅱ . ①胡… ②郑… Ⅲ . ①外科学—病理学②泌尿外科学—病理学③男性生殖器
疾病—病理学Ⅳ . ① R602 ② R69

中国版本图书馆 CIP 数据核字（2017）第 192303 号

北京市版权局著作权合同登记号：图字：01-2013-8874

ELSEVIER

Elsevier (Singapore) Pte Ltd.
3 Killiney Road, #08-01 Winsland House I, Singapore 239519
Tel: (65) 6349-0200; Fax: (65) 6733-1817

Rosai and Ackerman's Surgical Pathology, Tenth Edition
Copyright © 2011, Elsevier Inc. All rights reserved.
ISBN-13: 978-0-323-06969-4

罗塞 – 阿克曼外科病理学（第 10 版）：泌尿道与男性生殖系统分册

主　　译：郑　杰
出版发行：北京大学医学出版社
地　　址：（100191）北京市海淀区学院路 38 号　北京大学医学部院内
电　　话：发行部 010-82802230；图书邮购 010-82802495
网　　址：http://www.pumpress.com.cn
E – mail：booksale@bjmu.edu.cn
印　　刷：北京圣彩虹制版印刷技术有限公司
经　　销：新华书店
责任编辑：马联华　　责任校对：金彤文　　责任印制：李　啸
开　　本：889mm×1194mm　1/16　印张：22　字数：811 千字
版　　次：2017 年 8 月第 1 版　　2017 年 8 月第 1 次印刷
书　　号：ISBN 978-7-5659-1648-9
定　　价：180.00 元

版权所有，违者必究
（凡属质量问题请与本社发行部联系退换）

罗塞 – 阿克曼

外科病理学

（第10版）

泌尿道与男性生殖系统分册

目　录

译者名单

主　译　郑　杰

副主译　沈丹华　薛卫成

译(校)者〔按姓名汉语拼音排序〕

北京大学医学部病理学系　刘海静　陆　敏　邹万忠

北京大学人民医院病理科　戴　林　邓志娟　沈丹华　孙昆昆　王功伟　王玲玲

译者前言

《Rosai & Ackerman 外科病理学》第 10 版中文译本在所有译者的共同努力下与读者见面了。首先要对他们的辛勤劳动致以衷心的感谢。

虽然对医学生、临床医生也有借鉴，但本书的主要阅读对象是病理医生。作为一本病理医生的基本外科病理学教科书，本书是不可能面面俱到的。但恰恰由于采取了点面结合、繁简适度的写作技巧，本书的系统性和可读性增加了，具有极高的参考价值。本书体现了作者的聪明和智慧，融入了作者自己对外科病理学精髓的理解和丰富的实践经验。

本版对免疫组织化学和具有诊断价值的分子病理学给予了特别关注。将免疫组织化学和分子病理学标志物引入诊断病理学常规也是时代的要求和发展趋势。

诊断病理学是典型的实践科学。病理医生的成长需要书本知识与有效率的实践的有机结合。在书斋里闭门苦读，不重视实践，或只满足于忙忙碌碌的实践，不注意理论武装，都不能成为一个好的病理医生。感觉到的事物未必就能理解，只有理解了，才能更好地感觉。真诚地希望年轻的病理住院医生能通读一本像《Rosai & Ackerman 外科病理学》这样的经典教科书。

由于翻译时间紧迫，加之译者的学识和实践经验参差不齐，纰漏和错误在所难免，诚挚欢迎批评指正。

郑　杰
2013 年 10 月

著者前言

第10版

本书自上一版出版至今已经过去 7 年了，在这期间，外科病理学实践发生了重大变化。免疫组织化学取得了长足的进展，其对于病理学实践已经成为必不可少的辅助技术。或许从来也没有，今后也不会再有哪一种技术能像免疫组织化学技术那样改变外科病理学的实践方式。新一代的病理医师已经将进行某些抗体的免疫组织化学染色视为理所当然。殊不知 40 年前即使有名望的病理医师也得不到这些抗体——他们的所有诊断和对组织发生方面的考虑都只能基于在苏木素染色切片上见到的生长方式和细胞形态学，并且偶尔只能借助于一种或几种"特殊染色"以得到并非很有说服力的帮助。

现在，我们还处于另一种转变之中，这种转变是由分子遗传学研究取得的大量新知识应用于病理学标本造就的。分子遗传学的潜力以及——在一些方面的——实际应用显然已得到了相当的强调。也许更有益的是应该反思一下，这种新信息的强大冲击对新一代病理医师的外科病理学实践的影响，以及外科病理学所依据的传统的大体和显微镜下检查也许有逐渐被淡忘的危险；这之中有些可能是不可避免的，也可能并非所有这一切都是不为人所乐见的。然而，那些久经考验的检查方法所能提供的信息仍然如此丰富而又可靠，人们无法想象任何忽略或忽视它们的想法。基于这些原因，新的第 10 版责无旁贷，融入了许多应用分子遗传学新技术取得的可靠成果（重点放在临床应用已见成效的成果），并将它们与病理医师从长期以来得心应手的形态学方法得出的结果和结论进行比较。

John KC Chan 医生承担了大多数篇章的这种艰难的整合使命，他是少数几位能够将非凡的常规病理学知识与分子遗传学的技术原理、可能的应用和潜在的陷阱结合在一起的新型外科病理学家的杰出代表。

在这期间，发生的另一个重要变化是：有关标准化、管理制度和法律责任方面的要求不断增加。这个变化已促使各种病理学组织制定了一系列指导原则，以帮助病理医师适应日渐复杂的体制。

此外，在这期间，电子信息系统对外科病理学实验室的几乎所有工作都产生了重要影响，从某种程度上说，病理学实践已经离不开电脑了。

要适应这个快速变化和不断扩展的领域并使本书涵盖相关的内容实属不易。需要考察的信息量是如此之大，即使仅仅考察已经证实的信息或明显重复的信息也实属不易；而且，建立外科病理学分科的倾向——每一个分支都有自己的惯例和专门术语——也已加速。总而言之，这些因素都是本书写作的巨大负荷，以至于人们不禁要问，这是否超出了一个人的承受能力。然而，正如读者看到的，不要问我是如何做到的，新的第 10 版即将面世了，并且再一次主要是由一位作者写就；作者再次希望，有些专门技术的不可避免的缺失（无论何种原因所致）能够被一些人所称的"一个人发出的最终的简单声音"所补偿。同样，作者继续秉持了务实风格，并为此付出了不懈努力，这也是本书无可匹敌的原作者 Lauren V. Ackerman 医生（1905—1993）赋予本书的风格。

显然，外科病理学包涵很多高度专业化的领域（主要但不局限于非肿瘤领域），要保持本书的连贯性，不能没有其他专家的参与。我非常幸运，得到了诸位杰出专家（已列在参著者名单上）的通力合作。他们把自己的丰富专业知识慷慨地贡献给了本书，在此特别表达诚挚的感谢。

一本书经过多次再版，原来的正文和插图自然会不断更新。在过去版本的几位撰稿作者中，我特别要感谢 Morton E. Smith（第 30 章）、Robert E. Vickers（第 6 章）和 John Morrow（有关外科病理学信息系统和自动化解剖病理学系统模式的部分，第 1 章）三位医生。

我还要感谢我的许多同仁和助手，他们有的慷慨贡献了自己存档的图片材料，有的指出了本书的不准确、疏漏、重复或印刷错误之处。我要特别感谢下面几位，他们是意大利布雷西亚的 Fabio Facchetti 医生，佛蒙特州南柏林顿的 Robert Erlandson 医生，澳大利亚布里斯班的 Robin A. Cooke 医生，哥斯达黎加圣何塞的 Juan José Segura 医生，西班牙巴塞罗那的 Pedro J. Grases Galofrè 医生，意大利圣乔瓦尼罗通多的 Michele Bisceglia 医生，米兰国家癌症研究所前细胞技术主管 Loredana Alasio 女士。我还要感谢意大利蒙萨的 Francesca Bono 医生，她协助制作了第 3 章中很长的免疫组织化学标志物表。

我所参与的本书不同版本的撰写工作是在不同地方完成的：第 5 版在华盛顿大学（圣路易斯），第 6 版在明尼苏达大学（明尼阿波利斯），第 7 版在耶鲁大学（纽黑文），第 8 版在 Sloan-Kettering 癌症中心（纽约），第 9 版在国家癌症研究所（米兰），而第 10 版是在意大利诊断中心。不论在什么地方，我都从我的同仁那里学到了许多知识，并从他们那里吸取了许多意见和建议。我

非常感谢每一个地方的许许多多的病理医师、病理住院医师和病理学研究生，他们默默无闻地为本书作出了很多贡献。我想他们会在本书的一些陈述中发现他们自己的观点。这些亲爱的同事实在太多了，无法一一列举，在此我提出我最近的两位助手 Tshering Dorji 医生和 Giovanni Fellegara 医生作为他们的代表。

我还要再次感谢我的妻子 Maria Luisa Carcangiu 医生对本书作出的巨大贡献。她参与了本书出版过程中各方面的工作，包括提出无数概念和实践方面的建议，进行了冗长的文字校对和参考文献的双向校对，更不要说她是我许多近乎崩溃时刻的精神支柱。

最后，我要感谢 Armanda Locatelli 夫人，她自始至终都以准确、快捷和极具奉献精神的工作予以协助。

对从事我们这种要求极高、压力十足的美妙职业——外科病理学的朋友们，我衷心希望本书会对你们有所帮助。

Juan Rosai MD
Director, International Center for Oncologic
Pathology Consultations
Centro Diagnostico Italiano (CDI)
意大利米兰，2011 年

著者前言

第1版

对于外科病理学——活体病理学——这个大的学科领域而言，本书只是一本入门书。从任何角度来说，本书都不企图替代普通的病理学教科书。本书是作为这些教科书的补充而撰写的，读者应该在学习普通教科书之后或已有一定学科基础的前提下阅读本书。本书并不是包罗万象的，因为本书是将重点放在常见病变上而不是放在罕见病变上，而且在很大程度上，本书是基于作者的个人经验撰写的。

本书既是为医学生撰写的，也是为日常工作离不开外科病理学的医师撰写的。后者不仅包括外科医师和病理医师，还包括在其他一些领域工作、其决策受到病理报告影响的医师，如放射科医师和内科医师。本书自始至终强调大体病理学的重要性，运用了将大体所见与临床观察联系起来的做法。本书对大多数病理图片的选择原则是：它们要代表各种外科疾病的典型表现；作者也禁不住选用了一些自己遇到的很有意思的、罕见疾病的图片。本书每章末尾均附有参考文献，不仅列出了相对近期且容易得到的文献，还列出了一些可以引导读者详细了解有关题目的文献。

Zola K. Cooper 医生（病理学和外科病理学助教）撰写了皮肤一章中的一节；David E. Smith 医生（病理学和外科病理学助教）撰写了中枢神经系统一章。鉴于他们的学科背景以及他们目前负责的领域，他们完全有资格承担各自的任务。在此特别致以最诚挚的感谢。

Barnes 医院的许多外科同仁在有意无意间也为本书的撰写工作提供了诸多帮助。在这里，我要特别感谢 Charles L. Eckert 医生（外科学副教授），他允许我经常不断地向他请教问题，并毫无保留地介绍了自己的经验。

还要感谢接替我做 Ellis Fischel 州立肿瘤医院病理医师的 Richard Johnson 医生，他允许我使用那里的所有材料。退伍军人医院病理科的 Franz Leidler 医生也给予了通力合作。

我还必须感谢 H.R. McCarroll 医生（整形外科学助教），他给本书的骨与关节一章提出了许多建设性意见；还要感谢 C.A. Waldron 医生，他帮助我完成了与口腔相关的几节。在给予我特别帮助的其他朋友和同事中，我要特别提到以下诸位医生，他们是 Carl E. Lischer、Eugene M. Bricker、Heinz Haffner、Thomas H. Burford、Carl A. Moyer、Evarts A. Graham、Robert Elman、Edward H. Reinhard、J. Albert Key、Glover H. Copher、Margaret G. Smith 和 Robert A. Moore。

我们制图室的 Cramer K. Lewis 先生对我提出的要求总是非常耐心，他的努力和技艺是无与伦比的。我们医学图书馆的 Marion Murphy 小姐和她的助手也不知疲倦地奉献了她们的时间。

随着麻醉学、抗生素和术前术后护理领域的进步，对于不同的器官，现代外科学已经可以进行根治性部分或全部切除。当今，人们对外科医师的要求是要有基础科学的丰富背景知识，无论是化学、生理学，还是病理学。现代外科医师不但要问自己："我能做好这个手术吗？"，而且还要问自己："这位患者手术以后如何处置？"。希望本书能以某种形式在养成这种态度方面有所贡献。

Lauren V Ackerman MD
美国密苏里州圣路易斯，1953 年

泌尿道

肾、肾盂和输尿管；膀胱

Nelson G. Ordóñez*和Juan Rosai

陆　敏　刘海静　译　　邹万忠　校

1

肾、肾盂和输尿管

章 目 录

*NELSON G ORDÓÑEZ　MD："非肿瘤性疾病"部分的作者（Professor of Pathology, Department of Pathology, the University of Texas MD Anderson Cancer Center, Houston, TX, USA）

非肿瘤性疾病

肾活检

　　肾活检是用于诊断肾疾病的非常重要的方法[1-3,5]。通过肾活检，可以对肾疾病作出准确诊断，获得有关疾病进展和预后的重要信息，并为疾病的治疗提供有用的依据

[4,6,7]。对于晚期的肾疾病而言，肾活检还可以提供有关肾移植后病变是否有可能复发的线索。肾活检对肾移植患者也很重要，可以确定是否存在抗体或T细胞介导的排斥反应，并对移植肾是否存在急性肾小管坏死、环孢素A中毒性肾病以及是否存在新发或复发性肾小球肾炎作出病理诊断。

　　肾疾病通常会出现一些有规律的症状，临床上将它们归入不同的综合征，即肾病综合征、持续性蛋白尿、急性肾

炎、持续性或复发性血尿、无症状性肾功能不全、肾性高血压、快速进行性肾衰竭、急性肾衰竭和慢性肾衰竭等；同时，各种不同的损伤因子可以导致肾出现有限的几种组织病理学改变。因此，一种临床综合征可以对应几种组织病理类型，而同一种组织病理类型可出现多种临床综合征。所以，要正确解读肾活检标本所呈现的病理变化，既要对肾的正常结构和功能有深入的了解，也要对肾疾病的临床、形态学表现和发病机制有全面的认识。这就要求病理医师在评估肾活检标本时，一定要将患者的临床表现、实验室检查与光学显微镜、免疫荧光检查和超微结构检查结果结合起来。

肾活检标本的处理

大多数肾活检材料是用穿刺针经皮穿刺或手术直接暴露肾（开放性肾活检）获取的。肾活检标本一般被分为三份，分别进行光学显微镜、免疫荧光和电子显微镜检查。理想的经皮肾穿刺活检应得到两条穿刺标本。第一条标本的处理是自标本两端用锋利的剃须刀片或手术刀片快速切取 0.5 ~ 1mm 的小块，将其中 2 块或更多块放在冷的 2% 戊二醛磷酸缓冲液或二甲砷酸盐缓冲液中固定，供电子显微镜检查；其余组织块则放在生理盐水中，再移入普通固定液中，供光学显微镜检查用。如果第二条标本取材满意，则自标本两端各取一小块做电子显微镜检查；将其余组织迅速置入液氮中或置于放在干冰上冷却的异戊烷中快速冷冻，供免疫荧光检查用。如果仅能获得一条穿刺标本，则自标本两端切取小块组织做电子显微镜检查，其余部分沿长轴一分为二，分别做光学显微镜检查和免疫荧光检查。若穿刺标本太小，则只做电子显微镜和免疫荧光检查，光学显微镜检查结果可以通过电子显微镜标本的塑料包埋半薄切片获得。

光学显微镜检查

肾活检的光学显微镜检查标本可用多种固定液固定。大多数病理医师觉得升汞溶液对于保持细胞和组织结构效果最好。同时 Zenker、Helly、Bouin 和 Van der Griff 等固定液也得到了广泛应用，10% 的中性甲醛的固定效果也很好。如果需要对糖原、尿酸盐结晶、尿酸和其他水溶性物质进行固定，则应选用无水乙醇。肾活检的评估常规应用到多种特殊染色方法，其中 PAS 染色最实用，因为其简单易行，可以提供其他方法如银染色和 Masson 三色染色可以显示的大部分病变。有人主张对进行光学显微镜检查的全部标本进行连续切片，每一张载玻片上放 3 ~ 4 张切片，按顺序排好，每隔 5 张载玻片各做一张 HE 和 PAS 染色切片。这样可以尽量多地观察肾小球，其余未染色的切片需要时可做各种特殊染色 [15]。

电子显微镜检查

人们常有一种误解，认为电子显微镜检查标本的制

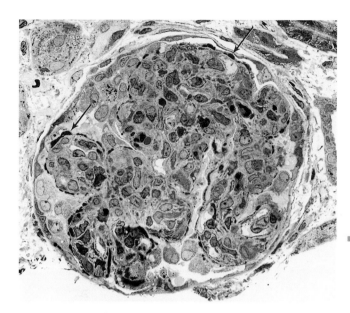

图 1.1　链球菌感染后肾小球肾炎塑料包埋半薄切片，甲苯胺蓝染色，可见沿毛细血管壁沉积的众多驼峰状沉积物（箭头所示）和因内皮细胞增生导致的毛细血管腔闭塞。

作既费事又费时。实际上，目前已有令人满意的电子显微镜标本制备方法，制作时间不超过 5 小时 [12]。多种固定液可用于电子显微镜标本的制作，且各有其优点。一些病理医师喜欢用四氧化锇进行初步固定，后者可以很好地显示沉积的免疫复合物和基底膜结构。但用戊二醛进行初步固定、再用锇酸进行后固定更方便，这已成为当前电子显微镜标本制作的常规方法。环氧树脂可以用作包埋剂，其硬度可以根据各人的习惯进行选择。当用塑料作为包埋剂时可以切出 1μm 的半薄切片，用甲苯胺蓝或亚甲蓝染色在光学显微镜下特别是高倍镜下可以观察到更为清晰的结构（图 1.1）[11,15]。用特殊切片机制成的超薄切片可以用醋酸铀和枸橼酸铅做双重染色，进而可以借助电子显微镜观察其超微结构。

免疫组织化学检查

对于肾活检的常规评估而言，在冰冻切片上进行的直接免疫荧光检查是一种简便、快捷而准确的检查方法，但间接免疫荧光检查可用于一些特别敏感或特殊的抗体。将做免疫荧光检查的肾活检组织块定向放在软木塞上，用常规冰冻切片包埋剂包埋，然后将软木塞放入装有异戊烷或甲基丁烷（周围有液氮或干冰包围）的烧杯中迅速冰冻。冰冻切片通常厚 2 ~ 4μm，用不同抗体染色后在直射或透射紫外光下进行观察，其亮度可主观地分级为 0 ~ 4+ 级并拍照记录。常用的抗体包括抗 IgG、IgA、IgM、κ 和 λ 轻链蛋白、C1q、C3、C4 和纤维蛋白原或纤维蛋白。为了特殊的检查目的，还可应用其他抗体。例如，C4d 已被证实可以用于诊断移植肾的抗体介导的急

性排斥反应[9,16]；对 BK 病毒进行的免疫组织化学染色有助于 BK 肾病的诊断[8,10]。

如果用做免疫荧光检查的组织中没有肾小球，可以将用做光镜检查的组织切片用链酶蛋白酶预消化后再直接进行免疫荧光检查[14]。需要注意的是，用这种切片进行的免疫荧光 C3 检查的敏感性比用冰冻组织切片的差。

免疫组织化学检查也可应用免疫过氧化物酶标记技术在甲醛固定石蜡包埋的组织进行。这种技术在外科病理学中常用，但在肾活检的常规病理检查中尚未广泛应用。其原因可能是因为在很大程度上，它们对弱反应的敏感性不如直接免疫荧光方法高，并且肾小球疾病的反应方式用荧光显微镜更容易识别。但应该提及的是，随着更好的标记方法和检测系统的出现，如 EnVision 辣根过氧化物酶法可以消除内源性生物素导致的背景染色，它们在福尔马林固定石蜡包埋的组织切片上也可以得到可靠的结果[13]。

肾活检的病理诊断

很多病理医师认为肾活检的病理诊断非常困难。众所周知，肾活检的病理诊断不但要有光学显微镜检查，还必须进行免疫荧光和电子显微镜检查，因为经过多年的研究，肾小球疾病的分类愈来愈复杂。但是，正如其他部位的病理学诊断一样，肾活检标本的诊断也是建立在仔细观察及临床病理表现综合分析的基础上。掌握肾的正常形态学知识对于识别各种肾病变至关重要。对肾活检的病理检查要点如表 1.1 所示。

每一例肾活检标本必须包含足够量的肾小球才能得出正确的病理诊断，但目前尚无公认的标准，主要取决于肾疾病的类型和性质。如果病变表现无规律或有新月体形成，则标本中的肾小球数不能少于 10 个；对于弥漫性肾小球病而言（如膜性肾小球肾炎），则即使只在一个单个的肾小球中识别出特征性表现，也可以作出诊断，特别是如果能与电子显微镜检查结合时。不过即使是弥漫性肾小球疾病，其病变程度也常常因肾小球而异，所以为了正确评估疾病的范围，较理想的肾活检标本应至少包含 5 ~ 10 个肾小球。

肾小球的正常结构

由于肾活检主要观察肾小球的变化，所以本节重点阐述肾小球的正常结构。肾小球是一个由特殊的毛细血管袢组成的血管结构，肾小球毛细血管起源于肾小球入球小动脉，后者分支并形成毛细血管袢，然后在血管极合并注入出球小动脉。正常情况下，肾小球毛细血管袢的分叶状形态不明显，但在病理状态下，它们的分叶形态可以变得很明显。肾小球毛细血管袢小叶由毛细血管分支和系膜组成，其中系膜是肾小球毛细血管小叶中心

的支撑结构。毛细血管袢位于肾单位起始部扩张的腔隙内，后者称为肾小囊（Bowman 囊）。肾小囊是肾单位（Nephron）的起始部分，肾小囊壁由较厚的基底膜和内衬的扁平的壁层上皮细胞组成，这两种结构进一步延伸到肾小球的血管极与入球小动脉和出球小动脉的外膜融合在一起。在肾小球的尿极，肾小囊壁的基底膜与近端肾小管的基底膜相延续。肾小球的直径约为 $200\mu m$，但肾小球的大小在不同肾小球之间略有差异，皮髓质交界处的肾小球比皮质其他部位的肾小球大 20% 左右。肾小球内细胞数目的变化因疾病不同而异，要正确判断细胞数目，要求组织切片的厚度为 2 ~ $4\mu m$，当血管极以外的系膜区超过 3 个细胞时，即认为出现了系膜细胞增生。

肾小球毛细血管壁的外层由肾小囊脏层上皮细胞被覆，这种细胞的胞质有许多足状突起，因此又被称为足细胞，足细胞的足突附着在毛细血管基底膜的外侧。肾小球毛细血管基底膜内侧是扁平的、胞体具有窗孔的内皮细胞。**肾小球毛细血管基底膜**（glomerular basement membrane, GBM）的结构分为三层：中间的电子致密层或致密板、内外较薄的内疏松层（内层板）和外疏松层（外层板）。GBM 主要由 IV 型胶原、层粘连蛋白、硫酸乙酰肝素蛋白多糖和内动蛋白构成，此外，还有少量的其他蛋白[24]。

肾小球的主要功能是滤过血液而生成原尿，GBM 是肾小球滤过屏障的主要组成部分。在正常成人，GBM 的厚度约为 310 ~ 380nm，在儿童略薄，在男性比在女性略厚[17]。肾小球毛细血管腔周围并不是全部被 GBM 包绕，因为毛细血管的一侧紧临系膜区，而系膜细胞包埋于基底膜样物质即系膜基质中（图 1.2）。电子显微镜观察发现，系膜基质的纤维样结构比 GBM 的更多；系膜基质由 IV、V 和 VI 型胶原以及纤连蛋白、层粘连蛋白、内动蛋白、葡萄糖胺聚糖（包括硫酸乙酰肝素和硫酸软骨素）构成[22]。系膜细胞有胞质突起，其内含有 α- 平滑肌肌动蛋白、α- 辅肌动蛋白和肌球蛋白纤维，因此它与平滑肌细胞、血管周细胞和肌纤维母细胞具有相同的特性[17-19]。即系膜细胞具有收缩功能，可以参与调节肾小球的血流量并进而调节肾小球的滤过功能[20]。系膜细胞产生生长因子，因而可以维持细胞更新[19]。系膜细胞具有吞噬功能，可以清除系膜区的细胞碎屑[21]。在电子显微镜下，虽然正常肾小球的内皮细胞和系膜细胞之间有明显的超微结构差异，但当肾小球出现病变时，它们之间难以从形态上进行区分，只能根据它们各自在肾小球内的位置来区别。

肾小球脏层上皮细胞或足细胞参与 GBM 的合成，并通过其特殊结构影响毛细血管壁的通透性。足细胞通过其胞质突起即足突被覆于 GBM 的肾小囊腔面，在扫描电子显微镜下可见相邻足细胞发出的足突组成复杂的指状交叉的网状结构（图 1.3）。足细胞足突之间的间距约为 25 ~ 60nm，在足突间的 GBM 的表面还有一层 4 ~ 7nm 的裂孔膜，类似于紧密连接和粘着连接。肾小

表1.1 肾活检评估单

	光学显微镜检查	电子显微镜检查	免疫荧光检查
肾小球	大小和细胞数量	基底膜（厚度、密度、轮廓和有无中断）	阳性 / 阴性反应
	节段性或球性改变	细胞变化	免疫球蛋白、补体、纤维素等
	系膜区	系膜区	表现形式（线状或颗粒状）
	白细胞浸润	电子致密物（种类和部位）	强度
	毛细血管壁	包涵体	
	坏死		
	血栓（类型）		
	肾小囊粘连		
	免疫复合物沉积（类型和部位）		
	新月体（类型和百分比）		
	硬化（分布和百分比）		
肾小管	坏死	细胞病变	免疫反应和形态
	再生修复	包涵体	强度
	管腔扩张	基底膜	
	管型（类型）	电子致密物（类型和部位）	
	结晶		
	细胞包涵体		
	空泡变性		
	基底膜		
血管	内膜增厚（类型）	内膜和中膜病变	反应和分布
	弹力膜病变	电子致密物	
	中膜肥厚		
	玻璃样变性		
	血栓和栓塞		
	坏死		
	炎症		
	肾小球旁器病变		
间质	水肿	细胞浸润	反应和分布
	炎症和纤维化（类型和百分比）	电子致密物	

囊腔大小有限，其基底膜内侧被覆的扁平的壁层上皮细胞表达角蛋白；相反，脏层上皮细胞表达波形蛋白和结蛋白，而角蛋白呈阴性[23]。

肾小球疾病的分类

肾小球肾炎是指肾小球的炎症，而肾小球病则泛指各种原因导致的肾小球的结构改变。肾小球出现病变时，肾单位的其他部分也可能受累，但后者是继发的，所以最终诊断必须以肾小球病变为基础。肾小球的明显病变可以通过常规光学显微镜检查和免疫荧光检查显示，而电子显微镜检查可以显示肾小球的微细变化，有些病变只有在电子显微镜下才能发现。肾小球损伤可能以有规律的特征形式表现出来，因此肾小球肾炎可以根据肾小

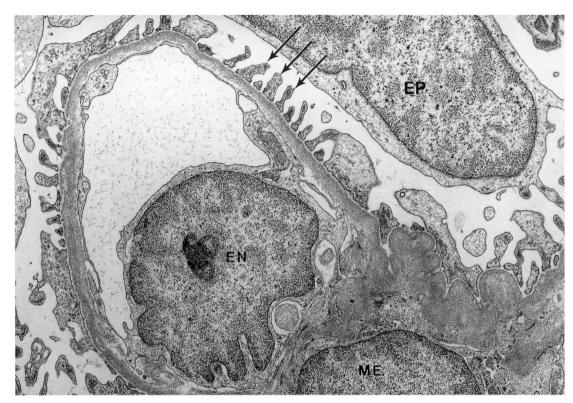

图1.2 正常肾小球的电子显微镜照片中显示的各种细胞的关系。肾小球毛细血管基底膜表面被覆上皮细胞的足突（箭头所示）和毛细血管腔内衬的扁平的内皮细胞。（EN：内皮细胞；EP：上皮细胞；ME：系膜）。（×13 000）

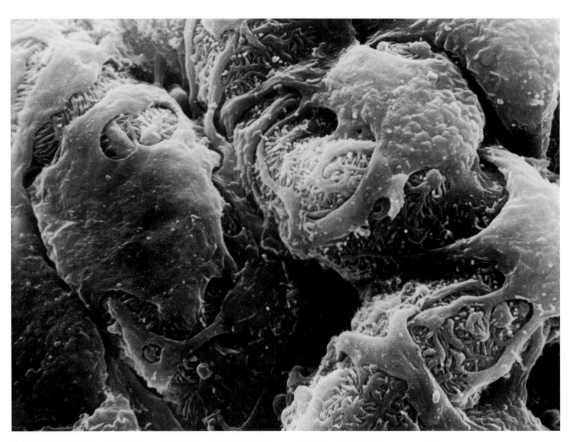

图1.3 扫描电子显微镜照片显示的肾小球毛细血管表面被覆的上皮细胞和交叉的足突。（×8000）

病变在所有肾小球中的分布

局灶性：病变累及一部分肾小球

弥漫性：病变累及全部或大部分肾小球

病变在单个肾小球中的分布

节段性：病变仅累及肾小球的一部分毛细血管袢

球性：病变累及肾小球的全部或大部分毛细血管袢

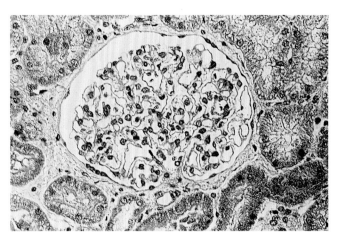

图1.4　微小病变性肾小球病。肾小球无细胞增生，毛细血管袢开放，基底膜厚度正常。

球的病变特征和分布进行分类。虽然对于有关肾小球病变的分布来说，总的看法比较一致（框1.1），但对于一些特殊的分类尚有争议。近年来，不论是病理医师个人还是委员会，都对肾小球肾炎的分类做过多种尝试。最重要的尝试是世界卫生组织（WHO）进行的[25]。WHO制定的肾小球肾炎分类方案是首先按照肾小球病变的总体特征进行初步分类，然后再结合病变的类型和分布进行进一步的分类。

本章讨论的肾小球病变包括临床上表现为肾病综合征或持续性蛋白尿、急性肾炎或血尿的病变，以及血管性疾病导致的肾小球病变，如系统性血管炎、溶血性尿毒症综合征、系统性硬化导致的肾小球病变。此外，还包括肾小管间质病变、肾血管病变、囊肿性疾病以及移植肾的活检改变等。

伴有肾病综合征的肾小球疾病

临床上，肾病综合征的特征为大量蛋白尿、低蛋白血症、水肿和高脂血症。由于肾小球滤过屏障损伤，大量的血浆蛋白被滤入尿内，特别是白蛋白，如果24小时尿蛋白定量＞3.5g，则达到肾病综合征水平的蛋白尿。肾病综合征与一系列形态学变化相关（但有时肾小球无明显的炎症和增生性病变），包括伴有微小病变性肾小球病的原发性肾病综合征、膜性肾小球肾炎、糖尿病肾小球病、淀粉样变性肾小球病以及各种类型的先天性肾病综合征。它们的主要组织学、电子显微镜和免疫荧光表现如表1.2所示。

微小病变性肾小球病

微小病变性肾小球病（minimal change glomerulopathy，MCG）又称为肾小球微小病变、无病变肾小球病和微小变化型肾病综合征，占儿童原发性肾病综合征的80%～90%[31,32]，占成人原发性肾病综合征的10%～15%[28,39]。儿童患者大多在6岁以下，3～4岁最常见[31,32]，男童明显多于女童，男：女约为2：1～3：1[42]。MCG在白种人、亚洲人和拉丁美洲人

中的发病率比在非洲裔美国人中高[38]。80%～90%的儿童MCG是特发性的，少数病例与以下因素相关：病毒感染、近期预防接种、重金属摄入（如汞或铅）、变态反应（如某些食物、尘埃、蜂蜇伤和毒藤等导致）和药物反应（如锂、金、干扰素、氨苄西林）等。在成年患者，尤其是在老年人，MCG的发生则与应用非甾体类抗炎药有关，尤其是非诺洛芬[26]，这类患者常合并肾功能不全和急性间质性肾炎[29,40]；大部分患者在相关因素去除后蛋白尿可以缓解。有报道显示，MCG与淋巴组织恶性增生性病变有关，尤其是霍奇金淋巴瘤[27]。在这类病例，随着淋巴瘤的治愈，肾病综合征可以缓解。有报道显示，移植肾可以出现新发的MCG而引起肾病综合征[43]，但没有受者发生原发性局灶节段性肾小球硬化症的报道。MCG的发病机制目前仍然是很清楚，目前认为，蛋白尿可能是由于T淋巴细胞产生的循环因子损坏了肾小球的滤过屏障所致[30,37]。

MCG患者的典型临床症状是有大量蛋白尿，蛋白尿多为选择性型，导致肾病综合征。不到15%的患者可以出现镜下血尿[41]，但肉眼血尿罕见。发病初期患者血压一般正常，后期部分患者（＜20%）出现高血压[34]。皮质类固醇激素治疗通常8周内可完全缓解[31,32]，但是，一半患者在停止皮质激素治疗后可以复发，甚至可以迁延10年左右。复发的患者对皮质激素一般还是敏感的，不会进展到慢性肾衰竭。事实证明，进展到氮质血症的MCG患者多为误诊患者，很可能是由局灶节段性肾小球硬化症所致。经治疗缓解后，病情稳定2年的患者一般不会复发。对于经皮质激素治疗仅获部分缓解的患者，可以通过免疫抑制剂治疗缓解[36,39]。

根据定义，在常规光学显微镜下，MCG患者的肾小球基本正常或仅表现为轻度异常（图1.4）。肾小球毛细血管袢开放，基底膜厚度正常。部分患者系膜细胞和系膜基质可有轻度增生。在近曲和远曲小管的上皮细胞胞

表1.2 伴有肾病综合征的肾小球疾病

疾病	光学显微镜检查	电子显微镜检查	免疫荧光检查
微小病变性肾小球病	系膜轻微增生或无明显病变	上皮细胞足突弥漫融合	免疫球蛋白和C3通常呈阴性
局灶节段性肾小球硬化症	局灶节段性系膜硬化	上皮细胞足突弥漫融合	IgM和C3非特异性沉积
C1q肾病	系膜细胞不同程度增生	系膜区电子致密物沉积	系膜区C1q沉积
膜性肾小球肾炎	毛细血管基底膜弥漫增厚，有时伴有钉突样结构形成	分四期，上皮下和基膜内电子致密物沉积	IgG和C3沿毛细血管壁颗粒状沉积，有时伴有IgM、IgA沉积
糖尿病肾病	结节状和弥漫性系膜硬化；非免疫沉积性病变	基底膜弥漫性增厚；系膜基质增多	IgG沿毛细血管壁呈线状沉积
淀粉样变性	系膜区和血管壁刚果红染色阳性的物质沉积，偏振光显微镜下呈绿色	纤维直径为8～10nm	淀粉样物质AA和轻链蛋白沉积
轻链沉积病	系膜区增宽，PAS阳性物质沉积	颗粒状、高密度电子致密颗粒沿基底膜沉积	κ和λ轻链蛋白沿系膜区和毛细血管壁沉积
重链沉积病	系膜区增宽，PAS阳性物质沉积	高密度电子致密颗粒沿基底膜沉积	重链蛋白沿系膜区及毛细血管壁沉积，γ重链蛋白最常见
纤维样肾小球肾炎	系膜区增宽，有时伴有细胞增生和毛细血管壁增厚	直径20nm的纤维沉积	多少不等的IgG和C3沉积，偶见IgM、IgA沉积
免疫触须样肾小球病	系膜区增宽，有时伴有细胞增生，毛细血管壁增厚	直径30～50nm的纤维呈平行束状排列	多少不等的IgG和C3沉积，偶见IgM沉积
先天性肾病综合征：			
芬兰型	肾小管扩张，囊性变，肾小球硬化	上皮细胞足突广泛融合	IgM和C3非特异性沉积
弥漫性系膜硬化症	弥漫性系膜硬化	上皮细胞足突广泛融合	阴性

质内，可见大量的脂滴和蛋白滴。因为光镜下患者尿内可以见到脂滴，而肾小球基本正常，故Munk在1913年将本病称为脂性肾病[33]。这些患者只有通过电子显微镜检查才能发现病变原发于肾小球，而不是肾小管。

电子显微镜下，可见肾小球脏层上皮细胞足突广泛融合和消失，导致上皮细胞胞质直接被覆在基底膜表面；足突减少伴有滤过孔破坏和滤孔膜面积减少[35]。脏层上皮细胞显示细胞器增多和囊性变，前者提示细胞质活性增强。细胞表面可形成多数微绒毛，但局灶足细胞破坏很罕见（图1.5）。虽然由于上皮细胞胞质中的细胞骨架蛋白（尤其是肌动蛋白纤维）紧贴基底膜出现电子密度增高的现象，但没有免疫复合物沉积。

免疫荧光检查显示，各种免疫球蛋白和补体均为阴性，仅在系膜有增生的患者可见少量IgM和C3沉积。特殊染色可见近端肾小管上皮细胞胞质内有细颗粒状白

蛋白滴（图1.6）。

由于肾活检取材的局限性，有些病变如果仅仅累及部分肾小球，如局灶节段性肾小球硬化症，可能会被误诊为MCG。此外，当肾活检发现肾小管萎缩和肾间质纤维化、用MCG又不能解释时，应考虑可能是局灶节段性肾小球硬化症。

局灶节段性肾小球硬化症

局灶节段性肾小球硬化症（focal segmental glomerulosclerosis, FSGS）是以蛋白尿（通常是肾病水平的蛋白尿）、进行性肾功能不全和局灶节段性肾小球硬化为特征的临床病理综合征。肾小球节段性硬化是由于系膜基质增多、进而导致毛细血管袢塌陷所致。组织学上，FSGS被分为以下类型：顶端型FSGS（tip lesion FSGS）、门部型

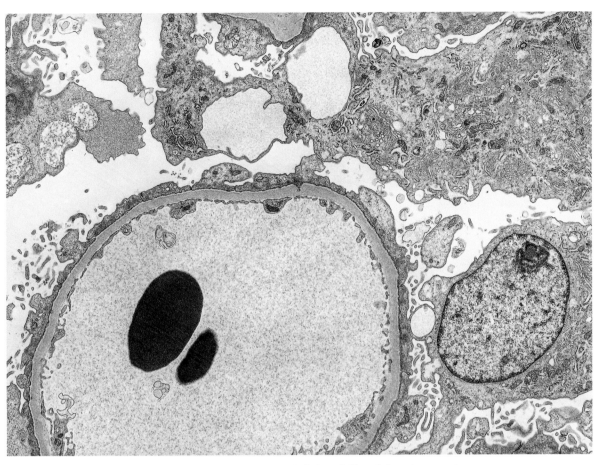

图 1.5　微小病变性肾小球病。上皮细胞足突融合，胞质肿胀，有囊腔和微绒毛形成。（×8400）

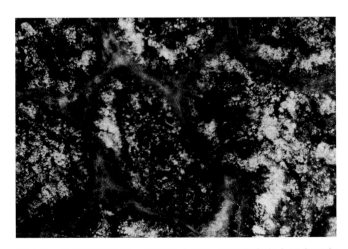

图 1.6　免疫荧光显示，在近曲小管上皮细胞内有大量白蛋白阳性的再吸收脂滴。

FSGS（perihilar lesion FSGS）、细胞型 FSGS（cellular variant FSGS）、塌陷型 FSGS（collapsing variant FSGS）和非特殊型 FSGS（FSGS, not otherwise specified）[54,55]，但这种分型对预后是否有提示意义仍存在争议[50,69]。FSGS 可以是原发（特发）性的，也可以是继发于不同的病因和发病机制。原发性 FSGS 的发病机制不清楚，可能与循环性"通透"因子

（可能是一种淋巴因子或细胞因子）的作用有关，后者可以损伤足细胞，继而引起肾小球节段性瘢痕形成，最终导致硬化[73]。继发性 FSGS 的肾小球病变与原发性 FSGS 的相似，可见于多种临床疾病，根据临床表现可与原发性 FSGS 鉴别。由于继发性 FSGS 的发生机制和治疗与原发性 FSGS 的差别很大，所以区分两者很重要[56,57,63]。框 1.2 列出了合并 FSGS 的最常见疾病，在诊断原发性 FSGS 之前，应先除外这些疾病引起的继发性 FSGS。

　　原发性 FSGS 引起的肾病综合征占儿童肾病综合征的 10%～15%，占成人肾病综合征的 20%～30%。原发性 FSGS 是成年人特发性肾病综合征的主要原因，尤其多见于非洲裔美国人[47]。FSGS 一般为散发性的，但也有罕见的常染色体显性和隐性遗传家族性病例的报道[60,67,79,82]。原发性 FSGS 最常见于 5 岁以下的儿童和 21～40 岁的成年人[66]，多为隐匿性发病，以肾病综合征为首发症状，但 10%～30% 的患者表现为非选择性无症状性蛋白尿。尿沉渣检查经常见到镜下血尿。40%～60% 的患者在 10～20 年内进展为终末期肾病[46,70]，报道显示，30%～40% 的患者肾移植后 FSGS 复发[45,52,61,77]。另有报道显示，移植肾可以发生原发性 FSGS，移植前患者并没有 FSGS[83]。

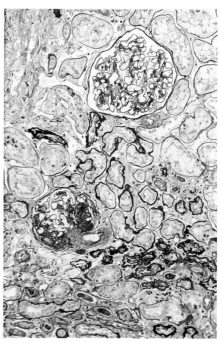

图 1.7　局灶节段性肾小球硬化症。其中一个肾小球节段性硬化，而另一个肾小球病变不明显；并可见肾小管萎缩。

　　FSGS 时，由于受累的肾小球最先出现于皮髓质交界区，然后再逐渐向皮质发展，所以肾活检时有可能因标本中未包括病变的肾小球而误诊。节段性硬化常先累及血管极的一个或数个肾小球毛细血管袢并导致球囊粘连；在病变的早期，毛细血管系膜基质增多，系膜细胞轻度增生，进展到硬化时则系膜细胞减少（图1.7）。有时，病变的毛细血管节段位于肾小球尿极部位，并疝入近曲小管起始部位发生球囊粘连，这被称为肾小球顶端病变[62]。硬化的毛细血管袢破坏，它们可包含玻璃样沉积，后者被认为是血浆蛋白和载脂细胞（图1.8）[74]。由于玻璃样变很常见，有些学者将其称为 "FSGS" 和 "玻璃样变"；然而，需要强调的是，玻璃样变不是 FSGS 的特征性病变，在部分患者见不到玻璃样变。肾小管经常出现灶状萎缩，虽然不能根据这一点诊断 FSGS，但当微小病变性肾小球病的标本中出现肾小管萎缩时，应该想到 FSGS 的可能[66]。肾间质纤维化常与肾小管萎缩甚至消失并存，并且肾小管间质损伤的程度是判断 FSGS 预后的指标之一[63,75,80]。

　　与微小病变性肾小球病相似，电子显微镜下，FSGS 的最主要的特征是上皮细胞足突广泛融合；足突广泛融合不仅局限于硬化的肾小球，光学显微镜下正常的肾小球也会受累。所有的肾小球除了有上皮细胞足突融合外，均有不同程度的系膜基质增多和一定程度的系膜细胞增生。肾小球毛细血管基底膜常见皱折和局灶性增厚的现象。偶尔可见上皮细胞从毛细血管基底膜上分离脱

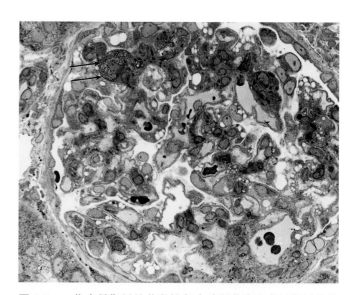

图 1.8　一位有早期局灶节段性肾小球硬化症患者的肾活检的塑料包埋的半薄切片。显示系膜轻度节段性增生（上 1/3）和上皮细胞的空泡变性。毛细血管腔内可见吞噬脂质的泡沫细胞（箭头所示）。

落，其间的空隙充以多层基底膜样物质和细胞碎片。玻璃样的均质沉积物由细小的颗粒样物质组成，外观和电子密度与糖尿病肾病的沉积物相似，主要位于毛细血管的内皮下和节段性硬化的区域，免疫荧光检查可见其内有 IgM 和 C3 沉积（图1.9）。

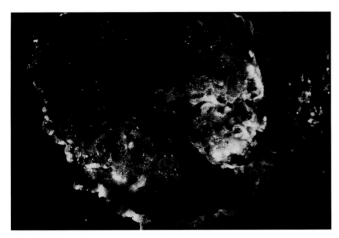

图 1.9 局灶节段性肾小球硬化症，免疫荧光显示 IgM 节段性沉积。

塌陷型肾小球病

塌陷型肾小球病是 FGGS 的独特的临床病理类型，其特征为广泛的肾小球毛细血管袢塌陷，男性和非洲裔美国人多见，预后差，肾功能下降迅速，对治疗无反应[59]。塌陷型肾小球病可以是特发性的[58,76,79]；也可以继发于静脉内毒品注射和（或）人类免疫缺陷病毒（HIV）感染[44,53,72,65]。在后一人群中，80% ~ 85% 的肾小球疾病为塌陷型肾小球病[71]。塌陷型肾小球病也可继发于某些自身免疫性疾病、淋巴组织增生性疾病和非 HIV 病毒感染，如丙型肝炎病毒（HCV）感染[44,65]。在移植肾中，塌陷型肾小球病可以是复发的也可以是新发的[49,51,68]。

塌陷型肾小球病的特征性病理改变是塌陷型局灶性肾小球硬化症，这种硬化可以呈节段性，但球性更多见。节段性肾小球硬化的特征是硬化的毛细血管袢上皮细胞肥大和增生[64]。这些细胞常常肿胀、空泡变，并可以含大量重吸收的蛋白滴。相对于肾小球硬化的严重程度，肾小管间质损伤比典型的 FSGS 更重。肾小管上皮细胞变性，管腔常明显扩张，并可见多数蛋白管型形成。肾间质常见明显的以淋巴细胞为主的炎细胞浸润。

免疫荧光检查，塌陷型肾小球病的主要表现为肾小球内节段性的 IgM 和 C3 沉积。偶尔，也可见其他种类的免疫球蛋白沉积。电子显微镜检查，其表现与典型的 FSGS 的表现相似。内皮细胞内出现管网状包涵体作为一种特别的但非特异性的病变，可见于 90% 以上 HIV 相关的塌陷型肾小球病[49,65]。这种结构在特发性或继发于静脉内毒品注射的塌陷型肾小球病患者罕见，但在合并系统性红斑狼疮或 α 干扰素治疗的患者经常见到。

肾小球顶端病变

肾小球顶端病变型 FSGS 的病变特征是：与近曲小管相连的肾小球尿极的毛细血管袢发生节段性硬化，硬化的毛细血管袢的管腔被肿胀的内皮细胞和泡沫细胞阻塞。硬化处上皮细胞体积增大并出现空泡变和细胞内玻璃样小滴。有些病变细胞减少，但系膜基质增多。尽管早期研究[62]显示，肾小球顶端病变型 FSGS 对皮质激素治疗敏感，比典型的 FSGS 的临床病程好，但随后的研究并没有证实其肾小球长期存活率比经典型 FSGS 高[48,75]。但因为研究的病例数较少，对这个结论是有争议的。最近更多的研究表明，顶端病变型 FSGS 的缓解率和 3 年肾小球存活率比其他类型的 FSGS 的都要高[78]。

C1q肾病

C1q 肾病是一种相对罕见的、由免疫复合物介导的肾小球疾病，其特征为系膜区大量 C1q 沉积。患者可出现肾病水平的蛋白尿，也可出现伴有或不伴有血尿的轻度蛋白尿[84-86,88]。C1q 肾病好发于青少年和年轻人，男性比女性多见，非洲裔美国人比白种人多见[86,89,90]。偶见家族性病例报道[87]。C1q 肾病对皮质激素治疗不敏感，疾病进展缓慢，最终出现肾衰竭，5 年肾生存率约为 78%[89]。目前尚不能确定 C1q 肾病是一种独立的临床病理类型还是 MCG 和 FSGS 疾病谱的一部分。

光学显微镜下，可见系膜细胞轻度到重度增生，系膜基质增多，伴有或不伴有肾小球节段性硬化。电子显微镜检查，显示系膜区有免疫复合物沉积，内皮下或上皮下沉积物不常见。免疫荧光检查，显示 C1q 沉积，同时可见 IgM、IgG 和 C3 沉积。据报道，60% 的病例可见 IgA 沉积[88]。C1q 肾病的主要鉴别诊断是狼疮性肾炎，在后者，在系膜区也可以有明显的 C1q、免疫球蛋白和补体 C3 的沉积。

膜性肾小球肾炎

膜性肾小球肾炎（membranous glomerulonephritis, MGN）又称为膜性肾病、膜性肾小球肾病、膜外性肾小球肾病和膜上性肾病，是一种多种病因引起的弥漫性肾小球病变。MGN 的特征是：肾小球毛细血管基底膜外侧有免疫复合物沉积，基底膜不同程度增厚，没有系膜细胞增生或炎症细胞浸润。在所有特发性肾病综合征病例中，在成人，MGN 占 20% ~ 30%[104,111]；在儿童，MGN 占 1% ~ 9%[115,119]。绝大多数 MGN 是原因不明的特发性（原发性）病变，也可以继发于其他多种疾病（继发性）。在成人，继发性 MGN 占 25%；在儿童，继发性 MGN 占 80%[131]（框 1.3）。超过 85% 的继发性 MGN 是由感染、肿瘤或系统性红斑狼疮（SLE）引起的[107]。在世界范围内，最常见的原因是疟疾和血吸虫病；在美国，最常见的原因是 SLE、肿瘤、乙型肝炎病

框1.3 与继发性膜性肾小球肾炎相关的疾病

感染

乙型肝炎、丙型肝炎、梅毒、疟疾、麻风、结核、血吸虫病、丝虫病、包虫病、肠球菌感染性心内膜炎、布鲁杆菌病、葡萄球菌感染

肿瘤性疾病

癌（肺、胃肠道、乳腺、前列腺、肾）、精原细胞瘤、淋巴瘤（尤其是非霍奇金淋巴瘤）、白血病、黑色素瘤

免疫性疾病

系统性红斑狼疮、混合性结缔组织病、干燥综合征、风湿性关节炎、结节病、桥本甲状腺炎、Graves病、Weber-Christian脂膜炎、重症肌无力、大疱性类天疱疮、自身免疫性肠病、原发性胆汁性肝硬化

药物和毒品

有机金、D-青霉素、布西拉明、丙磺舒、卡托普利、三甲双酮、锂、氯美噻唑、双氯芬酸、碳氢化合物、甲醛、有机溶剂、汞

其他

肾移植后新发、镰状细胞病、糖尿病、木村病、硬化性胆管炎、肾静脉血栓形成、抗基底膜病、冷球蛋白血症、Guillain-Barré综合征、肉瘤、镰状细胞性贫血

毒感染和药物[131]。罕见的家族性MGN很可能与遗传机制有关[127]。

MGN时导致免疫复合物在GBM上皮下沉积的机制尚不清楚，免疫复合物中的抗原的特性和来源也知之甚少。目前认为，免疫复合物在GBM上皮下沉积可能通过以下两种机制：一为上皮下原位免疫复合物形成，二为循环免疫复合物在上皮下沉积。实验研究显示，绝大部分病例为肾小球内的固有抗原与循环抗体在肾小球原位结合，或游离于血循环的外源性抗原先植入上皮下、再与循环抗体在肾小球原位结合[98,114]。引起原发性MGN的抗原尚不清楚；但最近研究表明，部分产前有MGN的患者体内的中性内肽酶（neutral endopeptidase，NEP）可以作为抗原沉积在上皮下并刺激机体产生抗体[100,101]。在这些病例中，婴儿发生的MGN很可能是由母亲产生的抗-NEP抗体通过胎盘传递至胎儿所致[123,124]。在一些继发性MGN病例，沉积的免疫复合物中可以检测出乙型肝炎和丙型肝炎病毒抗原、肿瘤抗原、甲状腺球蛋白和含DNA的物质，但没有证据表明这些抗原是致病抗原[105,122]。还有一些继发性MGN病例，免疫复合物中可以检测出乙型肝炎表面抗原和e抗原。无论是原发性MGN还是继发性MGN，补体在毛细血管壁的激活均与蛋白尿的形成有关。

MGN的发病率因人群和种族而不同；发病率在日本儿童中[129]和一些非洲人群中较高[128,132]，可能与这些地区的乙型肝炎病毒感染和寄生虫感染高发有关。尽管MGN可见于任何年龄的患者，但儿童和青少年罕见。80%～90%的MGN患者就诊时年龄在30岁以上，发病年龄高峰为31～50岁[97,102,133]，男性患者为女性患者的2倍[120]。60%～80%的患者发病时表现为肾病综合征，但也可以表现为无症状性蛋白尿或尿液分析异常[102,119,126]。MGN的蛋白尿通常为非选择性蛋白尿，但有20%的患者出现选择性蛋白尿[97,104]。肉眼血尿非常罕见，但90%的患者在病程的不同阶段可出现镜下血尿[97,126]。高血压常见于肾功能不全之后，但30%的患者在发病后初次就诊时已经有高血压[131]。一些患者的血液中可检出免疫复合物[91]，但检测不出特殊的抗原。极少数病例有循环性抗GBM抗体和（或）抗中性粒细胞胞质抗体（ANCA）[112]。血浆中的C3和其他补体水平正常；如果补体水平下降，提示可能为继发性MGN。有些患者尿中C5b～C9终末补体成分水平增高，可能与疾病的活动度和预后相关[93,108]。

MGN的自然病程和总体预后与基础疾病本身的性质和治疗密切相关。当MGN继发于药物、毒性物质或感染时，去除这些致病因子后，临床症状常常可以消失，肾小球病变也可以吸收。一些恶性肿瘤伴发的MGN当恶性肿瘤被治愈和切除后，其肾病综合征可消失，肾小球病变也可恢复[94,133]。膜型狼疮性肾炎患者的病程缓慢平稳，但当叠加抗基底膜抗体病时，则迅速进展为肾衰竭。大多数特发性或原发性MGN患者的蛋白尿或肾病综合征可持续多年，仅有20%～25%的患者进展为慢性肾衰竭和终末期肾病[125]。20%～65%的患者病情可以部分或完全自然缓解[102,125]。儿童患者[96,119]和那些只表现为蛋白尿而未达到肾病综合征水平的Ⅰ期MGN[116]患者，自然恢复率更高。不同的研究发现，移植肾MGN的复发率为10%～30%，而接受肾移植的患者的新发MGN的数量约为复发者的2倍[118]。

按照肾小球毛细血管壁的结构特征，在组织病理学上将MGN分为四期[103]。Ⅰ期。光学显微镜下肾小球结构基本正常，毛细血管基底膜并无增厚现象。这种早期病变如果只凭光学显微镜观察很容易误诊为微小病变性肾小球病。电子显微镜检查，可见毛细血管基底膜的致密层与上皮细胞之间有少量的电子致密物（即免疫复合物）沉积，基底膜厚度均匀一致，电子致密物呈现界限清楚的不规则形、半球状或类似小驼峰状。电子致密物沉积部位的上皮细胞足突融合，但其他部位的则正常（图1.10）。

Ⅱ期。肾小球毛细血管壁明显增厚，上皮细胞下多数电子致密物沉积，电子致密物间的基底膜向外增生（图1.11）。免疫复合物不能被银染色显示，但其间增生的基底膜可着色，因而增厚的基底膜呈钉突状（图

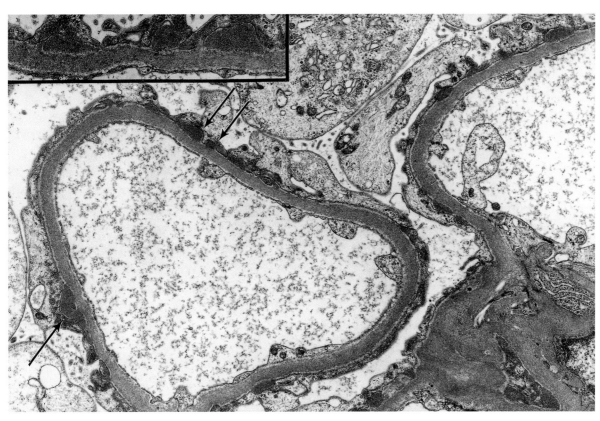

图 1.10　Ⅰ期膜性肾小球肾炎。基底膜厚度正常。上皮细胞下有少量电子致密物沉积（箭头所示），电子致密物与基底膜间有一层薄的透明带（左上插图）。上皮细胞足突融合。（×6000；左上插图，×9100）

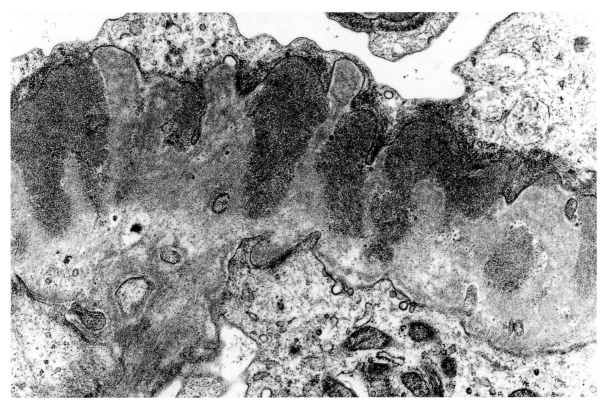

图 1.11　Ⅱ期膜性肾小球肾炎。上皮下电子致密物间有钉突状增生的基底膜。（×18 000）

1.12）。这些钉突由IV型胶原和非胶原性细胞外基质成分组成，包括层粘连蛋白、硫酸乙酰肝素、蛋白多糖和玻连蛋白（vitronectin）[95]。此时在电子显微镜下可以看到上皮细胞足突弥漫融合。

III期。疾病进展，免疫复合物或电子致密物被新生的基底膜包绕起来（图1.13）。毛细血管壁明显增厚，毛细血管腔狭窄。PAS或银染色方法观察时，毛细血管基底膜呈虫蚀状或双层。电子显微镜下，由于免疫复合物被吸收，很多电子致密物的电子密度降低而模糊不清或

类似于病毒颗粒。有时个别的电子致密物中可见线状膜样小体，可能是细胞变性的产物。

IV期。疾病的晚期，基底膜内电子致密物被吸收，导致电子密度明显降低，基底膜呈空泡状，折叠和增厚（图1.14），毛细血管腔闭塞，肾小球呈节段性或球性硬化。严重的肾小管萎缩和小血管硬化很明显，可导致诊断困难。IV期MGN的鉴别诊断包括各种慢性肾小球肾炎。临床上，蛋白尿的水平不一定与肾小球病变平行，但I期MGN的预后比其他三期MGN的预后都好，且自发缓解率更高，而II、III和IV期MGN之间的预后无差别。组织学进展时可能并无临床进展，而临床缓解的患者组织学检查可能并未好转[131]。

需要注意的是，MGN的肾小球系膜细胞和系膜基质并不增生，也没有炎症细胞浸润。但在一些继发性MGN，系膜细胞可以有轻度至中度增生，如在膜型狼疮性肾炎、膜型乙型肝炎相关性肾炎、金制剂或青霉素相关性疾病。除了上皮下和基底膜内的电子致密物沉积外，系膜区和（或）基底膜内侧内皮下也可见少量电子致密物沉积[121]。类似的病变也见于原发性MGN，它们可能提示预后较好[99]。肾小球毛细血管内白细胞浸润常常见于肾静脉血栓形成时[109]。少数情况下，MGN可见局灶性新月体形成。弥漫性新月体形成则极少见，仅见于伴有抗GBM或ANCA抗体的MGN[92,110,112,117,130]。在极少

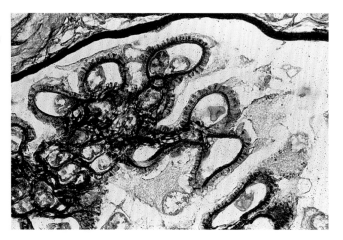

图1.12　银染色可见增厚的基底膜上有钉突状结构形成。

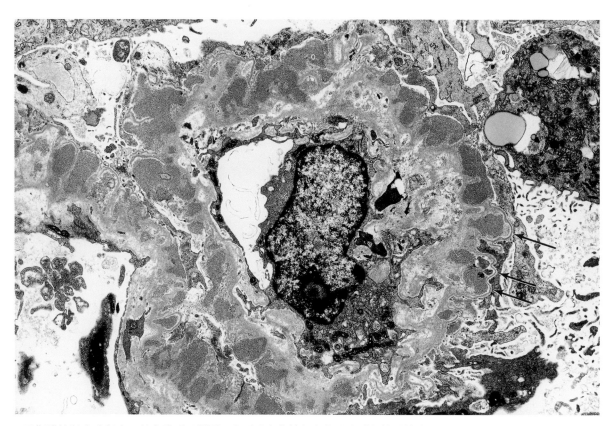

图1.13　III期膜性肾小球肾炎。基底膜明显增厚，电子致密物被新生的基底膜包绕（箭头所示）。（×6900）

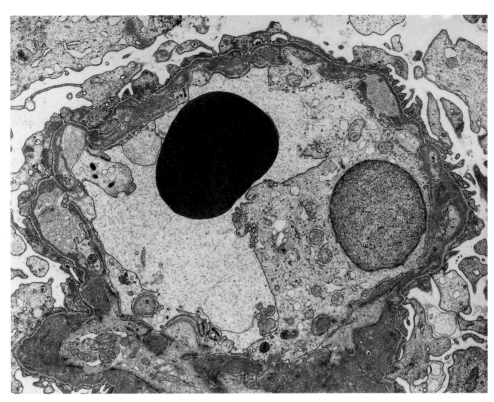

图 1.14　Ⅳ期膜性肾小球肾炎。基底膜明显不规则增厚，大多数电子致密物已被吸收，呈现电子透亮区。（×9360）

数情况下，由于存在抗肾小管基底膜抗体，MGN 患者可合并肾小管间质肾炎，患者多为男性儿童，并进展至终末期肾病[107]。

　　免疫荧光检查，各期的 MGN 都表现为 IgG（通常是 IgG4）和 C3 在肾小球毛细血管壁呈颗粒状沉积，有时可伴有 C1q、C4、IgM 和 IgA 沉积（图 1.15）。一般而言，IgA 的反应强度通常很弱，如果很强，并且出现经典途径激活的补体成分（C1q、C4）时，则应考虑狼疮性肾炎的可能。虽然在常规诊断中不评估终末补体成分（C5b ～ C9 膜攻击复合物），但它们有很强的反应。特发性 MGN 时，在肾小球外出现免疫球蛋白和补体沉积极少见[106,126]，而 30% ～ 50% 的膜型狼疮性肾炎患者可见免疫球蛋白和补体沿肾小管基底膜沉积[106]。

糖尿病肾病

　　糖尿病肾病在临床上主要表现为：持续性蛋白尿、高血压和肾功能进行性衰退。它是迄今为止美国最常见的终末期肾病的原因，约占新发的长期肾透析患者的 45%[160]。20% ～ 40% 的糖尿病患者会发生糖尿病肾病[134,156]。1 型糖尿病患者在发病 25 ～ 40 年后发生糖尿病肾病的累计发病率约为 25%[161]。证据显示，2 型糖尿病患者发生典型糖尿病肾病和进展为终末肾病的风险与 1 型糖尿病患者相似[157]。30% 的糖尿病患者最终死于慢

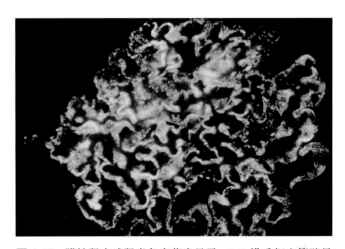

图 1.15　膜性肾小球肾炎免疫荧光显示，IgG 沿毛细血管壁呈颗粒状沉积。

性肾衰竭[137]。非选择性蛋白尿是糖尿病肾病最常见的症状。6% ～ 40% 的患者出现肾病综合征[140,141]，提示预后较差。28% ～ 48% 的糖尿病肾病患者可出现中等程度的镜下血尿[148]。高血压属于后期并发症，常见于晚期肾衰竭阶段。

　　糖尿病性微血管病是糖尿病的特征性形态学改变，其特征为全身血管壁基底膜样物质增多。1 型和 2 型糖尿病肾病的改变没有明显的形态学差异[155,158]。肾脏的所有部

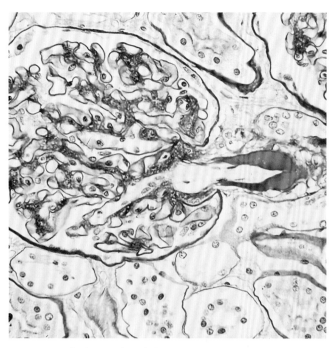

图 1.16 早期弥漫性糖尿病肾小球硬化症，显示系膜基质轻度增多，毛细血管壁轻度增厚。细动脉的玻璃样变是沉积性病变的典型表现。

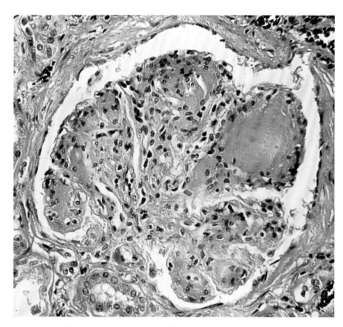

图 1.17 糖尿病肾小球硬化症的结节。

位都可以受糖尿病的影响，其中最常受累的是肾小球和肾血管，包括弥漫性肾小球硬化症、结节性肾小球硬化症和所谓的沉积性病变（纤维素帽、肾小囊滴和细动脉玻璃样变）[136]。糖尿病肾小球硬化症是糖尿病性微血管病在肾内病变的总称，包括上述各种病变，但这些病变是同一病理过程的不同表现还是独立的病理形态尚不清楚。

弥漫性肾小球硬化症是糖尿病肾病最常见的病变，表现为肾小球系膜基质增多和毛细血管基底膜增厚（图1.16）。糖尿病肾病时，弥漫性和结节性肾小球硬化症均可以见到毛细血管基底膜增厚。尽管基底膜轻度增厚不是糖尿病肾病的特征性病变，但测量基底膜的厚度是诊断早期糖尿病肾小球病变的最有效的定量方法[138,152]。随着病程的进展，毛细血管基底膜可比正常增厚数倍，并且常出现正常的纤维样结构。在光学显微镜观察发现之前，电子显微镜观察可以看到肾小球毛细血管基底膜增厚和系膜基质增多的早期病变。肾小球系膜病变是否先于毛细血管基底膜病变出现尚有争议。通过电子显微镜进行形态定量分析发现，在病程较短的 1 型（胰岛素依赖型）糖尿病患者发病 1.5 ～ 2.5 年后，毛细血管基底膜开始增厚[126]。不过确定糖尿病肾病早期病变相当困难，因为正常个体的肾小球基底膜的厚度就存在差异。尽管如此，在糖尿病发病后 5 ～ 7 年[145,152] 或肾移植后 2 ～ 5 年[144]，可以见到系膜基质明显增多并伴有系膜细胞增生。研究显示，尽管肾小球系膜的增宽和临床肾病功能参数之间正相关，但糖尿病的病程或尿白蛋白含量与毛

细血管基底膜的厚度之间无相关性[145,154]。肾小球系膜病变和毛细血管基底膜厚度之间也无相关性，说明这两种形态变化可能存在着不同的发病机制[145,153]。

结节性肾小球硬化症（Kimmelstiel-Wilson lesion）是糖尿病肾小球硬化症的特征性病变，主要表现为肾小球毛细血管之间的系膜区形成无细胞性结节（图1.17）。这些结节大小不一，常有层状结构。它们具有嗜酸性和嗜银性特征，PAS 反应呈阳性，Masson 三色染色呈绿色，Mallory 染色呈蓝色。电子显微镜检查显示，结节由大量系膜基质构成（图1.18）。系膜区增宽和结节形成是系膜基质合成增加和（或）降解减少的结果[136,146]。由于系膜基质结节状增多，周边的毛细血管腔狭窄，但有时可见毛细血管襻呈血管瘤样扩张和节段性系膜插入。另有部分区域可以见到系膜溶解现象[159]。弥漫性和结节性糖尿病肾小球硬化症可同时出现在同一患者，甚至同一个肾小球。尽管结节性肾小球硬化症是糖尿病肾病的特征性病理变化，但在光镜下同样的病变也可见于轻链沉积病；后者的结节状病变在电子显微镜下由颗粒状电子致密物组成，免疫病理学检查显示 κ 或 λ 轻链蛋白呈阳性，而结节性糖尿病肾小球硬化症的结节状病变则由基底膜样物质组成。结节性肾小球硬化症在没有糖尿病或轻链沉积病的患者中很罕见[142,143,151]。在光学显微镜下，弥漫性或结节性淀粉样变性肾小球病容易与糖尿病肾小球硬化症混淆，但在电子显微镜下观察到淀粉样纤维是诊断淀粉样变性肾小球病的依据。

肾小球沉积性病变是糖尿病肾病的最不具有特异性的病理变化。在电子显微镜下，它们是细颗粒状的电子致密物，常含有脂滴。常见的沉积部位包括肾小球毛细

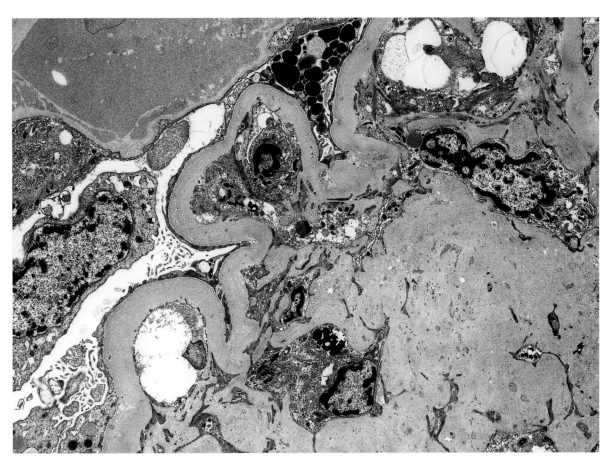

图 1.18　结节性糖尿病肾小球硬化症。系膜基质增多导致系膜区变宽。基底膜明显增厚,图左上角显示一个肾小囊滴状病变。(×4400)

血管袢周缘部位的内皮下(纤维素帽状结构)和肾小囊的基底膜内(肾小囊滴状结构),也可以见于系膜区或肾小球毛细血管基底膜内(图 1.18 和 1.19)。它们在血管壁的沉积性病变即玻璃样变性可累及出、入球小动脉,主要位于内膜下和中膜,有时也累及外膜。这种沉积物最终可以取代平滑肌细胞(图 1.16)。细动脉玻璃样变性的严重程度与肾小球硬化的比例密切相关[139],也就是说血管的病变参与了肾小球的缺血性硬化的发生。免疫组织化学和免疫荧光检查显示,沉积的物质主要为血浆成分,包括蛋白、脂类和黏多糖。

　　无肾小管的肾小球是糖尿病肾小球硬化症患者晚期出现的一种病变[149],特别是有蛋白尿的患者[150]。无肾小管的肾小球是指肾小球毛细血管袢开放,缺乏与其相连的近端肾小管,因而没有功能。在切片中要精确找出无肾小管的肾小球需要连续切片,如果见到小的肾小球周围缺乏肾小管结构很可能就是无肾小管的肾小球。

　　糖尿病肾小球硬化症时,活跃的**上皮性新月体**很罕见;但局灶性细胞纤维性新月体常见,并且常伴有临床病情的迅速进展[135](图 1.19)。最常见的特征性肾小管病变是:基底膜弥漫性增厚,并可随着疾病的进展,进展为肾小管萎缩和间质纤维化以及慢性炎细胞浸润。过

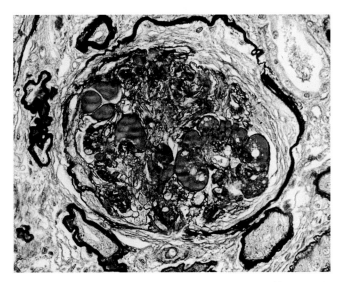

图 1.19　进展期糖尿病肾小球硬化症,纤维性新月体形成和多个含有丰富脂质的纤维素帽状结构。

去,当临床出现不易控制的高血糖时,肾小管近端上皮细胞内可出现糖原空泡(Armanni-Ebstein 病变),现在已经很少见。

　　IgG 弥漫性线性沉积。糖尿病肾病时免疫荧光检查

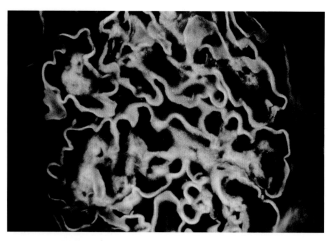

图 1.20　糖尿病肾小球硬化症，免疫荧光显示 IgG 沿肾小球毛细血管基底膜呈线性沉积。

可见 IgG 沿肾小球毛细血管基底膜、肾小管基底膜和肾小囊基底膜呈弥漫性线状沉积（图 1.20）[147,162]。另外，也可以见到 IgM、纤维素、血浆白蛋白呈稍弱的线状沉积；但如果出现 C3 沉积，通常是颗粒状的。IgG 和其他成分沿基底膜的线状沉积与肾小球病变的时间和严重程度均无关；洗脱研究也没有发现针对基底膜抗原的特异性抗体[147,162]。沉积性病变可以与多种成分反应，但大多数是含有 IgM 的物质[147]。

淀粉样变性

淀粉样变性是指一组特征为细胞外无分支的淀粉样纤维沉积疾病。淀粉样纤维的平均直径为 10nm，X 线衍射分析具有 β 片层结构。这种 β 片层结构可使淀粉样物质刚果红染色呈阳性，并在偏振光显微镜下呈现特征性的双折光的苹果绿色。淀粉样物质虽然不是由一种特定的物质组成，但它们确实包含一组具有一定物理特性的蛋白质。目前，已有 27 种结构不同的蛋白质被认为是淀粉样物质的前体并与人类疾病有关[147]（表 1.3）。淀粉样物质除了纤维样蛋白外还包含黏多糖、载脂蛋白 E（Apo E）、淀粉样 P 物质等非纤维样蛋白。淀粉样 P 物质（又称为血浆淀粉样蛋白或 SAP）是一种分子量为 25kDa 的糖蛋白，属于穿透素家族的成员，穿透素家族成员还包括 C- 反应蛋白。淀粉样 P 物质存在于所有淀粉样物质中，占其总量的 15% 左右，它可以抑制已经形成的淀粉样纤维的降解[183,184]。

淀粉样变性按照形成淀粉样纤维的前体蛋白的种类和淀粉样物质的沉积部位（系统性还是局灶性）进行分类（表 1.3）。按照惯例，淀粉样纤维的命名用 A 代表淀粉样物质，后面跟着一个纤维样蛋白名字的缩写。**AL 型淀粉样变性**（即原来的"原发性"或多发性骨髓瘤相关性淀粉样变性）是最常见的系统性淀粉样变性，每年新

发患者的发病率约为 0.8/100 000，但地域差别很大[178]。在这种类型的淀粉样变性中，淀粉样纤维由免疫球蛋白轻链可变区的 N- 末端残基组成。与正常或骨髓瘤轻链相比，淀粉样轻链 λ 多于 κ[171,185]。

AA 型淀粉样变性（即继发性淀粉样变性）是长期慢性炎症性疾病的一种罕见并发症，可见于慢性风湿性疾病、长期感染、遗传性周期性发热和恶性肿瘤患者[166,173,174,181,187,190]。AA 型淀粉样蛋白由急性期反应血清淀粉样蛋白 A（SAA）N- 末端的蛋白水解片段组成。SAA 是一种多态性载脂蛋白，慢性炎症刺激时，SAA 在血浆中的浓度持续增高[176,191]。

家族性系统性淀粉样变性与 AL 型或 AA 型淀粉样变性相比非常罕见，是指一组常染色体显性遗传的迟发性疾病。家族性系统性淀粉样变性是由编码某些血浆蛋白的基因突变引起的，包括甲状腺素转运蛋白、载脂蛋白 A-I、载脂蛋白 A-II、纤维蛋白原、凝胶溶胶蛋白、C 型半胱氨酸和溶菌酶[164]。在循环血液中，这些蛋白本来是可溶性的，但当它们的某些特殊的氨基酸序列被取代后，则容易聚集、形成淀粉样纤维，沉积在组织和器官内。其自然病程随着沉积的蛋白种类和部位的不同而不同。例如，在最常见的家族性甲状腺素转运蛋白淀粉样变性，主要累及外周和植物神经系统，表现为渐进性的感觉 - 运动神经病变、胃肠道和膀胱功能障碍、阳痿、直立性低血压等；而在载脂蛋白 A-I、载脂蛋白 A-II、纤维蛋白原 α- 链、溶菌酶引起的淀粉样变性，淀粉样蛋白主要沉积在内脏，临床上表现为进行性的肾和肺的病变[181]。家族性地中海发热病是最常见的家族性淀粉样变性肾病，其淀粉样物质由淀粉样 AA 组成，为常染色体隐性遗传性疾病[182]。家族性淀粉样变性在淀粉样蛋白或其前体物质沉积阶段即可确诊，基于临床和病理表型，被分为两种主要类型：神经病变型和非神经病变型（肾病型）。然而，即使是神经病变型患者，其肾内也可以有淀粉样物质沉积。

血液透析相关的淀粉样变性是长期透析患者的一种严重并发症，由纤维状 β₂ 微球蛋白沉积引起[169,172]。这种淀粉样蛋白主要沉积在肌肉骨骼系统。$β_2M$ 淀粉样物质沉积可引起腕管综合征和大中关节的破坏性疾病，尤其是在肩和膝关节。$β_2M$ 淀粉样物质沉积也可引起股骨颈、膝盖和椎骨的骨囊肿并导致病理性骨折[189]。心、肺、肝和胃肠等内脏器官的淀粉样物质沉积发生较晚，通常在血液透析 15 年以上才会发生[181]。在患者的终末期肾中也可以见到 β₂ 微球蛋白沉积，但没有特殊的临床意义。

伴有或不伴有肾病综合征的非选择性蛋白尿是淀粉样变性累及肾时最常见的临床表现。大约 25% 的 AL 型淀粉样变性患者在诊断时就有肾病综合征，大约 40% 的患者在诊断后进展为肾病综合征[179]。超过 90% 的 AA

表1.3 人类淀粉样原纤维蛋白及其前体

淀粉样蛋白	蛋白前体	分布	淀粉样变性／潜在的或相关疾病
AL	免疫球蛋白轻链	S、L	多发性骨髓瘤，原发性AL型
AH	免疫球蛋白重链	S、L	多发性骨髓瘤，原发性AL型
ATTR	转甲状腺素蛋白	S	家族性（葡萄牙、日本、瑞典型）
			老年系统性
		L？	腱鞘炎
Aβ₂M	β₂-微球蛋白	S	血液透析相关性
		L？	关节
AA	血浆淀粉样蛋白AA	S	继发性、反应性
AApoAⅠ	载脂蛋白AⅠ	S	家族性
		L	主动脉、半月板
AApoAⅡ	载脂蛋白AⅡ	S	家族性
AApoAⅣ	载脂蛋白AⅣ	S	散发性，衰老相关的
AGel	凝胶溶胶蛋白	S	家族性（芬兰型）
ALys	溶菌酶	S	家族性
AFib	纤维蛋白原α链	S	家族性
ACys	C型半胱氨酸	S	家族性
ABri	ABri蛋白前体	S	家族性痴呆（大不列颠型）
ADan	ADan蛋白前体	L	家族性痴呆（丹麦型）
Aβ	Aβ蛋白前体（AβPP）	L	Alzheimer病，衰老相关的
APrP	朊病毒蛋白	L	海绵性脑病
ACal	（前）降钙素	L	甲状腺髓样癌
AIAPP	胰岛淀粉样多肽	L	胰岛Langerhans细胞
			胰岛细胞瘤
AANF	心钠素	L	心房
APro	催乳激素	L	衰老性垂体瘤
			催乳素瘤
AIns	胰岛素	L	医源性
AMed	乳凝集素	L	老年主动脉瓣、动脉中膜
AKer	角膜上皮因子	L	角膜，家族性
ALac	乳铁蛋白	L	角膜（倒睫症）
AOaap	牙源性成釉细胞相关蛋白	L	牙源性肿瘤
ASemi	生精蛋白I	L	精囊
ATau	Tau	L	Alzheimer病、额颞叶痴呆、衰老、大脑的其他问题

S：系统性；L：局灶性。

Modified from Westermark P, et al. A primer of amyloid nomenclature. Amyloid 2007, **14:** 179–183.

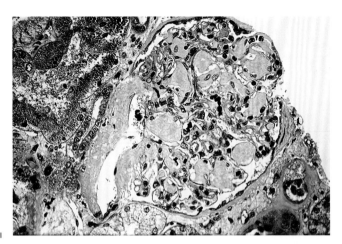

图1.21　淀粉样变性的肾小球系膜区和血管壁可见大量淀粉样物质沉积。

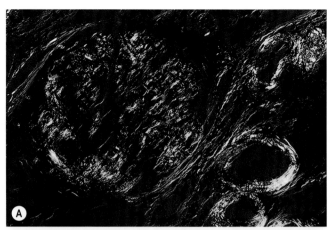

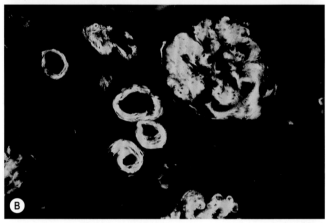

图1.22　A，在偏振光显微镜下淀粉样物质沉积显示双折光（刚果红染色）。B，淀粉样物质在荧光显微镜下的表现（硫磺素T染色）。

型淀粉样变性患者在诊断时已有肾功能不全或肾病综合征。然而，蛋白尿的程度与淀粉样物质在肾内的沉积程度并不相关[153]。伴有淀粉样变性肾病的患者预后差，尤其是AL型淀粉样变性[165,179]。

由于AL型、AA型和部分家族性淀粉样变性经常累及肾，可以通过肾活检确诊这些疾病[168]。淀粉样蛋白可以沉积在肾的任何部位，但主要沉积在肾小球（图1.21）。淀粉样蛋白沉积开始在系膜区，系膜区因玻璃样物质沉积而弥漫性增宽，逐渐累及毛细血管壁。当淀粉样变性肾病发生时，系膜区的大量淀粉样蛋白沉积可以产生与糖尿病肾小球硬化症或轻链沉积病相似的结节状病变，这种淀粉样蛋白与系膜基质不同，PAS染色呈弱阳性。肾小球内淀粉样蛋白弥漫沉积还可以产生类似膜性肾病的病变，基底膜外侧可以有大量钉突样结构形成[163]。偶尔，在沉积的淀粉样蛋白周围可以看到多核巨细胞[192]。淀粉样蛋白在肾小管、肾间质沉积可以引起肾小管萎缩和肾间质纤维化。在少数患者，淀粉样蛋白只沉积在肾小管、肾间质和血管壁，而肾小球没有沉积[175]。已有几种组织化学技术被用于检测淀粉样物质（结晶紫、刚果红、硫磺素T和S）[167]，在肾活检标本中，硫磺素T和刚果红染色结果最令人满意。硫磺素T染色最敏感，但不特异；刚果红染色切片在偏振光显微镜下观察呈苹果绿色是光镜诊断淀粉样变性较可靠的方法（图1.22）。每种方法要得到阳性结果都需要淀粉样蛋白达到一定数量才行。淀粉样蛋白少时容易漏诊，而且为了达到好的效果，染色一定要在至少8μm厚的切片上进行，并严格控制染色过程。原发性AL型和继发性AA型淀粉样变性的原纤维可通过用高锰酸钾处理切片后再进行刚果红染色的方法来区分。用高锰酸钾氧化后，AA型淀粉样原纤维刚果红染色呈阴性，双折射性消失，而AL型淀粉样原纤维不受影响[180]。当然目前用针对不同AA的抗体进行免疫染色的方法比上述方法更可靠。

在淀粉样变性累及肾的早期，当用组织化学染色方法不能显示淀粉样蛋白时，电子显微镜检查是确诊的唯一手段。在电子显微镜下，可以看到淀粉样纤维无序地聚集在一起，呈僵硬的无分支的柱状，其直径为8～10nm，长为30～100nm。有时可见间隔5nm的串珠状结构的淀粉样原纤维，高倍观察时可以看到其横切面呈中空状（图1.23）。开始时，淀粉样物质沉积在系膜区系膜细胞周围、系膜细胞和内皮细胞之间以及系膜细胞和基底膜之间，进而由系膜区插入内皮下间隙和整个基底膜内，导致基底膜增厚、破坏。当淀粉样物质插入基底膜时，上皮细胞的足突融合并从基底膜上脱落，有时淀粉样纤维也可以插入上皮细胞。

因为AL型淀粉样变性的淀粉样轻链蛋白是由克隆性浆细胞产生的，免疫荧光或免疫过氧化物酶免疫组织化学检查发现，这种轻链蛋白只仅仅与针对κ或λ轻链的抗体发生特异性免疫反应，其中κ轻链比λ轻链更多见。需要注意的是，即使两种轻链均为阴性，也不能排除AL型淀粉样变性的诊断，因为某些AL型淀粉样变性的淀粉样蛋白的主要成分是轻链可变区，而目前市售的

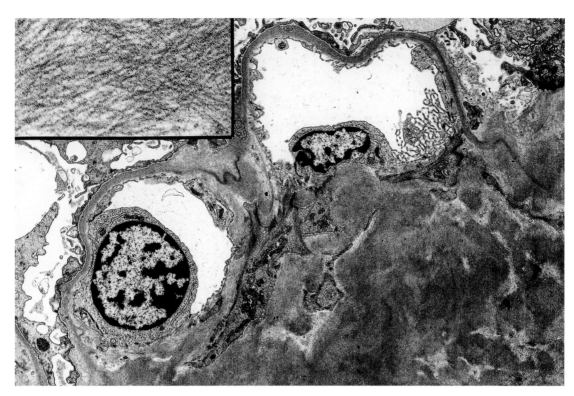

图 1.23 淀粉样变性的大量淀粉样物质沉积于系膜区。在高倍电子显微镜下，淀粉样原纤维的典型的超微结构。（×5400；插图，×64 000）

抗体通常是针对轻链的恒定区[186,188]。与此相反，AA 型淀粉样蛋白通常可以通过使用现有的针对 AA 蛋白的抗体来证实[177]。由于淀粉样 P 物质存在于所有类型的淀粉样蛋白中，它可以作为一个广谱淀粉样蛋白的标志物，以突出显示淀粉样蛋白的沉积。但是，淀粉样物质 P 物质并不是淀粉样蛋白的特异成分，它还存在于免疫触须样肾小球病的沉积物中[194]以及正常肾小球的毛细血管基底膜和血管[170]。因此，淀粉样物质 P 物质阳性须结合刚果红染色阳性才能证明淀粉样蛋白的存在。

纤维样肾小球肾炎和免疫触须样肾小球病

纤维样肾小球肾炎和免疫触须样肾小球病是两种罕见的肾小球肾炎，最初是由电子显微镜检查发现的。尽管两者曾经被当成同义词，但后来发现，免疫触须样肾小球病的特征为：直径约 20nm 的原纤维沉积在细胞外，呈非分枝状，排列杂乱；而纤维样肾小球肾炎的沉积物为规则排列的微管状结构，直径 30 ～ 50nm 不等（图 1.24）[195,196,200,202]。这两种疾病的沉积物的共同特征是刚果红或硫磺素 T 染色呈阴性（借此与淀粉样原纤维区别）；此外，两者均没有循环冷球蛋白或副蛋白。目前有关纤维样肾小球肾炎和免疫触须样肾小球病是属于一种疾病还是两种不同的疾病尚有争议，但大多数人认为它们很可能是两种不同的疾病。

在三项大型肾活检研究中，纤维样肾小球肾炎的发病率为 0.5% ～ 1.0%，比免疫触须样肾小球病更常见[200,201,205]。当采用严格的诊断标准时，免疫触须样肾小球病极为罕见，发病率只有纤维性肾小球肾炎 1/10[201]。纤维样肾小球肾炎主要见于中年人，但也可见于老年人，甚至 10 岁的儿童[198,201]。据报道，纤维样肾小球肾炎在白种人中比在非洲裔美国人中更常见（8.3 : 1），女性患者比男性患者多见（1.8 : 1）[201]。临床主要表现为肾病综合征范围内的重度蛋白尿[201]。镜下血尿常见，偶尔可见肉眼血尿。大约 75% 的患者有高血压，有时很严重[205]。血清和尿内未发现特殊的异常蛋白，少数患者伴发恶性淋巴组织增生性疾病。纤维样肾小球肾炎的预后较差，大约半数患者一般在诊断后 2 年内进展为终末肾病[201,205]。肾移植后可复发[204,206]。免疫触须样肾小球病的临床表现与纤维样肾小球肾炎的临床表现非常相似，但更多见于老年人，常合并恶性淋巴组织增生性疾病，长期预后更差[200]。

光学显微镜下，纤维样肾小球肾炎和免疫触须样肾小球病的表现相似，无特异性。通常可以见到病变的肾小球系膜细胞增生，伴 PAS 阳性的无定形物质沉积导致系膜区增宽，毛细血管壁增厚。这些改变类似于系膜增生性、膜增生性、局灶和弥漫增生性肾小球肾炎和膜性肾小球肾炎。1/4 ～ 1/3 的病例可见新月体形成。

电子显微镜下，纤维样肾小球肾炎时可见沉积物位

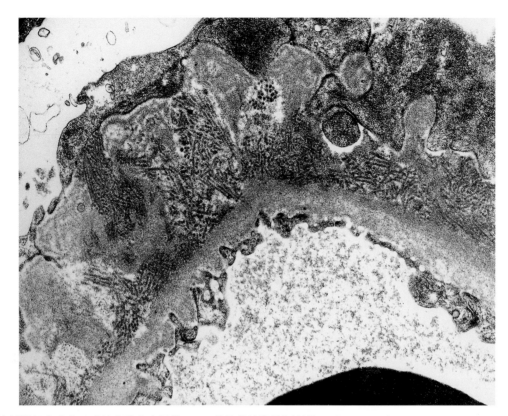

图 1.24　免疫触须样肾小球病显示基底膜内直径约 45nm 的管状结构的原纤维。（×20 000）

于系膜区、基底膜内、内皮细胞下和上皮细胞下。偶尔在肾小管基底膜及其周围的毛细血管壁也可见纤维样物质[197,199]。与纤维样肾小球肾炎时沉积的原纤维排列杂乱相反，免疫触须样肾小球病的微管样结构呈平行束状排列。纤维样肾小球肾炎的原纤维虽然在常规放大倍数下看不到腔隙，但在较高的倍数下可以见到明显的腔样结构。上皮细胞的足突广泛融合，与患者的严重蛋白尿有关。免疫荧光显微镜下可见 IgG、C3 沉积于原纤维和微管沉积的部位。有时可见到少量的 IgM 和 IgA 沉积[201]。纤维性肾小球肾炎 IgG 亚型检测发现，IgG4 是主要亚型[201]。在纤维性肾小球肾炎和免疫触须样肾小球病，κ 和 λ 轻链都可以见到，提示两者的 IgG 沉积都是多克隆性的。现在认为，原纤维和微管状结构代表高度结构化的免疫复合物的沉积。另外有少数纤维样肾小球肾炎和免疫触须样肾小球病患者同时伴有纤维样物质在乳腺、肺、脾、肝和骨等肾外脏器沉积的报道[203,207-210]。需要提及的是，有些学者在仔细观察这些发表的图片后对一些报告的正确性提出了质疑[195]。

轻链沉积病

　　轻链沉积病（light chain deposition disease, LCDD）是以单克隆性免疫球蛋白轻链产生过多、并在细胞外沉积为特征的系统性疾病。少数病例也可有重链成分，这

部分病例被称为轻链 - 重链沉积病[211,220]。LCDD 很罕见。在最近的一项研究中，在 7241 例肾活检病例中只有12 例（0.17%）被确诊为 LCDD[226]。尽管其主要的临床表现以肾病为主，但患者也可有肾外的继发症状，如心、肝或神经损害[215]。另外，轻链可沉积于很多其他器官，包括皮肤、脾、甲状腺、肾上腺、胃肠道和肺[213,215,225]。

　　LCDD 与 AL 型淀粉样变性有许多共同特征；但是，淀粉样变性的沉积物为纤维样；而 LCDD 的沉积物为颗粒状，且刚果红或硫磺素 T 染色呈阴性，不含淀粉样 P 物质[212,224,227]。淀粉样变性的沉积物主要由 λ 轻链组成；而 80% 的 LCDD 的沉积物由 κ 轻链组成[229]。另外，淀粉样变性的淀粉样纤维通常由轻链的可变区组成，而 LCDD 则由轻链的恒定区沉积引起。LCDD 男性患者多于女性患者（4 : 1）[214]，60% ~ 70%% 的 LCDD 患者在发现肾病时合并有或随后出现多发性骨髓瘤或其他淋巴浆细胞增生性疾病[212,217,223]。LCDD 多见于老年人，但在儿童也有报道[228]。大多数患者出现肾衰竭并有严重的肾病综合征范围内的非选择性蛋白尿[212,214,216]。在有分泌型骨髓瘤的患者，尿中可有游离的免疫球蛋白轻链。血尿不常见。肾功能不全的患者可进展至终末肾病，此时需要进行肾透析或肾移植。如果导致轻链产生的疾病不能有效治疗，则肾移植后几周至几年内几乎全部都会复发[221]。LCDD 患者的预后差，患者常死于心脏病或感染等并发症[218,222]。5 年生存率约为 70%，合并多发性骨髓

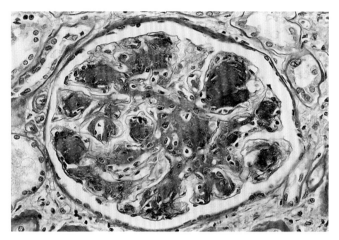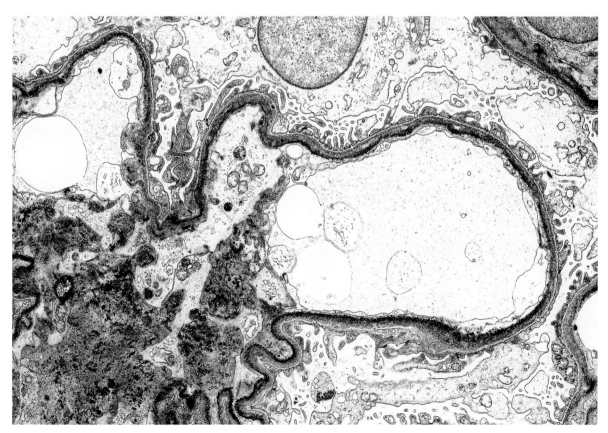

瘤时则更低[218]。

LCDD 时病变的肾小球体积增大，有明显的 PAS 阳性物质沉积，可引起毛细血管壁增厚和系膜区结节状增宽。在肾活检组织中，肾小球的病变可从轻微的系膜增宽，到类似于糖尿病性肾小球硬化症的肾小球结节状硬化[217,224]，但缺乏糖尿病肾病的其他形态学特征，如严重的细动脉玻璃样变、肾小球毛细血管的纤维素帽和肾小囊滴状病变等（图 1.25）。偶尔，可以见到毛细血管瘤样扩张[217]。虽然对 LCDD 的肾小球硬化的发病机制还不清楚，但实验研究显示，在 LCDD 患者的肾小球内，系膜细胞受轻链蛋白的刺激可以产生转化生长因子 β（transforming growth factor β，TGFβ），后者像内动蛋白（entactoid）一样，可以刺激系膜细胞产生基质蛋白，如 Ⅳ 型胶原、层粘连蛋白和纤连蛋白[219,230]。另外，偶尔可以见到细胞纤维性新月体[229]。肾小管基底膜增厚，呈现均质的玻璃样外观。骨髓瘤样管型罕见[229]。

电子显微镜下，可以看到电子致密物沿 GBM、系膜区、肾小管和血管壁的基底膜连续性沉积。但这种物质的超微结构不同于电子致密物沉积病，它们呈大小相对一致的细颗粒状，沿 GBM 内侧和肾小管基底膜外侧沉积（图 1.26）。免疫荧光显示，异常的轻链蛋白沿肾小球和肾小管基底膜、系膜区、血管壁和肾间质沉积（图1.27）。

重链沉积病

重链沉积病（heavy chain deposition disease，HCDD）比 LCDD 少见[226]。其特征为单克隆性免疫球蛋白重链成分的系统性沉积。大多数 HCDD 患者的沉积是 γ 重链，

图 1.25 轻链沉积病患者的肾活检，显示结节样系膜病变，与糖尿病肾小球硬化症的病变相似。

图 1.26 轻链沉积病的内皮下和系膜区电子致密颗粒沉积。（ × 7000 ）

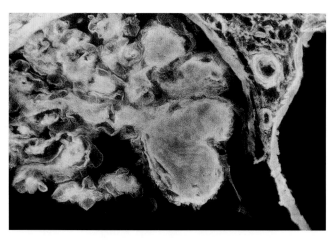

图 1.27　轻链沉积病的免疫荧光切片显示，κ 轻链蛋白沉积于肾小球基底膜、系膜区、肾小囊和血管壁。

且 γ 重链的所有亚型均可见到。据报道，所有确诊的患者都存在第一恒定区的缺失，这种突变可能是 γ HCDD 患者浆细胞克隆分泌重链所必需的 [220,235]。HCDD 的临床表现和组织学特征与 LCDD 非常相似 [220,231,232,234-237]。与淀粉样变性和 LCDD 不同，HCDD 经常发生低补体血症。免疫荧光显示，免疫球蛋白重链（通常是 γ）阳性而 κ 或 λ 轻链阴性时可以诊断 HCDD。重链可以沉积在肾小球、肾小管和血管的基底膜以及肾小球系膜区 [231]。

先天性肾病综合征

肾病综合征在 1 岁以内的婴幼儿很罕见 [243]。先天性肾病综合征这一术语包括了一组不同质的疾病，均在出生时或出生后 3 个月内出现肾病综合征的临床症状。目前已知有两种遗传性先天性肾病综合征：芬兰型先天性肾病综合征和弥漫性系膜硬化症。它们对类固醇激素或免疫抑制剂治疗都不敏感，肾移植是延长患者寿命和提高生活质量的唯一途径。肾活检的目的是将先天性肾病综合征与新生儿期的其他肾疾病区分开，包括先天性梅毒或汞制剂中毒导致的新生儿膜性肾病、先天性弓形体病、艾滋病（特别是注射毒品的艾滋病患者的子女）、疟疾、巨细胞包涵体病和微小病变性肾小球病 [239,240,246,254]。

芬兰型先天性肾病综合征

芬兰型先天性肾病综合征是一种罕见的常染色体隐性遗传疾病，是由位于 19 号染色体长臂 1 区 3 带 1 亚带（19q13.1）的 NPHS1 基因突变引起的 [241,249,252]。NPHS1 基因编码含有 1241 个氨基酸的跨膜蛋白，即肾病蛋白 [207]，后者是肾小球足细胞滤孔膜的一种成分，在肾小球正常滤过屏障中起重要作用 [248,255]。在芬兰没有血缘关系的人群中，芬兰型先天性肾病综合征在新生儿中的发病率约为 1/10 000；而在世界范围内没有芬兰血缘的家庭中，发病率更低 [238,242,250,256,257,259]。

对于有家族史以及羊水和母体血浆中甲胎蛋白水平增高的胎儿，应考虑在宫内即患芬兰型先天性肾病综合征 [258]，但这种方法既不特异也不敏感。最近，已将连锁和单倍体分析成功用于芬兰型先天性肾病综合征的产前诊断 [251]。由于与芬兰型先天性肾病综合征有关的基因和基因突变已经确定，直接的遗传学检测诊断已成为可能。芬兰型先天性肾病综合征在宫内胎儿期的表现为大量的蛋白尿。出生时，患儿出现大胎盘、蛋白尿、水肿和高度易感染性 [245]。患儿早产、面部和四肢轻度畸形、身体发育不良很常见。肾病综合征在出生后数天即可表现出来，其对激素治疗不敏感。蛋白尿开始时为高度选择性的，随着肾小球损伤的加重，蛋白尿变为非选择性的。在最初 2 年，芬兰型先天性肾病综合征进行性发展，肾移植是唯一挽救生命的方法。接受肾移植的患者的精神运动发育常明显改善，但据报道 20% 的患者肾病综合征会复发 [253]。

芬兰型先天性肾病综合征患者的最显著的组织学特征是：近端和远端肾小管上皮细胞扁平、管腔扩张；肾小球可见不同程度的系膜增生、硬化和肾小囊扩张；不成熟的肾小球数量增多（图 1.28）。电子显微镜下，可见上皮足突融合和其他微小病变肾小球病的改变。免疫荧光检查，免疫球蛋白和补体成分常呈阴性，但有报道在肾小球系膜区和毛细血管壁可见免疫球蛋白（通常是 IgM）和 C3 沉积。

弥漫性肾小球系膜硬化症

弥漫性系膜硬化症（diffuse mesangial sclerosis, DMS）较罕见，发病时表现为严重的蛋白尿，疾病进展迅速，在 3 岁以前出现终末肾衰竭 [244]。DMS 可单独发生，也可以伴发 Denys-Drash 综合征（DDS）。DDS 是一种罕见的泌尿生殖道发育异常，其特征为早发性肾病综合征、男性假两性畸形和肾母细胞瘤。不完全型 DDS 是由肾小球病和生殖道异常或肾母细胞瘤组成，可以是单侧也可以是双侧。几乎所有完全型或不完全型 DDS 患者均可见位于 11 号染色体短臂 1 区 3 带（11p13）的 WT1 肿瘤抑制基因的异质性突变 [260]。DDS 的基因突变也可见于一些单纯性的 DMS 患者，尤其是女性 [247]。这一点加上男性单纯性系膜硬化伴生殖道正常以及频发家族内发病提示：单纯性 DMS 可能是一组异质性疾病，它们中的一部分患者为常染色体隐性遗传 [256]。

DMS 患者出生后第一周即可出现肾病综合征，出生 3 个月后出现最常见。DMS 与芬兰型先天性肾病综合征的区别在于：DMS 无巨大胎盘、无早产和低体重出生儿等。不管是否合并 DDS，DMS 患者还可以伴有其他异常，包括白内障、角膜混浊、无虹膜、小头畸形、精神发育迟钝和眼距加宽。DMS 患者肾移植后不复发 [244]。

图 1.28　在一位有芬兰型先天性肾病综合征的 1 岁儿童，可见近曲小管微囊性扩张，间质纤维化。

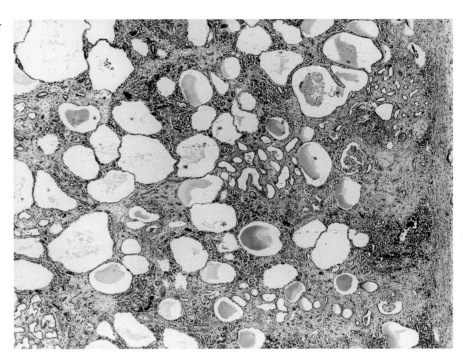

光学显微镜下，DMS 的肾小球不一定有细胞增生，偶尔有新月体形成的报道。病变进行性恶化时可见明显的肾小管萎缩和肾间质纤维化。电子显微镜观察，可见系膜基质增多，基底膜增厚，上皮细胞足突弥漫融合。免疫荧光显示，病变最轻的肾小球系膜区可见 IgM、C3 和 Clq 沉积，而在硬化的肾小球边缘可见 IgM 和 C3 沉积。

伴有急性肾炎综合征的肾小球疾病

另一大类有肾小球病变的患者临床上表现为急性肾炎综合征。患者出现血尿、氮质血症、少尿和轻到中度的肾性高血压。尿液分析显示为"活动性"沉渣，内含红细胞、白细胞和红细胞管型。蛋白尿虽然普遍存在，但一般达不到肾病综合征的水平。患者发病时水肿程度较轻，一般只见于面部。轻型急性肾炎综合征仅表现为镜下血尿，非肾病综合征水平的蛋白尿，偶尔有轻度高血压，有时出现暴发性快速进行性肾炎综合征。与肾病综合征一样，急性肾炎综合征的肾小球的组织病理变化也各不相同。

弥漫性毛细血管内增生性肾小球肾炎

弥漫性毛细血管内增生性肾小球肾炎是指以系膜细胞和内皮细胞共同增生为特征的肾小球肾炎。虽然弥漫性毛细血管内增生性肾小球肾炎几乎是链球菌感染后肾小球肾炎的同义词，但它也可以由其他病原体感染引起，包括葡萄球菌、脑膜炎双球菌、肺炎球菌、克雷白杆菌、沙门菌、肠球菌、布鲁杆菌、钩端螺旋体和分枝杆菌[268,270,272,273]，甚至包括立克次体感染、病毒（乙型肝炎病毒、水痘病毒、腮腺炎病毒、麻疹病毒、巨细胞病毒、传染性单核细胞增多症病毒）感染和寄生虫疾病（疟疾、旋毛虫病和弓形体病等）[262,269]。

急性链球菌感染后肾小球肾炎

链球菌感染后肾小球肾炎虽然可见于各个年龄组，但主要发生于儿童，尤其多见于 5 ~ 15 岁的儿童，仅有大约 5% 的病例发生在 2 岁之前，10% 的病例发生在 40 岁以后[270]。男性患者多于女性患者，男女比例为 2∶1[269]。典型病例在致肾炎性 A 组 β 溶血性链球菌感染后 1 ~ 4 周内发病，同时可有风湿热，原发性感染病灶常在咽部或皮肤，前者更常见。易导致肾小球肾炎的链球菌血清分型主要是：M 组中的 12、4、1 和 49 型。致肾炎性链球菌感染后发生肾小球肾炎的风险不同，取决于包括感染部位在内的多个因素；例如，在 M 组 49 型链球菌引起的咽炎中，大约 5% 可出现肾小球肾炎；若感染发生在皮肤，则出现肾小球肾炎的风险高 5 倍[270]。总的说来，致肾炎性链球菌感染导致的肾小球肾炎的风险在 15% 左右。虽然临床、形态学和血清学检查均证明链球菌感染后肾小球肾炎是一种免疫复合物导致的疾病，但确切的抗原性质尚未完全明了。

临床上，急性链球菌感染后肾小球肾炎起病较急，表现为肉眼血尿、水肿、蛋白尿、高血压和肾功能不全[264]。血清中抗链球菌溶血素 O（ASO）抗体水平增高。血清溶血性补体活性下降和补体 C3 减少是疾病早期的一个特征，但一般在发病 8 周内恢复正常。大约 2% ~ 5%

的患者在急性期死于某些并发症，如肺水肿、高血压脑病、新月体性肾小球肾炎导致的快速进行性肾衰竭[266,269,270]；年龄大的患者并发症更严重，死亡率更高[267]。急性链球菌感染后肾小球肾炎的长期预后较好，尤其是儿童病例预后更好，仅有一小部分患者在多年后出现慢性肾衰竭[263,270-272]；成年患者的痊愈率较儿童患者的痊愈率低，特别是发病初期伴有严重肾功能损伤、持续性蛋白尿或肾病综合征的患者，他们的预后更差[269,274]。如果进展为新月体性肾小球肾炎，则病情更易快速进展。一般而言，典型的急性链球菌感染后肾小球肾炎的临床表现典型，预后非常好，不需要做肾活检。若临床表现不典型且严重，发病6周后仍表现为肾病综合征、少尿或无尿、持续性或严重高血压，没有恢复的迹象，则应做肾活检进行病理检查。

急性链球菌感染后肾小球肾炎发病后数周的光学显微镜检查，可见肾小球毛细血管袢弥漫性肿胀，充塞于肾小囊，肾小球毛细血管袢内的系膜细胞增生导致细胞数量增多，内皮细胞轻度增生和肿胀，毛细血管腔狭窄，导致肾小球毛细血管袢呈分叶状。白细胞浸润也加重了毛细血管腔的狭窄，当白细胞浸润明显时，又称为渗出性肾小球肾炎（图1.29）；除了多形核白细胞浸润外，还可以见到单核细胞浸润，偶尔可见嗜酸性粒细胞浸润。节段性毛细血管坏死、微血栓及新月体形成不多见，却

是预后不良的指征；偶尔有坏死性血管炎的报道[261]。

电子显微镜检查，在发病早期，最主要的特征是：肾小球上皮下有半球形细颗粒状电子致密物沉积，这称为驼峰状电子致密物（图1.30）。驼峰状电子致密物内侧紧贴毛细血管基底膜的外疏松层，外侧有上皮细胞包绕。靠近电子致密物的上皮细胞胞质电子密度增加。上皮细胞足突通常呈节段性融合。一般而言，驼峰状电子致密物的数量与多形核白细胞的浸润数量有关，但有时电子

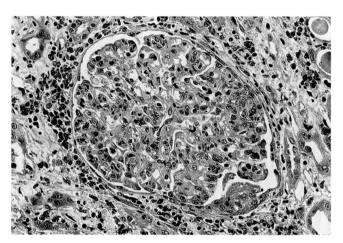

图1.29　弥漫性毛细血管内增生性肾小球肾炎。系膜细胞和内皮细胞明显增生，炎症细胞浸润。

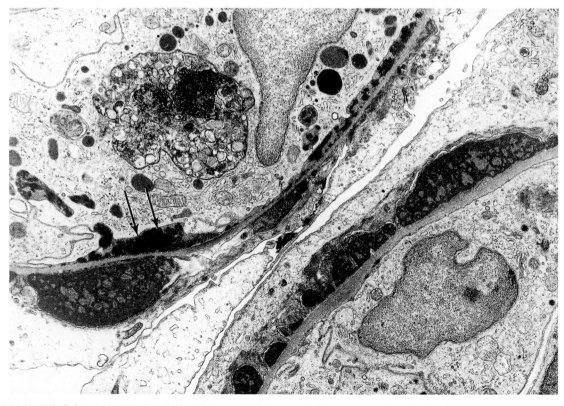

图1.30　急性链球菌感染后肾小球肾炎。多数驼峰状电子致密物沿基底膜沉积。毛细血管腔因细胞增生和炎症细胞浸润而闭塞。少量纤维蛋白沉积于内皮细胞下（箭头所示）。（×9800）

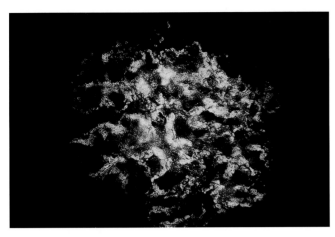

图 1.31 链球菌感染后肾小球肾炎。免疫荧光显示，C3 沿毛细血管壁呈粗颗粒状沉积，与电子显微镜下的驼峰状电子致密物相对应。

致密物却出现在无白细胞的血管袢。有时电子致密物的形状不典型、体积不规则、密度不均匀，与炎症反应重和吸收延缓有关 [265]。有时电子致密物呈融合状，失去驼峰的形态，或电子致密物周围有基底膜增生，形成膜性肾小球肾炎时的钉突样改变。有时基底膜内出现电子致密物，有些可以与上皮下的驼峰状电子致密物相连续；内皮下和系膜区的电子致密物也不罕见。

免疫荧光检查显示，在急性链球菌感染后肾小球肾炎的急性期，IgG 和 C3 呈颗粒状沿毛细血管壁沉积，与驼峰状电子致密物的位置相对应（图 1.31）。有时可以见到少量 IgM 和 IgA 的沉积。备解素沉积也很常见，再加上高强度的 C3 沉积以及沉积物中没有 Clq 和 C4，这些均提示，补体是通过旁路途径激活的。

连续肾活检显示，肾小球的病变会逐渐吸收恢复。渗出和增生的细胞成分逐渐减少，驼峰状电子致密物一般在发病后 6 ~ 8 周内吸收，也有的可在发病后持续存在 6 个月之久。在病变吸收期，毛细血管基底膜出现节段性不规则增厚，伴有吸收的密度减低的电子致密物，毛细血管管腔呈开放状态，内皮细胞肿胀和多形核白细胞浸润消失。电子致密物消失或局限于系膜区。IgG 沉积消失，C3 沉积则逐渐由毛细血管壁转入系膜区，数量逐渐减少。肾小球一般在起病后 6 个月完全恢复正常，但有的经 2 ~ 3 年才能恢复。少数患者的系膜细胞和系膜基质增多以及系膜区的免疫复合物沉积在急性期过后可持续多年，一般呈局灶性、节段性分布。

膜增生性肾小球肾炎

膜增生性肾小球肾炎（membranoproliferative glomerulonephritis, MPGN）也称为系膜毛细血管性肾小球肾炎，其显著的病变特征是：系膜细胞和基质增生并向毛细血管壁插入，导致毛细血管基底膜增厚。根据超微结构特征和电子致密物的分布特征，MPGN 通常被分为两大类：Ⅰ型 MPGN，其电子致密物主要位于内皮下；Ⅱ型 MPGN，在基底膜内出现高密度电子致密物，所以Ⅱ型 MPGN 又被称为电子致密物沉积病（dense deposit disease, DDD）。此外，还有一型 MPGN 显示电子致密物沉积于内皮下或上皮下，被称为Ⅲ型 MPGN[276,280,298,299]。

尽管 MPGN 被分为若干型，它们的临床症状和光学显微镜表现基本相似，但它们的发病机制却不尽相同。目前有证据表明，Ⅰ型和Ⅲ型 MPGN（一些作者认前者包含后者）为慢性免疫复合物介导的原发性或继发性病变；Ⅱ型 MPGN 则为一种特殊的临床病理类型，其特征为独特的肾小球基底膜改变，与免疫复合物无关。基于以上原因，加上仅有少数（约 25%）患者出现膜增生性的改变，所以，电子致密物沉积病较Ⅱ型 MPGN 的说法更确切 [301]。

Ⅰ型膜增生性肾小球肾炎

Ⅰ型 MPGN（又称经典型 MPGN）占继发于肾小球肾炎的终末期肾病的 5%。Ⅰ型 MPGN 可以是特发的或原发的，也可以继发于病毒感染、肿瘤、系统性自身免疫性疾病和遗传病（见框 1.4）。大多数成人的Ⅰ型 MPGN 可以找到确切的继发因素，而且曾经被认为是特发性的多数患者现在发现与丙型肝炎病毒感染有关 [296]。在原发性Ⅰ型 MPGN 的患者中，儿童和年轻人最常见，90% 的患者为 8 ~ 16 岁 [284,290,303]，4 岁以前发病的患者罕见，无性别差异。家族性病例的报道罕见，可能表现为常染色体显性或 X 连锁遗传 [279]。不同患者的临床表现不同，至少 50% 的患者出现肾病综合征的所有症状，25% 的患者同时出现无症状性血尿和蛋白尿，约 1/3 的患者出现急性肾炎综合征，伴有尿沉渣检查异常、高血压和肾功能不全 [281,282,284,302]。尽管部分患者有上呼吸道感染病史，但与链球菌感染没有确切的关系。

大约 2/3 的Ⅰ型 MPGN 患者出现低补体血症，并且补体水平在疾病过程中变化很大。主要表现为 C3 过低，但经典途径激活的早期产物（即 C1q、C4 和 C2）和终末产物（C5、C6、C7 和 C9）以及替代途径激活物（即 B 因子、备解素）的水平也经常降低 [305]。也有一些患者在整个疾病过程中血清补体水平正常 [258]。Ⅰ型 MPGN 通常进展缓慢，进展为肾衰竭的周期约为 10 年或更长 [295]。有报道显示，30% ~ 50% 的患者肾移植后会复发 [277,286,289]。

光学显微镜检查，可见Ⅰ型 MPGN 患者的肾小球毛细血管袢弥漫性增大，肾小囊腔变窄，毛细血管壁增厚，系膜细胞和基质明显增生，使肾小球毛细血管袢呈分叶状（图 1.32）。增生的系膜基质集中在毛细血管袢中央，呈结节状，与糖尿病结节性肾小球硬化症相似。这

框1.4 膜增生性肾小球肾炎的分类

原发性／特发性

Ⅰ型——伴有内皮下电子致密物沉积

Ⅱ型——电子致密物病（dense deposit disease, DDD）

Ⅲ型——混合型：Ⅰ型MPGN伴有膜性肾小球肾炎（上皮下大量电子致密物沉积），或Ⅰ型MPGN伴有基底膜内电子致密物沉积

继发性

感染

乙型和丙型肝炎，心内膜炎，内脏脓肿，分流性肾炎，疟疾，血吸虫病，支原体、HIV和EBV感染

免疫性和系统性疾病

系统性红斑狼疮、硬皮病、干燥综合征、类风湿性关节炎、结节病、伴有或不伴有丙型肝炎的混合性冷球蛋白血症、溃疡性结肠炎、镰状细胞病

肿瘤性疾病

癌、慢性淋巴细胞性白血病、非霍奇金淋巴瘤、黑色素瘤

遗传性疾病

α_1-抗胰蛋白酶缺陷、伴有或不伴有局部脂肪代谢障碍的补体缺陷（C1q、C2、C3或C4）、遗传学血管神经性水肿、Wiskott-Aldrich综合征、Sherwood-Proesmans综合征、常染色体隐性遗传性Ⅰ型MPGN

其他

吸毒（海洛因、喷他佐辛）、Kartagener综合征、Turner综合征、Down综合征

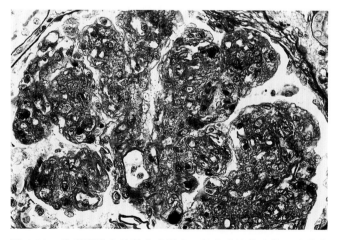

图 1.32 Ⅰ型膜增生性肾小球肾炎。肾小球呈分叶状，系膜弥漫性增生，毛细血管壁增厚。

种病理形态以前称为分叶状肾小球肾炎，现在认为只是MPGN的一种表现类型，而不是另外的病变。此外，还可以见到渗出性病变、新月体形成和各种局灶节段性病变[282]。在 PAS 或银染色切片上，可以见到增生的系膜细胞和基质沿内皮细胞下间隙插入基底膜，环绕毛细血

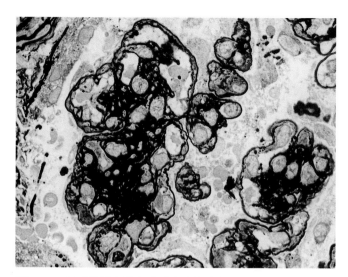

图 1.33 Ⅰ型膜增生性肾小球肾炎银染色显示。在小叶中央，系膜基质明显增生，并向毛细血管壁插入，使之呈双轨状。

管袢，导致基底膜增厚，呈现双轨征，有时容易被误认为是基底膜分离导致毛细血管壁增厚（图 1.33）。出现双轨征的肾小球的数量不同，只有当所有或大部分肾小球的毛细血管袢都出现了双轨征，才能诊断 MPGN。在双轨征形成的部位，内皮下玻璃样物质沉积非常明显。毛细血管腔出现透明血栓应考虑到冷球蛋白血症或狼疮性肾炎的可能。

电子显微镜检查，显示系膜细胞和基质增生导致系膜区增宽，并插入内皮细胞下导致毛细血管腔狭窄。病变典型时，在原来的基底膜下沿着毛细血管壁形成一层新的不规则的、连续的系膜基质样物质，但纵向切片仅能显示部分病变。电子致密物通常沉积于内皮细胞下和系膜区（图 1.34）。免疫荧光检查，可见 IgG 和 C3 呈颗粒状沿毛细血管壁和系膜区沉积（图 1.35）。有时可以见到 IgM、C1q 和 C4 沉积。少数Ⅰ型 MPGN 可见免疫复合物沿肾小管基底膜或肾小球外血管沉积或在两个部位都有沉积。

Ⅱ型膜增生性肾小球肾炎（电子致密物沉积病）

Ⅱ型膜增生性肾小球肾炎又称为电子致密物沉积病（dense deposit disease, DDD），是肾小球肾炎的一种特殊的临床病理类型，以独特的毛细血管基底膜形态学改变为特征，电子显微镜观察最明显，光学显微镜通常也能观察到其特殊病变。DDD 很罕见，每百万人口中约 2 ~ 3 人发病[297]。在儿童患者中，DDD 至少占全部MPGN 病例的 20%，而在成人患者中则只占很少的比例[278,294]。发病无性别差异，疾病诊断时患者通常为 5 ~ 15岁[278]。患者多出现肾病综合征、血尿和肾功能不全[285]。多数 DDD 患者出现低补体血症，并在整个病程中一直保持较低补体水平。补体 C4 通常不受影响[300]。超过

图 1.34　Ⅰ型膜增生性肾小球肾炎
电子显微镜显示，增生的系膜基质
沿毛细血管壁插入，内皮细胞下电
子致密物沉积。

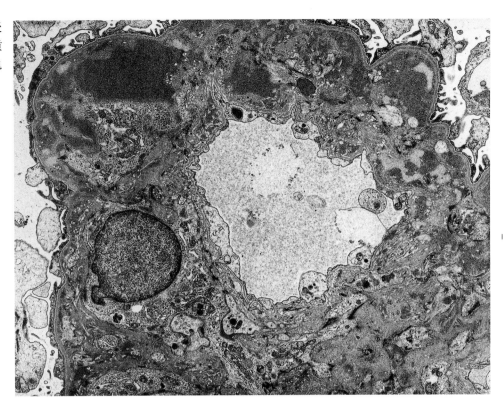

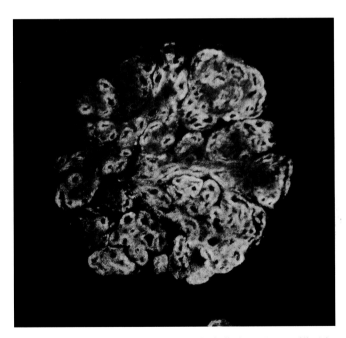

图 1.35　Ⅰ型膜增生性肾小球肾炎免疫荧光显示，C3 沿毛细血管壁沉积。

80% 的 DDD 患者血清内含有 C3 肾炎因子（C3 nephritic factor, C3NeF），后者是直接作用于 C3bBb 的自身抗体，而 C3bBb 是补体旁路途径激活转化酶。由于在 50% 以上的Ⅰ型和Ⅲ型 MPGN 患者血清中也可以检测的 C3NeF，DDD 的确诊依靠电子显微镜下在基底膜内发现电子致密

物。DDD 的另一个特别之处在于：它与黄斑变性和后天局部脂肪代谢障碍有关。有黄斑变性和后天局部脂肪代谢障碍的患者不管是不是伴有 DDD，都有低补体血症和 C3NeF[275,283,291,293,306]。

DDD 的预后比Ⅰ型 MPGN 的预后差。进行性肾结构破坏和功能降低可能进展缓慢，或在短期内由于新月体形成迅速恶化。极少数病例可以恢复[287,292]。大约 50% 的患者在诊断后 10 年内进展为终末期肾病。几乎所有的患者在肾移植后都会复发[286]。目前对这些电子致密物形成的机制和确切性质尚未明了。

光学显微镜下，DDD 的形态非常多样，但并不总是具有膜增生性肾小球肾炎的特征。最近的一项大型肾活检研究发现，差不多半数病例仅有系膜细胞轻度增生，只有约 25% 的病例出现典型的膜增生样改变，17% 表现为新月体性肾小球肾炎，另有 12% 的病例出现急性增生和渗出性改变，很容易与感染后肾小球肾炎混淆[301]。肾小球毛细血管基底膜甚至肾小囊和肾小管基底膜呈现嗜伊红、折光性、条带状增厚，有助于本病的诊断。增厚的基底膜 PAS 反应呈强阳性，Masson 三色染色呈绿色，塑料包埋半薄切片甲苯胺蓝染色呈易于辨认的黑色（图 1.36）。硫磺素 T 染色可发出明亮的荧光，银染呈浅褐色，有时周边呈黑色的细条带样。电子显微镜检查，可见高密度的电子致密物，没有一般免疫复合物沉积的颗粒状特征。这种电子致密物位于基底膜的中心致密层，呈条带状，厚度不尽相同，多数为连续性的，部分可断

开。这些致密物也可见于系膜区，呈均质结节状，偶尔可见上皮下的驼峰状沉积（图 1.37）[284]。免疫荧光检查，有特异性表现并具诊断意义，即 C3 沿毛细血管壁呈线样或双轨状沉积，同时在系膜区呈颗粒状或环状沉积（图 1.38）。还可见 C3 呈局灶性和不连续的线状沉积于肾小囊和部分肾小管基底膜。免疫球蛋白和其他早期的补体成分呈阴性。用相差显微镜可以看到：补体和免疫球蛋白位于电子致密物和相邻的 GBM 致密层边缘而不是在电子致密物内部[288]。

Ⅲ型膜增生性肾小球肾炎

Ⅲ型膜增生性肾小球肾炎（Ⅲ型 MPGN）是一种非常少见和有争议的类型，形态学上分为两种亚型。第一种亚型有时又被称为 Burkholder 变异型，肾小球病变兼有Ⅰ型 MPGN 和膜性肾小球肾炎的特征[280]。电子显微镜检查显示，增生的系膜插入毛细血管壁，内皮下和上皮下电子致密物沉积，并伴有基底膜钉突形成。第二种亚型由 Anders 等在 1977 年提出，肾小球病变介于Ⅰ型

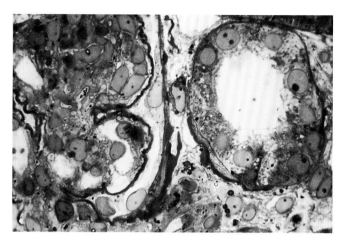

图 1.36　Ⅱ型膜增生性肾小球肾炎。塑料包埋切片甲苯胺蓝染色显示，细胞增生，肾小球毛细血管基底膜呈连续的缎带状增厚，肾小囊基底膜内也可见深色物质沉积。

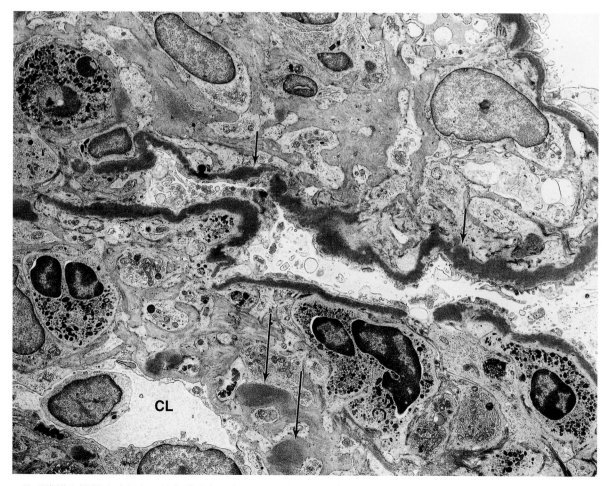

图 1.37　Ⅱ型膜增生性肾小球肾炎。基底膜致密层内可见均质高密度电子致密物沉积（短箭头所示），同样的电子致密物呈结节状沉积于系膜区（长箭头所示）。左下角可见由于系膜插入，毛细血管腔变窄，并可见中性粒细胞浸润。CL：毛细血管腔。（×4000）

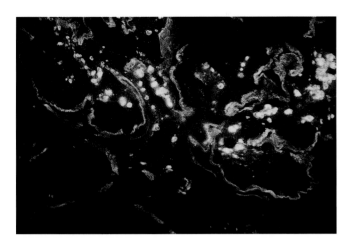

图1.38　Ⅱ型膜增生性肾小球肾炎。免疫荧光显示，C3沿肾小球毛细血管壁和肾小管基底膜（右下角小图）呈微弱线状沉积；但在系膜区呈强阳性颗粒状沉积，部分呈环状沉积。

和Ⅱ型MPGN之间[276,298,299]。这些病例的电子显微镜检查可见特征性的病变，基底膜内因为有大量电子致密物沉积而断裂，同时基底膜两侧均可见颗粒状电子致密物[276,298,304]。基底膜断裂的程度可以通过银染色的超薄切片来显示，并可以与Ⅱ型MPGN进行鉴别，前者银染色呈阴性，而Ⅱ型MPGN银染色呈阳性。尽管Ⅲ型MPGN的两种亚型的病理改变不同，但两者的临床表现相似，与Ⅰ型MPGN差别不大。

弥漫性系膜增生性肾小球肾炎

系膜细胞和基质弥漫性增生而不累及毛细血管壁或管腔的病变可见于多种肾脏疾病，包括IgA肾病、过敏性紫癜性肾炎、狼疮性肾炎以及感染后肾小球肾炎的吸收恢复期。这些疾病的鉴别需要结合光学显微镜、电子显微镜、免疫荧光显微镜下的形态学特征和患者的临床资料，本章只讨论IgA肾病。

IgA肾病

IgA肾病（IgA nephropathy，IgAN，又称为Berger病）是指在肾小球系膜区有明显的IgA沉积的一类疾病。IgAN在不同地区的分布差别很大。在亚洲的一些国家（包括日本、中国、新加坡），IgAN是原发性肾小球肾炎中最常见的类型，在这些地区大约占所有肾活检患者的1/3；在欧洲占20%，在美国仅占10%[318,322,328]。这种发病率上存在的显著差异可能是由于肾活检的适应证在亚洲和美国之间存在差异所致。家族性病例的报道罕见[310,320,326]。在最近的一项包含30个IgAN家族的研究中发现，60%的发病与6号染色体长臂2区2-3带（6q22-23）有关[316]。

框1.5　继发性IgA相关病变

肝疾病
酒精性肝硬化、病毒性肝炎、中毒性肝病、囊性纤维化

胃肠道疾病
Crohn病、溃疡性结肠炎、乳糜泻

感染性疾病
HIV感染，结核，布鲁杆菌病，麻风，金黄色葡萄球菌、肺炎支原体、梭状芽孢杆菌、小肠结肠炎耶尔森杆菌感染

风湿性疾病
类风湿关节炎、强直性脊柱炎、银屑病关节炎、Behçet病、Reiter综合征

肿瘤性疾病
各种癌（包括鳞状细胞癌、小细胞肺癌、肾细胞癌和各种腺癌）、非霍奇金淋巴瘤、真性红细胞增多症、蕈样真菌病／Sézary综合征

皮肤疾病
疱疹样皮炎、银屑病

其他疾病
结节病、矽肺、闭塞性细支气管炎、眼葡萄膜炎与视网膜血管炎

诊断IgAN的主要依据是：在免疫荧光检查时系膜区可以看到IgA的沉积，但是，这种免疫学改变可见于多种疾病，所以将IgAN视为一种综合征更确切[323]。过敏性紫癜性肾炎和IgAN的关系非常密切，可以视为同一综合征的不同类型[312,314]。IgAN还可以继发于以下多种疾病，包括肝疾病、炎症性肠病、结缔组织病、肿瘤以及病毒和细菌感染（框1.5）[325]。IgAN的发病机制尚未完全阐明，但目前的研究表明，IgAN是由于循环免疫复合物沉积在系膜区并通过替代途径激活补体所致。沉积的IgA主要是异常糖基化的多聚IgA[308,309,324]。本节仅讨论原发性IgAN。

IgAN可发生于任何年龄，11～30岁尤为常见[311]。10岁以下儿童少见[319]。男性患者较多，大约是女性的2～6倍。约75%的患者有反复发作的肉眼血尿病史，1/3患者的血尿是在呼吸道、胃肠道或泌尿道感染数天后出现[323]。也有部分患者是在常规体检时偶然发现有镜下血尿并进一步诊断的。患者常有蛋白尿，多为少量蛋白尿，偶尔出现大量蛋白尿。约5%～10%的患者发展为肾病综合征[323]。IgAN过去被认为是一种良性肾小球疾病，近年来却发现25%～40%的IgAN患者在诊断后20年可以缓慢进展为慢性肾衰竭[313]。约60%的接受肾移植的患者移植后复发[315]。

IgAN的病理形态多种多样，从正常或近乎正常的肾小球到弥漫性新月体性肾小球肾炎的改变都可以见到[317,318,328]。光镜下，其最主要的特征是系膜细胞和系膜基质增生，导致系膜区增宽（图1.39）。但是，系膜细胞和

基质增生的病变并不弥漫一致，在不同的肾小球和同一肾小球的不同毛细血管，节段增生程度不尽相同，表现为局灶性肾小球肾炎。局灶增生性病变的愈合可以引起局灶节段性肾小球硬化。肾小球硬化通常导致相应的肾小管萎缩和肾间质纤维化。电子显微镜观察显示，所有肾小球系膜区均有电子致密物沉积，表明病变为弥漫性的（图1.40）。偶尔，在内皮下或上皮下可以见到少量的电子致密物沉积，尤其是在重症患者。

免疫荧光检查，其表现与电子显微镜检查时见到的电子致密物的分布相一致，即大量IgA弥漫性沉积于系膜区，有时可延伸到毛细血管壁（图1.41）。IgG在系膜区沉积也很常见，其强度有时不亚于IgA。约1/3的患者有少量的IgM和纤维蛋白原沉积。C3在系膜区大量沉积，但C1q和C4呈阴性，提示补体是通过旁路途径被激活的。在IgAN，IgA不单纯沉积在肾小球，在一些没有过敏性紫癜全身表现的患者看起来正常的皮肤浅层的血管壁也可以见到IgA沉积[307,327]。这些发现加上IgAN和过敏性紫癜在免疫学方面的表现相似，促使一些学者认为：过敏性紫癜是原发性IgAN的一种系统性病变，或者说IgAN是过敏性紫癜病变局限于肾的形式[321,329]。但随着对两种疾病的发生机制的研究越来越多，我们认为，IgAN和过敏性紫癜性是两种独立的疾病。

新月体性肾小球肾炎

新月体性肾小球肾炎是肾小球肾炎的一种严重病理类型，其特征是50%甚至更多的肾小球都有上皮性新月

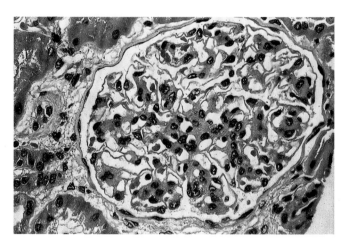

图1.39 IgA肾病，系膜细胞和系膜基质增生，系膜增宽。

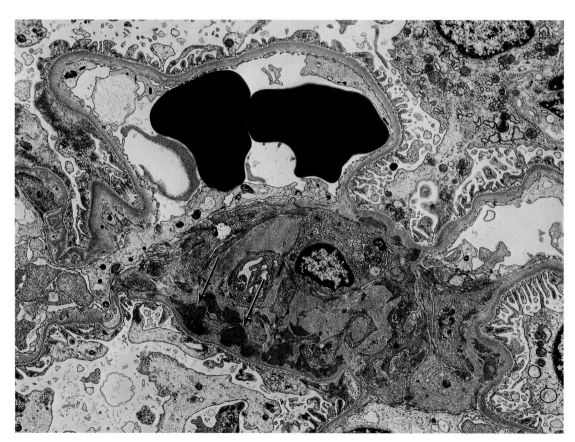

图1.40 IgA肾病，系膜区有电子致密物沉积（箭头所示）。（×6000）

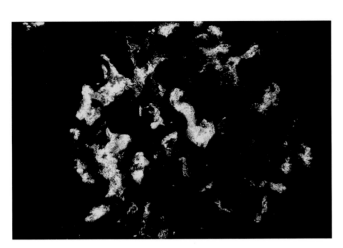

图 1.41　IgA 肾病，免疫荧光显示系膜区有 IgA 沉积。

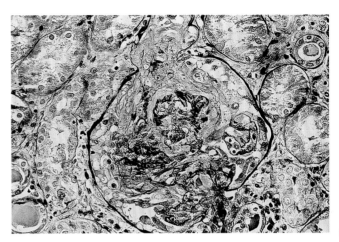

图 1.42　新月体性肾小球肾炎镀银染色显示，增生的细胞充斥着肾小囊腔并延伸到近曲小管。肾小球毛细血管袢塌陷。

体形成。临床上，其表现为快速进行性肾炎综合征，包括快速进行性肾功能降低，伴有血尿、红细胞管型、不同程度的蛋白尿和严重的少尿。未经过治疗的患者数周内死亡。**新月体性肾小球肾炎和快速进行性肾小球肾炎**这两个术语常常互相替代，而新月体性肾小球肾炎和**毛细血管外增生性肾小球肾炎**是病理术语，强调的是病变以肾小囊内的上皮细胞增生为主，以上三种名称都可用于本病。

　　早期的研究者认为，新月体完全由肾小囊壁层上皮细胞增生形成；但是，后来通过用细胞标志物对新月体中的细胞进行标记发现，新月体是混合细胞群，主要由肾小球上皮细胞和巨噬细胞组成[338]。新月体的形成是由于肾小球毛细血管壁断裂，使白细胞、纤维素和其他血浆蛋白进入肾小囊内，在此它们刺激上皮细胞增生和巨噬细胞浸润，从而共同形成细胞性新月体（图 1.42）。免疫荧光检查，在活动性新月体性肾小球肾炎总能看到纤维素，而 GBM 断裂更容易在银染色或电子显微镜下发现（图 1.43 和 1.44）。随着疾病的进展，毛细血管外增生的细胞性新月体转化为细胞纤维性新月体，后者由纤维母细胞和胶原构成。随着时间的推移，硬化进一步发展，肾小球完全变成瘢痕。

　　新月体性肾小球肾炎可由多种系统性疾病或肾疾病引起。根据免疫荧光和电子显微镜检查结果，本病可以按发生机制不同分为三类：（1）抗 GBM 性肾小球肾炎；（2）免疫复合物性新月体性肾小球肾炎；（3）寡免疫复合物性新月体性肾小球肾炎，通常与抗中性粒细胞胞质抗体（ANCA）有关。每一类都可以是特发性的或继发性的。

抗肾小球基底膜型新月体性肾小球肾炎

　　抗 GBM 型新月体性肾小球肾炎的特征为：免疫荧光检查，IgG 沿 GBM 呈线性沉积，并常伴有 C3。抗

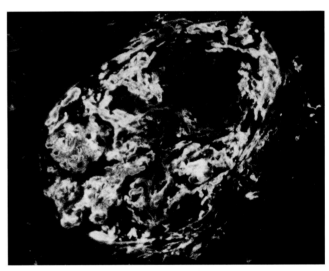

图 1.43　新月体性肾小球肾炎免疫荧光显示，大量纤维素沉积于新月体和肾小球毛细血管袢。

GBM 型新月体性肾小球肾炎占新月体性肾小球肾炎的 15%[338]。病变可局限于肾，也可因抗 GBM 抗体与肺部的毛细血管基底膜发生交叉反应而导致肺肾综合征（Goodpasture 综合征）。抗 GBM 型新月体性肾小球肾炎有两个发病高峰年龄[346]。第一个介于 11 ～ 30 岁，男性多见，肺经常受累（Goodpasture 综合征）；第二个介于 51 ～ 70 岁，女性多见，常常是肾局限性疾病。与抗 GBM 抗体发生反应的主要抗原是Ⅳ型胶原蛋白 α₃ 链羧基端的 NC1 区（Goodpasture 抗原决定簇）[337,341,342]。

　　肾抗 GBM 病的典型临床表现是：突发的急性肾炎，伴有严重的少尿或无尿。极少数病例发病隐匿，患者基本上无症状直到出现尿毒症。Goodpasture 综合征患者可以同时出现肾小球肾炎和肺受累的症状，后者常表

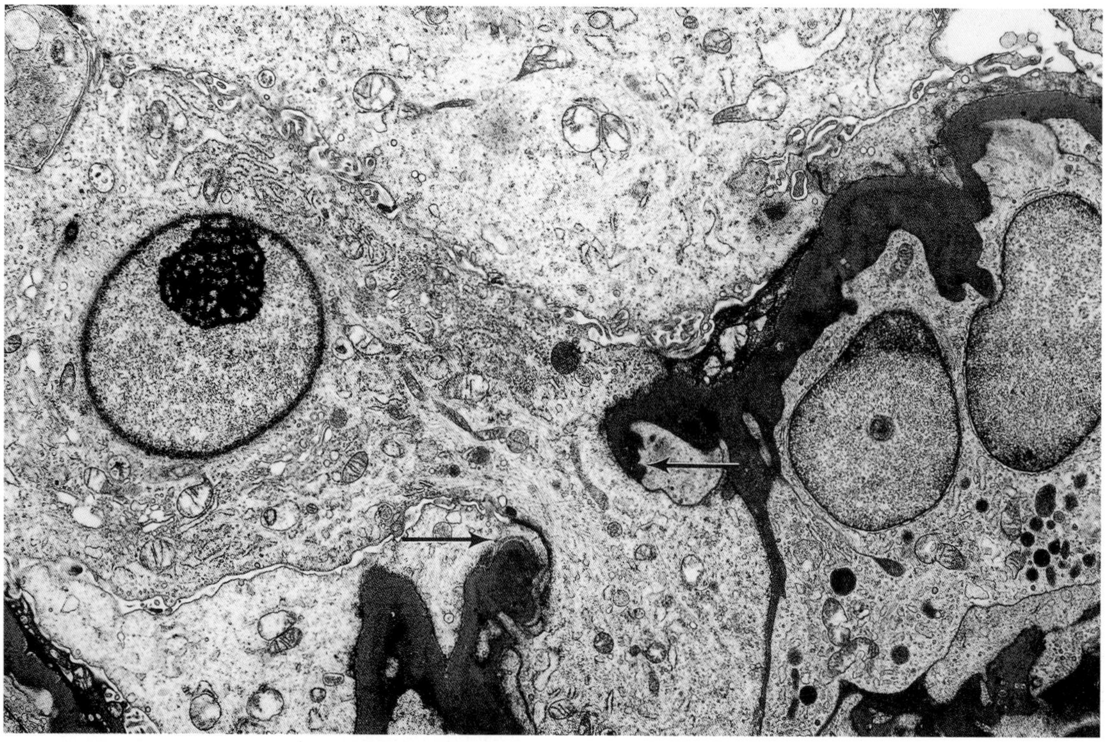

图 1.44 新月体性肾小球肾炎，肾小球毛细血管基底膜断裂（箭头所示）。（×9000）

现为严重的肺出血，其中大约 1/4 的患者有上呼吸道感染史。肺出血也可见于吸入各种刺激物后，尤其是碳水化合物。抗 GBM 病可合并于其他疾病。它可以出现于 Alport 综合征患者接受肾移植后[334,348]。也有它发生于膜性肾小球肾炎之前、同时或之后的报道[335,336,343,347,350]。在多达 1/3 的抗 GBM 病患者血中，抗中性粒细胞胞质抗体（ANCA）呈阳性，尤其是针对髓过氧化物酶的特异性 ANCA[330,344,349]。抗 GBM 病患者出现 ANCA 时常常伴有肺、肾和其他器官的小血管炎。

光学显微镜下，抗 GBM 病的典型特征是：坏死性肾小球肾炎伴局灶性或弥漫性新月体形成，病变的肾小球毛细血管壁断裂，常有多形核白细胞浸润，但毛细血管的内皮细胞增生不明显。未受累的肾小球节段可表现正常或有少量的白细胞和单核细胞浸润。病变严重的肾小球则出现广泛的坏死、肾小囊断裂和肾小球周围大量炎细胞浸润。电子显微镜检查，可见肾小球毛细血管基底膜内皮下区疏松，呈现较明显的透亮带，但这并不是本病必然出现的特异性病变。此外，可见毛细血管基底膜断裂和纤维素沉积。电子显微镜观察病变肾小球内无免疫复合物沉积是重要的特征。

免疫荧光检查，可见 IgG 呈线性连续沉积于毛细血管壁，C3 的沉积多为节段不连续线性沉积（图 1.45）。尽管上述免疫荧光特征是诊断抗 GBM 病的重要指征，但应记住，糖尿病肾病和狼疮性肾炎也可出现同样的荧光特征。因此，诊断抗 GBM 型新月体性肾小球肾炎的最重要的依据是：放射免疫法或免疫酶标法在患者血中检测到抗基底膜抗体。虽然间接免疫荧光方法也可以检测血清中的抗 GBM 抗体，但不够敏感。

免疫复合物性新月体性肾小球肾炎

免疫复合物性新月体性肾小球肾炎占所有新月体性肾小球肾炎病例的比例大约为 25%[338]。其大多作为免疫复合物性肾小球肾炎的并发症出现，包括：感染后肾小球肾炎，Ⅰ 型和 Ⅱ 型 MPGN，冷球蛋白血症性肾小球肾炎，狼疮性肾炎，IgA 肾病，以及过敏性紫癜性肾炎（图 1.46）。少数患者的病因不明，被诊断为特发性免疫复合物性新月体性肾小球肾炎。免疫复合物性新月体性肾小球肾炎多见于儿童，这与多数免疫复合物性肾小球肾炎本来就好发于儿童有关。特发性免疫复合物性新月体性肾小球肾炎的预后差，但比抗肾小球基底膜型新月体性肾小球肾炎的预后好。继发性免疫复合物性新月体性肾小球肾炎的预后较好，尤其是感染后新月体性肾小球肾炎[338,346]。

光学显微镜下，免疫复合物性新月体性肾小球肾炎的特征取决于原发的肾小球疾病的种类。在临近新月体的肾小球节段，常可见一定程度的坏死，但其坏死范围不像抗 GBM 型和寡免疫复合物性新月体性肾小球肾炎的坏死那样广泛。其与其他两种新月体性肾小球肾炎的鉴别要点是：其肾小球毛细血管壁增厚和肾小球内皮细胞增生[338]。电子显微镜和免疫荧光检查见到免疫复合物

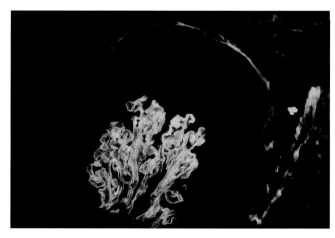

图 1.45　抗肾小球基底膜性肾小球肾炎免疫荧光显示，IgG 沿毛细血管壁线状沉积，毛细血管袢被细胞性新月体压迫变窄。

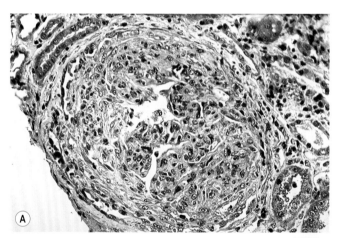

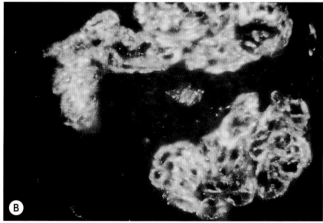

图 1.46　A，急性感染后肾小球肾炎伴细胞增生和新月体形成。B，肾小球毛细血管袢塌陷，IgG 沿毛细血管壁呈粗颗粒状沉积。

沉积可以得出免疫复合物性新月体性肾小球肾炎的诊断。不同类型的新月体性肾小球肾炎之间的鉴别需要仔细分析患者的临床表现、实验室检查并结合光学显微镜、免疫荧光显微镜和电子显微镜所见进行。

寡免疫复合物性新月体性肾小球肾炎

　　寡免疫复合物性新月体性肾小球肾炎的特征是：免疫荧光检查，免疫球蛋白和补体呈阴性或弱阳性，是肾活检中新月体性肾小球肾炎的最常见类型（约占 60%），中老年人患者更常见，无明显性别差异 [338,345]。其病变可局限于肾，也可作为系统性坏死性小血管炎的局部病变出现。患者对治疗的反应倾向于比抗 GBM 型新月体性肾小球肾炎患者对治疗的反应好，因此，其预后较好。80% ~ 90% 的寡免疫复合物性新月体性肾小球肾炎病例发不论是否伴有肾外疾病，抗中性粒细胞质抗体（ANCA）已成为诊断寡免疫复合物性新月体性肾小球肾炎的血清学标志物 [331-333,340]。用间接免疫荧光法检查经乙醇固定的中性粒细胞，可以出现两种不同的染色模式：胞质型（c-ANCA）和核周型（p-ANCA）。酶联免疫吸附试验（ELISA）显示，大多数 c-ANCA 阳性的血清中可以检测血浆蛋白酶 3（proteinase 3，PR3，一种分子量为 29KDa 的丝氨酸蛋白酶），而大多数 p-ANCA 阳性的血清中可以检测到髓过氧化物酶（myeloperoxidase，MPO）。这两种酶均位于中性粒细胞和单核细胞的嗜天青颗粒内，在细胞激活时转移到细胞表面，因此能直接与 ANCA 反应。不伴有肾外血管炎表现的患者最常见 p-ANCA/MPO-ANCA 阳性；伴有 Wegener 肉芽肿病的患者多数 c-ANCA/PR3-ANCA 呈阳性；而伴有显微镜下多血管炎的患者 p-ANCA 和 c-ANCA 的阳性率基本相同 [339]。

　　光学显微镜下，寡免疫复合物性新月体性肾小球肾炎与抗 GBM 型新月体性肾小球肾炎相似。免疫荧光检查显示，C3 呈不规则小灶状沉积。纤维蛋白原常见于肾小球毛细血管袢的坏死区域和新月体内。电子显微镜下，常见 GBM 断裂和纤维蛋白沉积。免疫复合物阴性可将本病与免疫复合物性新月体性肾小球肾炎区别开。

狼疮性肾炎

　　系统性红斑狼疮（systemic lupus erythematosus，SLE）是一种系统性自身免疫性疾病，临床表现多种多样，发病率和死亡率都很高。美国风湿病协会（the American Rheumatism Association，ARA）根据 SLE 的临床表现和血清学检查制定了其诊断标准 [367]。成年人和儿童均可发病，2/3 的患者在 16 ~ 30 岁之间出现临床症状。儿童患者多在青春期发病，10 岁以前发病者少见，5 岁之前发病者更罕见 [362,376]。女性发病大约是男性发病的 10 倍，黑人女性患者比白人女性患者多得多。药物诱导的狼疮样疾病也已识别，最常见的药物包括肼苯达嗪、普鲁卡因、异烟肼、甲基多巴、氯丙嗪和奎尼丁 [365,387]。这些患者的肾病变与自发性 SLE 的相似。

免疫复合物介导的肾炎是 SLE 的常见并发症，其发生机制可能与损伤部位的免疫复合物聚集引起的炎症反应有关。但这些聚集物到底来源于循环免疫复合物还是原位抗原抗体复合物形成还不清楚。尿检证实的肾受累的临床表现或肾功能异常可见于 40%～80% 的 SLE 患者。然而，根据临床表现有可能低估肾受累的实际发生率，因为有时尿检正常时已经有肾受累的组织学表现。狼疮性肾炎的临床表现多种多样，包括急性肾炎综合征、肾病综合征、急性和慢性肾衰竭和单纯的尿沉渣检查异常。临床上，几乎所有的狼疮性肾炎患者都有蛋白尿。镜下血尿几乎总能出现，但很少单独出现；肉眼血尿罕见。

肾活检对 SLE 患者的肾损伤评估是必不可少的，所有尿检和肾功能异常的患者都应做肾活检。因为尽管肾损伤的病理学改变的严重程度通常与临床表现的严重程度相对应，但根据临床表现并不可能准确预测肾的病理学改变。此外，研究表明，未经治疗的患者的肾病理改变可以为临床进程提供线索，因此，肾活检有助于制订 SLE 治疗计划。

狼疮性肾炎的病变是极其多样性的，肾小球、肾小管、肾间质和血管均可受累。这种多样性是由不同患者或同一患者不同时期的免疫反应不同所致。由于肾病变的多样性，为了便于对世界各地不同机构之间的治疗反应进行比较，1975 年世界卫生组织（WHO）提出了狼疮性肾炎的病理分类方法[372]，并于 1982 年进行一些小的修订[357]，1995 年又进行了修订[358]。虽然这种分类方法能够提供有价值的预后信息，并有利于进行狼疮性肾炎的对照临床试验的合作，但其重复性还是有一定的限制。为了修订以前的分类方法中存在的缺陷，2004 年，国际肾脏病学会（ISN）/肾病理学会（RPS）提出了一种新的分类方法[385]。虽然新的 ISN/RPS 分类方法的基本结构与 WHO 的分类方法相似，但其基于对各个组织学病变进行的定量评估，对诊断分类给予了明确的定义，消除 WHO 分类方法中存在的一些歧义。同以往的 WHO 分类方法一样，ISN/RPS 分类方法完全基于光学显微镜、免疫荧光显微镜和电子显微镜检查中肾小球病变的特征，主要分为六类（表 1.4）。最近公布的研究显示，新的 ISN/RPS 分类方法在重复性和预测预后方面均优于以往的分类方法[361,366,371,386]。

按照 ISN/RPS 的分类标准：

Ⅰ型狼疮性肾炎（即轻微病变性狼疮性肾炎）在光学显微镜检查时，肾小球无特殊病变，但在免疫荧光和（或）电子显微镜检查时有免疫复合物沉积。临床上，Ⅰ型狼疮性肾炎患者多表现为轻度镜下血尿和（或）轻度蛋白尿，肾功能通常正常。

Ⅱ型狼疮性肾炎（系膜增生性狼疮性肾炎）在光学显微镜下可以看到不同程度的系膜细胞增生和（或）系膜基质增多，在电子显微镜和免疫荧光检查时在肾小球系膜区均可见免疫复合物沉积（图 1.47）。偶尔在免疫荧光和电子显微镜检查时可以见到少量免疫复合物沉积在上皮或内皮下，但在光学显微镜检查时不易发现。临床上，多数患者尿沉渣检查为非活动性异常，说明有轻度的肾损害。不到 50% 的患者有轻度血尿和（或）蛋白尿，24 小时尿蛋白定量一般 < 1g。肾病综合征很罕见，如果出现了肾病综合征，往往提示伴发了微小病变性肾小球病[3601,384]。

Ⅲ型狼疮性肾炎（局灶性狼疮性肾炎）在光学显微镜下表现为局灶节段性和（或）球性毛细血管内和（或）毛细血管外增生性肾小球病变，病变累及的肾小球数不超过总数的 50%。肾活检中可见不同程度的增生、坏死和硬化性病变混杂。在病变较轻的肾小球，可见与Ⅱ型狼疮性肾炎相似的弥漫性系膜增生性病变。节段性增生性病变可能是由于白细胞浸润、纤维素样物质渗出和坏死细胞碎片所致（图 1.48）。局灶坏死区可见细胞核形成的苏木素小体（图 1.49）。这些小体被认为是狼疮性肾炎的特征性病理改变，但仅见于 1%～2% 的肾活检病例[359]。在 HE 染色切片中，它们表现为大小不等的淡紫色小碎片或与细胞核大小相似的圆形结构[359,375]。节段性坏死病变常伴有新月体形成，并可进一步进展为伴有局灶性球囊粘连的节段性硬化或纤维性新月体。尽管病变在光学显微镜下呈局灶性，但在免疫荧光显微镜下更多表

表1.4　狼疮性肾炎的ISN/RPS分类方法

类型	
Ⅰ	轻微病变性狼疮性肾炎
Ⅱ	系膜增生性狼疮性肾炎
Ⅲ	局灶性狼疮性肾炎（<50%的肾小球受累）
Ⅲ（A）	局灶活动性病变
Ⅲ（A/C）	局灶活动性和慢性病变
Ⅲ（C）	局灶慢性病变
Ⅳ	弥漫性狼疮性肾炎（≥50%的肾小球受累）
Ⅳ（A）	弥漫活动性病变
Ⅳ（A/C）	弥漫活动性和慢性病变
Ⅳ（C）	弥漫慢性病变
Ⅴ	膜性狼疮性肾炎
Ⅵ	严重硬化性狼疮性肾炎（≥90%的肾小球球性硬化，不伴有活动性病变

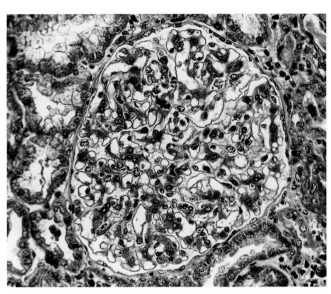

图1.47 狼疮性肾炎，ISN/RPS Ⅱ型。系膜细胞轻度弥漫性增生，并伴有系膜基质增多。免疫荧光和电子显微镜检查可见系膜区有免疫复合物沉积。

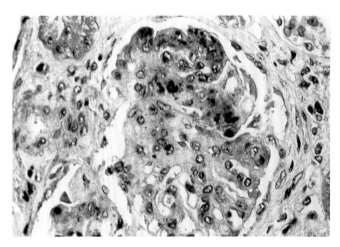

图1.49 狼疮性肾炎，ISN/RPS Ⅳ型。肾小球显示界限清楚的坏死区，含有多数苏木素小体。

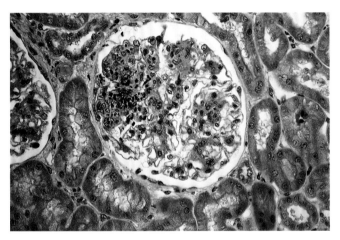

图1.48 狼疮性肾炎，ISN/RPS Ⅲ型。有局灶节段性肾小球肾炎，其特征为节段性坏死、与肾小囊粘连和白细胞浸润。

现为免疫球蛋白和补体的弥漫性沉积。电子显微镜检查，可见电子致密物多沉积在系膜区和内皮细胞下，少数情况下也可以沉积在上皮细胞下。在ISN/RPS分类方法中，Ⅲ（A）是指活动性病变；Ⅲ（C）是指已经愈合的慢性非活动性病变；Ⅲ（A/C）是指活动性病变和慢性病变同时存在。在诊断报告中应指出活动性病变和非活动性病变的肾小球的比例。Ⅲ狼疮性肾炎患者的临床表现多样，约一半的患者尿沉渣有活动性异常，50%的患者出现蛋白尿，1/3的患者达到肾病综合征的水平；10%～25%的患者会出现肾功能损伤。

Ⅳ型狼疮性肾炎（弥漫性狼疮性肾炎）的特征为：弥漫性节段性和（或）球性毛细血管内和（或）毛细血

管外增生性肾小球病变，病变累及的肾小球数超过总数的50%。Ⅳ型的病变与Ⅲ型的相似，但更弥漫，呈球性，沉积的免疫复合物量更多。有人提出，Ⅲ型和Ⅳ型狼疮性肾炎是相互连续的，两者只有量的区别，没有本质的不同。Ⅳ型狼疮性肾炎的内皮下免疫复合物可使毛细血管壁明显增厚，产生特殊的"白金耳"样病变（图1.50A）。偶尔，毛细血管腔可因大量免疫复合物沉积形成透明血栓而闭塞（图1.50B）。免疫荧光检查，可见一种以上的免疫球蛋白，呈粗大颗粒状沉积于所有肾小球的系膜区和毛细血管壁。IgG恒定出现，IgM和IgA也常见。当这三种免疫球蛋白都出现时称为"满堂亮"现象，这被视为狼疮性肾炎的特征性免疫荧光表现（图1.51）。C3和C1q常见，尤其是C1q呈强阳性。纤维蛋白和纤维蛋白原反应常见于新月体性坏死性病变。电子显微镜下，常见内皮下大量电子致密物沉积，并伴有系膜区、有时有上皮下和（或）基底膜内多部位电子致密物沉积（图1.52）。内皮下电子致密物沉积主要见于增生性狼疮性肾炎（Ⅲ型和Ⅳ型），被认为是疾病活动性的标志[364]。偶尔，电子致密物中出现特殊的指纹样结晶图像，可能是冷球蛋白结晶（图1.53）[383]。这些沉积物虽然不是狼疮性肾炎特有的，但常与其有关[368]。内皮细胞肿胀，胞质内可见管泡状结构。这些结构开始报道时被认为是病毒颗粒，因为它们与黏病毒颗粒的结构相似（图1.54）。但是，随后的研究发现，在体外用干扰素α诱导正常的淋巴细胞也可以产生这种结构，因此，它们现在被称为"干扰素印记"（interferon footprints）[378]。ISN/RPS分类方法还根据病变是节段性的还是球性的将Ⅳ型狼疮性肾炎分为两个亚型：Ⅳ-S，超过50%的肾小球出现节段性病变；Ⅳ-G，超过50%的肾小球出现球性病变。这种分类亚型的引入为今后研究不同亚型之间在预后和发病机制之间可能存在的差异提供了方便。Ⅳ

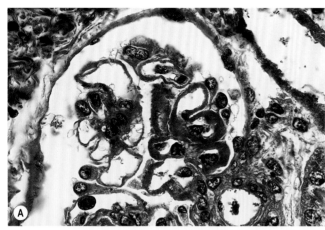

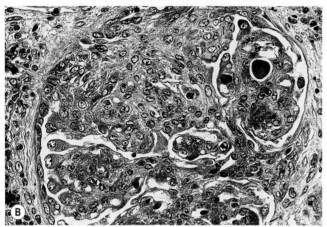

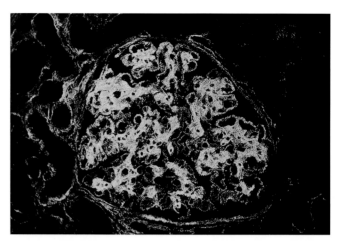

图1.51　狼疮性肾炎。免疫荧光显示，IgG沿肾小球系膜区和毛细血管壁、肾小管基底膜、肾间质、血管和肾小囊沉积。

图1.50　狼疮性肾炎，ISN/RPS Ⅳ型。A，多数白金耳形成。B，肾小球内有细胞性新月体形成，并可见两个透明血栓。

型狼疮性肾炎患者的临床表现一般都很严重，可有肾病性蛋白尿和活动性尿沉渣改变。如果不治疗，预后很差，多数患者很快出现肾衰竭。

Ⅴ型狼疮性肾炎（膜性狼疮性肾炎）在肾小球上皮下出现连续的球性或节段性的免疫复合物沉积，或在光学显微镜下出现相应的改变。基底膜的改变可以单独出现，也可以同时伴有系膜细胞增生和系膜区免疫复合物沉积。少量的内皮下免疫复合物沉积在光学显微镜下不易看到，但在免疫荧光和电子显微镜检查时可以看到。光镜下，基底膜弥漫增厚，六胺银染色可见钉突样结构形成（图1.55）。电子显微镜下，基底膜的改变与原发性膜性肾小球肾炎相同。然而，膜性狼疮性肾炎患者的电子致密物的沉积经常出现在系膜区，在一项大型狼疮性肾炎肾活检病例研究中大约占20%[354]。几乎所有的患者发病时都出现蛋白尿，60%~70%的患者出现肾病综合征，50%的患者有血尿。

Ⅵ型狼疮性肾炎（严重硬化性狼疮性肾炎），90%以上的肾小球出现球性硬化并失去功能。在病变较轻的肾小球，可见系膜和毛细血管内皮细胞增生，免疫荧光或电子显微镜检查在系膜区和增厚的毛细血管壁内可看

到少量免疫复合物沉积。还经常可见到严重的肾小管萎缩、肾间质纤维化、炎症细胞浸润和小动脉硬化。Ⅵ型狼疮性肾炎患者常有明显的蛋白尿和严重的肾功能不全，通常对治疗无反应。

绝大多数狼疮性肾炎符合以上分类，但各型间存在交叉重叠现象，最常见的是Ⅲ型和Ⅴ型混合出现以及Ⅳ型和Ⅴ型混合出现，它们分别被命名为Ⅲ＋Ⅴ和Ⅳ＋Ⅴ结合型。在疾病进展过程中，狼疮性肾炎经常由一种病理类型转变为另一种类型，见于10%~50%的连续肾活检患者[351,356,369,370]。而且各种病理类型之间的转变均已有报道，如局灶型转变为弥漫型[388]、局灶型转变为膜型[370]、弥漫型转变为膜型[363]、膜型转变为弥漫增生型[379]以及膜型转变为膜型伴局灶增生性病变等[351]。

肾小管间质的炎症见于所有类型的狼疮性肾炎，甚至那些肾小球仅有轻微病变的患者[369]。严重的活动性肾小管间质肾炎最常见于Ⅲ型和Ⅳ型狼疮性肾炎。在大多数情况下，肾间质浸润的炎症细胞主要由单个核细胞组成，包括淋巴细胞、单核细胞和浆细胞；有时也可见中性粒细胞和嗜酸性粒细胞，见到它们往往提示病变更活跃。在病变严重的患者，肾小管可见炎症细胞浸润，肾小管上皮细胞可出现变性、再生。更严重时在肾小管管腔内可见中性粒细胞管型、红细胞管型和脱落的肾小管上皮细胞构成的管型。在近50%的患者，免疫荧光和电子显微镜检查时在肾小管周围的毛细血管壁、近曲小管的基底膜和肾间质可以见到颗粒状免疫复合物沉积（图1.51）。这些沉积在弥漫性狼疮性肾炎比在局灶性狼疮性肾炎更常见，也可见于膜性、系膜增生性狼疮性肾炎。狼疮性肾炎是少数免疫复合物可以同时沉积在肾小球和肾小球外的肾脏疾病中的一种。肾小管间质炎症的严重程度大致与肾小球增生性病变的程度一致；然而，有报道显示，少数患者肾小管间质损伤严重但肾小球无明显

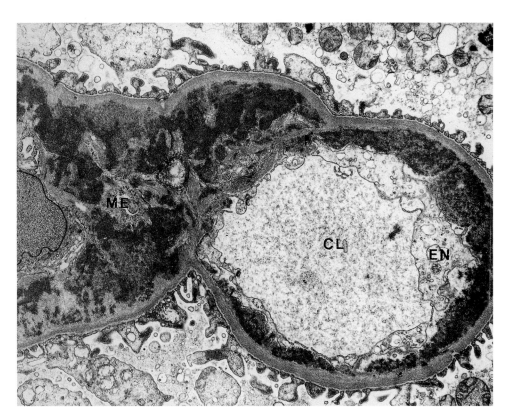

图 1.52 狼疮性肾炎，系膜和毛细血管内皮下有大块电子致密物沉积。后者的部位相当于光学显微镜下看到白金耳样结构。CL：毛细血管腔；EN：内皮细胞；ME：系膜细胞。（×7000）

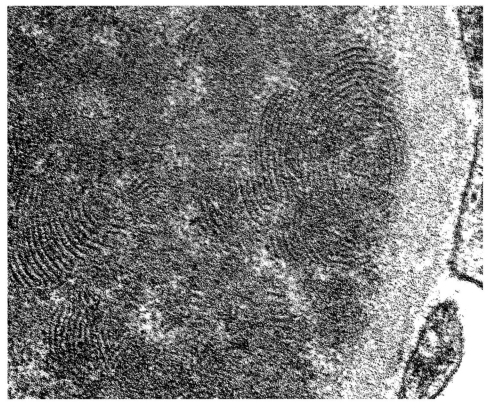

图 1.53 狼疮性肾炎，毛细血管内皮下电子致密物形成指纹样结构。（×77 000）

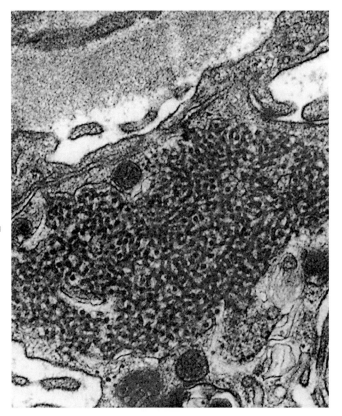

图 1.54 狼疮性肾炎，内皮细胞内可见管泡状结构。（×34 250）

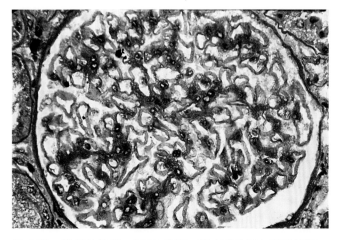

图 1.55 狼疮性肾炎，WHO V 型。肾小球毛细血管壁增厚，系膜基质增多。

病变，有时也可导致急性肾衰竭[373,374,381]。

狼疮性肾炎的肾血管病变较常见，可有不同的形态学类型，包括单纯的血管壁免疫复合物沉积、非炎症性坏死性血管病、伴有白细胞浸润和血管壁坏死的真性血管炎、血栓性微血管病和非特异性细动脉硬化。所有这些血管病变都是预后差的指征，认识它们非常重要。

有学者认为，对 SLE 患者肾活检组织学表现的活动性和慢性病变进行半定量分析可以用来推测预后并指导治疗[352,353]。按照这个系统，活动性指数根据以下六种形态学参数的评估计算：肾小球毛细血管内增生，肾小球白细胞浸润，白金耳样结构和透明血栓形成，肾小球纤维素样坏死和核碎，细胞性新月体，以及肾间质炎症。每种参数根据病变的严重程度评分其范围为 0 ~ 3$^+$，其中纤维素样坏死 / 核碎和细胞性新月体的评分要乘以 2，所以活动性评分的最高值是 24。慢性指数为以下四个参数的评分（0 ~ 3$^+$）相加：肾小球硬化、纤维性新月体、肾小管萎缩和肾间质纤维化，所以评分的最高值为 12。尽管这种活动性和慢性指数体系的实用性和可重复性一直受到质疑[380]，但它们在指导患者的个性化治疗上非常实用，因为它们可以为治疗效果和肾病变潜在的可逆转性提供有用的信息。

虽然过去报道的狼疮性肾炎肾移植后复发罕见，只有 1% ~ 4% 的移植肾会复发，但最近的研究表明，复发率比以前认为的要高，达到 8% ~ 30%[355,377,382]。

伴有血管疾病的肾小球疾病

系统性血管炎

血管炎可由多种疾病引起，特别是 SLE、类风湿性关节炎等结缔组织疾病，以及由感染或药物引起的过敏反应。还有一些血管炎可作为一系列临床疾病的原发表现，称为特发性系统性血管炎。血管炎的临床表现取决于受累的器官、病变血管的管径大小以及炎症反应程度。系统性血管炎可以累及不同的肾血管。大血管的血管炎，如巨细胞性动脉炎（颞动脉炎）和高安动脉炎（Takayasu disease），可引起肾动脉狭窄，从而导致肾缺血和肾性高血压。累及中等管径血管的血管炎，如结节性多动脉炎和川崎病（Kawasaki disease），可影响肾内动脉并导致梗死和出血。而小血管的血管炎时，如显微镜下型多动脉炎、Wegener 肉芽肿病、过敏性紫癜和冷球蛋白血症性血管炎，肾受累常表现为肾小球肾炎。

不同类型的血管炎不仅临床表现和病理学特征不同，其可能的发病机制也不同。一般认为，大血管炎是由于针对未知的（自身）抗原的细胞免疫反应所致[393]。过敏性紫癜、冷球蛋白血症时的小血管炎是由于免疫复合物所致；而在显微镜下型多血管炎、Wegener 肉芽肿病和 Churg-Strauss 综合征时的小血管炎未见到免疫复合物沉积，因此，这一类血管炎被称为寡免疫复合物性坏死性血管炎。寡免疫复合物性血管炎的特征是存在 ANCA 抗体，后者对此型血管炎诊断和监测是很有价值的血清学标志物[391,392]；同时 ANCA 直接参与了血管炎的发生[389,390]。本节将讨论血管炎为原发病变的一些疾病。

结节性多动脉炎

PAN（polyarteritis nodosa, PAN）是原因不明的原发性血管炎，见于肌型动脉的分支，可导致不同的病变（急性和愈合性）和动脉瘤形成。肾和胃肠道最常受累，而肺受累者少见。据报道，大约75%的患者出现周围神经病变[394]。PAN的发病率约为2～3人/百万人口[395]，男性患者约为女性患者的2倍，发病高峰年龄为51～60岁。大约1/3的患者是乙型肝炎病毒携带者[397,399]。也有药物滥用和HIV感染者发病的报道，但目前还不清楚相关的传染性肝炎占多大比例[396,398]。PAN没有血清学标志物，只有少数（＜20%）患者ANCA呈阳性，尤其是p-ANCA。

80%～90%的PAN患者有肾受累。肾梗死是最常见的病变，临床表现为腰痛和血尿。高血压也很常见，可以是严重的甚至恶性高血压[401]。PAN时肾的病变表现为中型肌性动脉的坏死性血管炎，包括肾动脉、叶间动脉、弓形动脉（图1.56）。病变呈灶状分布，通常位于动脉分支处，导致血管壁结构破坏和动脉瘤样扩张。炎症可以累及部分或全部血管壁，其特征是纤维素样坏死和白细胞浸润，有时甚至伴有血栓形成。血管壁的坏死逐渐消退、浸润的白细胞演变成单核细胞时表明，病变从急性期进入愈合期。在愈合期，可见中膜和血管周围组织的纤维化，以及血栓栓塞的血管机化再通[400]。

由于肾血管的病变呈灶状分布，所以在针吸活检标本中可能见不到血管炎病变。肾小球显示缺血性病变，表现为不同程度的血管袢塌陷和硬化。免疫荧光和电子显微镜检查，一般没有免疫复合物沉积[400]。

显微镜下型多血管炎

显微镜下型多血管炎，原名为显微镜下结节性多动脉炎，是一种坏死性系统性血管炎，可见少量免疫复合物或无免疫复合物（寡免疫复合物性），累及小血管（小动脉、毛细血管、小静脉）（图1.57）。中型动脉也可同时受累，但不常见。由于许多患者的动脉不受累，而小静脉、小动脉和毛细血管多受累，现在认为显微镜下型多血管炎这个名称比显微镜下多动脉炎更合适[406,407]。尽

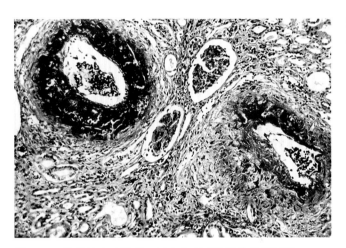

图1.56　结节性多动脉炎，两个中型动脉纤维素样坏死。

图1.57　显微镜下型多血管炎。可见小血管坏死和炎细胞浸润。可见肾小球节段性塌陷、坏死和炎细胞浸润。

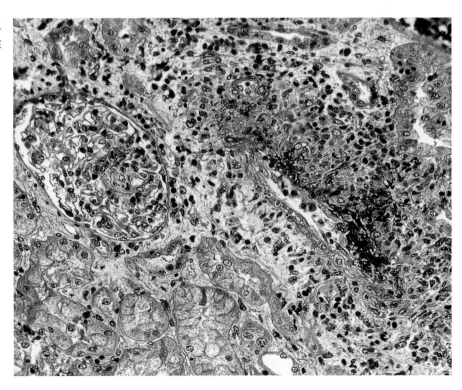

管显微镜下型多血管炎起初被认为是结节性多动脉炎的一种，但现在它被认为是一种独立的血管炎[406,408]。

显微镜下型多血管炎的发病率约为1/100 000[408]。男性患者略多于女性患者，虽然其可见于任何年龄，但其在51～60岁更常见。其临床表现多样，但不具有特异性，取决于受累的脏器。显微镜下型多血管炎的最常见的临床表现是：血尿和蛋白尿、咯血、明显的紫癜、腹痛、肌痛和关节痛。患者也可以出现轻度高血压。大约80%～90%的患者肾受累[405]。与结节性多动脉炎不同，肺经常受累[409]，所以临床上显微镜下型多血管炎患者常表现为肺肾综合征。此综合征还可见于抗GBM型新月体性肾小球肾炎（Goodpasture综合征）患者。然而，通过检测ANCA和抗GBM抗体可以将二者鉴别开来。如果ANCA呈阳性，则为显微镜下型多血管炎；如果抗GBM抗体呈阳性，则为抗GBM型新月体性肾小球肾炎。超过80%的显微镜下型多血管炎患者可检测到ANCA，其中以p-ANCA最为常见。肾最常见的病变是肾小球肾炎，病变可从局灶节段性坏死性肾小球肾炎到严重的弥漫性新月体性肾小球肾炎[405,408]。坏死性动脉炎最常累及小叶间和弓状动脉[404,408,409]。组织学上，这些病变不易与PAN区别。但是，PAN时动脉的病变常有活动和愈合等不同阶段，而本病的血管病变则较一致[402]。病变愈合后可出现局灶和节段性肾小球硬化。肾小管间质常见包括嗜酸性粒细胞在内的炎细胞浸润。尽管有报道显示肾小球内的不同部位可见少量的IgG或IgM和C3沉积，但免疫复合物并不常见[402,403]。

Wegener肉芽肿病

Wegener肉芽肿病（Wegener's granulomatosis, WG）是原因不明的多系统疾病，其特征为以下三联征：（1）坏死性肉芽肿性炎，累及上呼吸道（耳、鼻、喉和鼻窦）和（或）肺；（2）坏死性血管炎，累及小型到中型血管（毛细血管、小静脉、细动脉、小动脉），主要在肺和上呼吸道，但也可累及其他部位；（3）肾疾病，最常表现为局灶坏死性肾小球肾炎。有些患者没有完全的三联征，被称为局限性WG，其病变可以只局限于呼吸道，不累及肾。在美国，WG的发病率为3/100 000，发病无性别差异[412]。WG可见于任何年龄，但31～50岁更常见[413,416]。临床上，上呼吸道症状通常为首发症状，随后出现血管炎相关的系统性表现[421]。80%～85%的患者同时出现肾受累的表现[410,413,417]，不到20%的患者出现肾功能受损的症状。肾受累的患者如果不进行治疗，病情常迅速恶化并最终死亡。大多数患者应用环磷酰胺和皮质激素治疗后可以缓解，但大约50%的患者会复发[417]。

无论是在临床还是形态学上，WG与其他血管炎都很难区分开。血清ANCA检测呈阳性，特别是c-ANCA呈阳性，有助于WG的确诊或支持诊断。在肾活检确诊的WG患者中，c-ANCA的阳性率约为90%，其敏感性与病变范围和活动性有关。在WG的初期，大约50%的患者c-ANCA呈阳性，而在全身性活动期可高达100%[415]。在绝大多数完全缓解的患者，c-ANCA呈阴性，而在部分缓解的患者，c-ANCA水平非常低。由于血清中c-ANCA的水平与疾病的活动程度平行[411]，因此，c-ANCA水平升高可作为预测疾病复发的标志物[274]，但也有一些例外[416,331]。

WG中肾的常见病变是局灶性坏死性肾小球肾炎，并常伴新月体形成[419,420]。肉芽肿性肾小球肾炎并不常见，即使是在尸体解剖时连续取材的病例也不一定发现；若有，则常伴入球小动脉坏死[422]。最多20%的WG患者合并肾乳头坏死，后者可能是由于血管炎导致肾髓质直小动脉血栓堵塞所致[418]。坏死性血管炎可发生在细动脉和小动脉，但在肾穿刺活检标本中不一定能见到。肾间质常见炎细胞浸润，但坏死性肉芽肿在肾活检标本中则少见[410,417]。

电子显微镜检查时，虽然有WG患者在肾小球不同部位发现少量电子致密物的报道，但多数情况下为阴性[411,419]。免疫荧光检查，可见纤维蛋白原沉积于肾小球和病变血管壁，另外可见少量的IgM和（或）IgG及C3沉积在肾小球和病变血管。

Churg-Strauss综合征

Churg-Strauss综合征（Churg-Strauss syndrome, CSS，又称为过敏性肉芽肿病）是一种罕见的疾病，其特征为哮喘、嗜酸性粒细胞增多症和累及小到中型血管的系统性血管炎。CSS患病无性别差异，所有年龄均可发病，诊断时的平均年龄大约为50岁[423,425,426,434]。目前CSS时肾受累的发生率不是特别确切，已有的报道显示，25%～90%的患者有肾受累[423-426,429,431,432]。CSS患者往往有血清IgE水平升高，40%～80%的患者ANCA呈，主要是p-ANCA呈阳性[427,428,433-435]。与其他血管炎相比，CSS患者很少以肾受累为主。肾受累时临床上多表现为镜下血尿和轻度蛋白尿，少数患者出现肾病综合征或快速进展为肾衰竭[423,425,426,432,434]。虽然从最近的研究可以明显看出，CSS患者的肾脏疾病虽然并非如最初认为的那样是良性经过，但其预后仍比Wegener肉芽肿病、显微镜下型血管炎等血管炎的预后要好[432]。

光学显微镜下，肾活检最常见的异常与其他ANCA性血管炎相似，表现为局灶节段性坏死性肾小球肾炎伴新月体形成，少数患者出现动脉炎和特征性的嗜酸性粒细胞浸润[424,430,434]。肾间质可见嗜酸性粒细胞、淋巴细胞、浆细胞等炎细胞浸润。间质肉芽肿可以出现，但罕见。免疫荧光检查发现，在坏死的肾小球节段，IgM、C3和纤维蛋白原常呈阳性，而电子显微镜检查则无免疫复合物沉积。

过敏性紫癜

过敏性紫癜（Henoch-Schönlein Purpura, HSP）是一种特殊的系统性血管炎性综合征，表现为可触摸到的紫癜（常分布于下肢和臀部的伸肌表面）、游走性关节痛、腹部症状（包括腹痛、呕吐和肠出血）和肾病变 [445,450]。上述临床表现是由白细胞破碎性系统性小血管炎引起的，这些血管的炎症反应是由含有 IgA 的免疫复合物沉积引起的，它们可发生沉积在皮肤、肾和其他器官。HSP 可发生于任何年龄，年幼的儿童最常见，其中超过 50% 的患者年龄不到 5 岁，超过 75% 的患者年龄不到 10 岁 [436,440]。在大多数病例研究中，不论在儿童还是在成人，HSP 多见于男性，男女患者比率高达 2 : 1 [436,444,447]。HSP 在黑人少见，家族性病例有极少的报道 [437,442]。约 1/4 的患者有过敏史。约 20%～55% 的儿童患者 [438,439] 和 50%～85% 成人患者 [436,448,449] 有肾损伤的症状，可以是肾功能不受影响的微量血尿和蛋白尿，也可以是肾病综合征，还可以出现严重肾功能不全。约 1/2 的患者可在发病一年内自然痊愈，但也有不少患者在 5～10 年内进展为终末肾病。一般说来，病变的严重程度与临床表现密切相关，有肾病综合征的患者通常进展为肾衰竭 [448]。肾移植后还会复发 [443]。

光学显微镜下，最典型的特征是系膜增生性肾小球肾炎，伴有不同程度的新月体形成。系膜的病变可以是局灶性的也可以是弥漫性的，既有系膜细胞的增生，又有系膜基质的增多。偶尔，可见膜增生性病变。在病变严重的患者，肾小球内可见多形核白细胞和单核细胞浸润以及灶状坏死。肾的细动脉和小叶间动脉也可见炎症性病变，但在肾活检时不常见。肾小管萎缩和肾间质纤维化的程度与肾小球损害的程度相关。电子显微镜检查，可见电子致密物沉积于肾小球系膜区，并可延伸至毛细血管壁的内皮细胞下。有时，在上皮下可以见到与膜性肾病相似或与感染后肾小球肾炎相似的驼峰状电子致密物 [441,451]。免疫荧光检查，特征性表现是 IgA 大量沉积于系膜区，并可伴有 IgG、IgM、C3 和备解素沉积，与 IgA 肾病相同，但无 C4 或 C1q。由于 HSP 时系膜区沉积的也主要是异常糖基化的多聚 IgA1，有人认为，过敏性紫癜和 IgA 肾病属于同一类疾病范畴 [446]。

冷球蛋白血症性血管炎

冷球蛋白是一种或几种免疫球蛋白的混合物，在温度降到 4℃ 时，冷球蛋白沉淀，重新加热到 37℃ 时再次溶解。冷球蛋白血症分为三种类型：Ⅰ型为单克隆免疫球蛋白，由淋巴浆细胞性疾病产生的 IgG 或 IgM 组成；Ⅱ型和Ⅲ型为免疫球蛋白复合物组成的混合性冷球蛋白血症，二者的区别在于混合性免疫球蛋白的成分不同 [453]。Ⅱ型冷球蛋白血症的冷球蛋白是具有类风湿因子活性的单克隆免疫球蛋白（通常是 IgM）的复合体，并进一步可与多克隆性 IgG 结合；而Ⅲ型冷球蛋白血症的冷球蛋白是多克隆性 IgG 和 IgM 的混合物。混合型冷球蛋白（Ⅱ型和Ⅲ型）可见于多种疾病的患者血浆中，包括淋巴组织增生性疾病、慢性感染、慢性肝病、自身免疫性疾病，尤其是 SLE [453,455,457]。过去发现，约 30% 的混合性冷球蛋白血症患者并无明确的原因，被称原发性或特发性混合型冷球蛋白血症。现在的研究发现，绝大多数这类患者与丙型肝炎病毒感染有关 [457,461,463,467]。在所有的冷球蛋白血症患者中，Ⅰ型占 10%～15%，Ⅱ型占 50%～60%，Ⅲ型占 25%～40% [452]。三种类型的冷球蛋白都可以沉积在几乎所有脏器的脉管系统，导致血栓形成，并引起血管壁的炎症反应（血管炎）[452,462]。

混合性冷球蛋白血症患者的主要临床表现为：易疲劳、紫癜、关节疼痛、肝脾大、淋巴结肿大、雷诺现象和肾小球肾炎等症状，男女均可发病，但女性患者较多，31～50 岁多见 [454]。紫癜几乎总是出现，且多见于下肢。肾损伤见于 50% 的患者，在紫癜出现后 1～3 年变得明显，但也可以作为首发症状出现 [458]。肾损伤时典型的临床表现是：肾病性蛋白尿、镜下血尿和高血压。20%～30% 的患者出现急性肾炎综合征，5% 的肾受累患者出现少尿性急性肾衰竭。Ⅰ型冷球蛋白血症肾受累罕见，但在少数已报道的病例中，其临床表现和病理学特征与混合性冷球蛋白血症肾累及相似 [462]。

在所有类型的冷球蛋白血症患者，最常见的肾病变是弥漫增生性肾小球肾炎。多为膜增生性病变，有时可见局灶节段性肾小球肾炎，也可以见到膜性肾小球肾炎和新月体性肾小球肾炎。急性发病患者可以出现与狼疮性肾炎相似的微血栓、白金耳病变。包括肾在内的所有受累的组织出现血管炎是基本的病理学改变，肾受累时的血管炎主要发生在小叶间动脉、入球小动脉。电子显微镜检查，可见内皮下有大量免疫复合物沉积，有时在系膜区、基膜内、上皮下也可以见到电子致密物。在大约半数的患者中，电子致密物表现为纤维样、管状或环状乃至指纹状结晶结构（图 1.58）[456,459,460,464]。在有的病例，在肾小球内皮细胞或系膜细胞胞质内可以见到梭形或针状结晶物质 [465,466]。免疫荧光检查，在肾小球和血管壁的冷球蛋白内可以见到免疫球蛋白和 C3 沉积，并且大约 1/3 的病例，C1q 和 C4 呈阳性。

溶血性尿毒症综合征和血栓性血小板减少性紫癜

血栓性微血管病（thrombotic microangiopathies, TMA）由一组微血管阻塞性疾病构成，包括红细胞破碎导致的溶血性贫血，血小板聚集导致的血小板减少和血栓形成，可导致器官缺血而产生各种症状和体征。TMA 可表现为不同的疾病，其中最重要的两个是血

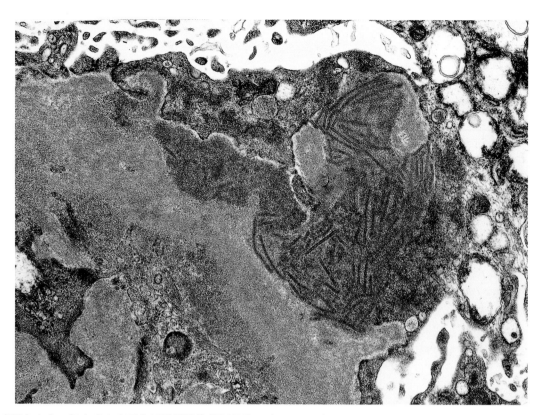

图 1.58　冷球蛋白血症。肾小球上皮下有纤维样结构的沉积物。（×21 500）

栓性血小板减少性紫癜（thrombotic thrombo-cytopenic purpura, TTP）和溶血性尿毒症综合征（hemolytic uremic syndrome, HUS）。以前的传统观念认为，HUS 主要表现为肾衰竭，常见于儿童，而 TTP 多见于成年人，主要表现为中枢神经系统损害。但是，由于它们的临床表现有重叠，这两种综合征一直被认为是同一疾病的连续形式。新发现的病理生理机制已使这两种综合征可以在分子水平上区分开来[489]。研究显示，TTP 患者的血浆蛋白 ADAMS 13 严重缺乏，而 HUS 患者的血浆蛋白 ADAMS 13 正常或轻度减少[473,488]。ADAMS 13 是一种金属蛋白酶，可裂解和清除血管内皮细胞产生的大分子 von Willebrand 因子（vWF）多聚体。当 ADAMS 13 活性下降或缺失时，血浆中的大分子 vWF 多聚体与血小板的反应增强，导致多种器官（包括脑、胃肠道、胰腺、皮肤、心脏、肾上腺和肾）的细动脉和毛细血管内出现弥散性血小板性微血栓，出现 TTP 的临床和病理表现[483,492,493]。ADAMS 13 活性缺陷可以是遗传性的，但更常是由于抑制金属蛋白酶的获得性自身抗体所致。

溶血性尿毒症综合征（HUS）包括血小板减少、微血管病性溶血和急性肾功能不全三联征。HUS 根据病因可大致分为腹泻型（D+HUS），也称为经典型 HUS，以及非腹泻型（D-HUS）[468,479,486,487]。经典型主要见于婴幼儿和儿童，但也可见于任何年龄，患病无性别差异。大多数病例发生在北美，其特征为接触污染的食品后的偶尔发生小暴发流行，尤其是接触未经烹饪的生牛排、未消毒的苹果汁和 0157:H7 株产毒型大肠杆菌和少见的 I 型志贺痢疾杆菌污染的乳制品[476,480]。患者常首先表现为腹泻（常是血性的），随后出现急性肾功能不全。近 1/3 的患者出现神经受累的症状，常表现为癫痫、一过性意识丧失和局部神经损伤症状。因为血栓性微血管病最常局限于肾小球，经典型 HUS 患者的预后常比较好，80%～90% 的患者痊愈。近 5% 的患者可死于本病，通常是由大脑损伤所致。

非腹泻型（D-HUS）病例比经典型少得多，占所有 HUS 病例的 5%～10%[486]。非腹泻型 HUS 可见于任何年龄，但更常见于成年人。其病因多种多样，包括肺炎链球菌等非肠道细菌感染，A 型流感病毒、HIV 病毒感染等[469,470,478]。在美国，肺炎链球菌感染占儿童 D-HUS 病例的 40%，占儿童所有 HUS 病例的 4.7%[471]。D-HUS 还可与其他疾病伴发，如 SLE、系统性硬化症、恶性高血压病以及各种癌症，尤其是前列腺癌、胃癌、乳腺癌和胰腺癌[477,487]。D-HUS 还可见于全身放疗、化疗（丝裂霉素、顺铂、博来霉素、耶西塔滨等）以及应用免疫抑制剂（环孢素、他克莫司、OKT3、干扰素等）、奎宁和口服避孕药的患者[472,475,477,482,490]。妊娠期的 HUS 多为重型，尤其是产后阶段[474,481,491]，患者预后差，死亡率高，多死于中枢神经系统并发症或无法控制的出血。如果患者存活，常进展为慢性肾功能不全。有些 D-HUS 为遗传性的，患者出现补

图 1.59 溶血性尿毒症综合征，可见小叶间动脉内膜增厚和黏液样变性。管腔闭塞，部分细胞呈泡沫状。

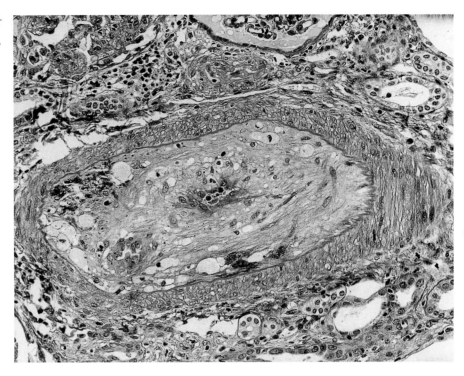

体调节蛋白、H 因子、膜共同因子蛋白（MCP 或 CD46）和 I 因子的异常[485]。这些蛋白异常是由相应基因突变导致，进而可使补体过度活化并损伤血管内皮细胞，导致前血栓形成状态和局部血小板 - 纤维素血栓形成[484]。

　　早期病变显示小动脉和细动脉的纤维素样坏死、内膜和内膜下纤维蛋白和红细胞沉积、血栓形成和内皮细胞增生。肾小球表现为急性缺血性改变，甚至出现梗死。常见内皮细胞肿胀、管腔狭窄、系膜区增宽。严重病例可见系膜溶解。随着病程的进展，出现小动脉和细动脉内膜增厚和嗜碱性变性，动脉管腔狭窄。这些动脉壁内膜黏液样改变虽可出现于早期，但常发生于发病后数周（图 1.59）。肾小球血管极处的细小血管血管瘤样扩张伴细小动脉的增生和肾小球样小体形成是本病的典型病变（图 1.60）。

　　电子显微镜观察，HUS 的最特征性的病变为：毛细血管腔狭窄，这是由肾小球毛细血管内皮下间隙增宽、充斥着稀疏的细颗粒状物质或原纤维样物质所致，后者免疫组织化学染色纤维蛋白原呈阳性（图 1.61）。在内皮细胞胞质和内疏松层之间可见一层不规则的、较薄的基底膜样物质，由于其为嗜银性，在光学显微镜下呈双轨征，类似于膜增生性病变。纤维素和血小板聚集可使毛细血管腔阻塞，血栓形成的部位内皮细胞破坏。系膜细胞肿胀、增生，并可见大量吞噬溶酶体。在肾小球毛细血管塌陷部分可见足细胞的足突融合。在疾病后期，可见小叶间动脉和入球细动脉的内膜黏液变性并呈现洋葱皮样闭塞性动脉内膜炎（图 1.62）。由于其血管病变与系统性硬化症和恶性高血压病的血管病变相似，应当详细了解临床资料，以便进行鉴别诊断。

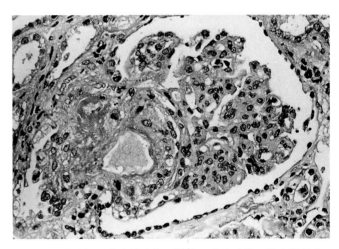

图 1.60 溶血性尿毒症综合征，可见入球小动脉血管瘤样扩张，内皮细胞增生，血栓形成。

系统性硬化症

　　系统性硬化症，或称为进行性系统性硬化症或系统性硬皮病，是原因不明的结缔组织疾病，特征为多器官损伤。虽然属于罕见疾病（发病率约为 3.1/100 000 ～ 20.8/100 000）[494]，但其发病后死亡率较高。系统性硬化症多见于女性，女性患者约为男性患者的 3 倍[498]。各年龄段均可发病，但 31 ～ 60 岁为发病高峰期，在儿童极少见[500]。系统性硬化症的病因和发病机制尚不完全清楚，可能与过度纤维化、血管异常和免疫系统异常之间的复杂相互作用有关[496,497,501]。

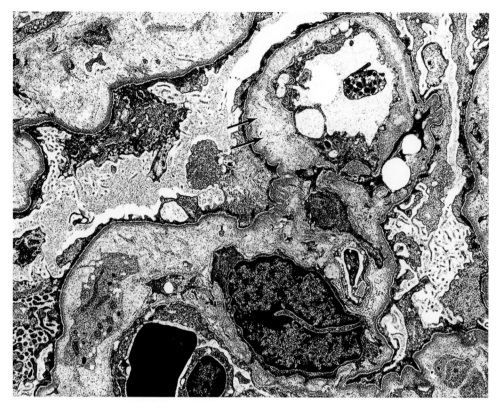

图 1.61　溶血性尿毒症综合征，肾小球毛细血管内皮下出现电子透亮区（箭头所示）。（×9000）

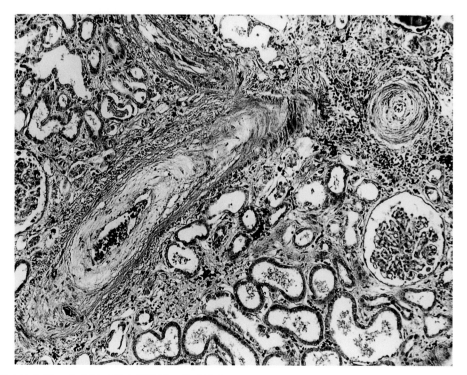

图 1.62　溶血性尿毒症综合征，小叶间动脉内膜增厚，管腔狭窄。

系统性硬化症的临床表现与大量胶原增生和血管病变程度相关。胶原大量增生可导致病变器官萎缩和变形，血管病变则可导致各种缺血性并发症。雷诺综合征、皮肤增厚、手指肌肉萎缩和毛细血管扩张症是系统性硬化症的主要临床症状。骨骼肌受累可导致关节周围肌萎缩、肌腱硬化、神经与周围软组织粘连、屈曲性挛缩、肢端骨溶解和肌病。消化道受累可引起食管僵直和胃肠吸收不良。肺动脉高血压和肺间质纤维化、心肌病和硬皮病性肾危象是本病的主要死因。高达 60% ~ 70% 的患者有肾受累[495]。肾受累有两种类型：一种为急性和急速进展性肾衰竭，常伴有恶性高血压、全身血管痉挛和微血管性溶血性贫血；另一种为慢性进行性损伤，可有蛋白尿、高血压和氮质血症。后者较前者多见。

急性肾衰竭的主要病理变化为：小叶间动脉的内膜疏松增厚、黏液变性。有时可见内皮下纤维蛋白沉积和内膜出血。动脉肌层的肌纤维通常拉长、变薄、包绕于增厚的内膜周围。动脉周围纤维化明显，细动脉常见纤维素样坏死和血栓形成，并可延续至肾小球内。急性系统性硬化症肾损伤很少累及弓状动脉和小叶间动脉；但在慢性病变，弓状动脉和小叶间动脉可见非特异性硬化性内膜增厚，与正常老年性改变几乎难以区分。肾小球通常缩小，可见不同程度的急性缺血性病变，偶尔可见毛细血管内纤维性血栓形成。肾小球旁器肥大，尤其是在有恶性高血压和高肾素血症的患者[499]。

电子显微镜观察，病变血管显示内膜增厚，表现为无结构的透亮带，相当于光学显微镜下所见的黏液样物质。肾小球毛细血管基底膜皱缩，伴节段性内皮下间隙增宽，其内可见纤维蛋白碎片沉积。慢性病变可见小动脉内膜呈同心圆状弹性纤维组织增生，管腔狭窄。此外，尚可见不同程度的肾小球硬化、肾小管萎缩和肾间质纤维化。免疫荧光检查，显示沿小动脉内膜和肾小球毛细血管壁纤维蛋白原阳反应，可伴有或不伴有 IgM 和 C3 沉积。由于进行性系统性硬化症、溶血性尿毒症综合征和恶性高血压的肾病变极为相似，仔细分析患者的临床病史和实验室检查资料对于它们之间鉴别诊断是非常必要的。

妊娠期的肾脏疾病

肾疾病可于妊娠期开始或进展。由于这个题目的范围和复杂性，以及版面有限，本节只讨论先兆子痫。

先兆子痫

先兆子痫是妊娠诱发的一种系统性综合征，多在妊娠第 20 周以后出现，特征为突发的高血压、蛋白尿和水肿，有时出现凝血障碍和肝损伤。当先兆子痫进展到抽搐阶段时，称为子痫。先兆子痫发病率占产妇的 3% ~ 5%，在初产妇则高达 7.5%[502,505]。先兆子痫的发病机制尚不清

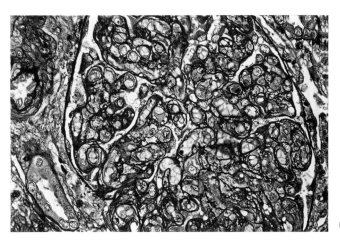

图 1.63　先兆子痫肾病。肾小球毛细血管内皮细胞肿胀、管腔闭塞。

楚，最近的研究显示，血管内皮细胞生长因子（vascular endothelial growth factor, VEGF）减少——由血循环中胎盘产生的抗血管生长因子增多所致，特别是在先兆子痫中可溶性 fms 样络氨酸激酶（soluble fms-like tyrosinase kinase, sFlt1）和可溶性内皮素增多——在先兆子痫的发病机制中起重要作用[502,505,506,509]。VEGF 不仅对血管生成起重要作用，而且是维持肾小球、脑和肝的有孔型内皮细胞和窦内皮细胞的结构和功能的重要因子[503]。这也得到了实验动物研究的支持，后者显示 sFlt1 过表达可诱导与先兆子痫相似的肾小球内皮细胞病变[504]。

先兆子痫肾病的首发部位是肾小球，肾小球显示增大、肿胀和缺血，伴毛细血管壁增厚（图 1.63）。肾小球缺血和塌陷形态在 PAS 染色切片观察最佳，是由内皮细胞明显肿胀和增生所致，系膜细胞仅有轻度增生（故其被称内皮细胞病）[508]。偶尔，肾小球增大可使肾小球毛细血管襻疝入近曲小管的颈段（这称为"噘唇现象"，pouting）。肾小球内皮细胞以肿胀为主，数目并无明显增加。电子显微镜观察，可见内皮细胞肿胀，毛细血管腔狭窄乃至闭塞，毛细血管内皮细胞窗孔消失。增大的肾小球内皮细胞和系膜细胞胞质内有各种类型的空泡，特别是内皮细胞内有单层膜的透明空泡。系膜细胞也受到严重损伤，系膜细胞内各阶段的溶酶体增多，并可出现髓样小体和各种电子密度的脂类物质（图 1.64）。当系膜细胞增生明显时，可见系膜组织沿内皮细胞和基底膜之间插入现象。在许多病例，当毛细血管严重狭窄时，常见肿胀的内皮细胞间有无结构的电子致密物存在。纤维素沉积可见于最严重的病例。偶尔可见疏松的纤维样物质出现于透明的内皮细胞下区[507]。免疫荧光显示，肾小球内主要是纤维蛋白原沉积。偶尔可见 IgM 沉积，可能是损伤的肾小球的非特异变化。入球小动脉无硬化，其内皮细胞无明显变化，这与肾小球肿胀和空泡变的内皮

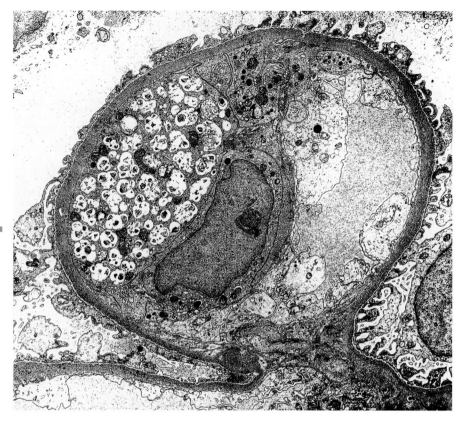

图 1.64　先兆子痫肾病。肾小球毛细血管内皮细胞肿胀，胞质内含有大量膜样结构，部分有髓样小体，管腔狭窄。（×7200）

细胞形成鲜明对比。如果先兆子痫性肾病患者同时伴有原发性高血压病，则除肾小球病变外，还可见小动脉、细动脉的高血压改变。

先兆子痫一般预后较好。肾小球病变可于分娩数周后恢复。高血压也可在一月内降至正常。

遗传性肾小球疾病

Alport综合征

Alport 综 合 征（Alport's syndrome, AS， 又 称 为遗传性肾炎）是一种基底膜Ⅳ型胶原异常的遗传性疾病，其临床表现为伴有耳聋和视力下降的进行性肾炎[520,523,528,529]。在美国，AS 占儿童终末期肾病的 2.5%，占成年人终末期肾病的 0.3%[517]。AS 男性患者多于女性患者。AS 是一种遗传性异质性疾病。大约 85% 的患者是 X 连锁显性遗传，是由于 X 染色体长臂 2 区 2 带（Xq22）编码Ⅳ型胶原的 α5 链的（COL4A5）基因突变导致[512,533]。其余的大多数患者是常染色体隐性遗传，是由Ⅳ型胶原的 α3（COL4A3）或Ⅳ型胶原的 α4 链（COL4A4）的基因突变所致，而只有少数显示常染色体显性遗传性疾病的家族可能也是由上述这些基因突变所致[526,534,537]。到目前为止，世界各地的研究人员发现，X 连锁显性遗传性 AS 中有近 300 种基因突变[523]。

儿童或年轻人的 AS 通常表现为反复发作的镜下或肉眼血尿。虽然蛋白尿轻微，但进展期可出现大量蛋白尿，甚至出现肾病综合征。在男性患者，AS 常是进行性的。而女性患者仅有少数进展至终末期肾病。在 X 连锁显性遗传性 AS，男性患者 40 岁前进展至终末期肾病的风险为 90%，而女性仅为 12%[523,524]。在常染色体隐性遗传性 AS，女性患者和男性患者同样发病早、进展快[519]。常染色体显性遗传性 AS 虽然临床表现多样，但症状比 X 连锁遗传性 AS 男性患者的轻。肾外最常见的临床表现是：双侧高频感音性神经性耳聋，男性受累高达 79%，女性 28%[541]。男性患者的耳聋常出现于儿童期，女性患者的耳聋出现较晚。听力损害总是与肾累及伴随，但听力下降的严重程度与肾疾病无关。视觉异常可见于 15% ~ 30% 的患者，主要见于青少年[515]。

其他少见的 AS 病变包括：弥漫性平滑肌瘤病（食管、气管支气管和泌尿生殖道），发生在 2% ~ 3% 的青少年型 AS 家族[510,511,520]，还有罕见的同时出现 AS（A）、精神发育迟滞（M）、颌面中部发育不全（M）和椭圆形红细胞增多症（E）（AMME）[542]。所谓的 Fechtner 综合征，以往认为是常染色体显性遗传性 AS 伴耳聋相关性巨血小板减少症、先天性白内障和白细胞内包涵体以及相关的 Epstein 综合征，现在发现是由于编码非肌肉性肌球蛋白重链Ⅱ A 的 MYH9 基因突变所致[521]。有的 AS 患者缺乏肾小球基底膜的病变[535]。肾移植后，3% ~ 5%

的男性患者进展为抗 GBM 性肾炎，可能是因为对正常抗原缺乏耐受所致 [518,523,531,538]。在部分患者，抗 GBM 抗体的抗原的形成基于多种因素。绝大多数 X 连锁 AS 患者可见抗Ⅳ型胶原 α_5 链的氨基端非胶原区（NC1）结构的抗体，但抗 α_3 链的 NC1 的抗体也有报道 [514,516,527]。

光学显微镜检查，AS 的肾病变是非特异性的，诊断主要靠电子显微镜和免疫荧光检查。大多数肾活检显示肾小球、肾小管和肾间质的多种病变。在疾病早期，光学显微镜下不能发现明显病变，有时仅见肾小球有轻微的节段性系膜细胞增生，毛细血管壁有轻微的节段性增厚。然而，随着病程的进展，可出现一些肾小球的节段性和球性硬化。肾小管和肾间质的病变出现相对较早，由不规则的非特异性灶状萎缩和硬化组成。肾间质泡沫细胞形成但不伴有肾病性蛋白尿对 AS 的病理诊断虽然有帮助，但并无特殊诊断意义。

AS 的具有诊断价值的形态学特征是电子显微镜下的肾小球病变 [513]。典型病变是肾小球毛细血管基底膜厚薄不均，致密层撕裂，呈多层网状，由 30 ～ 100nm 的细条索组成，其间散布着 20 ～ 50nm 的颗粒状物质（图 1.65）。这些颗粒状物质的性质尚不明确，可能是足细胞变性的产物 [540]。撕裂变性的基底膜突向上皮下间隙，呈不规则扇形；而内皮下间隙仍呈平滑状态。上述基底膜

病变也可出现于肾小囊基底膜和肾小管基底膜，但不如出现在肾小球毛细血管基底膜具有诊断意义。GBM 的上述典型病变可见于大多数病例，但不是全部。受累年轻男性、任何年龄的杂合子女性和受累成年男性的 GBM 可薄到 100nm 或更薄 [528]。对男性 AS 或雄性 AS 猪的研究显示，GBM 的早期病变是变薄，多层化的范围和严重程度随着年龄的增长而增加 [525]。在杂合子女性，GBM 可正常；但也有弥漫性 GBM 增厚和多层化的病例，不过大多数患者仅见轻到中度异常 [536]。研究发现，GBM 致密层的撕裂和蛋白尿程度之间有相关关系，提示 GBM 结构变化可导致其通透性增加 [539,540]。尽管 GBM 的多层化提示遗传性肾炎，但它也见于其他疾病，如吸收消散阶段的膜性肾小球肾炎 [522]。

免疫荧光检查，一般均呈阴性表现，但偶尔可见 IgM 和 C3 呈微弱的颗粒状沉积。现已有特异性抗Ⅳ型胶原不同亚单位的单克隆抗体市售产品，这极大地方便了 AS 的诊断 [530]。正常无 AS 者的肾可显示沿 GBM、肾小囊和远曲小管基底膜的连续性 α_3、α_4、α_5 链的强阳性，而 X 连锁遗传性 AS 男性患者的肾上述抗体呈阴性。皮肤活检免疫荧光检查也是重要的诊断依据，因为Ⅳ型胶原 α_5 链在正常皮肤基底膜也有表达，但在 X 连锁遗传性 AS 呈阴性。所以对于男性患者而言，对于临床表现和家

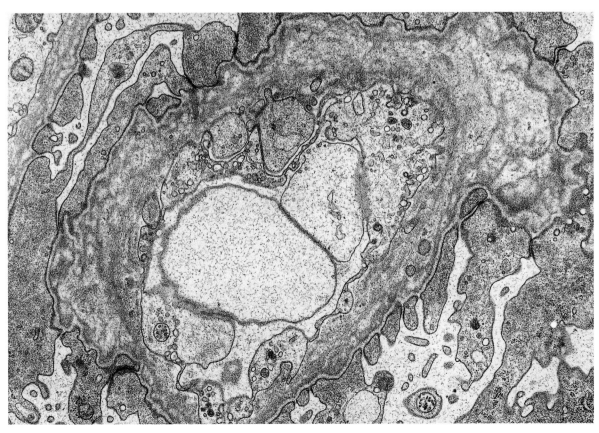

图 1.65　Alport 综合征，肾小球毛细血管基底膜弥漫性不规则增厚，致密层撕裂呈多层交织的网状结构。（×11 400）

族史提示 X 连锁 AS 者，进行皮肤活检的Ⅳ型胶原 α_5 链染色是肾活检的补充，可以免去做肾活检。但是，个别男性患者的基底膜可表达 α_5 链[532]。在杂合子女性，α_5 链在表皮和肾基底膜呈镶嵌的（mosaiic）染色图像（断续或节段性减弱），这个特征对携带者具有诊断意义，但正常的染色结果也不能除外诊断。

基底膜免疫组织化学染色结果如表 1.5 所示。对于疑为 AS 的患者，免疫荧光检查应包括采用从抗 GBM 疾病的患者体内或从肾移植后的 AS 患者体内产生的抗 GBM 抗体进行染色，因为抗 GBM 抗体是针对正常肾小球基底膜Ⅳ型胶原的，AS 患者为阴性，而家族性薄基底膜肾病患者为阳性，所以有助于这两种疾病的鉴别。

如果经过详细的家族史分析后，AS 的诊断仍不能完全除外或确定，应考虑进行分子遗传学分析。这是确定 X 连锁 AS 患者的女性家属是否为本病携带者的唯一办法。进行连锁分析或基因突变鉴定也是产前诊断 AS 的唯一方法。

表1.5　Alport综合征患者的抗Ⅳ型胶原的 α_3、α_4、α_5 链的基底膜免疫组织化学表现

	肾小球基底膜	肾小囊基底膜	远曲小管基底膜	皮肤基底膜
正常（男女两性）				
α_3	有	有	有	无
α_4	有	有	有	无
α_5	有	有	有	有
X-连锁遗传（男性）[a]				
α_3	无	无	无	无
α_4	无	无	无	无
α_5	无	无	无	无
X-连锁遗传（女性）[b]				
α_3	镶嵌图像	镶嵌图像	镶嵌图像	无
α_4	镶嵌图像	镶嵌图像	镶嵌图像	无
α_5	镶嵌图像	镶嵌图像	镶嵌图像	镶嵌图像
常染色体隐性遗传（男女两性）[c]				
α_3	无	无	无	无
α_4	无	无	无	无
α_5	无	有	有	有
常染色体显性遗传（男女两性）				
α_3	有	有	有	无
α_4	有	有	有	无
α_5	有	有	有	有
薄基底膜肾病				
α_3	有	有	有	无
α_4	有	有	有	无
α_5	有	有	有	有

[a]约20%的X连锁遗传的AS男性患者肾基底膜 α_3、α_4、α_5 链和皮肤基底膜 α_5 链呈阳性。
[b]约30%的X连锁遗传的AS女性患者肾基底膜 α_3、α_4、α_5 链和皮肤基底膜 α_5 链呈连续阳性。
[c]一些常染色体隐性遗传的AS患者肾基底膜 α_3、α_4、α_5 链呈阳性。
Modified from Kashtan CE. The nongenetic diagnosis of thin basement membrane nephropathy. Semin Nephrol 2005, **25**: 159–162.

薄基底膜肾病

薄基底膜肾病（thin basement membrane nephropathy，TBMN）是一种特征为肾小球毛细血管基底膜弥漫变薄而肾功能不受影响的遗传性肾疾病。TBMN 也称为良性家族性血尿，但这一名称并不恰当，因为所谓的良性家族性血尿还包括其他以血尿为主的肾疾病，如有家族特征的 IgA 肾病，而后者的预后并非是"良性的"。尽管 TBMN 一般是常染色体显性遗传，最近的遗传学研究显示它的遗传方式并不单一，有时是常染色体隐性遗传，与 IV 型胶原的 α_3（COL4A3）或 IV 型胶原的 α_4 链（COL4A4）的基因突变有关[544,546,558]。有这些基因突变的 TBMN 患者是常染色体隐性 Alport 综合征的携带者，故 TBMN 也应归入 IV 型胶原性疾病[551,560]。

TBMN 是引起儿童和成年人持续性血尿的最常见原因，其确切的发病率未知，据估计至少有 1% 的人群受累[552,561]。TBMN 发病无性别差异。儿童患者和成年患者均可见，但 50 岁以后很少见。血尿的发生常见于儿童期，典型者表现为持续性镜下血尿；但偶尔也可以是复发性肉眼血尿[552]。大约 60% 的患者可有微量蛋白尿[555]。肾病性大量蛋白尿很少见[549,555]。有人认为这种病例的肾病综合征很可能与 TBMN 无关，很可能是与 TBMN 并存的其他肾疾病的表现，如微小病变性肾小球病、IgA 肾病、

局灶节段性肾小球硬化症和膜性肾小球肾炎[547,555,556]。与 Aloprt 综合征相比，TBMN 患者极少有 Aloprt 综合征的肾外表现[543,552,553]。非家族性 TBMN 病例已有报道，但这些报道常缺乏严格的家族遗传学调查。

光学显微镜下，除了在肾小囊和肾小管内发现红细胞外，并不显示其他异常[550]。电子显微镜下，肾小球毛细血管基底膜的致密层弥漫性菲薄是本病的具诊断意义的病变（图 1.66）。肾小球毛细血管基底膜变薄至 200nm，仅相当于正常的 1/3[545,548,550,560]，有时可见断裂现象[559]。免疫荧光检查，一般为阴性，有时可见 IgM 和 IgG 呈阳性，可伴有或不伴有 C3 沉积[550,551]。IV 型胶原免疫组织化学染色有助于与 Alport 综合征鉴别[553]。IV 型胶原 α 链分布正常支持 TBMN 的诊断。与 Alport 综合征相反，TBMN 的基底膜的氨基端非胶原区（NCI）抗体免疫组织化学染色呈阳性，这个发现可能也有助于两者的鉴别[554,557]。

Fabry病

Fabry 病又称为 Anderson-Fabry 病和弥漫性皮肤血管角皮瘤病，是一种少见的 X 连锁遗传性鞘糖脂类代谢病。它是由于溶酶体中缺乏 α- 半乳糖苷酶 A 所致，可导致中性鞘糖脂类物质在许多组织的溶酶体中蓄积，特别是三聚己糖神经酰胺（globotriaosylceramide，Gb3），包括在肾、心脏、脊髓

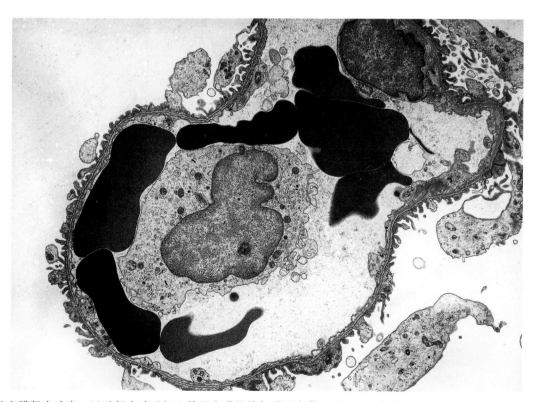

图1.66 薄基底膜肾小球病，显示肾小球毛细血管基底膜的均匀明显变薄。（×4200）（Reproduced from Spargo BH, Seymour AE, Ordóñez NG. In Renal biopsy pathology with diagnostic and therapeutic implications. New York, 1980, John Wiley and Sons, p. 398. By permission of John Wiley and Sons, Inc.）

后根神经元和血管，主要见于男性患者，女性携带者次之。Fabry 病的发病率在出生男婴估计为 1/40 000 ~ 1/117 000。大约 5% 的病例为散发病例。已知位于 X 染色体长臂 2 区 2 带 1 亚带（Xq22.1）的 α- 半乳糖苷酶基因有 300 个以上的突变，并且多数具有家族特异性[568]。Fabry 病的最常见症状是：下肢痛性感觉异常、少汗或无汗、角膜混浊以及全身皮肤上出现大量小的血管角皮瘤，后者多出现于腹部、臀部、唇部、外阴和大腿部。女性携带者由于是杂合性基因异常，仅有中等程度受累。

肾受累首发于 11 ~ 20 岁，表现为血尿和蛋白尿，随后于 21 ~ 40 岁出现肾功能逐渐损伤。患者常在 41 ~ 50 岁死于肾、心脏和脑血管意外或衰竭。早期的研究认为，肾移植能改善酶缺乏现象；但后来发现，肾移植虽然可以暂时缓解血内脂类物质过高，但效果不佳。肾移植后病情也可能复发[564]，而且对移植肾的长期存活率也无明显影响[563]。初步研究显示，酶置换法对治疗肾外受累脏器有前途[565]。

光学显微镜下，可见肾小球脏层上皮细胞或足细胞肿胀和空泡变性，使肾小球呈蜂窝状。肾小囊上皮细胞、系膜细胞和内皮细胞也呈同样的空泡变性（图 1.67）。在远曲小管、髓袢和动脉也有明显的空泡变性。PAS 染色，这些部位的空泡变性呈阴性[562,566]。随着年龄的增长，肾小球出现节段性和球性硬化，伴有间质纤维化和结节样变化的小动脉玻璃样变性[562]。电子显微镜检查，可见多数层状包涵小体聚集于空泡变性的细胞质内。每个包涵小体

都有单层膜包绕，直径约为 5μm，或呈同心圆状的髓磷样小体样结构，或呈卵圆形平行层排列（斑马小体）（图 1.68）。相似的包涵小体也可见于肾小球外的血管内皮细胞和平滑肌细胞内以及肾小管上皮细胞内，尤以远曲小管和髓袢上皮细胞多见[562,566]。虽然上述超微结构特征对 Fabry 病的诊断有决定性意义，但其有时也偶见于其他疾病[567]，因此，需要进行一些生化检查以确定本病的诊断。

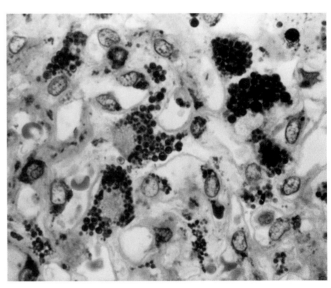

图 1.67　Fabry 病，塑料半薄切片甲苯胺蓝染色，显示肾小球上皮细胞内有大量的深染包涵物。

图 1.68　Fabry 病，肾小球上皮细胞内有大量板层状包涵物。（×7750）

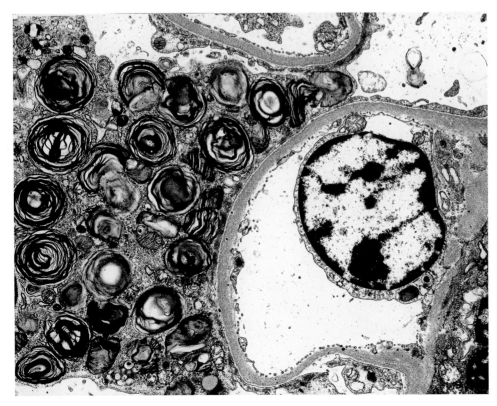

指甲-髌骨综合征

指甲 - 髌骨综合征（nail-patella syndrome, NPS）又称为遗传性指甲 - 骨发育不良、Turner-Keiser 综合征和 Fog 综合征，是一种常染色体显性遗传病，较少见，其特征是指甲发育不良、髌骨缺失或发育不良、肘发育不良、角状髂骨、开角型青光眼和肾病[575]。NPS 的发生与 9 号染色体长臂的 3 区 4 带（9q34）的 LMX1B 基因突变有关[571,573,674]。其发生率在成活的出生婴儿为 1/50 000[574]。指甲发育异常是最恒定的症状，出生时即可见，而肾病和青光眼是最相关的临床表现[577]。肾累及率约为 30% ~ 50%[570,576,579]。无症状性蛋白尿是常见症状，但有时可出现肾病综合征，部分患者可进展至肾衰竭[576]。

光学显微镜检查，NPS 肾病变无特异性，仅可见一些局灶性肾小球毛细血管壁增厚以及局灶性肾小球硬化等。电子显微镜检查显示，肾小球毛细血管基底膜不均匀增厚，常有电子透亮区，被称为"虫噬样"表现。胶原样纤维见于电子透亮区和系膜区（图 1.69）[569,578]。推测 NPS 的发生与胶原代谢中某种酶缺乏有关。肾移植后无复发[572]。

Ⅲ型胶原肾小球病

Ⅲ型胶原肾小球病又称为胶原纤维性肾小球病[580]和原发性肾小球纤维化[583]，是一特发性肾小球病，表现为肾小球系膜基质内和内皮下有大量非典型性Ⅲ型胶原原纤维沉积，血清Ⅲ型前胶原水平增高。虽然最初Ⅲ型胶原肾小球病被认为是指甲 - 髌骨综合征的一个临床亚型，但现在它被认为是一种独立的临床病理类型。Ⅲ型胶原肾小球病可散发或家族性发病。家族性病例显示常染色体隐性遗传[581,582,586]。男女均可发病，儿童和成年人都可受累。儿童常表现为渐进性蛋白尿、肾病综合征、高血压和进行性肾衰竭[580,582]。Ⅲ型胶原肾小球病的一个重要特征是可合并溶血性尿毒症综合征[582]。在成年患者，病程进展缓慢[583,584]。有合并遗传性 H 因子缺乏[587]和肾以外脏器Ⅲ型胶原沉积的报道，包括肝、脾、心肌和甲状腺[585,588]。

光学显微镜检查，可见弥漫性肾小球系膜基质增多、毛细血管壁变厚，有时还可见系膜插入。电子显微镜检查，可见大量胶原纤维沉积于肾小球基底膜的内皮下和系膜基质内。这些胶原纤维具有约 60nm 的规律性排列的独特的横带，此为Ⅲ型胶原的特征。常规免疫荧光检查呈阴性，或呈非特异性免疫球蛋白或补体阳性，尤其是 IgM 和补体成分。最重要的诊断性特征是：系膜区和毛细血管壁有强阳性的Ⅲ型胶原。Ⅲ型胶原在正常肾小球是不存在的。

纤连蛋白肾小球病

纤连蛋白沉积性肾小球病是以纤连蛋白大量沉积于肾小球为主要特征的常染色体显性遗传性肾病[589,590,592,593]。男女均可发病，是由位于 2 号染色体长臂 3 区 4 带（2q34）的 FN1 基因突变所致[591]。其临床特征是

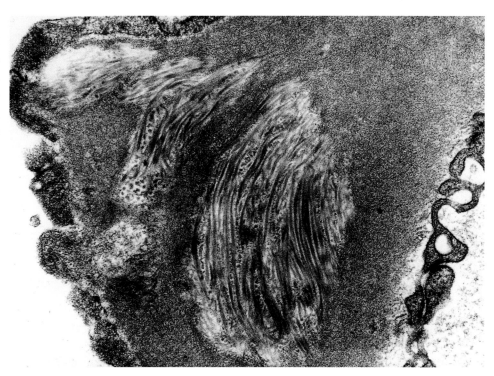

图1.69 遗传性指甲-骨发育不良，肾小球毛细血管基底膜内有大量胶原样纤维沉积。（Reproduced from Spargo BH, Seymour AE, Ordóñez NG. In Renal biopsy pathology with diagnostic and therapeutic implications. New York, 1980, John Wiley and Sons, p. 400. By permission of John Wiley and Sons, Inc.）

蛋白尿（常为肾病性范围的蛋白尿）和镜下血尿，常在数年内缓慢进展为肾功能不全。

光学显微镜下，其特征是肾小球增大，呈分叶状，伴有极轻微的细胞增生。分叶状表现是由于系膜区和基底膜内皮下有大量 PAS 染色阳性而刚果红染色阴性的均质性物质沉积所致。电子显微镜检查，可见上述 PAS 染色阳性物质呈高密度细颗粒状，其间混有 12～16nm 直径的纤维结构，有时以纤维样结构为主。免疫组织化学检查显示，沉积部位纤连蛋白呈强阳性，其他免疫球蛋白和补体有时也呈微弱阳性。肾移植后可复发。纤连蛋白的代谢异常可能与本病的发生有关 [593]。

肾移植排斥反应

移植肾穿刺活检主要用来解决两个问题：（1）移植肾的肾衰竭是因排斥反应还是因免疫抑制剂的肾毒性作用（如环孢素 A、FK506）所致？抑或是由急性肾小管坏死、急性感染性肾盂肾炎、血管或尿路阻塞、复发性或再发性肾小球病等其他原因所致？（2）如果有排斥反应，明确排斥反应的强度和种类以及是否可通过治疗恢复？传统的概念将排斥反应分为超急性、急性和慢性三大类。

超急性排斥反应

超急排斥反应发生于移植肾血管接通后数分钟或数小时内，即刻的结果是尿流突然中断。当移植肾快速肿胀并出现暗紫色出血点时，外科医师不难作出诊断。超急排斥反应是由于受者血循环中的抗体与供肾的血管内皮细胞的抗原起反应所致。抗体的出现与患者的妊娠史、输血史以及重复肾移植有关 [595-597]。可以通过交叉配型反应，在移植术前预测这一少见并发症发生的可能 [594,596]。

在超急排斥反应中，移植肾的突出病理变化是：肾小球毛细血管和肾小管周围毛细血管的纤维素血栓形成。可出现移植肾梗死，肾小管坏死，肾小球内、肾小管周围毛细血管内和肾间质白细胞浸润。免疫荧光检查显示，IgM 或 IgG 和 C3 沿肾小球毛细血管壁和肾小管周围毛细血管壁呈线状沉积。电子显微镜检查，可见肾小球毛细血管和其他小血管内血小板、纤维素沉积，红细胞淤积，以及内皮细胞坏死（图 1.70）。

急性排斥反应

急性排斥反应可发生于肾移植术后任何时间，但常发生于肾移植后数月内，少数可发生于一年后。急性排斥反应可分为两种类型：一种为抗体介导的排斥反应，又称为急性体液性或血管性排斥反应；另一种为 T 细胞介导的排斥反应，又称为肾间质性、肾小管间质性、细胞性或可逆性排斥反应。

急性抗体介导的排斥反应的主要病变见于小动脉、小静脉和细动脉。早期病变是血管内皮细胞肿胀、空泡

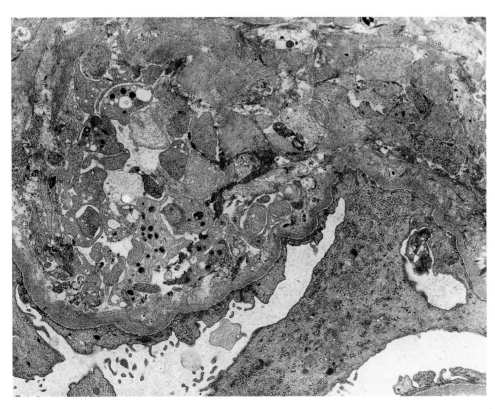

图 1.70 超急排斥反应。肾小球毛细血管内皮剥落，管腔内充满脱颗粒的血小板。（×7980）

变性和脱落。这通常是由管壁单个核炎症细胞浸润和内弹力层扩张所致。单个平滑肌细胞显示由于内质网肿胀所致的空泡变性。血管内膜增生，常伴有血栓形成（图1.71）。血栓常常表现为非阻塞性小血栓，但在进展为不可逆性排斥反应的病例，它们可使血管腔闭塞和血管壁坏死。有时可出现急性坏死性血管炎。肾小球表现为内皮细胞肿胀、细胞数量增多，甚至微血栓形成[606]。可见肾间质出血、肾小管坏死以及梗死。近来免疫组织化学研究显示，移植肾的肾小管周围毛细血管 C4d 呈阳性，提示有抗体介导的排斥反应，说明受体中有抗供体抗体，则预后差[598,601,604]。C4d 的分子量为 44.5kD，是补体 C4

的稳定的无活性的降解产物，当抗供体抗体与移植肾血管内皮结合后，可通过经典补体激活途径产生[605]。电子显微镜检查显示，内皮细胞肿胀，内皮下可见纤维样物质沉积，有时可出现纤维素和血小板的碎片。

在急性 T 细胞介导的排斥反应早期，光学显微镜检查，可见肾间质水肿，肾间质和肾小管周围毛细血管周围灶状淋巴细胞浸润（图 1.72）。当排斥反应进展时，炎细胞浸润逐渐由灶状进展为弥漫性，免疫母细胞逐渐增多，并伴有浆细胞、单核细胞和巨噬细胞（图 1.73）。B 细胞浸润提示可能有抗体介导的排斥反应，尤其是有肾小管周围毛细血管 C4d 沉积时[603]。可有少数白细胞浸润。当白细胞数量增多时，应考虑抗体介导的排斥反应或肾盂肾炎的可能[600]。也可见少量嗜酸性粒细胞。急性 T 细胞介导的排斥反应的特征性病变是：淋巴细胞侵入肾小管上皮细胞，形成被称为肾小管炎的病变。肾小管炎一直被认为是急性移植排斥反应的可靠依据，尽管其也可见于其他类型的间质性肾炎中[599,600]。浸润的程度和肾小管损伤常被用于对排斥反应进行分级。细胞浸润在肾皮质重于肾髓质。从免疫表型看来，浸润的淋巴样细胞以 T 淋巴细胞为主，60% ~ 80% 为 CD8 阳性细胞，其余为 CD4 阳性细胞、浆细胞和单核／巨噬细胞[602]。免疫荧光检查，一般为阴性，有时可见受损小血管有纤维素沉积。炎症细胞内可显示免疫球蛋白。电子显微镜检查，显示肾小管上皮损伤和再生，伴有肾间质的炎症细胞浸润。肾小球和肾血管病变轻微。这一型急性排斥反应以 T 细胞反应为主，经治疗可以逆转。

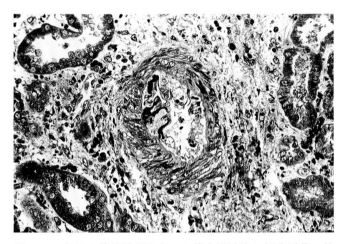

图 1.71 急性血管性排斥反应。血管内膜肿胀，部分脱落，其中深色物质为纤维素。

图 1.72 急性间质型排斥反应。肾间质明显水肿。部分肾小管上皮细胞坏死脱落。肾间质有单核细胞、淋巴细胞浸润，且肾间质毛细血管扩张。有些炎症细胞位于肾小管上皮细胞和基底膜之间。

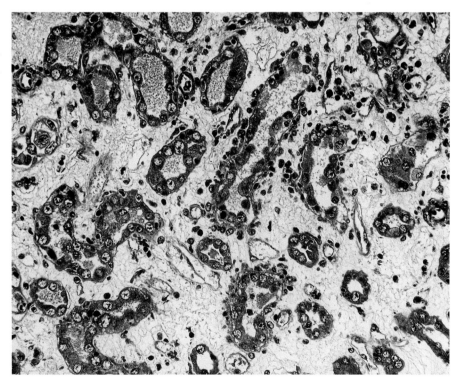

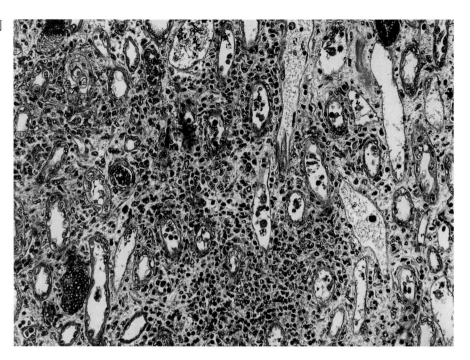

图 1.73　急性间质型排斥反应。肾小管周围毛细血管扩张，淋巴细胞浸润于肾间质。

虽然为了描述方便，将急性排斥反应区分为两个类型，但实际上几乎每个病例均包含抗体介导的排斥反应病变和 T 细胞介导的排斥反应病变，只是二者的比例有所不同而已。由于 T 细胞介导的排斥反应对一些治疗有较好的反应，所以当遇到急性排斥反应病例时，应尽可能判断两种急性排斥反应的比例和分布状态。这对于帮助临床医师决定治疗方案很重要，对于观察治疗后的移植肾活检也很重要，特别是治疗反应欠佳时。

慢性排斥反应

慢性排斥反应可出现于肾移植后数月或数年，一旦出现便不可逆。慢性排斥反应是术后半年至一年移植肾衰竭的常见原因。慢性排斥反应并无特殊的发病机制，而是反复发作的急性抗体或 T 细胞介导的排斥反应的终末现象。另外，长期使用环孢素 A 或 FK506 可能会导致慢性排斥反应的一些病变发生。

临床上，慢性排斥反应表现为渐进性肾功能减退。肾功能恶化可能是由蛋白尿引发的，有时是由肾病综合征引发的[610]，常伴有高血压。光学显微镜下，病变类似于肾硬化的病变。血管病变尤以小叶间动脉和弓状动脉病变严重，主要为严重的阻塞性纤维性内膜增生或黏液样变性[609]（图 1.74）。内弹力膜断裂和中膜不规则纤维化也很常见。血管病变的分布是不规律的，有些血管显示正常，而有些显示不同程度的病变。可见不同程度的小血栓机化。可见肾小管萎缩和肾间质弥漫性纤维化[607]。肾小球病变主要表现为缺血性皱缩，毛细血管壁增厚，以及节段性或球性硬化[606,608]。然而，有时在没有血管病变的情况下，

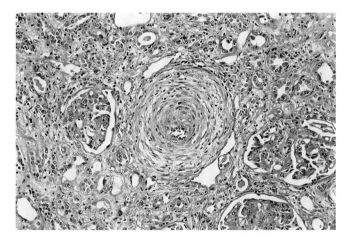

图 1.74　慢性排斥反应。小叶间动脉内膜有重度纤维性增生。可见肾小球缺血皱缩、塌陷。可见间质纤维化和单个核细胞浸润。

可出现节段性肾小球硬化，称为移植性肾小球病。电子显微镜下，可见毛细血管基底膜内疏松层增宽、系膜插入，使肾小球毛细血管基底膜增厚（图 1.75）。免疫荧光检查一般为阴性，偶尔可见 IgM、IgG 和补体呈线状或颗粒状沿肾小球毛细血管壁沉积（图 1.76）。

Banff 分类

在过去二十年中，为建立统一的临床治疗指南并对新的抗排斥反应药物临床试验进行客观的评估，人们制定了数个分类系统以评估肾移植排斥反应的组织学表现[611-613]。其中最著名的是"肾移植病理学 Banff 工作分类"，它是由肾病理医师、肾病医师和移植外科医师国际工作组于

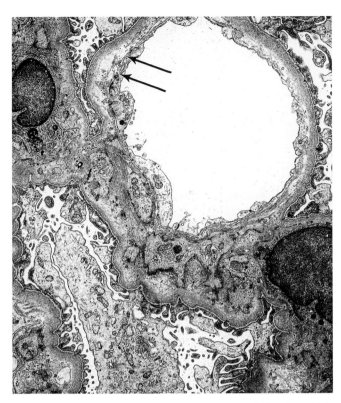

图 1.75 慢性排斥反应。肾小球毛细血管基底膜内疏松层增宽（箭头所示）。（×3500）

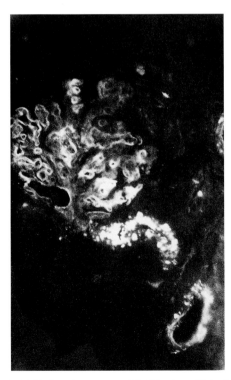

图 1.76 慢性排斥反应。C3 呈颗粒状沉积于肾小球小动脉，线状沉积于肾小球毛细血管壁。

1991 年 8 月在加拿大 Banff 制定并于 1993 年发布的 [613]。这个分类系统已几经修订，最新版于 2008 年出版 [614]。

Banff 分类系统有六个诊断性分类：正常、抗体介导的排斥反应、交界性病变、T 细胞介导的排斥反应、无特异病因学的肾间质纤维化和肾小管萎缩以及其他非排斥反应性病变——急性和（或）慢性。目前的 Banff 分类系统详见框 1.6。这个分类系统规定：肾穿刺组织中至少包含 10 个肾小球和 2 个小动脉；基本合格的标本也要包含 7 ~ 10 个肾小球和 1 个小动脉；不满意标本的肾小球少于 7 个或没有小动脉。目前 Banff 分类系统被认为是一个工作模式，其细节还需要进一步完善，其可重复性和临床应用价值仍在评估中。

环孢素A毒性

环孢素 A（cyclosporine A, CsA）是一种属于神经钙蛋白类的免疫抑制剂，选择性抑制白介素 2（interleukin, IL-2）依赖性 T 细胞增生 [618]。其对控制移植排斥反应极有效；然而，不幸的是，它有肾毒性。其他与 CsA 相关的毒性包括肝毒性、神经毒性、牙龈增生、多毛症和诱发以淋巴瘤为主的恶性肿瘤 [615-617]。其肾毒性不仅可见于肾移植患者，还见于由于其他原因使用其的患者。CsA 的肾毒性呈剂量依赖性，一般分为两类：一类为功能性毒性，无形态学表现；另一类为器质性毒性，可导致肾小管、肾血管和肾间质发生各种病变。已识别三种主要形态学类型：急性肾毒性、慢性肾毒性和血栓性微血管病 [600]。

功能性毒性

功能性毒性可能发生于每个使用 CsA 的患者。一般说来，治疗后不久便可出现轻微的肾功能下降和血肌酐水平轻度升高，但当药量减少时，肾功能可恢复。大约 50% 的患者出现高血压 [620]。这些患者肾活检显示肾组织正常或仅表现为肾小管周围毛细血管扩张和淤血。其发病机制在于 CsA 引起肾血管收缩，导致肾血流动力学改变。

急性毒性

急性 CsA 毒性的临床表现与功能性毒性的表现相似，但倾向于较严重。组织学上，病变特征为近端肾小管上皮细胞的空泡变性，与高渗性肾小管上皮空泡变性相似，且可以见到巨大线粒体、巨大溶酶体和钙化颗粒 [620]。电子显微镜检查显示，肾小管上皮细胞的空泡是内质网扩张的结果。此外，细动脉中膜平滑肌可显示灶状变性、坏死／凋亡和肌细胞排列紊乱、内皮细胞肿胀、内膜增厚、不同程度的玻璃样变性以及黏液变性或一些无定型物质沉积，这些病变可以共同导致管腔狭窄。急性肾中毒性通常是药物剂量依赖性的和可逆的。

1. 正常
2. 抗体介导的排斥反应
　　形态学无活动性排斥反应证据，但有C4d沉积
　　C4d$^+$，循环血中有抗供体抗体
　　急性抗体介导的排斥反应
　　　　C4d$^+$，循环血中有抗供体抗体
　　　　Ⅰ. 急性肾小管坏死样轻微炎症反应
　　　　Ⅱ. 肾小管周围毛细血管和（或）肾小球炎细胞浸润和（或）血栓形成
　　　　Ⅲ. 小动脉炎（v3）
　　慢性活动性抗体介导的排斥反应
　　　　C4d$^+$，循环血中有抗供体抗体，形态学有慢性组织损伤证据，如肾小球基底膜双轨征和（或）肾小管周围毛细血管基底膜多层化和（或）肾间质纤维化／肾小管萎缩和（或）小动脉内膜增厚
3. 交界性病变："可疑"急性T细胞介导的排斥反应
　　无动脉内膜炎，有灶状轻度肾小管炎
4. T细胞介导的排斥反应
　　急性T细胞介导的排斥反应
　　　　ⅠA型：有明显的肾间质炎症（＞25%的肾实质受累）和灶状中度肾小管炎
　　　　ⅠB型：有明显的肾间质炎症（＞25%的肾实质受累）和灶状严重的肾小管炎
　　　　ⅡA型：有轻度到中度动脉内膜炎（v1）
　　　　ⅡB型：有严重的动脉内膜炎，累及＞25%的管腔区域（v2）
　　　　Ⅲ型：有"跨肌层"动脉炎和（或）动脉纤维素样改变和中层平滑肌细胞的坏死伴淋巴细胞浸润（v3）。
　　慢性活动性T细胞介导的排斥反应
　　　　"慢性移植肾小动脉病"（小动脉内膜纤维化伴单核细胞浸润，有新生内膜形成）
5. 肾间质纤维化和肾小管萎缩（无特异性病变）
　　　　Ⅰ. 轻度肾间质纤维化和肾小管萎缩（＜25%的肾皮质区）
　　　　Ⅱ. 中度肾间质纤维化和肾小管萎缩（26%～50%的肾皮质区）
　　　　Ⅲ. 重度肾间质纤维化和肾小管萎缩（＞50%的肾皮质区）
6. 其他
　　非排斥反应性病变——急性和（或）慢性

Adapted from Solez K, et al. Banff 07 classification of renal allograft pathology: updates and future directions. Am J Transplant 2008, **8**: 753–760.

血栓性微血管病

　　有 CsA 肾毒性的患者可在肾移植后几天或几周出现与溶血性尿毒症综合征相似的表现。其组织学改变是血栓性微血管病，在肾小球毛细血管内和其他血管内可见血小板和纤维素血栓以及少量炎症细胞浸润[600,619]。患者的预后一般较差，但部分病例停药后，病变可吸收消散。

慢性毒性

　　慢性 CsA 毒性的临床表现为渐进性肾衰竭和高血压。肾活检可见细动脉病变、肾小管萎缩和肾间质纤维化[621]。细动脉病变表现为血管壁结节状或弥漫性玻璃样变，或内膜的黏液变性增厚，导致血管腔狭窄或完全性阻塞[600]。病变常伴有局灶性肾小管萎缩和肾间质纤维化，在肾皮质尤其明显。在病变早期。肾小球通常不受累，但毛细血管内可有血小板和纤维素聚集。病变可进一步进展为局灶节段性肾小球硬化或肾小球性硬化[622]。与急性毒性相比，慢性毒性的病变是不可逆的。

他克莫司（FK506）毒性

　　他克莫司也是一种用于控制移植排斥反应的免疫抑制剂。与他克莫司毒性相关的形态学变化与 CsA 毒性的相似[623-625]。这些改变包括近端小管直部和曲部上皮空泡变性、小动脉肌细胞空泡变性、坏死性小动脉炎、小动脉玻璃样变、肾小管周围钙化、血栓性微血管病和肾间质纤维化。

BK肾病

　　近十年来，人类多瘤病毒Ⅰ型（human polyoma virus type Ⅰ）——自肾移植患者中首次分离出来时被称为 BK 病毒（BKV）——已成为肾移植受者中引起 BK 相关性肾病（BK-associated nephropathy, BKAN）的重要病原体[627]。BKV 再激活发生在 10%～60% 的肾移植患者中，其中 1%～5% 进展为 BKAN[626,629]。其典型表现是肾功能受损，对免疫抑制剂治疗不敏感。BKAN 的诊断需要组织学上证实 BKV 感染。肾小管上皮细胞核通常增大，有无定形嗜碱性病毒包涵体[628,630]。免疫组织化学染色有助于显示感染的细胞。肾间质通常有单核细胞浸润，类似急性排斥反应。

肾小管间质性疾病

　　肾小管间质性疾病是用于一组首先累及肾间质和肾小管、继而累及肾内其他结构的异质性疾病的一个总称。肾小管间质性疾病在整体肾疾病中所占比例尚难以确定；但一般而论，原发性肾小管间质性疾病导致的肾衰竭估计占终末期肾病的 20%～40%[631]。尽管导致肾小管间质性疾病的病因非常不同，包括感染、梗阻、免疫介导的和毒性肾小管间质疾病（框1.7），但它们的临床表现通常很相似。其功能性异常包括肾小管浓缩功能降低、泌酸功能降低、钠回吸收能力降低、高血钾症和氮质血

框1.7 肾小管间质性疾病的分类

感染性

急性肾盂肾炎

上行性感染

血源性感染

细菌性、真菌性、其他

慢性肾盂肾炎

非梗阻性（反流相关的）

梗阻性

黄色肉芽肿性

软斑病

梗阻性尿路疾病

不伴有感染的肾盂积水

伴有感染的肾盂积水

反流性肾病

过敏性肾小管间质性肾炎

药物过敏性（抗生素、利尿药、非类固醇类药）

系统性血管炎伴发的

红斑狼疮伴发的

抗肾小管基底膜性

毒性肾小管间质性肾炎

药物性

氨基糖苷类药物

环孢素类药物

锂制剂

镇痛类药物

重金属药物毒性

顺铂

铅、汞、其他

其他

放射性

结节病

特发性

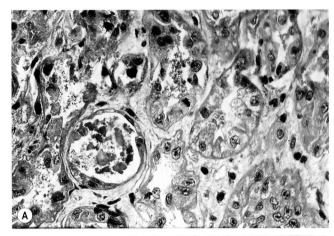

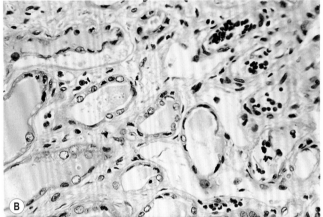

图1.77　急性肾小管坏死。A，有肾小管上皮细胞局灶坏死并脱落到肾小管腔内。B，肾小管扩张且其衬覆上皮细胞呈扁平状。

症。其临床症状的发生可以是急性的，也可以是慢性的，主要与形态学改变有关。

急性肾小管坏死

急性肾小管坏死（acute tubular necrosis，ATN）是以急性肾功能降低伴肾小管上皮细胞损伤为特征的临床病理综合征。已识别两种ATN亚型：缺血性和中毒性。

缺血性ATN又称为急性血管运动性肾病，是肾血流低灌注的结果，也是ANT的最常见类型。它通常与低血压相关，后者可由各种原因造成，如严重的创伤性病变和烧伤、手术后休克、感染性休克、胰腺炎、腹泻后的

脱水、呕吐、大量出汗。

肾毒性ATN是由多种物质引起的肾小管上皮细胞的化学损伤，包括有机溶剂（如四氯化碳、乙二醇）、重金属（如汞、铅）、抗生素（如两性霉素B、庆大霉素）、化疗药物（如氨甲蝶呤、顺铂）和放射学检查的造影剂。血红蛋白和肌红蛋白是导致ATN的内源性物质，它们在肾小管内的浓度过高时有肾毒性。血红蛋白尿可由血型不相容性输血、疟疾和阵发性血红蛋白尿引起。肌红蛋白性急性肾衰竭可由创伤（撞击伤）、肌炎、缺血、过度活动或中毒（蛇毒、酒精、可卡因）引起的肌肉中肌红蛋白的释放引起。缺血和微循环障碍在中毒性ATN中也起很大的作用[637]。

ATN的临床表现为血肌酐水平迅速上升，伴少尿或无尿。有时出现非少尿性的肾衰竭。尿检通常可见脱落的肾小管上皮细胞和颗粒管型。ATN的临床病程不完全一致，预后很大程度上取决于引起ATN的疾病。

缺血性ATN的形态学变化取决于肾衰竭的严重程度和病变[637]。在早期，肾小管上皮细胞从轻微肿胀到单个细胞坏死伴裸基底膜形成以及坏死细胞脱落到肾小管腔（图1.77A）。近端肾小管可扩张，其PAS阳性刷状缘变薄或消失。透明、颗粒状和色素性管型常见，尤其是

在远端肾小管和集合管。这些管型主要由 Tamm-Horsfall 蛋白和细胞坏死碎片混合组成。缺血性 ATN 的其他表现是：肾间质水肿和单个核细胞在外髓的直小血管内堆积。随着疾病的进展，肾小管可再生。再生的肾小管表现为上皮扁平，管腔扩张，核大，核仁明显，可见核分裂象（图 1.77B）。

毒性 ATN 的特征为近端肾小管上皮细胞广泛坏死。基于不同的毒物，又识别了几种不同的类型[637,638]。例如，乙二醇可导致近曲肾小管肿胀、空泡变性和气球样变，肾小管腔内有大量草酸盐结晶沉积；而四氯化碳中毒时的特征为损伤的肾小管上皮内有中性脂类堆积，继而发生坏死[638]。在急性铅中毒时，在肾小管上皮细胞内还可以见到黑色的核内包涵体。在溶血或严重的肌肉损伤后的血红蛋白尿性和肌红蛋白尿性 ATN，组织学表现与缺血性 ATN 的相似，可见远端肾小管和集合管内有大量色素性、红褐色管型。

近来的研究提示，肾损伤分子 -1（kidney injury molecule-1，KIM-1）是一种非常有用的免疫组织化学标志物，有助于肾小管损伤的诊断。KIM-1 是一种免疫球蛋白超家族细胞表面蛋白，在正常肾组织检测不到，但在缺血性和肾毒性急性肾损伤引起的肾近曲小管上皮细胞过度表达[633,635,636]。KIM-1 是肾近曲小管损伤的一种敏感而特异的指标，其出现早于其他任何传统指标，如血肌酐和血尿素氮。此外，其因在游离状态下较稳定，可在急性肾损伤患者的尿中检测出来[632,634,639]。

急性和慢性肾盂肾炎

感染性肾小管间质性肾炎一般称为肾盂肾炎，指炎症累及肾盂和集合管系统以及其他肾实质[651]。肾盂肾炎有三个发病高峰年龄：婴儿和幼童、育龄期妇女以及 60 岁以上的老年人。无论是急性肾盂肾炎还是慢性肾盂肾炎，常有先天性或后天性下尿道梗阻病变，或伴有导致膀胱尿潴留的疾病。先天性病变常是婴幼儿患者的诱因，前列腺肥大症可使老年男性患肾盂肾炎，膀胱膨出症则可成为老年女性的致病因素。此外，子宫颈癌、肾结石也易引起肾感染。

在上行性感染形成的急性肾盂肾炎，急性炎症性浸润累及肾皮质和肾髓质（图 1.78）。炎症细胞主要为多形核白细胞，且它们浸润于肾间质和肾小管内。肾皮质可出现灶状坏死和小脓肿。有时肾的病原体感染为血行性的，肾皮质可形成大量小脓肿，而肾髓质极少受累。应用特殊染色方法可以提示感染的病原体。上行性感染通常由革兰阴性细菌引起，特别是大肠杆菌，其次为克雷白杆菌和肠杆菌。金黄色葡萄球菌或真菌（念珠菌、曲霉菌）可通过血行性感染导致肾感染，并且多见于免疫功能低下的患者。

慢性肾盂肾炎主要表现为肾实质的大片局灶性纤维

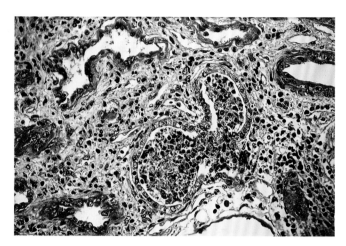

图 1.78 急性肾盂肾炎，患者表现为发烧和血肌酐升高。肾间质和肾小管内可见急性炎症细胞浸润。

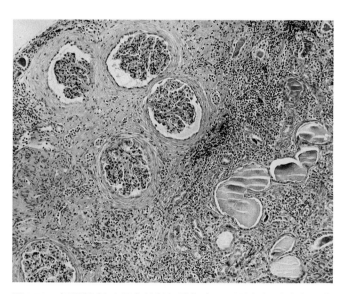

图 1.79 梗阻性肾盂积水的肾切除标本。可见肾间质瘢痕，伴有肾小球周围纤维化和单个核炎症细胞浸润。肾小管萎缩，其内有透明管型。（Reproduced from Spargo, BH Seymour AE, Ordóñez NG. In Renal biopsy pathology with diagnostic and therapeutic implications. New York, 1980, John Wiley and Sons, p. 423. By permission of John Wiley and Sons, Inc.）

化。肾皮质和肾乳头形成瘢痕并覆盖于扩张变形的肾盂周围。肾髓质结构破坏，肾乳头变平。光学显微镜下，可见肾小管损伤、肾间质炎症细胞浸润和纤维化（图 1.79）。肾小管萎缩或扩张，衬覆扁平的上皮细胞，管腔内有胶冻样管型充塞，形成所谓的"甲状腺样变"。浸润的炎症细胞由淋巴细胞、组织细胞和浆细胞组成。慢性肾盂肾炎常伴有尿道梗阻或尿液反流，可见 Tamm-Horsfall 蛋白沉积于肾间质，形成 PAS 染色强阳性的均质性纤维样病灶，并且周围有炎症细胞包绕。肾小球不少首先受累者，但它们可受肾小球周围纤维化的影响，出现由于缺血而导致的局灶性和节段性肾小球硬化和玻璃样变性。

上述慢性肾盂肾炎的组织病理变化也可见于膀胱尿道反流和慢性尿道梗阻[641]。在所谓的"Ask-Upmark"肾，可见一种明显的局灶性瘢痕，即出现一个肾小叶的整个纤维化，导致节段性肾发育不良。

黄色肉芽肿性肾盂肾炎是一种特殊的、少见的慢性感染性肾盂肾炎。其表现为肾实质内出现弥漫性、分叶状黄色的瘤样肿块[643]。在一些病例，肿块只限于肾的一个局部，如肾的一极。黄色肉芽肿性肾盂肾炎一般呈单侧性，偶尔有双肾发生[650]。黄色肉芽肿性肾盂肾炎可见于任何年龄，从11个月的婴儿到89岁的老年人均有报道，但41～70岁的成年人更常见[644,651]。女性患者多于男性患者，两者的比约为2：1[651]。尿道梗阻总是可见，多由尿道结石引起。其他导致尿道梗阻的原因包括：放射治疗后狭窄、先天性肾盂输尿管狭窄和肿瘤[645,649]。黄色肉芽肿性肾盂肾炎形成的肿块常常被误诊为肾癌，导致不必要的肾切除。手术前正确诊断罕见。光学显微镜下，可见多数炎症性肉芽肿形成，组成细胞包括大量泡沫样组织细胞、多少不等的多核巨细胞以及淋巴细胞、浆细胞和中性粒细胞等（图1.80）。电子显微镜下，可见早期的泡沫状吞噬细胞内有细菌，随后出现大量的溶酶体，内含髓磷样结构和无结构物质[646]。病变是破坏性的，病变部位的肾实质被上述病变取代。大肠杆菌是黄色肉芽肿性肾盂肾炎的主要病原体，但变异杆菌和金黄色葡萄球菌可能也是其病原体[651,652]。

软斑病是一种罕见的、组织学独特的炎症反应，通常由肠道细菌引起，可累及多个脏器，但最常累及泌尿系统。肾软斑病的大体和显微镜下表现与黄色肉芽肿性肾盂肾炎相似。可见大片的肾实质被界限不清的、均质性、黄褐色、多结节融合的肿块取代。光学显微镜下，可见大量组织细胞和少量的淋巴细胞和浆细胞浸润，纤维化较明显。其特征性的Michaelis-Gutmann小体位于组织细胞内，有时也在细胞外（图1.81）[647]。电子显微镜下，可见这种特殊的小体由圆形无结构的物质组成，中央有一致密的核心，周围有膜包绕，有时可见小的钙化灶，它们PAS染色呈强阳性[642]（图1.81和1.82）。这种特殊的包涵小体的形成机制尚不清楚，有人认为是，它们是由于巨噬细胞的溶酶体功能障碍、导致进入细胞内的细菌不能及时分解所致[640,648]。

急性过敏性肾小管间质性肾炎

很多药物，包括β-内酰胺类抗生素、非类固醇类抗炎药物、利尿剂以及各种其他药物，均可引起急性肾小管间质性肾炎[660,663]。这种肾炎的临床表现多种多样，多数有发烧、血尿和氮质血症等，而且很多病例有嗜酸性粒细胞增多。尿化验显示：血尿、无菌性白细胞尿、中度蛋白尿，并且尿沉渣中可出现嗜酸性粒细胞[656]。有合并肾小球病而出现肾病综合征水平的蛋白尿的报道[658,665]。皮肤可出现皮疹，通常是斑丘疹。

光学显微镜下，肾间质弥漫性水肿，有淋巴细胞、单核细胞、浆细胞和嗜酸性粒细胞浸润[655,661]。肾小管上皮细胞受损和再生，腔内可见白细胞。肾小球和肾血管一般无明显病变。在肾间质内偶尔可见伴有巨细胞的肉芽肿病变[655,659]。

虽然细菌感染和药物过敏是急性肾小管间质性肾炎

图1.80 黄色肉芽肿性肾盂肾炎。可见大量泡沫状组织细胞形成。还可见淋巴细胞和浆细胞浸润。

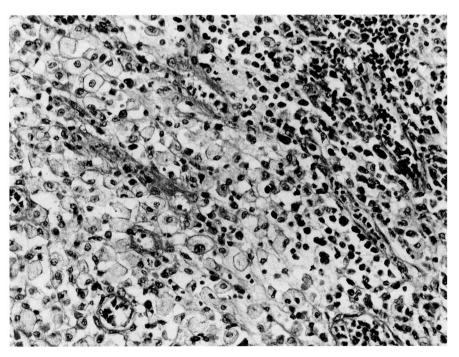

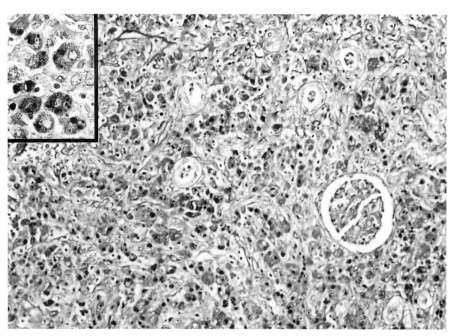

图 1.81 软斑病患者的肾切除标本。肾间质有大量具有颗粒状胞质的巨噬细胞浸润。左上插图可见胞质内多数 Michaelis-Gutmann 小体。

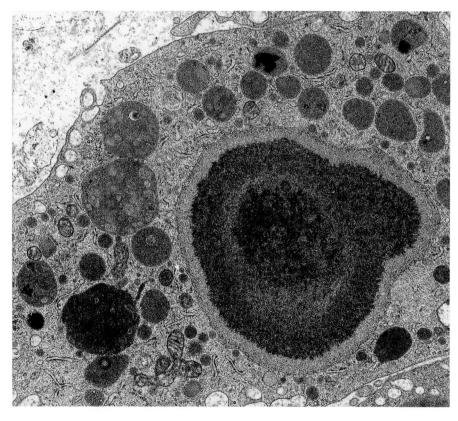

图 1.82 电子显微镜下可见组织细胞内有大量溶酶体和有中央钙化核心的 Michaelis-Gutmann 小体。（×11 400）

的最常见的诱因，但有时狼疮性肾炎以及少见的抗肾小管基底膜抗体也可引起上述同样病变[654,657]。其临床和病理表现与过敏性肾小管间质性肾炎无异。经肾活检病理检查确认为急性少尿性肾小管间质性肾炎，但病因不明的病例已有文献报道。有时青春期和年轻女性的急性肾小管间质性肾炎可伴有前眼色素膜炎、骨髓和淋巴结的肉芽肿性病变[662,664]。其发病机制不明，文献报道提示与

衣原体感染有关[653,666]。

止痛剂滥用性肾病

止痛剂滥用性肾病是双侧肾累及性肾病，其特征为肾乳头坏死和慢性肾小管间质性肾炎，由于服用过多的止痛药所致，包括阿司匹林、安替比林、非那西丁、对

乙酰氨基酚、水杨酰胺、咖啡因和可卡因[669]。止痛剂滥用性肾病的发病率因国家而异，在 90 年代早期，在接受透析的患者中，其发病率在美国为 0.8%，在欧洲为 3%，在澳大利亚为 9%[668,671]。女性患者比男性患者多见。

止痛剂滥用性肾病的最重要的诊断线索是：慢性疼痛史和长达数年甚至数十年应用止痛剂病史。止痛剂滥用性肾病的肾功能异常包括：尿浓缩功能受损和保钠功能不足。尿道感染见于 50% 的病例。偶尔可排出肾乳头坏死碎片，坏死组织堵塞输尿管可引起肉眼血尿或肾绞痛。肾造影有助于发现肾乳头坏死和钙化。肾功能的进行性损伤可导致慢性肾衰竭。止痛剂滥用性肾病的重要并发症是发生移行细胞癌[667]。

止痛剂滥用性肾病的病理变化可分为三个阶段。在早期，肾重量无明显变化，肾皮质基本正常，肾乳头较硬韧并可见灰白色条纹。光学显微镜下，可见肾髓质的间质弥漫性水肿，肾小管周围毛细血管基底膜增厚，肾小管上皮细胞、毛细血管内皮细胞、肾间质细胞灶状坏死，伴有细颗粒状钙化。在中期，肾乳头回缩变短并呈红褐色。光学显微镜下，可见肾的内髓质区的肾小管、肾小管周围毛细血管和直小血管的坏死及融合成带状，肾皮质出现灶状肾小管萎缩和肾间质纤维化，并可见多灶状慢性炎症细胞浸润。在后期，肾重量减轻，大体变化与慢性肾盂肾炎的相似，全部肾乳头坏死，常见广泛钙化，甚或偶见化生性骨形成。如果坏死的肾乳头未脱落和腐离，则肾皮质出现严重的肾小管萎缩、肾间质纤维化和慢性炎症细胞浸润，以及由于通过肾乳头的肾单位尿流受阻导致的相应的肾小球硬化。如果坏死的肾乳头脱落和腐离，则肾皮质病变并不严重，与中期的肾皮质病变相似。肾乳头坏死对于止痛剂滥用性肾病并不特异。它还可能是各种其他疾病的并发症，包括糖尿病、泌尿道梗阻和镰状细胞病[670]。

重金属中毒性肾损害

肾可由于接触环境或职业重金属物质而损伤，如接触铅、镉、汞、铀、铬、铜和砷[672,676,680,683-685]，或可由于接触作为治疗药物成分而摄入体内的铂[673,674]、金[675] 和铋[681] 而损伤。这里仅讨论接触铅引起的肾中毒，因为其具有独特的病理学改变和临床重要性。

铅中毒性肾病

铅中毒可以是环境性或职业性铅接触的结果[678,679]。有铅中毒风险的工种包括蓄电池工、油漆工、电焊工、铸造工和宝石工。儿童可因吞食含铅的画片涂料而中毒[677]。饮用含铅的水管、陶器污染的水，或饮用劣质酒以及不合格饮料时，也可导致铅的不慎摄入。使用含铅的汽油以及工业废物对大气的污染也可使环境中铅含量增高。

最易受铅损伤的器官有：中枢和外周神经系统、胃肠道和肾。肾损伤主要的形态学表现为：Giemsa 染色肾小管上皮细胞核或胞质的呈红色的抗酸包涵体。这种包涵体主要由铅和蛋白复合物组成，电子显微镜下，可见中心为一个致密的核心，周围有纤维网眼状结构包绕（图 1.83）。在急性中毒期，尿沉渣中的肾小管上皮细胞内也可见这种包涵体[682]。此外，含铅的包涵体在肝细胞和神经组织内也可检出[684]。

慢性铅中毒肾病肾活检，可见肾小管萎缩、肾间质纤维化和轻度的炎症细胞浸润。细动脉可出现与高血压肾硬化相似的玻璃样变性，但不一定有高血压[684]。在病程较长的或服用螯合物制剂的患者，不易发现含铅的包涵体。

肾盂肾炎和囊性输尿管炎

Hinman 和 Cordonnier[686] 曾指出，在慢性炎症刺激时，肾盂和输尿管黏膜上皮可向下生长和增生，形成肾盂肾炎和囊性输尿管炎。向基底膜下生长增生的上皮细胞芽可以形成孤立的细胞巢，中央部分变性则形成囊性结构（图 1.84）。输尿管造影检查可以显示各种各样的葡萄状或水泡状影像。

肾盂脂肪瘤样增生

肾盂脂肪瘤样增生首先应与肾的真性脂肪瘤鉴别。肾盂周围有脂肪组织增生可见于各种原因导致的肾萎缩，慢性肾盂肾炎和肾结石最为常见[687,688]。大体上，可见肾门附近的脂肪组织大量增生，肾实质萎缩。光学显微镜下，可见大量成熟的脂肪组织。肾盂造影检查显示增生的脂肪组织像肿瘤一样压迫肾盂，合并肾盂结石时最为常见。

肾结石和肾钙化症

肾结石是肾内集合管系统内结石形成和聚积的常见肾病。在美国，肾结石的发病率为 7/10 000 ~ 21/10 000[689,699]。男性患者多于女性患者，比例为 4：1。其好发年龄为 20 ~ 50 岁。其最具特征性的症状是疼痛和血尿。典型的疼痛为严重的、突发的腰痛（肾绞痛），结石排出后缓解。血尿可以是肉眼血尿，也可以是镜下血尿，最常见于感染和绞痛时，伴有大块结石。75% 的肾结石是由草酸钙或草酸钙和磷酸钙混合组成；15% 是所谓的"鸟粪石"，含有磷酸镁铵，并且常伴有分解尿素的细菌感染；6% ~ 10% 的结石是由尿酸组成；1% ~ 2% 由胱氨酸组成。肾盂结石引起的肾实质的肉眼和显微镜下病变与肾盂肾炎和肾积水的相同。

肾实质内钙沉积称为肾钙化症。钙质沉积常出现于萎缩的肾小管基底膜、纤维化的肾间质和肾小球周围纤

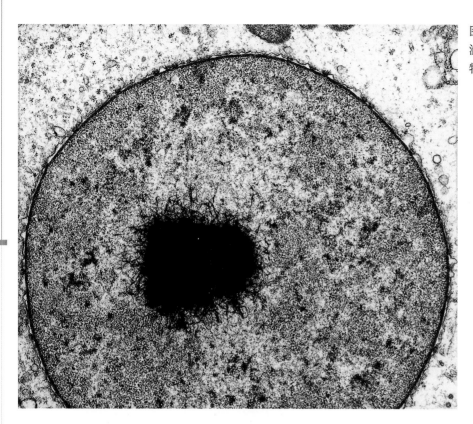

图 1.83　铅中毒肾病。显示细胞核内铅包涵体，中心为致密的核心，周围为纤维样物质。

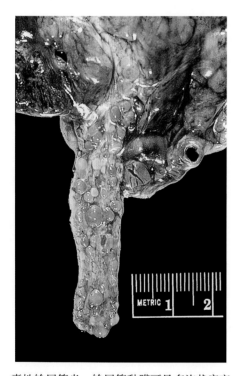

图 1.84　囊性输尿管炎，输尿管黏膜可见多泡状病变。

维化部位，部分肾小球因此出现硬化。很多系统性疾患可导致肾钙化症和肾结石形成。磷酸钙和草酸钙结石可见于甲状旁腺功能亢进、结节病、碱性牛奶综合征、维生素 D 摄取过多、多发性骨髓瘤和肾小管酸中毒等。

尿酸结石形成发生于酸性尿的环境下，见于高尿酸血症——可能是由于先天性代谢障碍（如痛风、Lesch-Nyhan 综合征）、造血系统恶性肿瘤治疗后出现的糖原贮积症、无节制的高蛋白饮食或使用促尿酸排泄药物所致[692,701,702]。尿酸结石一般是 X 线可穿透的，并且由于它们常常较小，可随尿排出，但位于肾盂中较大者可逐渐增大呈鹿角状。尿酸结石也可沉积于肾实质，在集合管可呈长方形结晶，也可呈双折光结晶沉积于肾间质，可导致周围巨细胞反应[693,695]。

胱氨酸尿的临床指征是泌尿道中出现结石。在酸性尿中，它们形成不透 X 线的黄棕色斑块。显微镜下，胱氨酸结石呈扁平六角形，这是一个提示诊断的线索。胱氨酸尿是由于体内胱氨酸、赖氨酸、精氨酸和鸟氨酸转运障碍所致，正常转运是在肾小管和胃肠道的上皮细胞内进行的。上述转运障碍属于常染色体隐性遗传，发生率为 1/20 000[690,698]。尿道结石的主要并发症是尿道梗阻和感染，并可因此出现肾衰竭。

高草酸尿的特征为复发性草酸钙为主的尿道结石和（或）肾钙化症，常常最终导致慢性肾衰竭（图 1.85）。Ⅰ 型和 Ⅱ 型高草酸尿是两种少见的常染色体隐性遗传性尿酸代谢障碍[694,696,697]。乙二醇中毒、甲氧氟烷麻醉、吡多醇缺乏、维生素 C 吸收过量、维生素 B6 缺乏以及各种慢性胃肠道疾患（Crohn 病、慢性胰腺炎、乳糜泻和空回肠吻合分流术后）常合并草酸盐沉积症[691,696,702]。在肾，草酸盐结晶常沉积于肾间质、肾小管，偶尔沉积于

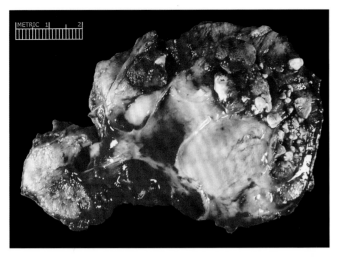

图 1.85　原发性草酸盐沉积病，肾明显变形，肾盂扩张，充满大量结石。

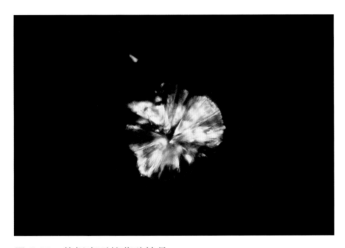

图 1.86　偏振光下的草酸结晶。

肾小球。偏光显微镜观察，常可见放射状条纹状结晶（图 1.86）。最终结果是肾小管萎缩、肾间质炎症细胞浸润和纤维化以及肾小球硬化。

黄嘌呤尿是一种少见的常染色体隐性遗传的先天性异常，是由于将黄嘌呤和次黄嘌呤转化为尿酸的黄嘌呤氧化酶缺乏所致。约 1/3 的黄嘌呤结石患者与上述代谢异常有关。应用别嘌呤醇治疗痛风时易合并黄嘌呤结石，因为前者具有抑制黄嘌呤氧化酶活性的作用 [700]。

骨髓瘤管型肾病

骨髓瘤管型肾病，也叫本 - 周（Bence Jones）管型肾病、轻链肾病或骨髓瘤肾，是多发性骨髓瘤的最常见的并发症。临床上，骨髓瘤管型肾病可表现为进行性肾功能不全或急性肾衰竭，可因脱水、高钙血症、静脉造影剂注入、非类固醇类抗炎药、高尿酸血症、肾中毒性感染或利尿剂（如呋塞米）而加重 [704]。可有非肾病性蛋白尿，尿

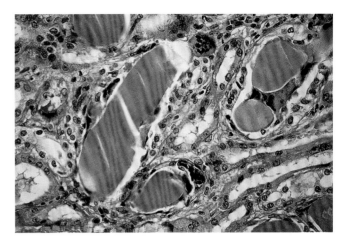

图 1.87　轻链管型肾病。大的层状肾小管管型，周围有多核巨细胞。

蛋白最常由免疫球蛋白轻链组成（Bence Jones 蛋白）。正常情况下，轻链蛋白被肾小球滤出，被近端肾小管重吸收和代谢。在有多发性骨髓瘤患者，过多的单克隆性免疫球蛋白轻链超过了近端肾小管的代谢负荷，所以它们到达远端肾单位，与那里的 Tamm-Horsfall 蛋白结合，形成管型。据信，这些轻链蛋白会以某种方式损伤肾小管上皮细胞，最终损伤整个肾单位而导致肾衰竭。

光学显微镜下，可见远端肾小管和集合管内有致密的、嗜伊红的、黏稠而呈分层状的蛋白管型充塞，有时还可见有多核巨细胞包绕，这些多核巨细胞是来自间质的巨噬细胞，它们通过断裂的基底膜进入肾小管（图 1.87）[705,706]。有些管型刚果红和硫磺素 T 染色呈阳性 [704]。肾小管上皮细胞的表现为扁平、不同程度的变性乃至坏死，与肾小管基底膜分离，上皮细胞剥落。肾间质可呈现不同程度的纤维化和急性或慢性炎症细胞浸润。肾间质病变与肾小管损伤程度和病程有关。这些管型有时可含有菱形或针形结晶结构，这些结构在肾小管上皮细胞内也可见，但在肾小球内极少见 [703]。电子显微镜下，可见格子状的结晶结构，间距为 8 ~ 11nm。免疫荧光检查显示，管型为强阳性的轻链免疫球蛋白，或为 κ 或为 λ。Tamm-Horsfall 蛋白恒定出现。

肾血管性疾病

肾小动脉疾病

肾在高血压的形成中起重要作用，肾血管极易出现血压升高引起的各种病理变化 [707]。肾的小动脉和细动脉对高血压最敏感，其中以肾小球前血管最常受累。肾内的血管腔狭窄可导致肾小球硬化、肾小管萎缩和肾间质纤维化，形成所谓的肾硬化症。肾小血管的病变大致分为三种类型：玻璃样变细动脉硬化、肌层和内膜增生肥

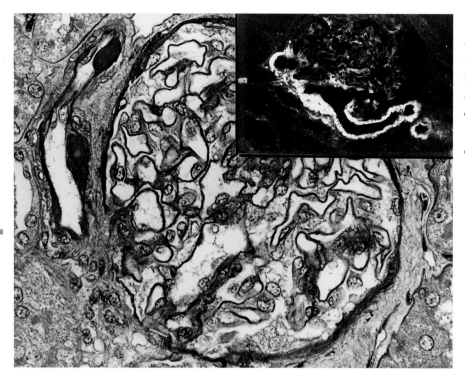

图1.88 细动脉玻璃样变，入球小动脉内膜下有均质的玻璃样物质沉积。右上角插图：免疫荧光显示，C3沉积于病变血管壁。（Reproduced from Spargo BH, Seymour AE, Ordóñez NG. In Renal biopsy pathology with diagnostic and therapeutic implications. New York, 1980, John Wiley and Sons, p. 297. By permission of John Wiley and Sons, Inc.）

厚和纤维素样坏死[708]。

在**玻璃样细动脉硬化**，受累的细动脉可见均质的、嗜伊红的、PAS阳性的物质沉积，管壁增厚（图1.88）。相关的病变是细动脉平滑肌细胞萎缩，基底膜均质性增厚。玻璃样变细动脉硬化以入球小动脉和缺乏内弹力膜的血管病变最为明显。轻度的玻璃样变细动脉硬化常见于老年人，而在高血压和糖尿病患者尤为常见。高血压可以引起玻璃样变性的细动脉管腔高度狭窄，导致弥漫性肾缺氧和对称性肾萎缩。玻璃样变物质来自跨过血管内皮细胞的血浆蛋白成分和平滑肌细胞产生的细胞外基质。免疫病理学检查显示，玻璃样变细动脉常可见IgM和补体成分呈阳性，尤其是C3呈阳性（图1.88）。玻璃样变细动脉硬化是良性肾硬化的主要形态学特征，除了细动脉玻璃样变外，小叶间和弓状动脉可见中膜肥厚和弹力层复层化。

见于高血压的第二种血管异常是累及小动脉和细动脉的平滑肌和内膜的增生性病变（**肌内膜肥大和增生**）。增生性细动脉硬化一般是由于急性或持续性重度高血压所致，所以更常见于恶性高血压。在早期，病变特征为由于黏液性、细胞稀少的结缔组织增多导致的内膜明显增厚以及由此导致的管腔明显狭窄。随着时间的推移，急性病变瘢痕化，并且由于小动脉内膜的肌性内膜细胞增生和基底膜样物质沉积，病变小动脉管壁同心圆状增厚，导致管腔狭窄。光学显微镜下，上述病理变化显示被"洋葱皮样"病变（图1.89）。这些病变在小叶间动脉和弓状动脉更明显，但可延伸到细动脉，它们可与长期

高血压的玻璃样变并存。

高血压的第三种、也是最显著的肾病变是坏死性细动脉炎。肾小球入球小动脉的**纤维素样坏死**是恶性高血压的标志性病变[709]。细动脉的纤维素样坏死常在管壁增生和玻璃样变的基础上发生，或在有急性恶性高血压年轻患者的肾独立出现。病变小血管的中膜显示坏死，有深染的嗜酸性纤维素物质沉积，免疫组织化学和免疫荧光证实这些沉积的物质主要是纤维蛋白和纤维蛋白原[710]。病变的细动脉管壁增厚，管腔狭窄，红细胞外溢，血栓形成。有时在血管壁可见白细胞浸润，支持这种病变属于炎症过程。

在恶性高血压时，肾小球常出现特征为毛细血管壁皱缩的缺血性改变（图1.90）。同时还可见其他节段性病变。可见与入球小动脉病变连续的节段性坏死或增生性病变，形成类似节段性肾小球肾炎。小的上皮细胞性或细胞纤维性新月体也许可见。电子显微镜观察，常见内膜肿胀，有时可见局灶断裂，或与基底膜内侧的电子透亮区分开。有时可见纤维素碎片沉积于内皮细胞下区或基底膜内。免疫荧光检查，显示纤维蛋白、纤维蛋白原、IgM和补体在细动脉和肾小球内节段性沉积。

肾动脉疾病

肾的大动脉也可以成为肾血管病的侵犯部位。高血压可加剧动脉粥样硬化病变，后者可以是动脉粥样栓子的来源，可导致肾梗死。从肾小动脉至弓状动脉都可以

图1.89 恶性高血压。小叶间动脉中膜变薄，内膜明显增生伴出血。（Reproduced from Spargo BH, Seymour AE, Ordóñez NG. In Renal biopsy pathology with diagnostic and therapeutic implications. New York, 1980, John Wiley and Sons, p. 302. By permission of John Wiley and Sons, Inc.）

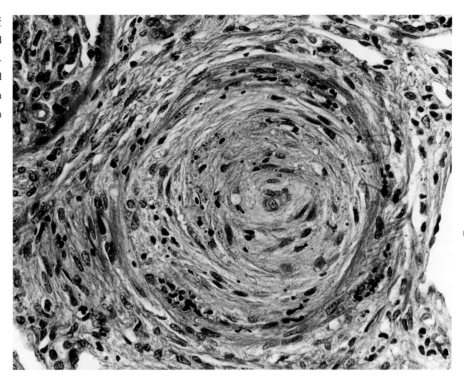

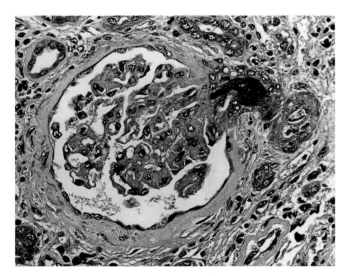

图1.90 恶性高血压。入球小动脉坏死，伴肾小球毛细血管缺血性皱缩。（Reproduced from Spargo BH, Seymour AE, Ordóñez NG. In Renal biopsy pathology with diagnostic and therapeutic implications. New York, 1980, John Wiley and Sons, p. 304. By permission of John Wiley and Sons, Inc.）

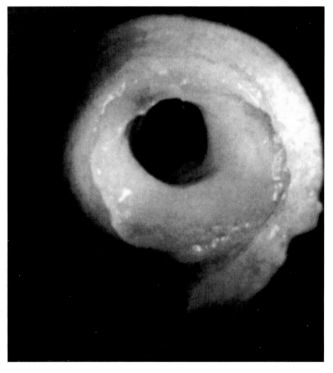

图1.91 肾动脉粥样硬化，肾动脉内偏心的硬化斑块，导致管腔阻塞和高血压。斑块切除后，动脉血运再通。

出现动脉硬化病变，但较小的动脉更易因增生表现为内膜增厚。肾动脉主要分支因动脉壁增厚而形成阻塞时可出现继发性高血压[718]（图1.91）。肾动脉主要病变可分为三类：动脉硬化、纤维肌型动脉发育不良和少见的动脉病，包括先天性发育异常、高安主动脉炎（Takayasu's aortitis）和放射损伤。

肾动脉狭窄的最常见原因是肾动脉主干开口部位的**粥样斑块**阻塞动脉管腔[718]。它通常伴有主动脉的严重粥样硬化，在男性和糖尿病患者最为多见。其主要的并发症包括动脉瘤样扩张或壁间动脉瘤形成以及胆固醇栓子

表1.6	肾动脉发育不良病变类型			
诊断	发病年龄	患者性别	相对发病率	病变
内膜纤维增生	1 ~ 50	男=女	1% ~ 2%	不伴有脂质沉积的内膜增生，管腔狭窄
中膜纤维增生伴动脉瘤形成	30 ~ 60	女>男	60% ~ 70%	管壁薄与管腔狭窄交替，串珠样结构形成
中膜肥厚	30 ~ 60	女>男	5% ~ 15%	平滑肌增生和肥厚，管壁增厚
中膜周围纤维增生	30 ~ 60	女>男	15% ~ 24%	中膜周围纤维化，偶尔可见动脉瘤形成
中膜撕裂	30 ~ 60	女>男	5% ~ 15%	中膜纤维化，伴有动脉瘤夹层
动脉周围纤维增生	15 ~ 50	女>男	1%	血管周围纤维化，伴有炎症反应

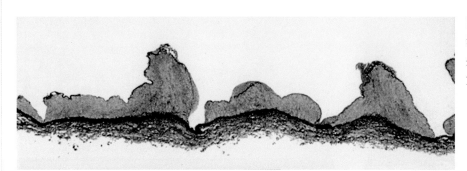

图 1.92 动脉中膜纤维增生型动脉瘤形成。注意，这个动脉纵行切片显示中膜纤维增生和动脉瘤形成，取自在一位高血压年轻女性患者。

出现。显微镜下，可见这些栓子有针状胆固醇结晶，伴周围多核巨细胞反应。

第二类导致肾动脉阻塞的疾病是所谓的**肾动脉发育不良**[553,554]，占肾动脉狭窄的比例不足 10%[714,715,717,719-721]。这种病变也可同时出现于其他部位的动脉，提示可能有系统性血管结构异常，当它们导致主要肾动脉阻塞时，临床上表现为抗高血压药物治疗无效的重度高血压。典型病变常出现于肾动脉的远侧 2/3 部位，50% 的病例双侧发生。这一类动脉疾病又可分为六种亚型：内膜纤维增生、中膜纤维增生、中膜肥厚、中膜周围纤维增生、中膜撕裂和动脉周围纤维增生。上述分类有时很难区分，纤维肌性发育不良是其中心环节，分类的主要价值在于：不同类型可侵犯不同的人群（表 1.6）。

在**动脉内膜纤维增生型**，病变是内膜增生，显微镜下，其与动脉粥样硬化的增生期无法区分，尽管其可不伴有脂类物质沉积。动脉内膜肥厚而内弹力膜和肌层尚无明显变化。发病年龄虽可见于 1 岁的幼儿，但多见于 21 ~ 40 岁。**动脉中膜纤维增生型**最常见。可见多灶状动脉狭窄伴微动脉瘤形成，导致"串珠"样形态[712,716,717]（图 1.92）。光学显微镜下，在小动脉瘤，可见肌层萎缩、中膜纤维化，并与血管阻塞部位的肌层肥厚和纤维化交替出现。第二常见的是**动脉中膜周围纤维增生型**（图 1.93）。其主要表现为中膜外周纤维化，肌层、弹力板和内膜基本正常，不会出现动脉瘤。**中膜肥厚型**

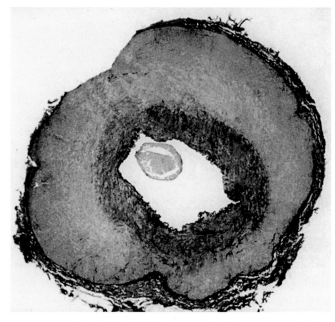

图 1.93 动脉中膜周围纤维增生型，动脉横切面，显示中膜周围纤维增生，取自 23 岁女性高血压患者。

较少见，主要表现为平滑肌增生肥大，动脉壁均匀增厚，管腔狭窄。**动脉周围纤维增生型**也较少见，可见动脉外膜纤维化，增生的纤维细胞可延伸至周围的脂肪和结缔组织中，管腔狭窄主要源于血管壁外原因，而非血管壁增厚。

在**其他原因**引起的肾动脉狭窄中，动脉的**放射性损伤**是特别值得探讨的[713]。其病变特征是平滑肌消失，血管壁全层纤维化，临床上常见于恶性肿瘤放射治疗区域内的血管。**高安主动脉炎**或无脉病是一种慢性硬化性主动脉炎，病因不清楚。由于其可导致肾动脉管腔狭窄，故高安主动脉炎患者也可出现肾动脉阻塞[711]。由于受累的动脉壁常见炎症细胞浸润，提示其发生与免疫机制相关。

缺血肾可小于对侧肾，无论病因为何。缺血肾的肾小球变小，肾小管萎缩。可出现肾间质纤维化，肾小球旁器肥大，特殊染色可见颗粒增多。小血管可免于高血压的损伤，相反，对侧非缺血的肾活检可见高血压性微血管病。

放射性肾病

放射性肾病是指在治疗恶性肿瘤过程中腹部的放射线引起的肾疾病。尽管也可以用急性放射性肾炎这个名称，但由于肾放疗后肾内并无急性炎症发生，且放射性损伤肾的组织学检查通常仅见轻微的增生和炎性改变，应用急性和慢性放射性肾病这些名称比肾炎更恰当[722,725]。病变的严重程度受多种因素影响，如照射的剂量、照射的方式、患者的年龄、肾周脂肪厚度、肾原有的疾病、是否联合应用化疗药物以及个体的敏感性。

急性放射性肾病一般出现于放疗后 6 ~ 12 个月内[725]。然而，潜伏期可能较短，尤其是在儿童。其临床表现为：逐渐发生的水肿、高血压、运动后气短、胸腹腔积液、贫血、头痛以及蛋白尿和管型尿等尿的变化。偶尔可出现肾病综合征[723]。肾小球滤过率下降，半数以上的患者可进展为肾衰竭。渡过急性期的患者通常有持续性蛋白尿和肾损伤。有的急性放射性肾病患者可出现恶性高血压。由此并发症的患者死亡率很高。

慢性放射性肾病可以由急性期发展而来，也可以隐匿性发生于数年后。尽管对引起此型放射性肾损伤的射线累积总剂量还没有一个特别的量化标准，但个体研究表明，相对小剂量的射线（500 ~ 1000 拉德）即可引起易感个体的肾损伤[722]。在大多数患者，在放射线治疗数年后才出现轻度蛋白尿和中度高血压。

放射性肾病的病理表现因病变的严重程度和病程长短而不同，表现为肾小球轻重不等的硬化性病变[725]。有的肾小球呈节段性或球性硬化，而其他肾小球可无明显变化。有的表现为肾小球毛细血管襻与细小动脉呈延续状节段性纤维素样坏死。银染色可见肾小球毛细血管基底膜增厚和双轨征形成[724]。系膜细胞和系膜基质局灶性增生。有时可见系膜溶解、肾小球囊粘连和新月体形成。血管损伤表现为细动脉和小动脉纤维素样坏死，有时可

见血栓形成。内膜疏松增厚常见，动脉管腔也可因泡沫细胞浸润而狭窄[722]。肾小管上皮细胞肿胀、脱落，基底膜增厚、撕裂，随后可出现肾小管萎缩和消失。再生的肾小管上皮细胞形态异常，胞质和胞核都不完整。肾间质灶状纤维化，无明显炎症细胞浸润。

电子显微镜观察，可见肾小球血管内皮下区增宽，并有絮状物质和纤维素碎片沉积。增生的肾小球系膜细胞和系膜基质有节段性插入现象。内皮细胞肿胀，有的与基底膜分离和脱落。免疫荧光检查，可见局灶性 IgM 和纤维蛋白原在肾小球和血管壁沉积。

骨髓移植性肾病

骨髓移植性肾病见于高达 20% 的接受骨髓移植的患者，表现为后期出现肾功能损伤综合征[726]。全身性放疗是本病发生的主要原因，但可能还有其他因素，如药物治疗和感染[725,726]。肾功能损伤常在骨髓移植后 9 ~ 12 个月出现。有的患者的临床表现类似于溶血性尿毒症综合征，表现为肾功能迅速降低，而另一些患者可以没有明显的溶血就出现缓慢性肾功能降低[727-729]。不管患者是否有溶血性尿毒症综合征的临床表现，本病的典型肾病变累及肾小球、细动脉和小动脉，组织学表现类似于放射性肾病和溶血性尿毒症综合征[725]。

肾囊肿性疾病

肾囊肿性疾病是一大类肾疾病，包括遗传性、散发性、发育异常性和获得性等诸多类型，可呈单侧性或双侧性肾囊肿。由于篇幅所限，这里仅讨论最常见的囊肿性肾疾病。

多囊性肾发育不良

在多囊性肾发育不良，肾由于后肾组织分化异常导致结构发育紊乱（图 1.94）。多囊性肾发育不良是儿童最常见的肾囊肿性疾病，是引起新生儿腹部包块的最常见原因，可呈单侧弥漫性、双侧弥漫性、节段性或局灶性分布[734]。常见集合管系统异常，包括输尿管肾盂交界部位的狭窄、输尿管闭锁和尿道梗阻。常伴有其他脏器的发育异常，尤其是心脏的发育异常。多囊性肾发育不良的临床表现取决于发育不良的范围和程度以及伴发的尿道阻塞情况。多数肾发育不良是散发性的，有的是家族性的，有的呈多器官发育异常[735,738]。有的多囊性肾发育不良可见大量大小不等的、形态不一的囊腔分布于肾实质。局灶性和节段性肾发育不良为仅累及一部分肾组织。显微镜下，其具有特征性的形态学改变[736,737]，可见囊内衬覆立方上皮细胞，周围有幼稚的间质成分，其中混有

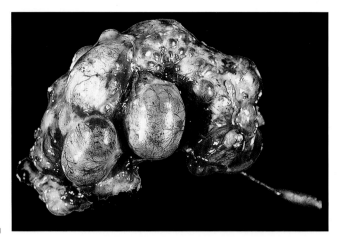

图 1.94　婴儿的发育不良的肾。肾盂造影显示对侧肾正常。

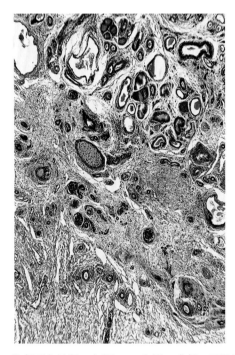

图 1.95　发育不良的肾，与图 1.94 为同一病例。可见胚胎样结缔组织和肾小管。

幼稚的肾小球和肾小管，并可见软骨和纤维肌肉性间叶组织（图 1.95）。

常染色体显性遗传多囊肾

常染色体显性遗传多囊肾（autosomal dominant polycystic kidney disease，ADPKD）是一种特征为多数扩张的囊肿进行性增大、压迫双侧肾实质、最终导致肾衰竭的遗传性疾病。ADPKD 是一种最常见的人类遗传性疾病，其发病率约为 1/1000 ～ 2/1000 活产新生儿，占需

要血液透析或肾移植病例的 10%[758]。ADPKD 是常染色体显性遗传，外显率几乎为 100%，患者的每个后代有 50% 的遗传概率。遗传学上，ADPKD 具有多样性，是由两个基因的突变引起的：PKD1 和 PKD2，它们分别位于 16 号染色体短臂的 1 区 3 带 3 亚带（16p13.3）和 4 号染色体长臂的 1 区 3 带至 2 区 3 带（4q13-23）[749,752]。PKD1 和 PKD2 基因蛋白表达产物分别为多囊蛋白 1 和多囊蛋白 2，它们形成一个钙调节和钙通透的离子通道。肾小管上皮表面具有管状纤毛结构，深入管腔与尿液接触，具有机械感受尿流刺激的功能。多囊蛋白 1 和多囊蛋白 2 与纤毛形成多囊蛋白复合体，可导致细胞钙离子内流增加，并可通过多个信号传导通路与细胞周期调节，使肾纤毛机械感受发生障碍。不仅 ADPKD 有纤毛功能缺陷，其他疾病也有，如常染色体隐性遗传多囊肾、肾结核和多囊肾的动物模型[760]。PKD1 基因突变占所有 ADPKD 病例的 85% ～ 90%；PKD2 基因突变占剩余患者的大多数。少数有 ADPKD 表型的家族性病例不显示与 PKD1 或 PKD2 的连锁证据，提示可能是由 PKD3 基因引起的，后者的序列图还没有测出[753]。近 10% 的患者没有家族史，可能是由于有新的突变。ADPKD 的发生与性别和种族无关，可在任何年龄出现症状，但多数在 31 ～ 50 岁左右逐渐出现肾衰竭。

ADPKD 的临床表现包括腰疼、腰部包块、血尿、高血压和肾衰竭。大约 20% 的 ADPKD 患者可出现肾结石，其中尿酸盐结石多于草酸钙结石[746,757]。虽然临床上难以区分 PKD1 和 PKD2 患者，但 PKD2 患者的病情相对较轻，首发年龄、进展至高血压和终末期肾病的年龄也较晚[740]。放射学检查常有诊断意义，超声检查和 CT 检查是诊断早期病变的可靠手段，基因连锁分析可用于产前诊断[739,751,759]。

ADPKD 呈双侧发生，但也可有双肾不均衡受累现象[750]。病变肾明显肿大，肾内遍布大小不等的囊腔，肾表面呈多数半球状突起（图 1.96）。在 ADPKD 后期，大部分肾实质消失，只能在显微镜下见到。囊肿可发生于各段肾小管和肾小囊，呈泡状或憩室状。在囊腔形成早期，囊内充填液可以是肾小球滤出液，但在囊腔高度扩张后，其与肾小管的连接中断，故其中的液体是囊腔上皮分泌而来[745]。光学显微镜下，可见囊壁被覆立方或扁平上皮，并常见灶状息肉状增生。囊腔之间可见肾实质，但多数呈现肾小管萎缩、肾间质纤维化状态，肾盂肾炎也很常见。约 20% 的患者可发生肾腺瘤[747]。ADPKD 可被视为一种系统性疾病，因为半数以上的患者可合并肝、胰、脾、松果林、精囊和肺的多器官多发性囊肿[743,744,751]。此外，尚见其他异常，如小脑[742,756]和冠状动脉的动脉瘤[741,755]、二尖瓣脱垂、主动脉瓣异常[742,748]、结肠憩室[754]和骨发育不良等[759]。

图 1.96　常染色体显性遗传多囊肾的肾切除标本外观和切面观。

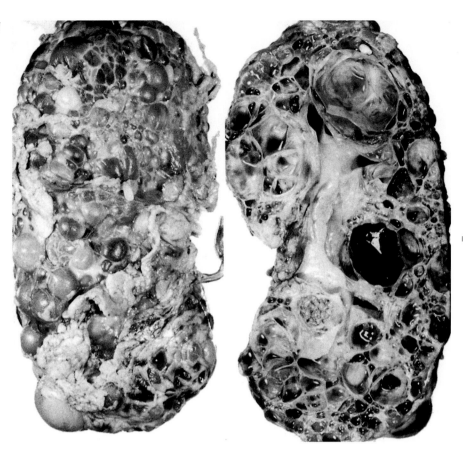

常染色体隐性遗传多囊肾

常 染 色 体 隐 性 遗 传 多 囊 肾（autosomal recessive polycystic kidney disease，ARPKD）是一种少见的遗传学肾疾病，发病率约为 1/20 000 活产新生儿。ARPKD 由位于 6p21.1-p12 的基因——称为多囊肾肝病基因（polycystic kidney hepatic disease gene，PKHD1）——突变所致 [762,770]。PKHD1 相关蛋白是 polyductin [767]，又称为 fibrocystin [766,769]，在集合管和髓袢升支上皮高表达，在胆管和胰腺导管上皮的表达次之 [764,765]。如在其他多囊性肾疾病，polydutin 位于肾上皮细胞的纤毛 [764]。虽然患儿的肝和双肾均受累及，但受累程度不同，其临床表现也不同。在新生儿期，肾病的症状是主要的。随着年龄的增长，肝疾病显露出来，主要表现为先天性肝纤维化、胆管发育不良和胆管扩张 [761]。患者也可出现门脉高压和肝脾大、食管静脉曲张。有时患者也可出现肝囊肿，但除肝、肾以外，其他器官绝少出现囊肿，与 ADPKD 不同。

ARPKD 新生儿腹内出现巨大包块。他们有的可伴有羊水过少、关节畸形和肺发育不全，称为 Potter 综合征。这种新生儿出生后常很快死于呼吸衰竭。渡过围生期的患儿常出现肾衰竭、高血压和门静脉高压。围生期死亡率大约为 30%～50%；第一个月存活的病儿 5 年后平均生存率为 80%～95% [768,771]。

患儿的双肾明显增大，但仍保持肾的外形。囊肿呈细长圆柱状，自髓质向表面呈放射状，主要为扩张的、充满液体的集合管。光学显微镜下，可见扩张的管状结构有立方或扁平上皮被覆。囊肿之间可见未受累的肾单位，严重者则难见正常肾组织。

肾消耗病

肾消耗病（nephronophthisis，NPH）传统上因与髓质囊性肾疾病的临床和病理表现相似而归为一类，但目前认为两者各为各自独立的疾病 [779]。NPH 是一种常染色体隐性遗传性疾病，其特征为肾小管基底膜断裂、肾间质纤维化和囊肿形成 [731]。在儿童和青少年，NPH 是导致终末期肾病的最常见基因改变，占此年龄组肾衰竭病例的 10%～20% [731,733]。NPH 分为三种临床类型：幼年型 [775]、婴幼儿型 [776] 和青少年型 [783]，三型的平均终末期肾病的发生年龄分别是 13 岁、1～3 岁和 19 岁。NPH 的基因有多种，已识别的基因突变有六种（NPHP1 [777,788]、NPHP2 [785]、NPHP3 [782]、NPHP4 [784]、NPHP5 [786] 和 NPHP6 [789]）分别导致 1、2、3、4、5 和 6 型 NPH。任何一种基因突变的发生率均未超过 40%，提示可能存在其他未知的基因突变 [731]。NPH 基因编码的蛋白称为肾囊素，在肾小管上皮细胞纤毛、动基体和中心体表达，当发生基因突变时可致肾囊肿性疾病[779]。

NPH 的典型症状和体征是：尿浓缩功能下降、多饮、多尿、严重贫血和生长迟缓。大约 85% 患者仅有肾病表现，大约 12% 的患者伴有色素性视网膜炎（Senior-Loken 综合征）[780,790]。其他不常见的伴发疾病有肝纤维化、骨骼发育不良和中枢神经系统的各种缺陷[772,773,778,781,781]。

各型 NPH 的大体和镜下相似。常累及双侧肾。双肾中度缩小，呈颗粒状外观。切面上，皮质和髓质变薄；皮髓质交界不清，常见到数量不等的薄壁囊肿，大小不一，从微小至直径达 2.0cm；囊肿内充满液体。囊肿也可见于髓质，偶尔可见于肾乳头。显微解剖研究发现，囊肿来自 Henle 袢、远曲小管和集合管。组织学所见是非特异性的，取决于疾病的严重程度。肾小管萎缩，囊肿形成，肾间质可见淋巴细胞浸润和纤维化。肾小管萎缩常合并基底膜的明显增厚，在 PAS 染色切片中明显。电子显微镜下，这些基底膜均质性增厚，撕裂成薄层网状或完全溶解[774,791]。

髓质囊肿性肾病

髓质囊肿性肾病（medullary cystic kidney disease, MCKD）是一种罕见的常染色体显性遗传性疾病，其临床和病理形态学表现与 NPH 相似[730,731,733]。在 MCKD，终末性肾衰竭仅见于成年人，它分为两种类型：MCKD1 和 MCDK2，平均的终末期肾病的发生年龄分别为 62 岁和 32 岁[733]。MCKD1 和 MCKD2 基因位点分别为 1 号染色体长臂 2 区 1 带（1q21）和 16 号染色体短臂 1 区 3 带（16p13）[792,793]。

MCKD 的典型临床表现见于 21 ～ 40 岁，与 NHP 幼年型相似，但无生长迟滞和长期的贫血。MCKD 不合并任何 NPH 的肾外疾病；然而，MCKD1 和 MCKD2 合并有高尿酸血症和痛风，这在任何一种类型的 NPH 都不出现。MCKD 患者的肾大小正常或中度萎缩。在 MCKD，肾皮髓质交界处可见小囊腔，有时肉眼通常难以看见[793]。显微镜下，肾间质有弥漫性炎细胞浸润伴纤维化，肾小管萎缩伴部分肾小管增大和管腔扩张。

髓质海绵肾

髓质海绵肾（medullary sponge kidney, MSK）是一种肾囊肿性疾病，其特征为肾髓质和肾乳头的集合管扩张，使肾髓质呈海绵样外观[795]。MSK 的发病率约为 1/5000[800]，但确切数字不详。MSK 仅在合并肾结石、血尿或感染时有症状。无症状的患者通常是在进行影像学检查时发现的[801,802]。症状通常在 31 ～ 50 岁之间开始出现，但青少年起病者也有报道[796]。男女均可发病。大多数病例是散发的，偶尔有同胞和家族性发生的，但没有家族性遗传的证据[798,799]。大约 25% 的患者合并半身肥大，但机制不清[797]。

受累的肾常大小正常，但也可以轻度增大，呈现显著的海绵样外观。囊肿多而小，局限于肾锥体和肾乳头。双肾所有的肾锥体均常受累，但偶尔仅见单侧肾的 1 ～ 2 个肾乳头有病变。囊肿内衬集合管上皮细胞，常与集合管相通[794]。囊壁和扩张的集合管之间可有粘连。肾间质常有严重的炎症和纤维化，常伴有肾小管萎缩，尤其是乳头尖端处。在伴有肾结石和肾盂肾炎的病例，肾皮质可有明显的纤维化。

获得性肾囊肿性疾病

获得性肾囊肿性疾病（acquired renal cystic disease, ARCD）最初见于长期肾透析的患者，但类似病变也见于未接受透析的尿毒症患者[805-807]。据报道，ARCD 可见于 7% ～ 22% 的肾衰竭但未接受肾透析的患者，40% 接受肾透析达 3 年的患者，80% ～ 90% 接受透析达 10 年的患者[803]。ARCD 的病因不清，据推测其肾囊肿是由局灶性纤维化、草酸盐沉积或上皮增生引起肾小管阻塞所致。大多数患者无症状，但有时囊肿出血、破裂或感染时可引起发热、血尿和腰痛。ARCD 的最严重的并发症是：囊肿壁可发生肾细胞癌。据统计，接受肾透析并合并 ARCD 的患者发生肾细胞癌的发生率是一般人群的 50 倍。

ARCD 的肾囊肿通常是双侧的，位于肾皮质或髓质。它们的数量可从局灶性肾被膜下到弥漫性肾实质受累。囊肿内充满草莓色或血性液体，常含草酸钙结晶。大多数囊肿的直径 < 0.5cm，但也可大到 2 ～ 3cm。镜下，大多数囊肿衬覆扁平上皮，有时衬覆增生的立方或柱状上皮。偶尔可见上皮呈乳头状增生并有非典型。ARCD 患者发生的肿瘤大多数是乳头状腺瘤，对患者影响不大。据报道，6% 的接受透析治疗的 ARCD 患者可见肾细胞癌，其中 50% 为多中心性的，10% 为双侧性的，尽管以乳头状癌为主，但也可见非乳头型透明细胞癌[804]。

单纯性囊肿

单纯性囊肿是肾最常见的囊肿性疾病[810]。单纯性囊肿的发生率占做腹部超声检查人群的 5% ～ 12%[809,811]。其发生率随着年龄的增长而增长，在儿童 < 0.1%，在 50 岁以上者可达 20%[803]。临床上单纯性囊肿常无症状，多在尸解时或因其他疾病做影像学检查时意外发现。偶尔单纯性囊肿可因合并出血或感染而引起疼痛。单纯性囊肿可以是孤立的、多发性的或双侧性的。囊肿在肾皮质较在肾髓质多见。尽管单纯性囊

肿的病因不清，但通常认为囊肿来自肾小管[808]。单纯性囊肿的直径大多 < 5cm，但较大的囊肿也有报道[811]。囊肿常为单房的，偶尔为双房或多房的。囊肿外观透明，充满清亮的浆液，内衬单层立方或扁平上皮。在合并出血或感染者，囊肿壁厚，可见吞噬含铁血黄素的吞噬细胞和萎缩的衬覆上皮。

儿童肾肿瘤和瘤样病变

Wilms瘤（肾母细胞瘤）

一般特征

Wilms瘤又称为肾母细胞瘤、胚胎瘤、癌肉瘤、腺肉瘤和腺肌肉瘤，目前通用的名称是肾母细胞瘤[838]。在形态学和分子水平上，肾母细胞瘤是肿瘤形成的一个原型，忠实地再现了胚胎发生过程[817,826,847]。肾母细胞瘤主要见于婴儿，50%的病例出现于3岁以前，90%出现于6岁以前[819,824,845]。然而，肾母细胞瘤很少被认为是一种先天性肿瘤，这一点在与中胚层细胞肾瘤的鉴别上很重要[821]。肾母细胞瘤也可出现于青春期[829]和成年期[822,842,846]。成人肾母细胞瘤的特征和治疗原则与儿童肾母细胞瘤的相同[812]。肿瘤的发生无性别差异。白种人的发病风险比黄种人低，但比黑人高。

肾母细胞瘤通常发生于一侧肾，但同时或先后发生于双肾者占5%～10%[834,839]。肾外的肾母细胞瘤也有报道，包括腹膜后、骶尾部、睾丸、子宫（有时表现为宫颈息肉）、腹股沟管和纵隔[813,820,827,831,836,843,844]。有的肾母细胞瘤发生于畸胎瘤，此时肾母细胞瘤应占畸胎瘤的主要部分。在一些肾外的肾母细胞瘤已检测出可能的瘤前病变和WT1基因表达[836,837]。

肾母细胞瘤可发生于纯合子双胞胎和其他家族背景下[823]。已证实，虹膜缺失和生殖器异常综合征（WAGR）、以脐膨出和巨舌为特征的Beckwith-Wiedemann综合征、偏身肥大症和Denys-Drash综合征患者肾母细胞瘤的发病风险较高[818,828,830,840]。肾和生殖系统异常、皮肤痣和血管瘤病、18号染色体呈三倍体、Klippel-Trenaunay综合征、神经纤维瘤病、Bloom综合征和脑巨大畸形患者肾母细胞瘤的发病风险也较高[815,833,835,841]。在1岁以内发生肾母细胞瘤的患者发生泌尿生殖系统先天性发育异常的发生率很高，而且易双肾受累。肾母细胞瘤也可与其他恶性肿瘤合并发生，如骨肉瘤、葡萄簇状横纹肌肉瘤、视网膜母细胞瘤、肝细胞癌和神经母细胞瘤[814,816,825,832]。

临床特征

肾母细胞瘤的典型症状是患儿母亲首先发现其有腹内包块。偶尔可见血尿和疼痛。少数患者因肿瘤分泌肾素而出现高血压[852]。肿瘤以外的肾组织出现肾小球疾病时可有蛋白尿[854]。有时最先出现的症状是肿瘤破裂导致的大出血。有由于肿瘤栓塞导致患者突然死亡的报道[855]。

肾盂静脉造影显示，肾盂可因肾内肿瘤压迫扭曲变形。超声、CT和MRI检查可以更确切地显示肿瘤的范围。

一些肿瘤标志物有助于肾母细胞瘤的诊断[848]，包括循环血中透明质酸含量增高[853]、获得性Von Willebrand因子水平增高（可能与严重凝血疾病有关）[849]、失活肾素增高[850]以及血清促红细胞生成素增高[851]。不幸的是，由于上述辅助指标并不特异，其实用价值有限。

形态学特征

大体上，多数肾母细胞瘤为单发性实性瘤块，圆形，边界较清楚，质地柔软。它们的大小相差悬殊，平均重量为550g。肿瘤切面主要为实性，呈灰白或红褐色，可有出血、坏死和囊性变（图1.97）、纤维性间隔较常见，使肿瘤呈分叶状。约7%的病例呈多中心性肿瘤病灶。

光学显微镜检查，肾母细胞瘤主要由三种基本成分构成，即未分化的胚芽组织、间胚叶性间质组织和上皮组织[858,859,875]。多数肾母细胞瘤有上述三种成分，但各自的比例不同。有的主要为两种成分；有的则以一种成分为主，形成单形性类型。未分化的胚芽组织可见大量小的原始细胞聚集，细胞呈圆形或卵圆形；胞质稀少，但有时胞质较丰富，嗜酸性红染。这些胚芽细胞可呈多种分布方式：弥漫性、结节状、缎带状和基底细胞样。以未分化胚芽组织为主的肾母细胞瘤有时易与其他小圆形细胞肿瘤混淆，如神经母细胞瘤。间胚叶组织一般由梭形纤维母细胞样细胞构成，但也可有向其他类型细胞分化的细胞，尤其是平滑肌和横纹肌细胞[863]。有时肾母细胞瘤以这种间胚叶成分为主而无其他成分[881]。以横纹肌为主要成分的肾母细胞瘤主要发生于年幼儿童，且半数以上的病例为双侧发生[884]。侵犯肾盂和其他结构的横纹肌肉瘤样肾母细胞瘤具有葡萄簇状横纹肌肉瘤的形态特征[874,878,880]。有时一侧为典型肾母细胞瘤，而另一侧为主要成分是间胚叶成分的肿瘤[868]。

上皮成分的特征是形成胚胎性肾小管（有时也可见胚胎性肾小球形成），很像胚胎期正常发育的后肾小管和肾小球样结构的重现，这一点通过光学显微镜、电子显微镜和免疫组织化学（植物血凝素等）检查均可证实[857,860,877,882]（图1.98）。上皮成分可出现不同程度的分化，可有肾单位各节段形成[866]。这在肾小管上皮细胞可能呈小圆形，与神经母细胞瘤的菊形团样排列相似；有的呈单层细胞的管状排列，有基底膜形成，周围有纤维黏液样基质[858]。以上皮细胞成分为主的肾母细胞瘤应与多囊

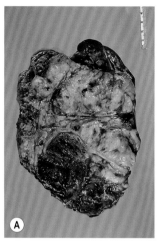
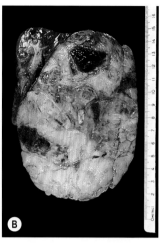
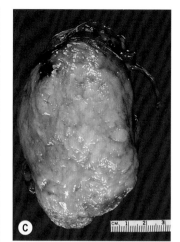
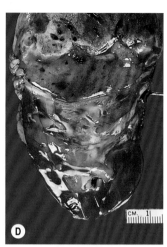

图1.97 A至D，肾母细胞瘤的各种大体表现。A和B图的病变呈多彩斑斓状。C图病变呈呈较均质的结节状。D图病变显示梗死样坏死区。

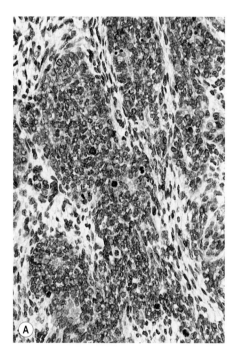
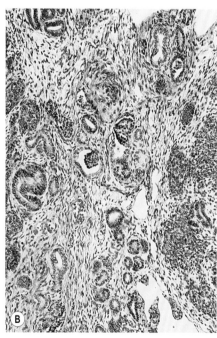

图1.98 A和B，肾母细胞瘤的显微镜下表现。A，低倍镜显示的胚芽组织、间胚叶性间质、上皮管样结构形成和幼稚的肾小球混杂存在。B，高倍镜显示的胚芽组织、间胚叶性间质和幼稚的肾小管。

性肾瘤、肾细胞癌和后肾腺瘤鉴别[858,871]。明显的空泡变性可见于肾小管上皮成分[862]，但极少见。

有一型结节状乳头状肾母细胞瘤，大体上可见从纤维性间隔突向囊腔的乳头状突起，低倍镜下呈纤维腺瘤样结构[861,870]。

肾母细胞瘤可出现灶状或弥漫性间变现象，这些在预后一节讨论。

此外，有的肾母细胞瘤中可出现：纤毛上皮、黏液上皮、鳞状上皮和移行上皮成分[858,867]（图1.99）；各型内分泌细胞[867]；分泌肾素的细胞[872]；神经上皮成分；神经母细胞和成熟的神经节细胞[865,876]（图1.100）；神经胶质细胞[869]；脂肪组织；以及软骨、骨和造血细胞成分

[858]。有时上述多种组织混合出现，使肾母细胞瘤和畸胎瘤之间难以区别[858]，于是出现了畸胎瘤样肾母细胞瘤这样的名称[873,879]。有时肾母细胞瘤内还可出现肾细胞癌成分[856,871]。

组织化学和免疫组织化学特征

肾母细胞瘤中各种成分的免疫组织化学表现反映了肾发育过程的特征，包括转化介质在内的高度特异性成分[885,888,892]。

胚芽组织仅显示对波形蛋白呈灶状阳性；上皮成分显示对角蛋白、EMA、植物血凝素以及各种基底膜成分免疫反应呈阳性[885,891]；间胚叶成分显示与其形态特征一

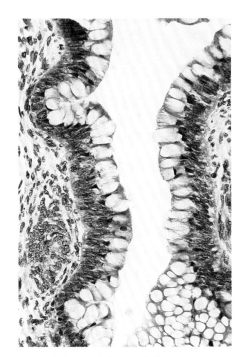

图1.99　肾母细胞瘤中的黏液上皮成分。

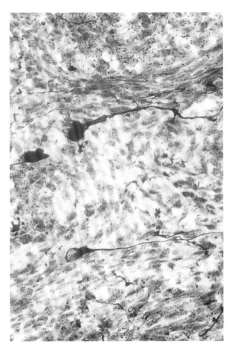

图1.100　肾母细胞瘤中的神经分化。可见几个有明显树突状分枝的神经元样结构（Del-Rio Hortega染色）。（Courtesy of Dr Hugo Cejas, Córdoba, Argentina）

致的免疫组织化学反应，如横纹肌成分显示肌细胞生成素和结蛋白呈阳性 [886]，神经成分显示神经元特异性烯醇酶、神经胶质原纤维酸性蛋白和 S-100 蛋白呈阳性 [889]。肾母细胞瘤的其他免疫组织化学包括 WT1（90% 阳性）、

CD56（96% 阳性）和 TTF-1（偶尔阳性）；后者占我们病例的 17%，易造成误诊 [884]。

　　Ⅰ型胰岛素样生长因子受体可出现于肾母细胞瘤中，可能与肿瘤细胞增生和分化抑制相关 [883,887,890]。

超微结构特征

　　电子显微镜下，肾母细胞瘤可见有后肾组织的不同发育阶段特征 [893,896]。如果有发育较好的细胞连接、微绒毛分化、细胞表面的絮状物凝聚等超微结构特征，则利于确诊低分化的肾母细胞瘤 [893,894]。其中凝聚于细胞表面的絮状物是神经细胞黏附分子 [895]。

分子遗传学特征

　　与 Wilms 瘤相关的基因是 WT1 和 WT2。前者位于 11 号染色体短臂 1 区 3 带（11p13），编码具有锌指结构的转录因子，后者在泌尿生殖系统发育早期表达，在 Denys-Drash 综合征和 WAGR 综合征分别有其胚系点突变和缺失 [897,915,916]。WT2 基因位于 11 号染色体短臂 1 区 5 带 5 亚带区（11p15.5）[898,905,912,913]。这两种基因的表达与肿瘤组织学特征相关 [900,902,906,918]。在散发性肾母细胞瘤，51% 的病例有体细胞双等位基因失活。

　　17% ～ 29% 散发性肾母细胞瘤病例有位于 X 染色体的 WTX 基因失活，这通常由体细胞缺失所致；偶尔可见男性患者 X 染色体失活性突变，或女性患者 X 染色体激活 [907,910,917]。WTX 基因改变在肾母细胞瘤发生中的作用尚不清楚 [917]。

　　14% ～ 20% 肾母细胞瘤病例有 β- 连环蛋白基因 CTNNB1 活化突变，后者可导致 Wnt 信号通路异常。CTNNB1 基因突变与 WT1 基因突变关系密切 [903,94,908,910]。

　　1 号、7 号长臂、8 号、12 号和 16 号染色体也可有异常 [901,909,911]。这些遗传学改变在肾母细胞瘤的不同组织成分中相同 [919]。仅有 5% 病例有 TP53 突变和（或）此蛋白的过表达。它们主要局限于间变病灶且提示预后差 [899,914]。

细胞学

　　肾母细胞瘤的细胞学诊断用处不大，但其对Ⅳ期肾母细胞瘤的诊断有一定价值 [921]。肾母细胞瘤的三种细胞成分均可以应用这种技术观察到 [920]。

扩散和转移

　　进展期的肾母细胞瘤可向肾周围软组织浸润蔓延，并进一步侵犯肾上腺、肠道、肝、脊椎和脊髓周围。脊髓周围侵犯可导致脊髓完全受压 [922]。肾静脉侵犯很常见，但肾盂和输尿管侵犯少见，仅见于肿瘤晚期。当瘤组织呈息肉状长入肾盏肾盂时，其与葡萄簇状横纹肌肉瘤很相像 [723]。约 15% 的病例有局部淋巴结转移。远处

转移最常见于肺、肝和腹膜，其他脏器如中枢神经系统也可累及[924]。如果患儿有腹膜后肿块并有肺转移，强烈提示肾母细胞瘤而不是神经母细胞瘤。如果出现骨转移，则多考虑其他肿瘤，因为仅有 1% 的肾母细胞瘤出现骨转移。

治疗

1969 年，美国肾母细胞瘤研究所制定了标准化的肾母细胞瘤治疗方案[927,928,930,935]，并且进行了不断更新[933]。肾母细胞瘤的治疗方法取决于外科分期和病理分期。对于所有 I 期和组织学分化良好的 II 期肿瘤（无间变特征），首选治疗方法为：肾切除辅以不超过半年的化疗（放线菌素 D 和长春新碱），不进行放射治疗[927]。对于分期较高的肿瘤，需加用其他化疗药物并进行放射治疗。对于经活检证实的双肾肾母细胞瘤，先进行化疗，然后再进行手术，切除瘤块[934]。经腹腔进行的肾肿瘤切除可以观察对侧肾和局部淋巴结。在手术过程中，要特别注意检查对侧肾、淋巴结和其他膈下器官和组织。事实证明，对于 2 岁以下的患儿，如肿瘤较小且为 I 期分化较好的肾母细胞瘤，单纯肾切除即可[931,932]。

肾母细胞瘤中的胚芽成分对化疗和放疗的敏感性较高，而上皮成分和间胚叶成分的敏感性较低[925,926,936]。对于间变成分，上述治疗效果不佳[936]。

在施行放疗或化疗前，应通过剖腹手术获取确切的病理学诊断，因为临床影像学诊断的不符合率高达 5%[929]。

预后

一般而言，单侧肾母细胞瘤的治愈率为 80% ~ 90%[945]。一小部分长期存活者会发生另一种恶性肿瘤，这或者是由于患者对肿瘤有先天易感性，或者继发于治疗的后作用[937]。

影响预后的临床和形态学因素如下所述：

1. 年龄。2 岁以下的患儿转移机会少，其 5 年生存率高于 2 岁以上的患者[938,941]。
2. 分期。肾母细胞瘤的临床病理分期是最重要的预后因素（参阅附录 C）。肿瘤包膜受到侵犯、手术时破裂、肾外静脉受到侵犯、肿瘤种植、淋巴结转移、远处转移和双肾发生是重要指标[948]。不过，仅通过病理学检查判断分期是不可靠的，因为肿瘤的包膜或假包膜可能与肾被膜融合，难以判断肿瘤包膜的侵犯状况；肾窦与手术断端难以区分；肾静脉回缩，造成肾静脉肿瘤侵蚀的假象等。要特别仔细地检查肾窦、肿瘤与正常肾的交界、肿瘤的包膜以及未受侵犯的肾实质的切片。

在判断 I 期病例时，要注意与复发有关的四个特征：炎症性假包膜存在与否、肾窦侵犯与否、肾被膜侵犯与否以及血管侵犯与否[953]。

3. 肿瘤大小。肿瘤大小和重量是判断预后的重要指标，特别对 I 期肿瘤[942]。
4. 间变。有三项指标可以判断肿瘤的间变：（1）细胞核增大，与相同类型的肿瘤细胞相比，其直径至少超过 3 倍，除了横纹肌性肿瘤细胞外，胚芽细胞、上皮性肿瘤细胞和间质细胞均适用；（2）增大的肿瘤细胞核染色质增多增粗，呈浓染状；（3）可见多极分裂象（图 1.101）[943]。

肿瘤细胞间变可见于 4% 的病例，在黑人和年长患者比例更高[940]。在 2 岁以下的肾母细胞瘤患者极少见间变现象，这可能是这一年龄组患者预后较好的

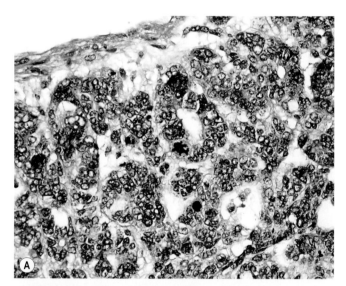

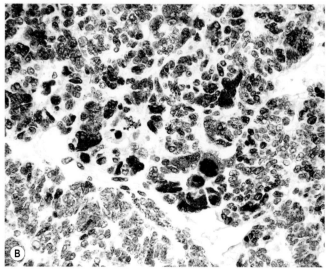

图1.101　A和B，间变型肾母细胞瘤。A，可见多形性显著，伴有大而深染的核仁和病理性核分裂象。B，免疫组织化学染色细胞核p53呈强阳性。

原因之一。有时,间变现象仅见于转移的瘤灶,而原发肿瘤却没有。

以前的分类方案是根据间变数量将肿瘤分为弥漫性和灶状肿瘤,后来的方案还要结合病变局部所见。目前,灶状间变是指原发肿瘤内仅有一个或几个散在的间变病灶而其他区域无间变和显著核异型性[946]。为此,有必要对肿瘤进行全面取样(沿肿瘤直径每一厘米做一个切片),以便准确判定[955]。伴有间变的 Wilms 瘤对化疗不敏感,尤其是在有弥漫性间变的 Wilms 瘤,但这一点 I 期肿瘤不适用[956]。

5. 肾小管样分化。这是预后好的一项指标。有作者认为,有肾小球分化者预后好[949,951]。

6. 横纹肌分化。有大量横纹肌分化时预后较好;但仅有少量分化时与预后的关系不明显[947,954]。

7. 黏液产生。肾母细胞瘤产生黏液甚至在腹水中出现黏液蛋白是预后不良的指标[939]。

8. DNA 多倍性。一些研究显示,DNA 多倍性对判断预后可能有帮助[952]。

9. TP53 突变。免疫组织化学检测 P53 蛋白过表达可以间接提示 TP53 突变并与组织间变和预后不良有关[944,950]。

中胚层细胞肾瘤

中胚层细胞肾瘤又称为婴儿间叶性或平滑肌样错构瘤,是一种先天性肾肿瘤,一般见于小于 6 个月龄的婴儿。成年病例也有报道,其形态学表现与婴儿病例相似[978,979]。大体上,中胚层细胞肾瘤表现为实性肿块,切面呈灰黄色或红褐色,有车辐束状排列的纤维束,有如子宫平滑肌瘤(图 1.102)。多数肿瘤位于近肾门部,与周围有明显的分界,但有的可向肾实质内甚至向肾周的脂肪内穿插生长。一般无出血坏死,但可有囊性变[961,963]。

显微镜下,主要为梭形细胞成分[977](图 1.103)。Wigger 认为,这些细胞具有分化型中胚叶细胞的特征,而与原始的间胚叶细胞或中胚层细胞不同,缺乏形成上皮样细胞的功能[981]。这些增生的细胞具有成纤维细胞、肌纤维母细胞或平滑肌细胞的特征[959,971]。因此,它们包含波形蛋白和纤连蛋白,有时还包含肌动蛋白阳性,但角蛋白和层连蛋白呈阴性[970]。可见上述增生的梭形细胞包绕和穿插于残留的肾小管和肾小球(有的出现肥大或化生现象)。残留的肾小球和肾小管多数位于肿瘤的周边部,有时肿瘤中心部也混有肾组织,使肿瘤形成多样性特征。有时可见玻璃样软骨小岛和灶状髓外造血现象。肿瘤组织与周围的肾实质之间无明确的包膜分隔。

有的肿瘤显示细胞密集、核分裂象活跃、侵犯肾盂或肾周围组织。可出现出血和坏死[975]。电子显微镜下,它们与婴儿纤维肉瘤相似[972]。这些肿瘤曾有细胞性或非典型性中胚层细胞肾瘤之称[968,973](图 1.104)。当经典性

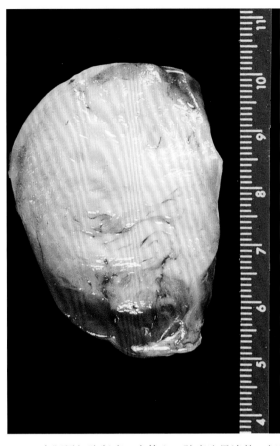

图 1.102　中胚层细胞肾瘤。大体上,肿瘤边界清楚,切面呈灰白色纤维样结构。

和细胞性形态同时存在时称为混合性中胚层细胞肾瘤。

中胚层细胞肾瘤第 8、11、17 和 20 号染色体呈多体畸形性,但缺乏肾母细胞瘤第 11 号染色体异常的特征[960,974,976]。近年来发现,它们有 t(12;15)(p13;q25)易位,导致 ETV6-NTRK3 基因融合——这在石蜡包埋标本已得到证实[957]。值得注意的是,这种融合基因仅见于细胞性中胚层细胞肾瘤,而经典性中胚层细胞肾瘤不出现[957,969]。ETV6-NTRK3 基因融合似乎先于多体畸形性出现[974]。在婴儿,纤维肉瘤也有同样的基因异常,提示两者系同源性肿瘤[974]。

多数中胚层细胞肾瘤为良性肿瘤,肾切除后预后良好[967],没有必要进行放疗与化疗。多达 7% 的患者术后有复发伴腹膜后侵犯,可能导致死亡[965,968]。出现肺和脑远隔转移的病例也有报道[966,980];形态学上,这种侵袭性肿瘤大多数具有非典型性形态特征[964,968]。Beckwith 和 Weeks 发现,复发的中胚层细胞肾瘤多数是 3 个月月龄后才首次确诊和进行肿瘤切除的患儿。所以对于预后来说,确诊时的年龄和手术充分切除比肿瘤的形态学表现更重要[958]。最近的研究显示,患者年龄大于 3 个月月龄的 III 期细胞性中胚层细胞肾瘤尤其易于复发[962]。

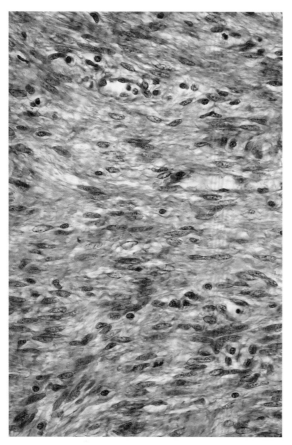

图1.103　中胚层细胞肾瘤。显微镜下，可见单形性梭形细胞增生，具有带状细胞核和丰富的嗜酸性纤维样胞质。

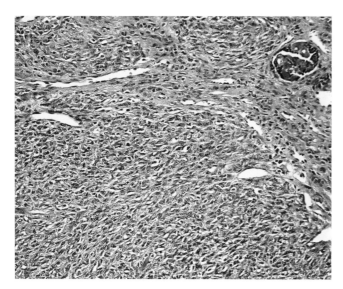

图1.104　细胞性中胚层细胞肾瘤。可见核分裂象丰富。右上角可见陷入的肾小球。部分肿瘤呈侵袭性生长方式。

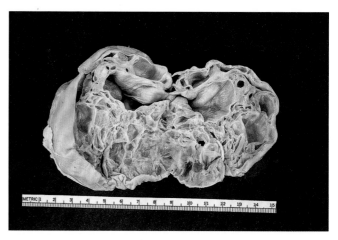

图1.105　多囊性肾瘤累及大部分肾的大体表现。

多囊性肾瘤
（包括混合性上皮和间质肿瘤）

　　多囊性肾瘤又称为多房性囊肿性肾瘤、肾的多房性囊肿，是一种少见而独特的肾囊肿性疾病，常发生于很小的婴儿，但临床上也可见于任何年龄[985,993,996]。其临床表现主要是肾内囊肿以及由于囊肿导致的输尿管梗阻。

　　大体上，病变一般为单发性、单侧的、表面与肾实质界限清楚的隆起[984]。病变直径一般为 5～15cm，表面呈粗大结节状。切面呈多囊状，囊肿直径为1mm～3cm或更大一些（图 1.105）。囊壁较薄或呈半透明状，内面平滑，无乳头状突起。其内容物一般为无色液体。各囊肿之间以及与肾盂之间不连通。周围肾实质正常。囊肿可延伸至肾被膜。

　　显微镜下，可见囊壁内衬肾小管上皮，从呈柱状、立方形到呈扁平状，有时与内皮相似，呈淋巴管瘤状（图 1.106）。多数情况下，被覆的上皮细胞呈"鞋钉状"。电子显微镜下，被覆上皮表面有较长的纤毛和其他集合管上皮分化的特征[1001]。囊肿间的间质为成纤维细胞样和无明显特征的细胞（有时免疫组织化学显示激素受体呈阳性），但有时可出现平滑肌细胞、横纹肌或软骨细胞[988]（图 1.107）。有时甚至出现不成熟的胚芽组织和不成熟的肾小管上皮成分，与肾母细胞瘤难以区别。本病有X染色体失活，推测可能具有肿瘤特征[994]。有人认为，如果没有肾母细胞瘤组织存在而仅有囊肿，可称为多房性囊肿；如果有肾母细胞瘤成分存在，则可称为多囊性肾瘤，但这种区分无论在理论上还是在实际应用中均无太大意义[990,991]。还有人认为，多囊性肾瘤是一种分化型的肾母细胞瘤[987,990]。的确，有肾母细胞瘤和多囊性肾瘤共存的情况，而且两者的遗传表型也相似，这些是上述学说的一个有力证据[982,986,1005]。从实用的角度出发，无论是单纯的多房性囊肿还是伴有分化好的肾母细胞瘤成

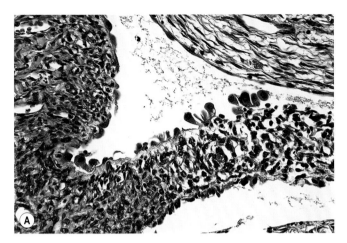

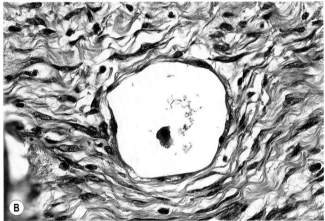

图1.106　A和B，多囊性肾瘤。A，可见囊壁内衬上皮呈鞋钉样。B，此例囊壁内衬上皮扁平，似内皮细胞。

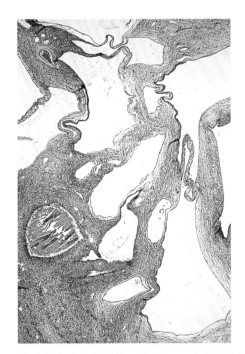

图1.107　多囊性肾瘤的低倍镜下表现，显示多囊结构，被覆扁平上皮，并被梭形细胞间质分开。

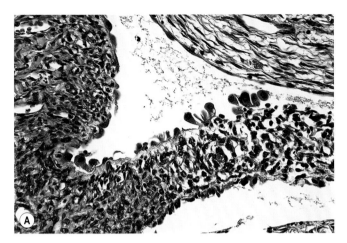

分的多囊性肾瘤，它们均属于良性范畴，治疗只需要进行肾切除即可根治。在伴有分化好的肾母细胞瘤成分的多囊性肾瘤中，实性的瘤组织的生长不会受囊肿的影响。

有些多囊性肾瘤发生于成年人，并有岛状肾细胞癌样透明细胞，提示这种肿瘤有一定的恶性潜能，但未无转移的病例报道[1000,1002]。

肾的混合性上皮和间质肿瘤（mixed epithelial and stromal tumor, MEST）是一种新病种，常见于中、老年女性，大体上与多囊性肾瘤难以区分[995]。显微镜下，MEST的囊腔之间的间质主要是与卵巢间质相似的梭形细胞，包括表达激素受体，表现出与白体相似的结构（虽然可能与它们无关）。大多数上皮成分与多囊性肾瘤相似，在免疫组织化学和超微结构上与肾小管上皮一样，但常有Müller型上皮分化，包括子宫内膜样上皮、输卵管上皮、透明细胞和鳞状细胞（图1.108）。以间质或脂肪成分为主的病例易与平滑肌瘤或血管平滑肌脂肪瘤混淆[998]。尽管有恶性病例的个别报道，但其生物学行为总体为良性行为[992,997]。有研究提示，MEST与多囊性肾瘤不同，MEST与具有卵巢间质的胰腺和胆管的多囊性病变相似（见相关章节）[995]。近来有关临床、形态学、基因表型和分子水平的研究提示，多囊性肾瘤和MEST是同一疾病的两种不同表现[983,989,1004,1006]。因此，Turbiner等建议用肾上皮和间质肿瘤（renal epithelial and stromal tumor, REST）这个名称包含这两种病变，以强调它们之间可能病理发生和组织学发生的相互关系，以期消除争议[1004]。

需要提醒的是，肾间质激素受体阳性并不是MEST独有的特征，其也可见于多囊性肾瘤、囊性血管平滑肌脂肪瘤和非肿瘤性病变（肾盂积水和肿瘤压迫性梗阻），因此，提示此种病变可能是对梗阻的反应性间质化生[1003]。

肾母细胞瘤病和肾源性残余

肾母细胞瘤病和肾源性残余是先天性胚胎发育异常而不是肿瘤性病变，但由于它们常与肾母细胞瘤混淆且与后者的组织发生有一定关系，因此在此讨论[1010,1013,1017]。肾母细胞瘤病可以是Perlman综合征的一部分，有羊水过多伴巨大胎儿、巨肾、独特的面部改变、肾发育不良并好发肾母细胞瘤[1007]。这些病变似乎为肾被膜下的原始后肾组织，可单肾发生，也可双肾发生；可单灶发生，也可多灶发生。当只有在显微镜下才可见到时，它们被称为肾源性残余、（持续存在的）结节性肾胚芽组织或后肾组织错构瘤；当上述病变呈弥漫性或巨块状时，它们被称为肾母细胞瘤病。实际上两者的形态学是相似的[1018]。

肾源性残余分为叶周型和叶内型两种（图1.109）。叶

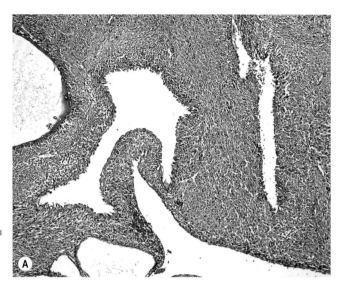

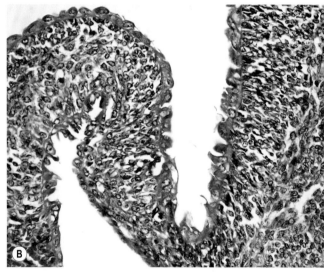

图1.108　所谓的"肾的混合性上皮-间质肿瘤"。A，低倍观，B，高倍观。

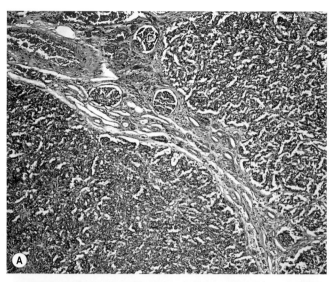

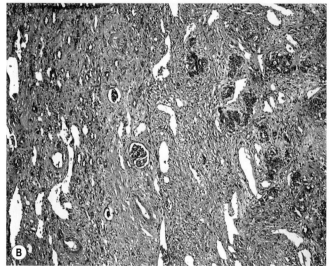

图1.109　肾母细胞瘤病（肾源性残余）。A，叶周型。B，叶内型。

周型较常见，位于肾实质周缘的被膜下，边界清楚，由肾胚芽组织和小管样结构构成，间质为硬化性间质，常呈实性。叶内型随机分布于肾皮质和髓质，边界不规整，常呈多灶状分布，大量成熟的间质中存在肾胚芽组织和小管样结构[1008,1009,1014]。有全肾叶受累的病例报道[1012,1019]。

　　局灶性肾母细胞瘤病见于1%的新生儿的肾，其中30%有肾母细胞瘤[1010]。多数病例伴有各种先天性异常和高血压[1016]。

　　肾母细胞瘤病可以通过肾动脉造影、CT、MRI和超声诊断[1020]。大体上，可见病变弥漫性生长，占据肾被膜下的全部肾组织，无具体瘤块，这些特征可与肾母细胞瘤区别。显微镜下，可见成束排列的肾源性上皮细胞，原始但无间变表现象。间质组织稀少，没有软骨、横纹肌和原始间胚叶组织。

　　有的病例伴有肾母细胞瘤，它们同样被发现有WT1基因突变[1015]。

　　肾母细胞瘤病和肾源性残余保守治疗即可[1011]。

肾内神经母细胞瘤和Ewing肉瘤／PNET

　　肾的神经母细胞瘤可原发于肾，也可由原发于肾上腺或腹膜后的肿瘤侵犯[1027]。原发于肾的神经母细胞瘤易被误诊为肾母细胞瘤，因为肾母细胞瘤中的小管上皮成分可以出现菊形团样排列，而且肾母细胞瘤中也可出现真正的神经母细胞瘤成分（见74页）。电子显微镜、免疫组织化学、分子遗传学分析方法有助于两者的鉴别诊断[1021,1026]。肾内神经母细胞瘤常转移到肾上腺、眶内和骨[1031]。

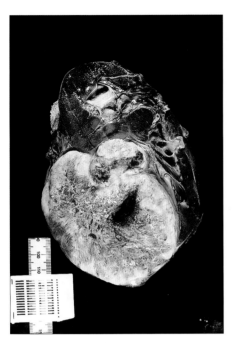

图1.110　肾原发性Ewing肉瘤／PNET。

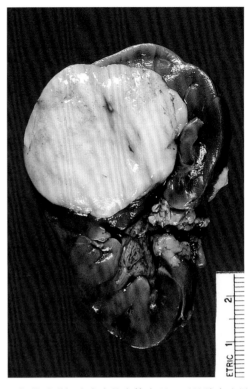

图1.111　肾的透明细胞肉瘤的大体表现。可见肿瘤边界清楚，呈灰白，切面隆起。

Ewing 肉瘤／外周神经外胚层肿瘤（peripheral neuroectodermal tumor, PNET）也可原发于肾[1022,1024]，其形态学、免疫组织化学和分子遗传学特征与其他部位的 Ewing 肉瘤／ PNET 相似。大多数患者为年轻人，临床经过为强侵袭性经过[1023]。许多病例的病变位于肾髓质和肾盂（图 1.110）。主要的鉴别诊断为以胚芽组织成分为主的肾母细胞瘤，它们的区别在于：PNET 的 CD99 和 FLI-1 的羧基末端标志物呈阳性，而 WT1 呈阴性。必要时可应用细胞遗传学、FISH 或 RT-PCR 方法检测 t（11;22）易位或 EWS-FLI 基因融合以及由此导致的相关基因融合[1029,1030]。一些报道的病例与肾小囊上皮腺瘤样增生有关——一种发生于肾的非肿瘤性特殊形态学改变——在肝母细胞瘤中也有提及[1025]。

通过对 NWTSG 病理中心的 146 例肾原发性恶性神经上皮性肿瘤病例进行的初步分析以及其后对额外病例进行的回顾分析[1028]，作者们认为，这是一组包含多种类型的高度恶性肿瘤，即使应用免疫组织化学和分子遗传学方法有时也难以将其归入某一具体类型[1022]。

透明细胞肉瘤

透明细胞肉瘤也称为骨转移性肾肿瘤，是一种与软组织透明细胞肉瘤不同的独特的肾恶性肿瘤，过去曾认为其为肾母细胞瘤的一个特殊类型[1037,1038,1044]。其约占儿童肾肿瘤的 4%，发病高峰年龄为 1 ~ 2 岁。偶尔可见成年病例[1039] 和出现于肾外部位的病例[1047]，可合并家族性结肠息肉病[1046]。大体上，肿瘤倾向于很大，多位于

肾髓质或肾中央，边界清晰。切面呈均质性棕灰色，有黏液透明样表现（图 1.111）。常有囊性变，质地柔韧。

显微镜下，可见相对较小的细胞呈弥漫性分布；核呈小圆形，染色质均匀细腻，核仁不明显；细胞质浅染或呈空泡状；细胞膜不清楚，细胞边界不清。虽然被称透明细胞肉瘤，但真正有明显的透明细胞质的病例仅占 20%。核沟很常见，核分裂象不常见。有纤维血管状间质，可导致瘤细胞排列成呈巢状、索状、梁状或栅栏状（图 1.112）。上述瘤细胞的排列方式不应与肾母细胞瘤的管状排列和蜿蜒状条索排列方式混淆。可见黏液样变性、纤维化和玻璃样变性，玻璃样变性的组织有时与骨样基质相似。囊样结构是由于陷入瘤组织的小管扩张或间质变性所致。值得注意的是，特殊的腺泡样结构和血管间质支架在透明细胞肉瘤的诊断中比存在透明细胞或硬化更有价值[1040]。已描述的透明细胞肉瘤的组织学形态有九种，即经典型、黏液样型、硬化型、细胞型、上皮样型、栅栏样型、梭形细胞型、蓆纹样型和间变型[1033]。

电子显微镜下，可见瘤细胞的细胞器稀少，有稀疏的微丝、原始的细胞间连接和复杂的细胞质突起[1034]。波形蛋白免疫组织化学染色呈灶状阳性[1036,1045]。流式细胞学分析显示 DNA 为二倍体[1032]，没有基因异常[1042]。

透明细胞肉瘤的组织发生来源尚不清楚，可能与肾

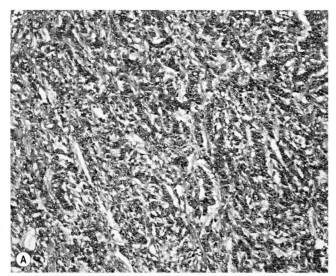

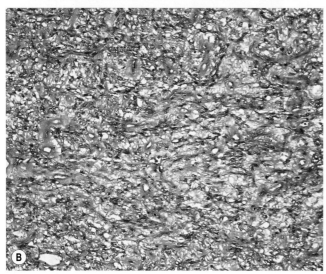

图1.112　肾的透明细胞肉瘤。A，小梁状生长方式。B，同一病例的另一区域有稀疏的梭形细胞。

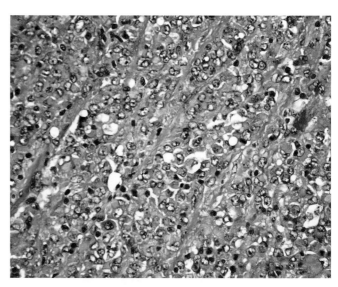

图1.113　肾的横纹肌样瘤。可见核分级高。细胞质有玻璃样嗜酸性无定形物质，并将细胞核挤压于一侧。

母细胞瘤的发生有一定联系[1040,1041]，但两者有着不同的病变过程，所以应将它们视为两种不同的肿瘤，虽然透明细胞肉瘤可以出现与肾母细胞瘤相似的胰岛素样生长因子，但其没有 WT1 基因转录子[1043,1048]，TP53 基因突变罕见[1035]。透明细胞肉瘤是一种恶性度很高的肿瘤，易复发并出现骨转移，尤其是颅骨转移[1044]；而典型的肾母细胞瘤极少出现骨转移。透明细胞肉瘤也可转移至局部淋巴结、脑、肺和肝。与肾母细胞瘤不同，透明细胞肉瘤常在原发性肿瘤切除 5 年或更长时间后出现转移。

一项有 351 例病例的研究显示，透明细胞肉瘤的总体生存率为 69%。多因素分析显示：应用阿霉素治疗、临床分期、诊断时的年龄和肿瘤坏死程度是独立的预后指标。值得注意的是，临床 I 期患者生存率可达 98%[1033]。

横纹肌样瘤

横纹肌样瘤许多年来曾被认为是一种实性、单相分化的特殊类型的肾母细胞瘤，或肾母细胞瘤的横纹肌肉瘤样，现在认为它是一种与肾母细胞瘤不同的肿瘤[1049]。大多数病例发生于年幼的婴儿，诊断时的平均年龄为 18个月[1064]。部分病例合并高钙血症[1058,1062]。15% 的肾横纹肌样瘤伴发后颅窝中位的原发性胚胎性肿瘤，尤其是髓母细胞瘤[1052,1056]。已报道 1 例横纹肌样瘤病例发生于肾母细胞瘤放疗后 20 年[1057]。

大体上，肾的横纹肌样瘤表现为柔软的实性结节，边界相对较清楚。显微镜下，可见单一形态的肿瘤细胞，弥漫性浸润性生长，有时出现腺泡样或梁状结构，主要侵犯肾髓质。肿瘤细胞中等大小，呈圆形或卵圆形；但它们有时呈梭形，很像中胚层细胞肾瘤。其最显著的特征是：瘤细胞有较多的嗜酸性胞质，并有玻璃样小滴将细胞核挤向一侧，使之呈与浆细胞样或横纹肌肉瘤样表现（图 1.113）。电子显微镜下，可见这些玻璃样小滴由缠绕在一起的中间丝构成[1054]。免疫组织化学检查，波形蛋白呈强阳性，角蛋白也呈阳性，但肌肉和神经标志物呈。然而，已有它们显示结蛋白和肌丝免疫反应阳性的报道[1053]。不过，由于细胞质中微丝堆集而呈灶性横纹肌样特征这种情况也可见于其他的肾肿瘤，包括肾母细胞瘤、中胚层细胞肾瘤和肾细胞癌[1065]。

横纹肌样瘤的组织发生尚有争议，其来源于肾髓质的原始细胞似乎更可能。其生物行为呈高度恶性，即使年幼的婴儿也不例外。其死亡率高达 75%。临床分期较高和患者为男性是预后较差的指征[1065]。

形态学上与肾横纹肌样瘤很难区别的肿瘤可出现在其他许多部位，包括软组织、肾盂、膀胱和胸腺[1059-1061]。已有人对这两种病变的性质提出了质疑，目前认为，肾外的横纹肌样瘤只是一种表型表达，而不是一种特殊的肿瘤[1063]。

婴儿的肾横纹肌样瘤不应等同于肾细胞癌伴横纹肌样瘤分化（见下文）。

后肾间质肿瘤

后肾间质肿瘤是新近报道的儿童肾肿瘤。其典型的大体表现为位于肾髓质中央的纤维性病变，可有内壁光滑的囊腔。显微镜下所见与后肾腺纤维瘤的间质成分相似（见95页）。肿瘤细胞呈梭形，围绕陷入的肾小管呈洋葱皮样排列。可有异源性成分，如神经胶质、软骨和各种与血管相关的病变。多数病例 CD34 免疫组织化学反应呈阳性。手术切除可以治愈[1066]。

多表型性间变性肉瘤

多表型性间变性肉瘤是新近认识的、常见于儿童的肉瘤，主要包括以往归入间变性肾母细胞瘤的肿瘤[1067]。多表型性间变性肉瘤可位于肾实质和肾盂肾盏。显微镜下，常见在梭形的肿瘤细胞中有弥漫或多灶发布的间变性成分，伴有奇异的多形细胞和异型核分裂象。有时可见灶状软骨样或骨样成分。免疫组织化学表达多样，但不表达角蛋白。此类肿瘤的总体表现与儿童的胸膜肺母细胞瘤和肝未分化（胚胎性）肉瘤非常像，侵袭性非常高[1067]。

其他类型的儿童肾肿瘤

有关散发的不属于上述任何一种类型的儿童的肾肿瘤也有文献报道，包括婴儿期骨化性肾肿瘤（包括肾盂部位的钙化性肿瘤，细胞呈梭形，伴有钙化和骨样基质形成）[1069]、胚胎性肉瘤（常伴明显的囊肿形成）[1072]、肾内畸胎瘤（应与畸胎瘤样肾母细胞瘤区分开）[1071] 和 HMB-45 阳性的上皮样肿瘤（有大量基底膜形成及特异的染色体异位）[1068]。

成人肿瘤和瘤样病变

肾细胞癌

一般特征

肾细胞癌通常发生于成年人（诊断时平均年龄为 55 ~ 60 岁）[1085]。许多发生于儿童的肾细胞癌具有与发生于成年人的肾细胞癌具有相同临床表现和生物学行为[1088,1094,1101,1112]，但多为基因异常相关性肾细胞癌（见下文）[1081,1111]。肾细胞癌男女性发生比例为 2：1，双肾发生率为1%。吸烟和高血压据说可使肾细胞癌的发生风险增高[1087]。已有肾细胞癌以家族方式发生的描述[1077]。

肾细胞癌可合并发生的一些疾病如下所述：

1. von Hippel-Lindau 病（VHL 病）。肾细胞癌发生于 50% 或以上的 VHL 病患者。VHL 病是一种常染色体显性遗传性疾病。其特征是：出现中枢神经系统（通常为小脑）和视网膜血管母细胞瘤，肾、胰腺和肝囊肿，多部位（包括内耳）的透明细胞肿瘤，以及嗜铬细胞瘤[1091,1113]。与 VHL 病合并发生的肾细胞癌常为多灶性发生，有囊肿形成，有些囊肿内衬上皮可见非典型性改变[1100,1103,1115]。这些患者的囊肿、伴有非典型性增生的囊肿和肾肿瘤具有相似的免疫组织化学表型[1108]。VHL 病的基因，即 VHL 基因，位于第 3 号染色体短臂 2 区 5 带 5 亚带（3p25.5）。这种抑癌基因被认为是通过癌基因过度转录机制而不是通常的引发转录机制导致癌的形成。VHL 基因突变发生于胚胎细胞系，在 VHL 基因相关的肾细胞癌，其为野生型等位基因缺失。此外，VHL 基因突变也常见于散发型非乳头型肾细胞癌，特别是以家族方式发生的患者[1093]，这种突变在甲醛固定石蜡包埋的标本中可以检出[1120]。肾细胞癌常伴有显著的血管化（和其他 pVHL 缺陷性肿瘤，如小脑血管母细胞瘤），这可能与肿瘤细胞产生过多的低氧诱导因子（HIF）以及 HIV 靶基因产物有关，后者如血管内皮细胞生长因子（VEGF，一种有力的内皮细胞分裂原）、血小板源性生长因子（PDGF）、转化生长因子（TGF-α）和红细胞生成素[1092]。

2. 获得性肾囊肿病。半数长期血液透析患者发生获得性多囊肾病，部分患者可同时发生肾细胞腺瘤和肾细胞癌[1090]。这些肿瘤倾向于较小、双肾多发，与它们通常对应的肿瘤相比增生活性较低[1097]（见下文），转移率为 5% ~ 7%[1080,1084,1117]。有些获得性肾囊肿病患者并没有透析治疗史。显微镜下，囊肿上皮呈乳头状增生是其一种形态学特征，这可能是肿瘤发生的发病基础[1096]。因此，这些肿瘤大多有乳头特征，即使散发的乳头性肾细胞癌的形态学和细胞遗传学特征并不完全符合[1086,1095,1118]。这些肿瘤的另一共同特征是：肿瘤内有草酸钙结晶沉积[1116]。这些肿瘤似乎拥有独特的免疫组织化学和分子遗传学特征[1107]。

3. 成人型多囊肾病和多囊性肾瘤（多房囊肿）（见 78 页）（图 1.114）。如在上文所述肿瘤，这些病例中的癌伴有或首先有灶状乳头状增生[1078]。这些肿瘤常为双侧／多灶发生[1076]。

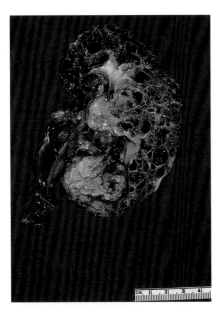

图1.114　发生于成人型的多囊肾病型肾细胞癌。可见肿瘤呈多中心性。

4. 结节性硬化症。尽管伴有这种神经综合征的典型肾肿瘤主要为血管平滑肌脂肪瘤，然而，肾细胞癌的发生率也较高，有时还与血管平滑肌脂肪瘤密切连接（见97页）[1079]。有报道，结节性硬化症还可伴发肾嗜酸细胞瘤和肾嫌色细胞癌[1083]。

5. 神经母细胞瘤。已报道几例先前因神经母细胞瘤进行治疗的儿童患者发生肾细胞癌的病例。细胞学上，这些肿瘤细胞的胞质呈嗜酸性，呈实性和乳头状生长[1104]。

6. 遗传性平滑肌瘤病肾细胞癌综合征。这种家族性常染色体显性遗传性疾病的特征是：皮肤和子宫平滑肌瘤以及肾细胞癌。后者多数呈乳头状结构，细胞核大，有明显的核内包涵体样嗜酸性核仁[1099,1105]。

7. 恶性淋巴瘤。有大量报道显示，肾细胞癌可与恶性淋巴瘤共存，提示两者在发生上有一定关系[1106,1119]。

偶尔自然消退是肾细胞癌的特征之一。自然消退现象据报道也可见于妊娠期绒毛膜上皮癌、恶性黑色素瘤、神经母细胞瘤以及少数其他肿瘤[1089,1098]。

肾细胞癌还是一种癌转移到另一种癌中这一稀奇现象的最常见的"受体"[1109]；肺癌是最常见的"供体"；其结果是其显微镜下表现不易解释[1082,1102,1114]。相反的例子也可发生，最惊人的例子是肾细胞癌转移至伴有VHL病患者的中枢神经系统的血管母细胞瘤中[1110]。

临床特征

肾细胞癌患者通常出现血尿（59%）、腰疼（41%）和腹部肿块（45%）。然而，上述三联症同时出现者仅占肾细胞癌患者的9%[1137]。其他表现还有：体重减轻（28%）、贫血（21%）、发热（7%）以及因癌转移导致的症状（10%）。少见的系统性/全身性表现有：白血病样反应、系统性淀粉样变性、多发性神经肌肉病变、胃肠道功能失调、肝脾大和肝功能异常[1125,1127,1133,1136,1138]。肾细胞癌相关的肝大和肝功能异常称为Stauffer综合征，主要是由于肝窦扩张而非癌癌转移所致[1122]。肾细胞癌可导致由于产生甲状旁腺激素样物质或其他一些物质而导致的高钙血症[1126,1129]，由于产生肾素而导致的高血压[1131]，由于分泌红细胞生成素样物质而导致的红细胞增多症[1135]，由于产生促性腺激素和胎盘催乳素而导致的男性乳房发育[1130]，以及由于分泌ACTH样物质而导致的库欣综合征[1134]。此外，还有其产生催乳素、肠高血糖素、胰岛素样物质和前列腺素A的报道[1121]。

一般而言，肾出现可疑肿块时，在进行肾盂静脉造影检查后，还有进行超声、CT或MRI检查[1128]。随着后三项技术的出现，肾动脉造影和下腔静脉血池显影技术的作用已大大降低，仅限于少数特殊情况下应用。同时，随着这些新技术的应用，偶然发现的肾细胞癌大大增多[1123,1132]。对于操作熟练者，芯针穿刺活检可诊断80%的病例。

形态学特征

大体上，多数肾细胞癌是位于肾皮质的界限清楚的肿块（图1.115和1.116A，B）。有时仅见肿块的一小部分与肾皮质相连，而主体位于肾外（图1.116C）。肿瘤侵犯肾盂一般见于疾病后期。大约在5%的病例，可见肿瘤呈多结节状分布于肾内[1150]（图1.116D）。在大多数病例有多克隆性证据，提示它们是彼此起源独立的肿瘤[1142]。肿瘤越大，越有可能出现卫星结节[1161]。

在较典型的病例，肿瘤切面呈实性、金黄色，周围由纤维性假包膜与周围组织分隔（图1.115A）。常见出血、坏死、钙化和囊性变，使其呈多彩状，这是肾细胞癌的特征性表现（图1.115B）。若肾内出现白色的颗粒状肿瘤，多可以排除肾细胞癌。有时，肿瘤囊性变非常明显，以至于仅见囊壁内结节状结构，有时甚至此结构也消失了。此时只能通过显微镜检查作出诊断[1139]。肾皮质的囊肿有一层厚的纤维包膜（常有部分钙化），其内含有黏稠的黄色坏死物质，可称为坏死性肾细胞癌。有人将有广泛囊性变的肾细胞癌称为囊腺癌，但不应将其视为肾细胞癌的一个特殊类型[1158]。

有一种高分化肾细胞癌称为多房囊性肾细胞癌，其与周围界限清楚，呈多囊性，囊内含有多少不等的肿瘤细胞[1139,1155]（图1.117）。其主要应与多囊性肾瘤鉴别（见78页）[1156]。多房囊性肾细胞癌的预后很好，因此，有人建议称其称为低度恶性潜能的多房囊性肾细胞肿瘤[1163]。

图1.115 肾细胞癌的大体表现。肿瘤边界相对清楚，切面色彩斑斓，含实性、囊性变和出血区域。A，切面呈亮黄色。B，可见大片出血。

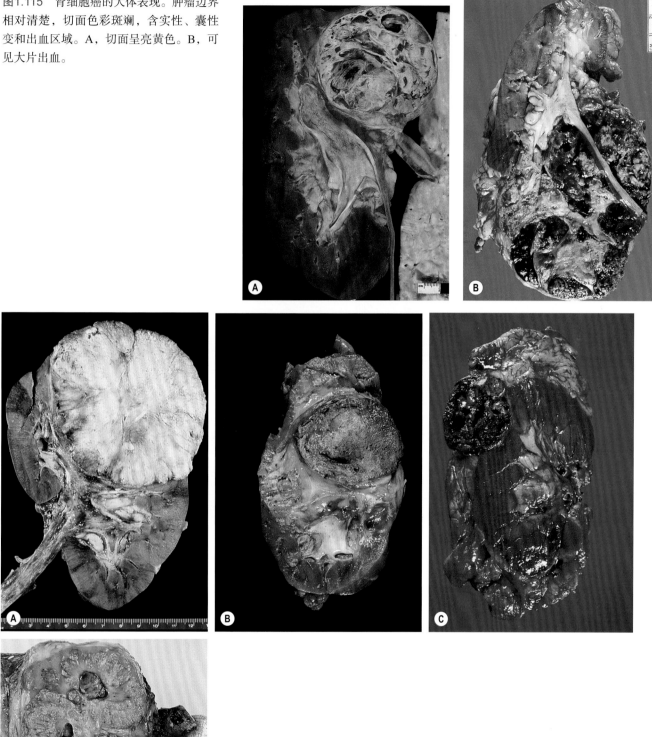

图1.116 肾细胞癌的大体表现。A，边界清楚，切面相对均质。B，可见大面积坏死。C，可见大面积出血并向肾外生长。D，肿瘤侵及整个肾并延伸至肾静脉。（**D** courtesy of Dr Juan José Segura, San José, Costa Rica）

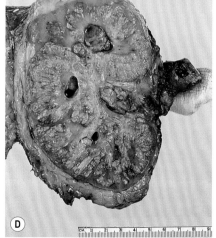

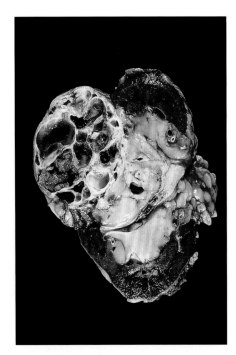

图1.117 肾细胞癌的大体表现，可见多房状表现。

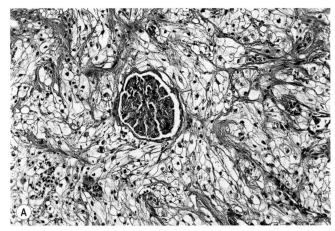

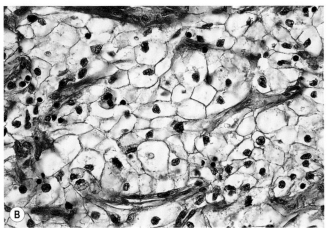

图1.118 肾细胞癌，透明细胞型。A，可见弥漫性生长方式和陷入的肾小球。B，高倍镜显示细胞质透明，细胞界限清楚。

显微镜下，肿瘤细胞较大，细胞质表现从有大量浅染透明的胞质，细胞界限清晰（"植物细胞"），到有嗜酸性颗粒，在透明细胞和颗粒细胞之间有许多过渡型细胞[1144,1148,1154,1164]（图1.118）。有人以此为基础将肾细胞癌分为透明细胞型和颗粒细胞型两类，但这种分类是否正确尚有争议[1165]。以颗粒细胞为主的肾细胞癌有时又被称为"嗜色性"肾细胞癌，与下文讨论的"嫌色性"肿瘤可以一比。事实上，由于所有类型的肾细胞癌都可有颗粒样胞质[1157]，并且有人已将"嗜色性"一词用作乳头状肾细胞癌的同义词，最好避免应用这个名称。肿瘤细胞胞质还可包含玻璃样小滴、吞噬的血液色素、其他溶酶体颗粒（导致棕色外观）以及独有的Mallory样小体或黑色素[1145-1147,1149,1152,1159]。肿瘤细胞的透明细胞表现主要由于糖原沉积所致（由于碳水化合物代谢障碍所致）[1162]；有时也见脂类物质沉积，可以应用PAS染色或油红O染色证实。胞质一般无黏液物质。肿瘤细胞除了呈实性团索状排列外，还可呈管状、乳头状或囊状排列。细胞核位于细胞中央；细胞核的大小、染色质形态以及有无核仁随病例不同而不同，这是肿瘤的细胞学分级的依据（见94页）。有时，肿瘤中可见散在的奇异型核，如在内分泌肿瘤中所见，不应将其视为肉瘤样成分或向间变转化[1143]。

结构上，大多数肾细胞癌呈腺样（管状）分化，因此有肾腺癌之称。然而，更常见的是肿瘤细胞形成大的实性细胞巢，其间有间质分隔，间质内有特征性的丰富的窦状血管。大切片或连续切片通常可以证实：同一个肿瘤中可能有多种细胞排列方式。这是构成其形态学亚型的基础，但除了下文讨论的亚型，一般无意义。

肾细胞癌的间质无明显特征，一般不像在集合管癌或移行细胞癌那样丰富。可见不同程度的淋巴细胞浸润（主要是T细胞）。有些间质内可见红细胞呈簇状排列，形成肌球体样表现[1141]。

我们曾见过几例由分化好的、内衬透明细胞的小管样腺构成的低级别肾细胞癌，小管周围是丰富的血管源性平滑肌束[1151]。也有其他类似的病例报道，有的作者认为，这是肾细胞癌的一种独特类型，而不是肾透明细胞癌的一种亚型[1140,1153,1160]。

超微结构特征

超微结构显示，透明细胞内含有丰富的糖原、数量不等的脂类物质、少量细胞器，细胞顶面有纤细的微绒毛和大量发育良好的细胞连接[1169]。颗粒细胞内含有大量细胞器以及少量糖原和脂质物质[1166,1168]。偶尔，可见层状髓磷样小体[1167,1169]。可见数量不等的线粒体，有时像嗜酸细胞腺瘤那样出现大量线粒体[1169]。

组织化学和免疫组织化学特征

此处主要描述经典肾细胞癌的特征，即由透明细胞和（或）颗粒细胞构成的肾细胞癌的特征，其他亚型则在下文涉及的地方描述。免疫组织化学上，肾细胞癌显示上皮性标志物呈阳性，如角蛋白、EMA（MUC1）和癌胚抗原（CEA）[1173,1177,1185,1199,1214,1217]。尽管角蛋白表达在不同亚型的肾细胞癌中不同，这有助于各种亚型的鉴别诊断，但它们之间有交叉[1218]。透明细胞型肾细胞癌通常显示 CK8 和 CK18 呈阳性（即为单纯上皮型）。肾细胞癌常显示角蛋白和波形蛋白双阳性，而正常肾小管上皮细胞没有这个特征[1197,1225]。肾细胞癌细胞中能检出其他抗原有：刷毛缘抗原[1190,1226]、α_1- 抗胰蛋白酶和 α_1- 抗糜蛋白酶[1184]、S-100 蛋白（特别是其 α 亚型）[1222]、Lewis 血型同种抗原[1180]、醛缩醇 -C 同工酶[1221]、两种类型的烯醇酶同工酶[1191]、血管紧张素转化酶[1220]、类血管生成素 4[1200]、Tamm-Horsfall 蛋白[1192]、半乳凝素 -1 和 -3[1186]、CD10[1172]、几种 CD44 异构体[1181,1223]、CD68[1216]、表皮生长因子受体[1207]、激素受体（不规律）[1175]、MUC1 黏蛋白和 trefoli 因子 1 蛋白[1198,1201]、β- 防卫素 -1[1227]、小白蛋白[1227]、MUC3 甲状旁腺激素相关蛋白[1189]、红细胞生成素[1176]、前白蛋白（转甲状腺素蛋白）[1171,1188]、碳酸酐酶 IX[1170,1187]、水通道蛋白[1203]、PAX2（肾发育中的一种核转录因子）[1203]、PAX-8（肾发育中的一种转录因子）和 VHL 基因的产物[1179]。与在近端肾小管相似，肾细胞癌植物血凝素也呈阳性[1224]。主要组织相容性复合物表达方式有改变[1193]。此外，也可以应用多种单克隆抗体与肾细胞癌的各种抗原决定簇和非决定簇（如肾细胞癌标志物和 γ- 谷氨酰胺转肽酶）的反应来进行病理学诊断[1172,1174,1196,1202,1204,1211]。

就鉴别诊断而言，上述大部分标志物均有其局限性，应根据实际情况进行选择，如需要判断肾细胞癌属于哪种亚型（将在下面讨论），或者一个肾外透明细胞癌是否为肾透明细胞癌转移灶[1219]。对于后者，最有用的阳性标志物为角蛋白和波形蛋白共同表达，并且 CD10 呈阳性。但是，在某些情况下，阴性标志物作用更大：（1）与肾上腺皮质癌的鉴别，肾细胞癌抑制素和 A103 呈阴性[1183,1215]；（2）与卵巢透明细胞癌的鉴别，肾细胞癌 34βE12 和 CA-125 通常呈阴性[1209,1210]；（3）与甲状腺透明细胞癌的鉴别，肾细胞癌甲状腺球蛋白和 TTF-1 呈阴性；（4）与间皮瘤的鉴别，肾细胞癌钙网膜蛋白、间皮素和 CK5/6 呈阴性[1212]等[1194,1195,1206,1208,1213]。由于肾细胞癌来源于能产生多种蛋白的细胞，需要选择特异而敏感的标志物。

就组织发生而言，上述标志物在肾细胞癌中的应用进一步证实了长久以来的观点，即大部分肾细胞癌由近端肾小管演变而来[1178,1182,1205]。

分子遗传学特征

与其他脏器的上皮性肿瘤不同，肾细胞癌的遗传学方面的显著特征是：各亚型之间关系密切[1234,1238]，可应用传统的细胞遗传学、基于 PCR 的片段长度多态性（restriction fragment length polymorphism, RFLP）筛查技术、FISH、微卫星法分析或近来应用的单核苷酸多态性微阵列技术[1228,1235,1240]。

在此仅介绍透明细胞癌的分子遗传学特征，其他类型的肾细胞癌的特征将结合临床病理特征在后面部分介绍。

肾细胞癌最常见的细胞遗传学异常是 3 号染色体短臂末端的缺失，从 1 区 3 带（3p13）开始[1230,1231,1233,1236,1237,1241,1245-1247,1249]。由于这种改变在其他类型的肾细胞癌没有发现，因此有助于它们之间的鉴别诊断。位于 3 号染色体短臂 2 区 5 带和 6 带的 VHL 基因在肾细胞癌的发生中起重要作用，其等位基因均失活；其他位于 3 号染色体短臂的基因如 FHIT（3p11-12）、RASSF1A（3p21-22）和 DRR1（3p21-22）也可能起作用[1229,1244,1248]。少见的改变有 6 号长臂、9 号长臂、10 号长臂、13 号长臂、14 号长臂和 17 号短臂的染色体缺失[1230,1232,1236,1239,1241,1246,1247]。这些分子遗传学改变阐明了肾透明细胞癌的一些临床和形态学特征的发病机制，并为设计各种靶向治疗提供了理论基础。VHL 蛋白正常情况下与 HIF-A（低氧诱导因子 -α 亚单位）结合，使 HIF-A 降解。在透明细胞型肾细胞癌中，VHL 蛋白缺失，导致 HIF-A 聚集，进而导致各种低氧诱导因子激活及其产物增多——这些产物包括：血管内皮细胞生长因子（VEGF，促进血管增生）、血小板源生长因子 B（PDGF-B，导致纤维母细胞转化，促进血管周细胞和自分泌生长刺激）、转化生长因子 -α（TGF-α，激活肾细胞表皮生长因子受体）、GLUT-1（葡萄糖运输）、金属蛋白酶类（降解细胞外基质并促进转移）和红细胞生成素（使红细胞增多）[1235,1242,1243]。此外，由于 mTOR 正常情况下可以促进 HIF-A 的翻译，因此，AKT-mTOR 通路也可影响 HIF-A[1242]。治疗可应用针对 VEGF 受体和 PDGF 受体的络氨酸激酶抑制剂（如舒尼替尼和索拉菲尼）、mTOR 抑制剂（如替西罗莫司）和 VEGF 抗体（贝伐珠单抗）进行靶向治疗[1235,1242]。

其他组织学类型

通过对癌细胞的结构特征进行的研究，特别是它们之间有不同的细胞遗传学和生物特性，肾细胞癌被分为几种不同的亚型[1250]。但是，它们之间的区别是否有如一些分类系统所表明的那样清晰和一致，是否也会出现对其他脏器的肿瘤进行分类时出现的情况——经过进一步的研究发现差异只是排列上的混杂和移行，还有待进一步的研究[1251]。

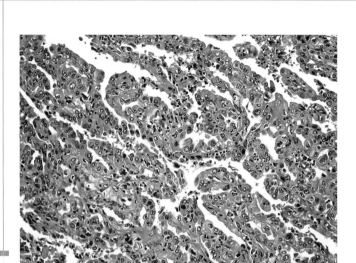

图1.119 乳头状肾细胞癌。可见伴有中性粒细胞浸润。

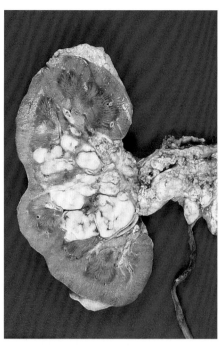

图1.120 集合管癌的大体表现。肿瘤位于肾髓质中央并延伸至肾盂。

乳头状肾细胞癌

乳头状肾细胞癌约占全部肾细胞癌的15%，有时也称为嗜色性肾细胞癌，但正如前面已提及的，最好避免使用这个同义词。长期血液透析者发生的肾肿瘤倾向于易为乳头状型[1262]。一些乳头状肾细胞癌病例是遗传性的，他们被发现与c-MET癌基因胚系突变有关[1269]。

血管造影检测显示肿瘤内血管极少，大体检测可见大片坏死区域[1274]。与经典的肾细胞癌相比，乳头状肾细胞癌多仅局限在肾，同时，更易呈多中心或双肾发生[1253,1261,1265]。

显微镜下有复杂的乳头结构形成，常有中性粒细胞或泡沫状巨噬细胞浸润于间质[1270,1273]（图1.119）。可有大量砂粒体。细胞核分级无一定规律（见下文）。免疫组织化学方面，与经典的透明细胞型肾细胞癌不同，其角蛋白7呈阳性[1260]。细胞遗传学上，最常见的改变是3q、7、8、12、16、17和20号染色体呈三倍体以及Y染色体缺失[1256,1263,1264]。与经典的肾细胞癌不同，乳头状肾细胞癌无3p13缺失。

乳头状肾细胞癌可以分为两型：Ⅰ型：乳头表面被覆单层细胞，细胞胞质稀少，色淡；Ⅱ型：乳头表面被覆假复层上皮细胞，细胞胞质丰富，呈嗜酸性[1257,1258]。根据这种分类，Ⅰ型乳头状肾细胞癌的特征为：具有泡沫状巨噬细胞浸润和沙粒体，免疫组织化学方面角蛋白7和MUC1呈阳性[1268,1271]。这两型可能也有不同的细胞遗传学异常[1263,1279]，但它们的临床结局相似。作为同一组肿瘤，这两型肿瘤究竟是真正不同的亚型，还是同一种肿瘤的不同级别（Ⅰ型为高级别，Ⅱ型为低级别）尚有疑问。乳头状肾细胞癌的预后好于经典的透明细胞型肾细胞癌的预后[1252,1253]。

尽管乳头状肾细胞癌目前列为一个独特的亚型，但其在各个层次上远不是同源性肿瘤。除了上述两个变异型外，形态学上还有实性变异型[1277]、乳头很少类似于集合管癌的变异型[1275]、乳头表面被覆嗜酸细胞的变异型[1266,1267,1272]（有时伴细胞核极性倒转[1272]）以及肿瘤细胞胞质透明（伴3号染色体短臂缺失）的变异型[1259]。后者一般被视为经典的透明细胞型肾细胞癌伴乳头状生长方式，而不是乳头状肾细胞癌伴透明细胞，但一些作者认为，它们是两种不同类型的肿瘤[1278]。

应当认识到，乳头状肾细胞癌也可有间变和肉瘤样改变（与其他所有肾细胞癌相同，见下文）[1254,1255,1276]。

肾集合管癌

集合管癌占所有肾细胞癌的1%～2%。由于已证实这种癌来源于集合管或Bellini管上皮细胞，故又有Bellini管癌之称[1293]。集合管癌多见于年轻男性，主要位于肾髓质。显微镜下，可见管状乳头状结构，周围有结缔组织增生反应[1284,1291]（图1.120至1.122）。后者是一个重要的诊断线索[1282,1294]。肿瘤周围的集合管上皮细胞常见非典型增生。根据电子显微镜下表现、免疫组织化学植物血凝素和高分子量角蛋白呈阳性，集合管癌被认为具有低部肾单位的特性[1285,1287]。已有1例产生胎甲球蛋白的病例报道[1283]。集合管癌黏蛋白染色一般呈阳性，这一点与经典的透明细胞型肾细胞癌不同[1287]。有些病例据报道具有印戒细胞特征[1289]。已有提议，将粘着斑蛋白（vinculin）作为

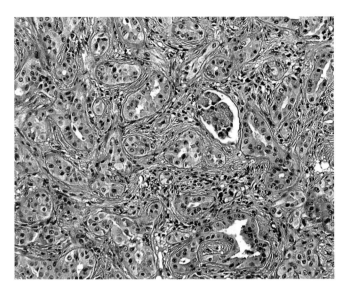

图1.121　集合管癌。可见富于细胞的间质伴有分化较好的肾小管。

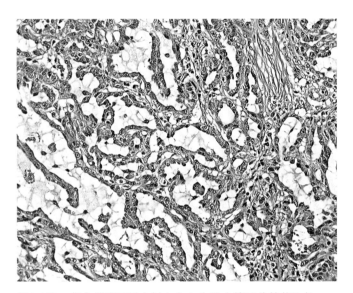

图1.122　集合管癌显示内衬立方上皮的小管呈分枝状生长。

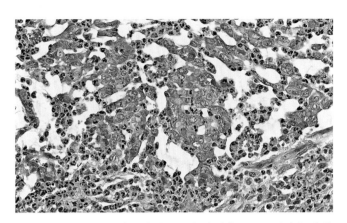

图1.123　镰状细胞病患者发生的肾髓质癌。可见肿瘤细胞分化差，有大量中性粒细胞浸润。（Courtesy of Dr Victor E Reuter, Memorial Sloan-Kettering Cancer Center）

小管囊性癌可能是低级别集合管癌，也可能是一种独特的肿瘤[1297,1298]，其独特的分子表达谱更支持后者[1296]。大体上肿瘤似海绵或"气泡膜外包装材料"[1295]。显微镜下，可见大小不等的囊状扩张的小管，内衬单层立方状、扁平状或鞋钉样上皮，囊腔之间为纤维间质。预后好[1295]。

肾黏液小管和梭形细胞癌

　　黏液小管和梭形细胞癌（mucinous tubular and spindle cell carcinoma, MTSCC）是一种新描述的低级别肾细胞癌类型。显微镜下，可见肿瘤大的嗜酸性梭形细胞构成，被含有细胞内小滴的黏液样间质分隔，周围有狭长的小管和乳头状结构，乳头表面被覆形态温和的立方形上皮[1300,1303,1307]。黏液少的病例易于误诊，梭形细胞是正确诊断的重要线索[1304]。偶尔可见灶状神经内分泌分化[1305]。MTSCC的免疫化学表型谱与乳头状肾细胞癌的相似[1306]，但它们的细胞遗传学表达谱不同[1301]。MTSCC究竟是乳头状肾细胞癌的一个变异型，还是一个独特的类型，目前尚无法判定[1299,1308]。MTSCC的总体预后好，除非在极罕见情况下伴有肉瘤样结构[1302]。

肾髓质癌

　　肾髓质癌是发生于镰状细胞病年轻黑人患者中的一种罕见的肾恶性肿瘤[1309,1310]。肾髓质癌位于肾髓质。显微镜下，表现为网状、卵黄囊样或囊腺样排列，高度结缔组织增生性间质中常伴有低分化区，并混有中性粒细胞浸润，肿瘤边缘通常有淋巴细胞浸润[1313,1315]（图1.123）。免疫组织化学上，肾髓质癌对CEA恒定呈阳性，并常有CK20、CK7、CAM5.2、AE1/AE3和波形蛋白阳性反应[1314]。诊断时常已有转移。其生物行为呈极度恶性[1312]，尤其是有横纹肌样特征时（见下文）[1311]。

此类肿瘤的免疫组织化学标志物[1288]，结合PAX8呈阳性和P63呈阴性的特征[1280]。以前所说的一部分乳头状肾细胞癌可能属于这类肿瘤[1290]。

　　对为数不多的肿瘤进行的细胞遗传学研究证实，集合管癌的第1、6、14、15和22号染色体呈单体性，并且没有经典的透明细胞型肾细胞癌和乳头状肾细胞癌所具有的变异[1286]。它们的基因表达谱也是独的特[1292]。

　　总体而言，集合管癌是极具侵袭性的，大多数患者发现时已有远隔脏器的转移[1281,1294]。

肾小管囊性癌

　　小管囊性癌是一种特征与集合管癌类似的肾细胞癌。

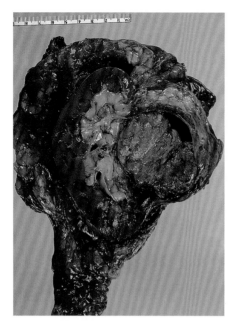

图1.124　肾嫌色细胞癌的大体表现。可见肿瘤边界清楚，切面呈浅褐色。

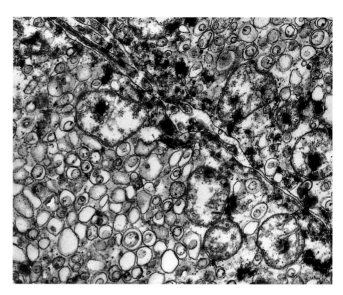

图1.126　肾嫌色细胞癌的电子显微镜下表现。可见癌细胞质内有众多小空泡，它们是有双层膜结构的线粒体。（×22 900）（Courtesy of Dr Robert A Erlandson, Memorial Sloan-Kettering Cancer Center）

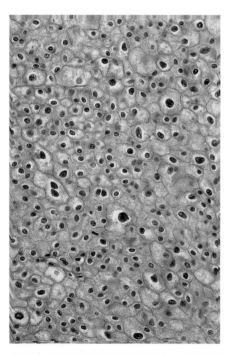

图1.125　肾嫌色细胞癌的显微镜下表现。可见细胞膜清晰，细胞质呈淡颗粒状，细胞核周有空晕。肿瘤呈实性生长。

肾嫌色细胞癌

　　嫌色细胞癌占所有肾细胞癌的 5%。其大体表现为实性、边界清楚的瘤块，切面呈均质灰白色或褐色，无出血或坏死[1323]（图 1.124）。显微镜下，可见肿瘤细胞呈

巢状或腺泡状排列，有时伴有微囊和腺瘤样结构[1332]。癌细胞具有清楚的细胞界限和丰富的胞质[1318]（图 1.125）。胞质核周透明区明显，呈极浅的嗜酸性[1328]，这是由于胞质内含有大量小泡所致，在电子显微镜下尤为明显[1342]（图 1.126）。这些小泡可被 Hale 胶体铁染色，说明含有酸性黏蛋白[1322,1351,1354,1356]（图 1.127）。近半数病例有钙化。免疫组织化学上，EMA、CK7、CD9、CD82[1363]、桩蛋白、claudin-7 和 -8[1333,1344]、Ep-Cam（一种上皮黏附分子）[1360] 和 E- 钙黏蛋白呈阳性，而 N- 钙黏蛋白和波形蛋白呈阴性[1327,1335,1337,1353]。尽管早期有相反的意见，但现在发现，嫌色细胞癌 CD10 表达率较高[1341]。细针穿刺活检标本即能识别肿瘤细胞质的特征改变[1330,1361]。

　　嫌色细胞癌还一致表达小白蛋白（一种在远端肾单位表达的钙结合蛋白），这进一步提示嫌色细胞癌的组织发生与润管有关[1340]。嫌色细胞癌增值指数低于经典的透明细胞型肾细胞癌，与嗜酸细胞腺瘤相似[1326]。与经典的透明细胞型肾细胞癌不同，DNA 流式细胞术检查显示，多数嫌色细胞癌呈亚二倍体[1317]。

　　比较基因组杂交[1352] 和微卫星标志物[1324,1352] 检查显示，嫌色细胞癌有第 1、2、6、10、13、17 和 21 号染色体缺失。

　　嫌色细胞癌可有肉瘤样结构；事实上，嫌色细胞癌比其他类型的肾细胞癌更易出现这种预后不好的结构[1319,1362]。

　　在组织发生上，嫌色细胞癌与嗜酸细胞腺瘤的关系成为有趣而重要的讨论问题。基于以下几点，我们高度怀疑两者关系密切：

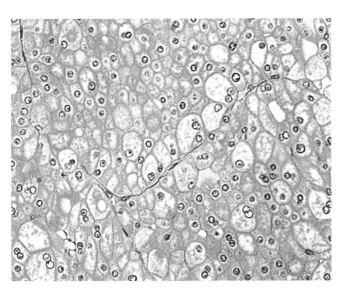

图1.127　肾嫌色细胞癌Hale胶体铁染色呈阳性。

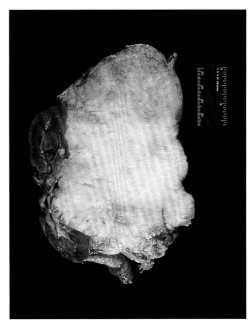

图1.128　肉瘤样肾细胞癌的大体表现。可见肿瘤占据大部分肾，边界不清，切面呈灰白色纤维样表现。

1. 电子显微镜显示，嫌色细胞癌细胞质内的一些小泡具有线粒体性质[1329,1338,1358]，提示它们可能来源于线粒体外膜的芽[1342]。

2. 肾嗜酸细胞腺瘤也有明显的细胞质内线粒体来源的小泡[1336]。

3. 这两种肿瘤之间有移行[1348]，即嫌色细胞癌有比正常细胞更明显的颗粒状胞质，此为细胞质内丰富的线粒体所致（所谓的"嗜酸细胞亚型"）[1331]，实际上，此种嗜酸细胞亚型与嗜酸细胞腺瘤难以区分[1320]。

4. 一些肾嗜酸细胞瘤病中所谓的"特殊结节"不是嗜酸细胞腺瘤，而是嫌色细胞癌[1357]。

5. 嫌色细胞癌和嗜酸细胞腺瘤有一些共同的免疫组织化学标志物表达（桩蛋白、小白蛋白、肾特异性钙粘素、RON原癌基因、maspin、孕激素受体和c-KIT），但其他肾肿瘤则没有[1316,1321,1339,1340,1343,1345,1346,1349,1359]。

6. Birt-Hogg-Dubé综合征患者（一种常染色体显性遗传性皮肤病）可发生嫌色细胞癌和混合性嫌色-嗜酸性肿瘤[1347]。

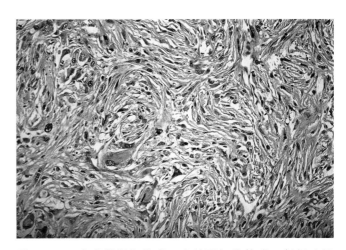

图1.129　肉瘤样肾细胞癌，由梭形细胞构成，似间叶性肿瘤。

　　需要补充的是，区分嫌色细胞癌和嗜酸细胞腺瘤主要原因是两者的预后不同[1325]。形态学特征和Hale胶体铁染色可以区分绝大部分病例。此外，形态学上它们之间的差别不仅有细胞质的，还有细胞核的。嫌色细胞癌的细胞核皱折，似葡萄干，染色质浓染；而嗜酸细胞腺瘤的细胞核呈圆形。而且，双核和多核肿瘤细胞在嫌色细胞癌中比在嗜酸细胞腺瘤多见[1355]。

　　总之，嫌色细胞癌的预后比经典的透明细胞型肾细胞癌的好，但其可有肝和肺等远隔脏器的转移，尤其当肿瘤较大和伴有乳头成分时[1320,1350]。如有肉瘤样成分，

则预后很差。

肉瘤样肾细胞癌

　　肉瘤样肾细胞癌有时也称为梭形细胞癌、间变性癌或癌肉瘤。其占成年人肾细胞癌的1%[1379]（图1.128）。显微镜下，可见其主要由梭形癌细胞和多形性瘤巨细胞构成，易与恶性纤维组织细胞瘤、纤维肉瘤、横放肌肉瘤和血管肉瘤混淆[1371,1374,1378]（图1.129和1.130），其肉瘤成分可向软骨和骨分化[1365]，并可出现破骨细胞样多核巨细胞[1366,1373]。有时需进行连续切片才能发现癌结构。相反，在典型的肾细胞癌中，肉瘤成分可以很少而局限

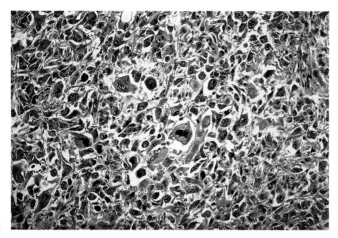

图1.130 肉瘤样肾细胞癌伴有多形性瘤巨细胞。

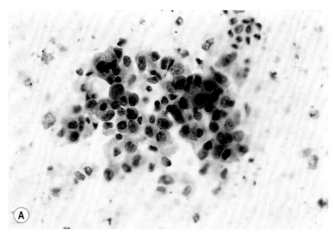

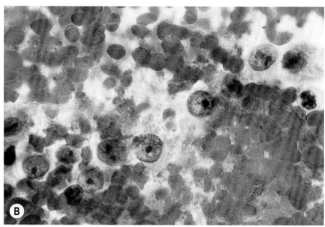

图1.131 肾细胞癌，低倍和高倍镜下细胞学所见。

[1377]。肉瘤样肾细胞癌的核分级通常（但并不总是）很高[1371]。免疫组织化学和电子显微镜检查显示，肉瘤样成分不一定表达上皮细胞标志物[1369,1370,1380]，但其波形蛋白反应总是呈强阳性[1372]。

　　鉴于可识别上皮样成分以及植物凝集素结合模式，肉瘤样肾细胞癌被认为是来源于近端肾小管上皮的肿瘤（与经典的肾细胞癌相同）[1375,1376]，但有的病例为肉瘤型集合管癌、肉瘤型乳头状癌和肉瘤型嫌色细胞癌（见下文相应部分描述）[1368]。

　　肉瘤样癌可以通过细针穿刺活检诊断[1364]，是一种恶性度很高的肿瘤，通常是细胞学Ⅳ级[1367,1380]。肉瘤样成分少而局限者预后稍好[1377]。肉瘤样肾细胞癌手术时常在已有肾外播散和转移[1379]。多发性骨转移有时很像骨的多发性纤维肉瘤。不过当在转移部位发现肉瘤样结构时，总能在肾的原发肿瘤中找到同样结构。

肾细胞癌伴有横纹肌样改变

　　此型癌与上面讨论的肉瘤样肾细胞癌非常不同。正如其名提示的，其含有分化差的横纹肌样细胞。与其他部位的横纹肌样肿瘤一样，其侵袭性很强[1381-1383]。

染色体易位相关性肾细胞癌

　　肾肿瘤病理学的激动人心的篇章是由发现一些病例与非随机性染色体改变有关打开的[1384,1387,1393]。研究较多的是X染色体短臂1区1带2亚带的改变，它们可导致TFE3基因融合，这种发现与此前在腺泡状软组织肉瘤中的发现相似。最初发现此类肿瘤大多发生于年轻人，但随后的研究发现它们也可发生于成年人[1388,1394]。显微镜下，此类肿瘤具有肾细胞癌的所有特征，但其在光学显微镜和电子显微镜下也显示提示腺泡状软组织肉瘤的特征。其乳头状结构可以很明显，肿瘤细胞胞质可以是透明的或呈明显的颗粒状嗜酸性。值得注意的是，这种肿瘤通常有腺泡状软组织肉瘤的 ASPL-TFE3 基因融合，但还有与腺泡状软组织肉瘤不同的特殊之处：伴有 t（x;7）易位[1385]。文献报道的与 TFE3 基因相关的基因融合有五种，包括 PRCC-TFE3 和 PSF-TFE3[1384,1386]，并发现基因融合的类型和肿瘤形态学之间有一些相关性。这类 TFE3 异常病例的免疫组织化学检查显示其有异常核表达[1386]，并通常表达 PAX2 和 PAX8，但通常不表达 MiTF[1389]。

　　此外，更为少见的染色体易位相关性儿童肾细胞癌有 t（6;11），其融合影响累及 6 号染色体短臂 21 区段的 EB 基因转录因子[1390]。由于 TFEB、TFE3、TFEC 和 MITF 均为小眼转录因子成员，染色体易位显得极为复杂。显微镜下，这些肿瘤细胞呈巢状和腺泡状排列，细胞胞质透明或呈颗粒状嗜酸性，细胞核呈圆形，形态学上与 Xp11.2 相关性肿瘤不易区分。免疫组织化学上，它们除了 HMB45 或 Melan-A 呈阳性外，还表达 TFE3，提示其组织学发生上与血管周细胞瘤（PEComa）有关。目前这一领域的研究进展迅速，不断出现新的形态学和分子遗传学亚型[1392]。因此，还需要一些时间论证各种参数，以便提出令人满意而有实际意义的分类方法[1390,1391]。

其他类型

近来提出的肾细胞癌的其他类型包括一种有与甲状腺滤泡性癌表现非常像的类型[1395-1397]。

细胞学

通过尿液或膀胱冲洗液的脱落细胞进行肾细胞癌诊断的阳性率很低，不超过 25%。逆行肾盂刷片对于诊断肾盂癌或侵犯集合管系统的肾细胞癌有较高的阳性率[1398]。

经皮细针穿刺活检是较安全和可靠的细胞学诊断方法[1400,1401]（图 1.131），主要用于与肾囊肿和无血管或血管贫乏的肾肿瘤进行鉴别，此外还可用于确诊肾切除后局部肿瘤复发与否[1400]。

在肿瘤细胞核分级方面，细胞学和组织学之间的符合程度很高[1399]。

扩散和转移

大约 1/3 的肾细胞癌在手术时已有肾周脂肪浸润和（或）区域淋巴结转移[1425]。以往常发现肾细胞癌侵犯主要肾静脉，但现在这样的病例已不到 10%。肿瘤细胞可通过肾静脉扩散至下腔静脉，并且偶尔可以进入右心房。同在肾母细胞瘤一样，肾细胞癌可侵犯肾窦（肾窦是位于肾内含丰富静脉和淋巴管的脂肪组织），从而使其转移播散概率增高[1403]。事实上，肾窦是肾细胞癌浸润的重要途径，是一些病理 T1 期患者死亡的原因[1404,1426]。

大约 6% 的病例出现肿瘤卫星灶，可能是肿瘤的肾内扩散，也可能是原发病灶（见上文）[1412]。

大约 1/3 的肾细胞癌患者在出现症状和求医时已有远隔转移[1410]。常见的转移部位是肺和骨，后者尤以骨盆骨和股骨最常见，但胸骨、肩胛骨和手脚的小骨也易见转移[1409,1427]。肾上腺、肝、皮肤、软组织、中枢神经系统、卵巢以及其他任何部位均可出现肾细胞癌转移灶[1411]。肾细胞癌与恶性黑色素瘤和绒毛膜上皮癌一样，常出现一般肿瘤不常见的转移部位，如鼻腔、口腔、咽部、腮腺、甲状腺、心脏、膀胱、睾丸、前列腺和垂体[1405,1413,1415-1419,1424]。转移灶常为单发性的，至少临床上如此[1421]。即使进行尸体解剖，8% 的患者也仅可见一个或两个器官的转移[1422]。有时，临床上原发性肿瘤没有症状，转移性肿瘤发生第一症状，如肾细胞癌转移至卵巢[1429]，更明显的例子是转移至对侧肾上腺[1407,1420]。这些转移癌与卵巢或肾上腺的原发性肿瘤难以区分，如果 EMA、CD10 和角蛋白呈阳性可确诊为肾细胞癌转移[1428]。另一种情况是在原发性肾细胞癌切除数年甚至数十年后，转移性肿瘤才明显表现出来[1414,1423]。有一些转移的肾细胞癌可自然消退[1406,1408]。

直径 ≤ 3cm 的肾细胞癌很少转移，但确有发生，说明仅以肿瘤的大小来区分癌与腺瘤不太可信[1402]。

治 疗

肾细胞癌的基本治疗原则是手术切除。最推崇的方法是施行经腹壁或胸腹联合的肾根治术，包括切除全肾、肾周脂肪、Gerota 筋膜和肾上腺。虽然施行腹腔镜手术者越来越多，因为其长期效果与开放式手术相当[1423-1434,1448,1452]，但由于腹腔镜手术需在原位将肾切碎，使病理医师难以甚至不可能判断肿瘤分期以及有无包膜和肾静脉受累[1447]。有人主张在肾切除的同时或之后应清扫淋巴结，包括肾血管周围 4 ~ 6cm 的范围，但这一观点尚有争议[1439,1444]。至于辅助性放疗和化疗，则基本无效。

对于合并 von Hippel-Lindau 病的双肾或单肾的肾细胞癌，可根据技术条件进行部分肾切除手术[1435,1438,1440,1442,1451]。有人建议对体积较小的肾细胞癌也进行部分肾切除术[1449,1450]。

对于有单侧肺转移的后者可进行部分肺切除术。如果病理检查转移灶呈单个，如果其显示广泛坏死，并且如果无肺门淋巴结转移，则进行肺切除可获得较长的生存期[1430,1437,1445,1446]。

已尝试应用各种免疫疗法治疗有转移的肾细胞癌患者（如白介素 2 和 α- 干扰素），但它们即使偶尔有很好的疗效，也是不确定的[1431,1441,1443]。近年来，各种靶向治疗，如舒尼替尼（酪氨酸激酶多靶受体抑制剂）、贝伐珠单抗（阻断血管内皮细胞生长因子 A 的抗体）、替西罗莫司（mTOR 抑制剂）、依维莫司（mTOR 抑制剂），已显示对转移性肾细胞癌有望有较好的疗效[1436]。

预 后

肾细胞癌的 5 年生存率约为 70%，预后与多种临床病理因素有关。

1. **性别和种族**。对预后影响极小。
2. **年龄**。年龄对预后影响极小[1500]。虽然少数肾细胞癌发生在 40 岁以下的患者，但其病程与年长者的无差异[1484]。
3. **临床分期**。无远隔转移的患者根据手术时所见分为四期：Ⅰ 期，肿瘤局限于肾内；Ⅱ 期，肿瘤累及肾周脂肪，但在 Gerota 筋膜以内；Ⅲ 期，肿瘤侵犯肾静脉或腔静脉，或有区域淋巴结转移；Ⅳ 期，肿瘤累及毗邻器官，但无肾上腺或其他远隔转移。此分期系统于 1997 年和 2002 年已进行了修订，其与预后的相关性很强[1456,1458,1463,1466,1482,1491,1495]。在两项大型病例研究中，Ⅰ 期患者在肾切除术后 5 年生存率为 60% ~ 80%，Ⅱ 期为 40% ~ 70%，Ⅲ 期为 10% ~ 40%，而 Ⅳ 期低于 5%[1501,1505]。在另一项有近 50 000 例病例的研究中，5 年生存率 Ⅰ 期为 77.8%，Ⅱ 期为 72.8%，Ⅲ 期为 55.0%，Ⅳ 期为 16.9%[1476]。

4. **远隔转移**。在手术中发现肿瘤已有远隔转移无疑是有关预后的最重要的参数[1500]。

5. **肿瘤大小**。原发性肿瘤直径很小（<3cm）或很大（>12cm）时其预后与肿瘤大小相关[1462,1477,1488]。对于大多数肿瘤（直径为3 ~ 12cm），其肿瘤大小是一个连续变量，因而其预后与肿瘤大小之间的关系也是可变的[1456]。尽管如此，还是有必要确定一个人为的临界值。在1997年制定的TNM分期系统中，T1期和T2期的肿瘤直径划分界线是7cm；然而，研究表明，对于临床Ⅰ期患者而言，肾切除后，肿瘤直径以5cm或5.5cm为临界值更能反映预后[1460,1478]。

6. **囊性变**。即使显微镜下可见实性瘤结节，肾细胞癌有广泛囊性变者预后好。

7. **肾静脉受累**。传统上认为，大体上有肾静脉受累是预后不良的征象，这一点构成了一项外科分期指标。但近年来的一些病例研究显示，单纯的肾静脉侵犯对预后的影响很小[1496,1500]，或仅与低分化癌的预后有关[1488]。而显微镜下脉管受累是肿瘤复发的一个指征[1473,1493,1498]。

8. **肾盂受累**。肾盂受累与否似乎与预后关系不大[1488]。

9. **组织学分级**。显微镜下肿瘤细胞核分级是透明细胞癌预后的一项重要指标（但不作为乳头状癌或嫌色细胞癌的预后指标）[1457,1480,1489,1490,1500,1504]。这项指标与肿瘤的外科分期密切相关，但也有资料显示无关[1462,1464]。虽然有人推荐应用简化的二级和三级分级系统以便读片者之间更易统一，但通常仍应用四级的Fuhrman分级系统[1461,1474,1479]。一项应用传统的四级分级系统的研究显示，Ⅰ级肿瘤无转移，另外三级肿瘤转移率为50%[1462]。在另一项研究中，分化好的肿瘤的转移率也很高[1507]。总的看来，Ⅰ和Ⅱ级与Ⅲ和Ⅳ级之间的预后有明显差异[1456,1487,1488,1500]。应用标准化的细胞核和核仁特征分析以及细胞核的形态计量方法可能可以进一步细化肿瘤细胞核分级[1486,1492,1499]。

10. **细胞质的形态**。透明细胞型肾细胞癌的预后比颗粒细胞型肾细胞癌的预后好，但这主要与细胞核的分级相对应[1462,1500]。

11. **组织学类型**。不同组织学类型的肾细胞癌有不同的预后，已在前面相应章节讨论（见87页）[1453]。

12. **坏死**。Mayo Clinic一项大型病例研究显示，肿瘤中凝固性坏死是预后的独立指标[1502]。

13. **DNA倍性**。DNA倍性与细胞核分级密切相关[1459,1485]。然而，DNA倍性是否是独立于细胞核分级的预后指标尚有争议[1469,1470,1494]。

14. **细胞增殖**。肿瘤细胞增殖与预后相关（通过流式细胞术分析和MIB-1免疫组织化学染色显示）[1455,1468,1472,1475,1481,1506]。

15. **P53过表达**。P53免疫组织化学染色呈阳性与肾细胞癌患者早期发生转移和生存期短有关[1471,1508]。

16. **CD44S表达**。免疫组织化学显示CD44同构体CD44S的表达与肾细胞癌的预后和复发相关[1467]。

17. **血管密度**。肿瘤内微血管密度和预后之间没有确切的证据[1465]。

18. **MUC1表达**。免疫组织化学显示的MUC1表达情况与肿瘤细胞核分级和侵袭性相关[1483]。

19. **胰岛素样生长因子Ⅰ受体**。对于女性肾细胞癌患者，此受体高表达提示预后差[1497]。

20. **神经细胞黏附分子**。此标志物阳性表达提示肿瘤易转移且生存率降低[1454]。

肾腺瘤

小管-乳头状腺瘤是位于肾皮质的小型肿瘤，由肾小管上皮或乳头状上皮（更多见）构成，在成人肾内的发现率达20%以上；多数直径为1 ~ 3mm，少数直径超过1cm[1516,1521,1526]。增生细胞质呈嗜酸性，不透明，量不多[1531]。可见砂粒体。电子显微镜检查显示，肾腺瘤来自肾小管上皮，但不能确定来自哪个特定的肾小管节段[1522]。它们常与肾细动脉硬化和其他类型的肾瘢痕伴发[1513]，尤其是在进行长期血液透析的终末肾病（肾腺瘤病）患者[1523,1525]。3例病例的细胞遗传学研究显示，其与肾细胞癌不同，第3号染色体短壁缺失，而有其他染色体异常[1514]。

以往有人主张将所有直径≤3cm的肾小管上皮性肿瘤均划为肾腺瘤，我们不同意这一观点，因为以透明细胞为主的实性肿瘤不管有多小，仍应被视为肾细胞癌，这种肿瘤具有非整倍体性DNA[1518]，甚至直径<1cm的肿瘤仍可出现转移[1509]。

后肾性腺瘤好发于年轻或中年女性。大体上，这些肿瘤一般比小管-乳头状腺瘤大。显微镜下，它们大

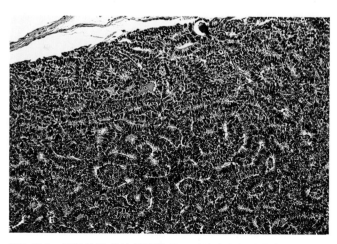

图1.132　后肾性腺瘤的低倍镜观。可见病变细胞丰富。

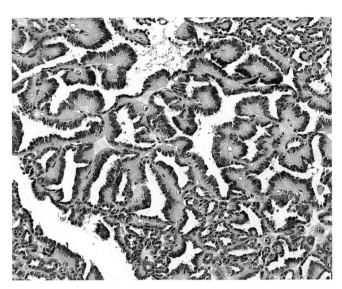

图1.133　后肾性腺瘤的乳头状生长方式。

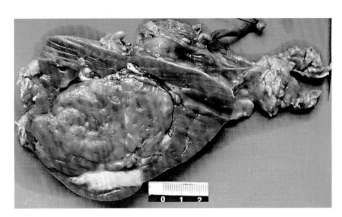

图1.134　后肾腺纤维瘤的大体表现。可见肿瘤呈实性，边界不清。

多由精细而微小的管状和乳头状腺体构成，间质很少 [1515,1524,1530]（图 1.132 和 1.133）。细胞核淡染。其形态学总体表现提示其来自后肾小管上皮 [1519]。

　　常见继发性出血或囊性变。有时这些改变也可见于细胞学检查 [1520]。

　　一般而言，后肾性腺瘤为良性肿瘤，但有些形态学上看似良性的病例却发生了转移；这些可能是呈实性生长的乳头状肾细胞癌（细胞质更丰富，核具有异型性） [1528]。不过至少有 2 例在组织结构、细胞学、免疫组织化学和细胞遗传学方面符合后肾性腺瘤的病例 [1529]。但两者之间的关系仍有争议。两者之间存在细胞遗传学差异提示两者的形成过程不同 [1512]。偶尔可见典型的后肾性癌中有灶状乳头状癌，提示后肾性腺瘤可能与乳头状肾细胞癌有一定的关系 [1517]。

　　基于形态学、植物凝集素组织化学和免疫组织化学的相似性，有人认为后肾性腺瘤是一种成熟分化的肾母细胞瘤（和后肾性残余） [1511,1521,1527]。然而，与肾母细胞瘤不同，后肾性腺瘤的核型正常 [1519]。

　　后肾腺纤维瘤（以前称为肾源性腺纤维瘤）是一种双相分化的肿瘤，其上皮成分与后肾性腺瘤的上皮相似，其间混合有良性梭形细胞间质，后者与后肾间质肿瘤的间质相似（图 1.134） [1510]。在一些报道的病例，部分上皮成分不易与肾母细胞瘤的上皮成分区分，并且在另一些病例其又与乳头状肾细胞癌相似，再次支持这些病变都有关联的观点 [1510]。

肾嗜酸细胞腺瘤和嗜酸细胞瘤病

　　肾的嗜酸细胞腺瘤约占所有原发性非尿道上皮性肾肿瘤的 7% [1565]。大体上呈实性，切面呈红褐色或褐色，

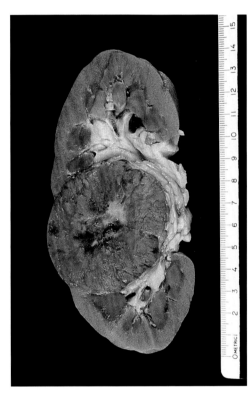

图1.135　肾嗜酸细胞腺瘤的大体表现。可见肿瘤边界清楚，切面呈棕褐色，中心有纤维性瘢痕。

中央常有星状瘢痕，大小可以达到巨大 [1538]（图 1.135）。它们可以呈多中心生长和双肾分布 [1551]。有时可见肿瘤向肾被膜或肾静脉浸润 [1549,1565]。上述主要的大体形态特征，特别是肿瘤的中心瘢痕，CT 检查时可作为与肾细胞癌鉴别的依据，但其可靠性较差 [1541]。细针穿刺活检即可诊断，辅以免疫组织化学则更可靠 [1558]。显微镜下，肾的嗜酸细胞腺瘤由大量的形态一致的细胞构成，瘤细胞胞质具有丰富的嗜酸性颗粒，呈巢状、腺泡状或管状排列（图 1.136 和 1.137）。重要的是，乳头状结构罕见。当肿瘤细胞呈嗜酸性并呈明显的乳头状结构时，应

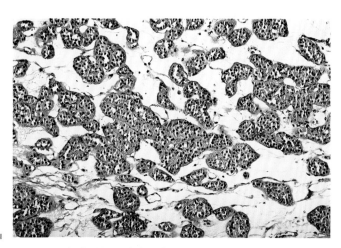

图1.136 肾嗜酸细胞腺瘤的典型的呈巢状细胞排列。

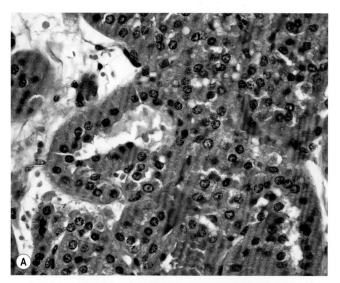

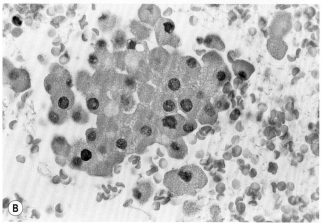

图1.137 肾嗜酸细胞腺瘤。A，显微镜下表现。B，和细胞学所见（B）。

考虑乳头状肾细胞癌[1553]。细胞核一般较小，呈规则的圆形，所以被列为组织学Ⅰ级肿瘤[1557]。有时肿瘤内可见灶状细胞核多形性，但典型病例不会出现明显乳头状

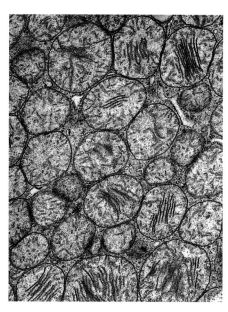

图1.138 肾嗜酸细胞腺瘤的电子显微镜下表现。可见瘤细胞胞质内特征性地充满线粒体，其中许多有线粒体脊堆积。（×17 700）（Courtesy of Dr Robert A Erlandson, Memorial Sloan-Kettering Cancer Center）

结构、透明细胞或坏死[1534,1562]。可出现砂粒体，它们多数位于腺腔内（一种与甲状腺嗜酸细胞肿瘤中砂粒体位于滤泡内相似的现象）。由小细胞构成的嗜酸细胞腺瘤亚型已有报道，很容易误诊[1548]。免疫组织化学检查显示，肿瘤细胞表达 CK8 和 CK18，但与典型的肾细胞癌不同，波形蛋白呈阴性或灶状阳性[1550,1566]。它们也表达 CK14、S-100A1 蛋白[1555]、ARPP 蛋白[1569]、CD3、CD163[1563]和线粒体标志物，如 mES-13 和 113-1 抗体[1539,1572]。它们 CK7 通常呈阴性，CK20 总是呈阴性[1576]。电子显微镜检查，细胞质内充满密集的线粒体是其最明显的特征[1536,1545,1559,1570]（图 1.138）。部分线粒体内可见相互缠绕的中间丝，后者称为"球状微丝小体"，这是免疫组织化学上 CK8 和 CK18 呈现点状阳性的原因[1535]。这种胞质内网眼状超微结构特征提示，这种肿瘤来源于集合管的闰（暗细胞）[1560]。有时可见肿瘤细胞胞质稀少，仅含中等量小线粒体者被称为嗜酸母细胞，被视为是嗜酸细胞的前体，也有人认为它们是受损的或退变的嗜酸细胞[1568]。细胞遗传学上，嗜酸细胞腺瘤没有一般肾细胞癌的第3号染色体短臂异常，但它们具有不同的染色体改变，特别是第 10 号染色体长臂上等位基因缺失和第 1 号染色体的各种异常[1564]。有作者报道，肾嗜酸细胞腺瘤有长短不一的线粒体 DNA（mitDNA）片段，不过我们和其他研究者并未发现上述现象[1540,1544,1571]。嗜酸细胞腺瘤特征性地表达 RON 原癌基因产物（一种巨噬细胞刺激蛋白受体）[1567]。

嗜酸细胞腺瘤的 DNA 几乎都属于二倍体结构

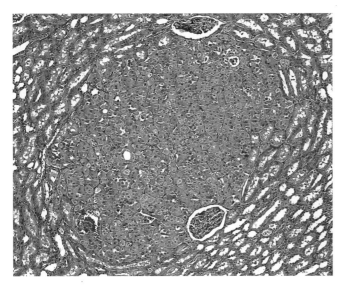

图1.139　所谓的"肾嗜酸细胞瘤病"。可见整个肾内有许多散在的形态相似的结节。

[1547,1575]，并且线粒体的 DNA 数量增加了 5 倍[1571]。

如果应用严格的形态学标准，而不论肿瘤大小[1532,1533,1542,1552,1554,1557,1561]和（或）组织学非典型特征，如血管浸润、肾周脂肪浸润、坏死、明显核多形性和核分裂象[1543,1574]，对大多数肾嗜酸细胞腺瘤进行肾切除术即可治愈。但已有出现远隔脏器转移的报道[1543,1565]。

肾的嗜酸细胞腺瘤主要应与经典的肾细胞癌（特别是以颗粒细胞为主型）和嫌色细胞癌鉴别。虽然嗜酸细胞腺瘤和肾细胞癌在概念上和临床上均为两种肿瘤，但两者之间仍有一定的关系。有的肾细胞癌具有一定的嗜酸性细胞特征，嗜酸细胞腺瘤患者可伴发同侧或对侧肾细胞癌（在一项研究高达 32%）[1556]，有时也可见肾细胞癌埋藏在嗜酸细胞腺瘤中[1542]。在嫌色细胞癌中，这种关系尤为明显，见 89 页。

嗜酸细胞瘤病是用于一侧或双侧肾内出现大量嗜酸细胞结节的疾病的术语，它们常有一个显著的结节（图1.139）。可发生于成人和儿童[1537]。显微镜下，由嗜酸细胞构成的小管与正常的实质成分混合存在，可能与肾小管的弥漫性嗜酸细胞改变和皮质的嗜酸细胞囊肿有关[1573]。嗜酸细胞结节／肿瘤形态学上与嗜酸细胞腺瘤和嫌色细胞癌都相似，但免疫组织化学和细胞遗传学上与它们不同[1546]。

肾神经内分泌肿瘤

肾的小细胞神经内分泌癌与肺的小细胞癌在形态上相同[1578,1581]。电子显微镜与免疫组织化学检查显示，其有内分泌分化[1578,1588,1592]。有一些病例来自肾盂的上皮细胞，并混合移行上皮癌的成分，即具有神经内分泌和外分泌的特征[1579,1586,1587]。少数肿瘤恶性度较高。

类癌应与小细胞癌区分开来，它可以是典型的类癌[1577,1593,1595]，也可以是囊性畸胎瘤的一个组成部分[1580,1585,1594]。光学显微镜、电子显微镜和免疫组织化学检查均显示，类癌的分化良好[1584,1589,1590]。肿瘤细胞可以呈梁状排列（与直肠类癌和卵巢甲状腺类癌中的类癌成分相似），也可以呈巢状（岛状）和腺样排列[1584,1591]。有时肿瘤细胞胞质呈嗜酸细胞的特征[1582]。临床分期是决定预后的重要因素[1583,1590]。

其他上皮性肿瘤

罕见且形态学上尚未完全弄清楚的肾上皮性肿瘤包括：伴有肌上皮分化的黏液样肾肿瘤（与涎腺的多形性腺瘤相似）[1596]；汗腺腺瘤（一种汗腺肿瘤样肾肿瘤，发生于肾囊壁，有体细胞 CYLD1 基因突变）[1598]；肾髓质的乳头状肿瘤（一种在形态学和细胞遗传学上与乳头状肾细胞癌和集合管癌不同的癌）[1597]。

肾血管平滑肌脂肪瘤

近年来对 AML（angiomyolipoma, AML）的认识有了较大的变化。以往认为，AML 罕见并仅限于肾；现在发现，AML 也可以发生在多种脏器，其生物学行为不定，形态学上由多种成分构成，已被统称为血管周细胞瘤（PEComa）[1636,1659]（见下文）。经典的 AML 由血管、平滑肌和脂肪构成，因而得名[1623,1632]。其多发生于成人。可偶然被发现，也可因腹膜后出血形成包块或危及生命而被发现[1676]。大约 1/3 的 AML 患者伴有结节性硬化症，如果肿瘤多发或双侧发生，该比率会更高。结节性硬化症是常染色体显性遗传性综合征，包括癫痫、精神发育迟滞、多器官错构瘤，即除了 AML 外，还可发生室管膜下巨型星形细胞瘤和心脏横纹肌瘤[1618]。结节性硬化症与两种基因突变有关：产生错构瘤蛋白的 TSC1和产生抗结核菌素的 TSC2[1671]。研究显示，大约 80% 的严重的结节性硬化症患者合并肾 AML[1606]，并且与结节性硬化症密切相关的遗传性 TSC2/PKD1 相邻基因综合征者患者发生 AML 的发生率也增高[1655]。

AML 超声检查和 CT 扫描具有特征性表现[1619]，明确诊断可以细针穿刺活检，特别是辅以免疫组织化学检查[1609,1630]。

大体上，AML 的表现因各构成成分数量不同而有差异，并且可能会由于有黄色区域（脂肪）和出血区域（血管）而与肾细胞癌相似（图 1.140）。1/4 的病例有包膜浸润，并可向肾周围软组织浸润。约 1/3 的病例呈多灶发生，约 15% 的病例为双肾发生[1625]。显微镜下，可

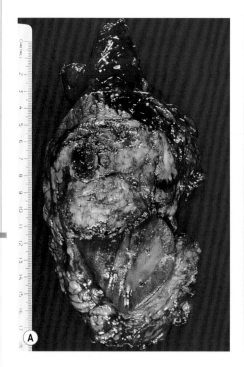

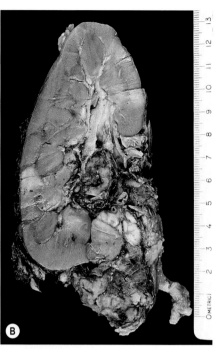

图1.140　A和B，肾的血管平滑肌脂肪瘤的大体表现。两图中肿瘤均为色彩斑驳的，有明显的黄色区域伴灶状出血。

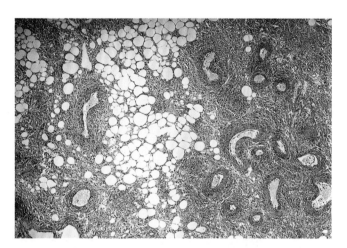

图1.141　典型的肾血管平滑肌脂肪瘤。可见肿瘤包含脂肪组织、平滑肌和血管。

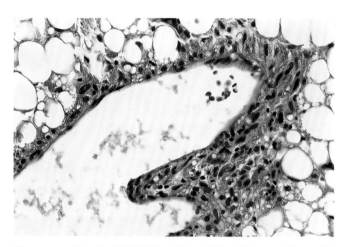

图1.142　肾血管平滑肌脂肪瘤的上皮样平滑肌细胞与大血管相移行，界线不清，此为诊断要点。

见成熟的脂肪组织，缺乏弹力层的扭曲的厚壁血管，以及似乎来自血管壁的束状平滑肌（图1.141）。第四种成分为Apitz首先描述的上皮样细胞，实际上是平滑肌的亚型[1602]，现在称为血管周上皮样细胞（perivascular epithelioid cell, PEC）[1607]。此类细胞与血管壁关系密切，可见含有丰富糖原的透明细胞质或嗜酸性细胞胞质，突出的核，可能是深染和奇异核（图1.142）。多核细胞也可见（图1.143）。这些PEC中有些细胞（尤其是那些大细胞）胞质内含有浓集的嗜碱性物质，与神经元的Nissl小体和肝细胞的Mallory透明变性相似。

免疫组织化学方面，PEC除了预期的平滑肌标志物

（如肌动蛋白）呈阳性外，黑色素细胞标志物也呈阳性，如HMB-45、Mart-1/Melan-1、gp-100、小眼转录因子、酪氨酸酶和多巴氧化酶[1635,1642,1653,1670,1674,1676,1677,1679,1682]（图1.144）。电子显微镜下，上述免疫组织化学特征与细胞质内独特的结晶体[1664]和黑素体前体有关[1605,1644,1650]。上述部分标志物应用RT-PCR方法也可证实[1643]。相当高比例的AML免疫组织化学上，CD117（KIT）呈胞质型阳性[1654]，激素受体[1614,1617,1633]、CD1a[1600]和组织蛋白酶K[1660]呈阳性。AML还表达podoplanin（D2-40），提示其有淋巴管分化[1608]。一些研究发现，伴TSC1和TSC2基因突变的结节性硬化症不表达错

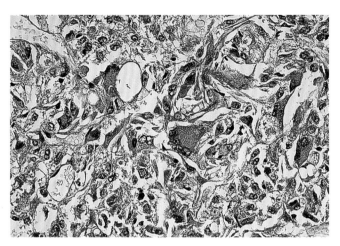

图1.143　肾的肾血管平滑肌脂肪瘤，显示肿瘤细胞有显著的多形性。此例肿瘤有局部复发和肺转移。

构瘤蛋白和抗结核菌素[1671]，但有的研究结果相反[1641]。应用流式细胞术检查显示，部分病变呈非整倍体性[1599]。比较基因组杂交（CGH）和人类雄激素受体基因分析显示，AML的各种细胞成分呈克隆性生长，但它们不属于同一克隆[1613,1645,1668]。近来，由于发现部分AML与异位相关性肾细胞癌和腺泡状软组织肉瘤一样，有TFE3基因融合和免疫组织化学TFE3呈阳性，我们对PEComa的性质的概念有些模糊不清了[1603]。显然，这些AML与传统的无TFE3基因融合的PEComa在几个方面是不同的。

　　应当指出，AML的形态学上的差异与其各组成成分所占比例、有无其他成分以及是否出现细胞异型性／多型性有关。当肿瘤呈多结节时，一个结节可能几乎均由脂肪构成，而另一个结节均由平滑肌构成[1615]。显微镜下，常见多灶状生长，偶尔可见肿瘤累及肾小球[1647]。在一些病例，在丰富的梭形细胞间质中有囊腔，囊壁内衬立方形或鞋钉样上皮，囊腔周围有新生层。这种特殊的囊性类型也常表达激素受体[1620,1628]。

　　以梭形平滑肌细胞为主的AML可能与平滑肌瘤、平滑肌肉瘤和胃肠道间质瘤相似[1624,1681]（图1.145）。实际上尚不清楚伴有HMB-45阳性的形态学完全良性的肾平滑肌肿瘤应被称为平滑肌瘤型AML还是HMB-45阳性的平滑肌瘤[1666]（见下文）。主要由脂肪组织构成并伴有细胞异型性和脂母细胞的AML易与非典型性脂肪瘤（分化好的脂肪肉瘤）混淆。上皮样细胞伴有明显多形性细胞构成的AML与肉瘤样肾细胞癌和恶性纤维组织细胞瘤相似[1621,1651,1665]。由单一上皮样细胞伴均质的嗜酸性胞质构成的AML易被误诊为嗜酸细胞腺瘤[1634,1656,1675]。黑色素性透明细胞型AML可能与癌和黑色素瘤相似[1629]。有些AML的间质硬化明显，尤其是在肾周的AML（而不是经典的肾内AML）[1637]。下列线索有助于

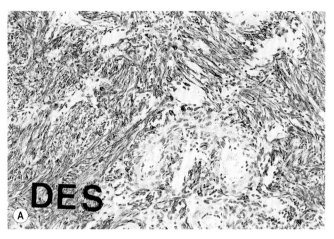

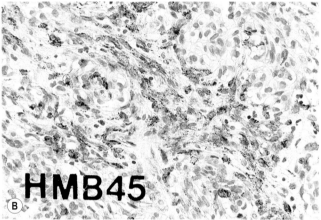

图1.144　肾的血管平滑肌脂肪瘤。A，结蛋白免疫组织化学反应呈阳性。B，HMB-45阳性。

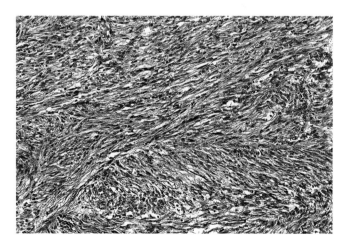

图1.145　肾的血管平滑肌脂肪瘤，显示明显的平滑肌成分。

AML的诊断：（1）在其他细胞成分中出现岛状成熟的脂肪组织；（2）与血管壁关系密切的上皮样透明细胞聚集；（3）多形性细胞胞质中有浓集的颗粒状嗜碱性物质。对于可疑AML病例，应进行HMB-45或Melan-A染色

以进一步证实[1674]。

AML 的治疗为手术切除，通常可以治愈[1667]。然而，也有患者死于肿瘤局部复发的报道[1648]。AML 可发生远隔转移。伴有区域淋巴结累及的 AML 可能属于多中心生长肿瘤，而非真正的转移[1601,1610,1673]；然而，已有确定无误的肾的 AML 发生转移的报道，转移方式主要为在腹膜后沉淀以及和在肺和其他脏器形成转移性肿块或结节[1616,1626,1646,1658]。事实上，形态学上所有这些生物学恶性的病例均有高度异型性的特征，由此就提出了是否应将其称为恶性 AML 的问题。很显然，有"侵袭性"形态学特征的 AML 可能具有恶性生物学行为潜能[1604,1665]。根据目前的研究，具有下列三个及以上特征的肿瘤提示有恶性生物学行为：（1）≥ 70% 的上皮样细胞具有非典型性（细胞多形性，细胞核的大小是周围细胞核的 2 倍以上，核仁明显）；（2）≥ 2 个核分裂象 / 10 个高倍视野；（3）病理性核分裂象；（4）坏死[1611]。偶尔，AML 与肾细胞癌、集合管癌、腺瘤和嗜酸细胞腺瘤同时存在，就此引出了一个有关组织发生和恶性性质问题[1631,1649,1661,1678]；其中部分病例可能只是 AML 的嗜酸细胞样或透明细胞型的误诊[1657,1669]，但毫无疑问，肾的 AML 中可有真正的肾细胞癌（通常为透明细胞型的）[1639,1640,1652]（图 1.146）。

已将识别 HMB-45 阳性的血管周围上皮样细胞（PEC）作为 AML 及其所有亚型的明确特征，由此得出两个重要结论：

1. 肾的 AML 是表型上类似的一个肿瘤家族（现在统称为血管周围上皮样细胞瘤，PEComas）的一个成员，它们可以与包括肺和淋巴结的淋巴管肌瘤（病）以及所谓的肺的"透明细胞肿瘤"（"糖瘤"）[1612,1627,1663] 等肿瘤共存[1662,1663,1680]。

2. 血管周上皮样细胞瘤（PEComas）可发生于许多肾外部位，包括肝、盆腔区域、腹膜后（与肾不连接）、躯干软组织、大肠、鼻腔和骨[1622,1638,1672]。

肾球旁细胞瘤

由于球旁细胞分泌肾素，球旁细胞瘤患者常因过度分泌肾素而有高血压的临床表现[1687]，但也有些肿瘤为无功能性[1689]。多数患者是成人患者，但也有儿童病例报道[1694]。大体上，所有报道的病例均为单侧单发肿瘤，多数位于肾皮质内，直径 ≤ 3cm，但偶尔有直径达 8cm 的报道[1697]。它们呈实性、灰白色或浅黄色，边界清楚。

显微镜下，球旁细胞瘤与血管周细胞瘤和血管球瘤相似；事实上，球旁细胞是特化的血管相关性上皮样平滑肌细胞[1690,1697]。球旁细胞瘤的肿瘤细胞呈均一性圆形或多边形，具有嗜酸性颗粒状胞质（图 1.147）。可见众多肥大细胞。在一些病例中，肿瘤细胞呈梭形，并呈乳头状排列[1700]。胞质内的肾素颗粒可通过 PAS 染色、Bowie 染色或免疫组织化学技术证实[1685,1687,1690]。与经典的或上皮

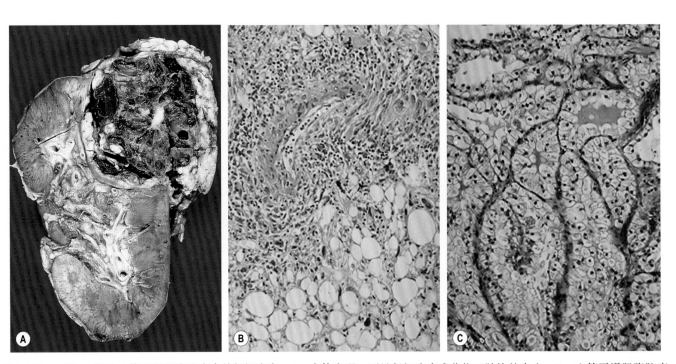

图 1.146　A 至 C，肾的血管平滑肌脂肪瘤合并肾细胞癌。A，大体表现，可见肾细胞癌成分位于肿块的中央。B，血管平滑肌脂肪瘤成分。C，肾细胞成分显示特征性的颗粒结构和透明细胞。（Courtesy of Dr Christopher Otis, Springfield, MA）

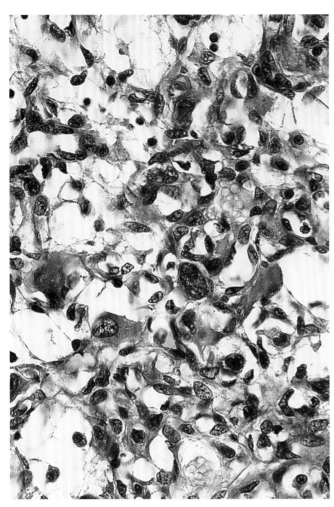

图1.147 球旁细胞瘤的显微镜下表现。可见病变内血管丰富。

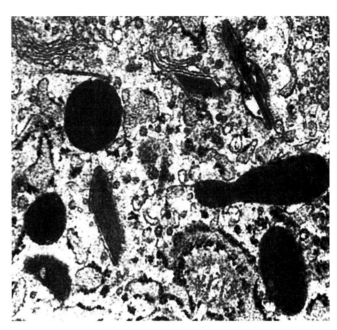

图1.148 电子显微镜下球旁细胞瘤的分泌颗粒，有些呈菱形，与正常球旁细胞的相同。本例由Conn等人报道[1687]。（Courtesy of Dr MR Abell, Ann Arbor, MI）

样血管平滑肌瘤不同，球旁细胞瘤 HMB-45 呈阴性[1683]，CD34 和 CD117 呈阳性，SMA 呈灶状阳性[1693]。电子显微镜检查，可见肿瘤细胞与肾上腺素能神经末端相连，肿瘤细胞中有不同类型的分泌颗粒，有的含有菱形结晶物质，后者被认为是肾素前颗粒[1685,1691,1692,1696]（图 1.148）。细胞遗传学研究显示存在一些染色体失调[1684,1686]。报道的病例除 1 例外均为良性肿瘤[1688]，但一些患者在肾切除后高血压继续存在[1697,1699]。

应当注意的是，分泌肾素也可能与其他肾肿瘤和肾外肿瘤有关，如肾细胞癌、肾母细胞瘤和胰腺腺癌[1695,1698,1701]。

其他良性肿瘤和瘤样病变

畸胎瘤在肾内很少见[1721]。多数肾的畸胎瘤可能是波及肾的腹膜后畸胎瘤或畸胎瘤样肾母细胞瘤[1707]。

髓质纤维瘤是由肾髓质间质细胞发生的肿瘤，也称为肾髓质间质细胞瘤[1716]。肾髓质间质细胞是一种特殊的间叶细胞，可以产生前列腺素，且据信可以调节肾内血压[1722]。髓质纤维瘤无症状，常为偶然发现的髓质锥体中部的 ≤ 3mm 的白色小结节[1732]。显微镜下，可见肿瘤细胞呈小的星形或多边形，有稀疏的网状间质，肿瘤边缘可能有穿插的肾小管存在。电子显微镜下，可见肿瘤细胞质内有大量脂滴。

平滑肌瘤通常位于肾皮质或肾被膜，多数为偶然发现，直径为 1 ~ 3mm[1732]。偶尔肿瘤较大，出现症状[1708]。成年病例应与血管平滑肌脂肪瘤鉴别，儿童病例则应与间胚叶细胞肾瘤鉴别。正如在血管平滑肌脂肪瘤的讨论中提及的，一些看似典型的平滑肌瘤 HMB-45 呈阳性，应将它们视为富于平滑肌的血管平滑肌脂肪瘤还是视为 HMB-45 阳性的平滑肌瘤还不清楚。根据典型的形态学可能选择后者。

脂肪瘤也主要发生于肾皮质或肾被膜，多数病例为偶然发现。较大的肾脂肪瘤也可出现[1710,1731]，应与三种以脂肪组织增生为特征的疾病鉴别：脂肪组织较多的血管平滑肌脂肪瘤、位于肾周围的腹膜后非典型脂肪瘤样肿瘤以及肾盂或肾盂旁的脂肪瘤样增生（见 106 页）。

黏液瘤是位于肾实质内的胶样肿瘤，与软组织的黏液瘤相同[1726]。

神经鞘瘤[1704,1717,1725]和神经纤维瘤[1719]的良性周围神经肿瘤已有描述。

各种类型的血管肿瘤和肿瘤样病变肾内罕见[1709]。动静脉畸形与软组织的动静脉畸形相同。血管瘤常位于肾髓质,可导致大量血尿[1732](见107页)。显微镜下,多数病例是毛细血管型血管瘤,伴有脾髓样筛状结构[1709]。有的病例血管交织似血管肉瘤[1727]。此类肿瘤还应与伴有明显血管瘤样成分的肾细胞癌鉴别。淋巴管瘤也可发生于肾[1705,1723],诊断前应考虑多囊性肾瘤的可能性,并通过免疫组织化学检查鉴别(见78页)。血管球瘤(有些具有非典型性[1715])及其密切相关的球血管肌瘤可表现为肾内肿块,应与球旁细胞瘤鉴别[1703,1729]。

孤立性纤维瘤可发生于肾实质和肾被膜,有些可有低血糖症[1712,1714,1733]。大多数报道的血管周细胞瘤病例与肾实质的孤立性纤维瘤密切相关[1728]。如在其他部位一样,多数肾孤立性纤维瘤为良性肿瘤,偶尔具有侵袭性[1713]。

炎性肌纤维母细胞瘤可累及大部分肾,病程进展缓慢[1720]。

水泡状囊肿在肾内可呈肿块状,常在寄生虫病流行的地方出现(图1.149)。

血肿可发生于肾内或肾周组织,有的与创伤有关,有的因血管瘤破裂所致,有的则原因不明。肾盂血肿见106页讨论。有的肾周血肿呈周期性表现,具有"Liesegang现象"的放射状条纹,与寄生虫性囊肿很相似[1730]。

Rosai-Dorfman病(又称为窦组织细胞增生症伴巨大淋巴结病)和软斑病均可见于肾,并形成肾的假性肿瘤(见106页)[1702,1706,1711,1718,1724](图1.150)。

肾肉瘤

各种类型的肉瘤可发生于成人的肾,包括肾被膜[1743,1744,1758];包括平滑肌肉瘤(经典型或黏液型)[1740,1751,1759]、滑膜肉瘤(对此部位的病例的认识逐渐增加)[1734,1737,1741,1746]、纤维肉瘤(罕见)、多形性横纹肌肉瘤(罕见)、所谓的恶性纤维组织细胞瘤(多形性肉瘤,非特异型)[1756]、脂肪肉瘤(需除外腹膜后脂肪肉瘤累及肾)[1748]、恶性血管周细胞瘤(是否存在还是个问题)、血管肉瘤[1735,1736,1757]、骨肉瘤[1742,1750,1753]、软骨肉瘤[1752]、恶性间胚叶肿瘤[1749,1754]和透明细胞肉瘤(软组织的恶性黑色素瘤,勿与儿童的肾透明细胞肉瘤混淆,见81页)[1755]。有一些软骨肉瘤是间胚叶肿瘤的一个亚型[1747]。一些平滑肌肿瘤发生于免疫抑制患者伴有EB病毒感染[1738]。滑膜肉瘤除了考虑肾原发的可能并进行分子检测证实外,还应考虑可能是肾胚胎性肉瘤的异源成分[1734]。一些滑膜肉瘤呈单相分化,一些有横纹肌样特征[1745]。应当注意的是,陷入其内的内衬鞋钉样上皮的囊状扩张小管会使病变似双相分化(正如肺的原

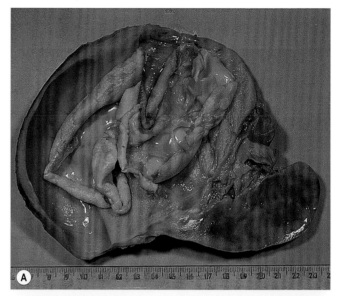

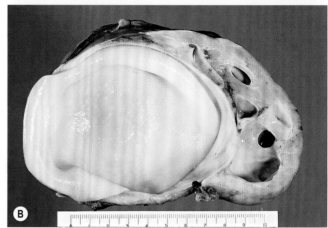

图1.149 A,1例来自阿根廷马德普拉塔的肾水泡状囊肿患者的大体表现。B,1例来自澳大利亚的肾水泡状囊肿患者的大体表现。(**B** courtesy of Dr RA Cooke, Brisbane, Australia. From Cooke RA, Stewart B. Colour atlas of anatomical pathology. Edinburgh, 2004, Churchill Livingstone)

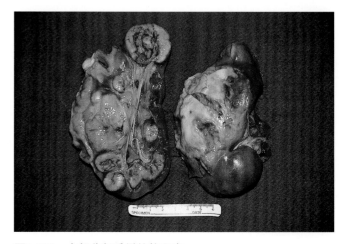

图1.150 大部分肾受累的软斑病。

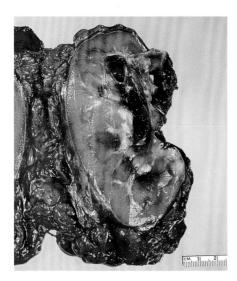

图1.151 累及肾的大细胞淋巴瘤。可见肿瘤位于肾盂中央。

发性或转移性单相分化滑膜肉瘤中陷入的支气管肺泡上皮）。

在诊断肾的原发性肉瘤之前，必须首先除外肉瘤样肾细胞癌、腹膜后软组织肉瘤的肾浸润（尤其是脂肪肉瘤）。

肾恶性淋巴瘤和淋巴组织相关病变

肾的恶性淋巴瘤通常是系统性表现的一部分[1770]，但有时肾淋巴瘤是唯一的发病部位[1762,1764,1765]（图1.151）。双侧常见。肿瘤细胞弥漫性浸润可导致肾衰竭[1761,1769]。多数病例属于大B细胞型[1771]。其他类型也有报道，包括所谓的"MALT"型低级别淋巴瘤（包含肾小管的淋巴上皮病变）[1766,1767]。有些病例发生于AIDS患者[1772]，另一些病例发生于接受器官移植的患者[1773]，有时可累及供肾[1768]。

胸腺大B细胞淋巴瘤伴有硬化和淋巴瘤样肉芽肿／血管性大细胞淋巴瘤两种特殊淋巴瘤类型也可累及肾[1760]。

浆细胞瘤也可见于肾，通常为多发性骨髓瘤的播散，但有些是髓外肿瘤的表现[1763]。

转移性肿瘤

转移癌累及肾可以是全身转移的一部分，但肾转移的临床意义不大[1777,1779]。肾转移可以发生于原发性肿瘤切除后数年或数十年[1781]。CT扫描，肾内转移性肿瘤常为双侧、肾皮质内、多发性、楔形小肿块，且与肾细胞癌相比，很少向外呈膨出性生长[1780]。与肾细胞癌不同，50%的转移性肿瘤是双侧发生的[1783]。1/3的患

者有镜下血尿[1783]。有时通过肾活检发现的转移性肿瘤仅限于肾小球内，或在毛细血管内，或在毛细血管外[1775,1782]。肾转移性肿瘤的原发部位常为肺、皮肤（恶性黑色素瘤）、乳腺、胃肠道、胰腺、卵巢和睾丸（非精原细胞瘤性生殖细胞肿瘤，尤其是绒毛膜上皮癌）[1774]。有些特殊类型的肾转移灶与肾原发肿瘤相似，包括SETTLE、乳腺的腺样囊性癌[1776]和甲状腺的滤泡型乳头状癌[1778]。

肾盂和输尿管肿瘤

尿路上皮（移行细胞）癌

多数肾盂的尿路上皮癌（移行细胞癌）发生于成年人（占该部位原发癌的7%），但儿童病例也有报道[1794,1804]。约1/4的病例有服用镇痛药史和（或）合并肾乳头坏死[1802,1803]。一些病例有应用二氧化钍史[1828]，后者是一种放射性检查造影剂。一些病例也可以是长期进行环磷酰胺治疗的并发症[1808]。据报道，在先天性畸形马蹄肾患者可见肾盂移行细胞癌，且在这种遗传学鉴别后者的发生率可能增高[1814]。有些病例作为遗传性非息肉病性结直肠癌综合征的一部分发生[1790]。血尿是其常见临床表现[1824,1826]。半数以上的尿路上皮癌患者呈多部位同时或相继发生（多见于膀胱）[1800,1802]；偶尔与肾细胞癌同时发生[1797,1830,1832]。偶尔罕见肿瘤同时具有移行细胞癌和肾细胞癌的特征，可能属于碰撞瘤[1785]。静脉和逆行肾盂造影检查是诊断肾盂移行细胞癌的最准确的方法[1824]。其细胞学检查的准确性比肾细胞癌的高，尤其是对低分化癌[1823]。

大体上，肾盂的尿路上皮癌与膀胱的尿路上皮癌相似，表面平滑，半透明状，质软，呈灰红色[1803]（图1.152）。它们常常弥漫累及肾盂并可呈树枝状侵犯输尿管。偶尔它们局限于肾盏甚或长入肾盏[1811]。高级别癌（低分化癌）可浸润肾实质和肾被膜。大体上，它们与肾细胞癌的区别在于：它们呈白色或灰白色，具有颗粒状外观，并明显为自肾盂向周围浸润。肾静脉侵犯常见，并可延伸至下腔静脉[1806]。罕见病例大体上被描述为似淀粉样变的实性肉样[1799]。

输尿管的尿路上皮癌可发生于任何节段，并可因管腔堵塞而发生近端扩张[1791,1809]（图1.153）。

显微镜下，肾盂和输尿管的尿路上皮癌与膀胱的相同（图1.154）。多数为高级别（低分化）肿瘤，其比例（约为70%）比膀胱的同种类型高得多[1818]。肾盂的尿路上皮癌有时可以沿肾集合管生长，但与腺癌不同[1788]。与肿瘤相邻的尿道上皮常有非典型增生乃至原位癌变化[1810]。长期服用止痛药的患者的癌间质小血管显示纤维性增厚[1819]。其组织亚型与膀胱的尿路的上皮癌相似，如

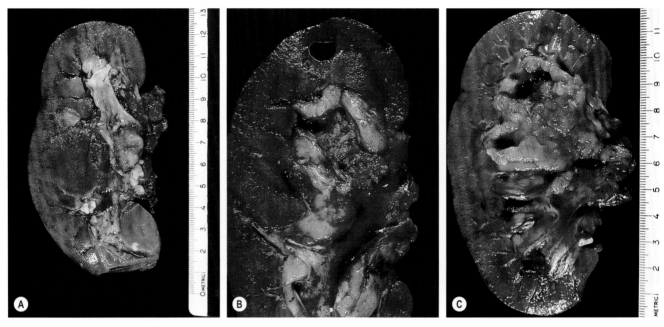

图1.152　肾盂的尿路上皮癌的大体表现。可见肿瘤突入肾盂，表面呈颗粒状。C图中的肿瘤累及肾盂和肾盏。

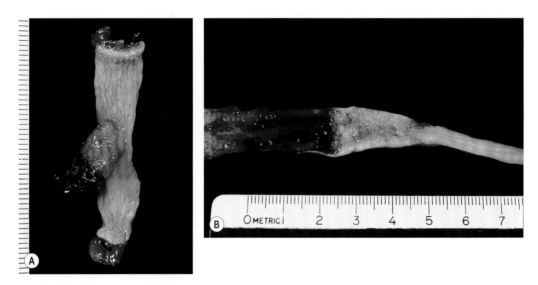

图1.153　A和B，输尿管的尿路上皮癌。A，肿瘤呈息肉状。B，肿瘤呈弥漫生长，无蒂。

微乳头型。免疫组织化学上，其也与膀胱的尿路上皮癌相似，即CK7和CK20均呈阳性[1796]、P53过表达（尤其在低分化者）[1825]和P27（细胞周期的负调因子）呈阳性[1816]。

　　肾盂输尿管的尿路上皮癌的标准治疗方法是肾输尿管切除。对输尿管中段肿瘤可施行节段性切除术[1811]。对于分化很好且无浸润的肿瘤还可以通过内镜切除，但鉴于尿路上皮癌多点发生和癌旁上皮异型增生（尤其是低分化癌），提示根治性手术对于多数病例仍为首选的治疗方法[1787,1807]。而且这些肿瘤有沿输尿管各段特别是末

端（膀胱壁内段）种植性生长的特征，因此，膀胱壁内段输尿管切除是预防肿瘤复发的一个方法[1827,1829]。对于单侧或双侧发生的肾盂输尿管肿瘤，有时在进行肾输尿管切除术后，再进行自体肾移植和肾盂膀胱成形术[1822]。手术切除术后5年生存率约为50%[1794,1802]。肿瘤的临床分期是肾盂和输尿管尿路上皮癌预后的主要影响因素[1784,1789,1794,1812,1813,1831]。可惜的是，多数肿瘤在切除时已是病理T2期及以上肿瘤[1818,1821]。组织学分级也是独立预后因素[1801]。

　　几项独立研究证实，流式细胞术显现的DNA倍性

与其预后有一定关系[1786,1792,1793,1817]。约 35% 的病例有血管浸润,这也是影响预后的一个因素[1798,1805]。

肾盂和输尿管可有原位癌,但较少见[1815]。

其他类型的癌

肾盂肾盏和输尿管腺癌通常是这些部位的尿路上皮在长期慢性炎症或结石刺激所致腺性化生基础上发生的[1842]。与在膀胱一样,此部位的尿路上皮癌经常混有黏液成分,甚至形成小黏液池,但不能称为腺癌。真正的腺癌应该是不仅分泌黏液,而且有真正的腺腔样结构[1834]。根据形态特征,腺癌可分为绒毛状、黏液性、乳头状和印戒细胞型几个亚型[1849,1850]。有的病例呈肝癌样特征,并可分泌甲胎蛋白[1841]。

肾盂的鳞状细胞癌经常伴有鳞状上皮化生("黏膜白斑")、肾盂结石和肾盂肾炎[1840,1846]。有报道在应用二氧化钍进行逆行肾盂造影数年后出现肾盂鳞状细胞癌[1854]。肾盂鳞状细胞癌通常较大,常有坏死和溃疡(图1.155)。显微镜下,多数为低分化鳞状细胞癌[1846]。肾实质和腹膜后软组织癌浸润常见。研究显示,约 84%的病例在手术时已为晚期或已转移[1846]。预后很差[1846,1851]。

疣状癌有报道发生于伴有鹿角样结石形成的肾盂的马蹄形肾[1848]。

肾盂淋巴上皮样癌形态学上与鼻咽部癌的表现相似,但未检测出 EB 病毒基因[1836](图1.156)。

肉瘤样癌(梭形细胞癌、癌肉瘤)以梭形细胞为主,具有多形性,有时伴有灶状典型的尿路上皮癌成分[1837,1847,1852,1855](图1.157)。

巨细胞癌形态学上与骨巨细胞瘤和软组织巨细胞瘤表现相似,可以是单一成分,也可以伴有乳头状尿路上皮癌、原位癌和肉瘤样癌[1833,1845,1856]。

小细胞神经内分泌癌可伴肾盂移行细胞癌[1839,1844]。

具有滋养层细胞特征的癌可与移行细胞癌同时出现,也可以以单一形式出现,此种病例与绒毛膜癌难以区分,但仍应考虑为癌而不是生殖细胞肿瘤[1835,1838,1853,1857]。

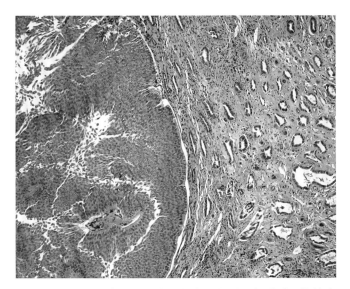

图1.154 肾盂的高分化尿路上皮癌,向周围肾髓质呈推挤式生长。

图1.155 A和B,肾盂的鳞状细胞癌的大体表现。A,可见肿瘤大范围浸润,伴有严重的肾盂肾炎。B,可见稍小的肿瘤,呈颗粒状息肉样。

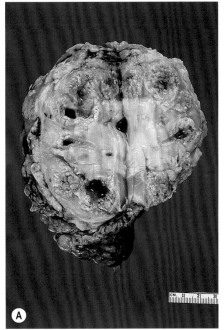

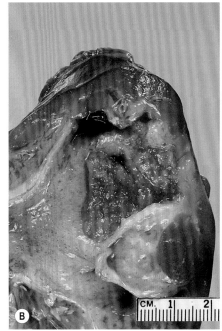

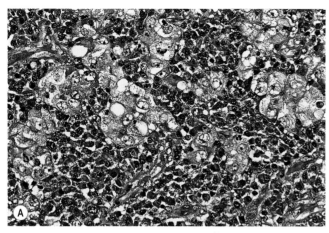

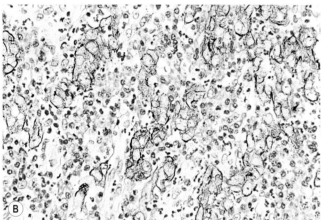

图1.156　输尿管的淋巴上皮样癌。可见肿瘤细胞角蛋白呈强阳性（B）。

横纹肌样癌可以局灶或广泛出现于此部位的原发性癌中，与在其他部位一样，这一特征的出现提示肿瘤具有侵袭性[1843]。

其他肿瘤和瘤样病变

纤维上皮性息肉[1878,1885]（图1.158）和肾盏上皮漏斗状增生性狭窄[1879]是肾盂部位两种罕见的肿瘤样病变。

肾盂脂肪瘤病或纤维脂肪瘤病是由于肾盂周围脂肪组织过度增生所致，可伴有或不伴有纤维组织，影像学检查类似肿瘤[1873]。

淀粉样变性可呈位于一侧或双侧输尿管壁的局灶结节，称为淀粉样瘤[1866]。

髓脂肪瘤为形态学上与肾上腺同种病变表现相似的肾盂肿物[1859]。

软斑病可引起尿道阻塞或肾积水[1882,1890]。

输尿管导管检查可使输尿管结石破裂，尤其是草酸钙成分易于植入输尿管壁，引起巨噬细胞和异物巨细胞增生反应，周围纤维组织增生，形成结石肉芽肿，使病

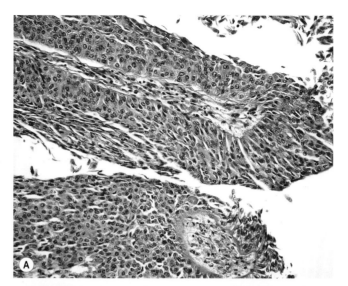

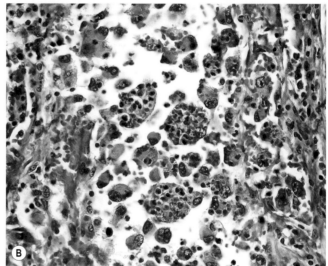

图1.157　A和B，肾盂的尿路上皮癌，伴有肉瘤样成分（去分化）。形态学上分化好的区域（A）和间变区域（B）之间差异显著。注意间变部分的瘤巨细胞胞质中有大量中性粒细胞。

变近端输尿管扩张[1864]。

输尿管的子宫内膜异位症常伴有输尿管和肾盂积水，好发于输尿管的下 1/3，可位于输尿管外并浸润于输尿管壁，或位于输尿管壁。多数患者有子宫、输卵管和卵巢切除病史[1858]。

肾盂上皮下血肿可见大量血尿，影像学检查似恶性肿瘤，病因不清[1863,1874]。

"尿液瘤"是由于尿液外漏于肾门周围和肾盂周围脂肪所致。早期可见脂肪溶解伴有泡沫细胞和多核巨细胞形成，之后出现尿液成分沉淀和纤维化。免疫染色显示其中有 Tamm-Horsfall 蛋白，证实细胞外无定形沉淀物是尿蛋白成分[1860]。

肾盂输尿管良性肿瘤有内翻性乳头状瘤（有时呈多

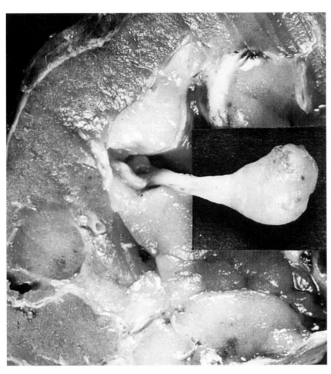

图1.158　一位61岁女性的左肾下盏发生的良性纤维上皮性息肉。这个肿瘤导致了血尿，患者已行全肾切除。

发性）[1868,1877]、所谓的"肾源性腺瘤"[1867,1871,1876,1881]、绒毛状腺瘤[1892]、血管瘤[1862]、平滑肌瘤[1894]、孤立性纤维瘤[1869]、神经纤维瘤和血管球瘤[1872]。血管瘤常发生于肾乳头的顶端，约10%的病例呈多发性，可导致复发性血尿[1861,1865]。由于血管瘤很小，需要很多连续切片才能发现。肾源性腺瘤可有胃上皮化生[1884]。

肾盂囊性错构瘤是位于肾盂肾盏附近的多囊性肿物。显微镜下，可见双向分化的组织增生，一种为小管和囊壁被覆的立方状和柱状上皮，另一种为以纤维母细胞为主伴有散在平滑肌束的间叶细胞[1883,1886]。

非上皮型恶性肿瘤罕见。已报道有平滑肌肉瘤[1895]。腹膜后非霍奇金恶性淋巴瘤可累及输尿管[1891]。已报道有移植肾肾盂发生原发性恶性淋巴瘤[1880]。

现在已不再应用的输尿管乙状结肠镜手术在术后若干年会于吻合口处发生腺瘤[1889]。常为结肠腺癌，位于吻合口的结肠端，周围结肠黏膜有增生[1893]。已报道有一些良性和恶性肿瘤还可发生于输尿管回肠膀胱[1875,1887]。

腹膜后转移癌可累及输尿管壁并引起输尿管梗阻。原发肿瘤的最常见部位是乳腺和肺[1870,1888]。

参考文献

KIDNEY, RENAL PELVIS, AND URETER

NON-NEOPLASTIC DISEASES

THE RENAL BIOPSY

1 Israni A, Kasiske BL. Laboratory assessment of kidney disease: clearance, urinalysis, and kidney biopsy. In Brenner BM (ed.): Brenner and Rector's the kidney, ed. 8, vol 1. Philadelphia, 2008, WB Saunders, pp. 724–756.

2 Piotto GH, Moraes MC, Malheiros DM, Saldanha LB, Koch VH. Percutaneous ultrasound-guided renal biopsy in children – safety, efficacy, indications and renal pathology findings: 14-year Brazilian university hospital experience. Clin Nephrol 2008, 69: 417–424.

3 Pirani CL. Evaluation of kidney biopsy specimens. In Tisher CC, Brenner BM (eds): Renal pathology: with clinical and functional correlations, ed. 2, vol I. Philadelphia, 1994, JB Lippincott Co., pp. 85–115.

4 Richards NT, Darby S, Howie AJ, Adu D, Michael J. Knowledge of renal histology alters patient management in over 40% of cases. Nephrol Dial Transplant 1994, 9: 1255–1259.

5 Rivera F, López-Gómez JM, Pérez-García R; Spanish Registry of Glomerulonephritis. Clinicopathologic correlations of renal pathology in Spain. Kidney Int 2004, 66: 898–904.

6 Shah RP, Vathsala A, Chiang GS, Chin YM, Woo KT. The impact of percutaneous renal biopsies on clinical management. Ann Acad Med Singapore 1993, 22: 908–911.

7 Turner MW, Hutchinson TA, Barré PE, Prichard S, Jothy S. A prospective study on the impact of the renal biopsy in clinical management. Clin Nephrol 1986, 26: 217–221.

HANDLING OF THE BIOPSY

8 Boldorini R, Veggiani C, Barco D, Monga G. Kidney and urinary tract polyomavirus infection and distribution: molecular biology investigation of 10 consecutive autopsies. Arch Pathol Lab Med 2005, 129: 69–73.

9 Colvin RB. Antibody-mediated renal allograft rejection: diagnosis and pathogenesis. J Am Soc Nephrol 2007, 18: 1046–1056.

10 Eyzaguirre E, Haque AK. Application of immunohistochemistry to infections. Arch Pathol Lab Med 2008, 132: 424–431.

11 Hoffmann EO, Flores TR. High resolution light microscopy in renal pathology. Am J Clin Pathol 1981, 76: 636–643.

12 Johanssen JR. Rapid processing of kidney biopsies for electron microscopy. Kidney Int 1973, 3: 46–50.

13 Mölne J, Breimer ME, Svalander CT. Immunoperoxidase versus immunofluorescence in the assessment of human renal biopsies. Am J Kidney Dis 2005, 45: 674–683.

14 Nasr SH, Galgano SJ, Markowitz GS, Stokes MB, D'Agati VD. Immunofluorescence on pronase-digested paraffin sections: a valuable salvage technique for renal biopsies. Kidney Int 2006, 70: 2148–2151.

15 Spargo BH, Seymour AE, Ordóñez NG. Introduction. In Renal biopsy pathology with diagnostic and therapeutic implications. New York, 1980, John Wiley & Sons, pp. 1–13.

16 Truong LD, Barrios R, Adrogue HE, Gaber LW. Acute antibody-mediated rejection of renal transplant: pathogenetic and diagnostic considerations. Arch Pathol Lab Med 2007, 131: 1200–1208.

NORMAL STRUCTURE OF THE GLOMERULUS

17 Clapp WL, Croker BP. Adult kidney. In Mills SE (ed.): Histology for pathologists, ed. 3. Philadelphia, 2007, Lippincott Williams & Wilkins, pp. 839–907.

18 Drenckhahn D, Schnittler H, Nobiling R, Kriz W. Ultrastructural organization of contractile proteins in rat glomerular mesangial cells. Am J Pathol 1990, 137: 1343–1351.

19 Johnson RJ, Floege J, Yoshimura A, Iida H, Couser WG, Alpers CE. The activated mesangial cell: a glomerular 'myofibroblast'? J Am Soc Nephrol 1992, 2: S190–S197.

20 Mené P, Simonson MS, Dunn MJ. Physiology of the mesangial cell. Physiol Rev 1989, 69: 1347–1424.

21 Michael AF, Keane WF, Raij L, Vernier RC, Mauer SM. The glomerular mesangium. Kidney Int 1980, 17: 141–154.

22 Sraer JD, Adida C, Peraldi M-N, Rondeau E, Kanfer A. Species-specific properties of the glomerular mesangium. J Am Soc Nephrol 1993, 3: 1342–1350.

23 Stamenkovic I, Skalli O, Gabliani G. Distribution of intermediate filament proteins in normal and diseased human glomeruli. Am J Pathol 1986, **125**: 465–475.

24 Weber M. Basement membrane proteins. Kidney Int 1992, **41**: 620–628.

CLASSIFICATION OF GLOMERULAR DISEASE

25 Churg J, Bernstein J, Glassock RJ. Renal disease: classification and atlas of glomerular diseases, ed. 2. New York, 1995, Igaku-Shoin, pp. 3–21.

GLOMERULAR LESIONS ASSOCIATED WITH THE NEPHROTIC SYNDROME

MINIMAL CHANGE GLOMERULONEPHROPATHY

26 Artinano M, Etheridge WB, Stroehlein KB, Barcenas CG. Progression of minimal-change glomerulopathy to focal glomerulosclerosis in a patient with fenoprofen nephropathy. Am J Nephrol 1986, **6**: 353–357.

27 Audard V, Larousserie F, Grimbert P, Abtahi M, Sotto JJ, Delmer A, Boue F, Nochy D, Brousse N, Delarue R, Remy P, Ronco P, Sahali D, Lang P, Hermine O. Minimal change nephrotic syndrome and classical Hodgkin's lymphoma: report of 21 cases and review of the literature. Kidney Int 2006, **69**: 2251–2260.

28 Cameron JS. Nephrotic syndrome in the elderly. Semin Nephrol 1996, **16**: 319–329.

29 Finkelstein A, Fraley DS, Stachura I, Feldman HA, Gandy DR, Bourke E. Fenoprofen nephropathy: lipoid nephrosis and interstitial nephritis: a possible T-lymphocyte disorder. Am J Med 1982, **72**: 81–87.

30 Grimbert P, Audard V, Remy P, Lang P, Sahali D. Recent approaches to the pathogenesis of minimal-change nephrotic syndrome. Nephrol Dial Transplant 2003, **18**: 245–248.

31 Habib R, Kleinknecht C. The primary nephrotic syndrome in children. Classification and clinicopathologic study of 406 cases. In Sommers SC (ed.): Kidney pathology decennial, 1966–1975. New York, 1975, Appleton-Century-Crofts, pp. 165–224.

32 International Study of Kidney Disease in Children. Primary nephrotic syndrome in children: clinical significance of histopathologic variants of minimal change and of diffuse mesangial hypercellularity. Kidney Int 1981, **20**: 765–771.

33 Munk F. Klinische Diagnostik der degenerativen Nierenerkrankungen. Z Klin Med 1913, **78**: 1–52.

34 Olson JL. The nephrotic syndrome and minimal change disease. In Jennette JC, Olson JL, Schwartz MM, Silva FG (eds): Heptinstall's pathology of the kidney, ed. 6. Philadelphia, 2007, Lippincott Williams & Wilkins, pp. 125–154.

35 Patrakka J, Lahdenkari AT, Koskimies O, Holmberg C, Wartiovaara J, Jalanko H. The number of podocyte slit diaphragms is decreased in minimal change nephrotic syndrome. Pediatr Res 2002, **52**: 349–355.

36 Tanaka R, Yoshikawa N, Kitano Y, Ito H, Nakamura H. Long-term cyclosporine treatment in children with steroid-dependent nephrotic syndrome. Pediat Nephrol 1993, **7**: 249–252.

37 Tesar V, Zima T. Recent progress in the pathogenesis of nephrotic proteinuria. Crit Rev Clin Lab Sci 2008, **45**: 139–220.

38 van den Berg JG, Weening JJ. Role of the immune system in the pathogenesis of idiopathic nephrotic syndrome. Clin Sci (Lond) 2004, **107**: 125–136.

39 Waldman M, Crew RJ, Valeri A, Busch J, Stokes B, Markowitz G, D'Agati V, Appel G. Adult minimal-change disease: clinical characteristics, treatment, and outcomes. Clin J Am Soc Nephrol 2007, **2**: 445–453.

40 Warren GV, Korbet SM, Schwartz MM, Lewis EJ. Minimal change glomerulopathy associated with nonsteroidal antiinflammatory drugs. Am J Kidney Dis 1989, **13**: 127–130.

41 White RH, Glasgow EF, Mills RJ. Clinicopathological study of nephrotic syndrome in childhood. Lancet 1970, **1**: 1353–1359.

42 Wyatt RJ, Marx MB, Kazee M, Holland NH. Current estimates of the incidence of steroid responsive idiopathic nephrosis in Kentucky children 1–9 years of age. Int J Pediatr Nephrol 1982, **3**: 63–65.

43 Zafarmand AA, Baranowska-Daca E, Ly PD, Tsao CC, Choi YJ, Suki WN, Truong LD. De novo minimal change disease associated with reversible post-transplant nephrotic syndrome. A report of five cases and review of literature. Clin Transplant 2002, **16**: 350–361.

FOCAL SEGMENTAL GLOMERULOSCLEROSIS

44 Albaqumi M, Barisoni L. Current views on collapsing glomerulopathy. J Am Soc Nephrol 2008, **19**: 1276–1281.

45 Artero M, Biava C, Amend W, Tomlanovich S, Vincenti F. Recurrent focal glomerulosclerosis: natural history and response to therapy. Am J Med 1992, **92**: 375–383.

46 Beaufils H, Alphonse JC, Guedon J, Legrain M. Focal glomerulosclerosis: natural history and treatment. Report of 70 cases. Nephron 1978, **21**: 75–85.

47 Braden GL, Mulhern JG, O'Shea MH, Nash SV, Ucci AA Jr, Germain MJ. Changing incidence of glomerular diseases in adults. Am J Kidney Dis 2000, **35**: 878–883.

48 Cameron JS. The enigma of focal segmental glomerulosclerosis. Kidney Int 1996, **50**: S119–S131.

49 Chawder P, Soni A, Suri A, Bhagwat R, Yoo J, Treser G. Renal ultrastructural markers in AIDS associated nephropathy. Am J Pathol 1987, **126**: 513–526.

50 Chun MJ, Korbet SM, Schwartz MM, Lewis EJ. Focal segmental glomerulosclerosis in nephrotic adults: presentation, prognosis, and response to therapy of the histologic variants. J Am Soc Nephrol 2004, **15**: 2169–2177.

51 Clarkson MR, O'Meara YM, Murphy B, Rennke HG, Brady HR. Collapsing glomerulopathy – recurrence in a renal allograft. Nephrol Dial Transplant 1998, **13**: 503–506.

52 Crosson JT. Focal segmental glomerulosclerosis and renal transplantation. Transplant Proc 2007, **39**: 737–743.

53 D'Agati V, Appel GB. Renal pathology of human immunodeficiency virus infection. Semin Nephrol 1998, **18**: 378–395.

54 D'Agati VD, Fogo AB, Bruijn JA, Jennette JC. Pathologic classification of focal segmental glomerulosclerosis: a working proposal. Am J Kidney Dis 2004, **43**: 368–382.

55 D'Agati VD. The spectrum of focal segmental glomerulosclerosis: new insights. Curr Opin Nephrol Hypertens 2008, **17**: 271–281.

56 Deegens JK, Steenbergen EJ, Wetzels JF. Review on diagnosis and treatment of focal segmental glomerulosclerosis. Neth J Med 2008, **66**: 3–12.

57 Del Rio M, Kaskel F. Evaluation and management of steroid-unresponsive nephrotic syndrome. Curr Opin Pediatr 2008, **20**: 151–156.

58 Detwiler RK, Falk RJ, Hogan SL, Jennette JC. Collapsing glomerulopathy: a clinically and pathologically distinct variant of focal segmental glomerulosclerosis. Kidney Int 1994, **45**: 1416–1424.

59 El-Refaey AM, Kapur G, Jain A, Hidalgo G, Imam A, Valentini RP, Mattoo TK. Idiopathic collapsing focal segmental glomerulosclerosis in pediatric patients. Pediatr Nephrol 2007, **22**: 396–402.

60 Faubert PF, Porush JG. Familial focal segmental glomerulosclerosis: nine cases in four families and review of the literature. Am J Kidney Dis 1997, **30**: 265–270.

61 Fine RN. Recurrence of nephrotic syndrome/ focal segmental glomerulosclerosis following renal transplantation in children. Pediatr Nephrol 2007, **22**: 496–502.

62 Howie AJ, Brewer DB. Further studies on the glomerular tip lesion: early and late stages and life table analysis. J Pathol 1985, **147**: 245–255.

63 Korbet SM. Clinical picture and outcome of primary focal segmental glomerulosclerosis. Nephrol Dial Transplant 1999, **14**: 68–73.

64 Kriz W, Lemley KV. The role of the podocyte in glomerulosclerosis. Curr Opin Nephrol Hyperten 1999, **8**: 489–497.

65 Laurinavicius A, Hurwitz S, Rennke HG. Collapsing glomerulopathy in HIV and non-HIV patients: a clinicopathological and follow-up study. Kidney Int 1999, **56**: 2203–2213.

66 Magil AB. Focal and segmental glomerulosclerosis. Mod Pathol 1991, **4**: 383–391.

67 Mathis BJ, Kim SH, Calabrese K, Haas M, Seidman JG, Seidman CE, Pollak MR. A locus for inherited focal segmental glomerulosclerosis maps to chromosome 19q13. Kidney Int 1998, **53**: 282–286.

68 Meehan SM, Pascual M, Williams WW, Tolkoff-Rubin N, Delmonico FL, Cosimi AB, Colvin RB. De novo collapsing glomerulopathy in renal allografts. Transplantation 1998, **65**: 1192–1197.

69 Meyrier A. Mechanisms of disease: focal segmental glomerulosclerosis. Nat Clin Pract Nephrol 2005, **1**: 44–54.

70 Mongeau JG, Robitaille PO, Glermont MJ, Merovani A, Russo P. Focal segmental glomerulosclerosis (FSG) 20 years later. From toddler to grown-up. Clin Nephrol 1993, **40**: 1–6.

71 Nochy D, Glotz D, Dosquet P, Pruna A, Lemoine R, Guettier C, Weiss L, Hinglais N, Idatte JM, Mery JP, et al. Renal lesions associated with human immunodeficiency virus infection: North American vs. European experience. Adv Nephrol Necker Hosp 1993, **22**: 269–286.

72 Ross MJ, Klotman PE. HIV-associated nephropathy. AIDS 2004, **18**: 1089–1099.

73 Savin VJ, Sharma R, Sharma M, McCarthy ET, Swan SK, Ellis E, Lovell H, Warady B, Gunwar S, Chonko AM, Artero M, Vincenti F. Circulating factor associated with increased glomerular permeability to albumin in recurrent focal segmental glomerulosclerosis. N Engl J Med 1996, **334**: 878–883.

74 Schönholzer KW, Waldron M, Magil AB. Intraglomerular foam cells and human focal glomerulosclerosis. Nephron 1992, 62: 130–136.

75 Schwartz MM, Korbet SM, Rydel J, Borok R, Genchi R. Primary focal segmental glomerular sclerosis in adults: prognostic value of histologic variants. Am J Kidney Dis 1995, 25: 845–852.

76 Singh HK, Baldree LA, McKenney DW, Hogan SL, Jennette JC. Idiopathic collapsing glomerulopathy in children. Pediatr Nephrol 2000, 14: 132–137.

77 Stephanian E, Matas AJ, Mauer SM, Chavers B, Nevins T, Kashtan C, Sutherland DE, Gores P, Najarian JS. Recurrence of disease in patients retransplanted for focal segmental glomerulosclerosis. Transplantation 1992, 53: 755–757.

78 Thomas DB, Franceschini N, Hogan SL, Ten Holder S, Jennette CE, Falk RJ, Jennette JC. Clinical and pathologic characteristics of focal segmental glomerulosclerosis pathologic variants. Kidney Int 2006, 69: 920–926.

79 Tsukaguchi H, Yager H, Dawborn J, Jost L, Cohlmia J, Abreu PF, Pereira AB, Pollak MR. A locus for adolescent and adult onset familial focal segmental glomerulosclerosis on chromosome 1q25–31. J Am Soc Nephrol 2000, 11: 1674–1680.

80 Wehrmann M, Bohle A, Held H, Schumm G, Kendziorra H, Pressler H. Long-term prognosis of focal sclerosing glomerulonephritis: an analysis of 250 cases with particular regard to tubulointerstitial changes. Clin Nephrol 1990, 33: 115–122.

81 Weiner NJ, Goodman JW, Kimmel PL. The HIV-associated renal diseases: current insight into pathogenesis and treatment. Kidney Int 2003, 63: 1618–1631.

82 Winn MP, Conlon PJ, Lynn KL, Howell DN, Slotterbeck BD, Smith AH, Graham FL, Bembe ML, Quarles LD, Pericak-Vance MA, Vance JM. Linkage of a gene causing familial focal glomerulosclerosis to chromosome 11 and further evidence of genetic heterogeneity. Genomics 1999, 58: 113–120.

83 Woolley AC, Rosenberg ME, Burke BA, Nath KA. De novo focal glomerulosclerosis after kidney transplantation. Am J Med 1988, 84: 310–314.

C1Q NEPHROPATHY

84 Fukuma Y, Hisano S, Segawa Y, Niimi K, Tsuru N, Kaku Y, Hatae K, Kiyoshi Y, Mitsudome A, Iwasaki H. Clinicopathologic correlation of C1q nephropathy in children. Am J Kidney Dis 2006, 47: 412–418.

85 Iskandar SS, Browning MC, Lorentz WB. C1q nephropathy: a pediatric clinicopathological study. Am J Kidney Dis 1991, 18: 459–465.

86 Jennette JC, Hipp CG. C1q nephropathy: a distinct pathologic entity usually causing nephrotic syndrome. Am J Kidney Dis 1985, 6: 103–110.

87 Kari JA, Jalalah SM. C1q nephropathy in two young sisters. Pediatr Nephrol 2008, 23: 487–490.

88 Kersnik Levart T, Kenda RB, Avgustin Cavi M, Ferluga D, Hvala A, Vizjak A. C1Q nephropathy in children. Pediatr Nephrol 2005, 20: 1756–1761.

89 Lau KK, Gaber LW, Delos Santos NM, Wyatt RJ. C1q nephropathy: features at presentation and outcome. Pediatr Nephrol 2005, 20: 744–749.

90 Markowitz GS, Schwimmer JA, Stokes MB, Nasr S, Seigle RL, Valeri AM, D'Agati VD. C1q nephropathy: a variant of focal segmental glomerulosclerosis. Kidney Int 2003, 64: 1232–1240.

MEMBRANOUS GLOMERULONEPHRITIS

91 Abrass CK, Hall CL, Border WA, Brown CA, Glassock RJ, Coggins CH. Circulating immune complexes in adults with idiopathic nephrotic syndrome. Collaborative study of the adult idiopathic nephrotic syndrome. Kidney Int 1980, 17: 545–553.

92 Arrizabalaga P, Sans Boix A, Torras Rabassa A, Darnell Tey A, Revert Torrellas L. Monoclonal antibody analysis of crescentic membranous glomerulonephropathy. Am J Nephrol 1998, 18: 77–82.

93 Brenchley PE, Coupes B, Short CD, O'Donoghue DJ, Ballardie FW, Mallick NP. Urinary C3dg and C5b-9 indicate active immune disease in human membranous nephropathy. Kidney Int 1992, 41: 933–937.

94 Burstein DM, Korbet SM, Schwartz MM. Membranous glomerulonephritis and malignancy. Am J Kidney Dis 1993, 22: 5–10.

95 Buyukbabani N, Droz D. Distribution of the extracellular matrix components in human glomerular lesions. J Pathol 1994, 172: 199–207.

96 Cameron JS. Membranous nephropathy in childhood and its treatment. Pediatr Nephrol 1990, 4: 193–198.

97 Coggins CH, Frommer JP, Glassock RJ. Membranous nephropathy. Sem Nephrol 1982, 2: 264–273.

98 Couser WG, Nangaku M. Cellular and molecular biology of membranous nephropathy. J Nephrol 2006, 19: 699–705.

99 Davenport A, Maciver AG, Hall CL, MacKenzie JC. Do mesangial immune complex deposits affect the renal prognosis in membranous glomerulonephritis? Clin Nephrol 1994, 41: 271–276.

100 Debiec H, Guigonis V, Mougenot B, Decobert F, Haymann JP, Bensman A, Deschênes G, Ronco PM. Antenatal membranous glomerulonephritis due to anti-neutral endopeptidase antibodies. N Engl J Med 2002, 346: 2053–2060.

101 Debiec H, Nauta J, Coulet F, van der Burg M, Guigonis V, Schurmans T, de Heer E, Soubrier F, Janssen F, Ronco P. Role of truncating mutations in MME gene in fetomaternal alloimmunisation and antenatal glomerulopathies. Lancet 2004, 364: 1252–1259.

102 Donadio JV Jr, Torres VE, Velosa JA, Wagoner RD, Holley KE, Okamkura M, Ilstrup DM, Chu CP. Idiopathic membranous nephropathy: the natural history of untreated patients. Kidney Int 1988, 33: 708–715.

103 Ehrenreich T, Churg J. Pathology of membranous nephropathy. Pathol Annu 1968, 3: 145–186.

104 Hayslett JP, Kashgarian M, Bensch KG, Spargo BH, Freedman LR, Epstein FH. Clinicopathological correlations in the nephrotic syndrome due to primary renal disease. Medicine (Baltimore) 1973, 52: 93–120.

105 Hörl WH, Kerjaschki D. Membranous glomerulonephritis (MGN). J Nephrol 2000, 13: 291–316.

106 Jennette JC, Iskandar SS, Dalldorf FG. Pathologic differentiation between lupus and nonlupus membranous glomerulopathy. Kidney Int 1983, 24: 377–385.

107 Katz A, Fish AJ, Santamaria P, Nevins TE, Kim Y, Butkowski RJ. Role of antibodies to tubulointerstitial nephritis antigen in human anti-tubular basement membrane nephritis associated with membranous nephropathy. Am J Med 1992, 93: 691–698.

108 Kon SP, Coupes B, Short CD, Solomon LR, Raftery MJ, Mallick NP, Brenchley PE. Urinary C5b-9 excretion and clinical course in idiopathic human membranous nephropathy. Kidney Int 1995, 48: 1953–1958.

109 Llach F, Arieff AI, Massry SG. Renal vein thrombosis and nephrotic syndrome: a prospective study of 36 adult patients. Ann Intern Med 1975, 83: 8–14.

110 Mathieson PW, Peat DS, Short A, Watts RA. Coexistent membranous nephropathy and ANCA-positive crescentic glomerulonephritis in association with penicillamine. Nephrol Dial Transplant 1996, 11: 863–866.

111 Medawar W, Green A, Campbell E, Carmody M, Donohoe J, Doyle G, Walshe JJ. Clinical and histopathologic findings in adults with the nephrotic syndrome. Ir J Med Sci 1990, 159: 137–140.

112 Meisels IS, Stillman IS, Kuhlik AB. Anti-glomerular basement membrane disease and dual positivity for antineutrophil cytoplasmic antibody in a patient with membranous nephropathy. Am J Kidney Dis 1998, 32: 646–648.

113 Monga G, Mazzucco G, Basolo B, Quaranta S, Motta M, Segoloni G, Amoroso A. Membranous glomerulonephritis (MGN) in transplanted kidneys: morphologic investigation on 256 renal allografts. Mod Pathol 1993, 6: 249–258.

114 Nangaku M, Shankland SJ, Couser WG. Cellular response to injury in membranous nephropathy. J Am Soc Nephrol 2005, 16: 1195–1204.

115 Nephrotic syndrome in children. Prediction of histopathology from clinical and laboratory characteristics at time of diagnosis: a report of the International Study of Kidney Disease in Children. Kidney Int 1978, 13: 159–165.

116 Noel LH, Zanetti M, Droz DS, Barbanel C. Long-term prognosis of idiopathic membranous glomerulonephritis. Study of 116 untreated patients. Am J Med 1979, 66: 82–90.

117 Pettersson E, Tornroth T, Miettinen A. Simultaneous anti-glomerular basement membrane and membranous glomerulonephritis: case report and literature review. Clin Immunol Immunopathol 1984, 31: 171–180.

118 Poduval RD, Josephson MA, Javaid B. Treatment of de novo and recurrent membranous nephropathy in renal transplant patients. Semin Nephrol 2003, 23: 392–399.

119 Ramirez F, Brouhard BH, Travis LB, Ellis EN. Idiopathic membranous nephropathy in children. J Pediatr 1982, 5: 677–681.

120 Reichert LJM, Koene RAP, Wetzels JFM. Prognostic factors in idiopathic membranous nephropathy. Am J Kidney Dis 1998, 31: 1–11.

121 Report of the Southwest Pediatric Nephrology Study Group. Comparison of idiopathic and systemic lupus erythematosus-associated membranous glomerulonephropathy in children. Am J Kidney Dis 1986, 7: 115–124.

122 Ronco PM. Paraneoplastic glomerulopathies: new insights into an old entity. Kidney Int 1999, 56: 355–377.

123 Ronco P, Debiec H. New insights into the pathogenesis of membranous

glomerulonephritis. Curr Opin Nephrol Hypertens 2006, **15**: 258–263.

124 Ronco P, Debiec H. Podocyte antigens and glomerular disease. Nephron Exp Nephrol 2007, **107**: e41–e46.

125 Schieppati A, Mosconi L, Perna A, Mecca G, Bertani T, Garattini S, Remuzzi G. Prognosis of untreated patients with idiopathic membranous nephropathy. N Engl J Med 1993, **329**: 85–89.

126 Schwartz MM. Membranous glomerulonephritis. In Jennette JC, Olson JL, Schwartz MM, Silva FG (eds): Heptinstall's pathology of the kidney, ed. 6, vol I. Philadelphia, 2007, Lippincott Williams & Wilkins, pp. 205–251.

127 Scolari F, Amoroso A, Savoldi S, Borelli I, Valzorio B, Costantino E, Bracchi M, Usberti M, Prati E, Maiorca R. Familial membranous nephropathy. J Nephrol 1998, **11**: 35–39.

128 Seggie J, Nathoo K, Davies PB. Association of hepatitis B (HBs) antigenemia and membranous glomerulonephritis in Zimbabwean children. Nephron 1984, **38**: 115–119.

129 Takekoshi Y, Tanaka M, Shida N, Satake Y, Saheki Y, Matsumoto S. Strong association between membranous nephropathy and hepatitis-B surface antigenaemia in Japanese children. Lancet 1978, **2**: 1065–1068.

130 Taniguchi Y, Yorioka N, Kumagai J, Ito T, Yamakido M, Taguchi T. Myeloperoxidase antineutrophil cytoplasmic antibody-positive necrotizing crescentic glomerulonephritis and membranous glomerulonephropathy. Clin Nephrol 1999, **52**: 253–255.

131 Wasserstein AG. Membranous glomerulonephritis. J Am Soc Nephrol 1997, **8**: 664–674.

132 Wing AJ, Hutt MS, Kibukamusoke JW. Progression and remission in the nephrotic syndrome associated with quartan malaria in Uganda. Q J Med 1972, **163**: 273–289.

133 Yamauchi H, Linsey MS, Biava CG, Hopper J Jr. Cure of membranous nephropathy after resection of carcinoma. Arch Intern Med 1985, **145**: 2061–2063.

DIABETIC NEPHROPATHY

134 Dronavalli S, Duka I, Bakris GL. The pathogenesis of diabetic nephropathy. Nat Clin Pract Endocrinol Metab 2008, **4**: 444–452.

135 Elfenbein IB, Reyes JW. Crescents in diabetic glomerulopathy. Incidence and clinical significance. Lab Invest 1975, **33**: 687–695.

136 Fioretto P, Mauer M. Histopathology of diabetic nephropathy. Semin Nephrol 2007, **27**: 195–207.

137 Grenfell A, Watkins PJ. Clinical diabetic nephropathy: natural history and complications. J Clin Endocrinol Metab 1986, **15**: 783–805.

138 Gundersen JH, Gotzsche O, Hirose K, Droustrup JP, Mogensen CE, Seyer-Hansen K, Osterby R. Early structural changes in glomerular capillaries and their relationship to long-term diabetic nephropathy. Acta Endocrinol 1981, **97**(Suppl): 19–21.

139 Harris RD, Steffes MW, Bilous RW, Sutherland DE, Mauer SM. Global glomerular sclerosis and glomerular arteriolar hyalinosis in insulin dependent diabetes. Kidney Int 1991, **40**: 107–114.

140 Hatch FE, Watt MF, Kramer NC, Parrish AE, Howe JS. Diabetic glomerulosclerosis: a long-term follow-up based on renal biopsies. Am J Med 1961, **31**: 216–230.

141 Henderson LL, Spargue RB, Wagner HP.

Intercapillary glomerulosclerosis. Am J Med 1947, **3**: 131–144.

142 Kuppachi S, Idris N, Chander PN, Yoo J. Idiopathic nodular glomerulosclerosis in a non-diabetic hypertensive smoker – case report and review of literature. Nephrol Dial Transplant 2006, **21**: 3571–3575.

143 Markowitz GS, Lin J, Valeri AM, Avila C, Nasr SH, D'Agati VD. Idiopathic nodular glomerulosclerosis is a distinct clinicopathologic entity linked to hypertension and smoking. Hum Pathol 2002, **33**: 826–835.

144 Mauer SM, Steffes MW, Connett J, Najarian JS, Sutherland DER, Barbosa J. The development of lesions in the glomerular basement membrane and mesangium after transplantation of normal kidneys into diabetic patients. Diabetes 1983, **32**: 948–952.

145 Mauer SM, Steffes MW, Ellis EN, Sutherland DER, Brown DM, Goetz FC. Structural functional relationships in diabetic nephropathy. J Clin Invest 1984, **74**: 1143–1155.

146 McLennan SV, Death AK, Fisher EJ, Williams PF, Yue DK, Turtle JR. The role of the mesangial cell and its matrix in the pathogenesis of diabetic nephropathy. Cell Mol Biol 1999, **45**: 123–135.

147 Miller K, Michael AF. Immunopathology of renal extracellular membranes in diabetes mellitus. Specificity of tubular basement-membrane immunofluorescence. Diabetes 1976, **25**: 701–708.

148 Mogensen CE, Schmitz O. The diabetic kidney: from hyperfiltration and microalbuminuria to end-stage renal failure. Med Clin North Am 1988, **72**: 1465–1492.

149 Najafian B, Kim Y, Crosson JT, Mauer M. Atubular glomeruli and glomerulotubular junction abnormalities in diabetic nephropathy. J Am Soc Nephrol 2003, **14**: 908–917.

150 Najafian B, Crosson JT, Kim Y, Mauer M. Glomerulotubular junction abnormalities are associated with proteinuria in type 1 diabetes. J Am Soc Nephrol 2006, **17**(4 Suppl 2): S53–S60.

151 Nasr SH, D'Agati VD. Nodular glomerulosclerosis in the nondiabetic smoker. J Am Soc Nephrol 2007, **18**: 2032–2036.

152 Osterby R. Early phases in the development of diabetic glomerulopathy. Acta Med Scand 1975, **574**(Suppl): 1–85.

153 Osterby R. Structural changes in the diabetic kidney. Clin Endocrinol Metab 1986, **15**: 733–751.

154 Osterby R, Parving HH, Nyberg G, Hommel E, Jorgensen HE, Lokkegaard H, Svalander C. A strong correlation between glomerular filtration rate and filtration surface in diabetic nephropathy. Diabetologia 1988, **31**: 265–270.

155 Osterby R. Glomerular structural changes in type I (insulin-dependent) diabetes mellitus: causes, consequences, and prevention. Diabetologia 1992, **35**: 803–812.

156 Pham TT, Sim JJ, Kujubu DA, Liu IL, Kumar VA. Prevalence of nondiabetic renal disease in diabetic patients. Am J Nephrol 2007, **27**: 322–328.

157 Rajashekar A, Perazella MA, Crowley S. Systemic diseases with renal manifestations. Prim Care 2008, **35**: 297–328.

158 Ritz E, Stefanski A. Diabetic nephropathy in type II diabetes. Am J Kidney Dis 1996, **27**: 167–194.

159 Stout LC, Kumar S, Whorton EB. Focal mesangiolysis and the pathogenesis of the Kimmelstiel–Wilson nodule. Hum Pathol 1993, **24**: 77–89.

160 United States Renal Data System. Annual

report 2004. Minneapolis, MN, 2007, USRDS Coordinating Center.

161 Vora JP, Ibrahim H. Clinical manifestations and natural history of diabetic nephropathy. In Johnson RJ, Feehally J (eds): Comprehensive clinical nephrology, ed. 2. Edinberg, NY, 2003, Mosby, p. 425.

162 Westberg NG, Michael AF. Immunohistopathology of diabetic glomerulosclerosis. Diabetes 1972, **21**: 163–174.

AMYLOIDOSIS

163 Ansell ID, Joekes AM. Spicular arrangement of amyloid in renal biopsy. J Clin Pathol 1972, **25**: 1056–1062.

164 Benson MD. The hereditary amyloidoses. Best Pract Res Clin Rheumatol 2003, **17**: 909–927.

165 Bohle A, Wehrmann M, Eissele R, Gise HV, Mackensen-Haen S, Müller C, Müller GA. The long-term prognosis of AA and AL renal amyloidosis and the pathogenesis of chronic renal failure in renal amyloidosis. Path Res Pract 1993, **189**: 316–331.

166 Buxbaum JN. The systemic amyloidoses. Curr Opin Rheumatol 2004, **16**: 67–75.

167 Cooper JH. An evaluation of current methods for the diagnostic histochemistry of amyloid. J Clin Pathol 1969, **22**: 410–413.

168 Dember LM. Amyloidosis-associated kidney disease. J Am Soc Nephrol 2006, **17**: 3458–3471.

169 Drüeke TB. Dialysis-related amyloidosis. Nephrol Dial Transplant 1998, **13**(Suppl 1): 58–64.

170 Dyck RF, Lockwood CM, Kershaw M, McHugh N, Duance VC, Baltz ML, Pepys MB. Amyloid P component is a constituent of normal human glomerular basement membrane. J Exp Med 1980, **152**: 1162–1174.

171 Falk RH, Comenzo RL, Skinner M. The systemic amyloidoses. N Engl J Med 1997, **337**: 898–909.

172 Gejyo F, Narita I. Current clinical and pathogenetic understanding of beta2-m amyloidosis in long-term haemodialysis patients. Nephrology 2003, **8**(Suppl): S45–S9.

173 Gertz MA, Kyle RA. Secondary systemic amyloidosis: response and survival in 64 patients. Medicine 1991, **70**: 246–256.

174 Hazenberg BP, van Gameren II, Bijzet J, Jager PL, van Rijswijk MH. Diagnostic and therapeutic approach of systemic amyloidosis. Neth J Med 2004, **62**: 121–128.

175 Honma K, Azuma M, Yamada T. Amyloid vascular disease and contracted kidneys – report of a case with review of literature. Wien Klin Wochenschr 1984, **96**: 629–633.

176 Husby G, Marhaug G, Dowton B, Sletten K, Sipe JD. Serum amyloid A (SAA): biochemistry, genetics and the pathogenesis of AA amyloidosis. Amyloid: Int J Exp Clin Invest 1994, **1**: 119–137.

177 Kebbel A, Röcken C. Immunohistochemical classification of amyloid in surgical pathology revisited. Am J Surg Pathol 2006, **30**: 673–683.

178 Kyle RA, Linos A, Beard CM, Linke RP, Gertz MA, O'Fallon WM, Kurland LT. Incidence and natural history of primary systemic amyloidosis in Olmsted County, Minnesota, 1950 through 1989. Blood 1992, **79**: 1817–1822.

179 Kyle RA, Gertz MA. Primary systemic amyloidosis: clinical and laboratory features of 474 cases. Semin Hematol 1995, **32**: 45–59.

180 Looi LM. An investigation of the protein

components of amyloid using immunoperoxidase and permanganate methods on tissue sections. Pathology 1986, **18**: 137–140.

181 Obici L, Perfetti V, Palladini G, Moratti R, Merlini G. Clinical aspects of systemic amyloid diseases. Biochim Biophys Acta 2005, **1753**: 11–22.

182 Padeh S. Periodic fever syndromes. Pediatr Clin North Am 2005, **52**: 577–609.

183 Pepys MB, Herbert J, Hutchinson WL, Tennent GA, Lachmann HJ, Gallimore JR, Lovat LB, Bartfai T, Alanine A, Hertel C, Hoffmann T, Jakob-Roetne R, Norcross RD, Kemp JA, Yamamura K, Suzuki M, Taylor GW, Murray S, Thompson D, Purvis A, Kolstoe S, Wood SP, Hawkins PN. Targeted pharmacological depletion of serum amyloid P component for treatment of human amyloidosis. Nature 2002, **417**: 254–259.

184 Pepys MB. Amyloidosis. Annu Rev Med 2006, **57**: 223–241.

185 Perfetti V, Ubbiali P, Vignarelli MC, Diegoli M, Fasani R, Stoppini M, Lisa A, Mangione P, Obici L, Arbustini E, Merlini G. Evidence that amyloidogenic light chains undergo antigen-driven selection. Blood 1998, **91**: 2948–2954.

186 Picken MM. Immunoglobulin light and heavy chain amyloidosis AL/AH: renal pathology and differential diagnosis. Contrib Nephrol 2007, **153**: 135–155.

187 Röcken C, Shakespeare A. Pathology, diagnosis and pathogenesis of AA amyloidosis. Virchows Arch 2002, **440**: 111–122.

188 Satoskar AA, Burdge K, Cowden DJ, Nadasdy GM, Hebert LA, Nadasdy T. Typing of amyloidosis in renal biopsies: diagnostic pitfalls. Arch Pathol Lab Med 2007, **131**: 917–922.

189 Schäffer J, Floege J, Koch KM. Clinical aspects of dialysis-related amyloidosis. Contrib Nephrol 1995, **112**: 90–96.

190 Tuglular S, Yalcinkaya F, Paydas S, Oner A, Utas C, Bozfakioglu S, Ataman R, Akpolat T, Ok E, Sen S, Düsünsel R, Evrenkaya R, Akoglu E. A retrospective analysis for aetiology and clinical findings of 287 secondary amyloidosis cases in Turkey. Nephrol Dial Transplant 2002, **17**: 2003–2005.

191 Uhlar CM, Whitehead AS. Serum amyloid A, the major vertebrate acute-phase reactant. Eur J Biochem 1999, **265**: 501–523.

192 Weiss SW, Page DL. Amyloid nephropathy of Ostertag with special reference to renal glomerular giant cells. Am J Pathol 1973, **72**: 447–460.

193 Westermark P, Benson MD, Buxbaum JN, Cohen AS, Frangione B, Ikeda S, Masters CL, Merlini G, Saraiva MJ, Sipe JD. A primer of amyloid nomenclature. Amyloid 2007, **14**: 179–183.

194 Yang GC, Nieto R, Stachura I, Gallo GR. Ultrastructural immunohistochemical localization of polyclonal IgG, C3, and amyloid P component on the Congo red-negative amyloid-like fibrils of fibrillary glomerulopathy. Am J Pathol 1992, **141**: 409–419.

FIBRILLARY GLOMERULONEPHRITIS AND IMMUNOTACTOID GLOMERULOPATHY

195 Alpers CE, Kowalewska J. Fibrillary glomerulonephritis and immunotactoid glomerulopathy. J Am Soc Nephrol 2008, **19**: 34–37.

196 Brady HR. Fibrillary glomerulopathy. Kidney Int 1998, **53**: 1421–1429.

197 Churg J, Venkataseshan VS. Fibrillary glomerulonephritis without immunoglobulin deposits in the kidney. Kidney Int 1993, **44**: 837–842.

198 Devaney K, Sabnis SG, Antonovych TT. Nonamyloidotic fibrillary glomerulopathy, immunotactoid glomerulopathy, and the differential diagnosis of filamentous glomerulopathies. Mod Pathol 1991, **4**: 36–45.

199 Duffy JL, Khurana E, Susin M, Gomez-Leon G, Churg J. Fibrillary renal deposits and nephritis. Am J Pathol 1983, **113**: 279–280.

200 Fogo A, Qureshi N, Horn RG. Morphologic and clinical features of fibrillary glomerulonephritis versus immunotactoid glomerulopathy. Am J Kidney Dis 1993, **22**: 367–377.

201 Iskandar SS, Falk RJ, Jennette JC. Clinical and pathologic features of fibrillary glomerulonephritis. Kidney Int 1992, **42**: 1401–1407.

202 Korbet SM, Schwartz MM, Lewis EJ. Immuotactoid glomerulopathy (fibrillary glomerulonephritis). Clin J Am Soc Nephrol 2006, **1**: 1351–1356.

203 Masson RG, Rennke HG, Gottlieb MN. Pulmonary hemorrhage in a patient with fibrillary glomerulonephritis. N Engl J Med 1992, **326**: 36–39.

204 Pronovost PH, Brady HR, Gunning ME, Espinoza O, Rennke HG. Clinical features, predictors of disease progression and results of renal transplantation in fibrillary/immunotactoid glomerulopathy. Nephrol Dial Transplant 1996, **11**: 837–842.

205 Rosenstock JL, Markowitz GS, Valeri AM, Sacchi G, Appel GB, D'Agati VD. Fibrillary and immunotactoid glomerulonephritis: distinct entities with different clinical and pathologic features. Kidney Int 2003, **63**: 1450–1461.

206 Samaniego M, Nadasdy GM, Laszik Z, Nadasdy T. Outcome of renal transplantation in fibrillary glomerulonephritis. Clin Nephrol 2001, **55**: 159–166.

207 Satoskar AA, Calomeni E, Nadasdy G, Tozbikan G, Hitchcock C, Hebert L, Nadasdy T. Fibrillary glomerulonephritis with splenic involvement: a detailed autopsy study. Ultrastruct Pathol 2008, **32**: 113–121.

208 Sabatine MS, Aretz HT, Fang LS, Dec GW. Images in cardiovascular medicine. Fibrillary/immunotactoid glomerulopathy with cardiac involvement. Circulation 2002, **105**: e120–121.

209 Strøm EH, Hurwitz N, Mayr AC, Krause PH, Mihatsch MJ. Immunotactoid-like glomerulopathy with massive fibrillary deposits in liver and bone marrow in monoclonal gammopathy. Am J Nephrol 1996, **16**: 523–528.

210 Wallner M, Prischl FC, Hobling W, Haidenthaler A, Regele H, Ulrich W, Kramar R. Immunotactoid glomerulopathy with extrarenal deposits in the bone, and chronic cholestatic liver disease. Nephrol Dial Transplant 1996, **11**: 1619–1624.

LIGHT CHAIN DEPOSITION DISEASE

211 Alchi B, Nishi S, Iguchi S, Shimotori M, Sakatsume M, Ueno M, Narita I, Saito K, Takahashi K, Gejyo F. Recurrent light and heavy chain deposition disease after renal transplantation. Nephrol Dial Transplant 2005, **20**: 1487–1491.

212 Alpers CE. Glomerulopathies of dysproteinurias, abnormal immunoglobulin deposition, and lymphoproliferative disorders. Curr Opin Nephrol Hypertens 1994, **3**: 349–355.

213 Bhargava P, Rushin JM, Rusnock EJ, Hefter LG, Franks TJ, Sabnis SG, Travis WD. Pulmonary light chain deposition disease: report of five cases and review of the literature. Am J Surg Pathol 2007, **31**: 267–276.

214 Buxbaum JN, Chuba JV, Hellman GC, Solomon A, Gallo GR. Monoclonal immunoglobulin deposition disease: light chain and light and heavy chain deposition diseases and their relation to light chain amyloidosis. Ann Intern Med 1990, **112**: 455–464.

215 Buxbaum J, Gallo G. Nonamyloidotic monoclonal immunoglobulin deposition disease. Light-chain, heavy-chain, and light- and heavy-chain deposition disease. Hematol Oncol Clin North Am 1999, **13**: 1235–1248.

216 Confalonieri R, Barbiano di Belgiojoso G, Banfi G, Ferrario F, Bertani T, Pozzi C, Casanova S, Lupo A, De Ferrari G, Minetti L. Light chain nephropathy: histological and clinical aspects in 15 cases. Nephrol Dial Transplant 1988, **3**: 150–156.

217 Gokden N, Barlogie B, Liapis H. Morphologic heterogeneity of renal light-chain deposition disease. Ultrastruct Pathol 2008, **32**: 17–24.

218 Heilman RI, Velosa JA, Holley KE, Offord KP, Kyle RA. Long-term follow-up and response to chemotherapy in patients with light-chain deposition disease. Am J Kidney Dis 1992, **20**: 34–41.

219 Herrera GA, Russell WJ, Isaac J, Turbat-Herrera EA, Tagouri YM, Sanders PW, Picken MM, Dempsey S. Glomerulopathic light chain-mesangial cell interactions modulate in vitro extracellular matrix remodeling and reproduce mesangiopathic findings documented in vivo. Ultrastruct Pathol 1999, **23**: 107–126.

220 Lin J, Markowitz GS, Valeri AM, Kambham N, Sherman WH, Appel GB, D'Agati VD. Renal monoclonal immunoglobulin deposition disease: the disease spectrum. J Am Soc Nephrol 2001, **12**: 1482–1492.

221 Leung N, Lager DJ, Gertz MA, Wilson K, Kanakiriya S, Fervenza FC. Long-term outcome of renal transplantation in light-chain deposition disease. Am J Kidney Dis 2004, **43**: 147–153.

222 Pozzi C, Fogazzi GB, Banfi G, Strom EH, Ponticelli C, Locatelli F. Renal disease and patient survival in LCDD. Clin Nephrol 1995, **43**: 281–287.

223 Pozzi C, D'Amico M, Fogazzi GB, Curioni S, Ferrario F, Pasquali S, Quattrocchio G, Rollino C, Segagni S, Locatelli F. Light chain deposition disease with renal involvement: clinical characteristics and prognostic factors. Am J Kidney Dis 2003, **42**: 1154–1163.

224 Preud'homme JL, Aucouturier P, Touchard G, Striker L, Khamlichi AA, Rocca A, Denoroy L, Cogné M. Monoclonal immunoglobulin deposition disease (Randall type): relationship with structural abnormalities of immunoglobulin chains. Kidney Int 1994, **46**: 965–972.

225 Randall RE, Williamson WC, Mullinax F, Tung MY, Still WJS. Manifestations of systemic light chain deposition. Am J Med 1976, **60**: 293–299.

226 Ronco P, Plaisier E, Mougenot B, Aucouturier P. Immunoglobulin light (heavy)-chain deposition disease: from molecular medicine to pathophysiology-driven therapy. Clin J Am Soc Nephrol 2006, **1**: 1342–1350.

227 Sanders PW, Herrera GA. Monoclonal immunoglobulin light chain-related renal disease. Semin Nephrol 1993, **13**: 324–341.

228 Shimamura T, Weiss LS, Walker JA, Sherman

RA, Eisinger RP. Light chain nephropathy in a 19-month-old boy with AIDS. Acta Pathol Jpn 1992, **42**: 500–503.

229 Strom EH, Fogazzi GB, Banfi G, Pozzi C, Mihatsch MJ. Light chain deposition disease of the kidney. Morphological aspects in 24 patients. Virchows Archiv 1994, **425**: 271–280.

230 Zhu L, Herrera GA, Murphy-Ulrich JE, Huang Z-O, Sanders PW. Pathogenesis of glomerulosclerosis in light chain deposition disease: role for transforming growth factor-beta. Am J Pathol 1995; **147**: 375–385.

HEAVY CHAIN DEPOSITION DISEASE

231 Aucouturier P, Khamlichi AA, Touchard G, Justrabo E, Cogne M, Chauffert B, Martin F, Preud'homme J-L. Heavy-chain deposition disease. N Engl J Med 1993, **329**: 1389–1393.

232 Herzenberg AM, Kiaii M, Magil AB. Heavy chain deposition disease: recurrence in a renal transplant and report of IgG(2) subtype. Am J Kidney Dis 2000, **35**: E251–E255.

233 Kambham N, Markowitz GS, Appel GB, Kleiner MJ, Aucouturier P, D'agati VD. Heavy chain deposition disease: the disease spectrum. Am J Kidney Dis 1999, **33**: 954–962.

234 Liapis H, Papadakis I, Nakopoulou L. Nodular glomerulosclerosis secondary to mu heavy chain deposits. Hum Pathol 2000, **31**: 122–125.

235 Moulin B, Deret S, Mariette X, Kourilsky O, Imai H, Dupouet L, Marcellin L, Kolb I, Aucouturier P, Brouet JC, Ronco PM, Mougenot B. Nodular glomerulosclerosis with deposition of monoclonal immunoglobulin heavy chains lacking C(H)1. J Am Soc Nephrol 1999, **10**: 519–528.

236 Rott T, Vizjak A, Lindic J, Hvala A, Perkovic T, Cernelc P. IgG heavy chain deposition disease affecting kidney, skin, and skeletal muscle. Nephrol Dial Transplant 1998, **13**: 1825–1828.

237 Yasuda T, Fujita K, Imai H, Morita K, Nakamoto Y, Miura AB. Gamma–heavy chain deposition disease showing nodular glomerulosclerosis. Clin Nephrol 1995, **44**: 394–399.

CONGENITAL NEPHROTIC SYNDROME

238 Aya K, Tanaka H, Seino Y. Novel mutation in the nephrin gene of a Japanese patient with congenital nephrotic syndrome of the Finnish type. Kidney Int 2000, **57**: 401–404.

239 Besbas N, Bayrakci US, Kale G, Cengiz AB, Akcoren Z, Akinci D, Kilic I, Bakkaloglu A. Cytomegalovirus-related congenital nephrotic syndrome with diffuse mesangial sclerosis. Pediatr Nephrol 2006, **21**: 740–742.

240 Cam H, Taytan Y, Aji DY, Bilgi Z, Aydemir E, Demirkesen C. Congenital syphilis presenting with nephrotic syndrome and leucocytoclastic vasculitis. J Eur Acad Dermatol Venereol 2004, **18**: 484–486.

241 Frishberg Y, Ben-Neriah Z, Suvanto M, Rinat C, Männikkö M, Feinstein S, Becker-Cohen R, Jalanko H, Zlotogora J, Kestilä M. Misleading findings of homozygosity mapping resulting from three novel mutations in NPHS1 encoding nephrin in a highly inbred community. Genet Med 2007, **9**: 180–184.

242 Gigante M, Greco P, Defazio V, Lucci M, Margaglione M, Gesualdo L, Iolascon A. Congenital nephrotic syndrome of Finnish type: detection of new nephrin mutations and prenatal diagnosis in an Italian family. Prenat Diagn 2005, **25**: 407–410.

243 Habib R. Nephrotic syndrome in the 1st year of life. Pediatr Nephrol 1993, **7**: 347–353.

244 Habib R, Gubler MC, Antignac C, Gagnadoux MF. Diffuse mesangial sclerosis: a congenital glomerulopathy with nephrotic syndrome. Adv Nephrol Necker Hosp 1993, **22**: 43–57.

245 Huttunen N-P. Congenital nephrotic syndrome of Finnish type. Study of 75 patients. Arch Dis Child 1976, **51**: 344–348.

246 Jackson LW. Congenital nephrotic syndrome. Neonatal Netw 2007, **26**: 47–55.

247 Jeanpierre C, Denamur E, Henry I, Cabanis M-O, Luce S, Cécille A, Elion J, Peuchmaur M, Loirat C, Niaudet P, Gubler M-C, Junien C. Identification of constitutional WT1 mutations, in patients with isolated diffuse mesangial sclerosis, and analysis of genotype/phenotype correlations by use of a computerized mutation database. Am J Hum Genet 1998, **62**: 824–833.

248 Kestilä M, Männikkö M, Holmberg C, Gyapay G, Weissenbach J, Savolainen E-R, Peltonen L, Tryggvason K. Congenital nephrotic syndrome of the Finnish type maps to the long arm of chromosome 19. Am J Hum Genet 1994, **54**: 757–764.

249 Kestilä M, Lenkkeri U, Männikkö M, Lamerdin J, McCready P, Putaala H, Ruotsalainen V, Morita T, Nissinen M, Herva R, Kashtan CE, Peltonen L, Holmberg C, Olsen A, Tryggvason K. Positionally cloned gene for a novel glomerular protein – nephrin – is mutated in congenital nephrotic syndrome. Mol Cell 1998, **1**: 575–582.

250 Männikkö M, Lenkkeri U, Kashtan CE, Kestila M, Holmberg C, Tryggvason K. Haplotype analysis of congenital nephrotic syndrome of the Finnish type in non-Finnish families. J Am Soc Nephrol 1996, **7**: 2700–2703.

251 Männikkö M, Kestilä M, Lenkkeri U, Alakurtti H, Holmberg C, Leisti J, Salonen R, Aula P, Mustonen A, Peltonen L, Tryggvason K. Improved prenatal diagnosis of the congenital nephrotic syndrome of the Finnish type based on DNA analysis. Kidney Int 1997, **51**: 868–872.

252 Patrakka J, Kestilä M, Wartiovaara J, Ruotsalainen V, Tissari P, Lenkkeri U, Männikkö M, Visapää I, Holmberg C, Rapola J, Tryggvason K, Jalanko H. Congenital nephrotic syndrome (NPHS1): features resulting from different mutations in Finnish patients. Kidney Int 2000, **58**: 972–980.

253 Patrakka J, Ruotsalainen V, Reponen P, Qvist E, Laine J, Holmberg C, Tryggvason K, Jalanko H. Recurrence of nephrotic syndrome in kidney grafts of patients with congenital nephrotic syndrome of the Finnish type: role of nephrin. Transplantation 2002, **73**: 394–403.

254 Ramirez-Seijas F, Granado-Villar D, Cepero-Akselrad A, Paredes A, Hernandez N. Congenital nephrotic syndrome. Int Pediatr 2000, **15**: 121–122.

255 Ruotsalainen V, Ljungberg P, Wartiovaara J, Lenkkeri U, Kestila M, Jalanko H, Holmberg C, Tryggvason K. Nephrin is specifically located at the slit diaphragm of glomerular podocytes. Proc Natl Acad Sci USA 1999, **96**: 7962–7967.

256 Salomon R, Gubler MC, Niaudet P. Genetics of the nephrotic syndrome. Curr Opin Pediatr 2000, **12**: 129–134.

257 Savage JM, Jefferson JA, Maxwell AP, Hughes AE, Shanks JH, Gill D. Improved prognosis for congenital nephrotic syndrome of the Finnish type in Irish families. Arch Dis Child 1999, **80**: 466–469.

258 Seppälä M, Rapola J, Huttunen N-P, Aula P, Karjalainen O, Ruoslahti E. Congenital

syndrome. Prenatal diagnosis and genetic counselling by estimation of amniotic fluid and maternal serum alpha-fetoprotein. Lancet 1976, **2**: 123–125.

259 Vachvanichsanong P, Mitarnun W, Tungsinmunkong K, Dissaneewate P. Congenital and infantile nephrotic syndrome in Thai infants. Clin Pediatr (Phila) 2005, **44**: 169–174.

260 Yang Y, Jeanpierre C, Dressler GR, Lacoste M, Niaudet P, Gubler M-C. WT1 and PAX-2 podocyte expression in Denys–Drash syndrome and isolated diffuse mesangial sclerosis. Am J Pathol 1999, **154**: 181–192.

GLOMERULAR LESIONS ASSOCIATED WITH THE SYNDROME OF ACUTE NEPHRITIS

DIFFUSE ENDOCAPILLARY PROLIFERATIVE GLOMERULONEPHRITIS

261 Bodaghi E, Kheradpir KM, Maddah M. Vasculitis in acute streptococcal glomerulonephritis. Int J Pediatr Nephrol 1987, **8**: 69–74.

262 Brzosko WJ, Krawczynski K, Nazarewicz T, Morzycka M, Nowoslawski A. Glomerulonephritis associated with hepatitis-B surface antigen immune complexes in children. Lancet 1974, **2**: 477–481.

263 Dodge WF, Spargo BH, Bass JA, Travis LB. The relationship between the clinical and pathologic features of poststreptococcal glomerulonephritis. A study of the early natural history. Medicine (Baltimore) 1986, **47**: 227–267.

264 Ferrario F, Kourilsky O, Morel-Maroger L. Acute endocapillary glomerulonephritis in adults: a histologic and clinical comparison between patients with and without initial acute renal failure. Clin Nephrol 1983, **19**: 17–23.

265 Hinglais N, Garcia-Torres R, Kleinknecht C. Long-term prognosis in acute glomerulonephritis. Am J Med 1974, **56**: 52–60.

266 Kobrin S, Madaio MP. Poststreptococcal glomerulonephritis and other bacterial infection-related glomerulonephritis. In Schrier RW (ed.): Kidney and urinary tract, ed. 8, vol II. Philadelphia, 2007, Lippincott Williams & Wilkins, pp. 1464–1477.

267 Melby PC, Musick WD, Luger AM, Khanna R. Poststreptococcal glomerulonephritis in the elderly. Am J Nephrol 1987, **7**: 235–240.

268 Montseny JJ, Meyrier A, Kleinknecht D, Callard P. The current spectrum of infectious glomerulonephritis. Experience with 76 patients and review of the literature. Medicine (Baltimore) 1995, **74**: 63–73.

269 Nadasdy T, Silva FG. Acute postinfectious glomerulonephritis and glomerulonephritis caused by persistent bacterial infection. In Jennette JC, Olson JL, Schwartz MM, Silva FG (eds): Heptinstall's pathology of the kidney, ed. 6, vol I. Philadelphia, 2007, Lippincott Williams & Wilkins, pp. 322–396.

270 Rodríguez-Iturbe B. Acute poststreptococcal glomerulonephritis. In Schrier RW, Gottschalk CW (eds): Diseases of the kidney, ed. 5, vol II. Boston, 1993, Little, Brown & Co., pp. 1715–1730.

271 Schacht RG, Gluck MC, Gallo GR, Baldwin DS. Progression to uremia after remission of acute poststreptococcal glomerulonephritis. N Engl J Med 1976, **295**: 977–981.

272 Schachter J, Pomeranz A, Berger I, Wolach B. Acute glomerulonephritis secondary to lobar

pneumonia. Int J Pediatr Nephrol 1987, **8**: 211–214.

273 Schoeneman M, Bennett B, Greifer I. Shunt nephritis progressing to chronic renal failure. Am J Kidney Dis 1982, **2**: 375–377.

274 Vogl W, Renke M, Mayer-Eichberger D, Schmitt H, Bohle A. Long-term prognosis for endocapillary glomerulonephritis of post streptococcal type in children and adults. Nephron 1986, **44**: 58–65.

MEMBRANOPROLIFERATIVE GLOMERULONEPHRITIS

275 Abrera-Abeleda MA, Nishimura C, Smith JL, Sethi S, McRae JL, Murphy BF, Silvestri G, Skerka C, Józsi M, Zipfel PF, Hageman GS, Smith RJ. Variations in the complement regulatory genes factor H (CFH) and factor H related 5 (CFHR5) are associated with membranoproliferative glomerulonephritis type II (dense deposit disease). J Med Genet 2006, **43**: 582–589.

276 Anders D, Agricola B, Sippel M, Thoenes W. Basement membrane changes in membranoproliferative glomerulonephritis: II. Characterization of a third type by silver impregnation of ultrathin sections. Virchows Arch [A] Pathol Anat Histopathol 1977, **376**: 1–19.

277 Andresdottir MB, Assmann KJ, Hoitsma AJ, Koene RA, Wetzels JF. Recurrence of type I membranoproliferative glomerulonephritis after renal transplantation: analysis of the incidence, risk factors, and impact on graft survival. Transplantation 1997, **63**: 1628–1633.

278 Appel GB, Cook HT, Hageman G, Jennette JC, Kashgarian M, Kirschfink M, Lambris JD, Lanning L, Lutz HU, Meri S, Rose NR, Salant DJ, Sethi S, Smith RJ, Smoyer W, Tully HF, Tully SP, Walker P, Welsh M, Würzner R, Zipfel PF. Membranoproliferative glomerulonephritis type II (dense deposit disease): an update. J Am Soc Nephrol 2005, **16**: 1392–1403.

279 Bogdanovic RM, Dimitrijevic JZ, Nikolic VN, Ognjanovic MV, Rodic BD, Slavkovic BV. Membranoproliferative glomerulonephritis in two siblings: report and literature review. Pediatr Nephrol 2000, **14**: 400–405.

280 Burkholder PM, Marchand A, Krueger RP. Mixed membranous and proliferative glomerulonephritis: a correlative light, immunofluorescence and electron microscopic study. Lab Invest 1970, **23**: 459–479.

281 Cameron JS, Turner DR, Heaton J, Williams DG, Ogg CS, Chantler C, Haycock GB, Hicks J. Idiopathic mesangiocapillary glomerulonephritis: comparison of types I and II in children and adults and long-term prognosis. Am J Med 1983, **74**: 175–192.

282 D'Amico G, Ferrario F. Mesangiocapillary glomerulonephritis. J Am Soc Nephrol 1992, **2**(10 Suppl): S159–S166.

283 Gold B, Merriam JE, Zernant J, Hancox LS, Taiber AJ, Gehrs K, Cramer K, Neel J, Bergeron J, Barile GR, Smith RT; AMD Genetics Clinical Study Group, Hageman GS, Dean M, Allikmets R. Variation in factor B (BF) and complement component 2 (C2) genes is associated with age-related macular degeneration. Nat Genet 2006, **38**: 458–462.

284 Habib R, Kleinknecht C, Gubler MC, Levy M. Idiopathic membranoproliferative glomerulonephritis in children: report of 105 cases. Clin Nephrol 1973, **1**: 194–214.

285 Habib R, Gubler MC, Loirat C, Maiz HB, Levy M. Dense deposit disease: a variant of membranoproliferative glomerulonephritis.

Kidney Int 1975, **7**: 204–215.

286 Hariharan S. Recurrent and de novo diseases after renal transplantation. Semin Dial 2000, **13**: 195–199.

287 Kher KK, Makker S, Aikawa M, Kirson IJ. Regression of dense deposits in type II membranoproliferative glomerulonephritis: a case report of clinical course in a child. Clin Nephrol 1982, **17**: 100–103.

288 Kim Y, Vernier RL, Fish AJ, Michael AF. Immunofluorescence studies of dense-deposit disease: the presence of railroad tracks and mesangial rings. Lab Invest 1979, **40**: 474–480.

289 Lien Y-HH, Scott K. Long-term cyclophosphamide treatment for recurrent type I membranoproliferative glomerulonephritis after transplantation. Am J Kidney Dis 2000, **35**: 539–543.

290 Magil AB, Price JD, Bower G, Rance CP, Huber J, Chase WH. Membranoproliferative glomerulonephritis type 1: comparison of natural history in children and adults. Clin Nephrol 1979, **11**: 239–244.

291 Mathieson PW, Peters DK. Lipodystrophy in MCGN type II: the clue to links between the adipocyte and the complement system. Nephrol Dial Transplant 1997, **12**: 1804–1806.

292 McEnery PT, McAdams AJ. Regression of membranoproliferative glomerulonephritis type II (dense deposit disease): observation in six children. Am J Kidney Dis 1988, **12**: 138–146.

293 Misra A, Peethambaram A, Garg A. Clinical features and metabolic and autoimmune derangements in acquired partial lipodystrophy: report of 35 cases and review of the literature. Medicine (Baltimore) 2004, **83**: 18–34.

294 Orth SR, Ritz E. The nephrotic syndrome. N Engl J Med 1998, **338**: 1202–1211.

295 Schmitt H, Bohle A, Reineke T, Mayer-Eichberger D, Vogl W. Long term prognosis of membranoproliferative glomerulonephritis. Nephron 1990, **55**: 242–250.

296 Smith KD, Alpers CE. Pathogenic mechanisms in membranoproliferative glomerulonephritis. Curr Opin Nephrol Hypertens 2005, **14**: 396–403.

297 Smith RJ, Alexander J, Barlow PN, Botto M, Cassavant TL, Cook HT, de Córdoba SR, Hageman GS, Jokiranta TS, Kimberling WJ, Lambris JD, Lanning LD, Levidiotis V, Licht C, Lutz HU, Meri S, Pickering MC, Quigg RJ, Rops AL, Salant DJ, Sethi S, Thurman JM, Tully HF, Tully SP, van der Vlag J, Walker PD, Würzner R, Zipfel PF; Dense Deposit Disease Focus Group. New approaches to the treatment of dense deposit disease. J Am Soc Nephrol 2007, **18**: 2447–2456.

298 Strife CF, McEnery PT, McAdams AJ, West CD. Membranoproliferative glomerulonephritis with disruption of the glomerular basement membrane. Clin Nephrol 1977, **7**: 65–72.

299 Strife CF, Jackson EC, McAdams AJ. Type III membranoproliferative glomerulonephritis: long-term clinical and morphologic evaluation. Clin Nephrol 1984, **21**: 323–334.

300 Walker PD. Dense deposit disease: new insights. Curr Opin Nephrol Hypertens 2007, **16**: 204–212.

301 Walker PD, Ferrario F, Joh K, Bonsib SM. Dense deposit disease is not a membranoproliferative glomerulonephritis. Mod Pathol 2007, **20**: 605–616.

302 West CD. Membranoproliferative hypocomplementemic glomerulonephritis. Nephron 1973, **11**: 134–146.

303 West CD. Idiopathic membranoproliferative

glomerulonephritis in childhood. Pediatr Nephrol 1992, **6**: 96–103.

304 West CD, McAdams AJ. Glomerular paramesangial deposits: association with hypocomplementemia in membranoproliferative glomerulonephritis types I and III. Am J Kidney Dis 1998, **31**: 427–434.

305 Zhou XJ, Silva FG. Membranoproliferative glomerulonephritis. In Jennette JC, Olson JL, Schwartz MM, Silva FG (eds): Heptinstall's pathology of the kidney, ed. 6, vol I. Philadelphia, 2007, Lippincott Williams & Wilkins, pp. 253–319.

306 Zipfel PF, Heinen S, Józsi M, Skerka C. Complement and diseases: defective alternative pathway control results in kidney and eye diseases. Mol Immunol 2006, **43**: 97–106.

DIFFUSE MESANGIOPROLIFERATIVE GLOMERULONEPHRITIS

307 Baart de la Faille-Kuyper EH, Kater L, Kuijten RH, Kooiker CJ, Wagenaar SS, van der Zouwen P, Dorhout Mees EJ. Occurrence of vascular IgA deposits in clinically normal skin of patients with renal disease. Kidney Int 1976, **9**: 424–429.

308 Barratt J, Smith AC, Molyneux K, Feehally J. Immunopathogenesis of IgAN. Semin Immunopathol 2007, **29**: 427–443.

309 Barratt J, Smith AC, Feehally J. The pathogenic role of IgA1 O-linked glycosylation in the pathogenesis of IgA nephropathy. Nephrology 2007, **12**: 275–284.

310 Beerman I, Novak J, Wyatt RJ, Julian BA, Gharavi AG. The genetics of IgA nephropathy. Nat Clin Pract Nephrol 2007, **3**: 325–338.

311 D'Amico G. Natural history of idiopathic IgA nephropathy: role for clinical and histological prognostic factors. Am J Kidney Dis 2000, **36**: 227–237.

312 Davin JC, Ten Berge IJ, Weening JJ. What is the difference between IgA nephropathy and Henoch–Schönlein purpura nephritis? Kidney Int 2001, **59**: 823–834.

313 Donadio JV, Grande JP. Immunoglobulin A nephropathy: a clinical perspective. J Am Soc Nephrol 1997, **8**: 1324–1332.

314 Fervenza FC. Henoch–Schönlein purpura nephritis. Int J Dermatol 2003, **42**: 170–177.

315 Floege J. Recurrent IgA nephropathy after renal transplantation. Semin Nephrol 2004, **24**: 287–291.

316 Gharavi AG, Yan Y, Scolari F, Schena FP, Frasca GM, Ghiggeri GM, Cooper K, Amoroso A, Viola BF, Battini G, Caridi G, Canova C, Farhi A, Subramanian V, Nelson-Williams C, Woodford S, Julian BA, Wyatt RJ, Lifton RP. IgA nephropathy, the most common cause of glomerulonephritis, is linked to 6q22–23. Nat Genet 2000, **26**: 354–357.

317 Haas M. Histologic subclassification of IgA nephropathy: a clinicopathologic study of 244 cases. Am J Kidney Dis 1997, **29**: 829–842.

318 Haas M. Histology and immunohistology of IgA nephropathy. J Nephrol 2005, **18**: 676–680.

319 Haas M. IgA nephropathy and Henoch–Schönlein purpura nephritis. In Jennette JC, Olson JL, Schwartz MM, Silva FG (eds): Heptinstall's pathology of the kidney, ed. 6, vol I. Philadelphia, 2007, Lippincott Williams & Wilkins, pp. 423–486.

320 Hsu SI, Ramirez SB, Winn MP, Bonventre JV, Owen WF. Evidence for genetic factors in the

development and progression of IgA nephropathy. Kidney Int 2000, **57**: 1818–1835.

321 Meadow SR, Scott DG. Berger disease: Henoch–Schönlein syndrome without the rash. J Pediatr 1985, **106**: 27–32.

322 Nair R, Walker PD. Is IgA nephropathy the commonest primary glomerulopathy among young adults in the USA? Kidney Int 2006, **69**: 1455–1458.

323 Niaudet P, Murcia I, Beaufils H, Broyer M, Habib R. Primary IgA nephropathies in children: prognosis and treatment. Adv Nephrol Necker Hosp 1993, **2**: 121–140.

324 Novak J, Julian BA, Tomana M, Mestecky J. IgA glycosylation and IgA immune complexes in the pathogenesis of IgA nephropathy. Semin Nephrol 2008, **28**: 78–87.

325 Pouria S, Barratt J. Secondary IgA nephropathy. Semin Nephrol 2008, **28**: 27–37.

326 Scolari F. Familial IgA nephropathy. J Nephrol 1999, **12**: 213–219.

327 Thompson AJ, Chan YL, Woodroffe AJ, Clarkson AR, Seymour AE. Vascular IgA deposits in clinically normal skin of patients with renal disease. Pathology 1980, **12**: 407–413.

328 Tumlin JA, Madaio MP, Hennigar R. Idiopathic IgA nephropathy: pathogenesis, histopathology, and therapeutic options. Clin J Am Soc Nephrol 2007, **2**: 1054–1061.

329 Waldo FB. Is Henoch–Schönlein purpura the systemic form of IgA nephropathy? Am J Kidney Dis 1988, **12**: 373–377.

CRESCENTIC GLOMERULONEPHRITIS

330 Bonsib SM, Goeken JA, Kemp JD, Chandran P, Shadur C, Wilson L. Coexistent anti-neutrophil cytoplasmic antibody and antiglomerular basement membrane antibody associated disease: report of six cases. Mod Pathol 1993, **6**: 526–530.

331 Falk RJ, Hogan S, Carey TS, Jennette JC, The Glomerular Disease Collaborative Network. Clinical course of anti-neutrophil cytoplasmic autoantibody-associated glomerulonephritis and systemic vasculitis. Ann Int Med 1990, **113**: 656–663.

332 Falk RJ, Jennette JC. Proceedings of the Third International Workshop on ANCA. Am J Kidney Dis 1991, **18**: 145–193.

333 Goeken JA. Antineutrophil cytoplasmic antibody – a useful serological marker for vasculitis. J Clin Immunol 1991, **11**: 161–174.

334 Goldman M, Depierreux M, De Pauw L, Vereerstraeten P, Kinnaert P, Noël LH, Grünfeld JP, Toussaint C. Failure of two subsequent renal grafts by anti-GBM glomerulonephritis in Alport's syndrome: case report and review of the literature. Transpl Int 1990, **3**: 82–85.

335 Hecht N, Omoloja A, Witte D, Canessa L. Evolution of antiglomerular basement membrane glomerulonephritis into membranous glomerulonephritis. Pediatr Nephrol 2008, **23**: 477–480.

336 Hoshino J, Hara S, Ubara Y, Takaya H, Suwabe T, Sawa N, Tagami T, Katori H, Takemoto F, Hara S, Takaichi K. Distribution of IgG subclasses in a biopsy specimen showing membranous nephropathy with anti-glomerular basement membrane glomerulonephritis: an uncharacteristically good outcome with corticosteroid therapy. Am J Kidney Dis 2005, **45**: e67–e72.

337 Hudson BG, Kalluri R, Gunwar S, Noelken ME, Mariyama M, Readers ST. Molecular characteristics of the Goodpasture autoantigen. Kidney Int 1993, **43**: 135–139.

338 Jennette JC, Nickeleit V. Anti-glomerular basement membrane glomerulonephritis and Goodpasture's syndrome. In Jennette JC, Olson JL, Schwartz MM, Silva FG (eds): Heptinstall's pathology of the kidney, ed. 6. Philadelphia, 2007, Lippincott Williams & Wilkins, pp. 613–641.

339 Jennette JC, Thomas DB. Pauci-immune and anti-neutrophil cytoplasmic autoantibody-mediated crescentic glomerulonephritis and vasculitis. In Jennette JC, Olson JL, Schwartz MM, Silva FG (eds): Heptinstall's pathology of the kidney, ed. 6. Philadelphia, 2007, Lippincott Williams & Wilkins, pp. 644–673.

340 Kallenberg CG, Brouwer E, Weening JJ, Tervaert JW. Anti-neutrophil cytoplasmic antibodies. Current diagnostic and pathophysiological potential. Kidney Int 1994, **46**: 1–15.

341 Kalluri R, Gunwar S, Readers ST, Morrison KE, Mariyama M, Ebner KE, Noelken ME, Hudson BG. Goodpasture syndrome: localization of the epitope for the autoantibodies to the carboxyl-terminal region of the alpha 3(IV) chain of basement membrane collagen. J Biol Chem 1991, **266**: 24018–24024.

342 Kalluri R, Wilson CB, Weber M, Gunwar S, Chonko AM, Neilson EG, Hudson BG. Identification of the alpha 3 chain of type IV collagen as the common autoantigen in antibasement membrane disease and Goodpasture syndrome. J Am Soc Nephrol 1995, **6**: 1178–1185.

343 Kielstein JT, Helmchen U, Netzer KO, Weber M, Haller H, Floege J. Conversion of Goodpasture's syndrome into membranous glomerulonephritis. Nephrol Dial Transplant 2001, **16**: 2082–2085.

344 Levy JB, Hammad T, Coulthart A, Dougan T, Pusey CD. Clinical features and outcome of patients with both ANCA and anti-GBM antibodies. Kidney Int 2004, **66**: 1535–1540.

345 Lionaki S, Jennette JC, Falk RJ. Anti-neutrophil cytoplasmic (ANCA) and anti-glomerular basement membrane (GBM) autoantibodies in necrotizing and crescentic glomerulonephritis. Semin Immunopathol 2007, **29**: 459–474.

346 Nachman PH, Jennette JC, Falk RJ. Rapidly progressive glomerulonephritis and crescentic glomerulonephritis. In Brenner M (ed.): Brenner and Rector's the kidney, ed. 8. Philadelphia, 2006, WB Saunders, pp. 1034–1046.

347 Nasr SH, Ilamathi ME, Markowitz GS, D'Agati VD. A dual pattern of immunofluorescence positivity. Am J Kidney Dis 2003, **42**: 419–426.

348 Oliver TB, Gouldesbrough DR, Swainson CP. Acute crescentic glomerulonephritis associated with antiglomerular basement membrane antibody in Alport's syndrome after second transplantation. Nephrol Dial Transplant 1991, **6**: 893–895.

349 Rutgers A, Slot M, van Paassen P, van Breda Vriesman P, Heeringa P, Tervaert JW. Coexistence of anti-glomerular basement membrane antibodies and myeloperoxidase-ANCAs in crescentic glomerulonephritis. Am J Kidney Dis 2005, **46**: 253–262.

350 Troxell ML, Saxena AB, Kambham N. Concurrent anti-glomerular basement membrane disease and membranous glomerulonephritis: a case report and literature review. Clin Nephrol 2006, **66**: 120–127.

LUPUS NEPHRITIS

351 Appel GB, Silva FG, Pirani CI, Meltzer JI, Estes D. Renal involvement in systemic lupus erythematosus (SLE): a study of 56 patients emphasizing histologic classification. Medicine (Baltimore) 1978, **57**: 371–410.

352 Austin HA III, Muenz LR, Joyce KM, Antonovych TT, Kullick ME, Klippel JH, Decker JL, Balow JE. Prognostic factors in lupus nephritis. Contribution of renal histologic data. Am J Med 1983, **75**: 382–391.

353 Austin HA III, Muenz LR, Joyce KM, Antonovych TT, Balow JE. Diffuse proliferative lupus nephritis. Identification of specific pathologic features affecting renal outcome. Kidney Int 1984, **25**: 689–695.

354 Austin HA, Illei GG. Membranous lupus nephritis. Lupus 2005, **14**: 65–71.

355 Azevedo LS, Romão JE Jr, Malheiros D, Saldanha LB, Ianhez LE, Sabbaga E. Renal transplantation in systemic lupus erythematosus. A case control study of 45 patients. Nephrol Dial Transplant 1998, **13**: 2894–2898.

356 Baldwin DS, Gluck MC, Lowenstein J, Gallo GR. Lupus nephritis: clinical course as related to morphologic forms and their transitions. Am J Med 1977, **62**: 12–30.

357 Churg J, Sobin LH. Lupus nephritis. Renal disease: classification and atlas of glomerular diseases, ed. 2. New York, 1982, Igaku-Shoin, pp. 127–149.

358 Churg J, Bernstein J, Glassock RJ. Renal disease: classification and atlas of glomerular diseases, ed. 2. New York, 1995, Igaku-Shoin, pp. 151–179.

359 D'Agati VD. Renal disease in systemic lupus erythematosus, mixed connective tissue disease, Sjögren's syndrome, and rheumatoid arthritis. In Jennette JC, Olson JL, Schwartz MM, Silva FG (eds): Heptinstall's pathology of the kidney, ed. 6. Philadelphia, 2007, Lippincott Williams & Wilkins, pp. 517–612.

360 Dube GK, Markowitz GS, Radhakrishnan J, Appel GB, D'Agati VD. Minimal change disease in systemic lupus erythematosus. Clin Nephrol 2002, **57**: 120–126.

361 Furness PN, Taub N. Interobserver reproducibility and application of the ISN/RPS classification of lupus nephritis – a UK-wide study. Am J Surg Pathol 2006, **30**: 1030–1035.

362 Gloor JM. Lupus nephritis in children. Lupus 1998, **7**: 639–643.

363 Hecht B, Siegel N, Adler M, Kashgarian MD, Hayslett JP. Prognostic indices in lupus nephritis. Medicine (Baltimore) 1976, **55**: 163–181.

364 Herrera GA. The value of electron microscopy in the diagnosis and clinical management of lupus nephritis. Ultrastruct Pathol 1999, **23**: 63–77.

365 Hess E. Drug-related lupus. N Engl J Med 1988, **318**: 1460–1462.

366 Hiramatsu N, Kuroiwa T, Ikeuchi H, Maeshima A, Kaneko Y, Hiromura K, Ueki K, Nojima Y. Revised classification of lupus nephritis is valuable in predicting renal outcome with an indication of the proportion of glomeruli affected by chronic lesions. Rheumatology (Oxford) 2008, **47**: 702–707.

367 Hochberg MC. Updating the American College of Rheumatology revised criteria for the classification of systemic lupus erythematosus. Arthritis Rheum 1997, **40**: 1725.

368 Hvala A, Kobenter T, Ferluga D. Fingerprint and other organised deposits in lupus nephritis. Wien Klin Wochenschr 2000, **112**: 711–715.

369 Le Thi Huong D, Papo T, Beaufils H, Wechsler B, Blétry O, Baumelou A, Godeau P, Piette J-C. Renal involvement in systemic lupus erythematosus: a study of 180 patients from a single center. Medicine 1999, **78**: 148–166.

370 Mahajan SK, Ordóñez NG, Spargo BH, Katz AI. Changing histopathology patterns in lupus nephropathy. Clin Nephrol 1978, 10: 1–8.

371 Markowitz GS, D'Agati VD. The ISN/RPS 2003 classification of lupus nephritis: an assessment at 3 years. Kidney Int 2007, 71: 491–495.

372 McCluskey RT. Lupus nephritis. In Sommers SC (ed.): Kidney pathology decennial. East Norwalk, CT, 1975, Appleton-Century-Crofts, pp. 435–450.

373 Michail S, Stathakis CH, Marinaki S, Revenas C, Nakopoulou L, Vaiopoulos G. Relapse of predominant tubulointerstitial lupus nephritis. Lupus 2003, 12: 728–729.

374 Mori Y, Kishimoto N, Yamahara H, Kijima Y, Nose A, Uchiyama-Tanaka Y, Fukui M, Kitamura T, Tokoro T, Masaki H, Nagata T, Umeda Y, Nishikawa M, Iwasaka T. Predominant tubulointerstitial nephritis in a patient with systemic lupus nephritis. Clin Exp Nephrol 2005, 9: 79–84.

375 Ordóñez NG, Gomez LG. The ultrastructure of glomerular haematoxylin bodies. J Pathol 1981, 135: 259–265.

376 Perfumo F, Martini A. Lupus nephritis in children. Lupus 2005, 14: 83–88.

377 Ponticelli C, Moroni G. Renal transplantation in lupus nephritis. Lupus 2005, 14: 95–98.

378 Rich SA. Human lupus inclusions and interferon. Science 1981, 213: 772–775.

379 Schwartz MM, Kawala K, Roberts JL, Humes C, Lewis EJ. Clinical and pathological features of membranous glomerulonephritis of systemic lupus erythematosus. Am J Nephrol 1984, 4: 301–311.

380 Schwartz MM, Lan S-P, Bernstein J, Hill GS, Holley K, Lewis EJ; The Lupus Nephritis Collaborative Study Group. Irreproducibility of the activity and chronicity indices limits their utility in the management of lupus nephritis. Am J Kidney Dis 1993, 21: 374–377.

381 Singh AK, Ucci A, Madias NE. Predominant tubulointerstitial lupus nephritis. Am J Kidney Dis 1996, 27: 273–278.

382 Stone JH, Millward CL, Olson JL, Amend WJ, Criswell LA. Frequency of recurrent lupus nephritis among ninety-seven renal transplant patients during the cyclosporine era. Arthritis Rheum 1998, 41: 678–686.

383 Su CF, Chen HH, Yeh JC, Chen SC, Liu CC, Tzen CY. Ultrastructural 'fingerprint' in cryoprecipitates and glomerular deposits: a clinicopathologic analysis of fingerprint deposits. Nephron 2002, 90: 37–42.

384 Watanabe T. Nephrotic syndrome in mesangial proliferative lupus nephritis. Pediatr Int 2007, 49: 1009–1011.

385 Weening JJ, D'Agati VD, Schwartz MM, Seshan SV, Alpers CE, Appel GB, Balow JE, Bruijn JA, Cook T, Ferrario F, Fogo AB, Ginzler EM, Hebert L, Hill G, Hill P, Jennette JC, Kong NC, Lesavre P, Lockshin M, Looi LM, Makino H, Moura LA, Nagata M. The classification of glomerulonephritis in systemic lupus erythematosus revisited. J Am Soc Nephrol 2004, 15: 241–250.

386 Yokoyama H, Wada T, Hara A, Yamahana J, Nakaya I, Kobayashi M, Kitagawa K, Kokubo S, Iwata Y, Yoshimoto K, Shimizu K, Sakai N, Furuichi K; Kanazawa Study Group for Renal Diseases and Hypertension. The outcome and a new ISN/RPS 2003 classification of lupus nephritis in Japanese. Kidney Int 2004, 66: 2382–2388.

387 Yung RL, Richardson BC. Drug-induced lupus. Rheum Dis Clin North Am 1994, 20: 61–86.

388 Zimmerman SW, Jenkins PG, Shelf WD, Bloodworth JMB Jr, Burkholder PM. Progression from minimal or focal to diffuse proliferative lupus nephritis. Lab Invest 1975, 32: 665–679.

GLOMERULAR LESIONS ASSOCIATED WITH VASCULAR DISEASES

SYSTEMIC VASCULITIS

389 Kallenberg CG. Antineutrophil cytoplasmic autoantibody-associated small-vessel vasculitis. Curr Opin Rheumatol 2007, 19: 17–24.

390 Kallenberg CG. Pathogenesis of PR3-ANCA associated vasculitis. J Autoimmun 2008, 30: 29–36.

391 Puéchal X. Antineutrophil cytoplasmic antibody-associated vasculitides. Joint Bone Spine 2007, 74: 427–435.

392 Radice A, Sinico RA. Antineutrophil cytoplasmic antibodies (ANCA). Autoimmunity 2005, 38: 93–103.

393 Weyand CM, Goronzy JJ. Medium- and large-vessel vasculitis. N Engl J Med 2003, 349: 160–169.

Polyarteritis nodosa

394 Agard C, Mouthon L, Mahr A, Guillevin L. Microscopic polyangiitis and polyarteritis nodosa: how and when do they start? Arthritis Rheum 2003, 49: 709–715.

395 Bonsib SM. Polyarteritis nodosa. Semin Diagn Pathol 2001, 18: 14–23.

396 Citron BP, Halpern M, McCarron M, Lundberg GD, McCormick R, Pincus IJ, Tatter D, Haverback BJ. Necrotizing angiitis associated with drug abuse. N Engl J Med 1970, 283: 1003–1011.

397 Drueke T, Barbanel C, Jungers P, Didgeon M, Poisson M, Brivet F. Hepatitis B antigen-associated periarteritis nodosa in patients undergoing long-term hemodialysis. Am J Med 1980, 68: 86–90.

398 Font C, Miró O, Pedrol E, Masanés F, Coll-Vinent B, Casademont J, Cid MC, Grau JM. Polyarteritis nodosa in human immunodeficiency virus infection: report of four cases and review of the literature. Br J Rheumatol 1996, 35: 796–799.

399 Guillevin L, Lhote F, Cohen P, Sauvaget F, Jarrousse B, Lortholary O, Noël LH, Trépo C. Polyarteritis nodosa related to hepatitis B virus. A prospective study with long-term observation of 41 patients. Medicine (Baltimore) 1995, 74: 238–253.

400 Jennette JC, Singh HK. Renal involvement in polyarteritis nodosa, Kawasaki disease, Takayasu arteritis, and giant cell arteritis. In Jennette JC, Olson JL, Schwartz MM, Silva FG (eds): Heptinstall's pathology of the kidney, ed. 6, vol I. Philadelphia, 2007, Lippincott Williams & Wilkins, pp. 675–700.

401 Minardi D, Dessì-Fulgheri P, Sarzani R, Onesta M, Muçaj A, Branchi A, Giangiacomi M, Mantovani P, Muzzonigro G. Massive spontaneous perirenal hematoma and accelerated hypertension in a patient with polyarteritis nodosa. Urol Int 2003, 70: 227–231.

Microscopic polyangiitis

402 D'Agati V, Chander P, Nash M, Mancilla-Jimenez R. Idiopathic microscopic polyarteritis nodosa: ultrastructural observations on the renal vascular and glomerular lesions. Am J Kidney Dis 1986, 7: 95–110.

403 Droz D, Noel LH, Leibowitch N, Barbanel C. Glomerulonephritis and necrotizing angiitis. Adv Nephrol 1979, 8: 343–363.

404 Guillevin L, Lhote F. Distinguishing polyarteritis nodosa from microscopic polyangiitis and implications for treatment. Curr Opin Rheumatol 1995, 7: 20–24.

405 Guillevin L, Durand-Gasselin B, Cevallos R, Gayraud M, Lhote F, Callard P, Amouroux J, Casassus P, Jarrousse B. Microscopic polyangiitis: clinical and laboratory findings in eighty-five patients. Arthritis Rheum 1999, 42: 421–430.

406 Jennette JC, Falk RJ. Small-vessel vasculitis. N Engl J Med 1997, 337: 1512–1522.

407 Jennette JC, Falk RJ, Andrassy K, Bacon PA, Churg J, Gross WL, Hagen EC, Hoffman GS, Hunder GG, Kallenberg CG, et al. Nomenclature of systemic vasculitides: the proposal of an international consensus conference. Arthritis Rheum 1994, 37: 187–192.

408 Jennette JC, Thomas DB, Falk RJ. Microscopic polyangiitis (microscopic polyarteritis). Semin Diagn Pathol 2001, 18: 3–13.

409 Lhote F, Cohen P, Guillevin L. Polyarteritis nodosa, microscopic polyangiitis and Churg–Strauss syndrome. Lupus 1998, 7: 238–258.

Wegener granulomatosis

410 Anderson G, Coles ET, Crane M, Douglas AC, Gibbs AR, Geddes DM, Peel ET, Wood JB. Wegener's granuloma. A series of 265 British cases seen between 1975 and 1985. A report by a sub-committee of the British Thoracic Society Research Committee. Q J Med 1992, 83: 427–438.

411 Cohen Tervaert JW, Huitem MG, Hene RJ, Sluiter WJ. Prevention of relapses in Wegener's granulomatosis by treatment based on anti-neutrophil cytoplasmic antibody titer. Lancet 1990, 336: 709–711.

412 Cotch ME, Hoffman GS, Yerg DE, Kaufman GI, Targonski P, Kaslow RA. The epidemiology of Wegener's granulomatosis. Estimates of the five-year period prevalence, annual mortality, and geographic disease distribution from population-based data sources. Arthritis Rheum 1996, 39: 87–92.

413 Fauci AS, Haynes BF, Katz P, Wolff SM. Wegener's granulomatosis: prospective clinical and therapeutic experience with 85 patients for 21 years. Ann Intern Med 1983, 98: 76–95.

414 Gaber LW, Wall BM, Cooke CR. Coexistence of anti-neutrophil cytoplasmic antibody-associated glomerulonephritis and membranous glomerulopathy. Am J Clin Pathol 1993, 99: 211–215.

415 Gross WL, Schmitt WH, Csernok E. ANCA and associated diseases: immunodiagnostic and pathogenetic aspects. Clin Exp Immunol 1993, 91: 1–12.

416 Hoffman GS. Wegener's granulomatosis. Curr Opinion Rheumatol 1993, 5: 11–17.

417 Hoffman GS, Kerr GS, Leavitt RY, Hallahan CW, Lebovics RS, Travis WD, Rottem M, Fauci AS. Wegener granulomatosis: an analysis of 158 patients. Ann Intern Med 1992, 116: 488–498.

418 Watanabe T, Nagafuchi Y, Yoshikawa Y, Toyoshima H. Renal papillary necrosis associated with Wegener's granulomatosis. Hum Pathol 1983, 14: 551–557.

419 Weiss MA, Crissman JD. Renal biopsy findings in Wegener's granulomatosis: segmental necrotizing glomerulonephritis with glomerular thrombosis. Hum Pathol 1984, 15: 943–956.

420 Woodworth TG, Abuelo JG, Austin HA, Esparza A. Severe glomerulonephritis with late emergence of classic Wegener's granulomatosis: report of 4 cases and review of the literature.

Medicine (Baltimore) 1987, **66**: 181–191.

421 Yi ES, Colby TV. Wegener's granulomatosis. Semin Diagn Pathol 2001, **18**: 34–46.

422 Yoshikawa Y, Watanabe T. Granulomatous glomerulonephritis in Wegener's granulomatosis. Virchows Arch [A] 1984, **402**: 361–372.

Churg–Strauss syndrome

423 Abril A, Calamia KT, Cohen MD. The Churg Strauss syndrome (allergic granulomatous angiitis): review and update. Semin Arthritis Rheum 2003, **33**: 106–114.

424 Clutterbuck EJ, Evans DJ, Pusey CD. Renal involvement in Churg–Strauss syndrome. Nephrol Dial Transplant 1990, **5**: 161–167.

425 Guillevin L, Cohen P, Gayraud M, Lhote F, Jarrousse B, Casassus P. Churg–Strauss syndrome. Clinical study and long-term follow-up of 96 patients. Medicine (Baltimore) 1999, **78**: 26–37.

426 Hellmich B, Ehlers S, Csernok E, Gross WL. Update on the pathogenesis of Churg–Strauss syndrome. Clin Exp Rheumatol 2003, **21**: S69–S77.

427 Hellmich B, Gross WL. Recent progress in the pharmacotherapy of Churg–Strauss syndrome. Expert Opin Pharmacother 2004, **5**: 25–35.

428 Keogh KA, Specks U. Churg–Strauss syndrome: clinical presentation, antineutrophil cytoplasmic antibodies, and leukotriene receptor antagonists. Am J Med 2003, **115**: 284–290.

429 Keogh KA, Specks U. Churg–Strauss syndrome. Semin Respir Crit Care Med 2006, **27**: 148–157.

430 Kikuchi Y, Ikehata N, Tajima O, Yoshizawa N, Miura S. Glomerular lesions in patients with Churg–Strauss syndrome and the anti-myeloperoxidase antibody. Clin Nephrol 2001, **55**: 429–435.

431 Reid AJ, Harrison BD, Watts RA, Watkin SW, McCann BG, Scott DG. Churg–Strauss syndrome in a district hospital. QJM 1998, **91**: 219–229.

432 Samarkos M, Loizou S, Vaiopoulos G, Davies KA. The clinical spectrum of primary renal vasculitis. Semin Arthritis Rheum 2005, **35**: 95–111.

433 Sinico RA, Di Toma L, Maggiore U, Bottero P, Radice A, Tosoni C, Grasselli C, Pavone L, Gregorini G, Monti S, Frassi M, Vecchio F, Corace C, Venegoni E, Buzio C. Prevalence and clinical significance of antineutrophil cytoplasmic antibodies in Churg–Strauss syndrome. Arthritis Rheum 2005, **52**: 2926–2935.

434 Sinico RA, Di Toma L, Maggiore U, Tosoni C, Bottero P, Sabadini E, Giammarresi G, Tumiati B, Gregorini G, Pesci A, Monti S, Balestrieri G, Garini G, Vecchio F, Buzio C. Renal involvement in Churg–Strauss syndrome. Am J Kidney Dis 2006, **47**: 770–779.

435 Solans R, Bosch JA, Pérez-Bocanegra C, Selva A, Huguet P, Alijotas J, Orriols R, Armadans L, Vilardell M. Churg–Strauss syndrome: outcome and long-term follow-up of 32 patients. Rheumatology 2001, **40**: 763–771.

Henoch–Schönlein purpura

436 Blanco R, Martínez-Taboada VM, Rodríguez-Valverde V, García-Fuentes M, González-Gay MA. Henoch–Schönlein purpura in adulthood and childhood: two different expressions of the same syndrome. Arthritis Rheum 1997, **40**: 859–864.

437 Cakir N, Pamuk ON, Dönmez S. Henoch–Schönlein purpura in two brothers imprisoned in the same jail: presentation two months

apart. Clin Exp Rheumatol 2004, **22**: 235–237.

438 Chang WL, Yang YH, Wang LC, Lin YT, Chiang BL. Renal manifestations in Henoch–Schönlein purpura: a 10-year clinical study. Pediatr Nephrol 2005, **20**: 1269–1272.

439 García-Porrúa C, Calviño MC, Llorca J, Couselo JM, González-Gay MA. Henoch–Schönlein purpura in children and adults: clinical differences in a defined population. Semin Arthritis Rheum 2002, **32**: 149–156.

440 Gedalia A. Henoch–Schönlein purpura. Curr Rheumatol Rep 2004, **6**: 195–202.

441 Kim CK, Aikawa M, Makker SP. Electron dense subepithelial glomerular deposits in Henoch–Schönlein purpura syndrome. Arch Pathol Lab Med 1979, **103**: 595–598.

442 Lofters WS, Penco GF, Luke KH, Yaworsky RG. Henoch–Schönlein purpura occurring in three members of a family. Can Med Assoc J 1973, **109**: 46–48.

443 Meulders Q, Pirson Y, Cosyns JP, Squifflet JP, van Ypersele de Strihou C. Course of Henoch–Schönlein nephritis after renal transplantation. Report on ten patients and review of the literature. Transplantation 1994, **58**: 1179–1186.

444 Pillebout E, Thervet E, Hill G, Alberti C, Vanhille P, Nochy D. Henoch–Schönlein purpura in adults: outcome and prognostic factors. J Am Soc Nephrol 2002, **13**: 1271–1278.

445 Roberts PF, Waller TA, Brinker TM, Riffe IZ, Sayre JW, Bratton RL. Henoch–Schönlein purpura: a review article. South Med J 2007, **100**: 821–824.

446 Sanders JT, Wyatt RJ. IgA nephropathy and Henoch–Schönlein purpura nephritis. Curr Opin Pediatr 2008, **20**: 163–170.

447 Saulsbury FT. Henoch–Schönlein purpura in children. Report of 100 patients and review of the literature. Medicine (Baltimore) 1999, **78**: 395–409.

448 Saulsbury FT. Henoch–Schönlein purpura. Curr Opin Rheumatol 2001, **13**: 35–40.

449 Tancrede-Bohin E, Ochonisky S, Vignon-Pennamen MD, Flageul B, Morel P, Rybojad M. Schönlein–Henoch purpura in adult patients. Predictive factors for IgA glomerulonephritis in a retrospective study of 57 cases. Arch Dermatol 1997, **133**: 438–442.

450 Tizard EJ, Hamilton-Ayres MJ. Henoch–Schönlein purpura. Arch Dis Child Educ Pract Ed 2008, **93**: 1–8.

451 Urizar EE, Singh JK, Muhammad T, Hines O. Henoch–Schönlein anaphylactoid purpura nephropathy. Electron microscopic lesions mimicking acute post-streptococcal nephritis. Human Pathol 1978, **9**: 223–229.

Cryoglobulinemic vasculitis

452 Alpers CE, Smith KD. Cryoglobulinemia and renal disease. Curr Opin Nephrol Hypertens 2008, **17**: 243–249.

453 Brouet JC, Clauvel JP, Danon F, Klein M, Seligman M. Biological and clinical significance of cryoglobulins. A report of 86 cases. Am J Med 1974, **57**: 775–788.

454 D'Amico G, Colasanti G, Ferrario F, Sinico RA. Renal involvement in essential mixed cryoglobulinemia. Kidney Int 1989, **35**: 1004–1014.

455 Dispenzieri A, Gorevic PD. Cryoglobulinemia. Hematol Oncol Clin North Am 1999, **13**: 1315–1349.

456 Faraggiana T, Parolini C, Previato G, Lupo A. Light and electron microscopic findings in five cases of cryoglobulinemic glomerulonephritis. Virchows Arch [A] 1979, **384**: 29–44.

457 Ferri C, Greco F, Longombardo G, Palla P,

Moretti A, Marzo E, Mazzoni A, Pasero G, Bombardieri S, Highfield P. Association between hepatitis C virus and mixed cryoglobulinemia. Clin Exp Rheumatol 1991, **9**: 621–624.

458 Gorevic PD, Kassab HJ, Levo Y, Kohn R, Meltzer M, Prose P, Franklin EC. Mixed cryoglobulinemia: clinical aspects and long-term follow-up of 40 patients. Am J Med 1980, **69**: 287–308.

459 Howell DN, Gu X, Herrera GA. Organized deposits in the kidney and look-alikes. Ultrastruct Pathol 2003, **27**: 295–312.

460 Iskandar SS, Herrera GA. Glomerulopathies with organized deposits. Semin Diagn Pathol 2002, **19**: 116–132.

461 Johnson RJ, Willson R, Yamabe K, Couser W, Alpers CE, Wener MH, Davis C, Gretch DR. Renal manifestations of hepatitis C virus infection. Kidney Int 1994, **46**: 1255–1263.

462 Karras A, Noël LH, Droz D, Delansorne D, Saint-André JP, Aucouturier P, Alyanakian MA, Grünfeld JP, Lesavre P. Renal involvement in monoclonal (type I) cryoglobulinemia: two cases associated with IgG3 kappa cryoglobulin. Am J Kidney Dis 2002, **40**: 1091–1096.

463 Misiani R, Bellavita P, Fenili D, Borelli G, Marchesi D, Massazza M, Vendramin G, Comotti B, Tanzi E, Scudeller G. Hepatitis C virus infection in patients with essential mixed cryoglobulinemia. Ann Intern Med 1992, **117**: 573–577.

464 Ogihara T, Saruta T, Saito I, Abe S, Ozawa Y, Kato E, Sakaguchi H. Finger print deposits of the kidney in pure monoclonal IgG kappa cryoglobulinemia. Clin Nephrol 1979, **12**: 186–190.

465 Porush JG, Grishman E, Alter AA, Mandelbaum H, Churg J. Paraproteinemia and cryoglobulinemia associated with atypical glomerulonephritis and the nephrotic syndrome. Am J Med 1969, **47**: 957–964.

466 Rossmann P, Hornych A, Englis M. Histology and ultrastructure of crystalloid inclusions in the podocytes in a case of paraproteinemia. Virchows Arch [A] 1968, **344**: 151–158.

467 Schifferli JA, French LE, Tissot JD. Hepatitis C virus infection, cryoglobulinemia, and glomerulonephritis. Adv Nephrol Necker Hosp 1995, **24**: 107–129.

HEMOLYTIC UREMIC SYNDROME AND THROMBOTIC THROMBOCYTOPENIC PURPURA

468 Amirlak I, Amirlak B. Haemolytic uraemic syndrome: an overview. Nephrology 2006, **11**: 213–218.

469 Asaka M, Ishikawa I, Nakazawa T, Tomosugi N, Yuri T, Suzuki K. Hemolytic uremic syndrome associated with influenza A virus infection in an adult renal allograft recipient: case report and review of the literature. Nephron 2000, **84**: 258–266.

470 Cabrera GR, Fortenberry JD, Warshaw BL, Chambliss CR, Butler JC, Cooperstone BG. Hemolytic uremic syndrome associated with invasive *Streptococcus pneumoniae* infection. Pediatrics 1998, **101**: 699–703.

471 Constantinescu AR, Bitzan M, Weiss LS, Christen E, Kaplan BS, Cnaan A, Trachtman H. Non-enteropathic hemolytic uremic syndrome: causes and short-term course. Am J Kidney Dis 2004, **43**: 976–982.

472 Dlott JS, Danielson CF, Blue-Hnidy DE, McCarthy LJ. Drug-induced thrombotic thrombocytopenic purpura/hemolytic uremic syndrome: a concise review. Ther Apher Dial 2004, **8**: 102–111.

473 Furlan M, Robles R, Galbusera M, Remuzzi G, Kyrle PA, Brenner B, Krause M, Scharrer I, Aumann V, Mittler U, Solenthaler M, Lämmle B. von Willebrand factor-cleaving protease in thrombotic thrombocytopenic purpura and the hemolytic-uremic syndrome. N Engl J Med 1998, 339: 1578–1584.

474 George JN. The association of pregnancy with thrombotic thrombocytopenic purpura–hemolytic uremic syndrome. Curr Opin Hematol 2003, 10: 339–344.

475 Glynne P, Salama A, Chaudhry A, Swirsky D, Lightstone L. Quinine-induced immune thrombocytopenic purpura followed by hemolytic uremic syndrome. Am J Kidney Dis 1999, 33: 133–137.

476 Gordjani N, Sutor AH, Zimmerhackl LB, Brandis M. Hemolytic uremic syndromes in childhood. Semin Thrombosis Hemostasis 1997, 23: 281–293.

477 Gordon LI, Kwaan HC. Thrombotic microangiopathy manifesting as thrombotic thrombocytopenic purpura/hemolytic uremic syndrome in the cancer patient. Semin Thrombosis Hemostasis 1999, 25: 217–221.

478 Hymes KB, Karpatkin S. Human immunodeficiency virus infection and thrombotic microangiopathy. Semin Hematol 1997, 34: 117–125.

479 Kavanagh D, Goodship TH, Richards A. Atypical haemolytic uraemic syndrome. Br Med Bull 2006, 77–78: 5–22.

480 Keusch GT, Acheson DWK. Thrombotic thrombocytopenic purpura associated with Shiga toxins. Semin Hematol 1997, 34: 106–116.

481 McCrae KR, Cines DB. Thrombotic microangiopathy during pregnancy. Semin Hematol 1997, 34: 148–158.

482 Melnyk AMS, Solez K, Kjellstrand CM. Adult hemolytic–uremic syndrome: a review of 37 cases. Arch Intern Med 1995, 155: 2077–2084.

483 Moake JL. Thrombotic microangiopathies. N Engl J Med 2002, 347: 589–600.

484 Nangaku M, Nishi H, Fujita T. Pathogenesis and prognosis of thrombotic microangiopathy. Clin Exp Nephrol 2007, 11: 107–114.

485 Niaudet P, Gagnadoux MF, Broyer M, Salomon R. Hemolytic–uremic syndrome: hereditary forms and forms associated with hereditary diseases. Adv Nephrol 2000, 30: 261–280.

486 Noris M, Remuzzi G. Hemolytic uremic syndrome. J Am Soc Nephrol 2005, 16: 1035–1050.

487 Remuzzi G, Ruggenenti P. The hemolytic uremic syndrome. Kidney Int 1998, 53(Suppl 66): S54–S57.

488 Tsai HM, Lian EC. Antibodies to von Willebrand factor-cleaving protease in acute thrombotic thrombocytopenic purpura. N Engl J Med 1998, 339: 1585–1594.

489 Tsai HM. The molecular biology of thrombotic microangiopathy. Kidney Int 2006, 70: 16–23.

490 van der Heijden M, Ackland SP, Deveridge S. Haemolytic uraemic syndrome associated with bleomycin, epirubicin and cisplatin chemotherapy: a case report and review of the literature. Acta Oncol 1998, 37: 107–109.

491 Zakarija A, Bennett C. Drug-induced thrombotic microangiopathy. Semin Thromb Hemost 2005, 31: 681–690.

492 Zheng X, Chung D, Takayama TK, Majerus EM, Sadler JE, Fujikawa K. Structure of von Willebrand factor-cleaving protease (ADAMTS13), a metalloprotease involved in thrombotic thrombocytopenic purpura. J Biol Chem 2001, 276: 41059–41063.

493 Zheng XL, Sadler JE. Pathogenesis of thrombotic microangiopathies. Annu Rev Pathol 2008, 3: 249–277.

SYSTEMIC SCLEROSIS

494 Agarwal SK, Tan FK, Arnett FC. Genetics and genomic studies in scleroderma (systemic sclerosis). Rheum Dis Clin North Am 2008, 34: 17–40.

495 Eknoyan G, Suki WN. Renal vascular phenomena in systemic sclerosis (scleroderma). Semin Nephrol 1985, 5: 34–45.

496 Gabrielli A, Svegliati S, Moroncini G, Avvedimento EV. Pathogenic autoantibodies in systemic sclerosis. Curr Opin Immunol 2007, 19: 640–645.

497 Kahaleh B. Vascular disease in scleroderma: mechanisms of vascular injury. Rheum Dis Clin North Am 2008, 34: 57–71.

498 Rocco VK, Hurd ER. Scleroderma and scleroderma-like disorders. Semin Arthritis Rheum 1986, 16: 22–69.

499 Stone RA, Tisher CC, Hawkins HK, Robinson RR. Juxtaglomerular hyperplasia and hyperreninemia in progressive systemic sclerosis complicated acute renal failure. Am J Med 1974, 56: 119–123.

500 Uziel Y, Miller ML, Laxer RM. Scleroderma in children. Pediatr Clin North Am 1995, 42: 1171–1203.

501 Yazawa N, Fujimoto M, Tamaki K. Recent advances in pathogenesis and therapies in systemic sclerosis. Clin Rev Allergy Immunol 2007, 33: 107–112.

RENAL DISEASES OF PREGNANCY

PREECLAMPSIA

502 Baumwell S, Karumanchi SA. Pre-eclampsia: clinical manifestations and molecular mechanisms. Nephron Clin Pract 2007, 106: c72–c81.

503 Esser S, Wolburg K, Wolburg H, Breier G, Kurzchalia T, Risau W. Vascular endothelial growth factor induces endothelial fenestrations in vitro. J Cell Biol 1998, 140: 947–959.

504 Maynard SE, Min JY, Merchan J, Lim KH, Li J, Mondal S, Libermann TA, Morgan JP, Sellke FW, Stillman IE, Epstein FH, Sukhatme VP, Karumanchi SA. Excess placental soluble fms-like tyrosine kinase 1 (sFlt1) may contribute to endothelial dysfunction, hypertension, and proteinuria in preeclampsia. J Clin Invest 2003, 111: 649–658.

505 Maynard S, Epstein FH, Karumanchi SA. Preeclampsia and angiogenic imbalance. Annu Rev Med 2008, 59: 61–78.

506 Mutter WP, Karumanchi SA. Molecular mechanisms of preeclampsia. Microvasc Res 2008, 75: 1–8.

507 Sheehan HL. Renal morphology in preeclampsia. Kidney Int 1980, 18: 241–252.

508 Spargo B. The renal lesions in preeclampsia. In Lindheimer MD, Katz AI, Zuspan FP (eds): Hypertension in pregnancy. New York, 1976, Wiley Medical, pp. 129–137.

509 Tjoa ML, Levine RJ, Karumanchi SA. Angiogenic factors and preeclampsia. Front Biosci 2007, 12: 2395–2402.

HEREDITARY GLOMERULAR DISEASES

ALPORT SYNDROME

510 Antignac C, Zhou J, Sanak M, Cochat P, Roussel B, Deschenes G, Gros F, Knebelmann B, Hors-Cayla MC, Tryggvason K. Alport syndrome and diffuse leiomyomatosis: deletions in the 5' end of the COL4A5 collagen gene. Kidney Int 1992, 42: 1178–1183.

511 Antignac C, Heidet L. Mutations in Alport syndrome associated with diffuse esophageal leiomyomatosis. Contrib Nephrol 1996, 117: 172–182.

512 Barker D, Hostikka SL, Zhou J, Chow LT, Oliphant AR, Gerken SC, Gregory MC, Skolnick MH, Atkin CL, Tryggvason K. Identification of mutations in the COL4A5 collagen gene in Alport syndrome. Science 1990, 248: 1224–1227.

513 Bernstein J. The glomerular basement membrane abnormality in Alport's syndrome. Am J Kidney Dis 1987, 10: 222–229.

514 Brainwood D, Kashtan C, Gubler MC, Turner AN. Targets of alloantibodies in Alport anti-glomerular basement membrane disease after renal transplantation. Kidney Int 1998, 53: 762–766.

515 Colville DJ, Savige J. Alport syndrome: a review of the ocular manifestations. Ophthalmic Genet 1997, 18: 161–173.

516 Dehan P, Van den Heuvel LP, Smeets HJ, Tryggvason K, Foidart JM. Identification of post-transplant anti-alpha 5 (IV) collagen alloantibodies in X-linked Alport syndrome. Nephrol Dial Transplant 1996, 11: 1983–1988.

517 Excerpts from United States Renal Data System 1997 Annual Report. Incidence and prevalence of ESRD. Am J Kidney Dis 1997, 30: S40–S53.

518 Göbel J, Olbricht CJ, Offner G, Helmchen U, Repp H, Koch KM, Frei U. Kidney transplantation in Alport's syndrome: long-term outcome and allograft anti-GBM nephritis. Clin Nephrol 1992, 38: 299–304.

519 Gubler MC, Knebelmann B, Beziau A, Broyer M, Pirson Y, Haddoum F, Kleppel MM, Antignac C. Autosomal recessive Alport syndrome: immunohistochemical study of type IV collagen chain distribution. Kidney Int 1995, 47: 1142–1147.

520 Gubler MC. Inherited diseases of the glomerular basement membrane. Nat Clin Pract Nephrol 2008, 4: 24–37.

521 Heath KE, Campos-Barros A, Toren A, Rozenfeld-Granot G, Carlsson LE, Savige J, Denison JC, Gregory MC, White JG, Barker DF, Greinacher A, Epstein CJ, Glucksman MJ, Martignetti JA. Nonmuscle myosin heavy chain IIA mutations define a spectrum of autosomal dominant macrothrombocytopenias: May–Hegglin anomaly and Fechtner, Sebastian, Epstein, and Alport-like syndromes. Am J Hum Genet 2001, 69: 1033–1045.

522 Hill GS, Jenis EH, Goodloe S Jr. The nonspecificity of the ultrastructural alterations in hereditary nephritis: with additional observations on benign familial hematuria. Lab Invest 1974, 31: 516–532.

523 Jais JP, Knebelmann B, Giatras I, De Marchi M, Rizzoni G, Renieri A, Weber M, Gross O, Netzer K-O, Flinter F, Pirson Y, Verellen C, Wieslander J, Persson U, Tryggvason K, Martin P, Hertz JM, Schroder C, Sanak M, Krejcova S, Carvalho MF, Saus J, Antignac C, Smeets H, Gubler MC. X-linked Alport syndrome: natural history in 195 families and genotype–phenotype correlations in males. J Am Soc Nephrol 2000, 11: 649–657.

524 Jais JP, Knebelmann B, Giatras I, De Marchi M, Rizzoni G, Renieri A, Weber M, Gross O, Netzer KO, Flinter F, Pirson Y, Dahan K, Wieslander J, Persson U, Tryggvason K, Martin P, Hertz JM, Schröder C, Sanak M, Carvalho MF, Saus J, Antignac C, Smeets H, Gubler MC.

X-linked Alport syndrome: natural history and genotype–phenotype correlations in girls and women belonging to 195 families: a 'European Community Alport Syndrome Concerted Action' study. J Am Soc Nephrol 2003, 14: 2603–2610.

525 Jansen B, Thorner P, Baumal R, Valli V, Maxie MG, Singh A. Samoyed hereditary glomerulopathy (SHG): evolution of splitting of glomerular capillary basement membranes. Am J Pathol 1986, 125: 536–545.

526 Jefferson JA, Lemmink HH, Hughes AE, Hill CM, Smeets HJ, Doherty CC, Maxwell AP. Autosomal dominant Alport syndrome linked to the type IV collagen alpha 3 and alpha 4 genes (COL4A3 and COL4A4). Nephrol Dial Transplant 1997, 12: 1595–1599.

527 Kalluri R, Webber M, Netzer K-O, Sun MJ, Neilson EG, Hudson BG. COL4A5 gene deletion and production of post-transplant anti-alpha 3(IV) collagen alloantibodies in Alport syndrome. Kidney Int 1994, 45: 721–726.

528 Kashtan CE. Alport syndrome: an inherited disorder of renal, ocular, and cochlear basement membranes. Medicine 1999, 78: 338–360.

529 Kashtan CE. Alport syndrome: phenotypic heterogeneity of progressive hereditary nephritis. Pediatr Nephrol 2000, 14: 502–512.

530 Kashtan CE. The nongenetic diagnosis of thin basement membrane nephropathy. Semin Nephrol 2005, 25: 159–162.

531 Kashtan CE. Renal transplantation in patients with Alport syndrome. Pediatr Transplant 2006, 10: 651–657.

532 Kashtan CE, Michael AF. Alport syndrome. Kidney Int 1996, 50: 1445–1463.

533 Lemmink HH, Schröder CH, Monnens LAH, Smeets HJM. The clinical spectrum of type IV collagen mutations. Hum Mutat 1997, 9: 477–499.

534 Longo I, Porcedda P, Mari F, Giachino D, Meloni I, Deplano C, Brusco A, Bosio M, Massella L, Lavoratti G, Roccatello D, Frascá G, Mazzucco G, Muda AO, Conti M, Fasciolo F, Arrondel C, Heidet L, Renieri A, De Marchi M. COL4A3/COL4A4 mutations: from familial hematuria to autosomal-dominant or recessive Alport syndrome. Kidney Int 2002, 61: 1947–1956.

535 McCoy RC, Johnson HK, Stone WJ, Wilson CB. Absence of nephritogenic GMB antigen(s) in some patients with hereditary nephritis. Kidney Int 1982, 21: 642–652.

536 Meleg-Smith S, Magliato S, Cheles M, Garola RE, Kashtan CE. X-linked Alport syndrome in females. Hum Pathol 1998, 29: 404–408.

537 Pescucci C, Mari F, Longo I, Vogiatzi P, Caselli R, Scala E, Abaterusso C, Gusmano R, Seri M, Miglietti N, Bresin E, Renieri A. Autosomal-dominant Alport syndrome: natural history of a disease due to COL4A3 or COL4A4 gene. Kidney Int 2004, 65: 1598–1603.

538 Peten E, Pirson Y, Cosyns JP, Squifflet JP, Alexandre GP, Noël LH, Jonsson JP, van Ypersele de Strihou C. Outcome of thirty patients with Alport's syndrome after renal transplantation. Transplantation 1991, 52: 823–826.

539 Rumpelt H-J. Hereditary nephropathy (Alport syndrome): correlation of clinical data with glomerular basement membrane alterations. Clin Nephrol 1980, 13: 203–207.

540 Rumpelt H-J. Alport's syndrome: specificity and pathogenesis of glomerular basement membrane alterations. Pediatr Nephrol 1987, 1: 422–427.

541 Thorner PS. Alport syndrome and thin

basement membrane nephropathy. Nephron Clin Pract 2007, 106: c82–c88.

542 Vitelli F, Piccini M, Caroli F, Franco B, Malandrini A, Pober B, Jonsson J, Sorrentino V, Renieri A. Identification and characterization of a highly conserved protein absent in the Alport syndrome (A), mental retardation (M), midface hypoplasia (M), and elliptocytosis (E) contiguous gene deletion syndrome (AMME). Genomics 1999, 55: 335–340.

THIN BASEMENT MEMBRANE NEPHROPATHY

543 Aarons I, Smith PS, Davies RA, Woodroffe AJ, Clarkson AR. Thin membrane nephropathy: a clinicopathological study. Clin Nephrol 1989, 32: 151–158.

544 Badenas C, Praga M, Tazón B, Heidet L, Arrondel C, Armengol A, Andrés A, Morales E, Camacho JA, Lens X, Dávila S, Milà M, Antignac C, Darnell A, Torra R. Mutations in the COL4A4 and COL4A3 genes cause familial benign hematuria. J Am Soc Nephrol 2002, 13: 1248–1254.

545 Basta-Jovanovic G, Venkataseshan VS, Gil J, Kim DU, Dikman SH, Churg J. Morphometric analysis of glomerular basement membranes (GBM) in thin basement membrane disease (TBMD). Clin Nephrol 1990, 33: 110–114.

546 Buzza M, Dagher H, Wang YY, Wilson D, Babon JJ, Cotton RG, Savige J. Mutations in the COL4A4 gene in thin basement membrane disease. Kidney Int 2003, 63: 447–453.

547 Cosio FG, Falkenhain ME, Sedmak DD. Association of thin glomerular basement membrane with other glomerulopathies. Kidney Int 1994, 46: 471–474.

548 Dische FE. Measurement of glomerular basement membrane thickness and its application to the diagnosis of thin-membrane nephropathy. Arch Pathol Lab Med 1992, 116: 43–49.

549 Dische FE, Weston MJ, Parson V. Abnormally thin glomerular basement membranes associated with hematuria, proteinuria or renal failure in adults. Am J Nephrol 1985, 5: 103–109.

550 Foster K, Markowitz GS, D'Agati VD. Pathology of thin basement membrane nephropathy. Semin Nephrol 2005, 25: 149–158.

551 Frasca GM, Onetti-Muda A, Renieri A. Thin glomerular basement membrane disease. J Nephrol 2000, 13: 15–19.

552 Gregory MC. The clinical features of thin basement membrane nephropathy. Semin Nephrol 2005, 25: 140–145.

553 Kashtan CE. Alport syndrome and thin glomerular basement membrane disease. J Am Soc Nephrol 1998, 9: 1736–1750.

554 Kiyatake I, Tomino Y, Shirato I, Nakayama S, Koide H. Alport syndrome diagnosed by immunofluorescence using a new monoclonal antibody. Intern Med 1993, 32: 26–30.

555 Nogueira M, Cartwright J Jr, Horn K, Doe N, Shappell S, Barrios R, Coroneos E, Truong LD. Thin basement membrane disease with heavy proteinuria or nephrotic syndrome at presentation. Am J Kidney Dis 2000, 35: 1–8.

556 Norby SM, Cosio FG. Thin basement membrane nephropathy associated with other glomerular diseases. Semin Nephrol 2005, 25: 176–179.

557 Pettersson E, Tornroth T, Wieslander J. Abnormally thin glomerular basement membrane and the Goodpasture epitope. Clin Nephrol 1990, 33: 105–109.

558 Rana K, Wang YY, Buzza M, Tonna S, Zhang

KW, Lin T, Sin L, Padavarat S, Savige J. The genetics of thin basement membrane nephropathy. Semin Nephrol 2005, 25: 163–170.

559 Rogers PW, Kurtzman NA, Bunn SM Jr, White MG. Familial benign essential hematuria. Arch Intern Med 1973, 131: 257–262.

560 Tryggvason K, Patrakka J. Thin basement membrane nephropathy. J Am Soc Nephrol 2006, 17: 813–822.

561 Wang YY, Savige J. The epidemiology of thin basement membrane nephropathy. Semin Nephrol 2005, 25: 136–139.

FABRY DISEASE

562 Gubler MC, Lenoir G, Grünfeld JP, Ulmann A, Droz D, Habib R. Early renal changes in hemizygous and heterozygous patients with Fabry's disease. Kidney Int 1978, 13: 223–235.

563 Ojo A, Meier-Kriesche H-U, Friedman G, Hanson J, Cibrik D, Leichtman A, Kaplan B. Excellent outcome of renal transplantation in patients with Fabry's disease. Transplantation 2000, 69: 2337–2339.

564 Popli S, Molnar ZV, Leehey DJ, Daugirdas JT, Roth DA, Adams MB, Cheng JC, Ing TS. Involvement of renal allograft by Fabry's disease. Am J Nephrol 1987, 7: 316–318.

565 Rohrbach M, Clarke JT. Treatment of lysosomal storage disorders: progress with enzyme replacement therapy. Drugs 2007, 67: 2697–2716.

566 Savi M, Olivetti G, Neri T, Curtoni C. Clinical, histopathological, and biochemical findings of Fabry's disease: a case report and family study. Arch Pathol Lab Med 1977, 101: 536–539.

567 Scott CR, Lagunoff D, Pritzl P. A mucopolysaccharide storage disease with involvement of the renal glomerular epithelium. Am J Med 1973, 54: 549–556.

568 Stenson PD, Ball EV, Mort M, Phillips AD, Shiel JA, Thomas NS, Abeysinghe S, Krawczak M, Cooper DN. Human Gene Mutation Database (HGMD): 2003 update. Hum Mutat 2003, 21: 577–581.

NAIL–PATELLA SYNDROME

569 Bennett WM, Musgrave JE, Campbell RA, Elliot D, Cox R, Brooks RE, Lovrien EW, Beals RK, Porter GA. The nephropathy of the nail–patella syndrome. Clinicopathologic analysis of 11 kindred. Am J Med 1973, 54: 304–319.

570 Bongers EM, Gubler MC, Knoers NV. Nail–patella syndrome. Overview on clinical and molecular findings. Pediatr Nephrol 2002, 17: 703–712.

571 Bongers EM, Huysmans FT, Levtchenko E, de Rooy JW, Blickman JG, Admiraal RJ, Huygen PL, Cruysberg JR, Toolens PA, Prins JB, Krabbe PF, Borm GF, Schoots J, van Bokhoven H, van Remortele AM, Hoefsloot LH, van Kampen A, Knoers NV. Genotype–phenotype studies in nail–patella syndrome show that LMX1B mutation location is involved in the risk of developing nephropathy. Eur J Hum Genet 2005, 13: 935–946.

572 Chan PC, Chan KW, Cheng IK, Chan MK. Living-related renal transplantation in a patient with nail–patella syndrome. Nephron 1988, 50: 164–166.

573 Dreyer SD, Zhou G, Baldini A, Winterpacht A, Zabel B, Cole W, Johnson RL, Lee B. Mutations in LMX1B cause abnormal skeletal patterning and renal dysplasia in nail patella syndrome. Nature Genetics 1998, 19: 47–50.

574 McIntosh I, Clough MV, Schaffer AA,

Puffenberger EG, Horton VK, Peters K, Abbott MH, Roig CM, Cutone S, Ozelius L, Kwiatkowski DJ, Pyeritz RE, Brown LJ, Pauli RM, McCormick MK, Francomano CA. Fine mapping of the nail–patella syndrome locus at 9q34. Am J Hum Genet 1997, 60: 133–142.

575 McIntosh I, Dunston JA, Liu L, Hoover-Fong JE, Sweeney E. Nail patella syndrome revisited: 50 years after linkage. Ann Hum Genet 2005, 69: 349–363.

576 Meyrier A, Rizzo R, Gubler MC. The nail–patella syndrome. A review. J Nephrol 1990, 2: 133–140.

577 Mimiwati Z, Mackey DA, Craig JE, Mackinnon JR, Rait JL, Liebelt JE, Ayala-Lugo R, Vollrath D, Richards JE. Nail–patella syndrome and its association with glaucoma: a review of eight families. Br J Ophthalmol 2006, 90: 1505–1509.

578 Morita T, Laughlin LO, Kawano K, Kimmelstiel P, Suzuki Y, Churg J. Nail–patella syndrome. Light and electron microscopic studies in the kidney. Arch Intern Med 1973, 131: 271–277.

579 Sweeney E, Fryer A, Mountford R, Green A, McIntosh I. Nail patella syndrome: a review of the phenotype aided by developmental biology. J Med Genet 2003, 40: 153–162.

COLLAGEN TYPE III GLOMERULOPATHY

580 Alchi B, Nishi S, Narita I, Gejyo F. Collagenofibrotic glomerulopathy: clinicopathologic overview of a rare glomerular disease. Am J Kidney Dis 2007, 49: 499–506.

581 Chen N, Pan X, Xu Y, Wang Z, Shi H, Yan F, Dong X. Two brothers in one Chinese family with collagen type III glomerulopathy. Am J Kidney Dis 2007, 50: 1037–1042.

582 Gubler M-C, Dommergues JP, Foulard M, Bensman A, Leroy JP, Broyer M, Habib R. Collagen type III glomerulopathy: a new type of hereditary nephropathy. Pediatr Nephrol 1993, 7: 354–360.

583 Ikeda K, Yokoyama H, Tomosugi N, Kida H, Ooshima A, Kobayashi K. Primary glomerular fibrosis: a new nephropathy caused by diffuse intraglomerular increase in atypical type III collagen fibers. Clin Nephrol 1990, 33: 155–159.

584 Imbasciati E, Gherardi G, Morozumi K, Gudat F, Epper R, Basler V, Mihatsch MJ. Collagen type III glomerulopathy: a new idiopathic glomerular disease. Am J Nephrol 1991, 11: 422–429.

585 Mizuiri S, Hasegawa A, Kikuchi A, Amagasaki Y, Nakamura N, Sakaguchi H. A case of collagenofibrotic glomerulopathy associated with hepatic perisinusoidal fibrosis. Nephron 1993, 63: 183–187.

586 Tamura H, Matsuda A, Kidoguchi N, Matsumura O, Mitarai T, Isoda K. A family with two sisters with collagenofibrotic glomerulonephropathy. Am J Kidney Dis 1996, 27: 588–595.

587 Vogt BA, Wyatt RJ, Burke BA, Simonton SC, Kashtan CE. Inherited factor H deficiency and collagen type III glomerulopathy. Pediatr Nephrol 1995, 9: 11–15.

588 Yasuda T, Imai H, Nakamoto Y, Ohtani H, Komatsuda A, Wakui H, Miura AB. Collagenofibrotic glomerulopathy: a systemic disease. Am J Kidney Dis 1999, 33: 123–127.

FIBRONECTIN GLOMERULOPATHY

589 Abt AB, Wassner SJ, Moran JJ. Familial lobular glomerulopathy. Hum Pathol 1991, 22: 825–829.

590 Assmann KJ, Koene RA, Wetzels JF. Familial glomerulonephritis characterised by massive deposits of fibronectin. Am J Kidney Dis 1995, 25: 781–791.

591 Castelletti F, Donadelli R, Banterla F, Hildebrandt F, Zipfel PF, Bresin E, Otto E, Skerka C, Renieri A, Todeschini M, Caprioli J, Caruso RM, Artuso R, Remuzzi G, Noris M. Mutations in FN1 cause glomerulopathy with fibronectin deposits. Proc Natl Acad Sci USA 2008, 105: 2538–2543.

592 Mazzucco G, Maran E, Rollino C, Monga G. Glomerulonephritis with organized deposits: a mesangiopathic, not immune complex-mediated disease? A pathologic study of two cases in the same family. Hum Pathol 1992, 23: 63–68.

593 Strom EH, Banfi G, Krapf R, Abt AB, Mazzucco G, Monga G, Gloor F, Neuweiler J, Riess R, Stosiek P, Hebert LA, Sedmak DD, Gudat F, Mihatsch MJ. Glomerulopathy associated with predominant fibronectin deposits: a newly recognized hereditary disease. Kidney Int 1995, 48: 163–170.

RENAL TRANSPLANT REJECTION

HYPERACUTE REJECTION

594 Iwaki Y, Terasaki PI. Primary nonfunction in human cadaver kidney transplantation: evidence for hidden hyperacute rejection. Clin Transplant 1987, 1: 125–131.

595 Opelz G, Graver B, Mickey MR, Terasaki PI. Lymphocytotoxic antibody responses to transfusions in potential kidney transplant recipients. Transplantation 1981, 32: 177–185.

596 Pardo-Mindán FJ, Salinas-Madrigal L, Idoate M, Garola R, Sola I, French M. Pathology of renal transplantation. Semin Diagn Pathol 1992, 9: 185–199.

597 Scornik JC, Ireland JE, Howard RJ, Pfaff WW. Assessment of the risk for broad sensitization by blood transfusions. Transplantation 1984, 37: 49–53.

ACUTE REJECTION

598 Collins AB, Schneeberger EE, Pascual MA, Saidman SL, Williams WW, Tolkoff-Rubin N, Cosimi AB, Colvin RB. Complement activation in acute humoral renal allograft rejection: diagnostic significance of C4d deposits in peritubular capillaries. J Am Soc Nephrol 1999, 10: 2208–2214.

599 Colvin RB. The renal allograft biopsy. Kidney Int 1996, 50: 1069–1082.

600 Colvin RB, Nickeleit V. Renal transplant pathology. In Jennette JC, Olson JL, Schwartz MM, Silva FG (eds): Heptinstall's pathology of the kidney, ed. 6. Philadelphia, 2007, Lippincott Williams & Wilkins, pp. 1347–1490.

601 Colvin RB. Antibody-mediated renal allograft rejection: diagnosis and pathogenesis. J Am Soc Nephrol 2007, 18: 1046–1056.

602 Croker BP, Ramos EL. Pathology of the renal allograft. In Tisher CC, Brenner BM (eds): Renal pathology with clinical and functional correlations, ed. 2, vol II. Philadelphia, 1994, J.B. Lippincott Co., pp. 1591–1640.

603 Desvaux D, Le Gouvello S, Pastural M, Abtahi M, Suberbielle C, Boeri P, Rémy P, Salomon L, Lang P, Baron C. Acute renal allograft rejections with major interstitial oedema and plasma cell-rich infiltrates: high gamma-interferon expression and poor clinical outcome. Nephrol Dial Transplant 2004, 19: 933–939.

604 Mauiyyedi S, Crespo M, Collins AB, Schneeberger EE, Pascual MA, Saidman SL, Tolkoff-Rubin NE, Williams WW, Delmonico FL, Cosimi AB, Colvin RB. Acute humoral rejection in kidney transplantation: II. Morphology, immunopathology, and pathologic classification. J Am Soc Nephrol 2002, 13: 779–787.

605 Nickeleit V, Zeiler M, Gudat F, Thiel G, Mihatsch MJ. Detection of the complement degradation product C4d in renal allografts: diagnostic and therapeutic implications. J Am Soc Nephrol 2002, 13: 242–251.

606 Verani RR, Bergman D, Kerman RH. Glomerulopathy in acute and chronic rejection. Relationship of ultrastructure to graft survival. Am J Nephrol 1983, 3: 253–263.

CHRONIC REJECTION

607 Busch GJ, Galvanek EG, Reynolds ES Jr. Human renal allografts. Analysis of lesions in long-term survivors. Hum Pathol 1971, 2: 253–298.

608 Maryniak BK, First MR, Weiss MA. Transplant glomerulopathy. Evolution of morphologically distinct changes. Kidney Int 1985, 27: 799–806.

609 Paul LC, Foegh HM, Dennis MJ, Mihatsch MJ, Larsson E, Fellström B. Diagnostic criteria for chronic rejection/accelerated graft atherosclerosis in heart and kidney transplants: joint proposal from the Fourth Alexis Carrel Conference on Chronic Rejection and Accelerated Arteriosclerosis in Transplanted Organs. Transplant Proc 1993, 25: 2022–2023.

610 Petersen VP, Olsen TS, Kissmeyer-Nielsen F, Bohman SO, Hansen HE, Hansen ES, Skov PE, Solling K. Late failure of human renal transplants: an analysis of transplant disease and graft failure among 125 recipients surviving from one to eight years. Medicine (Baltimore) 1975, 54: 45–71.

THE BANFF CLASSIFICATION

611 Colvin RB, Cohen AH, Saiontz C, Bonsib S, Buick M, Burke B, Carter S, Cavallo T, Haas M, Lindblad A, Manivel JC, Nast CC, Salomon D, Weaver C, Weiss M. Evaluation of pathologic criteria for acute renal allograft rejection: reproducibility, sensitivity and clinical correlation. J Am Soc Nephrol 1997, 8: 1930–1941.

612 Matas AJ, Sibley R, Mauer M, Sutherland DE, Simmons RL, Najarian JS. The value of needle renal allograft biopsy. I. A retrospective study of biopsies performed during putative rejection episodes. Ann Surg 1983, 197: 226–237.

613 Solez K, Axelsen RA, Benediktsson H, Burdick JF, Cohen AH, Colvin RB, Croker BP, Droz D, Dunnil MS, Halloran PF, Häyry P, Jennette JC, Keown PA, Marcussen N, Mihatsch MJ, Morozumi K, Myers BD, Nast CC, Olsen S, Racusen LC, Ramos E, Rosen S, Sachs DH, Salomon DR, Sanfilippo F, Verani R, Willenbrand E, Yamaguchi Y. International standardization of criteria for the histologic diagnosis of renal allograft rejection: the Banff working classification of kidney transplant pathology. Kidney Int 1993, 44: 411–422.

614 Solez K, Colvin RB, Racusen LC, Haas M, Sis B, Mengel M, Halloran PF, Baldwin W, Banfi G, Collins AB, Cosio F, David DS, Drachenberg C, Einecke G, Fogo AB, Gibson IW, Glotz D, Iskandar SS, Kraus E, Lerut E, Mannon RB, Mihatsch M, Nankivell BJ, Nickeleit V, Papadimitriou JC, Randhawa P, Regele H, Renaudin K, Roberts I, Seron D,

Smith RN, Valente M. Banff 07 classification of renal allograft pathology: updates and future directions. Am J Transplant 2008, **8**: 753–760.

CYCLOSPORINE A TOXICITY

615 Atkinson A, Biggs J, Dodds A, Concannon A. Cyclosporine-associated hepatotoxicity after allogeneic marrow transplantation in man: differentiation from other causes of posttransplant liver disease. Transplant Proc 1983, **15**: 2761–2767.

616 Cockburn I. Assessment of risks of malignancy and lymphomas developing in patients using Sandimmune. Transplant Proc 1988, **19**: 1804–1807.

617 Graham RM. Cyclosporine: mechanisms of action and toxicity. Cleve Clin J Med 1994, **61**: 308–313.

618 Kahan BD. Cyclosporine. N Engl J Med 1989, **321**: 1725–1738.

619 Medina PJ, Sipols JM, George JN. Drug-associated thrombotic thrombocytopenic purpura–hemolytic uremic syndrome. Curr Opin Hematol 2001, **8**: 286–293.

620 Mihatsch MJ, Thiel G, Ryffel B. Morphologic diagnosis of cyclosporine nephrotoxicity. Semin Diagn Pathol 1988, **5**: 104–121.

621 Morozumi K, Takeda A, Uchida K, Mihatsch MJ. Cyclosporine nephrotoxicity: how does it affect renal allograft function and transplant morphology? Transplant Proc 2004, **36**(2 Suppl): 251S–256S.

622 Takeda A, Morozumi K, Uchida K, Yokoyama I, Takagi H, Yoshida A, Fujinami T, Thiel G, Gudat F, Mihatsch MJ. Is cyclosporine-associated glomerulopathy a new glomerular lesion in renal allografts using CyA? Transplant Proc 1993, **25**: 515–517.

TACROLIMUS (FK506) TOXICITY

623 Morozumi K, Sugito K, Oda A, Takeuchi O, Fukuda M, Usami T, Oikawa T, Fujinami T, Koyama K, Takeda A, Yoshida A, Haba T, Tominaga Y, Uchida K, Yokoyama I, Takagi H. A comparative study of morphological characteristics of renal injuries of tacrolimus (FK506) and cyclosporin (CyA) in renal allografts: are the morphologic characteristics of FK506 and CyA nephrotoxicity similar? Transplant Proc 1996, **28**: 1076–1078.

624 Randhawa P, Shapiro R, Jordan ML, Starzl TE, Demetis AJ. The histopathological changes associated with allograft rejection and drug toxicity in renal transplant recipients maintained on FK506. Clinical significance and comparison with cyclosporine. Am J Surg Pathol 1993, **17**: 60–68.

625 Randhawa PS, Tsamandas AC, Magnone M, Jordan M, Shapiro R, Starzl TE, Demetris AJ. Microvascular changes in renal allografts associated with FK506 (Tacrolimus) therapy. Am J Surg Pathol 1996, **20**: 306–312.

BK NEPHROPATHY

626 Hirsch HH, Knowles W, Dickenmann M, Passweg J, Klimkait T, Mihatsch MJ, Steiger J. Prospective study of polyomavirus type BK replication and nephropathy in renal-transplant recipients. N Engl J Med 2002, **347**: 488–496.

627 Hirsch HH. BK virus: opportunity makes a pathogen. Clin Infect Dis 2005, **41**: 354–360.

628 Nickeleit V, Hirsch HH, Binet IF, Gudat F, Prince O, Dalquen P, Thiel G, Mihatsch MJ. Polyomavirus infection of renal allograft recipients: from latent infection to manifest disease. J Am Soc Nephrol 1999, **10**: 1080–1089.

629 Nickeleit V, Klimkait T, Binet IF, Dalquen P, Del Zenero V, Thiel G, Mihatsch MJ, Hirsch HH. Testing for polyomavirus type BK DNA in plasma to identify renal-allograft recipients with viral nephropathy. N Engl J Med 2000, **342**: 1309–1315.

630 Randhawa PS, Finkelstein S, Scantlebury V, Shapiro R, Vivas C, Jordan M, Picken MM, Demetris AJ. Human polyoma virus-associated interstitial nephritis in the allograft kidney. Transplantation 1999, **67**: 103–109.

TUBULOINTERSTITIAL DISEASES

631 Eknoyan G. Chronic tubulointerstitial nephropathies. In Schrier RW, Gottschalk CW (eds): Diseases of the kidney, ed. 5, vol II. Boston, 1993, Little, Brown & Co., pp. 1959–1990.

ACUTE TUBULAR NECROSIS

632 Bonventre JV. Kidney injury molecule-1 (KIM-1): a specific and sensitive biomarker of kidney injury. Scand J Clin Lab Invest Suppl 2008, **241**: 78–83.

633 Han WK, Bailly V, Abichandani R, Thadhani R, Bonventre JV. Kidney injury molecule-1 (KIM-1): a novel biomarker for human renal proximal tubule injury. Kidney Int 2002, **62**: 237–244.

634 Han WK, Alinani A, Wu CL, Michaelson D, Loda M, McGovern FJ, Thadhani R, Bonventre JV. Human kidney injury molecule-1 is a tissue and urinary tumor marker of renal cell carcinoma. J Am Soc Nephrol 2005, **16**: 1126–1134.

635 Ichimura T, Bonventre JV, Bailly V, Wei H, Hession CA, Cate RL, Sanicola M. Kidney injury molecule-1 (KIM-1), a putative epithelial cell adhesion molecule containing a novel immunoglobulin domain, is up-regulated in renal cells after injury. J Biol Chem 1998, **273**: 4135–4142.

636 Ichimura T, Hung CC, Yang SA, Stevens JL, Bonventre JV. Kidney injury molecule-1: a tissue and urinary biomarker for nephrotoxicant-induced renal injury. Am J Physiol Renal Physiol 2004, **286**: F552–F563.

637 Racusen L, Kashgarian M. Ischemic and toxic acute tubular injury and other ischemic renal injury. In Jennette JC, Olson JL, Schwartz MM, Silva FG (eds): Heptinstall's pathology of the kidney, ed. 6, vol II. Philadelphia, 2007, Lippincott Williams & Wilkins, pp. 1139–1198.

638 Seshan SV, D'Agati VD, Appel GA, Churg J. Acute vasomotor injury/toxic tubular necrosis. In Renal disease: classification and atlas of tubulointerstitial and vascular diseases. Baltimore, 1999, Williams & Wilkins, pp. 133–154.

639 Vaidya VS, Ramirez V, Ichimura T, Bobadilla NA, Bonventre JV. Urinary kidney injury molecule-1: a sensitive quantitative biomarker for early detection of kidney tubular injury. Am J Physiol Renal Physiol 2006, **290**: F517–F529.

ACUTE AND CHRONIC PYELONEPHRITIS

640 Abdou NI, NaPombejara C, Sagawa A, Ragland C, Stechschulte DJ, Nilsson U, Gousley W, Watanabe I, Lindsey NJ, Allen MS. Malakoplakia evidence of monocyte lysosome abnormality correctable by cholinergic agonist in vitro and in vivo. N Engl J Med 1977, **297**: 1413–1419.

641 Becker GJ, Kincaid-Smith P. Reflux nephropathy: the glomerular lesion and progression of renal failure. Pediat Nephrol 1993, **7**: 365–369.

642 Esparza AR, McKay DB, Cronan JJ, Chazan JA. Renal parenchymal malakoplakia. Histologic spectrum and its relationship to megalocytic interstitial nephritis and xanthogranulomatous pyelonephritis. Am J Surg Pathol 1989, **13**: 225–236.

643 Goodman M, Curry T, Russel T. Xanthogranulomatous pyelonephritis (XGP). A local disease with systemic manifestations. Report of 23 patients and review of the literature. Medicine (Baltimore) 1979, **58**: 171–181.

644 Hammadah MY, Nicholls CJ, Calder JC, Buick RG, Gornall P, Corkery JJ. Xanthomatous pyelonephritis in childhood: pre-operatory diagnosis is possible. Br J Urol 1994, **73**: 83–86.

645 Huisman TK, Sands JP. Focal xanthogranulomatous pyelonephritis associated with renal cell carcinoma. Urology 1992, **39**: 281–284.

646 Khalyl-Mawad J, Greco MA, Schinella RA. Ultrastructural demonstration of intracellular bacteria in xanthogranulomatous pyelonephritis. Human Pathol 1982, **13**: 41–47.

647 Lambrid PA, Yardley JH. Urinary tract malakoplakia. Johns Hopkins Med J 1970, **126**: 1–14.

648 Lou TY, Teplitz C. Malakoplakia: pathogenesis and ultrastructural morphogenesis. A problem of altered macrophage (phagolysosomal) response. Hum Pathol 1974, **5**: 191–207.

649 Parsons MA, Harris SC, Longstaff AJ, Grainger R. Xanthogranulomatous pyelonephritis: a pathological, clinical and aetiological analysis of 87 cases. Diagn Histopathol 1983, **6**: 203–219.

650 Perez LM, Thrasher JB, Anderson EE. Successful management of bilateral xanthogranulomatous pyelonephritis by bilateral partial nephrectomy. J Urol 1993, **149**: 100–102.

651 Tolkoff-Rubin NE, Cotran RS, Rubin RH. Urinary tract infection, pyelonephritis and reflux nephropathy. In Brenner BM (ed.): Brenner's and Rector's the kidney, ed. 8, vol 2. Philadelphia, 2008, WB Saunders, pp. 1239–1264.

652 Treadwell TS, Craven DE, Delfin H, Stilmant MM, McCabe WR. Xanthogranulomatous pyelonephritis caused by methicillin-resistant *Staphylococcus aureus*. Am J Med 1984, **76**: 533–537.

ACUTE ALLERGIC TUBULOINTERSTITIAL NEPHRITIS

653 Branley P, Speed B. Acute interstitial nephritis due to *Chlamydia psittaci*. Aust N Z J Med 1995, **25**: 365.

654 Cameron JS. Immunologically mediated interstitial nephritis: primary and secondary. Adv Nephrol 1989, **18**: 207–248.

655 Colvin RB, Fang LST. Interstitial nephritis. In Tisher CC, Brenner BM (eds): Renal pathology: with clinical and functional correlations, ed. 2, vol I. Philadelphia, 1994, JB Lippincott Co., pp. 723–768.

656 Corwin HL, Korbet SM, Schwartz MM. Clinical correlates of eosinophiluria. Arch Intern Med 1985, **145**: 1097–1099.

657 Katz A, Fish AJ, Santamaria P, Nevins TE, Kim Y, Butkowski RJ. Role of antibodies to tubulointerstitial nephritis antigen in human anti-tubular basement membrane nephritis associated with membranous nephropathy. Am J Med 1992, **93**: 691–698.

658 Kleinknecht D. Interstitial nephritis, the nephrotic syndrome, and chronic renal failure secondary to nonsteroidal anti-inflammatory drugs. Semin Nephrol 1995, 15: 228–235.

659 Magil AB. Drug-induced acute interstitial nephritis with granulomas. Hum Pathol 1983, 14: 36–41.

660 Murray KM, Keane WR. Review of drug-induced acute interstitial nephritis. Pharmacotherapy 1992, 12: 462–467.

661 Nadasdy T, Sedmak D. Acute and chronic tubulointerstitial nephritis. In Jennette JC, Olson JL, Schwartz MM, Silva FG (eds): Heptinstall's pathology of the kidney, ed. 6, vol II. Philadelphia, 2007, Lippincott Williams & Wilkins, pp. 1083–1137.

662 Okada K, Okamoto Y, Kagami S, Funai M, Morimoto Y, Yasutomo K, Kuroda Y. Acute interstitial nephritis and uveitis with bone marrow granulomas and anti-neutrophil cytoplasmic antibodies. Am J Nephrol 1995, 15: 337–342.

663 Remuzzi G, Perico N, DeBroe ME. Tubulointerstitial diseases. In Brenner BM (ed.): Brenner's and Rector's the kidney, ed. 8, vol 2. Philadelphia, 2008, WB Saunders, pp. 1174–1202.

664 Riminton S, O'Donnell J. Tubulo-interstitial nephritis and uveitis (TINU) syndrome in an adult. Aust N Z J Med 1993, 23: 57.

665 Soffer O, Nassar VH, Campbell WG, Bourke E. Light chain nephropathy and acute renal failure associated with rifampin therapy. Am J Med 1987, 82: 1052–1056.

666 Stupp R, Mihatsch MJ, Matter L, Streuli RA. Acute tubulo-interstitial nephritis with uveitis (TINU syndrome) in a patient with serologic evidence for Chlamydia infection. Klin Wochenschr 1990, 68: 971–975.

ANALGESIC ABUSE NEPHROPATHY

667 Bokemeyer C, Thon WF, Brunkhorst T, Kuczyk MA, Pichlmayr R, Kliem V. High frequency of urothelial cancers in patients with kidney transplantations for end-stage analgesic nephropathy. Eur J Cancer 1996, 32A: 175–176.

668 De Broe ME, Elseviers MM. Analgesic nephropathy. N Engl J Med 1998, 338: 446–452.

669 Gault MH, Barrett BJ. Analgesic nephropathy. Am J Kidney Dis 1998, 32: 351–360.

670 Griffin MD, Bergstralh EJ, Larson TS. Renal papillary necrosis: a 16-year clinical experience. J Am Soc Nephrol 1995, 6: 248–256.

671 United States Renal Data System. 1996 Annual Data Report. Bethesda, MD, 1996, US Department of Health and Human Services, National Institutes of Health, p. 25.

HEAVY METALS NEPHROTOXICITY

672 Fowler BA. Mechanisms of kidney cell injury from metals. Environ Health Perspect 1992, 100: 57–63.

673 Friedman AC, Lautin EM. Cis-platinum (II) diaminedichloride: another cause of bilateral small kidney. Urology 1980, 16: 584–586.

674 Gonzalez-Vitale JC, Hayes DM, Cvitkovic E, Sternberg SS. The renal pathology in clinical trials of cis-platinum (II) diamminedichloride. Cancer 1977, 39: 1362–1371.

675 Hall CL, Fothergill NG, Blackwell MM, Harrison PR, Mackenzie JC. The natural course of gold nephropathy: long term study of 21 patients. Br Med J 1987, 295: 745–748.

676 Hocher B, Keller F, Krause PH, Gollnick H, Oelkers W. Interstitial nephritis with reversible renal failure due to a copper-containing intrauterine device. Nephron 1992, 61: 111–113.

677 Ibels LS, Pollock CA. Lead intoxication. Med Toxicol 1986, 1: 387–410.

678 Lockitch G. Perspectives on lead toxicity. Clin Biochem 1993, 26: 371–381.

679 Newman LS. Occupational illness. N Engl J Med 1995, 333: 1128–1134.

680 Prasad GVR, Rossi NF. Arsenic intoxication associated with tubulointerstitial nephritis. Am J Kidney Dis 1995, 26: 373–376.

681 Randall RE, Osheroff RJ, Bakerman S, Setter JG. Bismuth nephrotoxicity. Ann Intern Med 1972, 77: 481–482.

682 Schumann GB, Lerner SI, Weiss MA, Gawronski L, Lohiya GK. Inclusion-bearing cells in industrial workers exposed to lead. Am J Clin Pathol 1980, 74: 192–196.

683 Sözeri E, Feist D, Ruder H, Schärer K. Proteinuria and other renal functions in Wilson's disease. Pediatr Nephrol 1997, 11: 307–311.

684 Wedeen RP. Heavy metals. In Schrier RW, Gottschalk CW (eds): Diseases of the kidney, ed. 5, vol II. Boston, 1993, Little, Brown & Co., pp. 1237–1253.

685 Yasuda M, Miwa A, Kitagawa M. Morphometric studies of renal lesions in itai-itai disease: chronic cadmium nephropathy. Nephron 1995, 69: 14–19.

PYELITIS AND URETERITIS CYSTICA

686 Hinman F, Cordonnier J. Cystitis follicularis. J Urol 1935, 34: 302–308.

PELIVC LIPOMATOSIS

687 Hamm FC, DeVeer JA. Fatty replacement following renal atrophy or destruction. J Urol 1939, 41: 850–866.

688 Young HH. Lipomatosis or destructive fat replacement of renal cortex. Report of 11 cases. J Urol 1933, 29: 631–644.

NEPHROLITHIASIS AND NEPHROCALCINOSIS

689 Bushinsky DA. Nephrolithiasis. J Am Soc Nephrol 1998, 9: 917–924.

690 Crawhall JC, Purkiss P, Watts RWE, Young EP. The excretion of amino acids by cystinuric patients and their relatives. Ann Hum Genet 1969, 33: 149–169.

691 Gelbart GR, Brewer LL, Fajardo LF. Oxalosis and chronic renal failure after intestinal bypass. Arch Intern Med 1977, 137: 239–243.

692 Gutman AB, Yu T-F. Uric acid nephrolithiasis. Am J Med 1968, 45: 756–779.

693 Johnson RJ, Kivlighu S, Kim YK, Suga S, Fogo A. A reappraisal of the pathogenesis and consequences of hyperuricemia in hypertension. Am J Kidney Dis 1999, 33: 224–234.

694 Lieske JC, Toback FG. Renal cell–urinary crystal interactions. Curr Opin Nephrol Hypertens 2000, 9: 349–355.

695 Nickeleit V, Mihatsch MJ. Uric acid nephropathy and the end stage renal disease – review of a non-disease. Nephrol Dial Transpl 1997, 12: 1832–1838.

696 Polinsky MS, Kaiser BA, Baluarte HJ, Gruskin A. Renal stones and hypercalciuria. Adv Pediatr 1993, 40: 353–384.

697 Sergeant LE, deGroot GW, Dilling LA, Mallory CJ, Haworth JC. Primary oxaluria type 2 (L-glyceric aciduria): a rare cause of nephrolithiasis in children. J Pediatr 1991, 118: 912–914.

698 Shakhaee K. Pathogenesis and medical management of cystinuria. Semin Nephrol 1996, 16: 435–437.

699 Smith LH. The medical aspects of urolithiasis: an overview. J Urol 1989, 141: 707–710.

700 Smith LH. The pathophysiology and medical treatment of urolithiasis. Semin Nephrol 1990, 10: 31–52.

701 Talbott JH. Gout. Med Clin North Am 1970, 54: 431–441.

702 Weiss M, Liapis H, Tomaszewski JE, Arend LJ. Nephrolithiasis. In Jennette JC, Olson JL, Schwartz MM, Silva FG (eds): Heptinstall's pathology of the kidney, ed. 6, vol II. Philadelphia, 2007, Lippincott Williams & Wilkins, pp. 1057–1081.

MYELOMA CAST NEPHROPATHY

703 Carstens PHB, Woo D. Crystalline glomerular inclusions in multiple myeloma. Am J Kidney Dis 1989, 14: 56–60.

704 Herrera GA, Picken MM. Renal diseases associated with plasma cell dyscrasias, amyloidosis, Waldenström macroglubulinemia, and cryoglobulinemic nephropathies. In Jennette JC, Olson JL, Schwartz MM, Silva FG (eds): Heptinstall's pathology of the kidney, ed. 6, vol II. Philadelphia, 2007, Lippincott Williams & Wilkins, pp. 653–910.

705 Sedmak DD, Tubbs RR. The macrophagic origin of multinucleated giant cells in myeloma kidney: an immunohistochemical study. Hum Pathol 1987, 18: 304–306.

706 Start DA, Silva FG, Davis L, D'Agati V, Pirani CL. Myeloma cast nephropathy: immunohistochemical and lectin studies. Mod Pathol 1988, 1: 336–347.

RENAL VASCULAR DISEASE

RENAL ARTERIOLAR DISEASE

707 Bohle A, Ratschek M. The compensated and decompensated form of benign nephrosclerosis. Pathol Res Pract 1982, 174: 357–367.

708 Kashgarian M. Pathology of the kidney in hypertension. In Kaplan NM, Brenner BM, Laragh JH (eds): The kidney in hypertension. New York, 1987, Raven Press, pp. 77–89.

709 Kincaid-Smith P. Malignant hypertension. Mechanisms and management. Pharmacol Ther 1980, 9: 245–269.

710 Valenzuela R, Gogate PA, Deodar SD, Gifford RW. Hyaline arteriolonephrosclerosis. Immunofluorescent findings in vascular lesions. Lab Invest 1980, 43: 530–534.

RENAL ARTERIAL DISEASE

711 Chugh KS, Jain S, Sakhuja V, Malik N, Gupta A, Gupta A, Sehgal S, Jha V, Gupta KL. Renovascular hypertension due to Takayasu's arteritis among Indian patients. Q J Med 1992, 85: 833–843.

712 Das CJ, Neyaz Z, Thapa P, Sharma S, Vashist S. Fibromuscular dysplasia of the renal arteries: a radiological review. Int Urol Nephrol 2007, 39: 233–238.

713 Gerlock AJ Jr, Goncharenko VA, Ekelund L. Radiation-induced stenosis of the renal artery causing hypertension: case report. J Urol 1977, 118: 1064–1065.

714 Harrison EG, McCormack LV. Pathologic classification of renal arterial disease in renovascular hypertension. Mayo Clin Proc

1971, **46**: 161–166.

715 Luscher TF, Lie JT, Stanson AW, Houser OW, Hollier CH, Sheps SG. Arterial fibromuscular dysplasia. Mayo Clin Proc 1987, **62**: 931–952.

716 McCormack LJ, Poutasse EF, Meaney TF, Noto TJ, Duston HP. Arteriographic correlations of renal artery disease. Am Heart J 1966, **72**: 188–198.

717 Plouin PF, Perdu J, La Batide-Alanore A, Boutouyrie P, Gimenez-Roqueplo AP, Jeunemaitre X. Fibromuscular dysplasia. Orphanet J Rare Dis 2007, **2**: 28.

718 Ram CV. Current concepts in renovascular hypertension. Am J Med Sci 1992, **304**: 53–71.

719 Safian RD, Textor SC. Renal-artery stenosis. N Engl J Med 2001, **344**: 431–442.

720 Slovut DP, Olin JW. Fibromuscular dysplasia. N Engl J Med 2004, **350**: 1862–1871.

721 Zeller T. Renal artery stenosis: epidemiology, clinical manifestation, and percutaneous endovascular therapy. J Interv Cardiol 2005, **18**: 497–506.

RADIATION NEPHROPATHY

722 Crosson JT, Keane WF, Anderson WR. Radiation nephropathy. In Tisher CC, Brenner BM (eds): Renal pathology: with clinical and functional correlations, ed. 2, vol I. Philadelphia, 1994, JB Lippincott Co., pp. 937–947.

723 Jennette JC, Ordóñez NG. Radiation nephritis causing nephrotic syndrome. Urology 1983, **22**: 631–634.

724 Keane WF, Crosson JT, Staley NA, Anderson WR, Shapiro FL. Radiation-induced renal disease: a clinicopathologic study. Am J Med 1976, **60**: 127–137.

725 Laszik Z, Silva FG. Radiation nephropathy. In Jennette JC, Olson JL, Schwartz MM, Silva FG (eds): Heptinstall's pathology of the kidney, ed. 6, vol I. Philadelphia, 2007, Lippincott Williams & Wilkins, pp. 740–753.

BONE MARROW TRANSPLANT NEPHROPATHY

726 Cohen EP, Lawton CA, Moulder JE. Bone marrow transplant nephropathy: radiation nephritis revisited. Nephron 1995, **70**: 217–222.

727 Cohen EP, Lawton CA, Moulder JE, Becker CG, Ash RC. Clinical course of late-onset bone marrow transplant nephropathy. Nephron 1993, **64**: 626–635.

728 George JN, Li X, McMinn JR, Terrell DR, Vesely SK, Selby GB. Thrombotic thrombocytopenic purpura–hemolytic uremic syndrome following allogeneic HPC transplantation: a diagnostic dilemma. Transfusion 2004, **44**: 294–304.

729 Ho VT, Cutler C, Carter S, Martin P, Adams R, Horowitz M, Ferrara J, Soiffer R, Giralt S. Blood and marrow transplant clinical trials network toxicity committee consensus summary: thrombotic microangiopathy after hematopoietic stem cell transplantation. Biol Blood Marrow Transplant 2005, **11**: 571–575.

CYSTIC DISEASES OF THE KIDNEY

730 Bisceglia M, Galliani CA, Senger C, Stallone C, Sessa A. Renal cystic diseases: a review. Adv Anat Pathol 2006, **13**: 26–56.

731 Liapis H, Winyard P. Cystic diseases and developmental kidney defects. In Jennette JC, Olson JL, Schwartz MM, Silva FG (eds): Heptinstall's pathology of the kidney, ed. 6,

vol II. Philadelphia, 2007, Lippincott Williams & Wilkins, pp. 1257–1306.

732 Rohatgi R. Clinical manifestations of hereditary cystic kidney disease. Front Biosci 2008, **13**: 4175–4197.

733 Torres VE, Grantham JJ. Cystic diseases of the kidney. In Brenner BM (ed.): Brenner's and Rector's the kidney, ed. 8, vol 2. Philadelphia, 2008, WB Saunders, pp. 1428–1462.

MULTICYSTIC RENAL DYSPLASIA

734 Bernstein J, Gardner KD Jr. Cystic disease and dysplasia of the kidneys. In Williams MM (ed.): Urological pathology, ed. 2. Philadelphia, 1997, WB Saunders, pp. 503–538.

735 Deeb A, Robertson A, MacColl G, Bouloux PM, Gibson M, Winyard PJ, Woolf AS, Moghal NE, Cheetham TD. Multicystic dysplastic kidney and Kallmann's syndrome: a new association? Nephrol Dial Transplant 2001, **16**: 1170–1175.

736 Okayasu I, Kaijita A. Histopathological study of congenital cystic kidneys with special reference to the multicystic, dysplastic type. Acta Pathol Jpn 1978, **28**: 427–434.

737 Risdon RA. Renal dysplasia. Part I. A clinical pathologic study of 76 cases. Part II. A necroscopy study of 41 cases. J Clin Pathol 1971, **24**: 57–71.

738 Weber S, Moriniere V, Knüppel T, Charbit M, Dusek J, Ghiggeri GM, Jankauskiené A, Mir S, Montini G, Peco-Antic A, Wühl E, Zurowska AM, Mehls O, Antignac C, Schaefer F, Salomon R. Prevalence of mutations in renal developmental genes in children with renal hypodysplasia: results of the ESCAPE study. J Am Soc Nephrol 2006, **17**: 2864–2870.

AUTOSOMAL DOMINANT POLYCYSTIC KIDNEY DISEASE

739 Ceccherini I, Lituania M, Cordone MS, Perfumo F, Gusmano R, Callea F, Archidiacono N, Romeo G. Autosomal dominant polycystic kidney disease: prenatal diagnosis by DNA analysis and sonography at 14 weeks. Prenat Diagn 1989, **9**: 751–758.

740 Chapman AB. Autosomal dominant polycystic kidney disease: time for a change? J Am Soc Nephrol 2007, **18**: 1399–1407.

741 Christ M, Bechtel U, Schnaack S, Theisen K, Wehling M. Aneurysms of coronary arteries in a patient with adult polycystic kidney disease: arteriosclerosis or involvement by the primary disease? Clin Investig 1993, **71**: 150–152.

742 Gabow P. Autosomal dominant polycystic kidney disease – more than just a renal disease. Am J Kidney Dis 1990, **14**: 403–413.

743 Gabow PA. Definition and natural history of autosomal dominant polycystic kidney disease. In Watson ML, Torres VE (eds): Polycystic kidney disease. Oxford, 1996, Oxford University Press, pp. 333–355.

744 Gabow P, Johnson AM, Kaehny WD, Manco-Johnson ML, Duley IT, Everson GT. Risk factors for the development of hepatic cysts in autosomal dominant polycystic kidney disease. Hepatology 1990, **11**: 1033–1037.

745 Grantham JJ. Polycystic kidney disease: hereditary and acquired. Adv Intern Med 1993, **38**: 409–420.

746 Grantham JJ. Clinical practice. Autosomal dominant polycystic kidney disease. N Engl J Med 2008, **359**: 1477–1485.

747 Gregoire JR, Torres VE, Holley KE, Farrow GM. Renal epithelial hyperplastic and neoplastic proliferations in autosomal dominant polycystic kidney disease. Am J Kidney Dis 1987, **9**: 27–38.

748 Hossack KF, Leddy CL, Johnson AM, Schrier RW, Gabow PA. Echocardiographic findings in autosomal dominant polycystic kidney disease. N Engl J Med 1988, **319**: 907–912.

749 Kimberling WJ, Kumar S, Gabow PA, Kenyon JB, Connolly CJ, Somlo S. Autosomal dominant polycystic kidney disease: localization of the second gene to chromosome 4q13–q23. Genomics 1993, **18**: 467–472.

750 Kossow AS, Meek JM. Unilateral adult polycystic kidney disease. J Urol 1982, **127**: 297–300.

751 O'Sullivan DA, Torres VE. Autosomal dominant polycystic kidney disease. In Johnson RJ, Feehally J (eds): Comprehensive clinical nephrology. London, 2000, Mosby, pp. 9.49.1–9.49.12.

752 Reeders ST, Breuning MH, Davies KE, Nichols RD, Jarman AP, Higgs DR, Pearson PL, Weatherall DJ. A highly polymorphic DNA marker linked to adult polycystic kidney disease on chromosome 16. Nature 1985, **317**: 542–544.

753 Rizk D, Chapman A. Treatment of autosomal dominant polycystic kidney disease (ADPKD): the new horizon for children with ADPKD. Pediatr Nephrol 2008, **23**: 1029–1036.

754 Sheff RT, Zuckerman G, Harter H, Delmez J, Koehler R. Diverticular disease in patients with chronic renal failure due to polycystic kidney disease. Ann Intern Med 1980, **92**: 202–204.

755 Torra R, Nicolau C, Badenas C, Bru C, Perez L, Estivill X, Darnell A. Abdominal aortic aneurysms and autosomal dominant polycystic kidney disease. J Am Soc Nephrol 1996, **7**: 2483–2486.

756 Torres VE, Wiehers DO, Forbes GS. Cranial computed tomography and magnetic resonance imaging in autosomal dominant polycystic kidney disease. J Am Soc Nephrol 1990, **1**: 84–90.

757 Torres VE, Wilson DM, Hattery RR, Segura JW. Renal stone disease in autosomal dominant polycystic kidney disease. Am J Kidney Dis 1993, **22**: 513–519.

758 Torres VE, Harris PC, Pirson Y. Autosomal dominant polycystic kidney disease. Lancet 2007, **369**: 1287–1301.

759 Turco AE, Padovani EM, Chiaffoni GP, Peissel B, Rossetti S, Marcolongo A, Gammaro L, Maschio G, Pignatti PF. Molecular genetic diagnosis of autosomal dominant polycystic kidney disease in a newborn with bilateral cystic kidneys detected prenatally and multiple skeletal malformations. J Med Genet 1993, **30**: 419–422.

760 Yoder BK, Mulroy S, Eustace H, Boucher C, Sandford R. Molecular pathogenesis of autosomal dominant polycystic kidney disease. Expert Rev Mol Med 2006, **8**: 1–22.

AUTOSOMAL RECESSIVE POLYCYSTIC KIDNEY DISEASE

761 Bernstein J. Hepatic and renal involvement in malformation syndromes. Mt Sinai J Med 1986, **53**: 421–428.

762 Guay-Woodford LM, Muecher G, Hopkins SD, Avner ED, Germino GG, Guillot AP, Herrin J, Holleman R, Irons DA, Primack W. The severe perinatal form of autosomal recessive polycystic kidney disease (ARPKD) maps to chromosome 6p21.1–p12: implications for genetic counseling. Am J Hum Genet 1995, **56**: 1101–1107.

763 Guay-Woodford LM, Desmond RA. Autosomal recessive polycystic kidney disease: the clinical experience in North America. Pediatrics 2003, **111**: 1072–1080.

764 Menezes LF, Cai Y, Nagasawa Y, Silva AM, Watkins ML, Da Silva AM, Somlo S, Guay-Woodford LM, Germino GG, Onuchic LF. Polyductin, the PKHD1 gene product, comprises isoforms expressed in plasma membrane, primary cilium, and cytoplasm. Kidney Int 2004, 66: 1345–1355.

765 Menezes LF, Onuchic LF. Molecular and cellular pathogenesis of autosomal recessive polycystic kidney disease. Braz J Med Biol Res 2006, 39: 1537–1548.

766 Mücher G, Becker J, Knapp M, Buettner R, Moser M, Rudnik-Schöneborn S, Somlo S, Germino G, Onuchic L, Avner E, Guay-Woodford L, Zerres K. Fine mapping of the autosomal recessive polycystic kidney disease locus (PKHD1) and the genes MUT, RDS, CSNK2Beta, and GSTA1 at 6p21.1–p12. Genomics 1998, 48: 40–45.

767 Onuchic LF, Furu L, Nagasawa Y, Hou X, Eggermann T, Ren Z, Bergmann C, Senderek J, Esquivel E, Zeltner R, Rudnik-Schöneborn S, Mrug M, Sweeney W, Avner ED, Zerres K, Guay-Woodford LM, Somlo S, Germino GG. PKHD1, the polycystic kidney and hepatic disease 1 gene, encodes a large protein containing multiple immunoglobulin-like plexin-transcription-factor domains and parallel beta-helix 1 repeats. Am J Hum Genet 2002, 70: 1305–1317.

768 Roy S, Dillon M, Trompeter R, Barratt T. Autosomal recessive polycystic kidney disease: long-term outcome of neonatal survivors. Pediatr Nephrol 1997, 11: 302–306.

769 Ward CJ, Hogan MC, Rossetti S, Walker D, Sneddon T, Wang X, Kubly V, Cunningham JM, Bacallao R, Ishibashi M, Milliner DS, Torres VE, Harris PC. The gene mutated in autosomal recessive polycystic kidney disease encodes a large, receptor-like protein. Nat Genet 2002, 30: 259–269.

770 Zerres K, Mücher G, Bachner L, Deschennes G, Eggermann T, Kääriäinen H, Knapp M, Lennert T, Misselwitz J, von Mühlendahl KE, Neumann HPH, Pirson Y, Rudnik-Schöneborn S, Steinbicker V, Wirth B, Schärer K. Mapping of the gene for autosomal recessive polycystic kidney disease (ARPKD) to chromosome 6p21-cen. Nature Genet 1994, 7: 429–432.

771 Zerres K, Rudnik-Schöneborn S, Deget F, Holtkamp U, Brodehl J, Geisert J, Scharer K. Autosomal recessive polycystic kidney disease in 115 children: clinical presentation, course and influence of gender. Acta Paediatr 1996, 85: 437–445.

NEPHRONOPHTHISIS

772 Betz R, Rensing C, Otto E, Mincheva A, Zehnder D, Lichter P, Hildebrandt F. Children with ocular motor apraxia type Cogan carry deletions in the gene (NPHP1) for juvenile nephronophthisis. J Pediatr 2000, 136: 828–831.

773 Boichis H, Passwell J, David R, Miller H. Congenital hepatic fibrosis and nephronophthisis. A family study. Q J Med 1973, 42: 221–233.

774 Cohen AH, Hoyer JR. Nephronophthisis. A primary tubular basement membrane defect. Lab Invest 1986, 55: 564–572.

775 Fanconi G, Hanhart E, Albertini A. Die familiare juvenile Nephronophthise. Hel Pediatr Acta 1951, 6: 1–49.

776 Gagnadoux MF, Bacri JL, Broyer M, Habib R. Infantile chronic tubulo-interstitial nephritis with cortical microcysts: variant of nephronophthisis or new disease entity? Pediatr Nephrol 1989, 3: 50–55.

777 Hildebrandt F, Otto E, Rensing C, Nothwang HG, Vollmer M, Adolphs J, Hanusch H, Brandis M. A novel gene encoding an SH3 domain protein is mutated in nephronophthisis type 1. Nat Genet 1997, 17: 149–153.

778 Hildebrandt F, Omram H. New insights: nephronophthisis–medullary cystic kidney disease. Pediatr Nephrol 2001, 16: 168–176.

779 Hildebrandt F, Zhou W. Nephronophthisis-associated ciliopathies. J Am Soc Nephrol 2007, 18: 1855–1871.

780 Loken A, Hanssen O, Halvorsen S, Jolster N. Hereditary renal dysplasia and blindness. Acta Pediatr 1961, 50: 177–184.

781 Mainzer F, Saldino RM, Ozonoff MB, Minagi H. Familial nephropathy associated with retinitis pigmentosa, cerebellar ataxia and skeletal abnormalities. Am J Med 1970, 49: 556–562.

782 Olbrich H, Fliegauf M, Hoefele J, Kispert A, Otto E, Volz A, Wolf MT, Sasmaz G, Trauer U, Reinhardt R, Sudbrak R, Antignac C, Gretz N, Walz G, Schermer B, Benzing T, Hildebrandt F, Omran H. Mutations in a novel gene, NPHP3, cause adolescent nephronophthisis, tapeto-retinal degeneration and hepatic fibrosis. Nat Genet 2003, 34: 455–459.

783 Omran H, Fernandez C, Jung M, Häffner K, Fargier B, Villaquiran A, Waldherr R, Gretz N, Brandis M, Rüschendorf F, Reis A, Hildebrandt F. Identification of a new gene locus for adolescent nephronophthisis, on chromosome 3q22 in a large Venezuelan pedigree. Am J Hum Genet 2000, 66: 118–127.

784 Otto E, Hoefele J, Ruf R, Mueller AM, Hiller KS, Wolf MT, Schuermann MJ, Becker A, Birkenhäger R, Sudbrak R, Hennies HC, Nürnberg P, Hildebrandt F. A gene mutated in nephronophthisis and retinitis pigmentosa encodes a novel protein, nephroretinin, conserved in evolution. Hum Genet 2002, 71: 1167–1171.

785 Otto EA, Schermer B, Obara T, O'Toole JF, Hiller KS, Mueller AM, Ruf RG, Hoefele J, Beekmann F, Landau D, Foreman JW, Goodship JA, Strachan T, Kispert A, Wolf MT, Gagnadoux MF, Nivet H, Antignac C, Walz G, Drummond IA, Benzing T, Hildebrandt F. Mutations in INVS encoding inversin cause nephronophthisis type 2, linking renal cystic disease to the function of primary cilia and left–right axis determination. Nat Genet 2003, 34: 413–420.

786 Otto EA, Loeys B, Khanna H, Hellemans J, Sudbrak R, Fan S, Muerb U, O'Toole JF, Helou J, Attanasio M, Utsch B, Sayer JA, Lillo C, Jimeno D, Coucke P, De Paepe A, Reinhardt R, Klages S, Tsuda M, Kawakami I, Kusakabe T, Omran H, Imm A, Tippens M, Raymond PA, Hill J, Beales P, He S, Kispert A, Margolis B, Williams DS, Swaroop A, Hildebrandt F. Nephrocystin-5, a ciliary IQ domain protein, is mutated in Senior–Loken syndrome and interacts with RPGR and calmodulin. Nat Genet 2005, 37: 282–288.

787 Saraiva JM, Baraitser M. Joubert syndrome: a review. Am J Med Genet 1992, 43: 726–731.

788 Saunier S, Calado J, Heilig R, Silbermann F, Benessy F, Morin G, Konrad M, Broyer M, Gubler MC, Weissenbach J, Antignac C. A novel gene that encodes a protein with a putative src homology 3 domain is a candidate gene for familial juvenile nephronophthisis. Hum Mol Genet 1997, 6: 2317–2323.

789 Sayer JA, Otto EA, O'Toole JF, Nurnberg G, Kennedy MA, Becker C, Hennies HC, Helou J, Attanasio M, Fausett BV, Utsch B, Khanna H, Liu Y, Drummond I, Kawakami I, Kusakabe T, Tsuda M, Ma L, Lee H, Larson RG, Allen SJ, Wilkinson CJ, Nigg EA, Shou C, Lillo C, Williams DS, Hoppe B, Kemper MJ, Neuhaus T, Parisi MA, Glass IA, Petry M, Kispert A, Gloy J, Ganner A, Walz G, Zhu X, Goldman D, Nurnberg P, Swaroop A, Leroux MR, Hildebrandt F. The centrosomal protein nephrocystin-6 is mutated in Joubert syndrome and activates transcription factor ATF4. Nat Genet 2006, 38: 674–681.

790 Senior B, Friedmann A, Braudo J. Juvenile familial nephropathy with tapetoretinal degeneration: a new oculorenal dystrophy. Am J Ophthalmol 1961, 52: 625–633.

791 Welling LW, Grantham JJ. Cystic diseases of the kidney. In Tisher CC, Brenner BM (eds): Renal pathology: with clinical and functional correlations, ed. 2, vol II. Philadelphia, 1994, JB Lippincott Co., pp. 1312–1354.

MEDULLARY CYSTIC KIDNEY DISEASE

792 Christodoulou K, Tsingis M, Stavrou C, Eleftheriou A, Papapavlou P, Patsalis PC, Ioannou P, Pierides A, Deltas C. Chromosome 1 localization of a gene for autosomal dominant medullary cystic kidney disease (ADMCKD). Hum Mol Genet 1998, 7: 905–911.

793 Scolari F, Puzzer D, Amoroso A, Caridi G, Ghiggeri GM, Maiorca R, Aridon P, De Fusco M, Ballabio A, Casari G. Identification of a new locus for medullary cystic disease, on chromosome 16p12. Am J Hum Genet 1999, 64: 1655–1660.

MEDULLARY SPONGE KIDNEY

794 Bernstein J, Gardner KD Jr. Cystic disease and dysplasia of the kidney. In Williams MM (ed.): Urological pathology, ed. 2. Philadelphia, 1997, WB Saunders, pp. 503–538.

795 Gambaro G, Feltrin GP, Lupo A, Bonfante L, D'Angelo A, Antonello A. Medullary sponge kidney (Lenarduzzi–Cacchi–Ricci disease): a Padua Medical School discovery in the 1930s. Kidney Int 2006, 69: 663–670.

796 Ginalski J, Portmann L, Jaeger P. Does medullary sponge kidney really cause nephrolithiasis? Am J Roentgenol 1990, 155: 299–302.

797 Harrison AR, Rose GA. Medullary sponge kidney. Urol Res 1979, 7: 197–207.

798 Kliger AS, Scheer RL. Familial disease of the renal medulla. A study of progeny in a family with medullary cystic disease. Ann Intern Med 1976, 85: 190–194.

799 Kuiper JJ. Medullary sponge kidney in three generations. NY State J Med 1971, 71: 2665–2669.

800 Kuiper JJ. Medullary sponge kidney. In Gardner KD Jr (ed.): Cystic disease of the kidney. New York, 1976, John Wiley & Sons, Inc., pp. 151–172.

801 Talenti E, Lubrano G, Pavanello L, Rizzoni G, Perale R. [Medullary sponge kidney in childhood: the diagnostic contribution of echography] [Italian]. Radiol Med 1989, 77: 290–292.

802 Yendt ER. Medullary sponge kidney and nephrolithiasis. N Engl J Med 1982, 306: 1106–1107.

ACQUIRED CYSTIC RENAL DISEASE

803 Gabow PA. Polycystic and acquired cystic diseases. In Greenberg A (ed.): Primer on kidney diseases, ed. 2. San Diego, 1998, Academic Press, pp. 313–318.

804 Hughson MD. End-stage renal disease. In Jennette JC, Olson JL, Schwartz MM, Silva FG (eds): Heptinstall's pathology of the kidney,

ed. 6, vol II. Philadelphia, 2007, Lippincott Williams & Wilkins, pp. 1307–1347.

805 Levine E. Acquired cystic kidney disease. Radiol Clin North Am 1996, **34**: 947–964.

806 Mickisch O, Bommer J, Bachmann S, Waldherr R, Mann JFE, Ritz E. Multicystic transformation of kidneys in chronic renal failure. Nephron 1984, **38**: 93–99.

807 Yamaguchi S, Fujii H, Kaneko S, Yachiku S, Anzai T, Inada F, Kobayashi T, Furuta K, Ishida H. Ultrasonographic study on kidneys in patients with chronic renal failure. Part II. Acquired cystic disease of the kidneys. Nippon Hinyokika Gakkai Zasshi 1990, **81**: 1183–1189.

SIMPLE CYSTS

808 Baert L, Steg A. Is the diverticulum of the distal and collecting tubules a preliminary stage of the simple cyst in the adult? J Urol 1977, **118**: 707–710.

809 Murshidi MM, Suwan ZA. Simple renal cysts. Arch Esp Urol 1997, **50**: 928–931.

810 Nahm AM, Ritz E. The simple renal cyst. Nephrol Dial Transplant 2000, **15**: 1702–1704.

811 Terada N, Ichioka K, Matsuta Y, Okubo K, Yoshimura K, Arai Y. The natural history of simple renal cysts. J Urol 2002, **167**: 21–23.

PEDIATRIC TUMORS AND TUMORLIKE CONDITIONS

WILMS TUMOR (NEPHROBLASTOMA)

General features

812 Babaian RJ, Skinner DG, Waisman J. Wilms' tumor in the adult patient. Diagnosis, management, and review of the world medical literature. Cancer 1980, **45**: 1713–1719.

813 Benatar B, Wright C, Freinkel AL, Cooper K. Primary extrarenal Wilms' tumor of the uterus presenting as a cervical polyp. Int J Gynecol Pathol 1998, **17**: 277–280.

814 Bissig H, Staehelin F, Tolnay M, Avoledo P, Richter J, Betts D, Bruder E, Kühne T. Co-occurrence of neuroblastoma and nephroblastoma in an infant with Fanconi's anemia. Hum Pathol 2002, **33**: 1047–1051.

815 Bolande RP. Neoplasia of early life and its relationships to teratogenesis. Perspect Pediatr Pathol 1976, **3**: 145–183.

816 Breslow NE, Takashima JR, Whitton JA, Moksness J, D'Angio GJ, Green DM. Second malignant neoplasms following treatment for Wilms' tumor. A report from the National Wilms' Tumor Study Group. J Clin Oncol 1995, **13**: 1851–1859.

817 Chevalier G, Yeger H, Martinerie C, Laurent M, Alami J, Schofield PN, Perbal B. novH: Differential expression in developing kidney and Wilms' tumors. Am J Pathol 1998, **152**: 1563–1575.

818 Clericuzio CL. Clinical phenotypes and Wilms tumor. Med Pediatr Oncol 1993, **21**: 182–187.

819 Crist WM, Kun LE. Common solid tumors of childhood. N Engl J Med 1991, **324**: 461–471.

820 Ho J, Ma L, Wong KC. An extrarenal Wilms' tumor arising from an undescended testis. Pathology 1981, **13**: 619–624.

821 Hrabovsky EE, Othersen HB Jr, deLorimier A, Kelalis P, Beckwith JB, Takashima J. Wilms' tumor in the neonate. A report from the National Wilms' Tumor Study. J Pediatr Surg 1986, **21**: 385–387.

822 Huser J, Grignon DJ, Ro JY, Ayala AG, Shannon RL, Papadopoulos NJ. Adult Wilms' tumor. A clinicopathologic study of 11 cases. Mod Pathol 1990, **3**: 321–326.

823 Juberg RC, St. Martin EC, Hundley JR. Familial occurrence of Wilms' tumor. Nephroblastoma in one of monozygous twins and in other sibling. Am J Hum Genet 1975, **27**: 155–164.

824 Kissane JM, Dehner LP. Renal tumors and tumor-like lesions in pediatric patients. Pediatr Nephrol 1992, **6**: 365–382.

825 Kovalic JJ, Thomas PR, Beckwith JB, Feusner JH, Norkool PA. Hepatocellular carcinoma as second malignant neoplasms in successfully treated Wilms' tumor patients. A National Wilms' Tumor Study report. Cancer 1991, **67**: 342–344.

826 Li C-M, Guo M, Borczuk A, Powell CA, Wei M, Thaker HM, Friedman R, Klein U, Tycko B. Gene expression in Wilms' tumor mimics the earliest committed stage in the metanephric mesenchymal–epithelial transition. Am J Pathol 2002, **160**: 2181–2190.

827 Luchtrath H, deLeon F, Giesen H, Gok Y. Inguinal nephroblastoma. Virchows Arch [A] 1984, **405**: 113–118.

828 Manivel JC, Sibley RK, Dehner LP. Complete and incomplete Drash syndrome. A clinicopathologic study of five cases of a dysontogenetic–neoplastic complex. Hum Pathol 1987, **18**: 80–89.

829 Merten DF, Yang SS, Bernstein J. Wilms' tumor in adolescence. Cancer 1976, **37**: 1532–1538.

830 Miller RW, Fraumeni JF, Manning MD. Association of Wilms' tumor with aniridia, hemihypertrophy and other congenital malformations. N Engl J Med 1964, **270**: 922–927.

831 Mount SL, Dickerman JD, Taatjes DJ. Extrarenal Wilm's tumor: an ultrastructural and immunoelectron microscopic case report. Ultrastruct Pathol 1996, **20**: 155–166.

832 Nakamura Y, Nakashima T, Nakashima H, Hashimoto T. Bilateral cystic nephroblastomas and botryoid sarcoma involving vagina and urinary bladder in a child with microcephaly, arhinencephaly, and bilateral cataracts. Cancer 1981, **48**: 1012–1015.

833 Olshan AF, Breslow NE, Falletta JM, Grufferman S, Pendergrass T, Robison LL, Waskerwitz M, Woods WG, Vietti TJ, Hammond GD. Risk factors for Wilms tumor. Report from the National Wilms Tumor Study. Cancer 1993, **72**: 938–944.

834 Paulino AC, Thakkar B, Henderson WG. Metachronous bilateral Wilms' tumor: the importance of time interval to the development of a second tumor. Cancer 1998, **82**: 415–420.

835 Rajfer J. Association between Wilms' tumor and gonadal dysgenesis. J Urol 1981, **125**: 388–390.

836 Roberts DJ, Haber D, Sklar J, Crum CP. Extrarenal Wilms' tumors. A study of their relationship with classical renal Wilms' tumor using expression of WT1 as a molecular marker. Lab Invest 1993, **68**: 528–536.

837 Sarode VR, Savitri K, Banerjee CK, Narasimharao KL, Khajuria A. Primary extrarenal Wilms' tumor. Identification of a putative precursor lesion. Histopathology 1992, **21**: 76–78.

838 Sebire NJ, Vujanic GM. Paediatric renal tumours: recent developments, new entities and pathological features. Histopathology 2009, **54**: 516–528.

839 Shearer P, Parham DM, Fontanesi J, Kumar M, Lobe TE, Fairclough D, Douglass EC, Wilimas J. Bilateral Wilms tumor. Review of outcome, associated abnormalities, and late effects in 36 pediatric patients treated at a single institution. Cancer 1993, **72**: 1422–1426.

840 Sotelo-Avila C, Gooch WM III. Neoplasms associated with the Beckwith–Wiedemann syndrome. Perspect Pediatr Pathol 1976, **3**: 255–272.

841 Stay EJ, Vawter G. The relationship between nephroblastoma and neurofibromatosis (von Recklinghausen's disease). Cancer 1977, **39**: 2550–2555.

842 Terenziani M, Spreafico F, Collini P, Piva L, Perotti D, Podda M, Gandola L, Massimino M, Cereda S, Cefalo G, Luksch R, Casanova M, Ferrari A, Polastri D, Valagussa P, Fossati-Bellani F. Adult Wilms' tumor: a monoinstitutional experience and a review of the literature. Cancer 2004, **101**: 289–293.

843 Wakely PE Jr, Sprague RI, Kornstein MJ. Extrarenal Wilms' tumor. An analysis of four cases. Hum Pathol 1989, **20**: 691–695.

844 Ward SP, Dehner LP. Sacrococcygeal teratoma with nephroblastoma (Wilms' tumor). A variant of extragonadal teratoma in childhood. A histologic and ultrastructural study. Cancer 1974, **33**: 1355–1363.

845 Webber BL, Parham DM, Drake LG, Wilimas JA. Renal tumors in childhood. Pathol Annu 1992, **27**(Pt 1): 191–232.

846 Williams G, Colbeck RA, Gowing NF. Adult Wilms' tumour. Review of 14 patients. Br J Urol 1992, **70**: 230–235.

847 Yashima K, Maitra A, Timmons CF, Rogers BB, Pinar H, Shay JW, Gazday AF. Expression of the RNA component of the telomerase in Wilms' tumor and nephrogenic rest recapitulates renal embryogenesis. Hum Pathol 1998, **29**: 536–542.

Clinical features

848 Coppes MJ. Serum biological markers and paraneoplastic syndromes in Wilms tumor. Med Pediatr Oncol 1993, **21**: 213–221.

849 Coppes MJ, Zandvoort SW, Sparling CR, Poon AO, Weitzman S, Blanchette VS. Acquired von Willebrand disease in Wilms' tumor patients. J Clin Oncol 1992, **10**: 422–427.

850 Johnston MA, Carachi R, Lindop GB, Leckie B. Inactive renin levels in recurrent nephroblastoma. J Pediatr Surg 1991, **26**: 613–614.

851 Murphy GP, Mirand EA, Johnston GS, Gibbons RP, Jones RL, Scott WW. Erythropoietin release associated with Wilms' tumor. Johns Hopkins Med J 1967, **120**: 26–32.

852 Sheth KJ, Tang TT, Blaedel ME, Good TA. Polydipsia, polyuria, and hypertension associated with renin-secreting Wilms' tumor. J Pediatr 1978, **92**: 921–924.

853 Stern M, Longaker MT, Adzick NS, Harrison MR, Stern R. Hyaluronidase levels in urine from Wilms' tumor patients. J Natl Cancer Inst 1991, **83**: 1569–1574.

854 Thorner P, McGraw M, Weitzman S, Balfe JW, Klein M, Baumal R. Wilms' tumor and glomerular disease. Occurrence with features of membranoproliferative glomerulonephritis and secondary focal, segmented glomerulosclerosis. Arch Pathol Lab Med 1984, **108**: 141–146.

855 Zakowski MF, Edwards RH, McDonough ET. Wilms' tumor presenting as sudden death due to tumor embolism. Arch Pathol Lab Med 1990, **114**: 605–608.

Morphologic features

856 Allsbrook WC, Boswell WC, Takahashi R, Pantazis CG, Howell CG Jr, Martinez JE, Beck JR. Recurrent renal cell carcinoma arising in Wilms' tumor. Cancer 1991, **67**: 690–695.

857 Balsaver AM, Gibley CW Jr, Tessmer CF. Ultrastructural studies in Wilms' tumor. Cancer

1968, **22**: 417–427.

858 Beckwith JB. Wilms' tumor and other renal tumors of childhood. A selective review from the National Wilms' Study Pathology Center. Hum Pathol 1983, **14**: 481–492.

859 Charles AK, Vujanic GM, Berry PJ. Review: renal tumours of childhood. Histopathology 1998, **32**: 293–309.

860 Chatten J. Epithelial differentiation in Wilms' tumor. A clinicopathologic appraisal. Perspect Pediatr Pathol 1976, **3**: 225–254.

861 Delemarre JFM, Sandstedt B, Tournade MF. Nephroblastoma with fibroadenomatous-like structures. Histopathology 1984, **8**: 55–62.

862 Edwards O, Chatten J. Hydropic cell variant (clear cell variant) of Wilms' tumor. Arch Pathol Lab Med 1985, **109**: 956–958.

863 Garvin AJ, Surrette F, Hintz DS, Rudisill MT, Sens MA, Sens DA. The in vitro growth and characterization of the skeletal muscle component of Wilms' tumor. Am J Pathol 1985, **121**: 298–310.

864 Gonzalez-Crussi F, Hsueh W, Ugarte N. Rhabdomyogenesis in renal neoplasia of childhood. Am J Surg Pathol 1981, **5**: 525–532.

865 Grimes MM, Wolff M, Wolff JA, Jaretzki A III, Blanc WA. Ganglion cells in metastatic Wilms' tumor. Review of a histogenetic controversy. Am J Surg Pathol 1982, **6**: 565–571.

866 Hennigar RA, Spice SA, Sens DA, Othersen JB Jr, Garvin JA. Histochemical evidence for tubule segmentation in a case of Wilms' tumor. Am J Clin Pathol 1986, **85**: 724–731.

867 Hou LT, Azzopardi JG. Muco-epidermoid metaplasia and argentaffin cells in nephroblastoma. J Pathol Bacteriol 1967, **93**: 477–481.

868 Hughson MD, Hennigar GR, Othersen HB Jr. Cyto-differentiated renal tumors occurring with Wilms' tumor of the opposite kidneys. Report of two cases. Am J Clin Pathol 1976, **66**: 376–389.

869 Jenkins MC, Allibone EB, Berry PJ. Neuroglial tissue in partially cystic Wilms' tumour. Histopathology 1991, **18**: 309–313.

870 Joshi VV, Beckwith JB. Pathologic delineation of the papillonodular type of cystic partially differentiated nephroblastoma. A review of 11 cases. Cancer 1990, **66**: 1568–1577.

871 Kodet R, Marsden HB. Papillary Wilms' tumour with carcinoma-like foci and renal cell carcinoma in childhood. Histopathology 1985, **9**: 1091–1102.

872 Lindop GBM, Fleming S, Gibson AAM. Immunocytochemical localisation of renin in nephroblastoma. J Clin Pathol 1984, **37**: 738–742.

873 Magee JF, Ansari S, McFadden DE, Dimmick J. Teratoid Wilms' tumour. A report of two cases. Histopathology 1992, **20**: 427–431.

874 Mahoney JP, Saffos RO. Fetal rhabdomyomatous nephroblastoma with a renal pelvic mass simulating sarcoma botryoides. Am J Surg Pathol 1981, **5**: 297–306.

875 Marsden HB. The pathology and natural history of childhood tumours. Recent Results Cancer Res 1983, **88**: 11–25.

876 Masson P. The role of the neural crest in the embryonal adenosarcomas of the kidney. Am J Cancer 1938, **33**: 1–32.

877 Mierau GW, Beckwith JB, Weeks DA. Ultrastructure and histogenesis of the renal tumors of childhood. An overview. Ultrastruct Pathol 1987, **11**: 313–333.

878 Pawel BR, de Chadarevian J-P, Smergel EM, Weintraub WH. Teratoid Wilms' tumor arising as a botryoid growth within a supernumerary ectopic ureteropelvic structure. Arch Pathol Lab Med 1998, **122**: 925–928.

879 Variend S, Spicer RD, Mackinnon AE. Teratoid Wilms' tumor. Cancer 1984, **53**: 1936–1942.

880 Weinberg AG, Currarino G, Hurt GE Jr. Botryoid Wilms' tumor of the renal pelvis. Arch Pathol Lab Med 1984, **108**: 147–148.

881 Wigger HJ. Fetal rhabdomyomatous nephroblastoma. A variant of Wilms' tumor. Hum Pathol 1976, **7**: 613–632.

882 Yeger H, Baumal R, Harason P, Phillips MJ. Lectin histochemistry of Wilms' tumor. Comparison with normal adult and fetal kidney. Am J Clin Pathol 1987, **88**: 278–285.

Histochemical and immunohistochemical features

883 Baccarini P, Fiorentino M, D'Errico A, Mancini AM, Grigioni WF. Detection of anti-sense transcripts of the insulin-like growth factor-2 gene in Wilms' tumor. Am J Pathol 1993, **143**: 1535–1542.

884 Biscegia M, Ragazzi M, Galliani CA, Lastilla G, Rosai J. TTF-1 expression in nephroblastoma. Am J Surg Pathol 2009, **33**: 454–461.

885 Droz D, Rousseau-Merck MF, Jaubert F, Diebold N, Nezelof C, Adafer E, Mouly H. Cell differentiation in Wilms' tumor (nephroblastoma). An immunohistochemical study. Hum Pathol 1990, **21**: 536–544.

886 Folpe AL, Patterson K, Gown AM. Antibodies to desmin identify the blastemal component of nephroblastoma. Mod Pathol 1997, **10**: 895–900.

887 Gansler T, Allen KD, Burant DE, Inabnett T, Scott A, Buse MG, Sens DA, Garvin AJ. Detection of type 1 insulinlike growth factor (IGF) receptors in Wilms' tumors. Am J Pathol 1988, **130**: 431–435.

888 Hennigar RA, Garvin AJ, Hazen-Martin DJ, Schulte BA. Immunohistochemical localization of transport mediators in Wilms' tumor. Comparison with fetal and mature human kidney. Lab Invest 1989, **61**: 192–201.

889 Magee F, Mah RG, Taylor GP, Dimmick JE. Neural differentiation in Wilms' tumor. Hum Pathol 1987, **18**: 33–37.

890 Paik S, Rosen N, Jung W, You JM, Lippman ME, Perdue JF, Yee D. Expression of insulin-like growth factor-II mRNA in fetal kidney and Wilms' tumor. An in situ hybridization study. Lab Invest 1989, **61**: 522–526.

891 Sariola H, Ekblom P, Rapola J, Vaheri A, Timpl R. Extracellular matrix and epithelial differentiation of Wilms' tumor. Am J Pathol 1985, **118**: 96–107.

892 Vasel M, Moch H, Mousavi A, Kajbafzadeh AM, Sauter G. Immunohistochemical profiling of Wilms tumor: a tissue microarray study. Appl Immunohistochem Mol Morphol 2008, **16**: 128–134.

Electron microscopic features

893 Mierau GW, Beckwith JB, Weeks DA. Ultrastructure and histogenesis of the renal tumors of childhood. An overview. Ultrastruct Pathol 1987, **11**: 313–333.

894 Mierau GW, Weeks DA, Beckwith JB. Anaplastic Wilms' tumor and other clinically aggressive childhood renal neoplasms. Ultrastructural and immunocytochemical features. Ultrastruct Pathol 1989, **13**: 225–248.

895 Roth J, Zuber C. Immunoelectron microscopic investigation of surface coat of Wilms tumor cells. Dense lamina is composed of highly sialylated neural cell adhesion molecule. Lab Invest 1990, **62**: 55–60.

896 Weeks DA, Mierau GW, Malott RL, Beckwith JB. Practical electron microscopy of pediatric renal tumors. Ultrastruct Pathol 1996, **20**: 31–34.

Molecular genetic features

897 Coppes MJ, Haber DA, Grundy PE. Genetic events in the development of Wilms' tumor. N Engl J Med 1994, **331**: 586–590.

898 Dowdy SF, Fasching CL, Araujo D, Lai KM, Livanos E, Weissman BE, Stanbridge EJ. Suppression of tumorigenicity in Wilms tumor by the p15.5–p14 region of chromosome 11. Science 1991, **254**: 293–295.

899 El Bahtimi R, Hazen-Martin DJ, Re GG, Willingham MC, Garvin AJ. Immunophenotype, mRNA expression, and gene structure of p53 in Wilms' tumors. Mod Pathol 1996, **9**: 238–244.

900 Gerald WL, Gramling TS, Sens DA, Garvin AJ. Expression of the 11p13 Wilms' tumor gene, WT1, correlates with histologic category of Wilms' tumor. Am J Pathol 1992, **140**: 1031–1037.

901 Govender D. The genetics of Wilms tumor. Adv Anat Pathol 1997, **4**: 202–206.

902 Kikuchi H, Akasaka Y, Nagai T, Umezawa A, Iri H, Kato S, Hata J. Genomic changes in the WT-gene (WT1) in Wilms' tumors and their correlation with histology. Am J Pathol 1992, **140**: 781–786.

903 Kusafuka T, Miao J, Kuroda S, Udatsu Y, Yoneda A. Codon 45 of the beta-catenin gene, a specific mutational target site of Wilms' tumor. Int J Mol Med 2002, **10**: 395–399.

904 Maiti S, Alam R, Amos CI, Huff V. Frequent association of beta-catenin and WT1 mutations in Wilms tumors. Cancer Res 2000, **60**: 6288–6292.

905 Malik K, Yan P, Huang THM, Brown KW. Wilms' tumor: a paradigm for the new genetics. Oncol Res 2001, **12**: 441–449.

906 Re GG, Hazen-Martin DJ, Sens DA, Garvin AJ. Nephroblastoma (Wilms' tumor). A model system of aberrant renal development. Semin Diagn Pathol 1994, **11**: 126–135.

907 Rivera MN, Kim WJ, Wells J, Driscoll DR, Brannigan BW, Han M, Kim JC, Feinberg AP, Gerald WL, Vargas SO, Chin L, Iafrate AJ, Bell DW, Haber DA. An X chromosome gene, WTX, is commonly inactivated in Wilms tumor. Science 2007, **315**: 642–645.

908 Royer-Pokora B, Weirich A, Schumacher V, Uschkereit C, Beier M, Leuschner I, Graf N, Autschbach F, Schneider D, von Harrach M. Clinical relevance of mutations in the Wilms tumor suppressor 1 gene WT1 and the cadherin-associated protein beta1 gene CTNNB1 for patients with Wilms tumors: results of long-term surveillance of 71 patients from International Society of Pediatric Oncology Study 9/Society for Pediatric Oncology. Cancer 2008, **113**: 1080–1089.

909 Rubin BP, Pins MR, Nielsen GP, Rosen S, Hsi B-L, Fletcher JA, Renshaw AA. Isochromosome 7q in adult Wilms' tumors: diagnostic and pathogenetic implications. Am J Surg Pathol 2000, **24**: 1663–1669.

910 Ruteshouser EC, Robinson SM, Huff V. Wilms tumor genetics: mutations in WT1, WTX, and CTNNB1 account for only about one-third of tumors. Genes Chromosomes Cancer 2008, **47**: 461–470.

911 Sheng WW, Soukup S, Bove K, Gotwals G, Lampkin B. Chromosome analysis of 31 Wilms' tumors. Cancer Res 1990, **50**: 2786–2793.

912 Slater RM, deKraker J. Chromosome number

11 and Wilms' tumor. Cancer Genet Cytogenet 1982, **5**: 237–246.

913 Slater RM, Mannens MM. Cytogenetics and molecular genetics of Wilms' tumor of childhood. Cancer Genet Cytogenet 1992, **61**: 111–121.

914 Takeuchi S, Bartram CR, Ludwig R, Royer-Pokora B, Schneider S, Imamura J, Koeffler HP. Mutations of p53 in Wilms' tumors. Mod Pathol 1995, **8**: 483–487.

915 Telerman A, Dodemont H, Degraef C, Galand P, Bauwens S, Van Oostveldt P, Amson RB. Identification of the cellular protein encoded by the human Wilms' tumor (WT1) gene. Oncogene 1992, **7**: 2545–2548.

916 van Heyningen V, Bickmore WA, Seawright A, Fletcher JM, Maule J, Fekete G, Gessler M, Bruns GA, Huerre-Jeanpierre C, Junien C, et al. Role for the Wilms tumor gene in genital development? Proc Natl Acad Sci U S A 1990, **87**: 5383–5386.

917 Wegert J, Wittmann S, Leuschner I, Geissinger E, Graf N, Gessler M. WTX inactivation is a frequent, but late event in Wilms tumors without apparent clinical impact. Genes Chromosomes Cancer 2009, **48**: 1102–1111.

918 Yeger H, Cullinane C, Flenniken A, Chilton-MacNeil S, Campbell C, Huang A, Bonetta L, Coppes MJ, Thorner P, Williams BR. Coordinate expression of Wilms' tumor genes correlates with Wilms' tumor phenotypes. Cell Growth Differ 1992, **3**: 855–864.

919 Zhuang Z, Merino MJ, Vortmeyer AO, Bryant B, Lash AE, Wang C, Deavers MT, Shelton WF, Kapur S, Chandra RS. Identical genetic changes in different histologic components of Wilms' tumors. J Natl Cancer Inst 1997, **89**: 1148–1152.

Cytology

920 Dey P, Radhika S, Rajwanshi A, Rao KL, Khajuria A, Nijhawan R, Banarjee CK. Aspiration cytology of Wilms' tumor. Acta Cytol 1993, **37**: 477–482.

921 Geisinger KR, Wakely PE Jr, Wofford MM. Unresectable stage IV nephroblastoma. A potential indication for fine-needle aspiration biopsy in children. Diagn Cytopathol 1993, **9**: 197–201.

Spread and metastases

922 Ebb DH, Kerasidis H, Vezina G, Packer RJ, Carabell S, Ivy P. Spinal cord compression in widely metastatic Wilms' tumor. Paraplegia in two children with anaplastic Wilms' tumor. Cancer 1992, **69**: 2726–2730.

923 Losty P, Kierce B. Botryoid Wilms' tumor – an unusual variant. Br J Urol 1993, **72**: 251–252.

924 Lewis SP, Foot A, Gerrard MP, Charles A, Imeson J, Middleton H, Coakham H, Bouffet E. Central nervous system metastasis in Wilms' tumor: a review of three consecutive United Kingdom trials. Cancer 1998, **83**: 2023–2029.

Therapy

925 Becht EW, Rumpelt HJ, Frohneberg D, Gutjahr P, Thoenes W. Angioma-like pseudometamorphosis in Wilms' tumors subjected to preoperative radio- and chemotherapy. Pathol Res Pract 1983, **177**: 22–31.

926 Brisigotti M, Cozzutto C, Fabbretti G, Caliendo L, Haupt R, Cornaglia-Ferraris P, Callea F. Wilms' tumor after treatment. Pediatr Pathol 1992, **12**: 397–406.

927 D'Angio GJ, Breslow N, Beckwith JB, Evans A, Baum H, de Lorimier A, Fernbach D, Hrabovsky E, Jones B, Kelalis P, et al. Treatment of Wilms' tumor. Results of the Third National Wilms' Tumor Study. Cancer 1989, **64**: 349–360.

928 D'Angio GJ, Evans A, Breslow N, Beckwith B, Bishop H, Farewell V, Goodwin W, Leape L, Palmer N, Sinks L, Sutow W, Tefft M, Wolff J. The treatment of Wilms' tumor. Results of the Second National Wilms' Tumor Study. Cancer 1981, **47**: 2302–2311.

929 Ehrlich RM, Bloomberg SD, Gyepes MT, Levitt SB, Kogan S, Hanna M, Goodwin WE. Wilms' tumor, misdiagnosed preoperatively. A review of 19 National Wilms' Tumor Study I cases. J Urol 1979, **122**: 790–792.

930 Green DM, Beckwith JB, Breslow NE, Faria P, Moksness J, Finklestein JZ, Grundy P, Thomas PR, Kim T, Shochat S, et al. Treatment of children with stages II to IV anaplastic Wilms' tumor. A report from the National Wilms' Tumor Study Group. J Clin Oncol 1994, **12**: 2126–2131.

931 Green DM, Breslow NE, Beckwith JB, Takashima J, Kelalis P, D'Angio GJ. Treatment outcomes in patients less than 2 years of age with small, stage I, favorable-histology Wilms' tumors. A report from the National Wilms' Tumor Study. J Clin Oncol 1993, **11**: 91–95.

932 Larsen E, Perez-Atayde A, Green DM, Retik A, Clavell LA, Sallan SE. Surgery only for the treatment of patients with stage I (Cassady) Wilms' tumor. Cancer 1990, **66**: 264–266.

933 Periman EG. Pediatric renal tumors: practical updates for the pathologist. Pediatr Dev Pathol 2005, **8**: 320–338.

934 Shaul DB, Srikanth MM, Ortega JA, Mahour GH. Treatment of bilateral Wilms' tumor. Comparison of initial biopsy and chemotherapy to initial surgical resection in the preservation of renal mass and function. J Pediatr Surg 1992, **27**: 1009–1014.

935 Tournade MF, Com-Nougue C, Voute PA, Lemerle J, de Kraker J, Delemarre JF, Burgers M, Habrand JL, Moorman CG, Burger D, et al. Results of the Sixth International Society of Pediatric Oncology Wilms' Tumor Trial and Study. A risk-adapted therapeutic approach in Wilms' tumor. J Clin Oncol 1993, **11**: 1014–1023.

936 Zuppan CW, Beckwith JB, Weeks DA, Lackey DW, Pringle KC. The effect of preoperative therapy on the histologic features of Wilms' tumor. An analysis of cases from the Third National Wilms' Tumor Study. Cancer 1991, **68**: 385–394.

Prognosis

937 Antman KH, Ruxer RL Jr, Aisner J, Vawter G. Mesothelioma following Wilms' tumor in childhood. Cancer 1984, **54**: 367–369.

938 Arrigo S, Beckwith JB, Sharples K, D'Angio G, Haase G. Better survival after combined modality care for adults with Wilms' tumor. A report from the National Wilms' Tumor Study. Cancer 1990, **66**: 827–830.

939 Ater JL, Gooch WM III, Bybee BL, O'Brien RT. Poor prognosis for mucin-producing Wilms' tumor. Cancer 1984, **53**: 319–323.

940 Bonadio JF, Storer B, Norkool P, Farewell VT, Beckwith JB, D'Angio GJ. Anaplastic Wilms' tumor. Clinical and pathologic studies. J Clin Oncol 1985, **3**: 513–520.

941 Breslow NE, Palmer NF, Hill LR, Buring J, D'Angio GJ. Wilms' tumor. Prognostic factors for patients without metastasis at diagnosis. Results of the National Wilms' Tumor Study. Cancer 1978, **41**: 1577–1589.

942 Breslow N, Sharples K, Beckwith JB, Takashima J, Kelalis PP, Green DM, D'Angio GJ. Prognostic factors in nonmetastatic, favorable histology Wilms' tumor. Results of the Third National Wilms' Tumor Study. Cancer 1991, **68**: 2345–2353.

943 Buchino JJ. Wilms' tumor – the continuing search for the true meaning of anaplasia. Adv Anat Pathol 1997, **4**: 239–243.

944 Cheah PL, Looi LM, Chan LL. Immunohistochemical expression of p53 proteins in Wilms' tumour: a possible association with the histological prognostic parameter of anaplasia. Histopathology 1996, **28**: 49–54.

945 D'Angio GJ. Oncology seen through the prism of Wilms' tumor. Med Pediatr Oncol 1985, **13**: 53–58.

946 Faria P, Beckwith JB, Mishra K, Zuppan C, Weeks DA, Breslow N, Green DM. Focal versus diffuse anaplasia in Wilms tumor – new definitions with prognostic significance: a report from the National Wilms Tumor Study Group. Am J Surg Pathol 1996, **20**: 909–920.

947 Gonzalez-Crussi F, Hsueh W, Ugarte N. Rhabdomyogenesis in renal neoplasia of childhood. Am J Surg Pathol 1981, **5**: 525–532.

948 Jereb B, Tournade MF, Lemerle J, Voute PA, Delemarte JF, Ahstrom L, Flamant R, Gerard-Marchant R, Sandstedt B. Lymph node invasion and prognosis in nephroblastoma. Cancer 1980, **45**: 1632–1636.

949 Khair S, Pritchett PS, Moreno H, Robinson CA. Histologic grading of Wilms' tumor as a potential prognosis factor. Results of a retrospective study of 26 patients. Cancer 1978, **41**: 1199–1207.

950 Lahoti C, Thorner P, Malkin D, Yeger H. Immunohistochemical detection of p53 in Wilms' tumors correlates with unfavorable outcome. Am J Pathol 1996, **148**: 1577–1589.

951 Lawler W, Marsden HB, Palmer MK. Wilms' tumor. Histologic variation and prognosis. Cancer 1975, **36**: 1122–1126.

952 Schmidt D, Wiedemann B, Keil W, Sprenger E, Harms D. Flow cytometric analysis of nephroblastomas and related neoplasms. Cancer 1986, **58**: 2494–2500.

953 Weeks DA, Beckwith JB, Luckey DW. Relapse-associated variables in stage I favorable histology Wilms' tumor. A report of the National Wilms' Tumor Study. Cancer 1987, **60**: 1204–1212.

954 Wigger HJ. Fetal rhabdomyomatous nephroblastoma. A variant of Wilms' tumor. Hum Pathol 1976, **7**: 613–623.

955 Zuppan CW. Handling and evaluation of pediatric renal tumors. Am J Clin Pathol 1998, **109**: S31–S37.

956 Zuppan CW, Beckwith JB, Luckey DW. Anaplasia in unilateral Wilms' tumor. A report from the National Wilms' Tumor Study pathology center. Hum Pathol 1988, **19**: 1199–1209.

MESOBLASTIC NEPHROMA

957 Argani P, Fritsch M, Kadkol S, Schuster A, Beckwith JB, Perlman EJ. Detection of the ETV6-NTRK3 chimeric RNA of infantile fibrosarcoma/cellular congenital mesoblastic nephroma in paraffin-embedded tissue: application to challenging pediatric renal stromal tumors. Mod Pathol 2000, **13**: 29–36.

958 Beckwith JB, Weeks DA. Congenital mesoblastic nephroma. When should we worry? Arch Pathol Lab Med 1986, **110**: 98–99.

959 Bogdan R, Taylor DEM, Mostofi FK. Leiomyomatous hamartoma of the kidney. A

clinical and pathologic analysis of 20 cases from the Kidney Tumor Registry. Cancer 1973, **31**: 462–467.

960 Carpenter PM, Mascarello JT, Krous HF, Kaplan GW. Congenital mesoblastic nephroma. Cytogenetic comparison to leiomyoma. Pediatr Pathol 1993, **13**: 435–441.

961 Drut R. Multicystic congenital mesoblastic nephroma. Int J Surg Pathol 2002, **10**: 59–63.

962 Furtwaengler R, Reinhard H, Leuschner I, Schenk JP, Goebel U, Claviez A, Kulozik A, Zoubek A, von Schweinitz D, Graf N; Gesellschaft fur Pädiatrische Onkologie und Hämatologie (GPOH) Nephroblastoma Study Group. Mesoblastic nephroma – a report from the Gesellschaft fur Pädiatrische Onkologie und Hämatologie (GPOH). Cancer 2006, **106**: 2275–2283.

963 Ganick DJ, Gilbert EF, Beckwith JB, Kiviat N. Congenital cystic mesoblastic nephroma. Hum Pathol 1981, **12**: 1039–1043.

964 Gonzalez-Crussi F, Sotelo-Avila C, Kidd JM. Malignant mesenchymal nephroma of infancy. Report of a case with pulmonary metastases. Am J Surg Pathol 1980, **4**: 185–190.

965 Gonzalez-Crussi F, Sotelo-Avila C, Kidd JM. Mesenchymal renal tumors in infancy. A reappraisal. Hum Pathol 1981, **12**: 78–85.

966 Heidelberger KP, Ritchey ML, Dauser RC, McKeever PE, Beckwith JB. Congenital mesoblastic nephroma metastatic to the brain. Cancer 1993, **72**: 2499–2502.

967 Howell CG, Othersen HB, Kiviat NE, Norkool P, Beckwith JB, D'Angio GJ. Therapy and outcome in 51 children with mesoblastic nephroma. A report of the National Wilms' Tumor Study. J Pediatr Surg 1982, **17**: 826–831.

968 Joshi VV, Kasznica J, Walters TR. Atypical mesoblastic nephroma. Pathologic characterization of a potentially aggressive variant of conventional congenital mesoblastic nephroma. Arch Pathol Lab Med 1986, **110**: 100–106.

969 Knezevich SR, Garnett MJ, Pysher TJ, Beckwith JB, Grundy PE, Sorensen PH. ETV6-NTRK3 gene fusions and trisomy 11 establish a histogenetic link between mesoblastic nephroma and congenital fibrosarcoma. Cancer Res 1998, **58**: 5046–5048.

970 Kumar S, Marsden HB, Carr T, Kodet R. Mesoblastic nephroma contains fibronectin but lacks laminin. J Clin Pathol 1985, **38**: 507–511.

971 Nadasdy T, Roth J, Johnson DL, Bane BL, Weinberg A, Verani R, Silva FG. Congenital mesoblastic nephroma. An immunohistochemical and lectin study. Hum Pathol 1993, **24**: 413–419.

972 O'Malley DP, Mierau GW, Beckwith JB, Weeks DA. Ultrastructure of cellular congenital mesoblastic nephroma. Ultrastruct Pathol 1996, **20**: 417–428.

973 Pettinato G, Manivel JC, Wick MR, Dehner LP. Classical and cellular (atypical) congenital mesoblastic nephroma. A clinicopathologic, ultrastructural, immunohistochemical, and flow cytometric study. Hum Pathol 1989, **20**: 682–690.

974 Rubin BP, Chen C-J, Morgan TW, Xiao S, Grier H, Kozakewich HP, Perez-Atayde AR, Fletcher JA. Congenital mesoblastic nephroma t(12;15) is associated with ETV6-NTRK3 gene fusion. Cytogenetic and molecular relationship to congenital (infantile) fibrosarcoma. Am J Pathol 1998, **153**: 1451–1458.

975 Sandstedt B, Delemarre JFM, Krul EJ, Tournade MF. Mesoblastic nephromas. A study of 29 tumours from the SIOP nephroblastoma file. Histopathology 1985, **9**: 741–750.

976 Schofield DE, Yunis EJ, Fletcher JA. Chromosome aberrations in mesoblastic nephroma. Am J Pathol 1993, **143**: 714–724.

977 Shen SC, Yunis EJ. A study of the cellularity and ultrastructure of congenital mesoblastic nephroma. Cancer 1980, **45**: 306–314.

978 Truong LD, Williams R, Ngo T, Cawood C, Chevez-Barrios P, Awalt HL, Brown RW, Younes M, Ro JY. Adult mesoblastic nephroma: expansion of the morphologic spectrum and review of literature. Am J Surg Pathol 1998, **22**: 827–839.

979 Tulbah A, Kardar AH, Akhtar M. Mesoblastic nephroma in an adult. J Urol Pathol 1997, **6**: 67–74.

980 Vujanic GM, Delemarre JF, Moeslichan S, Lam J, Harms D, Sandstedt B, Voute PA. Mesoblastic nephroma metastatic to the lungs and heart – another face of this peculiar lesion. Case report and review of the literature. Pediatr Pathol 1993, **13**: 143–153.

981 Wigger HG. Fetal mesenchymal hamartoma of kidney. A tumor of secondary mesenchyme. Cancer 1975, **36**: 1002–1008.

MULTICYSTIC NEPHROMA (INCLUDING MIXED EPITHELIAL AND STROMAL TUMOR)

982 Andrews MJ Jr, Askin FB, Fried FA, McMillan CW, Mandell J. Cystic partially differentiated nephroblastoma and polycystic Wilms' tumor. A spectrum of related clinical and pathologic entities. J Urol 1983, **129**: 577–580.

983 Antic T, Perry KT, Harrison K, Zaytsev P, Pins M, Campbell SC, Picken MM. Mixed epithelial and stromal tumor of the kidney and cystic nephroma share overlapping features: reappraisal of 15 lesions. Arch Pathol Lab Med 2006, **130**: 80–85.

984 Baldauf MC, Schulz DM. Multilocular cyst of the kidney. Report of three cases with review of the literature. Am J Clin Pathol 1976, **65**: 93–102.

985 Bisceglia M, Cretì G. AMR series unilateral (localized) renal cystic disease. Adv Anat Pathol 2005, **12**: 227–232.

986 Domizio P, Risdon RA. Cystic renal neoplasms of infancy and childhood. A light microscopical, lectin histochemical and immunohistochemical study. Histopathology 1991, **19**: 199–209.

987 Eble JN, Bonsib SM. Extensively cystic renal neoplasms: cystic nephroma, cystic partially differentiated nephroblastoma, multilocular cystic renal cell carcinoma, and cystic hamartoma of renal pelvis. Semin Diagn Pathol 1998, **15**: 2–20.

988 Gallo GE, Penchansky L. Cystic nephroma. Cancer 1977, **39**: 1322–1327.

989 Jevremovic D, Lager DJ, Lewin M. Cystic nephroma (multilocular cyst) and mixed epithelial and stromal tumor of the kidney: a spectrum of the same entity? Ann Diagn Pathol 2006, **10**: 77–82.

990 Joshi VV, Banerjee AK, Yadav K, Pathak IC. Cystic partially differentiated nephroblastoma. A clinicopathologic entity in the spectrum of infantile renal neoplasia. Cancer 1977, **40**: 789–795.

991 Joshi VV, Beckwith JB. Multilocular cyst of the kidney (cystic nephroma) and cystic, partially differentiated nephroblastoma. Terminology and criteria for diagnosis. Cancer 1989, **64**: 466–479.

992 Jung SJ, Shen SS, Tran T, Jun SY, Truong L, Ayala AG, Ro JY. Mixed epithelial and stromal tumor of kidney with malignant transformation: report of two cases and review

of literature. Hum Pathol 2008, **39**: 463–468.

993 Kajani N, Rosenberg BF, Bernstein J. Multilocular cystic nephroma. J Urol Pathol 1993, **1**: 33–42.

994 Kanomata N, Eble JN, Halling KC. Nonrandom X chromosome inactivation in cystic nephroma demonstrates the neoplastic nature of these tumors. J Urol Pathol 1997, **7**: 81–88.

995 Michal M, Hes O, Bisceglia M, Simpson RH, Spagnolo DV, Parma A, Boudova L, Hora M, Zachoval R, Suster S. Mixed epithelial and stromal tumors of the kidney. A report of 22 cases. Virchows Arch 2004, **445**: 359–367.

996 Nagao T, Sugano I, Ishida Y, Tajima Y, Masai M, Nagakura K, Matsuzaki O, Kondo Y, Nagao K. Cystic partially differentiated nephroblastoma in an adult: an immunohistochemical, lectin histochemical, and ultrastructural study. Histopathology 1999, **35**: 65–73.

997 Nakagawa T, Kanai Y, Fujimoto H, Kitamura H, Furukawa H, Maeda S, Oyama T, Takesaki T, Hasegawa T. Malignant mixed epithelial and stromal tumours of the kidney: a report of the first two cases with a fatal clinical outcome. Histopathology 2004, **44**: 302–304.

998 Parikh P, Chan TY, Epstein JI, Argani P. Incidental stromal-predominant mixed epithelial-stromal tumors of the kidney: a mimic of intraparenchymal renal leiomyoma. Arch Pathol Lab Med 2005, **129**: 910–914.

999 Picken MM, Fresco R. Mixed epithelial and stromal tumor of the kidney: preliminary immunohistochemical and electron microscopic studies of the epithelial component. Ultrastruct Pathol 2005, **29**: 283–286.

1000 Sherman ME, Silverman ML, Balogh K, Tan SS-G. Multilocular renal cyst. A hamartoma with potential for neoplastic transformation? Arch Pathol Lab Med 1987, **111**: 732–736.

1001 Tang TT, Harb JM, Oechler HW, Camitta BM. Multilocular renal cyst. Electron microscopic evidence of pathogenesis. Am J Pediatr Hematol Oncol 1984, **6**: 27–32.

1002 Taxy JB, Marshall FF. Multilocular renal cysts in adults. Possible relationship to renal adenocarcinoma. Arch Pathol Lab Med 1983, **107**: 633–637.

1003 Tickoo SK, Gopalan A, Tu JJ, Harik LR, Al-Ahmadie HA, Fine SW, Olgac S, Reuter VE. Estrogen and progesterone-receptor-positive stroma as a non-tumorous proliferation in kidneys: a possible metaplastic response to obstruction. Mod Pathol 2008, **21**: 60–65.

1004 Turbiner J, Amin MB, Humphrey PA, Srigley JR, De Leval L, Radhakrishnan A, Oliva E. Cystic nephroma and mixed epithelial and stromal tumor of kidney: a detailed clinicopathologic analysis of 34 cases and proposal for renal epithelial and stromal tumor (REST) as a unifying term. Am J Surg Pathol 2007, **31**: 489–500.

1005 Walford N, Delemarre JF. Wilms' tumour associated with deep cystic nephroma-like changes. Three cases of a putative Wilms' tumour precursor. Histopathology 1991, **18**: 123–131.

1006 Zhou M, Kort E, Hoekstra P, Westphal M, Magi-Galluzzi C, Sercia L, Lane B, Rini B, Bukowski R, Teh BT. Adult cystic nephroma and mixed epithelial and stromal tumor of the kidney are the same disease entity: molecular and histologic evidence. Am J Surg Pathol 2009, **33**: 72–80.

NEPHROBLASTOMATOSIS AND NEPHROGENIC RESTS

1007 Alessandri JL, Cuillier F, Ramful D, Ernould S,

Robin S, de Napoli-Cocci S, Rivière JP, Rossignol S. Perlman syndrome: report, prenatal findings and review. Am J Med Genet A 2008, **146A**: 2532–2537.

1008 Beckwith JB. Precursor lesions of Wilms' tumor. Clinical and biological implications. Med Pediatr Oncol 1993, **21**: 158–168.

1009 Beckwith JB, Kiviat NB, Bonadio FJ. Nephrogenic nests, nephroblastomatosis, and the pathogenesis of Wilms' tumor. Pediatr Pathol 1990, **10**: 1–30.

1010 Bove KE, McAdams AJ. The nephroblastomatosis complex and its relationship to Wilms' tumor. A clinico-pathologic treatise. Perspect Pediatr Pathol 1976, **3**: 185–223.

1011 de Chadarevian J-P, Fletcher BD, Chatten J, Rabinovitch HH. Massive infantile nephroblastomatosis. A clinical, radiological, and pathological analysis of four cases. Cancer 1977, **39**: 2294–2305.

1012 Gaulier A, Boccon-Gibod L, Sabatier P, Lucas G. Panlobar nephroblastomatosis with cystic dysplasia. An unusual case with diffuse renal involvement studied by immunohistochemistry. Pediatr Pathol 1993, **13**: 741–749.

1013 Heideman RL, Haase GM, Foley CL, Wilson HL, Bailey WC. Nephroblastomatosis and Wilms' tumors. Clinical experience and management of seven patients. Cancer 1985, **55**: 1446–1451.

1014 Machin GA, McCaughey WTE. A new precursor lesion of Wilms' tumor (nephroblastoma). Intralobar multifocal nephroblastomatosis. Histopathology 1984, **8**: 35–53.

1015 Park S, Bernard A, Bove KE, Sens DA, Hazen-Martin DJ, Garvin AJ, Haber DA. Inactivation of WT1 in nephrogenic nests, genetic precursors to Wilms' tumour. Nat Genet 1993, **5**: 363–367.

1016 Perlman M, Levin M, Wittels B. Syndrome of fetal gigantism, renal hamartomas, and nephroblastomatosis with Wilms' tumor. Cancer 1975, **35**: 1212–1217.

1017 Stambolis C. Benign epithelial nephroblastoma. A contribution to its histogenesis. Virchows Arch [A] 1977, **376**: 267–272.

1018 Vogler CA, Sotelo-Avila C, Ramón-García G, Salinas-Madrigal L. Nodular renal blastema and metanephric hamartomas in children with urinary tract malformations. A morphologic spectrum of abnormal metanephric differentiation. Semin Diagn Pathol 1988, **5**: 122–131.

1019 Walford N. Panlobar nephroblastomatosis. A distinctive form of renal dysplasia associated with Wilms' tumour. Histopathology 1990, **17**: 37–44.

1020 White KS, Kirks DR, Bove KE. Imaging of nephroblastomatosis. An overview. Radiology 1992, **182**: 1–5.

INTRARENAL NEUROBLASTOMA AND EWING SARCOMA/PNET

1021 Beckwith JB. Wilms' tumor and other renal tumors of childhood. A selective review from the National Wilms' Tumor Study Pathology Center. Hum Pathol 1983, **14**: 481–492.

1022 Ellison DA, Parham DM, Bridge J, Beckwith JB. Immunohistochemistry of primary malignant neuroepithelial tumors of the kidney: a potential source of confusion? A study of 30 cases from the National Wilms Tumor Study Pathology Center. Hum Pathol 2007, **38**: 205–211.

1023 Jimenez RE, Folpe AL, Lapham RL, Ro JY, O'Shea PA, Weiss SW, Amin MB. Primary Ewing's sarcoma/primitive neuroectodermal tumor of the kidney: a clinicopathologic and immunohistochemical analysis of 11 cases. Am J Surg Pathol 2002, **26**: 320–327.

1024 Marley EF, Liapis H, Humphrey P, Nadler RB, Siegel CL, Zhu X, Brandt JM, Dehner LP. Primitive neuroectodermal tumor of the kidney – another enigma: a pathologic, immunohistochemical, and molecular diagnostic study. Am J Surg Pathol 1997, **21**: 354–359.

1025 Mikami Y, Manabe T. Adenomatoid hyperplasia of the Bowman's capsule epithelium in association with primary pulmonary primitive neuroectodermal tumor. Histopathology 2000, **36**: 281–282.

1026 Nisen PH, Rich MA, Gloster E, Valderrama E, Saric O, Shende A, Lanzkowsky P, Alt FW. N-*myc* oncogene expression in histopathologically unrelated bilateral pediatric renal tumors. Cancer 1987, **61**: 1821–1826.

1027 Panuel M, Bourliere-Najean B, Gentet JC, Scheiner C, Delarue A, Faure F, Devred P. Aggressive neuroblastoma with initial pulmonary metastases and kidney involvement simulating Wilms' tumor. Eur J Radiol 1992, **14**: 201–203.

1028 Parham DM, Roloson GJ, Feeley M, Green DM, Bridge JA, Beckwith JB. Primary malignant neuroepithelial tumors of the kidney: a clinicopathologic analysis of 146 adult and pediatric cases from the National Wilms' Tumor Study Group Pathology Center. Am J Surg Pathol 2001, **25**: 133–146.

1029 Quezado M, Benjamin DR, Tsokos M. EWS/FLI-1 fusion transcripts in three peripheral primitive neuroectodermal tumors of the kidney. Hum Pathol 1997, **28**: 767–771.

1030 Sheaff M, McManus A, Scheimberg I, Paris A, Shipley J, Baithun S. Primitive neuroectodermal tumor of the kidney confirmed by fluorescence in situ hybridisation. Am J Surg Pathol 1997, **21**: 461–468.

1031 Verma L, Sandramouli S, Garg SP, Vashishi S. Intrarenal neuroblastoma presenting as orbital and multiple skeletal metastases. Indian Pediatr 1993, **30**: 673–676.

CLEAR CELL SARCOMA

1032 Amin MB, De Peralta-Venturina MN, Ro JY, El-Naggar A, Backay B, Ordenez N, Mani A, Ayala A. Clear cell sarcoma of kidney in an adolescent and in young adults: a report of four cases with ultrastructural, immunohistochemical, and DNA flow cytometric analysis. Am J Surg Pathol 1999, **23**: 1455–1463.

1033 Argani P, Perlman E, Breslow N, Browing NG, Green DM, D'Angio GJ, Beckwith BJ. Clear cell sarcoma of the kidney: a review of 351 cases from the National Wilms Tumor Study Group Pathology Center. Am J Surg Pathol 2000, **24**: 4–18.

1034 Haas JE, Bonadio JF, Beckwith JB. Clear cell sarcoma of the kidney with emphasis on ultrastructural studies. Cancer 1984, **54**: 2978–2987.

1035 Hsueh C, Wang H, Gonzalez-Crussi F, Lin J-N, Hung I-J, Yang C-P, Jiang T-H. Infrequent p53 gene mutations and lack of p53 protein expression in clear cell sarcoma of the kidney: immunohistochemical study and mutation analysis of p53 in renal tumors of unfavorable prognosis. Mod Pathol 2002, **15**: 606–610.

1036 Looi LM, Cheah PL. An immunohisto-chemical study comparing clear cell sarcoma of the kidney and Wilms' tumor. Pathology 1993, **25**: 106–109.

1037 Marsden HB, Lawler W, Kumar PM. Bone metastasizing renal tumor of childhood. Morphological and clinical features and differences from Wilms' tumor. Cancer 1978, **42**: 1922–1928.

1038 Morgan E, Kidd JM. Undifferentiated sarcoma of the kidney. A tumor of childhood with histopathologic and clinical characteristics distinct from Wilms' tumor. Cancer 1978, **42**: 1916–1921.

1039 Oda H, Shiga J, Machinami R. Clear cell sarcoma of kidney. Two cases in adults. Cancer 1993, **71**: 2286–2291.

1040 Sandstedt BE, Delemarre JFM, Harms D, Tournade MF. Sarcomatous Wilms' tumour with clear cells and hyalinization. A study of 38 tumours in children from the SIOP nephroblastoma file. Histopathology 1987, **11**: 273–285.

1041 Schmidt D, Harms D, Evers KG, Bliesener JA, Beckwith JB. Bone metastasizing renal tumor (clear cell sarcoma) of childhood with epithelioid elements. Cancer 1985, **56**: 609–613.

1042 Schuster AE, Schneider DT, Fritsch MK, Grundy P, Perlman EJ, The National Wilms Tumor Study Group. Genetic and genetic expression analyses of clear cell sarcoma of the kidney. Lab Invest 2003, **83**: 1293–1299.

1043 Sohda T, Soejima H, Matsumoto T, Yun K. Insulin-like growth factor 2 gene imprinting in clear cell sarcoma of the kidney. Hum Pathol 1997, **28**: 1315–1317.

1044 Sotelo-Avila C, Gonzalez-Crussi F, Sadowinski S, Gooch WM III, Pena R. Clear cell sarcoma of the kidney. A clinicopathologic study of 21 patients with long-term follow-up evaluation. Hum Pathol 1986, **16**: 1219–1230.

1045 Takagi M, Takakuwa T, Ushigome S, Nakata K, Fujioka T, Watanabe A. Sarcomatous variants of Wilms' tumor. Immunohistochemical and ultrastructural comparison with classical Wilms' tumor. Cancer 1987, **59**: 963–971.

1046 Uzoaru I, Podbielski FJ, Chou P, Raffensperger JG, Gonzalez-Crussi F. Familial adenomatous polyposis coli and clear cell sarcoma of the kidney. Pediatr Pathol 1993, **13**: 133–141.

1047 Weeks DA, Malott RL, Zuppan C, Mierau GW, Beckwith JB. Primitive pelvic sarcoma resembling clear cell sarcoma of kidney. Ultrastruct Pathol 1991, **15**: 403–408.

1048 Yun K. Clear cell sarcoma of the kidney expresses insulinlike growth factor-II but not WT1 transcripts. Am J Pathol 1993, **142**: 39–47.

RHABDOID TUMOR

1049 Berry PJ, Vujanic GM. Malignant rhabdoid tumour. Histopathology 1992, **20**: 189–193.

1050 Biegel JA, Tan L, Zhang F, Wainwright L, Russo P, Rorke LB. Alterations of the hSNF5/INI1 gene in central nervous system atypical teratoid/rhabdoid tumors and renal and extrarenal rhabdoid tumors. Clin Cancer Res 2002, **8**: 3461–3467.

1051 Bishu S, Bolton BD, Rajaram B, Chou PM. Malignant rhabdoid tumors: a twelve year experience. Lab Invest 2009, **89**(Suppl 1): 345A.

1052 Bonnin JM, Rubinstein LJ, Palmer NF, Beckwith JB. The association of embryonal tumors originating in the kidney and in the brain. A report of seven cases. Cancer 1984, **54**: 2137–2146.

1053 Fischer HP, Thomsen H, Altmannsberger M, Bertram U. Malignant rhabdoid tumour of the kidney expressing neurofilament proteins. Immunohistochemical findings and histogenetic aspects. Pathol Res Pract 1989, **184**: 541–547.

1054 Haas JE, Palmer NF, Weinberg AG, Beckwith JB. Ultrastructure of malignant rhabdoid tumor of the kidney. A distinctive renal tumor of children. Hum Pathol 1981, **12**: 646–657.

1055 Hoot AC, Russo P, Judkins AR, Perlman EJ, Biegel JA. Immunohistochemical analysis of hSNF5/INI1 distinguishes renal and extra-renal malignant rhabdoid tumors from other pediatric soft tissue tumors. Am J Surg Pathol 2004, **28**:1485–1491.

1056 Howat AJ, Gonzales MF, Waters KD, Campbell PE. Primitive neuroectodermal tumour of the central nervous system associated with malignant rhabdoid tumour of the kidney. Report of a case. Histopathology 1986, **10**: 643–650.

1057 Litman DA, Bhuta S, Barsky SH. Synchronous occurrence of malignant rhabdoid tumor two decades after Wilms' tumor irradiation. Am J Surg Pathol 1993, **17**: 729–737.

1058 Mayes LC, Kasselberg AG, Roloff JS, Lukens JN. Hypercalcemia associated with immunoreactive parathyroid hormone in a malignant rhabdoid tumor of the kidney (rhabdoid Wilms' tumor). Cancer 1984, **54**: 882–884.

1059 Sotelo-Avila C, Gonzalez-Crussi F, deMello D, Vogler C, Gooch WM III, Gale G, Pena R. Renal and extrarenal rhabdoid tumors in children. A clinicopathologic study of 14 patients. Semin Diagn Pathol 1986, **3**: 151–163.

1060 Tsokos M, Kouradlis G, Chandra RS, Bhagavan BS, Triche TJ. Malignant rhabdoid tumor of the kidney and soft tissues. Evidence for a diverse morphological and immunocytochemical phenotype. Arch Pathol Lab Med 1989, **113**: 115–120.

1061 Tsuneyoshi M, Daimaru Y, Hashimoto H, Enjoji M. Malignant soft tissue neoplasms with the histologic features of renal rhabdoid tumors. An ultrastructural and immunohistochemical study. Hum Pathol 1985, **16**: 1235–1242.

1062 Vujanic GM, Sandstedt B, Harms D, Boccon-Gibod L, Delemarre JFM. Rhabdoid tumour of the kidney: a clinicopathologic study of 22 patients from the International Society of Paediatric Oncology (SIOP) nephroblastoma file. Histopathology 1996, **28**: 333–340.

1063 Weeks DA, Beckwith JB, Mierau GW. Rhabdoid tumor. An entity or a phenotype? Arch Pathol Lab Med 1989, **113**: 113–114.

1064 Weeks DA, Beckwith JB, Mierau GW, Luckey DW. Rhabdoid tumor of kidney. A report of 111 cases from the National Wilms' Tumor Study Pathology Center. Am J Surg Pathol 1989, **13**: 439–458.

1065 Weeks DA, Beckwith JB, Mierau GW, Zuppan CW. Renal neoplasms mimicking rhabdoid tumor of kidney. A report from the National Wilms' Tumor Study Pathology Center. Am J Surg Pathol 1991, **15**: 1042–1054.

METANEPHRIC STROMAL TUMOR

1066 Argani P, Beckwith JB. Metanephric stromal tumor: report of 31 cases of a distinctive pediatric renal neoplasm. Am J Surg Pathol 2000, **24**: 927–937.

POLYPHENOTYPIC ANAPLASTIC SARCOMA

1067 Vujani GM, Kelsey A, Perlman EJ, Sandstedt B, Beckwith JB. Anaplastic sarcoma of the kidney: a clinicopathologic study of 20 cases of a new entity with polyphenotypic features. Am J Surg Pathol 2007, **31**: 1459–1468.

OTHER PEDIATRIC TUMOR TYPES

1068 Argani P, Hawkins A, Griffin CA, Goldstein JD, Haas M, Beckwith JB, Mankinen CB, Perlman EJ. A distinctive pediatric renal neoplasm characterized by epithelioid morphology, basement membrane production, focal HMB45 immunoreactivity, and t(6;11)(p21.1;q12) chromosome translocation. Am J Pathol 2001, **158**: 2089–2096.

1069 Chatten J, Cromie WJ, Dockett JW. Ossifying tumor of infantile kidney. Report of two cases. Cancer 1980, **45**: 609–612.

1070 Collardeau-Frachon S, Ranchère-Vince D, Delattre O, Hoarau S, Thiesse P, Dubois R, Bergeron C, Dijoud F, Bouvier R. Primary desmoplastic small round cell tumor of the kidney: a case report in a 14-year-old girl with molecular confirmation. Pediatr Dev Pathol 2007, **10**: 320–324.

1071 Dehner LP. Intrarenal teratoma occurring in infancy. Report of a case with discussion of extragonadal germ cell tumors in infancy. J Pediatr Surg 1973, **8**: 369–378.

1072 Delahunt B, Beckwith JB, Eble JN, Fraundorfer MR, Sutton TD, Trotter GE. Cystic embryonal sarcoma of kidney: a case report. Cancer 1998, **82**: 2427–2433.

1073 Kumar Y, Bhatia A, Kumar V, Vaiphei K. Intrarenal pure yolk sac tumor: an extremely rare entity. Int J Surg Pathol 2007, **15**: 204–206.

1074 Su MC, Jeng YM, Chu YC. Desmoplastic small round cell tumor of the kidney. Am J Surg Pathol 2004, **28**: 1379–1383.

1075 Wang LL, Perlman EJ, Vujanic GM, Zuppan C, Brundler MA, Cheung CR, Calicchio ML, Dubois S, Cendron M, Murata-Collins JL, Wenger GD, Strzelecki D, Barr FG, Collins T, Perez-Atayde AR, Kozakewich H. Desmoplastic small round cell tumor of the kidney in childhood. Am J Surg Pathol 2007, **31**: 576–584.

ADULT TUMORS AND TUMORLIKE CONDITIONS

RENAL CELL CARCINOMA

General features

1076 Bai S, Hameed O. Renal carcinomas arising in patients with autosomal dominant polycystic kidney disease (ADPKD): a clinicopathological review. Lab Invest 2009, **89**(Suppl 1): 158A.

1077 Berg S, Jacobs SC, Cohen AJ, Li F, Marchetto D, Brown RS. The surgical management of hereditary multifocal renal carcinoma. J Urol 1981, **126**: 313–315.

1078 Bernstein J, Evan AP, Gardner KD Jr. Epithelial hyperplasia in human polycystic kidney diseases. Its role in pathogenesis and risk of neoplasia. Am J Pathol 1987, **129**: 92–101.

1079 Bjornsson J, Short MP, Kwiatkowski DJ, Henske EP. Tuberous sclerosis-associated renal cell carcinoma. Clinical, pathological, and genetic features. Am J Pathol 1996, **149**: 1201–1208.

1080 Bretan PN Jr, Busch MP, Hricak H, Williams RD. Chronic renal failure. A significant risk factor in the development of acquired renal cysts and renal cell carcinoma. Case reports and review of the literature. Cancer 1986, **57**: 1871–1879.

1081 Bruder E, Passera O, Harms D, Leuschner I, Ladanyi M, Argani P, Eble JN, Struckmann K, Schraml P, Moch H. Morphologic and molecular characterization of renal cell carcinoma in children and young adults. Am J Surg Pathol 2004, **28**: 1117–1132.

1082 Campbell LV Jr, Gilbert E, Chamberlain CR Jr, Watne AL. Metastases of cancer to cancer. Cancer 1968, **22**: 635–643.

1083 Chowdhuri SR, Vicens J, Teller L, Linehan WM, Merino MJ. Renal cancer in tuberous sclerosis: an underdiagnosed disease? Molecular, IHC and pathologic correlation. Lab Invest 2009, **89**(Suppl 1): 191A.

1084 Chung-Park M, Ricanati E, Lankerani M, Kedia K. Acquired renal cysts and multiple renal cell and urothelial tumors. Am J Clin Pathol 1983, **79**: 238–242.

1085 Cohen HT, McGovern FJ. Renal-cell carcinoma. N Engl J Med 2005, **353**: 2477–2490.

1086 Cossu-Rocca P, Eble JN, Zhang S, Martignoni G, Brunelli M, Cheng L. Acquired cystic disease-associated renal tumors: an immunohistochemical and fluorescence in situ hybridization study. Mod Pathol 2006, **19**: 780–787.

1087 Coughlin SS, Neaton JD, Randall B, Sengupta A, for the Multiple Risk Factor Intervention Trial Research Group. Predictors of mortality from kidney cancer in 333,547 men screened for the Multiple Risk Factor Intervention Trial. Cancer 1997, **79**: 2171–2177.

1088 Dehner LP, Leestma JE, Price EB Jr. Renal cell carcinoma in children. A clinicopathologic study of 15 cases and review of the literature. J Pediatr 1970, **76**: 358–368.

1089 Everson TC. Spontaneous regression of cancer. Ann NY Acad Sci 1964, **114**: 721–735.

1090 Fleming S. Commentary. Renal cell carcinoma in acquired cystic kidney disease. Histopathology 2010, **56**: 395–400.

1091 Friedrich CA. Von Hippel–Lindau syndrome: a pleomorphic condition. Cancer 1999, **86**: 2478–2482.

1092 George DJ, Kaelin WG. The von Hippel–Lindau protein, vascular endothelial growth factor, and kidney cancer. N Engl J Med 2003, **349**: 419–421.

1093 Gnarra JR, Lerman MI, Zbar B, Linehan WM. Genetics of renal-cell carcinoma and evidence for a critical role for von Hippel–Lindau in renal tumorigenesis. Semin Oncol 1995, **22**: 3–8.

1094 Hartman DS, Davis CJ Jr, Madewell JE, Friedman AC. Primary malignant renal tumors in the second decade of life. Wilms' tumor versus renal cell carcinoma. J Urol 1982, **127**: 888–891.

1095 Hughson MC, Bigler S, Dickman K, Kovacs G. Renal cell carcinoma of end-stage renal disease: an analysis of chromosome 3, 7, and 17 abnormalities by microsatellite amplification. Mod Pathol 1999, **12**: 301–309.

1096 Hughson MD, Buchwald D, Fox M. Renal neoplasia and acquired cystic kidney disease in patients receiving long-term dialysis. Arch Pathol Lab Med 1986, **110**: 592–601.

1097 Ikeda R, Tanaka T, Moriyama MT, Kawamura K, Miyazawa K, Suzuki K. Proliferative activity of renal cell carcinoma associated with acquired cystic disease of the kidney: comparison with typical renal cell carcinoma. Hum Pathol 2002, **33**: 230–235.

1098 Katz SE, Schapira HE. Spontaneous regression of genitourinary cancer. An update. J Urol 1982, **128**: 1–4.

1099 Kiuru M, Launonen V, Hietala M, Aittomaki K, Vierimaa O, Salovaara R, Arola J, Pukkala E, Sistonen P, Herva R, Aaltonen LA. Familial cutaneous leiomyomatosis is a two-hit condition associated with renal cell cancer of characteristic histopathology. Am J Pathol 2001, **159**: 825–829.

1100 Kragel PJ, Walther MM, Pestaner JP, Filling-Katz MR. Simple renal cysts, atypical renal cysts, and renal cell carcinoma in von Hippel–Lindau disease. A lectin and immunohistochemical study in six patients. Mod Pathol 1991, **4**: 210–214.

1101 Lack EE, Cassady R, Sallan SE. Renal cell carcinoma in childhood and adolescence. A clinical and pathological study of 17 cases. J Urol 1985, **133**: 822–828.

1102 Mai KT, Veinot JP, Collins JP. Renal cell carcinoma with regression. J Urol Pathol 1998, **9**: 129–140.

1103 Malek RS, Omess PJ, Benson RC Jr, Zincke H. Renal cell carcinoma in von Hippel–Lindau syndrome. Am J Med 1987, **82**: 236–238.

1104 Medeiros LJ, Palmedo G, Krigman HR, Kovacs G, Beckwith JB. Oncocytoid renal cell carcinoma after neuroblastoma: a report of four cases of a distinct clinicopathologic entity. Am J Surg Pathol 1999, **23**: 772–780.

1105 Merino MJ, Torres-Cabala C, Pinto P, Linehan WM. The morphologic spectrum of kidney tumors in hereditary leiomyomatosis and renal cell carcinoma (HLRCC) syndrome. Am J Surg Pathol 2007, **31**: 1578–1585.

1106 Nishikubo CY, Kunkel LA, Figlin R, Belldegrun A, Rosen P, Elashoff R, Wang H, Territo MC. An association between renal cell carcinoma and lymphoid malignancies: a case series of eight patients. Cancer 1996, **78**: 2421–2426.

1107 Pan C-C, Chen Y-J, Chang L-C, Chang Y-H, Ho DM-t. Immunohistochemical and molecular genetic profiling of acquired cystic disease-associated renal cell carcinoma. Histopathology 2009, **55**: 145–153.

1108 Paraf F, Chauveau D, Chretien Y, Richard S, Grunfeld J-P, Droz D. Renal lesions in von Hippel–Lindau disease: immunohistochemical expression of nephron differentiation molecules, adhesion molecules and apoptosis proteins. Histopathology 2000, **36**: 457–465.

1109 Petraki C, Vaslamatzis M, Argyrakos T, Petraki K, Strataki M, Alexopoulos C, Sotsiou F. Tumor to tumor metastasis: report of two cases and review of the literature. Int J Surg Pathol 2003, **11**: 127–135.

1110 Polydorides AD, Rosenblum MK, Edgar MA. Metastatic renal cell carcinoma to hemangioblastoma in von Hippel–Lindau disease. Arch Pathol Lab Med 2007, **131**: 641–645.

1111 Ramphal R, Pappo A, Zielenska M, Grant R, Ngan BY. Pediatric renal cell carcinoma: clinical, pathologic, and molecular abnormalities associated with the members of the mit transcription factor family. Am J Clin Pathol 2006, **126**: 349–364.

1112 Renshaw AA, Granter SR, Fletcher JA, Kozakewich HP, Corless CL, Perez Atayde AR. Renal cell carcinomas in children and young adults: increased incidence of papillary architecture and unique subtypes. Am J Surg Pathol 1999, **23**: 795–802.

1113 Shen T, Zhuang Z, Gersell DJ, Tavassoli FA. Allelic deletion of VHL gene detected in papillary tumors of the broad ligament, epididymis, and retroperitoneum in von Hippel–Lindau disease patients. Int J Surg Pathol 2000, **8**: 207–212.

1114 Singh EO, Benson RC Jr, Wold LE. Cancer-to-cancer metastasis. J Urol 1984, **132**: 340–342.

1115 Stornes I, Jorgensen TM. Renal malignancy in von Hippel–Lindau's disease. Case reports. Scand J Urol Nephrol 1993, **27**: 139–142.

1116 Sule N, Yakupoglu U, Shen SS, Krishnan B, Yang G, Lerner S, Sheikh-Hamad D, Truong LD. Calcium oxalate deposition in renal cell carcinoma associated with acquired cystic kidney disease: a comprehensive study. Am J Surg Pathol 2005, **29**: 443–451.

1117 Takahashi S, Shirai T, Ogawa K, Imaida K, Yamazaki C, Ito A, Masuko K, Ito N. Renal cell adenomas and carcinomas in hemodialysis patients. Relationship between hemodialysis period and development of lesions. Acta Pathol Jpn 1993, **43**: 674–682.

1118 Tickoo SK, dePeralta-Venturina MN, Harik LR, Worcester HD, Salama ME, Young AN, Moch H, Amin MB. Spectrum of epithelial neoplasms in end-stage renal disease: an experience from 66 tumor-bearing kidneys with emphasis on histologic patterns distinct from those in sporadic adult renal neoplasia. Am J Surg Pathol 2006, **30**: 141–153.

1119 Tihan T, Filippa DA. Coexistence of renal cell carcinoma and malignant lymphoma: a causal relationship or coincidental occurrence? Cancer 1996, **77**: 2325–2331.

1120 Zhuang Z, Gnarra JR, Dudley CF, Zbar B, Linehan WM, Lubensky IA. Detection of von Hippel–Lindau disease gene mutations in paraffin-embedded sporadic renal cell carcinoma specimens. Mod Pathol 1996, **9**: 838–842.

Clinical features

1121 Altaffer LF III, Chenault DW Jr. Paraneoplastic endocrinopathies associated with renal tumors. J Urol 1979, **122**: 573–577.

1122 Aoyagi T, Mori I, Ueyama Y, Tamaoki N. Sinusoidal dilatation of the liver as a paraneoplastic manifestation of renal cell carcinoma. Hum Pathol 1989, **20**: 1193–1197.

1123 Aso Y, Homma Y. A survey on incidental renal cell carcinoma in Japan. J Urol 1992, **147**: 340–343.

1124 Brunelli M, Gobbo S, Menestrina F, Segala D, Martignoni G. Core biopsies of renal tumors: accuracy for histopathological evaluation. Lab Invest 2009, **89**(Suppl 1): 161A.

1125 Dalakas MC, Fujihara S, Askanas V, Engel WK, Glenner GG. Nature of amyloid deposits in hypernephroma. Immunocytochemical studies in 2 cases associated with amyloid polyneuropathy. Am J Pathol 1984, **116**: 447–454.

1126 Fan K, Smith DJ. Hypercalcemia associated with renal cell carcinoma. Probable role of neoplastic stromal cells. Hum Pathol 1983, **14**: 168–173.

1127 Fletcher MS, Packham DA, Pryor JP, Yates-Bell AJ. Hepatic dysfunction in renal carcinoma. Br J Urol 1981, **53**: 533–536.

1128 Frohmuller HG, Grups JW, Heller V. Comparative value of ultrasonography, computerized tomography, angiography and excretory urography in the staging of renal cell carcinoma. J Urol 1987, **138**: 482–484.

1129 Goldberg MF, Tashjian AH Jr, Order SE, Dammin GJ. Renal adenocarcinoma containing a parathyroid hormone-like substance and associated with marked hypercalcemia. Am J Med 1964, **36**: 805–814.

1130 Golde DW, Schambelan M, Weintraub BD, Rosen SW. Gonadotropin-secreting renal carcinoma. Cancer 1974, **33**: 1048–1053.

1131 Hollifield JW, Page DL, Smith C, Michelakis AM, Staab E, Rhamy R. Renin-secreting clear cell carcinoma of the kidney. Arch Intern Med 1975, **135**: 859–864.

1132 Konnak JW, Grossman HB. Renal cell carcinoma as an incidental finding. J Urol 1985, **134**: 1094–1096.

1133 Maesaka JK, Mittal SK, Fishbane S. Paraneoplastic syndromes of the kidney. Semin Oncol 1997, **24**: 373–381.

1134 Marshall FF, Walsh PC. Extrarenal manifestations of renal cell carcinoma. J Urol 1977, **117**: 439–440.

1135 Okabe T, Urabe A, Kato T, Chiba S, Takaku F. Production of erythropoietinlike activity by human renal and hepatic carcinomas in cell culture. Cancer 1985, **55**: 1918–1923.

1136 Ramos CV, Taylor HB. Hepatic dysfunction associated with renal carcinoma. Cancer 1972, **29**: 1287–1292.

1137 Skinner DG, Colvin RB, Vermillion CD, Pfister RC, Leadbetter WF. Diagnosis and management of renal cell carcinoma. A clinical and pathologic study of 309 cases. Cancer 1971, **28**: 1165–1177.

1138 Vanatta PR, Silva FG, Taylor WE, Costa JC. Renal cell carcinoma and systemic amyloidosis. Demonstration of AA protein and review of the literature. Hum Pathol 1983, **14**: 195–201.

Morphologic features

1139 Brinker DA, Amin MB, de Peralta-Venturina M, Reuter VG, Chan TY, Epstein JI. Extensively necrotic cystic renal cell carcinoma: a clinicopathologic study with comparison to other cystic and necrotic renal cancers. Am J Surg Pathol 2000, **24**: 988–995.

1140 Brunelli M, Menestrina F, Segala D, Tardanico R, Gobbo S, Chilosi M, Barzon L, Zhang S, Cheng L, Eble JN, Martignoni G. Renal cell carcinoma associated with prominent leiomyomatous proliferation appears not to be a variant of clear cell renal cell carcinoma. Lab Invest 2009, **89**(Suppl 1): 160A.

1141 Chau KY, Pretorius JM, Stewart AW. Myospherulosis in renal cell carcinoma. Arch Pathol Lab Med 2000, **124**: 1476–1480.

1142 Cheng L, MacLennan GT, Zhang S, Wang M, Zhou M, Tan PH, Foster S, Lopez-Beltran A, Montironi R. Evidence for polyclonal origin of multifocal clear cell renal cell carcinoma. Clin Cancer Res 2008, **14**: 8087–8093.

1143 Chetty R, Cvijan D. Giant (bizarre) cell variant of renal carcinoma. Histopathology 1997, **30**: 585–587.

1144 Fleming S, O'Donnell M. Surgical pathology of renal epithelial neoplasms: recent advances and current status. Histopathology 2000, **36**: 195–202.

1145 Fukuda T, Kamishima T, Emura I, Takastuka H, Suzuki T. Pigmented renal cell carcinoma: accumulation of abnormal lysosomal granules. Histopathology 1997, **34**: 38–46.

1146 Gatalica Z, Miettinen M, Kovatich A, McCue PA. Hyaline globules in renal cell carcinomas and oncocytomas. Hum Pathol 1997, **28**: 400–403.

1147 Hes O, Michal M, Sulc M, Kocova L, Hora M,

Rousarova M. Glassy hyaline globules in granular cell carcinoma, chromophobe cell carcinoma, and oncocytoma of the kidney. Ann Diagn Pathol 1998, 2: 12–18.

1148 Humphrey PA. Clear cell neoplasms of the urinary tract and male reproductive system. Semin Diagn Pathol 1997, 14: 240–252.

1149 Jagirdar J, Irie T, French SW, Patil J, Schwarz R, Paronetto F. Globular Mallory-like bodies in renal cell carcinoma. Report of a case and review of cytoplasmic eosinophilic globules. Hum Pathol 1985, 16: 949–952.

1150 Kinouchi T, Mano M, Saiki S, Meguro N, Maeda O, Kuroda M, Usami M, Kotake T. Incidence rate of satellite tumors in renal cell carcinoma. Cancer 1999, 86: 2331–2337.

1151 Kuhn E, De Anda J, Manoni S, Netto G, Rosai J. Renal cell carcinoma associated with prominent angioleiomyoma-like proliferation: report of 5 cases and review of the literature. Am J Surg Pathol 2006, 30: 1372–1381.

1152 Lei JY, Middleton LP, Guo XD, Duray PH, McWilliams G, Linehan WM, Merino MJ. Pigmented renal clear cell carcinoma with melanocytic differentiation. Hum Pathol 2001, 32: 233–236.

1153 Michal M, Hes O, Nemcova J, Sima R, Kuroda N, Bulimbasic S, Franco M, Sakaida N, Danis D, Kazakov DV, Ohe C, Hora M. Renal angiomyoadenomatous tumor: morphologic, immunohistochemical, and molecular genetic study of a distinct entity. Virchows Arch 2009, 454: 89–99.

1154 Montironi R, Mikuz G, Algaba F, Lopez-Beltran A, Hamilton PW, Parkinson C. Epithelial tumours of the adult kidney. Virchows Arch 1999, 434: 281–290.

1155 Murad T, Komaiko W, Oyasu R, Bauer K. Multilocular cystic renal cell carcinoma. Am J Clin Pathol 1991, 95: 633–637.

1156 Purgina BM, Flood TA, Mai KT, Nguyen B, Marginean EC. Immunohistochemical study of multilocular cystic renal cell carcinoma. Lab Invest 2009, 89(Suppl 1): 189A.

1157 Reuter VE. Renal tumors exhibiting granular cytoplasm. Semin Diagn Pathol 1999, 16: 135–145.

1158 Reznicek SB, Narayana AS, Culp DA. Cystadenocarcinoma of the kidney. A profile of 13 cases. J Urol 1985, 134: 256–259.

1159 Rossi G, Cadioli A, Costantini M, Del Buono MG, Oleari G. Heavily pigmented renal cell carcinoma: a case report, with review of the literature and differential diagnosis. Intl J Surg Pathol 2009, 17: 167–169.

1160 Shannon BA, Cohen RJ, Segal A, Baker EG, Murch AR. Clear cell renal cell carcinoma with smooth muscle stroma. Hum Pathol 2009, 40: 425–429.

1161 Stein A, Sova Y, Abu-Maaruf A. Characteristics of the predominant renal tumor and their impact on the incidental findings of multifocal renal cell carcinoma: a study of 96% nephrectomy specimens. J Urol Pathol 1998, 8: 149–156.

1162 Steinberg P, Storkel S, Oesch F, Thoenes W. Carbohydrate metabolism in human renal clear cell carcinomas. Lab Invest 1992, 67: 506–511.

1163 Suzigan S, López-Beltrán A, Montironi R, Drut R, Romero A, Hayashi T, Gentili AL, Fonseca PS, deTorres I, Billis A, Japp LC, Bollito E, Algaba F, Requena-Tapias MJ. Multilocular cystic renal carcinoma: a report of 45 cases of a kidney tumor of low malignant potential. Am J Clin Pathol 2006, 125: 217–222.

1164 Thoenes W, Störkel S, Rumpelt HJ.

Histopathology and classification of renal cell tumors (adenomas, oncocytomas and carcinomas). The basic cytological and histopathological elements and their use for diagnostics. Pathol Res Pract 1986, 181: 125–143.

1165 Yang XJ, Takahashi M, Schafernak KT, Tretiakova MS, Sugimura J, Vogelzang NJ, Teh BT. Does 'granular cell' renal cell carcinoma exist? Molecular and histological reclassification. Histopathology 2007, 50: 678–680.

Electron microscopic features

1166 Herrera GA, Turbat-Herrera EA. The role of ultrastructural pathology in the diagnosis of epithelial and unusual renal tumors. Ultrastruct Pathol 1996, 20: 7–26.

1167 Hull MT, Eble JN. Myelinoid lamellated cytoplasmic inclusions in human renal adenocarcinomas. An ultrastructural study. Ultrastruct Pathol 1988, 12: 41–48.

1168 Krishnan B, Truong LD. Renal epithelial neoplasms: the diagnostic implications of electron microscopic study in 55 cases. Hum Pathol 2002, 33: 68–79.

1169 Mackay B, Ordóñez NG, Khoursand J. The ultrastructure and immunocytochemistry of renal cell carcinoma. Ultrastruct Pathol 1987, 11: 483–502.

Histochemical and immunohistochemical features

1170 Al-Ahmadie HA, Alden D, Qin LX, Olgac S, Fine SW, Gopalan A, Russo P, Motzer RJ, Reuter VE, Tickoo SK. Carbonic anhydrase IX expression in clear cell renal cell carcinoma: an immunohistochemical study comparing 2 antibodies. Am J Surg Pathol 2008, 32: 377–382.

1171 Ang LC, Debowski T, Michalski R. Immunolocalization of prealbumin (transthyretin) in renal cell carcinoma. Histopathology 1991, 18: 565–568.

1172 Avery AK, Beckstead J, Renshaw AA, Corless CI. Use of antibodies to RCC and CD10 in the differential diagnosis of renal neoplasms. Am J Surg Pathol 2000, 24: 203–210.

1173 Banner BF, Burnham JA, Bahnson RR, Ernstoff MS, Auerbach HE. Immunophenotypic markers in renal cell carcinoma. Mod Pathol 1990, 3: 129–134.

1174 Borowitz MJ, Weiss MA, Bossen EH, Metzgar RS. Characterization of renal neoplasms with monoclonal antibodies to leukocyte differentiation antigens. Cancer 1986, 57: 251–256.

1175 Brown DF, Dababo MA, Hladik CL, Eagan KP, White CL III, Rushing EJ. Hormone receptor immunoreactivity in hemangioblastomas and clear cell renal cell carcinomas. Mod Pathol 1998, 11: 55–59.

1176 Clark D, Kersting R, Rojiani AM. Erythropoietin immunolocalization in renal cell carcinoma. Mod Pathol 1998, 11: 24–28.

1177 Cohen C, McCue PA, DeRose PB. Immunohistochemistry of renal adenomas and carcinomas. J Urol Pathol 1995, 3: 61–72.

1178 Cordon-Cardo C, Finstad CL, Bander NH, Melamed MF. Immunoanatomic distribution of cytostructural and tissue-associated antigens in the human urinary tract. Am J Pathol 1987, 126: 269–284.

1179 Corless CL, Kibel AS, Lliopoulos O, Kaelin WG Jr. Immunostaining of the von Hippel–Lindau gene product in normal and neoplastic human tissues. Hum Pathol 1997, 28: 459–464.

1180 Cote RJ, Cordon-Cardo C, Reuter V, Rosen PP.

Immunopathology of adrenal and renal cortical tumors. Coordinated change in antigen expression is associated with neoplastic conversion in the adrenal cortex. Am J Pathol 1990, 136: 1077–1084.

1181 de Alava E, Panizo A, Sola I, Rodriguez-Rubio FI, Javier Paro-Mindan F. CD44v6 expression is related to progression in renal epithelial tumours. Histopathology 1998, 33: 39–45.

1182 Droz D, Zachar D, Charbit L, Gogusev J, Chretein Y, Iris L. Expression of the human nephron differentiation molecules in renal cell carcinomas. Am J Pathol 1990, 137: 895–905.

1183 Fetsch PA, Powers CN, Zakowski MF, Abati A. Anti-α-inhibin: marker of choice for the consistent distinction between adrenocortical carcinoma and renal cell carcinoma in fine-needle aspiration. Cancer Cytopathol 1999, 87: 168–172.

1184 Fleming S, Gibson AAM. Proteinase inhibitors in the kidney and its tumours. Histopathology 1986, 10: 1303–1313.

1185 Fleming S, Lindop GBM, Gibson AAM. The distribution of epithelial membrane antigen in the kidney and its tumours. Histopathology 1985, 9: 729–739.

1186 Francois C, van Veithoven R, De Lathouwer O, Moreno C, Peltier A, Kaltner H, Salmon I, Gavius H-J, Danguy A, Decaestecker C, Kiss R. Galectin-1 and galectin-3 binding pattern expression in renal cell carcinomas. Am J Clin Pathol 1999, 112: 194–203.

1187 Genega EM, Ghebremichael M, Najarian R, Fu Y, Wang Y, Argani P, Grisanzio C, Signoretti S. Carbonic anhydrase IX expression in renal neoplasms: correlation with tumor type and grade. Am J Clin Pathol 2010, 134: 873–879.

1188 Giordano TJ, Medeiros LJ, Monterroso V, Linehan WM, Merino MJ. Transthyretin (prealbumin) immunoreactivity in renal cell carcinoma and other neoplasms. Int J Surg Pathol 1996, 4: 1–8.

1189 Gotoh A, Kitazawa S, Mizuno Y, Takenaka A, Arakawa S, Matsumoto O, Kitazawa R, Fujimori T, Maeda S, Kamidono S. Common expression of parathyroid hormone-related protein and no correlation of calcium level in renal cell carcinomas. Cancer 1993, 71: 2803–2806.

1190 Gröne H-J, Weber K, Helmchen U, Osborn M. Villin. A marker of brush border differentiation and cellular origin in human renal cell carcinoma. Am J Pathol 1986, 124: 294–302.

1191 Haimoto H, Takashi M, Koshikawa T, Asai J, Kato K. Enolase isozymes in renal tubules and renal cell carcinoma. Am J Pathol 1986, 124: 488–495.

1192 Howie AJ, Smithson N, Raafat F. Distinctive patterns of renal neoplasms containing Tamm–Horsfall protein. Virchows Arch [A] 1993, 422: 361–365.

1193 Ibrahim EC, Allory Y, Commo F, Gattegno B, Callard P, Paul P. Altered pattern of major histocompatibility complex expression in renal carcinoma. Tumor-specific expression of the nonclassical human leukocyte antigen-G molecule is restricted to clear cell carcinoma while up-regulation of other major histocompatibility complex antigens is primarily distributed in all subtyes of renal carcinoma. Am J Pathol 2003, 162: 501–508.

1194 Ingold B, Wild PJ, Nocito A, Amin MB, Storz M, Heppner FL, Moch H. Renal cell carcinoma marker reliably discriminates central nervous system haemangioblastoma from brain metastases of renal cell carcinoma. Histopathology 2008, 52: 674–681.

131

1195 Jung SM, Kuo TT. Immunoreactivity of CD10 and inhibin alpha in differentiating hemangioblastoma of central nervous system from metastatic clear cell renal cell carcinoma. Mod Pathol 2005, **18**: 788–794.

1196 Kaufmann O, Dietel M, Scherberich JE, Gaedicke G, Fischer P. Immunohistochemical differentiation of metastases of renal carcinomas versus other carcinomas with anti-γGT monoclonal antibody 138H11. Histopathology 1997, **31**: 31–37.

1197 Kim M-K, Kim S. Immunohistochemical profile of common epithelial neoplasms arising in the kidney. Appl Immuno Mol Morphol 2002, **10**: 332–338.

1198 Kraus S, Abel PD, Nachtmann C, Linsenmann H-J, Weidner W, Stamp GWH, Chaudhary KS, Mitchell SE, Franke FE, Lalani E-N. MUC1 mucin and trefoil factor 1 protein expression in renal cell carcinoma: correlation with prognosis. Hum Pathol 2002, **33**: 60–67.

1199 Langner C, Ratschek M, Rehak P, Schips L, Zigeuner R. Expression of MUC1 (EMA) and E-cadherin in renal cell carcinoma: a systematic immunohistochemical analysis of 188 cases. Mod Pathol 2004, **17**: 180–188.

1200 Le Jan S, Amy C, Cazes A, Monnot C, Lamande N, Favier J, Philippe J, Sibony M, Gasc J-M, Corvol P, Germain S. Angiopoietin-like 4 is a proangiogenic factor produced during ischemia and in conventional renal cell carcinoma. Am J Pathol 2003, **16**: 1521–1528.

1201 Leroy X, Copin M-C, Devisme L, Buisine M-P, Aubert J-P, Gosselin B, Porchet N. Expression of human mucin genes in normal kidney and renal cell carcinoma. Histopathology 2002, **40**: 450–457.

1202 Liebert M, Jaffe R, Taylor RJ, Ballou BT, Solter D, Hakala TR. Detection of SSEA-1 on human renal tumors. Cancer 1987, **59**: 1404–1408.

1203 Mazal PR, Stichenwirth M, Koller A, Blach S, Haitel A, Susani M. Expression of aquaporins and PAX-2 compared to CD10 and cytokeratin 7 in renal neoplasms: a tissue microarray study. Mod Pathol 2005, **18**: 535–540.

1204 McGregor DK, Khurana KK, Cao C, Tsao CC, Ayala G, Krishnan B, Ro JY, Lechago J, Truong LD. Diagnosing primary and metastatic renal cell carcinoma: the use of the monoclonal antibody 'renal cell carcinoma marker'. Am J Surg Pathol 2001, **25**: 1485–1492.

1205 Mackay B, Ordóñez NG, Khoursand J. The ultrastructure and immunocytochemistry of renal cell carcinoma. Ultrastruct Pathol 1987, **11**: 483–502.

1206 MacLennan GT, Farrow GM, Gostwick DG. Immunohistochemistry in the evaluation of renal cell carcinoma: a critical appraisal. J Urol Pathol 1997, **6**: 195–204.

1207 Moch H, Sauter G, Buchholz N, Gasser TC, Bubendorf L, Waldman FM, Mihatsch MJ. Epidermal growth factor receptor expression is associated with rapid tumor cell proliferation in renal cell carcinoma. Hum Pathol 1997, **28**: 1255–1259.

1208 Nappi O, Mills SE, Swanson PE, Wick MR. Clear cell tumors of unknown nature and origin: a systematic approach to diagnosis. Semin Diagn Pathol 1997, **14**: 164–174.

1209 Nolan LP, Heatley MK. The value of immunohistochemistry in distinguishing between clear cell carcinoma of the kidney and ovary. Int J Gynecol Pathol 2001, **20**: 155–159.

1210 Ohta Y, Suzuki T, Shiokawa A, Mitsuya T, Ota H. Expression of CD10 and cytokeratins in ovarian and renal clear cell carcinoma. Int J Gynecol Pathol 2005, **24**: 239–245.

1211 Oosterwijk E, Ruiter DJ, Wakka JC, Meij JWH-VD, Jonas U, Fleuren G-J, Zwartendijk J, Hoedemaeker P, Warnaar SO. Immunohistochemical analysis of monoclonal an tibodies to renal antigens. Application in the diagnosis of renal cell carcinoma. Am J Pathol 1986, **123**: 301–309.

1212 Ordóñez NG. The diagnostic utility of immunohistochemistry in distinguishing between mesothelioma and renal cell carcinoma: a comparative study. Hum Pathol 2004, **35**: 697–710.

1213 Pan CC, Chen PC, Tsay SH, Ho DM. Differential immunoprofiles of hepatocellular carcinoma, renal cell carcinoma, and adrenocortical carcinoma: a systemic immunohistochemical survey using tissue array technique. Appl Immunohistochem Mol Morphol 2005, **13**: 347–352.

1214 Pitz S, Moll R, Störkel S, Thoenes W. Expression of intermediate filament proteins in subtypes of renal cell carcinomas and in renal oncocytomas. Distinction of two classes of renal cell tumors. Lab Invest 1987, **56**: 642–653.

1215 Renshaw AA, Granter SR. A comparison of A103 and inhibin reactivity in adrenal cortical tumors: distinction from hepatocellular carcinoma and renal tumors. Mod Pathol 1998, **11**: 1160–1164.

1216 Shah IA, Mellstrom M, Wheeler L, Haddad FS. CD68 immunoreactivity in renal cell carcinoma: an aid to diagnosis and histogenesis. J Urol Pathol 1996, **5**: 193–206.

1217 Shazizadeh M, Kagawa S, Kurokawa K. Immunohistochemical studies of human renal cell carcinoma for ABO(H) blood group antigens, T antigen-like substance and carcinoembryonic antigen. J Urol 1985, **133**: 762–766.

1218 Skinnider BF, Amin MB. An immunohistochemical approach to the differential diagnosis of renal tumors. Semin Diagn Pathol 2005, **22**: 51–68.

1219 Skinnider BF, Folpe AL, Hennigar RA, Lim SD, Cohen C, Tamboli P, Young A, de Peralta-Venturina M, Amin MB. Distribution of cytokeratins and vimentin in adult renal neoplasms and normal renal tissue: potential utility of a cytokeratin antibody panel in the differential diagnosis of renal tumors. Am J Surg Pathol 2005, **29**: 747–754.

1220 Takada Y, Hiwada K, Yokoyama M, Ochi K, Takeuchi M, Kokubu T. Angiotensin converting enzyme. A possible histologic indicator for human renal cell carcinoma. Cancer 1988, **61**: 889–895.

1221 Takashi M, Haimoto H, Koshikawa T, Kato K. Expression of aldolase C isozyme in renal cell carcinoma. Am J Clin Pathol 1990, **93**: 631–636.

1222 Takashi M, Haimoto H, Murase T, Mitsuya H, Kato K. An immunochemical and immunohistochemical study of S 100 protein in renal cell carcinoma. Cancer 1988, **61**: 889–895.

1223 Terpe HJ, Storkel S, Zimmer U, Anquez V, Fischer C, Pantel K, Gunthert U. Expression of CD44 isoforms in renal cell tumors. Positive correlation to tumor differentiation. Am J Pathol 1996, **148**: 453–463.

1224 Ulrich W, Horvat R, Krisch K. Lectin histochemistry of kidney tumours and its pathomorphological relevance. Histopathology 1985, **9**: 1037–1050.

1225 Waldherr R, Schwechheimer K. Co-expression of cytokeratin and vimentin intermediate-sized filaments in renal cell carcinomas. Comparative study of the intermediate-sized filament distribution in renal cell carcinomas and normal human kidney. Virchows Arch [A] 1985, **408**: 15–27.

1226 Yoshida SO, Iman A, Olson CA, Taylor CR. Proximal renal tubular surface membrane antigens identified in primary and metastatic renal cell carcinomas. Arch Pathol Lab Med 1986, **110**: 825–832.

1227 Young AN, de Oliveira Salles P, Lim SD, Cohen C, Petros JA, Marshall FF, Neish AS, Amin MB. Beta defensin-1, parvalbumin, and vimentin. A panel of diagnostic immunohistochemical markers for renal tumors derived from gene expression profiling studies using cDNA microarrays. Am J Surg Pathol 2003, **27**: 199–205.

Molecular genetic features

1228 Amo-Takyi BK, Handt S, Gunawan B, Hollweg H-G, Fuzesi L. A cytogenetic approach to the differential diagnosis of metastatic clear cell renal cell carcinoma. Histopathology 1998, **32**: 436–443.

1229 Dreijerink K, Braga E, Kuzmin I, Geil L, Duh FM, Angeloni D, Zbar B, Lerman MI, Stanbridge EJ, Minna JD, Protopopov A, Li J, Kashuba V, Klein G, Zabarovsky ER. The candidate tumor suppressor gene, RASSF1A, from human chromosome 3p21.3 is involved in kidney tumorigenesis. Proc Natl Acad Sci U S A 2001, **98**: 7504–7509.

1230 El-Naggar AK, Batsakis JG, Wang G, Lee M-S. PCR-based RFLP screening of the commonly deleted 3p loci in renal cortical neoplasms. Diagn Mol Pathol 1993, **2**: 269–276.

1231 Fleming S. The impact of genetics on the classification of renal carcinoma. Histopathology 1993, **22**: 89–92.

1232 Foster K, Crossey PA, Cairns P, Hetherington JW, Richards FM, Jones MH, Bentley E, Affara NA, Ferguson-Smith MA, Maher ER. Molecular genetic investigation of sporadic renal cell carcinoma: analysis of allele loss on chromosomes 3p, 5q, 11p, 17 and 22. Br J Cancer 1994, **69**: 230–234.

1233 Hadeczek P, Podolski J, Toloczko A, Kurzawski G, Sikorski A, Rabbitts P, Huebner K, Lubinski J. Losses at 3p common deletion sites in subtypes of kidney tumours: histopathological correlations. Virchows Arch 1996, **429**: 37–42.

1234 Iqbal MA, Akhtar M, Ali MA. Cytogenetic findings in renal cell carcinoma. Hum Pathol 1996, **27**: 949–954.

1235 Kim WY, Kaelin WG Jr. Molecular pathways in renal cell carcinoma – rationale for targeted treatment. Semin Oncol 2006, **33**: 588–595.

1236 Kovacs G. Molecular differential pathology of renal cell tumours. Histopathology 1993, **22**: 1–8.

1237 McCue PA, Gorstein F. Genetic markers in renal cell carcinomas. Hum Pathol 2001, **32**: 1027–1028.

1238 Moch H, Mihatsch MJ. Genetic progression of renal cell carcinoma. Virchows Arch 2002, **441**: 320–327.

1239 Morita R, Ishikawa J, Tsutsumi M, Hikiji K, Tsukada Y, Kamidono S, Maeda S, Nakamura Y. Allelotype of renal cell carcinoma. Cancer Res 1991, **51**: 820–823.

1240 Pei J, Feder MM, Al-Saleem T, Liu Z, Liu A, Hudes GR, Uzzo RG, Testa JR. Combined classical cytogenetics and microarray-based genomic copy number analysis reveal frequent 3;5 rearrangements in clear cell renal cell carcinoma. Genes Chromosomes Cancer 2010, **49**: 610–619.

1241 Presti JC, Reuter VE, Cordon-Cardo C, Mazumdar M, Fair WR, Jhanwar SC. Allelic deletions in renal tumors. Histopathological correlations. Cancer Res 1993, 53: 5780–5783.

1242 Sirintrapun SJ, Parwani AV. Molecular pathology of the genitourinary tract: molecular pathology of kidney and testis. Surg Pathol Clinics 2009, 2: 199–223.

1243 Sudarshan S, Linehan WM. Genetic basis of cancer of the kidney. Semin Oncol 2006, 33: 544–551.

1244 Sukosd F, Kuroda N, Beothe T, Kaur AP, Kovacs G. Deletion of chromosome 3p14.2–p25 involving the VHL and FHIT genes in conventional renal cell carcinoma. Cancer Res 2003, 63: 455–457.

1245 Teyssier JR, Henry I, Dozier C, Ferre D, Adnet JJ, Pluot M. Recurrent deletion of the short arm of chromosome 3 in human renal cell carcinoma. Shift of the c-raf 1 locus. J Natl Cancer Inst 1986, 77: 1187–1195.

1246 Toma MI, Grosser M, Herr A, Aust DE, Meye A, Hoefling C, Fuessel S, Wuttig D, Wirth MP, Baretton GB. Loss of heterozygosity and copy number abnormality in clear cell renal cell carcinoma discovered by high-density affymetrix 10K single nucleotide polymorphism mapping array. Neoplasia 2008, 10: 634–642.

1247 van der Hout AH, van den Berg E, van der Vlies P, Dijkhuizen T, Storkel S, Oosterhuis JW, de Jong B, Buys CH. Loss of heterozygosity at the short arm of chromosome 3 in renal-cell cancer correlates with the cytological tumour type. Int J Cancer 1993, 53: 353–357.

1248 Wang L, Darling J, Zhang JS, Liu W, Qian J, Bostwick D, Hartmann L, Jenkins R, Bardenhauer W, Schutte J, Opalka B, Smith DI. Loss of expression of the DRR 1 gene at chromosomal segment 3p21.1 in renal cell carcinoma. Genes Chromosomes Cancer 2000, 27: 1–10.

1249 Weiss LM, Gelb AB, Medeiros LJ. Adult renal epithelial neoplasms. Am J Clin Pathol 1995, 103: 624–635.

Other microscopic types

1250 Renshaw AA. Subclassification of renal cell neoplasms: an update for the practising pathologist. Histopathology 2002, 41: 283–300.

1251 Srigley JR, Delahunt B. Uncommon and recently described renal carcinomas. Mod Pathol 2009, 22: S2–S23.

Papillary renal cell carcinoma

1252 Allory Y, Ouazana D, Boucher E, Thiounn N, Vieillefond A. Papillary renal cell carcinoma: prognostic value of morphological subtypes in a clinicopathologic study of 43 cases. Virchows Arch 2003, 442: 336–342.

1253 Amin MB, Corless CL, Renshaw AA, Tickoo SK, Kubus J, Schultz DS. Papillary (chromophil) renal cell carcinoma: histomorphologic characteristics and evaluation of conventional pathologic prognostic parameters in 62 cases. Am J Surg Pathol 1997, 21: 621–635.

1254 Baer SC, Ro JY, Ordóñez NG, Maiese RL, Loose JH, Grignon DG, Ayala AG. Sarcomatoid collecting duct carcinoma. A clinicopathologic and immunohistochemical study of five cases. Hum Pathol 1993, 24: 1017–1022.

1255 Cohen RJ, McNeal JE, Susman M, Sellner LN, Iacopetta BJ, Weinstein SL, Dawkins HJ. Sarcomatoid renal cell carcinoma of papillary origin: a case report and cytogenetic evaluation. Arch Pathol Med Lab 2000, 124: 1830–1833.

1256 Corless CL, Aburatani H, Fletcher JA, Housman DE, Amin MB, Weinberg DS. Papillary renal cell carcinoma: quantitation of chromosomes 7 and 17 by FISH, analysis of chromosome 3p for LOH, and DNA ploidy. Diagn Mol Pathol 1996, 5: 53–64.

1257 Delahunt B, Eble JN. Papillary renal cell carcinoma: a clinicopathologic and immunohistochemical study of 105 tumors. Mod Pathol 1997, 10: 537–544.

1258 Delahunt B, Eble JN, McCredie MRE, Bethwaite PB, Stewart JH, Bilous AM. Morphologic typing of papillary renal cell carcinoma: comparison of growth kinetics and patient survival 66 cases. Hum Pathol 2001, 32: 590–595.

1259 Fuzesi L, Gunawan B, Bergmann F, Tack S, Braun S, Jakse G. Papillary renal cell carcinoma with clear cell cytomorphology and chromosomal loss of 3p. Histopathology 1999, 35: 157–161.

1260 Gatalica Z, Kovatich A, Miettinen M. Consistent expression of cytokeratin 7 in papillary renal-cell carcinoma. An immunohistochemical study in formalin-fixed, paraffin-embedded tissues. J Urol Pathol 1995, 3: 205–211.

1261 Henn W, Zwergel T, Wullich B, Thonnes M, Zang KD, Seitz G. Bilateral multicentric papillary renal tumors with heteroclonal origin based on tissue-specific karyotype instability. Cancer 1993, 72: 1315–1318.

1262 Ishikawa I, Kovacs G. High incidence of papillary renal cell tumours in patients on chronic haemodialysis. Histopathology 1993, 22: 135–139.

1263 Jiang F, Richter J, Schraml P, Bubendorf L, Gasser T, Sauter G, Mihatsch M, Moch H. Chromosomal imbalances in papillary renal cell carcinoma. Genetic differences between histological subtypes. Am J Pathol 1998, 153: 1467–1473.

1264 Kattar MM, Grignon DJ, Wallis T, Haas GP, Sakr WA, Pontes JE, Visscher DW. Clinicopathologic and interphase cytogenetic analysis of papillary (chromophilic) renal cell carcinoma. Mod Pathol 1997, 10: 1143–1150.

1265 Kovacs G, Kovacs A. Parenchymal abnormalities associated with papillary renal cell tumors. A morphological study. J Urol Pathol 1993, 1: 301–312.

1266 Kunju LP, Wojno K, Wolf JS Jr, Cheng L, Shah RB. Papillary renal cell carcinoma with oncocytic cells and nonoverlapping low grade nuclei: expanding the morphologic spectrum with emphasis on clinicopathologic, immunohistochemical and molecular features. Hum Pathol 2008, 39: 96–101.

1267 Lefèvre M, Couturier J, Sibony M, Bazille C, Boyer K, Callard P, Vieillefond A, Allory Y. Adult papillary renal tumor with oncocytic cells: clinicopathologic, immunohistochemical, and cytogenetic features of ten cases. Am J Surg Pathol 2005, 29: 1576–1581.

1268 Leroy X, Zini L, Leteurtre E, Zerimech F, Porchet N, Aubert J-P, Gosselin B, Copin M-C. Morphologic subtyping of papillary renal cell carcinoma: correlation with prognosis and differential expression of MUC1 between the two subtypes. Mod Pathol 2002, 15: 1126–1130.

1269 Lubensky IA, Schmidt L, Zhuang Z, Weirich G, Pack S, Zambrano N, Walther MM, Choyke P, Linehan MW, Zbar B. Hereditary and sporadic papillary renal carcinomas with c-met mutations share a distinct morphological phenotype. Am J Pathol 1999, 155: 517–526.

1270 Mancilla-Jimenez R, Stanley RJ, Blath RA. Papillary renal cell carcinoma. A clinical, radiologic and pathologic study of 34 cases. Cancer 1976, 38: 2469–2480.

1271 Mathers ME, Pollock AM, Marsh C, O'Donnell M. Cytokeratin 7: a useful adjunct in the diagnosis of chromophobe renal cell carcinoma. Histopathology 2002, 40: 563–567.

1272 Park BH, Ro JY, Park WS, Jee KJ, Kim K, Gong G, Cho YM. Oncocytic papillary renal cell carcinoma with inverted nuclear pattern: distinct subtype with an indolent clinical course. Pathol Int 2009, 59: 137–146.

1273 Renshaw AA, Corless CL. Papillary renal cell carcinoma. Histology and immunohistochemistry. Am J Surg Pathol 1995, 19: 842–849.

1274 Renshaw AA, Corless CL. Papillary renal cell carcinoma: gross features and histologic correlates. J Urol Pathol 1997, 7: 9–20.

1275 Renshaw AA, Maurici D, Fletcher JA. Papillary renal cell carcinoma with rare papillae histologically resembling collecting duct carcinoma. J Urol Pathol 1996, 5: 65–74.

1276 Renshaw AA, Morgan IW, Fletcher JA. A sarcomatoid renal cell carcinoma with a 'hobnail pattern' and immunohistochemical and cytogenetic features of papillary carcinoma. J Urol Pathol 1998, 9: 93–102.

1277 Renshaw AA, Zhang H, Corless CL, Fletcher JA, Pins MR. Solid variants of papillary (chromophil) renal cell carcinoma: Clinicopathologic and genetic features. Am J Surg Pathol 1997, 21: 1203–1209.

1278 Rohan SM, Dudas ME, Gopalan A, Fine SW, Reuter VE, Tickoo SK. Clear cell papillary renal cell carcinoma (CCPAP): a distinct entity or a variant of clear cell papillary renal cell carcinoma? Lab Invest 2009, 89(Suppl 1): 191A.

1279 Sanders ME, Mick R, Tomaszewski JE, Barr FG. Unique patterns of allelic imbalance distinguish Type 1 from Type 2 sporadic papillary renal cell carcinoma. Am J Pathol 2002, 161: 997–1005.

Collecting duct carcinoma

1280 Albadine R, Schultz L, Illei P, Ertoy D, Hicks J, Sharma R, Epstein JI, Netto GJ. PAX8 (+)/p63 (–) immunostaining pattern in renal collecting duct carcinoma (CDC): a useful immunoprofile in the differential diagnosis of CDC versus urothelial carcinoma of upper urinary tract. Am J Surg Pathol 2010, 34: 965–969.

1281 Amin MB, Gupta R, Osunkoya AO, Hes O, Billis A, Bacchi CE, Hansel D, Zhou M, deCastro MG, Moch H, Salles F, Cabrera RA, Gown AM. Carcinoma of collecting ducts of Bellini: analysis of 27 distinctive cases of renal cell carcinoma with aggressive clinical behaviour. Lab Invest 2009, 89(Suppl 1): 157A.

1282 Amin MB, Varma MD, Tickoo SK, Ro JY. Collecting duct carcinoma of the kidney. Adv Anat Pathol 1997, 4: 85–94.

1283 Davies JH, Fisher C. Alpha-fetoprotein-producing collecting duct carcinoma of the kidney. Int J Surg Pathol 1994, 1: 239–244.

1284 Fleming S, Lewi HJE. Collecting duct carcinoma of the kidney. Histopathology 1986, 10: 1131–1141.

1285 Fleming S, Symes CE. The distribution of cytokeratin antigens in the kidney and in renal tumours. Histopathology 1987, 11:

157–170.

1286 Fuzesi L, Cober M, Mittermayer C. Collecting duct carcinoma. Cytogenetic characterization. Histopathology 1992, 21: 155–160.

1287 Kennedy SM, Merino MJ, Linehan WM, Roberts JR, Robertson CN, Neumann RD. Collecting duct carcinoma of the kidney. Hum Pathol 1990, 21: 449–456.

1288 Kuroda N, Naruse K, Miyazaki E, Hayashi Y, Yoshikawa C, Ashida S, Moriki T, Yamasaki Y, Numoto S, Yamamoto Y, Yamasaki I, Hiroi M, Shuin T, Enzan H. Vinculin: its possible use as a marker of normal collecting ducts and renal neoplasms with collecting duct system phenotype. Mod Pathol 2000, 13: 1109–1114.

1289 Li M, Vuolo MA, Weidenheim KM, Minsky LS. Collecting-duct carcinoma of the kidney with prominent signet ring cell features. Mod Pathol 2001, 14: 623–628.

1290 Mancilla-Jimenez R, Stanley RJ, Blath RA. Papillary renal cell carcinoma. A clinical, radiologic and pathologic study of 34 cases. Cancer 1976, 38: 2469–2480.

1291 Morell-Quadreny L, Gregori-Romero A, Carda-Batalla C, Llombart-Bosch A. Collecting duct carcinoma of the kidney: a morphologic and DNA flow cytometric study of seven cases. J Urol Pathol 1998, 8: 69–84.

1292 Osunkoya AO, Young AN, Wang W, Netto GJ, Epstein JI. Comparison of gene expression profiles in tubulocystic carcinoma and collecting duct carcinoma of the kidney. Am J Surg Pathol 2009, 33: 1103–1106.

1293 Rumpelt HJ, Störkel S, Moll R, Scharfe T, Thoenes W. Bellini duct carcinoma. Further evidence for this rare variant of renal cell carcinoma. Histopathology 1991, 18: 115–122.

1294 Srigley JR, Eble JN. Collecting duct carcinoma of kidney. Semin Diagn Pathol 1998, 15: 54–67.

Tubulocystic carcinoma

1295 Amin MB, MacLennan GT, Gupta R, Grignon D, Paraf F, Vieillefond A, Paner GP, Stovsky M, Young AN, Srigley JR, Cheville JC. Tubulocystic carcinoma of the kidney: clinicopathologic analysis of 31 cases of a distinctive rare subtype of renal cell carcinoma. Am J Surg Pathol 2009, 33: 384–392.

1296 Osunkoya AO, Young AN, Wang W, Netto GJ, Epstein JI. Comparison of gene expression profiles in tubulocystic carcinoma and collecting duct carcinoma of the kidney. Am J Surg Pathol 2009, 33: 1103–1106.

1297 Yang XJ, Zhou M, Hes O, Shen S, Li R, Lopez J, Shah RB, Yang Y, Chuang ST, Lin F, Tretiakova MM, Kort EJ, Teh BT. Tubulocystic carcinoma of the kidney: clinicopathologic and molecular characterization. Am J Surg Pathol 2008, 32: 177–187.

1298 Zhou M, Yang XJ, Lopez JI, Shah RB, Hes O, Shen SS, Li R, Yang Y, Lin F, Elson P, Sercia L, Magi-Galluzzi C, Tubbs R. Renal tubulocystic carcinoma is closely related to papillary renal cell carcinoma: implications for pathologic classification. Am J Surg Pathol 2009, 33: 1840–1849.

Mucinous tubular and spindle cell carcinoma

1299 Argani P, Netto GJ, Parwani AV. Papillary renal cell carcinoma with low-grade spindle cell foci: a mimic of mucinous tubular and spindle cell carcinoma. Am J Surg Pathol

2008, 32: 1353–1359.

1300 Aubert S, Duchene F, Augusto D, Llinares K, Lemaitre L, Gosselin B, Leroy X. Low-grade tubular myxoid renal tumours: a clinicopathological study of 3 cases. Int J Surg Pathol 2004, 12: 179–183.

1301 Cossu-Rocca P, Eble JN, Delahunt B, Zhang S, Martignoni G, Brunelli M, Cheng L. Renal mucinous tubular and spindle carcinoma lacks the gains of chromosomes 7 and 17 and losses of chromosome Y that are prevalent in papillary renal cell carcinoma. Mod Pathol 2006, 19: 488–493.

1302 Dhillon J, Amin MB, Selbs E, Turi GK, Paner GP, Reuter VE. Mucinous tubular and spindle cell carcinoma of the kidney with sarcomatoid change. Am J Surg Pathol 2009, 33: 44–49.

1303 Ferlicot S, Allory Y, Compérat E, Mege-Lechevalier F, Dimet S, Sibony M, Couturier J, Vieillefond A. Mucinous tubular and spindle cell carcinoma: a report of 15 cases and a review of the literature. Virchows Arch 2005, 447: 978–983.

1304 Fine SW, Argani P, DeMarzo AM, Delahunt B, Sebo TJ, Reuter VE, Epstein JI. Expanding the histologic spectrum of mucinous tubular and spindle cell carcinoma of the kidney. Am J Surg Pathol 2006, 30: 1554–1560.

1305 Jung SJ, Yoon HK, Chung JI, Ayala AG, Ro JY. Mucinous tubular and spindle cell carcinoma of the kidney with neuroendocrine differentiation: report of two cases. Am J Clin Pathol 2006, 125: 99–104.

1306 Paner GP, Srigley JR, Radhakrishnan A, Cohen C, Skinnider BF, Tickoo SK, Young AN, Amin MB. Immunohistochemical analysis of mucinous tubular and spindle cell carcinoma and papillary renal cell carcinoma of the kidney: significant immunophenotypic overlap warrants diagnostic caution. Am J Surg Pathol 2006, 30: 13–19.

1307 Parwani AV, Husain AN, Epstein JI, Beckwith JB, Argani P. Low-grade myxoid renal epithelial neoplasms with distal nephron differentiation. Hum Pathol 2001, 32: 506–512.

1308 Shen SS, Ro JY, Tamboli P, Truong LD, Zhai Q, Jung SJ, Tibbs RG, Ordonez NG, Ayala AG. Mucinous tubular and spindle cell carcinoma of kidney is probably a variant of papillary renal cell carcinoma with spindle cell features. Ann Diagn Pathol 2007, 11: 13–21.

Renal medullary carcinoma

1309 Adsay VN, De Roux SJ, Sakr W, Grignon D. Cancer as a marker of genetic medical disease: an unusual case of medullary carcinoma of the kidney. Am J Surg Pathol 1998, 22: 260–264.

1310 Bruno D, Wigfall DR, Zimmerman SA, Rosoff PM, Wiener JS. Genitourinary complications of sickle cell disease. J Urol 2001, 166: 803–811.

1311 Cheng JX, Tretiakova M, Gong C, Mandal S, Krausz T, Taxy JB. Renal medullary carcinoma: rhabdoid features and the absence of INI1 expression as markers of aggressive behavior. Mod Pathol 2008, 21: 647–652.

1312 Davis CJ Jr, Mostofi FK, Sesterhenn IA. Renal medullary carcinoma. The seventh sickle cell nephropathy. Am J Surg Pathol 1995, 19: 1–11.

1313 Eble JN. Renal medullary carcinoma: a distinct entity emerges from the confusion of 'collecting duct carcinoma'. Adv Anat Pathol 1996, 3: 233–238.

1314 Liu Q, Wrathall L, Galli S, Vicens J, Linehan WM, Tsokos M, Merino MJ. Renal medullary carcinoma: molecular, IHC, and pathologic

correlation. Lab Invest 2009, 89(Suppl 1): 179A.

1315 Rodriguez-Jurado R, Gonzalez-Crussi F. Renal medullary carcinoma: immunohistochemical and ultrastructural observations. J Urol Pathol 1996, 4: 191–203.

Chromophobe renal cell carcinoma

1316 Adley BP, Gupta A, Lin F, Luan C, Teh BT, Yang XJ. Expression of kidney-specific cadherin in chromophobe renal cell carcinoma and renal oncocytoma. Am J Clin Pathol 2006, 126: 79–85.

1317 Akhtar M, Chantziantoniou N. Flow cytometric and quantitative image cell analysis of DNA ploidy in renal chromophobe cell carcinoma. Hum Pathol 1998, 29: 1181–1188.

1318 Akhtar M, Kardar H, Linjawi T, McClintock J, Ali MA. Chromophobe cell carcinoma of the kidney. A clinicopathologic study of 21 cases. Am J Surg Pathol 1995, 19: 1245–1256.

1319 Akhtar T, Tulbah A, Kardar AH, Ali MA. Sarcomatoid renal cell carcinoma: The chromophobe connection. Am J Surg Pathol 1997, 21: 1188–1195.

1320 Amin MB, Paner GP, Alvarado-Cabrero I, Young AN, Stricker HJ, Lyles RH, Moch H. Chromophobe renal cell carcinoma: histomorphologic characteristics and evaluation of conventional pathologic prognostic parameters in 145 cases. Am J Surg Pathol 2008, 32: 1822–1834.

1321 Blandamura S, Giacomelli L, Leo G, Segato P, Ninfo V. Nuclear maspin detection in renal cell tumours: possible diagnostic role and correlation with p53 status. Histopathology 2006, 49: 274–282.

1322 Bonsib SM. Renal chromophobe cell carcinoma: the relationship between cytoplasmic vesicles and colloidal iron stain. J Urol Pathol 1996, 4: 9–14.

1323 Bonsib SM, Lager DJ. Chromophobe cell carcinoma. Analysis of 5 cases. Am J Surg Pathol 1990, 14: 260–267.

1324 Bugert P, Gaul C, Weber K, Hebers J, Akhtar M, Ljungberg B, Kovacs G. Specific genetic changes of diagnostic importance in chromophobe renal cell carcinomas. Lab Invest 1997, 76: 203–208.

1325 Cochand-Priollet B, Molinié V, Bougaran J, Bouvier R, Dauge-Geffroy MC, Deslignieres S, Fournet JC, Gros P, Lesourd A, Saint-Andre JP, Toublanc M, Vieillefond A, Wassef M, Fontaine A, Groleau L. Renal chromophobe cell carcinoma and oncocytoma: a comparative morphologic, histochemical, and immunohistochemical study of 124 cases. Arch Pathol Lab Med 1997, 121: 1081–1086.

1326 Dabbs DJ, Davis AT, Bonsib SM, Jones EC. Comparison of MIB-1 proliferation rates for eosinophilic renal tumors: oncocytoma, chromophobe renal carcinoma, and eosinophilic variant of renal carcinoma. Appl Immunohistochem 1998, 6: 187–190.

1327 DeLong WH, Sakr W, Grignon DJ. Chromophobe renal cell carcinoma: a comparative histochemical and immunohistochemical study. J Urol Pathol 1996, 4: 1–8.

1328 Durham JR, Keohane M, Amin MB. Chromophobe renal cell carcinoma. Adv Anat Pathol 1996, 3: 336–342.

1329 Erlandson RA, Shek TWH, Reuter VE. Diagnostic significance of mitochondria in four types of renal epithelial neoplasms: an ultrastructural study of 60 tumors. Ultrastruct Pathol 1997, 21: 409–418.

1330 Granter SR, Renshaw AA. Fine-needle

aspiration of chromophobe renal cell carcinoma: analysis of six cases. Cancer Cytopathol 1997, 81: 122–128.

1331 Henn W, Welter C, Wullich B, Zang KD, Blin N, Seitz G. Chromophobe renal cell carcinoma and renal oncocytoma. A cytogenetic and cytological comparison. J Urol Pathol 1993, 1: 145–155.

1332 Hes O, Vanecek T, Perez-Montiel DM, Alvarado Cabrero I, Hora M, Suster S, Lamovec J, Curik R, Mandys V, Michal M. Chromophobe renal cell carcinoma with microcystic and adenomatous arrangement and pigmentation – a diagnostic pitfall. Morphological, immunohistochemical, ultrastructural and molecular genetic report of 20 cases. Virchows Arch 2005, 446: 383–393.

1333 Hornsby CD, Cohen C, Amin MB, Picken MM, Lawson D, Yin-Goen Q, Young AN. Claudin-7 immunohistochemistry in renal tumors: a candidate marker for chromophobe renal cell carcinoma identified by gene expression profiling. Arch Pathol Lab Med 2007, 131: 1541–1546.

1334 Huo L, Sugimura J, Tretiakova MS, Patton KT, Gupta R, Popov B, Laskin WB, Yeldandi A, Teh BT, Yang XJ. C-kit expression in renal oncocytomas and chromophobe renal cell carcinomas. Hum Pathol 2005, 36: 262–268.

1335 Khoury JD, Abrahams NA, Levin HS, MacLennan GT. The utility of epithelial membrane antigen and vimentin in the diagnosis of chromophobe renal cell carcinoma. Ann Diagn Pathol 2002, 6: 154–158.

1336 Koller A, Kain R, Haitel A, Mazal PR, Asboth F, Susani M. Renal oncocytoma with prominent intracytoplasmic vacuoles of mitochondrial origin. Histopathology 2000, 37: 264–268.

1337 Kuroda N, Inoue K, Guo L, Miyazaki E, Hayashi Y, Naruse K, Toi M, Hiroi M, Shuin T, Enzan H. Expression of CD9/motility-related protein 1 (MRP-1) in renal parenchymal neoplasms: consistent expression in papillary and chromopobe renal cell carcinomas. Hum Pathol 2001, 32: 1071–1077.

1338 Latham B, Dickersin GR, Oliva E. Subtypes of chromophobe cell renal carcinoma: an ultrastructural and histochemical study of 13 cases. Am J Surg Pathol 1999, 23: 530–536.

1339 Mai KT, Teo I, Belanger EC, Robertson SJ, Marginean EC, Islam S. Progesterone receptor reactivity in renal oncocytoma and chromophobe renal cell carcinoma. Histopathology 2008, 52: 277–282.

1340 Martignoni G, Pea M, Chilosi M, Brunelli M, Scarpa A, Colato C, Tardanico R, Zamboni G, Bonetti F. Parvalbumin is constantly expressed in chromophobe renal carcinoma. Mod Pathol 2001, 14: 760–767.

1341 Martignoni G, Pea M, Brunelli M, Chilosi M, Zamó A, Bertaso M, Cossu-Rocca P, Eble JN, Mikuz G, Puppa G, Badoual C, Ficarra V, Novella G, Bonetti F. CD10 is expressed in a subset of chromophobe renal cell carcinomas. Mod Pathol 2004, 17: 1455–1463.

1342 Moreno SM, Benítez IA, Martínez González MA. Ultrastructural studies in a series of 18 cases of chromophobe renal cell carcinoma. Ultrastruct Pathol 2005, 29: 377–387.

1343 Newman KK, Wang BY, Cetin N, Ye H, Zou X, Lee P, Melamed J. Differential steroid hormone expression in renal cell carcinoma subtypes. Lab Invest 2009, 89(Suppl 1): 187A.

1344 Osunkoya AO, Cohen C, Lawson D, Picken

MM, Amin MB, Young AN. Claudin-7 and claudin-8: immunohistochemical markers for the differential diagnosis of chromophobe renal cell carcinoma and renal oncocytoma. Hum Pathol 2009, 40: 206–210.

1345 Pan CC, Chen PC, Chiang H. Overexpression of KIT (CD117) in chromophobe renal cell carcinoma and renal oncocytoma. Am J Clin Pathol 2004, 121: 878–883.

1346 Patton KT, Tretiakova MS, Yao JL, Papavero V, Huo L, Adley BP, Wu G, Huang J, Pins MR, Teh BT, Yang XJ. Expression of RON proto-oncogene in renal oncocytoma and chromophobe renal cell carcinoma. Am J Surg Pathol 2004, 28: 1045–1050.

1347 Pavlovich CP, Walther MM, Eyler RA, Hewitt SM, Zbar B, Linehan WM, Merino MJ. Renal tumors in the Birt–Hogg–Dubé syndrome. Am J Surg Pathol 2002, 26: 1542–1552.

1348 Petersson F, Gatalica Z, Grossmann P, Perez Montiel MD, Alvarado Cabrero I, Bulimbasic S, Swatek A, Straka L, Tichy T, Hora M, Kuroda N, Legendre B, Michal M, Hes O. Sporadic hybrid oncocytic/chromophobe tumor of the kidney: a clinicopathologic, histomorphologic, immunohistochemical, ultrastructural, and molecular cytogenetic study of 14 cases. Virchows Arch 2010, 456: 355–365.

1349 Petit A, Castillo M, Santos M, Mellado B, Alcover JB, Mallofré C. KIT expression in chromophobe renal cell carcinoma: comparative immunohistochemical analysis of KIT expression in different renal cell neoplasms. Am J Surg Pathol 2004, 28: 676–678.

1350 Renshaw AA, Henske EP, Loughlin KR, Shipiro C, Weinberg DS. Aggressive variants of chromophobe renal cell carcinoma. Cancer 1996, 78: 1756–1761.

1351 Skinnider BF, Jones EC. Renal oncocytoma and chromophobe renal cell carcinoma: a comparison of colloidal iron staining and electron microscopy. Am J Clin Pathol 1999, 111: 796–803.

1352 Speicher MR, Schoell B, du Manoir S, Schrock E, Ried T, Cremer T, Störkel S, Kovacs A, Kovacs G. Specific loss of chromosomes 1, 2, 6, 10, 13, 17, and 21 in chromophobe renal cell carcinomas revealed by comparative genomic hybridization. Am J Pathol 1994, 145: 356–364.

1353 Taki A, Nakatani Y, Misugi K, Yao M, Nagashima Y. Chromophobe renal cell carcinoma: an immunohistochemical study of 21 Japanese cases. Mod Pathol 1999, 12: 310–317.

1354 Thoenes W, Störkel S, Rumpelt HJ. Human chromophobe cell renal carcinoma. Virchows Arch [Cell Pathol] 1985, 48: 207–217.

1355 Tickoo SK, Amin MB. Discriminant nuclear features of renal oncocytoma and chromophobe renal cell carcinoma. Analysis of their potential utility in the differential diagnosis. Am J Clin Pathol 1998, 110: 782–787.

1356 Tickoo SK, Amin MB, Zarbo RJ. Colloidal iron staining in renal epithelial neoplasms, including chromophobe renal cell carcinoma: emphasis on technique and patterns of staining. Am J Surg Pathol 1998, 22: 419–424.

1357 Tickoo SK, Reuter VE, Amin MB, Srigley JR, Epstein JI, Min KW, Rubin MA, Ro JY. Renal oncocytosis: a morphologic study of fourteen cases. Am J Surg Pathol 1999, 23: 1094–1101.

1358 Tickoo ST, Lee MW, Eble JN, Amin M, Christopherson T, Zarbo RJ, Amin MB.

Ultrastructural observations on mitochondria and microvesicles in renal oncocytoma, chromophobe renal cell carcinoma, and eosinophilic variant of conventional (clear cell) renal cell carcinoma. Am J Surg Pathol 2000, 24: 1247–1256.

1359 Wang HY, Mills SE. KIT and RCC are useful in distinguishing chromophobe renal cell carcinoma from the granular variant of clear cell renal cell carcinoma. Am J Surg Pathol 2005, 29: 640–646.

1360 Went P, Dirnhofer S, Salvisberg T, Amin MB, Lim SD, Diener PA, Moch H. Expression of epithelial cell adhesion molecule (EpCam) in renal epithelial tumors. Am J Surg Pathol 2005, 29: 83–88.

1361 Wiatrowska BA, Zakowski MF. Fine-needle aspiration biopsy of chromophobe renal cell carcinoma and oncocytoma: comparison of cytomorphologic features. Cancer Cytopathol 1999, 87: 161–167.

1362 Wilson EJ, Resnick MI, Jacobs G. Sarcomatoid chromophobe renal cell carcinoma: report of an additional case with ultrastructural findings. J Urol Pathol 1999, 11: 113–122.

1363 Yusenko MV, Kovacs G. Identifying CD83 (KAI1) as a marker for human chromophobe renal cell carcinoma. Histopathology 2009, 55: 687–695.

Sarcomatoid renal cell carcinoma

1364 Auger M, Katz RL, Sella A, Ordóñez NG, Lawrence DD, Ro JY. Fine-needle aspiration cytology of sarcomatoid renal cell carcinoma. A morphologic and immunocytochemical study of 15 cases. Diagn Cytopathol 1993, 9: 46–51.

1365 Bastacky S, McBee A, Fusca F, Beicich MJ. Sarcomatoid renal carcinoma with malignant osseous and chondroid differentiation: case reports and review of the literature. J Urol Pathol 1997, 5: 119–138.

1366 Baydar D, Amin MB, Epstein JI. Osteoclast-rich undifferentiated carcinomas of the urinary tract. Mod Pathol 2006, 19: 161–171.

1367 Cangiano T, Liao J, Naitoh J, Dorey F, Figlin R, Belldegrun A. Sarcomatoid renal cell carcinoma: biologic behavior, prognosis, and response to combined surgical resection and immunotherapy. J Clin Oncol 1999, 17: 523–529.

1368 Cheville JC, Lohse CM, Zincke H, Weaver AL, Leibovich BC, Frank I, Blute ML. Sarcomatoid renal cell carcinoma: an examination of underlying histologic subtype and an analysis of associations with patient outcome. Am J Surg Pathol 2004, 28: 435–441.

1369 Deitchman B, Sidhu GS. Ultrastructural study of a sarcomatoid variant of renal cell carcinoma. Cancer 1980, 46: 1152–1157.

1370 De Long W, Grignon DJ, Eberwein P, Shum DT, Wyatt JK. Sarcomatoid renal cell carcinoma. An immunohistochemical study of 18 cases. Arch Pathol Lab Med 1993, 117: 636–640.

1371 de Peralta-Venturina M, Moch H, Amin M, Tamboli P, Hailemariam S, Mihatsch M, Javidan J, Stricker H, Ro JY, Amin MB. Sarcomatoid differentiation in renal cell carcinoma: a study of 101 cases. Am J Surg Pathol 2001, 25: 275–284.

1372 Dierick AM, Praet M, Roels H, Verbeeck P, Robyns C, Oosterlinck W. Vimentin expression of renal cell carcinoma in relation to DNA content and histological grading. A combined light microscopic, immunocytochemical and cytophotometrical analysis. Histopathology 1991, **18**: 315–322.

1373 el-Naggar AK, Gaber K, Ordóñez NG. Renal cell carcinoma with osteoclast-like giant cells. Virchows Arch [A] 1993, **422**: 427–431.

1374 Farrow GM, Harrison EG Jr, Utz DC. Sarcomas and sarcomatoid and mixed malignant tumors of the kidney in adults. Cancer 1968, **22**: 545–563.

1375 Harris SC, Hird PM, Shortland JR. Immunohistochemistry and lectin histochemistry in sarcomatoid renal cell carcinoma. A comparison with classical renal cell carcinoma. Histopathology 1989, **15**: 607–616.

1376 Kragel PJ, Walther MM, Pestaner JP, Merino MJ. Sarcomatoid renal cell carcinoma. Five cases with immuno- and lectin histochemistry supporting proximal tubular origin. Int J Surg Pathol 1993, **1**: 107–110.

1377 Mai KT, Blew B, Collins JP. Renal cell carcinoma with extensive and minimal sarcomatoid change: prognostic significance and relationship with subtypes of renal cell carcinoma. J Urol Pathol 1999, **11**: 35–46.

1378 Ro JY, Ayala AG, Sella A, Samuels ML, Swanson DA. Sarcomatoid renal cell carcinoma: clinicopathologic. A study of 42 cases. Cancer 1987, **59**: 516–526.

1379 Tomera KM, Farrow GM, Lieber MM. Sarcomatoid renal carcinoma. J Urol 1983, **130**: 657–659.

1380 Wang X, MacLennan GT, Zhang S, Montironi R, Lopez-Beltran A, Tan PH, Foster S, Baldridge LA, Cheng L. Sarcomatoid carcinoma of the upper urinary tract: clinical outcome and molecular characterization. Hum Pathol 2009, **40**: 211–217.

Renal cell carcinoma with rhabdoid features

1381 Gokden N, Nappi O, Swanson PE, Pfeifer JD, Vollmer RT, Wick MR, Humphrey PA. Renal cell carcinoma with rhabdoid features. Am J Surg Pathol 2000, **24**: 1329–1338.

1382 Kuroiwa K, Kinoshita Y, Shiratsuchi H, Oshiro Y, Tamiya S, Oda Y, Naito S, Tsuneyoshi M. Renal cell carcinoma with rhabdoid features: an aggressive neoplasm. Histopathology 2002, **41**: 538–548.

1383 Leroy X, Zini L, Buob D, Ballereau C, Villers A, Aubert S. Renal cell carcinoma with rhabdoid features: an aggressive neoplasm with overexpression of p53. Arch Pathol Lab Med 2007, **131**: 102–106.

Translocation-associated renal cell carcinomas

1384 Argani P, Antonescu CR, Couturier J, Fournet J-C, Sciot R, Debiec-Rychter M, Hutchinson B, Reuter VE, Boccon-Gibod L, Timmons C, Hafez N, Ladanyi M. PRCC-TFE3 renal carcinomas: morphologic, immunohistochemical, ultrastructural, and molecular analysis of an entity associated with +(X;1)(p11; q21). Am J Surg Pathol 2002, **26**: 1553–1566.

1385 Argani P, Antonescu CR, Illei PB, Lui MY, Timmons CF, Newbury R, Reuter VE, Garvin AJ, Perez-Atayde AR, Fletcher JA, Beckwith JB, Bridge JA, Ladanyi M. Primary renal neoplasms with the ASPL-TFE3 gene fusion of alveolar soft part sarcoma: a distinctive tumor entity previously included among renal cell carcinomas of children and adolescents. Am J Pathol 2001, **159**: 179–192.

1386 Argani P, Lal P, Hutchinson B, Lui MY, Reuter VE, Ladanyi M. Aberrant nuclear immunoreactivity for TFE3 in neoplasms with TFE3 gene fusions: a sensitive and specific immunohistochemical assay. Am J Surg Pathol 2003, **27**: 750–761.

1387 Argani P, Ladanyi M. The evolving story of renal translocation carcinomas [editorial]. Am J Clin Pathol 2006, **126**: 332–334.

1388 Argani P, Olgac S, Tickoo SK, Goldfischer M, Moch H, Chan DY, Eble JN, Bonsib SM, Jimeno M, Lloreta J, Billis A, Hicks J, De Marzo AM, Reuter VE, Ladanyi M. Xp11 translocation renal cell carcinoma in adults: expanded clinical, pathologic, and genetic spectrum. Am J Surg Pathol 2007, **31**: 1149–1160.

1389 Argani P, Hicks J, De Marzo AM, Albadine R, Illei PB, Ladanyi M, Reuter VE, Netto GJ. Xp11 translocation renal cell carcinoma (RCC): extended immunohistochemical profile emphasizing novel RCC markers. Am J Surg Pathol 2010, **34**: 1295–1303.

1390 Argani P, Laé M, Hutchinson B, Reuter VE, Collins MH, Perentesis J, Tomaszewski JE, Brooks JS, Acs G, Bridge JA, Vargas SO, Davis IJ, Fisher DE, Ladanyi M. Renal carcinomas with the t(6;11)(p21;q12): clinicopathologic features and demonstration of the specific alpha-TFEB gene fusion by immunohistochemistry, RT-PCR, and DNA PCR. Am J Surg Pathol 2005, **29**: 230–240.

1391 Argani P, Aulmann S, Karanjawala Z, Fraser RB, Ladanyi M, Rodriguez M. Melanotic Xp11 translocation renal cancer: a distinctive neoplasm with overlapping features of PEComa, carcinoma, and melanoma. Am J Surg Pathol 2009, **33**: 609–619.

1392 Suzigan S, Drut R, Faria P, Argani P, De Marzo AM, Barbosa RN, Mello Denadai ER, Martins-Filho J, Martucci RC, Bauab T Jr. Xp11 translocation carcinoma of the kidney presenting with multilocular cystic renal cell carcinoma-like features. Int J Surg Pathol 2007, **15**: 199–203.

1393 Wu A, Kunju LP, Cheng L, Shah RB. Renal cell carcinoma in children and young adults: analysis of clinicopathological, immunohistochemical and molecular characteristics with an emphasis on the spectrum of Xp11.2 translocation-associated and unusual clear cell subtypes. Histopathology 2008, **53**: 533–544.

1394 Zhong M, Haberman J, Andraws N, Pavlenko A, Jordan M, Hameed M. Xp11.2 translocation renal cell carcinoma (RCC) in adults – a TMA study of 120 RCC cases. Lab Invest 2009, **89**(Suppl 1): 203A.

Other types

1395 Amin MB, Gupta R, Ondrej H, McKenney JK, Michal M, Young AN, Paner GP, Junker K, Epstein JI. Primary thyroid-like follicular carcinoma of the kidney: report of 6 cases of a histologically distinctive adult renal epithelial neoplasm. Am J Surg Pathol 2009, **33**: 393–400.

1396 Jung SJ, Chung JI, Park SH, Ayala AG, Ro JY. Thyroid follicular carcinoma-like tumor of kidney: a case report with morphologic, immunohistochemical, and genetic analysis. Am J Surg Pathol 2006, **30**: 411–415.

1397 Sterlacci W, Verdorfer I, Gabriel M, Mikuz G. Thyroid follicular carcinoma-like renal tumor: a case report with morphologic, immunophenotypic, cytogenetic, and scintigraphic studies. Virchows Arch 2008, **452**: 91–95.

Cytology

1398 Bibbo M, Gill WB, Harris MJ, Lu C-T, Thomsen S, Wied GL. Retrograde brushing as a diagnostic procedure of ureteral, renal pelvic and renal calyceal lesions. A preliminary report. Acta Cytol (Baltimore) 1974, **18**: 137–141.

1399 Cajulis RS, Katz RL, Dekmezian R, el-Naggar A, Ro JY. Fine needle aspiration biopsy of renal cell carcinoma. Cytologic parameters and their concordance with histology and flow cytometric data. Acta Cytol 1993, **37**: 367–372.

1400 Nguyen G-K. Percutaneous fine-needle aspiration biopsy cytology of the kidney and adrenal. Pathol Annu 1987, **22**(Pt 1): 163–191.

1401 Renshaw AA, Granter SR, Cibas ES. Fine-needle aspiration of the adult kidney. Cancer Cytopathol 1997, **81**: 71–88.

Spread and metastases

1402 Aizawa F, Suzuki M, Kikuchi Y, Nikaido T, Matsumoto K. Clinicopathological study on small renal cell carcinomas with metastases. Acta Pathol Jpn 1987, **37**: 947–954.

1403 Bonsib SM, Gibson D, Mhoon M, Greene GF. Renal sinus involvement in renal cell carcinomas. Am J Surg Pathol 2000, **24**: 451–458.

1404 Bonsib SM. The renal sinus is the principal invasive pathway: a prospective study of 100 renal cell carcinomas. Am J Surg Pathol 2004, **28**: 1594–1600.

1405 Datta MW, Ulbright TM, Young RH. Renal cell carcinoma metastatic to the testis and its adnexa: a report of five cases including three that accounted for the initial clinical presentation. Int J Surg Pathol 2001, **9**: 49–56.

1406 Fairlamb DJ. Spontaneous regression of metastases of renal cancer. A report of two cases including the first recorded regression following irradiation of a dominant metastasis and review of the world literature. Cancer 1981, **47**: 2102–2106.

1407 Foucar E, Dehner LP. Renal cell carcinoma occurring with contralateral adrenal metastasis. A clinical and pathological trap. Arch Surg 1979, **114**: 959–963.

1408 Garfield DH, Kennedy BJ. Regression of metastatic renal cell carcinoma following nephrectomy. Cancer 1972, **30**: 190–196.

1409 Gurney H, Larcos G, McKay M, Kefford R, Langlands A. Bone metastases in hypernephroma. Frequency of scapular involvement. Cancer 1989, **64**: 1429–1431.

1410 Holland JM. Cancer of the kidney. Natural history and staging. Cancer 1973, **32**: 1030–1042.

1411 Insabato L, De Rosa G, Franco R, D'Onofrio V, Di Vizio D. Ovarian metastasis from renal cell carcinoma: a report of three cases. Int J Surg Pathol 2003; **11**: 309–312.

1412 Kinouchi T, Mano M, Saiki S, Meguro N, Maeda O, Kuroda M, Usami M, Kotake T. Incidence rate of satellite tumors in renal cell carcinoma. Cancer 1999, **86**: 2331–2337.

1413 Leung CS, Srigley JR, Robertson AR. Metastatic renal cell carcinoma presenting as solitary bleeding prostatic metastasis. J Urol Pathol 1997, **7**: 127–132.

1414 McNichols DW, Segura JW, DeWeerd JH. Renal cell carcinoma. Long-term survival and late recurrence. J Urol 1981, **126**: 17–23.

1415 Marlowe SD, Swartz JD, Koenigsberg R, Zwillenberg S, Marlowe C, Looby C. Metastatic hypernephroma to the larynx. An unusual presentation. Neuroradiology 1993,

35: 242–243.

1416 Matias-Guiu X, Garcia A, Curell R, Prat J. Renal cell carcinoma metastatic to the thyroid gland. A comparative molecular study between the primary and the metastatic tumor. Endocr Pathol 1998, 9: 255–260.

1417 Melnick SJ, Amazon K, Dembrow V. Metastatic renal cell carcinoma presenting as a parotid tumor. A case report with immunohistochemical findings and a review of the literature. Hum Pathol 1989, 20: 195–197.

1418 Nishio S, Tsukamoto H, Fukui M, Matsubara T. Hypophyseal metastatic hypernephroma mimicking a pituitary adenoma. Case report. Neurosurg Rev 1992, 15: 319–322.

1419 Okabe Y, Ohoka H, Miwa T, Nagayama I, Furukawa M. View from beneath. Pathology in focus. Renal cell carcinoma metastasis to the tongue. J Laryngol Otol 1992, 106: 282–284.

1420 Previte SR, Willscher MK, Burke CR. Renal cell carcinoma with solitary contralateral adrenal metastasis. Experience with 2 cases. J Urol 1982, 128: 132–134.

1421 Radley MG, McDonald JV, Pilcher WH, Wilbur DC. Late solitary cerebral metastases from renal cell carcinoma. Report of two cases. Surg Neurol 1993, 39: 230–234.

1422 Saitoh H, Hida M, Nakamura K, Takao S, Shiramizu T, Satoh H. Metastatic processes and a potential indication of treatment for metastatic lesions of renal adenocarcinoma. J Urol 1982, 128: 916–918.

1423 Shah IA, Haddad FS, Wheeler L, Chinichian A. Metastatic renal cell carcinoma: late recurrence and prolonged survival. J Urol Pathol 1996, 4: 289–298.

1424 Sim SJ, Ro JY, Ordonez NG, Park YW, Kee KH, Ayala AG. Metastatic renal cell carcinoma to the bladder: a clinicopathologic and immunohistochemical study. Mod Pathol 1999, 12: 351–355.

1425 Skinner DG, Colvin RB, Vermillion CD, Pfister RC, Leadbetter WF. Diagnosis and management of renal cell carcinoma. A clinical and pathologic study of 309 cases. Cancer 1971, 28: 1165–1177.

1426 Thompson RH, Blute ML, Krambeck AE, Lohse CM, Magera JS, Leibovich BC, Kwon ED, Frank I, Cheville JC. Patients with pT1 renal cell carcinoma who die from disease after nephrectomy may have unrecognized renal sinus fat invasion. Am J Surg Pathol 2007, 31: 1089–1093.

1427 Troncoso A, Ro JY, Grignon DJ, Han WS, Wexler H, von Eschenbach A, Ayala AG. Renal cell carcinoma with acrometastasis. Report of two cases and review of the literature. Mod Pathol 1991, 4: 66–69.

1428 Wick MR, Cherwitz DL, McGlennen RC, Dehner LP. Adrenocortical carcinoma. An immunohistochemical comparison with renal cell carcinoma. Am J Pathol 1986, 122: 343–352.

1429 Young RH, Hart WR. Renal cell carcinoma metastatic to the ovary. A report of three cases emphasizing possible confusion with ovarian clear cell adenocarcinoma. Int J Gynecol Pathol 1992, 11: 96–104.

Therapy

1430 Appelqvist P. The role and value of surgery in metastatic renal adenocarcinoma. A retrospective clinical study of 106 nephrectomized cases. J Surg Oncol 1984, 26: 138–145.

1431 Atkins MB, Dutcher J, Weiss G, Margolin K, Clark J, Sosman J, Logan T, Aronson F, Mier J,

Cytokine Working Group. Kidney cancer: the Cytokine Working Group experience (1986–2001): part 1. IL-2-based clinical trials. Med Oncol 2001, 18: 197–207.

1432 Berger A, Brandina R, Atalla MA, Herati AS, Kamoi K, Aron M, Haber GP, Stein RJ, Desai MM, Kavoussi LR, Gill IS. Laparoscopic radical nephrectomy for renal cell carcinoma: oncological outcomes at 10 years or more. J Urol 2009, 182: 2172–2176.

1433 Bissada NK. Renal cell adenocarcinoma. Surg Gynecol Obstet 1977, 145: 97–104.

1434 DeKernion JB, Berry D. The diagnosis and treatment of renal cell carcinoma. Cancer 1980, 45: 1947–1956.

1435 Frydenberg M, Malek RS, Zincke H. Conservative renal surgery for renal cell carcinoma in von Hippel–Lindau's disease. J Urol 1993, 149: 461–464.

1436 Herrmann E, Bierer S, Wulfing C. Update on systemic therapies of metastatic renal cell carcinoma. World J Urol 2010, 28: 303–309.

1437 Katzenstein A-L, Purvis R Jr, Gmelich J, Askin F. Pulmonary resection for metastatic renal adenocarcinoma. Pathologic findings and therapeutic value. Cancer 1978, 41: 712–723.

1438 Lund GO, Fallon B, Curtis MA, Williams RD. Conservative surgical therapy of localized renal cell carcinoma in von Hippel–Lindau disease. Cancer 1994, 74: 2541–2545.

1439 Marshall FF, Powell KC. Lymphadenectomy for renal cell carcinoma. Anatomical and therapeutic considerations. J Urol 1982, 128: 677–681.

1440 Marshall FF, Walsh PC. In situ management of renal tumors. Renal cell carcinoma and transitional cell carcinoma. J Urol 1984, 131: 1045–1049.

1441 Nathan PD, Eisen TG. The biological treatment of renal-cell carcinoma and melanoma. Lancet Oncol 2002, 3: 89–96.

1442 Novick AC. Partial nephrectomy for renal cell carcinoma. Urol Clin North Am 1987, 14: 419–433.

1443 Pantuck AJ, Zisman A, Belldegrun A. Gene and immune therapy for renal cell carcinoma. Int J Urol 2001, 8: S1–S4.

1444 Phillips E, Messing EM. Role of lymphadenectomy in the treatment of renal cell carcinoma. Urology 1993, 41: 9–15.

1445 Piltz S, Meimarakis G, Wichmann MW, Hatz R, Schildberg FW, Fuerst H. Long-term results after pulmonary resection of renal cell carcinoma metastases. Ann Thorac Surg 2002, 73: 1082–1087.

1446 Pogrebniak HW, Haas G, Linehan WM, Rosenberg SA, Pass HI. Renal cell carcinoma. Resection of solitary and multiple metastases. Ann Thorac Surg 1992, 54: 33–38.

1447 Rabban JT, Meng MV, Yeh B, Koppie T, Ferrell L, Stoller ML. Kidney morcellation in laparoscopic nephrectomy for tumor: recommendations for specimen sampling and pathologic tumor staging. Am J Surg Pathol 2001, 25: 1158–1166.

1448 Robson CJ, Churchill BM, Anderson W. The results of radical nephrectomy for renal cell carcinoma. Trans Am Assoc Genitourin Surg 1968, 60: 122–126.

1449 Steinbach F, Stockle M, Muller SC, Thuroff JW, Melchior SW, Stein R, Hohenfellner R. Conservative surgery of renal cell tumors in 140 patients. 21 years of experience. J Urol 1992, 148: 24–29.

1450 Stephens R, Graham SD Jr. Enucleation of tumor versus partial nephrectomy as conservative treatment of renal cell carcinoma. Cancer 1990, 65: 2663–2667.

1451 Topley M, Novick AC, Montie JE. Long-term results following partial nephrectomy for

localized renal adenocarcinoma. J Urol 1984, 131: 1050–1052.

1452 Waters WB, Richie JP. Aggressive surgical approach to renal cell carcinoma. Review of 130 cases. J Urol 1979, 122: 306–309.

Prognosis

1453 Cheville JC, Lohse CM, Zincke H, Weaver AL, Blute ML. Comparisons of outcome and prognostic features among histologic subtypes of renal cell carcinoma. Am J Surg Pathol 2003, 27: 612–624.

1454 Daniel L, Bouvier C, Chetaille B, Gouvernet J, Luccioni A, Rossi D, Lechevallier E, Muracciole X, Coulange C, Figarella-Branger D. Neural cell adhesion molecular expression in renal cell carcinomas: relation to metastatic behaviour. Hum Pathol 2003, 34: 528–532.

1455 Delahunt B. Histopathologic prognostic indicators for renal cell carcinoma. Semin Diagn Pathol 1998, 15: 68–76.

1456 Delahunt B, Kittelson JM, McCredie MRE, Reeve AE, Stewart JH, Bilous AM. Prognostic importance of tumor size for localized conventional (clear cell) renal cell carcinoma: assessment of TNM T1 and T2 tumor categories and comparison with other prognostic parameters. Cancer 2002, 94: 658–664.

1457 Delahunt B, Sika-Paotonu D, Bethwaite PB, McCredie MR, Martignoni G, Eble JN, Jordan TW. Fuhrman grading is not appropriate for chromophobe renal cell carcinoma. Am J Surg Pathol 2007, 31: 957–960.

1458 Delahunt B. Advances and controversies in grading and staging of renal cell carcinoma. Mod Pathol 2009, 22: S24–S36.

1459 Ekfors TO, Lipasti J, Nurmi MJ, Eerola E. Flow cytometric analysis of the DNA profile of renal cell carcinoma. Pathol Res Pract 1987, 182: 58–62.

1460 Elmore JM, Kadesky KT, Koeneman KS, Sagalowsky AI. Reassessment of the 1997 TNM classification system for renal cell carcinoma: a 5-cm T1/T2 cutoff is a better predictor of clinical outcome. Cancer 2003, 98: 2329–2334.

1461 Ficarra V, Martignoni G, Maffei N, Brunelli M, Novara G, Zanolla L, Pea M, Artibani W. Original and reviewed nuclear grading according to the Fuhrman system: a multivariate analysis of 388 patients with conventional renal cell carcinoma. Cancer 2005, 103: 68–75.

1462 Fuhrman SA, Lasky LC, Limas C. Prognostic significance of morphologic parameters in renal cell carcinoma. Am J Surg Pathol 1982, 6: 655–663.

1463 Gelb AB. Renal cell carcinoma: current prognostic factors. Cancer 1997, 80: 981–986.

1464 Gelb AB, Shibuya RB, Weiss LM, Medeiros LJ. Stage I renal cell carcinoma. A clinicopathologic study of 82 cases. Am J Surg Pathol 1993, 17: 275–286.

1465 Gelb AB, Sudilovsky D, Wu CD, Weiss LM, Medeiros LJ. Appraisal of intratumoral microvessel density, MIB-1 score, DNA content, and p53 protein expression as prognostic indicators in patients with locally confined renal cell carcinoma. Cancer 1997, 80: 1758–1775.

1466 Gettman MT, Blute ML, Spotts B, Bryant SC, Zinche H. Pathologic staging of renal cell carcinoma: significance of tumor classification with the 1997 TNM staging system. Cancer 2001, 91: 354–361.

1467 Gilcrease MZ, Guzman-Paz M, Niehans G, Cherwitz D, McCarthy JB, Albores-Saavedra J.

Correlation of CD44S expression in renal clear cell carcinomas with subsequent tumor progression of recurrence. Cancer 1999, **86**: 2320–2326.

1468 Grignon DJ, Abdel-Malak M, Mertens W, Koster J, Keeney M, Sakr W, Shepherd RR. Prognostic significance of cellular proliferation in renal cell carcinoma. A comparison of synthesis-phase fraction and proliferating cell nuclear antigen index. Mod Pathol 1995, **8**: 18–24.

1469 Grignon DJ, Ayala AG, el-Naggar A, Wishnow KI, Ro JY, Swanson DA, McLemore D, Giacco GG, Guinee VF. Renal cell carcinoma. A clinicopathologic and DNA flow cytometric analysis of 103 cases. Cancer 1989, **64**: 2133–2140.

1470 Grignon DJ, el-Naggar A, Green LK, Ayala AG, Ro JY, Swanson DA, Troncoso P, McLemore D, Giacco GG, Guinee VF. DNA flow cytometry as a predictor of outcome of stage I renal cell carcinoma. Cancer 1989, **63**: 1161–1165.

1471 Haitel A, Wiener HG, Blaschitz U, Marberger M, Susani M. Biologic behavior of and p53 overexpression in multifocal renal cell carcinoma of clear cell type: an immunohistochemical study correlating grading, staging, and proliferation markers. Cancer 1999, **85**: 1593–1598.

1472 Haitel A, Wiener HG, Migschitz B, Marberger M, Susani M. Proliferating cell nuclear antigen and MIB-1: an alternative to classic prognostic indicators in renal cell carcinomas? Am J Clin Pathol 1997, **107**: 229–235.

1473 Herrera LP, Bird V, Reis I, Bird V, Jorda M. Lymphatic space invasion predicts metastatic behaviour in patients with renal cell carcinoma, and it may be an independent prognostic factor for overall survival. Lab Invest 2009, **89**(Suppl 1): 173A.

1474 Herrera LP, Jorda M, Reis I, Sanz D, Viera E, Nadji M. The potential value of a simple two-level grading system for renal cell carcinomas. Lab Invest 2009, **89**(Suppl 1): 172A.

1475 Jochum W, Schroder S, Al-Taha R, August C, Gross AJ, Berger J, Padberg BC. Prognostic significance of nuclear DNA content and proliferative activity in renal cell carcinomas: a clinicopathologic study of 58 patients using mitotic count, MIB-1 staining, and DNA cytophotometry. Cancer 1996, **77**: 514–521.

1476 Jung SJ, Ro JY, Truong LD, Ayala AG, Shen SS. Reappraisal of T3N0/NxM0 renal cell carcinoma: significance of extent of fat invasion, renal vein invasion, and adrenal invasion. Hum Pathol 2008, **39**: 1689–1694.

1477 Kay S. Renal carcinoma. A 10-year study. Am J Clin Pathol 1968, **50**: 428–432.

1478 Kinouchi T, Saiki S, Meguro N, Maeda O, Kuroda M, Usami M, Kotake T. Impact of tumor size on the clinical outcomes of patients with Robson Stage 1 renal cell carcinoma. Cancer 1999, **85**: 689–695.

1479 Lang H, Lindner V, de Fromont M, Molinié V, Letourneux H, Meyer N, Martin M, Jacqmin D. Multicenter determination of optimal interobserver agreement using the Fuhrman grading system for renal cell carcinoma: assessment of 241 patients with >15-year follow-up. Cancer 2005, **103**: 625–629.

1480 Lanigan D, Conroy R, Barry-Walsh C, Loftus B, Royston D, Leader M. A comparative analysis of grading systems in renal adenocarcinoma. Histopathology 1994, **24**: 473–476.

1481 Larsson P, Roos G, Stenling R, Ljungberg B. Tumor-cell proliferation and prognosis in renal-cell carcinoma. Int J Cancer 1993, **55**: 566–570.

1482 Leibovich BC, Blute ML, Cheville JC, Lohse CM, Frank I, Kwon ED, Weaver AL, Parker AS, Zincke H. Prediction of progression after radical nephrectomy for patients with clear cell renal cell carcinoma. A stratification tool for prospective clinical trials. Cancer 2003, **97**: 1663–1671.

1483 Leroy X, Zerimech F, Zini L, Copin M-C, Buisine M-P, Gosselin B, Aubert J-P, Porchet N. MUC1 expression is correlated with nuclear grade and tumor progression in pT1 renal clear cell carcinoma. Am J Clin Pathol 2002, **118**: 47–51.

1484 Lieber MM, Tomera FM, Taylor WF, Farrow GM. Renal adenocarcinoma in young adults. Survival and variables affecting prognosis. J Urol 1981, **125**: 164–168.

1485 Ljungberg B, Stenling R, Roos G. DNA content and prognosis in renal cell carcinoma. A comparison between primary tumors and metastases. Cancer 1986, **57**: 2346–2350.

1486 Lohse CM, Blute ML, Zincke H, Weaver AL, Cheville JC. Comparison of standardized and nonstandardized nuclear grade of renal cell carcinoma to predict outcome among 2,042 patients. Am J Clin Pathol 2002, **118**: 877–886.

1487 Medeiros LJ, Gelb AB, Weiss LM. Low-grade renal cell carcinoma. A clinicopathologic study of 53 cases. Am J Surg Pathol 1987, **11**: 633–642.

1488 Medeiros LJ, Gelb AB, Weiss LM. Renal cell carcinoma. Prognostic significance of morphologic parameters in 21 cases. Cancer 1988, **61**: 1639–1651.

1489 Medeiros LJ, Jones EC, Aizawa S, Aldape HC, Cheville JC, Goldstein NS, Lubensky IA, Ro J, Shanks J, Pacelli A, Jung S-H. Grading of renal cell carcinoma: workgroup no. 2. Cancer 1997, **80**: 990–991.

1490 Minervini A, Lilas L, Minervini R, Selli C. Prognostic value of nuclear grading in patients with intracapsular (pT1–pT2) renal cell carcinoma: long term analysis in 213 patients. Cancer 2002, **94**: 2590–2595.

1491 Moch H, Gasser T, Amin MB, Torhorst J, Sauter G, Mihatsch MJ. Prognostic utility of the recently recommended histologic classification and revised TNM staging system of renal cell carcinoma: a Swiss experience with 588 tumors. Cancer 2000, **89**: 604–614.

1492 Montironi R, Santinelli A, Pomante R, Mazzucchelli R, Colanzi P, LongattoFilho A, Scarpelli M. Morphometric index of adult renal cell carcinoma. Comparison with the Fuhrman grading system. Virchows Arch 2000, **437**: 82–89.

1493 Mrstik C, Salamon J, Weber R, Stogermayer F. Microscopic venous infiltration as predictor of relapse in renal cell carcinoma. J Urol 1992, **148**: 271–274.

1494 Nakano E, Kondoh M, Okatani K, Seguchi T, Sugao H. Flow cytometric analysis of nuclear DNA content of renal cell carcinoma correlated with histologic and clinical features. Cancer 1993, **72**: 1319–1323.

1495 Nese N, Paner GP, Mallin K, Ritchey J, Stewart A, Amin MB. Renal cell carcinoma: assessment of key pathologic prognostic parameters and patient characteristics in 47,909 cases using the National Cancer Data Base. Ann Diagn Pathol 2009, **13**: 1–8.

1496 Nurmi MJ. Prognostic factors in renal carcinoma. An evaluation of operative findings. Br J Urol 1984, **56**: 270–275.

1497 Parker AS, Cheville JC, Janney CA, Cerhan JR. High expression levels of insulin-like growth factor-1 receptor predict poor survival among women with clear-cell renal cell carcinomas. Hum Pathol 2002, **33**: 801–805.

1498 Poppel HV, Vandendriessche H, Boel K, Mertens V, Goethuys H, Haustermans K, Van Damme B, Baert L. Microscopic vascular invasion is the most relevant prognosticator after radical nephrectomy for clinically nonmetastatic renal cell carcinoma. J Urol 1997, **158**: 45–49.

1499 Pound CR, Partin AW, Epstein JI, Simons JW, Marshall FF. Nuclear morphometry accurately predicts recurrence in clinically localized renal cell carcinoma. Urology 1993, **42**: 243–248.

1500 Selli C, Hinshaw WM, Woodard BH, Paulson DF. Stratification of risk factors in renal cell carcinoma. Cancer 1984, **52**: 270–275.

1501 Sene AP, Hunt L, McMahon RF, Carroll RN. Renal carcinoma in patients undergoing nephrectomy. Analysis of survival and prognostic factors. Br J Urol 1992, **70**: 125–134.

1502 Sengupta S, Lohse CM, Leibovich BC, Frank I, Thompson RH, Webster WS, Zincke H, Blute ML, Cheville JC, Kwon ED. Histologic coagulative tumor necrosis as a prognostic indicator of renal cell carcinoma aggressiveness. Cancer 2005, **104**: 511–520.

1503 Sidhu D, Trpkov K, Oryschak A, Yilmaz A. Does extensively cystic renal cell carcinoma belong to the same spectrum of tumors as multilocular cystic renal cell carcinoma? Lab Invest 2009, **89**(Suppl 1): 199A.

1504 Sika-Paotonu D, Bethwaite PB, McCredie MR, William Jordan T, Delahunt B. Nucleolar grade but not Fuhrman grade is applicable to papillary renal cell carcinoma. Am J Surg Pathol 2006, **30**: 1091–1096.

1505 Thrasher JB, Paulson DF. Prognostic factors in renal cancer. Urol Clin North Am 1993, **20**: 247–262.

1506 Tickoo SK, Amin MB, Linden MD, Zarbo RJ. The MIB-1 tumor proliferation index in adult renal epithelial tumors with granular cytoplasm: biologic implications and differential diagnostic potential. Mod Pathol 1998, **11**: 1115–1121.

1507 Tomera KM, Farrow GM, Lieber MM. Well differentiated (grade I) clear cell renal carcinoma. J Urol 1983, **129**: 933–937.

1508 Uhlman DL, Nguyen PL, Manivel JC, Aeppli D, Resnick JM, Fraley EE, Zhang G, Niehans GA. Association of immunohistochemical staining for p53 with metastatic progression and poor survival in patients with renal cell carcinoma. J Natl Cancer Inst 1994, **86**: 1470–1475.

ADENOMAS

1509 Aizawa S, Suzuki M, Kikuchi Y, Nikaido T, Matsumoto K. Clinicopathological study on small renal cell carcinomas with metastases. Acta Pathol Jpn 1987, **37**: 947–954.

1510 Arroyo MR, Green DM, Perlman E, Beckwith JB, Argani P. The spectrum of metanephric adenofibroma and related lesions: clinicopathologic study of 25 cases from the National Wilms Tumor Study Group Pathology Center. Am J Surg Pathol 2001, **25**: 433–444.

1511 Ban S, Yoshii S, Tsuruta A, Gotoh Y, Onda T, Shimizu Y, Shibata T. Metanephric adenoma of the kidney: ultrastructural, immunohistochemical and lectin histochemical studies. Pathol Int 1996, **46**: 661–666.

1512 Brunelli M, Eble JN, Zhang S, Martignoni G, Cheng L. Metanephric adenoma lacks the gains of chromosomes 7 and 17 and loss of Y which are typical of papillary renal cell carcinoma and adenoma. Mod Pathol 2003, **16**: 1060–1063.

1513 Budin RE, McDonnell PJ. Renal cell neoplasms. Their relationship to arteriolonephrosclerosis. Arch Pathol Lab Med 1984, **108**: 138–140.

1514 Dal Cin P, Gaeta J, Huban R, Li FP, Prout GR Jr, Sandberg AA. Renal cortical tumors. Cytogenetic characterization. Am J Clin Pathol 1989, **92**: 408–414.

1515 Davis CJ Jr, Barton JH, Sesterhenn IA, Mostofi FK. Metanephric adenoma. Clinicopathological study of fifty patients. Am J Surg Pathol 1995, **19**: 1101–1114.

1516 Delahunt B, Eble JN. Papillary adenoma of the kidney: An evolving concept. J Urol Pathol 1997, **7**: 99–112.

1517 Drut R, Drut RM, Ortolani C. Metastatic metanephric adenoma with foci of papillary carcinoma in a child. A combined histologic, immunohistochemical, and FISH study. Int J Surg Pathol 2001, **9**: 241–247.

1518 Ellis WJ, Bauer KD, Oyasu R, McVary KT. Flow cytometric analysis of small renal tumors. J Urol 1992, **148**: 1774–1777.

1519 Gatalica Z, Grujic S, Kovatich A, Petersen RO. Metanephric adenoma: histology, immunophenotype, cytogenetics, ultrastructure. Mod Pathol 1996, **9**: 329–333.

1520 Granter SR, Fletcher JA, Renshaw AA. Cytologic and cytogenetic analysis of metanephric adenoma of the kidney: a report of two cases. Am J Clin Pathol 1997, **108**: 544–549.

1521 Grignon DJ, Eble JN. Papillary and metanephric adenomas of the kidney. Semin Diagn Pathol 1998, **15**: 41–53.

1522 Holm-Nielsen P, Olsen TS. Ultrastructure of renal adenoma. Ultrastruct Pathol 1988, **12**: 27–39.

1523 Hughson MD, Hennigar GR, McManus JFA. Atypical cysts, acquired renal cystic disease, and renal cell tumors in end stage dialysis kidneys. Lab Invest 1980, **42**: 475–480.

1524 Jones EC, Pins M, Dickersin GR, Young RH. Metanephric adenoma of the kidney. A clinicopathological, immunohistochemical, flow cytometric, cytogenetic, and electron microscopic study of seven cases. Am J Surg Pathol 1995, **19**: 615–626.

1525 Kobs DG III, Crotty K, Orihuela E, Cowan DF. Renal adenomatosis in acquired renal cystic disease without dialysis. J Urol Pathol 1996, **4**: 273–282.

1526 Ligato S, Ro JY, Tamboli P, Amin MB, Ayala AG. Benign tumors and tumor-like lesions of the adult kidney. Part 1: Benign renal epithelial neoplasms. Adv Anat Pathol 1999, **6**: 1–11.

1527 Muir TE, Cheville JC, Lager DJ. Metanephric adenoma, nephrogenic rests, and Wilms' tumor: a histologic and immunophenotypic comparison. Am J Surg Pathol 2001, **25**: 1290–1296.

1528 Pins MR, Jones EC, Martul EV, Kamat BR, Umlas J, Renshaw AA. Metanephric adenoma-like tumors of the kidney: report of 3 malignancies with emphasis on discriminating features. Arch Pathol Lab Med 1999, **123**: 415–420.

1529 Renshaw AA, Fryer DR, Hammers YA. Metastatic metanephric adenoma in a child.

Am J Surg Pathol 2000, **24**: 570–574.

1530 Strong JW, Ro JY. Metanephric adenoma of the kidney: a newly characterized entity. Adv Anat Pathol 1996, **3**: 172–178.

1531 Suzuki M, Nikaido T, Ikegami M, Kikuchi Y, Takasaki S, Furusato M, Aizawa S. Renal adenoma. Clinicopathological and histochemical studies. Acta Pathol Jpn 1989, **39**: 731–736.

ONCOCYTOMA AND ONCOCYTOSIS

1532 Alanen KA, Ekfors TO, Lipasti JA, Nurmi MJ. Renal oncocytoma. The incidence of 18 surgical and 12 autopsy cases. Histopathology 1984, **8**: 731–737.

1533 Amin MB, Crotty T, Tickoo S, Farrow G. Renal oncocytoma: a reappraisal of morphologic features with clinicopathologic findings in 80 cases. Am J Surg Pathol 1997, **21**: 1–12.

1534 Barnes CA, Beckman EN. Renal oncocytoma and its congeners. Am J Clin Pathol 1983, **79**: 312–318.

1535 Bonsib SM, Bromley C, Lager DJ. Renal oncocytoma. Diagnostic utility of cytokeratin-containing globular filamentous bodies. Mod Pathol 1991, **4**: 16–23.

1536 Chang A, Harawi SJ. Oncocytes, oncocytosis, and oncocytic tumors. Pathol Annu 1992, 27(Pt 1): 263–304.

1537 Chen TS, McNally M, Hulbert W, Di Sant'Agnese PA, Huang J. Renal oncocytosis presenting in childhood: a case report. Int J Surg Pathol 2003, **11**: 325–329.

1538 Choi H, Almagro UA, McManus JT, Norback DH, Jacobs SC. Renal oncocytoma. A clinicopathologic study. Cancer 1983, **51**: 1887–1896.

1539 Chu PG, Weiss LM. Cytokeratin 14 immunoreactivity distinguishes oncocytic tumour from its renal mimics: an immunohistochemical study of 63 cases. Histopathology 2001, **39**: 455–462.

1540 Crotty TB, Lawrence KM, Moertel CA, Bartelt DH Jr, Batts KP, Dewald GW, Farrow GM, Jenkins RB. Cytogenetic analysis of six renal oncocytomas and a chromophobe cell renal carcinoma. Evidence that –Y, –1 may be a characteristic anomaly in renal oncocytomas. Cancer Genet Cytogenet 1992, **61**: 61–66.

1541 Davidson AJ, Hayes WS, Hartman DS, McCarthy WF, Davis CJ Jr. Renal oncocytoma and carcinoma. Failure of differentiation with CT. Radiology 1993, **186**: 693–696.

1542 Davis CJ Jr, Sesterhenn IA, Mostofi FK, Ho CK. Renal oncocytoma. Clinicopathological study of 166 patients. J Urogen Pathol 1991, **1**: 41–52.

1543 Dishongh KM, Quick CM, Gokden N. Renal oncocytomas with atypical features: a clinicopathologic analysis of 34 cases. Lab Invest 2009, 89(Suppl 1): 166A.

1544 Dobin SM, Harris CP, Reynolds JA, Coffield KS, Klugo RC, Peterson RF, Speights VO. Cytogenetic abnormalities in renal oncocytic neoplasms. Genes Chromosom Cancer 1992, **4**: 25–31.

1545 Eble JN, Hull MT. Morphologic features of renal oncocytoma. A light and electron microscopic study. Hum Pathol 1984, **15**: 1054–1061.

1546 Gobbo S, Eble JN, Delahunt B, Grignon DJ, Samaratunga H, Martignoni G, Zhang S, Wang M, Brunelli M, Cossu-Rocca P, Cheng L. Renal cell neoplasms of oncocytosis have distinct morphologic, immunohistochemical, and cytogenetic profiles. Am J Surg Pathol 2010, **34**: 620–626.

1547 Hartwick RW, el-Naggar AK, Ro JY, Srigley JR, McLemore DD, Jones EC, Grignon DJ, Thomas MJ, Ayala AG. Renal oncocytoma and granular renal cell carcinoma. A comparative clinicopathologic and DNA flow cytometric study. Am J Clin Pathol 1992, **98**: 587–593.

1548 Hes O, Michal M, Buodova L, Mukensnable P, Kindor Z, Miculka P. Small cell variant of renal oncocytoma – a rare and misleading type of benign renal tumor. Int J Surg Pathol 2001, **9**: 215–222.

1549 Hes O, Michal M, Síma R, Vanecek T, Brunelli M, Martignoni G, Kuroda N, Cabrero IA, Perez-Montiel D, Hora M, Urge T, Dvorák M, Jarosová M, Yang X. Renal oncocytoma with and without intravascular extension into the branches of renal vein have the same morphological, immunohistochemical and genetic features. Virchows Arch 2008, **452**: 285–293.

1550 Hes O, Michal M, Kuroda N, Martignoni G, Brunelli M, Lu Y, Adley BP, Alvarado-Cabrero I, Yang XJ. Vimentin reactivity in renal oncocytoma: immunohistochemical study of 234 cases. Arch Pathol Lab Med 2007, **131**: 1782–1788.

1551 Kadesky KT, Fulgham PF. Bilateral multifocal renal oncocytoma. Case report and review of the literature. J Urol 1993, **150**: 1227–1228.

1552 Klein MJ, Valensi QJ. Proximal tubular adenomas of kidney with so-called oncocytic features. A clinicopathologic study of 13 cases of a rarely reported neoplasm. Cancer 1976, **38**: 906–914.

1553 Lefèvre M, Couturier J, Sibony M, Bazille C, Boyer K, Callard P, Vieillefond A, Allory Y. Adult papillary renal tumor with oncocytic cells: clinicopathologic, immunohistochemical, and cytogenetic features of ten cases. Am J Surg Pathol 2005, **29**: 1576–1581.

1554 Lewi HJE, Alexander CA, Fleming S. Renal oncocytoma. Br J Urol 1986, **58**: 12–15.

1555 Li G, Barthelemy A, Feng G, Gentil-Perret A, Peoc'h M, Genin C, Tostain J. S100A1: a powerful marker to differentiate chromophobe renal cell carcinoma from renal oncocytoma. Histopathology 2007, **50**: 642–647.

1556 Licht MR, Novick AC, Tubbs RR, Klein EA, Levin HS, Streem SB. Renal oncocytoma. Clinical and biological correlates. J Urol 1993, **150**: 1380–1383.

1557 Lieber MM, Tomera KM, Farrow GM. Renal oncocytoma. J Urol 1981, **125**: 481–485.

1558 Liu J, Fanning CV. Can renal oncocytomas be distinguished from renal cell carcinoma on fine-needle aspiration specimens? A study of conventional smears in conjunction with ancillary studies. Cancer Cytopathol 2001, **93**: 390–397.

1559 Lloreta-Trull J, Serrano S. Biology and pathology of the mitochondrion. Ultrastruct Pathol 1998, **22**: 357–368.

1560 Lyzak JS, Farhood A, Verani R. Intracytoplasmic lumens in renal oncocytoma and possible origin from intercalated cells of the collecting duct. J Urol Pathol 1994, **2**: 135–152.

1561 Medeiros LJ, Gelb AB, Weiss LM. Low-grade renal cell carcinoma. A clinicopathologic study of 53 cases. Am J Surg Pathol 1987, **11**: 633–642.

1562 Merino MJ, LiVolsi VA. Oncocytomas of the kidney. Cancer 1982, **50**: 1852–1856.

1563 Mete O, Kilicaslan I, Gulluoglu MG, Uysal V. Can renal oncocytoma be differentiated from its renal mimics? The utility of anti-mitochondrial, caveolin 1, CD63 and cytokeratin fourteen antibodies in the differential diagnosis. Virchows Arch 2005, **447**: 938–946.

1564 Paner GP, Lindgren V, Jacobson K, Harrison K, Cao Y, Campbell SC, Flanigan RC, Picken MM. High incidence of chromosome 1 abnormalities in a series of 27 renal oncocytomas: cytogenetic and fluorescence in situ hybridization studies. Arch Pathol Lab Med 2007, **131**: 81–85.

1565 Perez-Ordonez B, Hamed G, Campbell S, Erlandson RA, Russo P, Gaudin PB, Reuter VE. Renal oncocytoma: a clinicopathologic study of 70 cases. Am J Surg Pathol 1997, **21**: 871–883.

1566 Pitz S, Moll R, Störkel S, Thoenes W. Expression of intermediate filament proteins in subtypes of renal cell carcinomas and in renal oncocytomas. Distinction of two classes of renal cell tumors. Lab Invest 1987, **56**: 642–653.

1567 Rampino T, Gregorini M, Soccio G, Maggio M, Rosso R, Malvezzi P, Collesi C, Dal Canton A. The Ron proto-oncogene product is a phenotype marker of renal oncocytoma. Am J Surg Pathol 2003, **27**: 779–785.

1568 Shimazaki H, Tanaka K, Aida S, Tamai S, Segusci K, Hayakawa M. Renal oncocytoma with intracytoplasmic lumina: a case report with ultrastructural findings of 'oncoblasts'. Ultrastruct Pathol 2001, **25**: 153–158.

1569 Shomori K, Nagashima Y, Kuroda N, Honjo A, Tsukamoto Y, Tokuyasu N, Maeta N, Matsuura K, Hijiya N, Yano S, Yokoyama S, Ito H, Moriyama M. ARPP protein is selectively expressed in renal oncocytoma, but rarely in renal cell carcinomas. Mod Pathol 2007, **20**:199–207.

1570 Tallini G. Oncocytic tumours. Virchows Arch 1998, **433**: 5–12.

1571 Tallini G, Ladanyi M, Rosai J, Jhanwar SC. Analysis of nuclear and mitochondrial DNA alterations in thyroid and renal oncocytic tumors. Cytogenet Cell Genet 1994, **66**: 253–259.

1572 Tickoo SK, Amin MB, Linden MD, Lee MW, Zarbo RJ. Antimitochondrial antibody (113-1) in the differential diagnosis of granular renal cell tumors. Am J Surg Pathol 1997, **21**: 922–930.

1573 Tickoo SK, Reuter VE, Amin MB, Srigley JR, Epstein JI, Min K-W, Rubin MA, Ro JY. Renal oncocytosis: a morphologic study of fourteen cases. Am J Surg Pathol 1999, **23**: 1094–1101.

1574 Uzer D, Yilmaz A, Bismar T, Trpkov K. Worrisome and atypical features in renal oncocytoma: clinicopathological analysis of 76 cases. Lab Invest 2009, **89**(Suppl 1): 199A.

1575 Veloso JD, Solis OG, Barada JH, Fisher HA, Ross JS. DNA ploidy of oncocytic–granular renal cell carcinomas and renal oncocytomas by image analysis. Arch Pathol Lab Med 1992, **116**: 154–158.

1576 Wu SL, Kothari P, Wheeler TM, Reese T, Connelly JH. Cytokeratins 7 and 20 immunoreactivity in chromophobe renal cell carcinomas and renal oncocytomas. Mod Pathol 2002, **15**: 712–717.

NEUROENDOCRINE TUMORS

1577 Bégin LR, Jamison BM. Renal carcinoid – a tumor of probable hindgut neuroendocrine phenotype. Report of a case and literature review. J Urol Pathol 1993, **3**: 269–282.

1578 Capella C, Eusebi V, Rosai J. Primary oat cell carcinoma of the kidney. Am J Surg Pathol

1984, **8**: 855–861.

1579 Essenfeld H, Manivel JC, Benedette P, Albores-Saavedra J. Small cell carcinoma of the renal pelvis. A clinicopathologic, morphologic and histochemical study of 2 cases. J Urol 1991, **144**: 344–347.

1580 Fetissof F, Benatre A, Dubois MP, Lanson Y, Arbeille-Brassart B, Jobard P. Carcinoid tumor occurring in a teratoid malformation of the kidney. An immunohistochemical study. Cancer 1984, **54**: 2305–2308.

1581 Gonzàlez-Lois C, Madero S, Redondo P, Alonso I, Salas A, Montalbàn MA. Small cell carcinoma of the kidney: a case report and review of the literature. Arch Pathol Lab Med 2001, **125**: 796–798.

1582 Hannah J, Lippe B, Lai-Goldman M, Bhuta S. Oncocytic carcinoid of the kidney associated with periodic Cushing's syndrome. Cancer 1988, **61**: 2136–2140.

1583 Hansel DE, Epstein JI, Berbescu E, Fine SW, Young RH, Cheville JC. Renal carcinoid tumor: a clinicopathologic study of 21 cases. Am J Surg Pathol 2007, **31**: 1539–1544.

1584 Huettner PC, Bird DJ, Chang YC, Seiler MW. Carcinoid tumor of the kidney with morphologic and immunohistochemical profile of a hindgut endocrine tumor. Report of a case. Ultrastruct Pathol 1991, **15**: 655–661.

1585 Kojiro M, Ohishi H, Isobe H. Carcinoid tumor occurring in cystic teratoma of the kidney. A case report. Cancer 1976, **38**: 1636–1640.

1586 La Rosa S, Bernasconi B, Micello D, Finzi G, Capella C. Primary small cell neuroendocrine carcinoma of the kidney: morphological, immunohistochemical, ultrastructural, and cytogenetic study of a case and review of the literature. Endocr Pathol 2009, **20**: 24–34.

1587 Mills SE, Weiss MA, Swanson PE, Wick MR. Small cell undifferentiated carcinoma of the renal pelvis. A light microscopic, immunocytochemical, and ultrastructural study. Surg Pathol 1988, **1**: 83–88.

1588 Morgan KG, Banerjee SS, Eyden BP, Barnard RJ. Primary small cell neuroendocrine carcinoma of the kidney. Ultrastruct Pathol 1996, **20**: 141–144.

1589 Murali R, Kneale K, Lalak N, Delprado W. Carcinoid tumors of the urinary tract and prostate. Arch Pathol Lab Med 2006, **130**: 1693–1706.

1590 Raslan WF, Ro JY, Ordóñez NG, Amin MB, Troncoso P, Sella A, Ayala AG. Primary carcinoid of the kidney. Immunohistochemical and ultrastructural studies of five patients. Cancer 1993, **72**: 2660–2666.

1591 Takeshima Y, Inai K, Yonedi K. Primary carcinoid tumor of the kidney with special reference to its histogenesis. Pathol Int 1996, **46**: 894–900.

1592 Tétu B, Ro JY, Ayala AG, Ordóñez NG, Johnson DE. Small cell carcinoma of the kidney. A clinicopathologic, immunohistochemical, and ultrastructural study. Cancer 1987, **60**: 1809–1814.

1593 Unger PD, Russell A, Thung SN, Gordon RE. Primary renal carcinoid. Arch Pathol Lab Med 1990, **114**: 68–71.

1594 Yoo J, Park S, Lee HG, Kang SJ, Kim BK. Primary carcinoid tumor arising in a mature teratoma of the kidney. A case report and review of the literature. Arch Pathol Lab Med 2002, **126**: 979–981.

1595 Zak FG, Jindrak K, Capozzi F. Carcinoidal tumor of the kidney. Ultrastruct Pathol 1983, **4**: 51–59.

OTHER EPITHELIAL TUMORS

1596 Pacchioni D, Volante M, Casetta G, Sapino A, Marchiò C, Bussolati G. Myxoid renal tumor with myoepithelial differentiation mimicking a salivary gland pleomorphic adenoma: description of a case. Am J Surg Pathol 2007, **31**: 632–636.

1597 Renshaw AA, Shapiro C, Fletcher JA, Pins MR. An unusual papillary tumor of the renal medulla. Distinction from usual papillary renal cell carcinoma and collecting duct carcinoma. J Urol Pathol 1998, **8**: 121–133.

1598 Strobel P, Zettl A, Ren Z, Starostik P, Riedmiller H, Storkel S, Muller-Hermelink HK, Marx A. Spiradenocylindroma of the kidney: clinical and genetic findings suggesting a role of somatic mutation of the CYLD1 gene in the oncogenesis of an unusual renal neoplasm. Am J Surg Pathol 2002, **26**: 119–124.

ANGIOMYOLIPOMA

1599 Abdulla M, Bui HX, del Rosario AD, Wolf BC, Ross JS. Renal angiomyolipoma. DNA content and immunohistochemical study of classic and multicentric variants. Arch Pathol Lab Med 1994, **118**: 735–739.

1600 Adachi Y, Horie Y, Kitamura Y, Nakamura H, Taniguchi Y, Miwa K, Fujioka S, Nishimura M, Hayashi K. CD1a expression in PEComas. Pathol Int 2008, **58**: 169–173.

1601 Ansari SJ, Stephenson RA, Mackay B. Angiomyolipoma of the kidney with lymph node involvement. Ultrastruct Pathol 1991, **15**: 531–538.

1602 Apitz K. Die Geschwülste und Gewebsmissbildungen der Nierenrinde. II. Die mesenchymalen Neubildungen. Virchows Arch 1914, **311**: 306–327.

1603 Argani P, Aulmann S, Illei PB, Netto GJ, Ro J, Cho HY, Dogan S, Ladanyi M, Martignoni G, Goldblum JR, Weiss SW. A distinctive subset of PEComas harbors *TFE3* gene fusions. Am J Surg Pathol 2010, **34**: 1395–1406.

1604 Aydin H, Magi-Galluzzi C, Lane BR, Sercia L, Lopez JI, Rini BI, Zhou M. Renal angiomyolipoma: clinicopathologic study of 194 cases with emphasis on the epithelioid histology and tuberous sclerosis association. Am J Surg Pathol 2009, **33**: 289–297.

1605 Barnard M, Lajoie G. Angiomyolipoma: immunohistochemical and ultrastructural study of 14 cases. Ultrastruct Pathol 2001, **25**: 21–30.

1606 Bernstein J, Robbins TO, Kissane JM. The renal lesions of tuberous sclerosis. Semin Diagn Pathol 1986, **3**: 97–105.

1607 Bonetti F, Pea M, Martignoni G, Zamboni G, Manfrin E, Colombari R, Mariuzzi GM. The perivascular epithelioid cell and related lesions. Adv Anat Pathol 1997, **4**: 343–358.

1608 Bonsib SM, Moghadamfalahi M, Bhalodia A. Lymphatic differentiation in renal angiomyolipomas. Hum Pathol 2009, **40**: 374–380.

1609 Bonzanini M, Pea M, Martignoni G, Zamboni G, Capelli P, Bernardello F, Bonetti F. Preoperative diagnosis of renal angiomyolipoma. Fine needle aspiration cytology and immunocytochemical characterization. Pathology 1994, **26**: 170–175.

1610 Brecher ME, Gill WB, Straus FH II. Angiomyolipoma with regional lymph node involvement and long-term follow-up study. Hum Pathol 1986, **17**: 962–963.

1611 Brimo F, Robinson B, Guo C, Zhou M,

Latour M, Epstein JI. Renal epithelioid angiomyolipoma with atypia: a series of 40 cases with emphasis on clinicopathologic prognostic indicators of malignancy. Am J Surg Pathol 2010, **34**: 715–722.

1612 Chan JK, Tsang WY, Pau MY, Tang MC, Pang SW, Fletcher CD. Lymphangiomyomatosis and angiomyolipoma. Closely related entities characterized by hamartomatous proliferation of HMB-45-positive smooth muscle. Histopathology 1993, **22**: 445–455.

1613 Cheng L, Gu J, Eble JN, Bostwick DG, Younger C, MacLennan GT, Abdul-Karim FW, Geary WA, Koch MO, Zhang S, Ulbright TM. Molecular genetic evidence of different clonal origin of components of human renal angiomyolipomas. Am J Surg Pathol 2001, **25**: 1231–1236.

1614 Cho NH, Shim HS, Choi YD, Kim DS. Estrogen receptor is significantly associated with the epithelioid variants of renal angiomyolipoma: a clinicopathological and immunohistochemical study of 67 cases. Pathol Int 2004, **54**: 510–515.

1615 Chowdhury PR, Tsuda N, Anami M, Hayashi T, Iseki M, Kishikawa M, Matsuya F, Kanetake H, Saito Y. A histopathologic and immunohistochemical study of small nodules of renal angiomyolipomas: A comparison of small nodules with angiomyolipoma. Mod Pathol 1996, **9**: 1081–1088.

1616 Cibas ES, Goss GA, Kulke MH, Demetri GD, Fletcher CDM. Malignant epithelioid angiomyolipoma ('sarcoma ex angiomyolipoma') of the kidney: a case report and review of the literature. Am J Surg Pathol 2001, **25**: 121–126.

1617 Colombat M, Boccon-Gibot L, Carton S. An unusual renal angiomyolipoma with morphological lymphangioleiomyomatosis feature and coexpression of oestrogen and progesterone receptors. Virchows Arch 2002, **440**: 102–104.

1618 Crino PB, Nathanson KL, Henske EP. The tuberous sclerosis complex. N Engl J Med 2006, **355**: 1345–1356.

1619 Daughtry JD, Rodan BA. Renal angiomyolipoma. Definitive diagnosis by ultrasonography and computerized tomography. South Med J 1985, **78**: 195–197.

1620 Davis CJ, Barton JH, Sesterhenn IA. Cystic angiomyolipoma of the kidney: a clinicopathologic description of 11 cases. Mod Pathol 2006, **19**: 669–674.

1621 Delgado R, de Leon Bojorge B, Albores-Saavedra J. Atypical angiomyolipoma of the kidney: a distinct morphologic variant that is easily confused with a variety of malignant neoplasms. Cancer 1998, **83**: 1581–1592.

1622 Ditonno P, Smith RB, Koyle MA, Hannah J, Belldegrun A. Extrarenal angiomyolipomas of the perinephric space. J Urol 1992, **147**: 447–450.

1623 Eble JN. Angiomyolipoma of kidney. Semin Diagn Pathol 1998, **15**: 21–40.

1624 Eble JN, Amin MB, Young RH. Epithelioid angiomyolipoma of the kidney: a report of five cases with a prominent and diagnostically confusing epithelioid smooth muscle component. Am J Surg Pathol 1997, **21**: 1123–1130.

1625 Farrow GM, Harrison EG Jr, Utz DC, Jones DR. Renal angiomyolipoma. A clinicopathologic study of 32 cases. Cancer 1968, **22**: 564–570.

1626 Ferry JA, Malt RA, Young RH. Renal angiomyolipoma with sarcomatous transformation and pulmonary metastases.

Am J Surg Pathol 1991, **5**: 1083–1088.

1627 Fetsch PA, Fetsch JF, Marincola FM, Travis W, Batts KP, Abati A. Comparison of melanoma antigen recognized by T cells (MART-1) to HMB-45: additional evidence to support a common lineage for angiomyolipoma, lymphangiomyomatosis, and clear cell sugar tumor. Mod Pathol 1998, **11**: 699–703.

1628 Fine SW, Reuter VE, Epstein JI, Argani P. Angiomyolipoma with epithelial cysts (AMLEC): a distinct cystic variant of angiomyolipoma. Am J Surg Pathol 2006, **30**: 593–599.

1629 Goyal R, Joshi K, Singh SK, Radotra BD. Melanotic clear cell epithelioid angiomyolipoma: a rare entity and a mimic of clear cell renal carcinoma. Histopathology 2007, **50**: 393–394.

1630 Granter SR, Renshaw AA. Cytologic analysis of renal angiomyolipoma: a comparison of radiologically classic and challenging cases. Cancer Cytopathol 1999, **87**: 135–140.

1631 Graves N, Barnes WF. Renal cell carcinoma and angiomyolipoma in tuberous sclerosis. Case report. J Urol 1986, **135**: 122–123.

1632 Hayashi T, Tsuda N, Chowdhury PR, Iseki M, Anami M, Matsuya F, Kanetake H, Saito Y. Renal angiomyolipoma: clinicopathologic features and differential diagnosis. J Urol Pathol 1999, **10**: 121–140.

1633 Henske EP, Ao X, Short P, Greenberg R, Neumann HPH, Kwiatkowski DJ, Russo I. Frequent progesterone receptor immunoreactivity in tuberous sclerosis-associated renal angiomyolipomas. Mod Pathol 1998, **11**: 665–668.

1634 Hes O, Michal M. Renal oncocytic angiomyolipoma. Int J Surg Pathol 2004, **12**: 421–422.

1635 Hoon V, Thung SN, Kaneko M, Unger PD. HMB-45 reactivity in renal angiomyolipoma and lymphangioleiomyomatosis. Arch Pathol Lab Med 1994, **118**: 732–734.

1636 Hornick JL, Fletcher CD. PEComa: what do we know so far? Histopathology 2006, **48**: 75–82.

1637 Hornick JL, Fletcher CD. Sclerosing PEComa: clinicopathologic analysis of a distinctive variant with a predilection for the retroperitoneum. Am J Surg Pathol 2008, **32**: 493–501.

1638 Hruban RH, Bhagavan BS, Epstein JI. Massive retroperitoneal angiomyolipoma. A lesion that may be confused with well-differentiated liposarcoma. Am J Clin Pathol 1989, **92**: 805–808.

1639 Inomoto C, Umemura S, Sasaki Y, Yasuda M, Terachi T, Osamura RY. Renal cell carcinoma arising in a long pre-existing angiomyolipoma. Pathol Int 2007, **57**: 162–166.

1640 Jimenez RE, Eble JN, Reuter VE, Epstein JI, Folpe AL, de Peralta-Venturina M, Tamboli P, Ansell ID, Grignon DJ, Young RH, Amin MB. Concurrent angiomyolipoma and renal cell neoplasms: a study of 36 cases. Mod Pathol 2001, **14**: 157–163.

1641 Johnson SR, Clelland CA, Ronan J, Tattersfield AE, Knox AJ. The TSC-2 product tuberin is expressed in lymphangioleiomyomatosis and angiomyolipoma. Histopathology 2002, **40**: 458–463.

1642 Jungbluth AA, Iversen K, Coplan K, Williamson B, Chen Y-T, Stockert E, Old LJ, Busam KJ. Expression of melanocyte-associated markers gp-100 and Melan-A/MART-1 in angiomyolipomas. An immunohistochemical and rt-PCR analysis. Virchows Arch 1999, **434**:

429–436.

1643 Jungbluth AA, King R, Fiscel DE, Iversen K, Coplan K, Kolb D, Williamson B, Chen YT, Stockert E, Old LB, Busam KJ. Immunohistochemical and reverse transcription-polymerase chain reaction expression analysis of tyrosinase and microphthalmia-associated transcription factor in angiomyolipomas. AIMM 2001, **9**: 29–34.

1644 Kaiserling E, Kröber S, Xiao J-C, Schaumburg-Lever G. Angiomyolipoma of the kidney. Immunoreactivity with HMB-45. Light- and electron-microscopic findings. Histopathology 1994, **25**: 41–48.

1645 Kattar MM, Grignon DJ, Eble JN, Hurley PM, Lewis PE, Sakr WE, Cher ML. Chromosomal analysis of renal angiomyolipoma by comparative genomic hybridization: evidence for clonal origin. Hum Pathol 1999, **30**: 295–299.

1646 Kawaguchi K-I, Oda Y, Nakanishi K, Saito T, Tamiya S, Nakahara K, Matsuoka H, Tsuneyoshi M. Malignant transformation of renal angiomyolipoma: a case report. Am J Surg Pathol 2002, **26**: 523–529.

1647 Kilicaslan I, Gulluoglu MG, Dogan O, Uysal V. Intraglomerular microlesions in renal angiomyolipoma. Hum Pathol 2000, **31**: 1325–1327.

1648 Kragel PJ, Toker C. Infiltrating recurrent renal angiomyolipoma with fatal outcome. J Urol 1985, **133**: 90–91.

1649 L'Hostis H, DeMiniere C, Ferriere J-M, Coindre J-M. Renal angiomyolipoma: a clinicopathologic, immunohistochemical, and follow-up study of 46 cases. Am J Surg Pathol 1999, **23**: 1011–1020.

1650 Liwnicz BH, Weeks DA, Zuppan CW. Extrarenal angiomyolipoma with melanocytic and hibernoma-like features. Ultrastruct Pathol 1994, **18**: 443–448.

1651 Mai KT, Perkins DG, Collins JP. Epithelioid cell variant of renal angiomyolipoma. Histopathology 1996, **28**: 277–280.

1652 Mai KT, Perkins DG, Robertson S, Thomas J, Morrash C, Collins JP. Composite renal cell carcinoma and angiomyolipoma: a study of the histogenetic relationship of the two lesions. Pathol Int 1999, **49**: 1–8.

1653 Makhlouf HR, Ishak KG, Shekar R, Sesterhenn IA, Young DY, Fanburg-Smith JC. Melanoma markers in angiomyolipoma of the liver and kidney: a comparative study. Arch Pathol Lab Med 2002, **126**: 49–55.

1654 Makhlouf HR, Remotti HE, Ishak KG. Expression of KIT (CD117) in angiomyolipoma. Am J Surg Pathol 2002, **26**: 493–497.

1655 Martignoni G, Bonetti F, Pea M, Tardanico R, Brunelli M, Eble JN. Renal disease in adults with TSC2/PKD1 contiguous gene syndrome. Am J Surg Pathol 2002, **26**: 198–205.

1656 Martignoni G, Pea M, Bonetti F, Brunelli M, Eble JN. Oncocytoma-like angiomyolipoma: a clinicopathologic and immunohistochemical study of 2 cases. Arch Pathol Lab Med 2002, **126**: 610–612.

1657 Martignoni G, Pea M, Bonetti F, Zamboni G, Carbonara C, Longa L, Zancanaro C, Maran M, Brisigotti M, Mariuzzi GM. Carcinomalike monotypic epithelioid angiomyolipoma in patients without evidence of tuberous sclerosis: a clinicopathologic and genetic study. Am J Surg Pathol 1998, **22**: 663–672.

1658 Martignoni G, Pea M, Rigaud G, Manfrin E, Colato C, Zamboni G, Scarpa A, Tardanico R, Roncalli M, Bonetti F. Renal angiomyolipoma with epithelioid sarcomatous transformation and metastases: demonstration of the same genetic defects in the primary and metastatic lesions. Am J Surg Pathol 2000, **24**: 889–894.

1659 Martignoni G, Pea M, Reghellin D, Zamboni G, Bonetti F. PEComas: the past, the present and the future. Virchows Arch 2008, **452**: 119–132.

1660 Martignoni G, Bonetti F, Chilosi M, Brunelli M, Amin E, Eble JN, Gobbo S, Pea M. Cathespsin-K expression in both classic and epithelioid angiomyolipoma of the kidney. Lab Invest 2009, **89**(Suppl 1): 181A.

1661 Michal M, Hes O, Havlicek F. Benign renal angiomyoadenomatous tumor: a previously unreported renal tumor. Ann Diagn Pathol 2000, **4**: 311–315.

1662 Monga G, Ramponi A, Falzoni PU, Boldorini R. Renal and hepatic angiomyolipomas in a child without evidence of tuberous sclerosis. Pathol Res Pract 1994, **190**: 1208–1211.

1663 Monteforte WJ Jr, Kohnen PW. Angiomyolipomas in a case of lymphangiomyomatosis syndrome. Relationships to tuberous sclerosis. Cancer 1974, **34**: 317–321.

1664 Mukai M, Torikata C, Iri H, Tamai S, Sugiura H, Tanaka Y, Sakamoto M, Hirohashi S. Crystalloids in angiomyolipoma. 1. A previously unnoticed phenomenon of renal angiomyolipoma occurring at a high frequency. Am J Surg Pathol 1992, **16**: 1–10.

1665 Nese N, Martignoni G, Fletcher CD, Gupta R, Pan CC, Kim H, Sato K, Bonetti F, Pea M, Amin M, Hes O, Svec A, Amin MB. Renal perivascular epithelioid cell tumors [(PEComa), so called epithelioid angiomyolipoma (EAML)]: analysis of 61 cases including 44 with pure/predominant epithelioid (P-PEComa) morphology and parameters associated with malignant outcome. Lab Invest 2009, **89**(Suppl 1): 186A.

1666 Nonomura A, Minato H, Kurumaya H. Angiomyolipoma predominantly composed of smooth muscle cells: problems in histological diagnosis. Histopathology 1998, **33**: 20–27.

1667 Oesterling JE, Fishman EK, Goldman SM, Marshall FF. The management of renal angiomyolipoma. J Urol 1986, **135**: 1121–1124.

1668 Paradis V, Laurendeau I, Vieillefond A, Blanchet P, Eschwege P, Benoit F, Vidaud M, Jardin A, Bedossa P. Clonal analysis of renal sporadic angiomyolipomas. Hum Pathol 1998, **29**: 1063–1067.

1669 Pea M, Bonetti F, Martignoni G, Henske EP, Manfrin E, Colato C, Bernstein J. Apparent renal cell carcinomas in tuberous sclerosis are heterogeneous: the identification of malignant epithelioid angiomyolipoma. Am J Surg Pathol 1998, **22**: 180–187.

1670 Pea M, Bonetti F, Zamboni G, Martignoni G, Riva M, Colombari R, Mombello A, Bonzanini M, Scarpa A, Ghimenton C, et al. Melanocyte-marker HMB-45 is regularly expressed in angiomyolipoma of the kidney. Pathology 1991, **23**: 185–188.

1671 Plank TL, Logginidou H, Klein-Szanto A, Henske EP. The expression of hamartin, the product of the TSC1 gene in normal human tissues and in TSC1- and TSC2-linked angiomyolipomas. Mod Pathol 1999, **12**: 539–545.

1672 Righi A, Dimosthenous K, Rosai J. PEComa: another member of the MiT tumor family? Int J Surg Pathol 2008, **16**: 16–20.

1673 Ro JY, Ayala AG, el-Naggar A, Grignon DJ, Hogan SF, Howard DR. Angiomyolipoma of kidney with lymph node involvement. DNA flow cytometric analysis. Arch Pathol Lab Med 1990, **114**: 65–67.

1674 Roma AA, Magi-Galluzzi C, Zhou M. Differential expression of melanocytic markers in myoid, lipomatous, and vascular components of renal angiomyolipomas. Arch Pathol Lab Med 2007, **131**: 122–125.

1675 Sironi M, Spinelli M. Oncocytic angiomyolipoma of the kidney. A case report. Int J Surg Pathol 2003, **11**: 229–234.

1676 Steiner MS, Goldman SM, Fishman EK, Marshall FF. The natural history of renal angiomyolipoma. J Urol 1993, **150**: 1782–1786.

1677 Stone CH, Lee MW, Amin MB, Yaziji H, Gown AM, Ro JY, Tetu B, Paraf F, Zarbo RJ. Renal angiomyolipoma: further immunophenotypic characterization of an expanding morphologic spectrum. Arch Pathol Lab Med 2001, **125**: 751–758.

1678 Waters DJ, Holt SA, Andres DF. Unilateral simultaneous renal angiomyolipoma and oncocytoma. J Urol 1986, **135**: 568–570.

1679 Weeks DA, Chase DR, Malott RL, Chase RL, Zuppan CW, Beckwith JB, Mierau GW. HMB-45 staining in angiomyolipoma, cardiac rhabdomyoma, other mesenchymal processes, and tuberous sclerosis-associated brain lesions. Int J Surg Pathol 1994, **1**: 191–198.

1680 Yavuz E, Cakr C, Tuzlal S, Ahskal B, Topuz S, Ilhan R. Uterine perivascular epithelioid cell tumor coexisting with pulmonary lymphangioleiomyomatosis and renal angiomyolipoma: a case report. Appl Immunohistochem Mol Morphol 2008, **16**: 405–409.

1681 Zamecnik M, Majercik M, Gomolcak P. Renal angiomyolipoma resembling gastrointestinal stromal tumor with skenoid fibers. Ann Diagn Pathol 1999, **3**: 88–91.

1682 Zavala-Pompa A, Folpe AL, Jimenez RE, Lim SD, Amin MB, Jimenez RE, Lim SD, Cohen C, Elbe JN, Amin MB. Immunohistochemical study of microphthalmia transcription factor and tyrosinase in angiomyolipoma of the kidney, renal cell carcinoma, and renal and retroperitoneal sarcomas: comparative evaluation with traditional diagnostic markers. Am J Surg Pathol 2001, **25**: 65–70.

JUXTAGLOMERULAR CELL TUMOR

1683 Bonsib SM, Hansen KK. Juxtaglomerular cell tumors: a report of two cases with HMB-45 immunostaining. J Urol Pathol 1998, **9**: 61–72.

1684 Brandal P, Busund LT, Heim S. Chromosome abnormalities in juxtaglomerular cell tumors. Cancer 2005, **104**: 504–510.

1685 Camilleri J-P, Hinglais N, Bruneval P, Bariety J, Tricottet V, Rouchon M, Mancilla-Jimenez R, Corvol P, Menard J. Renin storage and cell differentiation in juxtaglomerular cell tumors. An immunohistochemical and ultrastructural study of three cases. Hum Pathol 1984, **15**: 1069–1079.

1686 Capovilla M, Couturier J, Molinié V, Amsellem-Ouazana D, Priollet P, Baumert H, Bruneval P, Vieillefond A. Loss of chromosomes 9 and 11 may be recurrent chromosome imbalances in juxtaglomerular cell tumors. Hum Pathol 2008, **39**: 459–462.

1687 Conn JW, Cohen EL, Lucas CP, McDonald WJ, Mayor GH, Blough WM Jr, Eveland WC, Bookstin JJ, Lapides J. Primary reninism. Hypertension, hyperreninemia, and secondary aldosteronism due to renin-producing juxtaglomerular cell tumors. Arch Intern Med 1972, **130**: 682–696.

1688 Duan X, Bruneval P, Hammadeh R, Fresco R, Eble JN, Clark JI, Vigneswaran WT, Flanigan RC, Picken MM. Metastatic juxtaglomerular cell tumor in a 52-year-old man. Am J Surg Pathol 2004, **28**: 1098–1102.

1689 Endoh Y, Motoyama T, Hayami S, Kihara I. Juxtaglomerular cell tumor of the kidney: report of a non-functioning variant. Pathol Int 1997, **47**: 393–396.

1690 Gherardi GJ, Arya S, Hickler RB. Juxtaglomerular body tumor. A rare occult but curable cause of lethal hypertension. Hum Pathol 1974, **5**: 236–240.

1691 Hasegawa A. Juxtaglomerular cell tumor of the kidney: a case report with electron microscopic and flow cytometric investigation. Ultrastruct Pathol 1997, **21**: 201–208.

1692 Kim CH, Park YW, Ordonez NG, Ayala AG, Burroughs JF, Ro JY. Juxtaglomerular cell tumor of the kidney: case report with immunohistochemical and electron microscopic investigations and review of the literature. Int J Surg Pathol 1999, **7**: 115–123.

1693 Kim HJ, Kim CH, Choi YJ, Ayala AG, Amirikachi M, Ro JY. Juxtaglomerular cell tumor of kidney with CD34 and CD117 immunoreactivity: report of 5 cases. Arch Pathol Lab Med 2006, **130**: 707–711.

1694 Kodet R, Taylor M, Vachalova H, Pycha K. Juxtaglomerular cell tumor. An immunohistochemical, electron-microscopic, and in situ hybridization study. Am J Surg Pathol 1994, **18**: 837–842.

1695 Lindop GBM, Leckie B, Winearls CG. Malignant hypertension due to a renin-secreting renal cell carcinoma. An ultrastructural and immunocytochemical study. Histopathology 1986, **10**: 1077–1088.

1696 Lindop GBM, Stewart JA, Downie TT. The immunocytochemical demonstration of renin in a juxtaglomerular cell tumor by light and electron microscopy. Histopathology 1983, **7**: 421–431.

1697 Martin SA, Mynderse LA, Lager DJ, Cheville JC. Juxtaglomerular cell tumor. A clinicopathologic study of four cases and review of the literature. Am J Clin Pathol 2001, **116**: 854–863.

1698 Ruddy MC, Atlas SA, Salerno FG. Hypertension associated with a renin-secreting adenocarcinoma of the pancreas. N Engl J Med 1982, **307**: 993–997.

1699 Squires JP, Ulbright TM, DeSchryver-Kecskemeti K, Engleman W. Juxtaglomerular cell tumor of the kidney. Cancer 1984, **53**: 516–523.

1700 Tetu B, Vaillancourt L, Camilleri JP, Bruneval P, Bernier L, Tourigny R. Juxtaglomerular cell tumor of the kidney. Report of two cases with a papillary pattern. Hum Pathol 1993, **24**: 1168–1174.

1701 Tomita T, Poisner A, Inagami T. Immunohistochemical localization of renin in renal tumors. Am J Pathol 1987, **126**: 73–80.

OTHER BENIGN TUMORS AND TUMORLIKE CONDITIONS

1702 Afzal M, Baez-Giangreco A, al Jaser AN, Onuora VC. Unusual bilateral renal histiocytosis. Extranodal variant of

Rosai-Dorfman disease. Arch Pathol Lab Med 1992, 116: 1366-1367.

1703 Al-Ahmadie HA, Yilmaz A, Olgac S, Reuter VE. Glomus tumor of the kidney: a report of 3 cases involving renal parenchyma and review of the literature. Am J Surg Pathol 2007, 31: 585-591.

1704 Alvarado-Cabrero I, Folpe AL, Srigley JR, Gaudin P, Philip AT, Reuter VE, Amin MB. Intrarenal schwannoma: a report of four cases including three cellular variants. Mod Pathol 2000, 13: 851-856.

1705 Anderson C, Knibbs DR, Ludwig ME, Ely MG III. Lymphangioma of the kidney. A pathologic entity distinct from solitary multilocular cyst. Hum Pathol 1992, 23: 465-468.

1706 August C, Holzhausen HJ, Schroder S. Renal parenchymal malakoplakia. Ultrastructural findings in different stages of morphogenesis. Ultrastruct Pathol 1994, 18: 483-491.

1707 Beckwith JB. Wilms' tumor and other renal tumors of childhood. A selective review from the National Wilms' Tumor Study Pathology Center. Hum Pathol 1983, 14: 481-492.

1708 Bossart MI, Spjut HJ, Wright JE, Pranke DW. Multilocular cystic leiomyoma of the kidney. Ultrastruct Pathol 1982, 3: 367-374.

1709 Brown JG, Folpe AL, Rao P, Lazar AJ, Paner GP, Gupta R, Parakh R, Cheville JC, Amin MB. Primary vascular tumors and tumor-like lesions of the kidney: a clinicopathologic analysis of 25 cases. Am J Surg Pathol 2010, 34: 942-949.

1710 Dineen MK, Venable DD, Misra RP. Pure intrarenal lipoma. Report of a case and review of the literature. J Urol 1984, 132: 104-107.

1711 Esparza AR, McKay DB, Cronan JJ, Chazan JA. Renal parenchymal malakoplakia. Histologic spectrum and its relationship to megalocytic interstitial nephritis and xanthogranulomatous pyelonephritis. Am J Surg Pathol 1989, 13: 225-236.

1712 Fain JS, Eble J, Nascimento AG, Farrow GM, Bostwick DG. Solitary fibrous tumor of the kidney: report of three cases. J Urol Pathol 1996, 4: 227-238.

1713 Fine SW, McCarthy DM, Chan TY, Epstein JI, Argani P. Malignant solitary fibrous tumor of the kidney: report of a case and comprehensive review of the literature. Arch Pathol Lab Med 2006, 130: 857-861.

1714 Gelb AB, Simmons ML, Weidner N. Solitary fibrous tumor involving the renal capsule. Am J Surg Pathol 1996, 20: 1288-1295.

1715 Gill J, Van Vliet C. Infiltrating glomus tumor of uncertain malignant potential arising in the kidney. Hum Pathol 2010, 41: 145-149.

1716 Glover SD, Buck AC. Renal medullary fibroma. A case report. J Urol 1982, 127: 758-760.

1717 Gobbo S, Eble JN, Huang J, Grignon DJ, Wang M, Martignoni G, Brunelli M, Cheng L. Schwannoma of the kidney. Mod Pathol 2008, 21: 779-783.

1718 Harik L, Nassar A. Extranodal Rosai-Dorfman disease of the kidney and coexistent poorly differentiated prostatic adenocarcinoma. Arch Pathol Lab Med 2006, 130: 1223-1226.

1719 Kahn DG, Duckett T, Bhuta SM. Perineurioma of the kidney. Report of a case with histologic, immunohistochemical, and ultrastructural studies. Arch Pathol Lab Med 1993, 117: 654-657.

1720 Kapusta LR, Weiss MA, Ramsay J, Lopez-Beltran A, Srigley JR. Inflammatory myofibroblastic tumors of the kidney. A

clinicopathologic and immunohistochemical study of 12 cases. Am J Surg Pathol 2003, 27: 658-666.

1721 Kojiro M, Ohishi H, Isobe H. Carcinoid tumor occurring in cystic teratoma of the kidney. A case report. Cancer 1976, 38: 1636-1640.

1722 Lerman RJ, Pitcock JA, Stephenson P, Muirhead EE. Renomedullary interstitial cell tumor (formerly fibroma of the renal medulla). Hum Pathol 1972, 3: 559-568.

1723 Levine E. Lymphangioma presenting as a small renal mass during childhood. Urol Radiol 1992, 14: 155-158.

1724 Lloreta J, Angels Cañas M, Munné A, Arumi M, Bielsa O, Gelabert A, Serrano S. Renal malakoplakia: report of a case with multifocal involvement. Ultrastruct Pathol 1997, 21: 575-586.

1725 Ma KF, Tse CH, Tsui MS. Neurilemmoma of kidney - a rare occurrence. Histopathology 1990, 17: 378-380.

1726 Melamed J, Reuter VE, Erlandson RA, Rosai J. Renal myxoma. A report of two cases and review of the literature. Am J Surg Pathol 1994, 18: 187-194.

1727 Montgomery E, Epstein JI. Anastomosing hemangioma of the genitourinary tract: a lesion mimicking angiosarcoma. Am J Surg Pathol 2009, 33: 1364-1369.

1728 Richard GK, Freeborn WA, Zaatari GS. Hemangiopericytoma of the renal capsule. J Urol Pathol 1996, 4: 85-98.

1729 Siddiqui NH, Rogalska A, Basil IS. Glomangiomyoma (glomus tumor) of the kidney. Arch Pathol Lab Med 2005, 129: 1172-1174.

1730 Sneige N, Dekmezian RH, Silva EG, Cartwright J Jr, Ayala AG. Pseudoparasitic Liesegang structures in perirenal hemorrhagic cysts. Am Clin Pathol 1988, 89: 148-153.

1731 Stone NN, Cherry J. Renal capsular lipoma. J Urol 1985, 134: 118-119.

1732 Tamboli P, Ro JY, Amin MB, Ligato S, Ayala AG. Benign tumors and tumor-like lesions of the adult kidney part II: benign mesenchymal and mixed neoplasms, and tumor-like lesions. Adv Anat Pathol 2000, 7: 47-68.

1733 Wang J, Arber DA, Frankel K, Weiss LM. Large solitary fibrous tumor of the kidney: report of two cases and review of the literature. Am J Surg Pathol 2001, 25: 1194-1199.

SARCOMAS

1734 Argani P, Faria PA, Epstein JI, Reuter VE, Perlman EJ, Beckwith JB, Ladanyi M. Primary renal synovial sarcoma: molecular and morphologic delineation of an entity previously included among embryonal sarcomas of the kidney. Am J Surg Pathol 2000, 24: 1087-1097.

1735 Brown JG, Folpe AL, Rao P, Lazar AJ, Paner GP, Gupta R, Parakh R, Cheville JC, Amin AB. Primary vascular tumors and tumor-like lesions of the kidney: a clinicopathologic analysis of 25 cases. Am J Surg Pathol 2010, 34: 942-949.

1736 Cerilli LA, Huffman HT, Anand A. Primary renal angiosarcoma: a case report with immunohistochemical, ultrastructural, and cytogenetic features and review of the literature. Arch Pathol Lab Med 1998, 122: 929-935.

1737 Chen S, Bhuiya T, Liatsikos EN, Alexianu MD, Weiss GH, Kahn LB. Primary synovial sarcoma of the kidney. A case report with literature review. Int J Surg Pathol 2001, 9: 335-339.

1738 Creager AJ, Maia DM, Funkhouser WK.

Epstein-Barr virus-associated renal smooth muscle neoplasm: report of a case with review of the literature. Arch Pathol Lab Med 1998, 122: 277-281.

1739 Dalfior D, Eccher A, Gobbo S, Brunelli M, Martignoni G, Menestrina F, Dalla PP, Dvornik G. Primary pleomorphic rhabdomyosarcoma of the kidney in an adult. Ann Diagn Pathol 2008, 12: 301-303.

1740 Deyrup AT, Montgomery E, Fisher C. Leiomyosarcoma of the kidney: a clinicopathologic study. Am J Surg Pathol 2004, 28: 178-182.

1741 Divetia M, Karpate A, Basak R, Desai SB. Synovial sarcoma of the kidney. Ann Diagn Pathol 2008, 12: 333-339.

1742 Eble JN, Young RHJ, Störkel CS, Thoenes W. Primary osteosarcoma of the kidney. A report of three cases. J Urogen Pathol 1991, 1: 83-88.

1743 Farrow GM, Harrison EG Jr, Utz DC. Sarcomas and sarcomatoid and mixed malignant tumors of the kidney in adults. Cancer 1968, 22: 545-563.

1744 Grignon DJ, Ayala AG, Ro JY, el-Naggar A, Papadopoulos NJ. Primary sarcomas of the kidney. A clinicopathologic and DNA flow cytometric study of 17 cases. Cancer 1990, 65: 1611-1618.

1745 Jun SY, Choi J, Kang GH, Park SH, Ayala AG, Ro JY. Synovial sarcoma of the kidney with rhabdoid features: report of three cases. Am J Surg Pathol 2004, 28: 634-637.

1746 Kim D-H, Sohn JH, Lee MC, Lee G, Yoon G-S, Hashimoto H, Sonobe H, Ro JY. Primary synovial sarcoma of the kidney. Am J Surg Pathol 2000, 24: 1097-1104.

1747 Malhotra CM, Doolittle CH, Rodil JV, Vezeridis MP. Mesenchymal chondrosarcoma of the kidney. Cancer 1984, 54: 2495-2499.

1748 Mayes DC, Fechner RE, Gillenwater JY. Renal liposarcoma. Am J Surg Pathol 1990, 14: 268-273.

1749 Mead JH, Herrera GA, Kaufman MF, Herz JH. Case report of a primary cystic sarcoma of the kidney, demonstrating fibrohistiocytic, osteoid, and cartilaginous components (malignant mesenchymoma). Cancer 1982, 50: 2211-2214.

1750 Micolonghi TS, Liang D, Schwartz S. Primary osteogenic sarcoma of the kidney. J Urol 1984, 131: 1164-1166.

1751 Miller JS, Zhou M, Brimo F, Guo CC, Epstein JI. Primary leiomyosarcoma of the kidney: a clinicopathologic study of 27 cases. Am J Surg Pathol 2010, 34: 238-242.

1752 Nativ O, Horowitz A, Lindner A, Many M. Primary chondrosarcoma of the kidney. J Urol 1985, 134: 120-121.

1753 O'Malley FP, Grignon DJ, Shepherd RR, Harker LA. Primary osteosarcoma of the kidney. Report of a case studied by immunohistochemistry, electron microscopy, and DNA flow cytometry. Arch Pathol Lab Med 1991, 115: 1262-1265.

1754 Quinn CM, Day DW, Waxman J, Krausz T. Malignant mesenchymoma of the kidney. Histopathology 1993, 23: 86-88.

1755 Rubin BP, Fletcher JA, Renshaw AA. Clear cell sarcoma of soft parts: report of a case primary in the kidney with cytogenetic confirmation. Am J Surg Pathol 1999, 23: 589-594.

1756 Scriven RR, Thrasher TV, Smith DC, Stewart SC. Primary renal malignant fibrous histiocytoma. A case report and literature review. J Urol 1984, 131: 948-949.

1757 Tsuda N, Chowdhury PR, Hayashi T, Anami M, Iseki M, Koga S, Matsuya F, Kanetake H, Saito Y, Horita Y. Primary renal angiosarcoma: a case report and review of the literature. Pathol Int 1997, 47: 778–783.

1758 Vogelzang NJ, Fremgen AM, Guinan PD, Chmiel JS, Sylvester JL, Sener SF. Primary renal sarcoma in adults. A natural history and management study by the American Cancer Society, Illinois Division. Cancer 1993, 71: 804–810.

1759 Yokose T, Fukuda H, Ogiwara A, Sakai K, Saitoh K. Myxoid leiomyosarcoma of the kidney accompanying ipsilateral ureteral transitional cell carcinoma. A case report with cytological, immunohistochemical and ultrastructural study. Acta Pathol Jpn 1991, 41: 694–700.

MALIGNANT LYMPHOMA AND RELATED LYMPHOID LESIONS

1760 D'Agati V, Sablay LB, Knowles DM, Walter L. Angiotropic large cell lymphoma (intravascular malignant lymphomatosis) of the kidney. Presentation as minimal change disease. Hum Pathol 1989, 20: 263–268.

1761 Ellman L, Davis J, Lichtenstein NS. Uremia due to occult lymphomatous infiltration of the kidneys. Cancer 1974, 33: 203–205.

1762 Ferry JA, Harris NL, Papanicolaou N, Young RH. Lymphoma of the kidney. A report of 11 cases. Am J Surg Pathol 1995, 19: 134–144.

1763 Kandel LB, Harrison LH, Woodruff RD, Williams CD, Ahl ET Jr. Renal plasmacytoma. A case report and summary of reported cases. J Urol 1984, 132: 1167–1169.

1764 Okuno SH, Hoyer JD, Ristow K, Witzig TE. Primary renal non-Hodgkin's lymphoma. An unusual extranodal site. Cancer 1995, 75: 2258–2261.

1765 Osborne BM, Brenner M, Weitzmer S, Butler JJ. Malignant lymphoma presenting as a renal mass. Four cases. Am J Surg Pathol 1987, 11: 375–382.

1766 Parveen T, Navarro-Roman L, Medeiros LJ, Raffeld M, Jaffe ES. Low-grade B-cell lymphoma of mucosa-associated lymphoid tissue arising in the kidney. Arch Pathol Lab Med 1993, 117: 780–783.

1767 Qiu L, Unger PD, Dillon RW, Strauchen JA. Low-grade mucosa-associated lymphoid tissue lymphoma involving the kidney: report of 3 cases and review of the literature. Arch Pathol Lab Med 2006, 130: 86–89.

1768 Randhawa PS, Magnone M, Jordan M, Shapiro R, Demetris AJ, Nalesnik M. Renal allograft involvement by Epstein-Barr virus associated post-transplant lymphoproliferative disease. Am J Surg Pathol 1996, 20: 563–571.

1769 Randolph VL, Hall W, Bramson W. Renal failure due to lymphomatous infiltration of the kidneys. Cancer 1983, 52: 1120–1121.

1770 Richmond J, Sherman RS, Diamond HD, Craver LF. Renal lesions associated with malignant lymphomas. Am J Med 1962, 32: 184–207.

1771 Schniederjan SD, Osunkoya AO. Lymphoid neoplasms of the urinary tract and male genital organs: a clinicopathological study of 40 cases. Mod Pathol 2009, 22: 1057–1065.

1772 Tsang K, Kneafsey P, Gill MJ. Primary lymphoma of the kidney in the acquired immunodeficiency syndrome. Arch Pathol Lab Med 1993, 117: 541–543.

1773 Weissman DJ, Ferry JA, Harris NL, Louis DN, Delmonico F, Spiro I. Post-transplantation lymphoproliferative disorders in solid organ recipients are predominantly aggressive tumors of host origin. Am J Clin Pathol 1995, 103: 748–755.

METASTATIC TUMORS

1774 Bates AW, Baithun SI. The significance of secondary neoplasms of the urinary and male genital tract. Virchows Arch 2002, 440: 640–647.

1775 Belghiti D, Hirbec G, Bernaudin JF, Pariente EA, Martin N. Intraglomerular metastases. Report of two cases. Cancer 1984, 54: 2309–2312.

1776 Colome MI, Ro JY, Ayala AG, El-Naggar AK, Siddiqui RT, Ordonez NG. Adenoid cystic carcinoma of the breast metastatic to the kidney: an unusual site of initial distant metastasis, mimicking a primary renal tumor. J Urol Pathol 1996, 4: 69–78.

1777 Davis RI, Corson JM. Renal metastases from well-differentiated follicular thyroid carcinoma. A case report with light and electron microscopic findings. Cancer 1979, 43: 265–268.

1778 Gamboa-Dominguez A, Tenorio-Villalvazo A. Metastatic follicular variant of papillary thyroid carcinoma manifested as a renal neoplasm. Endocr Pathol 1999, 10: 265–268.

1779 Herzberg AJ, Bossen EH, Walther PJ. Adenoid cystic carcinoma of the breast metastatic to the kidney. A clinically symptomatic lesion requiring surgical management. Cancer 1991, 68: 1015–1020.

1780 Honda H, Coffman CE, Berbaum KS, Barloon TJ, Masuda K. CT analysis of metastatic neoplasms of the kidney. Comparison with primary renal cell carcinoma. Acta Radiol 1992, 33: 39–44.

1781 Johnson MW, Morettin LB, Sarles HE, Zaharopoulos P. Follicular carcinoma of the thyroid metastatic to the kidney 37 years after resection of the primary tumor. J Urol 1982, 127: 114–116.

1782 Toth T. Extracapillary tumorous metastatic crescents in glomeruli of the kidney. Pathol Res Pract 1987, 182: 240–243.

1783 Wagle DG, Moore RH, Murphy GP. Secondary carcinomas of the kidney. J Urol 1975, 114: 30–32.

TUMORS OF RENAL PELVIS AND URETER

UROTHELIAL (TRANSITIONAL CELL) CARCINOMA

1784 Akaza H, Koiso K, Niijima T. Clinical evaluation of urothelial tumors of the renal pelvis and ureter based on a new classification system. Cancer 1987, 59: 1369–1375.

1785 Akhtar M, Kardar AH, Chudek J, Ali MA, Kovacs G. Mixed renal cell and transitional cell carcinoma of the kidney: Genetic and morphologic studies of an unusual case. J Urol Pathol 1998, 8: 103–110.

1786 al-Abadi H, Nagel R. Transitional cell carcinoma of the renal pelvis and ureter. Prognostic relevance of nuclear deoxyribonucleic acid ploidy studied by slide cytometry. An 8-year survival time study. J Urol 1992, 148: 31–37.

1787 Auld D, Grigor KM, Fowler JW. Histopathological review of transitional cell carcinoma of the upper urinary tract. Br J Urol 1984, 56: 485–489.

1788 Balslev E, Fischer S. Transitional cell carcinoma of the renal collecting tubules (renal urothelioma). Acta Pathol Microbiol Immunol Scand (A) 1983, 91: 419–424.

1789 Batata MA, Whitmore WF Jr, Hilaris BS, Tokita N, Grabstald H. Primary carcinoma of the ureter. A prognostic study. Cancer 1975, 35: 1626–1632.

1790 Blaszyk H, Wang L, Dietmaier W, Hofstädter F, Burgart LJ, Cheville JC, Hartmann A. Upper tract urothelial carcinoma: a clinicopathologic study including microsatellite instability analysis. Mod Pathol 2002, 15: 790–797.

1791 Bloom NA, Vidone RA, Lytton B. Primary carcinoma of the ureter. A report of 102 new cases. J Urol 1970, 103: 590–598.

1792 Chiang PH, Huang MS, Tsai CJ, Tsai EM, Huang CH, Chiang CP. Transitional cell carcinoma of the renal pelvis and ureter in Taiwan. DNA analysis by flow cytometry. Cancer 1993, 71: 3988–3992.

1793 Corrado F, Mannini D, Ferri C, Corrado G, Bertoni F, Bacchini P, Lieber MM, Song JM. The prognostic significance of DNA ploidy pattern in transitional cell cancer of the renal pelvis and ureter. Continuing follow-up. Eur Urol 1992, 21: 48–50.

1794 Guinan P, Vogelzang NJ, Randazzo R, Sener S, Chmiel J, Fremgen A, Sylvester J. Renal pelvic cancer. A review of 611 patients treated in Illinois 1975–1985. Cancer Incidence and End Results Committee. Urology 1992, 40: 393–399.

1795 Guo CC, Tamboli P, Czerniak B. Micropapillary variant of urothelial carcinoma in the upper urinary tract: a clinicopathologic study of 11 cases. Arch Pathol Lab Med 2009, 133: 62–66.

1796 Han AC, Duszak R Jr. Coexpression of cytokeratins 7 and 20 confirms urothelial carcinoma presenting as an intrarenal tumor. Cancer 1999, 86: 2327–2330.

1797 Hart AP, Brown R, Lechago J, Truong LD. Collision of transitional cell carcinoma and renal cell carcinoma. An immunohistochemical study and review of the literature. Cancer 1994, 73: 154–159.

1798 Hasui Y, Nishi S, Kitada S, Osada Y, Asada Y. The prognostic significance of vascular invasion in upper urinary tract transitional cell carcinoma. J Urol 1992, 148: 1783–1785.

1799 Hes O, Michal M, Kinkor Z, Curík R, Baumruk L. Renal pelvic carcinoma with unusual appearance simulating amyloidosis (myeloma kidney). A report of five cases. Int J Surg Pathol 2002, 10: 41–45.

1800 Holmäng S, Johansson SL. Synchronous bilateral ureteral and renal pelvic carcinomas: incidence, etiology, treatment and outcome. Cancer 2004, 101: 741–747.

1801 Huang WW, Huang HY, Liao AC, Shiue YL, Tai HL, Lin CM, Wang YH, Lin CN, Shen KH, Li CF. Primary urothelial carcinoma of the upper tract: important clinicopathological factors predicting bladder recurrence after surgical resection. Pathol Int 2009, 59: 642–649.

1802 Johansson S, Angervall L, Bengtsson U, Wahlqvist L. Uroepithelial tumors of the renal pelvis associated with abuse of phenacetin-containing analgesics. Cancer 1974, 33: 743–753.

1803 Johansson S, Angervall L, Bengtsson U, Wahlqvist L. A clinicopathologic and prognostic study of epithelial tumors of the renal pelvis. Cancer 1976, 37: 1376–1383.

1804 Koyanagi T, Sasaki K, Arikado K, Hirano T, Tsuji I. Transitional cell carcinoma of the renal pelvis in an infant. J Urol 1975, 113: 114–117.

1805 Langner C, Hutterer G, Chromecki T, Winkelmayer I, Rehak P, Zigeuner R. pT classification, grade, and vascular invasion as prognostic indicators in urothelial carcinoma of the upper urinary tract. Mod Pathol 2006, 19: 272–279.

1806 Leo ME, Petrou SP, Barrett DM. Transitional cell carcinoma of the kidney with vena caval involvement. Report of 3 cases and a review of the literature. J Urol 1992, **148**: 398–400.

1807 McCarron JP Jr, Chasko SB, Gray GF Jr. Systematic mapping of nephroureterectomy specimens removed for urothelial cancer. Pathological findings and clinical correlations. J Urol 1982, **128**: 243–246.

1808 McDougal WS, Cramer SF, Miller R. Invasive carcinoma of the renal pelvis following cyclophosphamide therapy for nonmalignant disease. Cancer 1981, **48**: 691–695.

1809 McIntyre D, Pyrah LN, Raper FP. Primary ureteric neoplasms. Report of 40 cases. Br J Urol 1965, **37**: 160–191.

1810 Mahadevia PS, Karwa GL, Koss LG. Mapping of urothelium in carcinomas of the renal pelvis and ureter. A report of nine cases. Cancer 1983, **51**: 890–897.

1811 Mai KT, Gerridzen RG, Millward SF. Papillary transitional cell carcinoma arising in a calyceal cyst and masquerading as a renal cyst. Arch Pathol Lab Med 1996, **120**: 879–882.

1812 Melamed MR, Reuter VE. Pathology and staging of urothelial tumors of the kidney and ureter. Urol Clin North Am 1993, **20**: 333–347.

1813 Mills C, Vaughan ED Jr. Carcinoma of the ureter. Natural history, management and 5-year survival. J Urol 1983, **129**: 275–277.

1814 Murphy DM, Zincke H. Transitional cell carcinoma in the horseshoe kidney. Report of 3 cases and review of the literature. Br J Urol 1982, **54**: 484–485.

1815 Murphy WM, von Buedingen RP, Poley RW. Primary carcinoma in situ of renal pelvis and ureter. Cancer 1974, **34**: 1126–1130.

1816 Nakanishi K, Kawai T, Aida S, Kasamatsu H, Aurues T, Ikeda T. Expression of P27Kip1 protein in transitional cell carcinoma of the upper urinary tract. Mod Pathol 2001, **14**: 371–376.

1817 Oldbring J, Hellsten S, Lindholm K, Mikulowski P, Tribukait B. Flow DNA analysis in the characterization of carcinoma of the renal pelvis and ureter. Cancer 1989, **64**: 2141–2145.

1818 Olgac S, Mazumdar M, Dalbagni G, Reuter VE. Urothelial carcinoma of the renal pelvis: a clinicopathologic study of 130 cases. Am J Surg Pathol 2004, **28**: 1545–1552.

1819 Palvio DHB, Andersen JC, Falk E. Transitional cell tumors of the renal pelvis and ureter associated with capillarosclerosis indicating analgesic abuse. Cancer 1987, **59**: 972–976.

1820 Perez-Montiel D, Hes O, Michal M, Suster S. Micropapillary urothelial carcinoma of the upper urinary tract: clinicopathologic study of five cases. Am J Clin Pathol 2006, **126**: 86–92.

1821 Perez-Montiel D, Wakely PE, Hes O, Michal M, Suster S. High-grade urothelial carcinoma of the renal pelvis: clinicopathologic study of 108 cases with emphasis on unusual morphologic variants. Mod Pathol 2006, **19**: 494–503.

1822 Pettersson S, Brynger H, Henriksson C, Johansson SL, Nilson AE, Ranch T. Treatment of urothelial tumors of the upper urinary tract by nephroureterectomy, renal autotransplantation, and pyelocystostomy. Cancer 1984, **54**: 379–386.

1823 Potts SA, Thomas PA, Cohen MB, Raab SS. Diagnostic accuracy and key cytologic features of high-grade transitional cell carcinoma in the upper urinary tract. Mod Pathol 1997, **10**: 657–662.

1824 Raabe NK, Fossa SD, Bjerkehagen B. Carcinoma of the renal pelvis. Experience of 80 cases. Scand J Urol Nephrol 1992, **26**: 357–361.

1825 Rey A, Lara PC, Redondo E, Valdes E, Apolinario R. Overexpression of p53 in transitional cell carcinoma of the renal pelvis and ureter. Relations to tumor proliferation and survival. Cancer 1997, **79**: 2178–2185.

1826 Strobel SL, Jasper WS, Gogate SA, Sharma HM. Primary carcinoma of the renal pelvis and ureter. Evaluation of clinical and pathologic features. Arch Pathol Lab Med 1984, **108**: 697–700.

1827 Strong DW, Pearse HD. Recurrent urothelial tumors following surgery for transitional cell carcinoma of the upper urinary tract. Cancer 1976, **38**: 2178–2183.

1828 Verhaak RLOM, Harmsen AE, van Unnik AJM. On the frequency of tumor induction in a Thorotrast kidney. Cancer 1974, **34**: 2061–2068.

1829 Wagle DG, Moore RH, Murphy GP. Primary carcinoma of the renal pelvis. Cancer 1974, **33**: 1642–1648.

1830 Wegner HE, Bornhoft G, Dieckmann KP. Renal cell cancer and concomitant transitional cell cancer of the renal pelvis and ureter in the same kidney – report of 4 cases and review of the literature. Urol Int 1993, **51**: 158–163.

1831 Werth DD, Weigel JW, Mebust WK. Primary neoplasms of the ureter. J Urol 1981, **125**: 628–631.

1832 Yokoyama I, Berman E, Rickert RR, Bastidas J. Simultaneous occurrence of renal cell adenocarcinoma and urothelial carcinoma of the renal pelvis in the same kidney diagnosed by preoperative angiography. Cancer 1981, **48**: 2762–2766.

OTHER CARCINOMA TYPES

1833 Akhtar M, Aslam M, Lindstedt E, Pesti T, Kovacs G. Osteoclast-like giant cell tumor of renal pelvis. J Urol Pathol 1999, **11**: 181–194.

1834 Aufderheide AC, Streitz JM. Mucinous adenocarcinoma of the renal pelvis. Report of two cases. Cancer 1974, **33**: 167–173.

1835 Deodhare S, Leung CS, Bullock M. Choriocarcinoma associated with transitional cell carcinoma in-situ of the ureter. Histopathology 1996, **28**: 363–364.

1836 Fukunaga M, Ushigome S. Lymphoepithelioma-like carcinoma of the renal pelvis: a case report with immunohistochemical analysis and in situ hybridization for the Epstein–Barr viral genome. Mod Pathol 1998, **11**: 1252–1256.

1837 Genega E, Ittmann M, Wieczorek R, Sidhu G. Carcinosarcoma of the renal pelvis with immunohistochemistry and review of the literature. J Urol Pathol 1997, **6**: 205–212.

1838 Grammatico D, Grignon DJ, Eberwein P, Shepherd RR, Hearn SA, Walton JC. Transitional cell carcinoma of the renal pelvis with choriocarcinomatous differentiation. Immunohistochemical and immunoelectron microscopic assessment of human chorionic gonadotropin production by transitional cell carcinoma of the urinary bladder. Cancer 1993, **71**: 1835–1841.

1839 Guillou L, Duvoisin B, Chobaz C, Chapuis G, Costa J. Combined small-cell and transitional cell carcinoma of the renal pelvis. A light microscopic, immunohistochemical, and ultrastructural study of a case with literature review. Arch Pathol Lab Med 1993, **117**: 239–243.

1840 Hertle L, Androulakakis P. Keratinizing desquamative squamous metaplasia of the upper urinary tract. Leukoplakia–cholesteatoma. J Urol 1982, **127**: 631–635.

1841 Ishikura H, Ishiguro T, Enatsu C, Fujii H, Kakuta Y, Kanda M, Yoshiki T. Hepatoid adenocarcinoma of the renal pelvis producing alpha-fetoprotein of hepatic type and bile pigment. Cancer 1991, **67**: 3051–3056.

1842 Kobayashi S, Ohmori M, Akaeda T, Ohmori H, Miyaji Y. Primary adenocarcinoma of the renal pelvis. Report of two cases and brief review of literature. Acta Pathol Jpn 1983, **33**: 589–597.

1843 Kumar S, Kumar D, Cowan DF. Transitional cell carcinoma with rhabdoid features. Am J Surg Pathol 1992, **16**: 515–521.

1844 Mills SE, Weiss MA, Swanson PE, Wick MR. Small cell undifferentiated carcinoma of the renal pelvis. A light microscopic, immunocytochemical, and ultrastructural study. Surg Pathol 1988, **1**: 83–88.

1845 Molinie V, Pouchot J, Vinceneux P, Barge J. Osteoclastoma-like giant cell tumor of the renal pelvis associated with papillary transitional cell carcinoma. Arch Pathol Lab Med 1997, **121**: 162–166.

1846 Nativ O, Reiman HM, Lieber MM, Zincke H. Treatment of primary squamous cell carcinoma of the upper urinary tract. Cancer 1991, **68**: 2575–2578.

1847 Perez-Montiel D, Wakely PE, Hes O, Michal M, Suster S. High-grade urothelial carcinoma of the renal pelvis: clinicopathologic study of 108 cases with emphasis on unusual morphologic variants. Mod Pathol 2006, **19**: 494–503.

1848 Sheaff M, Fociani P, Badenoch D, Baithun S. Verrucous carcinoma of the renal pelvis: case presentation and review of the literature. Virchows Arch 1996, **428**: 375–380.

1849 Shibihara N, Okada S, Onishi S, Hamada K, Takasaki N, Miyazaki S, Ito Y, Mori H. Primary mucinous carcinoma of the renal pelvis. Pathol Res Pract 1993, **189**: 946–949.

1850 Spires SE, Banks ER, Cibull ML, Munch L, Delworth M, Alexander NJ. Adenocarcinoma of renal pelvis. Arch Pathol Lab Med 1993, **117**: 1156–1160.

1851 Strobel SL, Jasper WS, Gogate SA, Sharma HM. Primary carcinoma of the renal pelvis and ureter. Evaluation of clinical and pathologic features. Arch Pathol Lab Med 1984, **108**: 697–700.

1852 Suster S, Robinson MJ. Spindle cell carcinoma of the renal pelvis. Immunohistochemical and ultrastructural study of a case demonstrating coexpression of keratin and vimentin intermediate filaments. Arch Pathol Lab Med 1989, **113**: 404–408.

1853 Vahlensieck W Jr, Riede U, Wimmer B, Ihling C. Beta-human chorionic gonadotropin-positive extragonadal germ cell neoplasia of the renal pelvis. Cancer 1991, **67**: 3146–3149.

1854 Verhaak RLOM, Harmsen AE, van Unnik AJM. On the frequency of tumor induction in a Thorotrast kidney. Cancer 1974, **34**: 2061–2068.

1855 Wick MR, Perrone TL, Burke BA. Sarcomatoid transitional cell carcinomas of the renal pelvis. An ultrastructural and immunohisto-chemical study. Arch Pathol Lab Med 1985, **109**: 55–58.

1856 Zanella M, Falconieri G. Sarcomatoid urothelial carcinoma of the renal pelvis: report of two cases with extensive osteoclast-like giant cell component. J Urol Pathol 2000, **12**: 13–28.

1857 Zettl A, Konrad MA, Polzin S, Ehsan A, Riedmiller H, Müller-Hermelink HK, Ott G. Urethelial carcinoma of the renal pelvis with choriocarcinomatous features: genetic evidence of clonal evolution. Hum Pathol 2002, **35**: 1234–1237.

OTHER TUMORS AND TUMORLIKE CONDITIONS

1858 Al-Khawaja M, Tan PH, MacLennan GT, Lopez-Beltran A, Montironi R, Cheng L. Ureteral endometriosis: clinicopathological and immunohistochemical study of 7 cases. Hum Pathol 2008, **39**: 954–959.

1859 Amin MB, Tickoo SK, Schultz D. Myelolipoma of the renal sinus: an unusual site for a rare extra-adrenal lesion. Arch Pathol Lab Med 1999, **123**: 631–634.

1860 Carr RA, Newman J, Antonakapulos GN, Parkinson MC. Lesions produced by the extravasation of urine from the upper urinary tract. Histopathology 1997, **30**: 335–340.

1861 Chabrel CM, Hickey BB, Parkinson C. Pericaliceal hemangioma. A cause of papillary necrosis? Case report and review of 7 similar vascular lesions. Br J Urol 1982, **54**: 334–340.

1862 Cubilla E, Hesker AE, Stanley RJ. Cavernous hemangioma of the kidney. An angiographic-pathologic correlation. J Can Assoc Radiol 1973, **24**: 254–256.

1863 Demirkan NC, Tuncay L, Duzcan E, Atahan O, Pakdermirli E. Subepithelial haematoma of the renal pelvis (Antopol–Goldman lesion). Histopathology 1999, **35**: 282–283.

1864 Dretler SP, Young RH. Stone granuloma. A cause of ureteral stricture. J Urol 1993, **150**: 1800–1802.

1865 Edward HG, Deweerd JH, Woolner LB. Renal hemangiomas. Proc Staff Meetings Mayo Clin 1962, **37**: 545–551.

1866 Farrands PA, Tribe CR, Slade N. Localized amyloid of the ureter. Case report and review of the literature. Histopathology 1983, **7**: 613–622.

1867 Fernandez PL, Nogales FF, Zuluaga A. Nephrogenic adenoma of the ureter. Br J Urol 1991, **68**: 104–105.

1868 Fromowitz FB, Steinbook ML, Lautin EM, Friedman AC, Kahan N, Bennett MJ, Koss LG. Inverted papilloma of the ureter. J Urol 1981, **126**: 113–116.

1869 Fukunaga M, Nikaido T. Solitary fibrous tumour of the renal peripelvis. Histopathology 1997, **30**: 451–456.

1870 Geller SA, Lin C-S. Ureteral obstruction from metastatic breast carcinoma. Arch Pathol 1975, **99**: 476–478.

1871 Gokaslan ST, Krueger JE, Albores-Saavedra J. Symptomatic nephrogenic metaplasia of ureter: a morphologic and immunohistochemical study of four cases. Mod Pathol 2002, **15**: 765–770.

1872 Herawi M, Parwani AV, Edlow D, Smolev JK, Epstein JI. Glomus tumor of renal pelvis: a case report and review of the literature. Hum Pathol 2005, **36**: 299–302.

1873 Hurwitz RS, Benjamin JA, Cooper JF. Excessive proliferation of peripelvic fat of the kidney. Urology 1978, **11**: 448–456.

1874 Kim SJ, Ahn HS, Chung DY, Kim YS, Lee EJ, Park KH. Subepithelial hematoma of the renal pelvis simulating neoplasm (Antopol–Goldman) lesion. Urol Int 1997, **59**: 260–262.

1875 Kochevar J. Adenocarcinoid tumor, goblet cell type, arising in a ureteroileal conduit. A case report. J Urol 1984, **131**: 957–959.

1876 Kunze E, Fischer G, Dembowski J. Tubulo-papillary adenoma (so-called nephrogenic adenoma) arising in the renal pelvis. Report of a case with a critical consideration of histogenesis and terminology. Pathol Res Pract 1993, **189**: 217–225.

1877 Kyriakos M, Royce RK. Multiple simultaneous inverted papillomas of the upper urinary tract. A case report with a review of ureteral and renal pelvic inverted papillomas. Cancer 1989, **63**: 368–380.

1878 Macksood MJ, Roth DR, Chang C-H, Perlmutter AD. Benign fibroepithelial polyps as a cause of intermittent ureteropelvic junction obstruction in a child. A case report and review of the literature. J Pathol 1985, **134**: 951–952.

1879 MacMahon HE. Hypertrophic infundibular stenosis of the calyces of the kidney. Hum Pathol 1974, **5**: 363–364.

1880 Maeda K, Hawkins ET, Oh HK, Kini SR, Van Dyke DL. Malignant lymphoma in transplanted renal pelvis. Arch Pathol Lab Med 1986, **110**: 626–629.

1881 Martinez-Pineiro L, Hidalgo L, Picazo ML, Cozar JM, Martinez-Pineiro JA. Nephrogenic adenoma of the renal pelvis. Br J Urol 1991, **67**: 101.

1882 Matthews PN, Greenwood RN, Hendry WF, Cattell WR. Extensive pelvis malacoplakia. Observations on management. J Urol 1986, **135**: 132–134.

1883 Mensch LS, Trainer TD, Plante MK. Cystic hamartoma of the renal pelvis: a rare pathologic entity. Mod Pathol 1999, **12**: 417–421.

1884 Nasu M, Hamasaki K, Kishi H, Matsubara O. Nephrogenic adenoma of the ureter with gastric metaplasia. J Urol Pathol 1997, **7**: 63–69.

1885 Nowak MA, Marzich CS, Scheetz KL, McElroy JB. Benign fibroepithelial polyps of the renal pelvis. Arch Pathol Lab Med 1999, **123**: 850–852.

1886 Pawade J, Soosay GN, Delprado W, Parkinson MC, Rode J. Cystic hamartoma of the renal pelvis. Am J Surg Pathol 1993, **17**: 1169–1175.

1887 Peterson NE. Adenoma of ileal urinary conduit. J Urol 1984, **131**: 1171–1172.

1888 Recloux P, Weiser M, Piccart M, Sculier J-P. Ureteral obstruction in patients with breast cancer. Cancer 1988, **61**: 1904–1907.

1889 Rivard JY, Bedard A, Dionne L. Colonic neoplasms following ureterosigmoidostomy. J Urol 1975, **113**: 781–786.

1890 Rudd EG, Matthews MD. Malacoplakia. An unusual etiology of ureteral obstruction. Obstet Gynecol 1982, **60**: 134–136.

1891 Scharifker D, Chalasani A. Ureteral involvement by malignant lymphoma. Ten years' experience. Arch Pathol Lab Med 1978, **102**: 541–542.

1892 Seibel L, Prasad S, Weiss RE, Bancila E, Epstein JI. Villous adenoma of the urinary tract: a lesion frequently associated with malignancy. Hum Pathol 2002, **33**: 236–241.

1893 Strachan JR, Rees HC, Willams G. Histochemical changes after ureterosigmoidostomies and colonic diversion. Br J Urol 1985, **57**: 700–702.

1894 Uchida M, Watanabe H, Mishina T, Shimada N. Leiomyoma of the renal pelvis. J Urol 1981, **125**: 572–574.

1895 Werner JR, Klingersmith W, Denko JV. Leiomyosarcoma of the ureter. Case report and review of literature. J Urol 1959, **82**: 68–71.

膀 胱

章 目 录

正常解剖学

　　膀胱是一个中空的器官，排空时呈具有四面的倒悬的圆锥体状，扩张时呈球形。膀胱分为四部分：顶部或上壁（外表面被覆盆腔的壁层腹膜）；底部或后壁；以及两个下侧壁[9]。膀胱三角区位于膀胱底部，与膀胱颈相延续，在此处其后壁和两侧壁汇合并形成尿道开口部。所谓的膀胱床即膀胱颈后面相连的结构，也就是男性的直肠或女性的阴道。膀胱的淋巴主要引流到髂外和髂内淋巴结，膀胱颈部则引流到骶部或髂总淋巴结。

　　膀胱壁由黏膜层、固有肌层和外膜构成。膀胱顶部的外膜被覆浆膜。黏膜层被覆上皮、固有层和不连续的黏膜肌层。膀胱的上皮组织传统上称为移行上皮，但更确切的称谓应是尿路上皮。尿路上皮的厚度与膀胱充盈状态有关，排空时由 6～7 层上皮细胞构成，充盈时仅见 2～3 层细胞。全部上皮细胞可分为三层：表层、中层和底层。表层细胞呈大的卵圆形，具有丰富的嗜酸性胞质，单层排列，又称为伞状细胞。电子显微镜下，可见这种细胞的腔面具有特殊结构[9]。中层细胞呈立方状或矮柱状，核呈卵圆形，具有细腻的染色质，伴有中等丰富的胞质和明显的细胞边界。底层细胞呈单层立方状，贴伏于连续的薄层基底膜。

　　固有层由疏松结缔组织构成，含有丰富的血管和淋巴管网，并有少量弹性纤维。动脉和静脉血管位于固有层中部，并将此层分为内带和外带。平滑肌细胞与血管并存，通常呈孤立的束状或呈不连续的薄层状，连续分布罕见[9]。如果外侧呈连续分布形成完整的一层，则称为黏膜肌层。黏膜肌层在判断膀胱癌浸润深度时易与固有肌层混淆，尤其是在活检组织中。由于膀胱癌的分期和治疗主要取决于有无固有肌层浸润，鉴别两者很重要。黏膜肌层的肌束紧邻尿路上皮，它们的形状不规则，是散在、随意分布。膀胱的形态学变化还包括：（1）膀胱三角区固有肌层更表浅，黏膜肌层不明显；（2）黏膜肌层增生，即黏膜肌层的纤维平行于黏膜并超过三层，或肌束呈圆形，这在膀胱顶部尤为明显[10]；（3）输尿管的黏膜肌层在输尿管的膀胱壁内段位置表浅[6]。Smoothelin是一种新的平滑肌特异性标志物，其免疫组织化学染色仅在完全分化的平滑肌细胞表达，在固有肌层呈弥漫强阳性，而在黏膜肌层呈阴性或灶状弱阳性，这有助于鉴别黏膜肌层和固有肌层[1,2,4,7]。联合应用免疫组织化学smoothelin和角蛋白染色有助于显示在经尿路切除标本中逼尿肌的癌浸润[3]。两者对smoothelin的反应会有一定程度的交叉，因此需谨慎解释[5]。

固有肌层的平滑肌细胞可大致分为内和外纵行部分和中间的环行部分，这三部分在膀胱颈部最明显。

膀胱壁常有灶状成熟的脂肪组织，在固有层深部尤为常见[8]。

在结缔组织中可见小的副神经节细胞，并常伴有神经纤维。

先天性发育异常

脐尿管病变

脐尿管是位于膀胱顶部和脐之间的胚胎期结构，长约5～6cm，由尿囊导管和泄殖腔退化形成[11]。在胚胎发育过程中，脐尿管将膀胱和尿囊连接在一起。出生时，脐尿管自膀胱回缩，但其管腔仍存在于膀胱壁内并与膀胱腔相连。其管壁被覆尿路上皮和柱状上皮。Schubert等通过对122例尸体解剖病例进行的研究发现，在32%的病例，膀胱有脐尿管残留[25]。

不正常的脐尿管残留多见于儿童，但也可见于成年人[24]。残留的脐尿管可导致下列疾病：流尿的开放性脐尿管、前腹壁的脐尿管囊肿、脓肿、肉芽肿性脐炎、膀胱内的多囊性息肉状肿物（错构瘤）[13,15,19,23,26]。

残留脐尿管可发生肿瘤，最常见的是高分化的分泌黏液的腺癌，有时也可见肠型腺癌和印戒细胞癌[12,22]（图1.159）。其他肿瘤有绒毛样腺瘤、纤维腺瘤、尿路上皮（移行细胞）癌和鳞状细胞癌[14,16,20,21]。这些肿瘤多数发生于脐尿管膀胱部并长入膀胱壁内，有时并不侵及膀胱黏膜。有些病例出现于脐和膀胱顶部之间的前腹壁腹膜下。由于早期症状不明显，不能及时确诊，因此预后较差。根据肿瘤侵犯的范围，可进行脐和部分膀胱切除，或膀胱前列腺／脐部根治术[17,18]。

膀胱外翻

膀胱外翻又称为泄殖腔外翻，是由于膀胱前壁和下腹壁缺失导致膀胱后壁外翻的一种先天性异常[32]。膀胱外翻可以是部分外翻，也可以是全部外翻，并常伴有泌尿生殖道的其他异常。在Engel和Wilkinson统计的42例患者中，有3例（7.5%）出现了恶性变[28]。另有资料显示，出生时即患此病的成人肿瘤发生率为17.5%，而那些有尿液和粪便潴留者肿瘤发生率高达38%[31]。其肿瘤类型主要为腺癌，有时也混有鳞状细胞癌成分[27,28]。

膀胱外翻的手术治疗效果取决于外翻本身的特征以及需要修复的其他异常[29,30]。

膀胱憩室

多数膀胱憩室是由于尿道或膀胱颈部分性梗阻所致，在男性梗阻常由前列腺结节性肥大所致[34,36]。排尿时，膀胱平滑肌必须加强收缩，久而久之，导致膀胱壁增厚，在相对薄弱部位出现膀胱黏膜疝。有些膀胱憩室属于先天因素所致[41]。

图1.159　A和B，发生于脐尿管残留的腺癌的大体表现。A，膀胱顶部长出的息肉状溃疡型肿物。B，切面为黏液状膀胱壁内肿物。

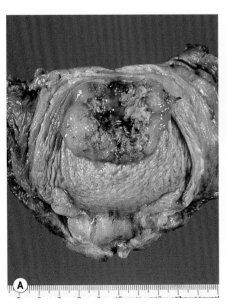
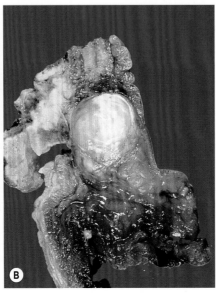

膀胱憩室最常发生于膀胱三角区的上后壁，即输尿管开口部位，或脐尿管消失的膀胱顶部。膀胱憩室与膀胱连接的部位一般较宽，但有时仅有针尖大。憩室壁常由纤维组织构成，仅有少量肌肉或完全没有肌肉，smoothelin 免疫组织化学染色提示，后者主要为增生的黏膜肌[35]。若有憩室炎，则黏膜常出现鳞状上皮化生。

膀胱憩室常见的并发症有：结石、贯通于腹膜的游离腔以及发生肿瘤[39]。后者多为尿路上皮（移行细胞）癌[33,40]，其他类型肿瘤也较多见[37,38,42]。当憩室位于潜隐部位时，可达到很大的程度。憩室的肿瘤性增生与梗阻、慢性炎症、上皮增生和鳞状上皮化生有关。

膀胱结石

膀胱结石男性患者多于女性患者，老年人好发，但在土耳其和远东等地方病流行地区，儿童也是高危人群[43]。膀胱结石截瘫或四肢麻痹患者尤为常见。多数结石为单发性结石，由磷酸盐构成，部分以尿酸盐和草酸盐为主[47]。在男性患者，膀胱结石常为前列腺肥大症的并发症。

治疗方法有膀胱取石、物理（内镜下）消石和体外震荡碎石等方法。其中体外震荡碎石法简便、有效而安全，是目前首选的方法[44-46]。结石复发率约为 10%。

子宫内膜异位症及相关的苗勒上皮源性病变

膀胱的子宫内膜异位症可以仅限于膀胱，也可以伴有其他部位的子宫内膜异位[54]（图 1.160）。多数病例有该部位的手术史，或有女性生殖系统的相应症状[61]。本病也见于前列腺癌雌激素治疗后的男性患者。在大多数患者，可在膀胱底部触及肿块，肿块常突出于浆膜面，无明显症状。病灶位于膀胱黏膜下时，膀胱镜检查可见蓝紫色结节，与子宫的子宫腺肌症所见相似[53]；并常伴肌层肥厚，月经期可出现持续性血尿。影像学表现与膀胱壁肿瘤不易区分[58]。

组织学上，可见子宫内膜腺体和间质等典型的子宫内膜异位症改变，子宫内膜腺体偶尔有 A-S 反应，间质有时被吞噬大量含铁血黄素的巨噬细胞取代或呈蜕膜变。此外，还可见内衬纤毛上皮、钉状细胞和闰细胞的管状结构以及子宫颈黏液柱状上皮。前者称为输卵管型子宫内膜异位症，后者称为子宫颈内膜型异位症。两者同时出现时有时称为苗勒上皮病（müllerianosis）[52,63]。有时，子宫颈内膜型异位症与腺癌相似[50,51,56]。上述病变可发生子宫内膜样腺癌[48]、透明细胞癌[57]和子宫内膜样腺肉瘤[60]。

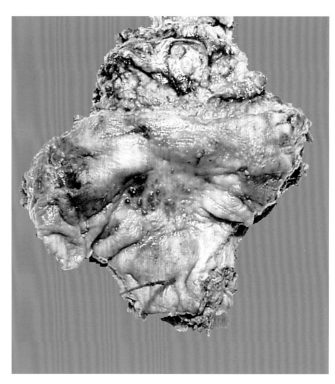

图 1.160　膀胱子宫内膜异位症的大体表现，膀胱表面多个红色点状突起。

膀胱子宫内膜异位症可采取激素治疗，也可采取手术切除，主要取决于腹腔镜下病变的定位[49,59,62]。

淀粉样变性

膀胱的淀粉样变性可以是弥漫的，也可以呈局限结节状。后者常形成所谓淀粉样瘤[69]，临床和膀胱镜检查中常被误诊为肿瘤[67,70]。组织学上与其他部位的淀粉样变性表现一样，常见多核异物巨细胞[67]。淀粉样物质多数属于 AL 蛋白（免疫球蛋白的轻链部分），少数与淀粉样转化甲状腺素有关[65,66,71]。多数淀粉样瘤在切除后预后良好，不属于骨髓瘤或浆细胞瘤的伴发性病变[64,68,71]。

膀胱炎

间质性（Hunner）膀胱炎

间质性（Hunner）膀胱炎好发于成年或老年女性，伴有膀胱壁的严重黏膜下水肿和溃疡，导致下腹部、耻骨上部或会阴部疼痛，出现尿频。药物治疗无效[77]。因其常有膀胱溃疡，故本病又称为 Hunner 溃疡。

间质性（Hunner）膀胱炎的病变可位于膀胱的任何部位。显微镜下，可见表面附有纤维素和坏死物质的溃疡。黏膜下固有层和肌层显示有水肿、出血、肉芽组织形成以及单个核炎症细胞浸润，有时主要位于神经束膜周围 [89,92]。常见肥大细胞，有时很多，主要见于溃疡下、肌肉之间以及溃疡周围上皮细胞之间 [79,88]。免疫组织化学染色显示，溃疡周围上皮显示鳞状上皮样表达 [78]。上述组织学变化没有一样是本病特异性的 [82]。有人认为，间质性膀胱炎的上皮细胞对肾小管分泌的 Tamm-Horsfall 蛋白有亲合性，可以成为一种临床诊断试验，但尚未得到公认 [91,93]。也有不伴有溃疡的间质性膀胱炎的报道，一般见于较年轻的患者，是由不同的原因所致 [85]。

本病的病因学尚不清楚 [86]。感染的病原体也未确定 [73]。Ⅰ类 HLA 分子过表达 [72,80]、尿道上皮 IgA 呈强阳性 [87] 和交感神经兴奋亢进 [74,81] 等现象支持本病的发生与自身免疫有关。另有研究发现，本病有热休克蛋白60 表达减少，提示尿道上皮增生反应出现异常 [90]。治疗以药物治疗为主，对严重病例需施行膀胱三角区以上的局部切除术或全膀胱切除手术 [75,76,83,84]。

嗜酸细胞性膀胱炎

嗜酸细胞性膀胱炎见于两种情况。第一种见于妇女和儿童，常伴有过敏性疾病和嗜酸细胞增多症 [101,104]。第二种见于老年人，常伴有因其他的膀胱和前列腺疾病导致的膀胱损伤 [96,97]。特殊情况下，本病可由寄生虫感染引起 [100]。

嗜酸细胞性膀胱炎的临床表现为反复发作的剧烈尿痛和血尿 [99]。偶尔可见尿道梗阻 [98]。膀胱镜检查，可见膀胱黏膜水肿，布满红斑，并可伴有与肿瘤相似的广基的息肉 [95]。显微镜下，可见富含嗜酸性粒细胞的炎症细胞浸润、纤维化和平滑肌坏死，有时伴有巨细胞 [94,101]，但与 Langerhans 细胞组织细胞增生症无关。

可选择经尿道切除膀胱病变，并辅以类固醇和抗组胺药物治疗 [102,103]。

息肉样膀胱炎

息肉样膀胱炎呈肿瘤样生长，但属于良性反应性病变。息肉样膀胱炎常侵犯膀胱三角区的上后壁，有时累及全膀胱。其大体表现包括：呈密布的广基的圆形石子状，称为大疱状膀胱炎；呈纤细乳头状，称为乳头状膀胱炎 [107]。乳头状膀胱炎被认为是病变晚期改变，常被病理医师过诊断为低级别乳头状尿路上皮癌（但泌尿科医师少有这种过诊断）。诊断时最好先在低倍镜下观察，表现为广基的、单一、无分支的乳头状结构，炎性间质水肿或纤维化，表面被覆上皮正常或呈反应性改变 [106]。

息肉样膀胱炎常继发于长期的导尿管刺激；导尿管留滞 3 个月为发病高峰时间 [105]，少数病例留置导尿管的

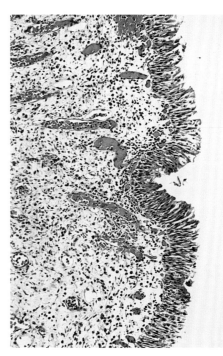

图1.161　慢性膀胱炎显示明显充血、水肿并伴有单核细胞浸润。

时间较短 [107]。有的病例与放射治疗和恶性肿瘤伴发。

显微镜下，可见间质充血、水肿。炎症细胞很少，没有上皮非典型性 [105]（图 1.161）。可见星状单核或多核成纤维细胞；这些与鼻腔、口腔和阴道等部位的过敏性息肉的表现相似。

气肿性膀胱炎

气肿性膀胱炎是由于产气细菌（如产气荚膜梭形芽孢杆菌）引起的炎症性疾病。其特征为膀胱壁出现充气的泡状结构 [110]。糖尿病、神经性膀胱、慢性尿道感染以及恶性血液疾病易于合并本病 [109,111-113]。一些病例研究显示，约半数的气肿性膀胱炎由糖尿病引起。显微镜下，部分充气的囊肿壁有多核巨细胞出现 [113]。治疗可应用抗生素并解除尿道梗阻 [111]。

结核病和BCG导致的肉芽肿

在世界很多地区，结核仍是引起膀胱肉芽肿性炎的最常见原因。正如 Auerbach 在其 1940 年的经典研究中所证实的，膀胱结核常由肾结核继发播散所致 [114]。大约10% 的患者有肺结核病史 [121]。多数结核性病变位于膀胱三角区，特别是输尿管开口处周围。早期病变显示黏膜的表浅小结节，底部有干酪样物质，周围有充血带。疾病进展时，出现逐渐融合的多发性溃疡，乃至形成大溃

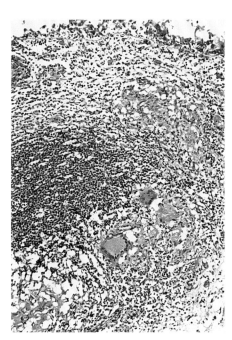

图1.162 BCG治疗移行细胞癌引起的肉芽肿。（Courtesy of Dr Víctor E Reuter, Memorial Sloan-Kettering Cancer Center）

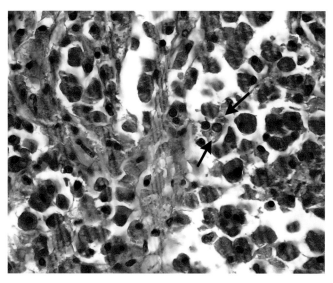

图1.163 膀胱软斑病的高倍镜观，可见Michaelis-Gutmann小体（箭头所示）和大量的组织细胞。

疡，并有大量纤维组织增生，可波及肌层。在男性患者可播散至前列腺，在女性患者可形成膀胱阴道瘘[115]。

作为一种治疗表浅性膀胱癌的方法，膀胱内注入Calmette-Guerin 杆菌（BCG）可引起膀胱的肉芽肿性炎，可通过膀胱洗涤标本显微镜或细胞学检查确诊[116,117]（图1.162）。这种病变可波及前列腺[118]，有时可系统性播散，包括肺[119,120]。

膀胱软斑病和相关病变

膀胱软斑病主要表现为膀胱三角区的黏膜和黏膜下的多结节状隆起，与膀胱癌相似[126,132]。本病易出现于免疫功能低下患者或肾移植患者[123,133]。

显微镜下，可见上皮下有大量组织细胞聚集，胞质内富含嗜酸性颗粒。有些细胞胞质内出现同心圆层状圆形包涵体，称为 Michaelis-Gutmann 小体，有时还可见钙化小体（图 1.163）；它们常呈嗜碱性，PAS 染色以及铁和钙染色呈阳性。电子显微镜和免疫组织化学染色可见细胞内细菌[128,129,131]，并可见细菌、脂质包含物和 Michaelis-Gutmann 小体的相互移行形式，所以有理由认为 Michaelis-Gutmann 小体是细菌的分解产物[127]。软斑病通常被视为由于巨噬细胞对细菌感染反应低下、其内溶酶体不能将细菌彻底破坏分解所致。这些细菌多数为革兰阴性大肠杆菌[125,127,135]。黄色肉芽肿性膀胱炎在病理病生机制和形态学方面与软斑病相似，只是没有 Michaelis-Gutmann 小体[136]。据报道有些病例与恶性肿瘤有关[122]。

软斑病尚也发生于肾盂、肾实质、输尿管、前列腺、睾丸、附睾、阔韧带、子宫内膜、腹膜后组织、大肠、胃、阑尾、淋巴结、脑、肺、骨、皮肤以及其他部位[124,130,134,138]。

偶尔可见软斑病与结核和癌等其他病变共存[137]。

其他类型的膀胱炎

其他类型的膀胱炎有出血性膀胱炎、巨细胞性膀胱炎、滤泡性膀胱炎、放射性膀胱炎、坏疽性膀胱炎[140]、黏液样膀胱炎（脊索瘤样伴淋巴细胞浸润）[141]和结痂性膀胱炎[150]。

出血性膀胱炎常发生于骨髓移植术后应用环磷酰胺治疗的患者或系统性血管炎患者[143,147,149]，但也可出现原因不明的特发性出血性膀胱炎[139]。一些出血性膀胱炎病例也可由单纯性疱疹病毒或巨细胞包涵体病毒感染所致[144,148]。严重的出血性膀胱炎需进行全膀胱切除术[145]。

HIV 感染和其他免疫功能低下患者可发生各种类型的膀胱炎，包括软斑病（见上文）和弓形虫膀胱炎[142]。

因疼痛使用麻醉剂氯胺酮后可继发膀胱炎，尿路上皮出现显著的反应性改变，类似于癌[146]。

膀胱黏膜化生性病变

膀胱黏膜上皮可以出现各种类型的化生，多数是由慢性炎症所致。虽然各种化生之间密切相关或常同时存在，但它们通常被视为不同的炎症性或肿瘤性疾病。

肠化生和腺性膀胱炎由慢性炎症或其他黏膜刺激所致，如输尿管再造、神经性膀胱或膀胱外翻等[164,175]。当

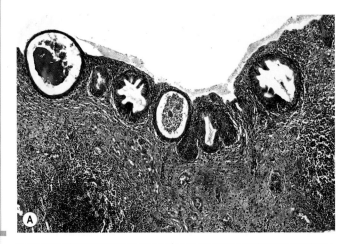

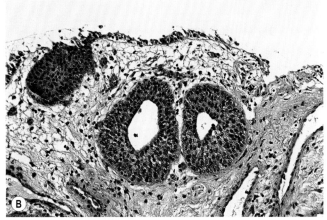

图1.164 腺性或囊性膀胱炎的低倍观（A）和高倍观（B）。可见多数上皮巢有中心囊腔形成。

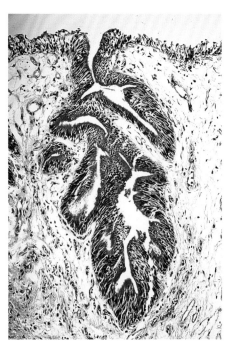

图1.165 肠型（腺性）化生。可见产生黏液的腺上皮和移行上皮混合存在。

刺激因素消除时，化生性病变可完全消失。大体上，它们通常表现为不规则的粗糙隆起，膀胱镜观察与癌不易区分。膀胱三角区是最易受累部位，但有时可波及整个膀胱[151]。同样的病变也可见于输尿管和肾盂。

显微镜下，可见移行上皮的基底层局灶增生，进而向黏膜下层出芽性生长，形成实性细胞巢（称为von Brunn细胞巢或细胞岛），位于固有层。有一些细胞巢发生中心囊性变，是由于黏液积聚所致（图1.164）。囊壁被覆上皮呈移行上皮表现时，称为腺性膀胱炎或囊性膀胱炎；囊壁被覆上皮具有肠上皮特征时，称为肠型化生（或腺性化生和结肠性化生）[153,165,177]（图1.165）。上述化生病变与移行上皮之间常有各种过渡形式，提示这些变化是病变的不同阶段，或它们基本病变相同。然而，它们的免疫表型完全不同，提示它们是由不同的病理机制所致。肠型化生CDX2和CK20呈阳性，而腺性膀胱炎CK7呈阳性[172]。

当增生性病变明显时，特别是当上述化生巢增多时，它们与尿路上皮癌相似[174]。内翻性乳头状瘤与这种病变在发生上有关（见155页）。

免疫组织化学染色显示，von Brunn巢和囊性膀胱炎内有神经内分泌细胞存在[163]。电子显微镜检查，可见囊性和腺性膀胱炎的囊腔壁被覆的上皮有短的微绒毛，柱状细胞内有很多分泌颗粒[161]。免疫组织化学染色还显示，35%的化生灶内有前列腺特异抗原（PSA）和前列腺酸性磷酸酶（PSAP）阳性细胞，一些女性病例也有一些，说明膀胱有前列腺样化生，同时也说明成人膀胱间质与前列腺有一定联系[155,167]。

膀胱肠型化生患者的腺癌的发生率很高[153]。

中肾样（腺瘤样或肾源性）化生过去一直被视为一种良性肿瘤并被命名为肾源性腺瘤，但目前大多数作者认为其为尿道上皮对慢性炎症、结石或长期放置导管的反应所致的一种局部或弥漫的化生性改变[158]。因此，这种病变常与囊性或腺性膀胱炎相关，常发生于存在促发化生的情况下（如膀胱外翻），常表现为二倍体性DNA[159]。然而，细胞遗传学研究显示，有些病变（如在接受肾移植者）是由于肾小管上皮植入受损膀胱黏膜所致[166]。病变细胞肾相关转录因子PAX2和PAX8呈阳性也支持这个假说。部分病例CD44和CD133也呈阳性提示病变起源于肾干/祖细胞[156]。

本病多见于成年人，但儿童也偶有发生[162]。大体上，病变呈乳头状、息肉状或结节状；约20%的病例病变是多发性的[178]。组织学表现为立方或鞋钉样细胞排列成小管状结构。从光学显微镜、电子显微镜和植物凝集素呈阳性的诸多特征看来，其与中肾小管很相似[157,170]

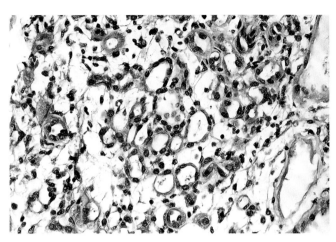

图1.166　所谓的中肾样增生。可见衬覆立方或扁平上皮的腺样结构呈簇状分布，周围间质水肿。

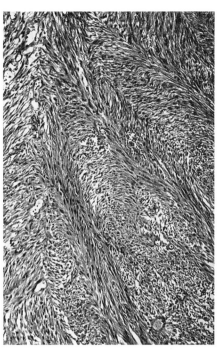

图1.167　术后梭形细胞结节。低倍镜下可见增生的细胞呈束状排列。

（图1.166）。免疫组织化学染色显示，CK7呈阳性，CK20和CA-125也常呈阳性[169]。消旋酶也呈阳性——易与前列腺癌混淆[171]。有时可见细胞核增大，染色质深染并出现多形性，但这种非典型性并不提示癌前病变[154]。这种化生性病变首先应与透明细胞癌或中肾样腺癌（见167页）和印戒细胞癌鉴别。少数呈乳头样生长的病例应与尿路上皮乳头状瘤或乳头状癌鉴别。有些病例间质呈纤维黏液样，与浸润性癌相似[160]。

膀胱的鳞状化生即尿路上皮被复层鳞状上皮所取代，分为阴道型和角化型[176,177]。阴道型只见于女性，非常常见，以至于被认为是正常现象。角化型一般被称为白斑，多见于膀胱存在慢性刺激的男性[152,168]。L1抗原（应用单克隆抗体Mac387检测）可作为鳞状化生的标志物，因为正常尿路上皮和尿路上皮癌均显阴性[173]。

膀胱瘤样病变

术后肉芽肿常发生于导尿管滞留或热疗术后。其组织学上与异物性肉芽肿或风湿样小结表现相似，病变中心有坏死，周围有栅栏状排列的组织细胞和少量巨细胞[209,210]，以纤维性瘢痕增生形式逐渐愈合。在发病机制方面，可能先有局部的组织坏死，之后形成肉芽肿，其中热疗器械（如钨、镍、铬和锌）脱落的金属物质沉积可能有一定作用[189]。

术后梭形细胞结节是另一种可发生于外科手术部位的病变，尤多见于经尿道的各种切除手术后[206,217]。其组织学上与肉瘤表现相似（尤其是平滑肌肉瘤），不但细胞丰富，而且核分裂象多见[292,206]（图1.167和1.168）。一般出现于经尿道手术部位，术后数周形成。膀胱镜下，可见易出血的实性、质脆、无蒂的小结节。可见结节样病变的束状排列、溃疡性表面、血管外散在的红细胞，

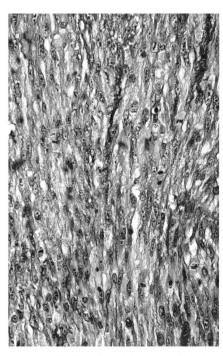

图1.168　术后梭形细胞结节。高倍镜下可见细胞丰富，核分裂象多。

没有明确的细胞多形性，加上有近期手术史，这些可以作为与真性肉瘤鉴别的依据。增生的梭形细胞来源于间叶组织，可能为肌纤维母细胞，虽然有一些不好解释的免疫组织化学现象，如低分子量角蛋白呈强阳性[215]（图

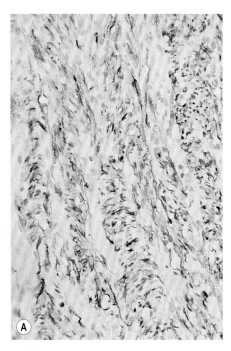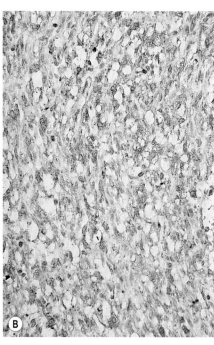

图1.169 术后梭形细胞结节。免疫组织化学染色角蛋白（A）和肌动蛋白（B）呈强阳性。

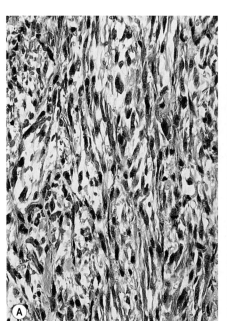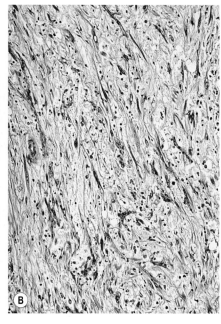

图1.170 A和B，炎症性肌纤维母细胞瘤。可见大量梭形细胞增生，有中等程度的异型性和一定的间质水肿。有相关的炎症性单核细胞的浸润。

1.169A）；波形蛋白、肌动蛋白和结蛋白呈阳性，但上皮细胞膜抗原（EMA）呈阴性[215]（图 1.169B）。大胆的假设是：这些病变实际上是上皮性病变，与见于上呼吸消化道的肉瘤样癌相似[188]。病变最初可能由上皮构成，其后发生上皮 - 间叶转化。我们认为，在生物学和治疗层面将其等同于肉瘤样癌或梭形细胞癌是无根据的[187]。

炎症性肌纤维母细胞瘤以往曾被称为炎性假瘤[200]。膀胱的炎症性肌纤维母细胞瘤一般呈息肉样生长，在黏液样和炎症细胞背景上有梭形细胞增生，儿童多见[179,195]（图 1.170）。炎症性肌纤维母细胞瘤与术后梭形细胞结节的主要不同是：其较大，有明显的黏液样间质，增生的细胞成分较少，细胞多型性更高，角蛋白免疫反应通常较弱或呈阴性[179,196,197]。在炎症性肌纤维母细胞瘤中可见纤维性硬化区[198,207]。炎症性肌纤维母细胞瘤应与儿童的胚胎性或葡萄簇状横纹肌肉瘤、成人的平滑肌肉瘤和肉瘤样癌鉴别。免疫组织化学基础有助于鉴别诊断，横纹肌肉瘤只表达肌细胞生成素（肌形成蛋白），而平滑肌肉瘤多表达高分子量钙调结合蛋白[214]。

正如其早先的名称（炎性假瘤），炎症性肌纤维母细胞瘤不是真正的肿瘤，而是一种反应疾病[217,218]。其病变过程比较缓慢是其与肉瘤或癌鉴别的重要特征[193]。然而，近年来有一些证据表明，炎症性肌纤维母细胞瘤是一种肿瘤性质的疾病，是一种低度恶性肿瘤。有些病例呈浸润性生长，不但浸润肌层，而且浸润周围的软组织[179]，偶尔可见与尿路上皮癌共存[205]。有些病例局灶有明显的肉瘤特征[205]，有染色体2p23易位，并有间变性淋巴瘤激酶（ALK）表达[184,190,213]，因此，现在它们被称为炎症性肌纤维母细胞肿瘤[185]。其诊断要点是：在膀胱的经典的肉瘤和肉瘤样癌中无ALK表达和基因重排[211]。

假肉瘤样间质反应常出现于移行细胞癌的周围，与结节性筋膜炎样表现相似[192,203]。与肉瘤样或梭形细胞尿路上皮癌很难鉴别，甚至不可能。此瘤与炎症性肌纤维母细胞瘤一样的是ALK免疫组织化学染色呈阳性，不同的是分子水平上不一定有ALK重排[191]。

假癌样增生可由放射治疗所致，伴有或不伴有溃疡形成[219]。偶尔相似的病变与放疗或化疗无关，而见于有系统性疾病的患者[199]。假癌样增生可见非典型性尿路上皮或鳞状上皮增生且可达上皮下固有层（图1.171）。间质出现扩张的血管和异型性纤维母细胞是诊断的重要依据[180,181]。另一个诊断要点是：假癌样增生出现假浸润的尿路上皮巢围绕脉管，并伴纤维蛋白沉积[183]。

前列腺型息肉主要发生于膀胱颈尿道开口的周围，与前列腺尿道部的病变相似[182]。

纤维上皮性息肉最常见于儿童。多位于精阜或膀胱颈附近。显微镜下，可见息肉表面被覆正常的尿路上皮。间质为纤维性的，没有在息肉样膀胱炎中见到的间质显著水肿和炎细胞浸润[212]。假癌样增生呈息肉状生长，伴有或不伴有乳头状突起。主要应与葡萄状横纹肌肉瘤鉴别[201]。

胶原性息肉是由于治疗压力性尿失禁时向膀胱壁或尿道壁内注射胶原所致。显微镜下，可见黏膜下降解的胶原聚集，周围有中等程度的炎症反应[208]。

膀胱其他类型的肿瘤样病变有黄色瘤[204]、髓外造血[194]和错构瘤（伴有Beckwith-Wiedeman综合征）[216]。

良性肿瘤

膀胱内翻性乳头状瘤（Brunn腺瘤）被认为是膀胱的一种良性上皮性肿瘤，成年和老年男性多发，多出现于膀胱三角区、膀胱颈或尿道前列腺部[228,247]。其通常单发，引起血尿和尿道梗阻。膀胱镜下，显示带蒂的表面平滑的息肉状肿物（图1.172）。显微镜下，可见向黏膜下生长的上皮细胞巢索，无非典型表现（图1.173）。偶尔可见上皮细胞胞质呈泡沫状或空泡状[240]。无乳头状结构，或仅在局部有少许乳头状结构，结缔组织非常少[222]。

在一些病例，肿瘤细胞排列成小梁状，周边肿瘤细胞呈栅栏状排列。在另一些病例，肿瘤细胞呈岛状排列并有分泌黏液的腺样结构[248]。实际上后者是腺性或囊性膀胱炎过度增生形成的[238,248]。偶尔具有嗜伊红颗粒胞

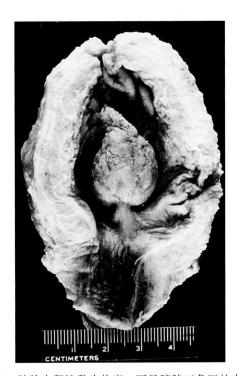

图1.172　膀胱内翻性乳头状瘤。可见膀胱三角区的大的息肉状肿物，表面无乳头状结构。（From Kim YH, Reiner L. Brunnian adenoma [inverted papilloma] of the urinary bladder. Report of a case. Hum Pathol 1978, **9**: 229–231）

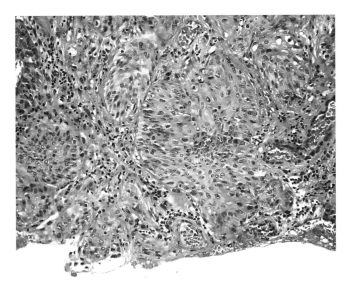

图1.171　放射治疗后膀胱上皮细胞出现结构和细胞学非典型增生。这些改变有时会被误诊为癌。

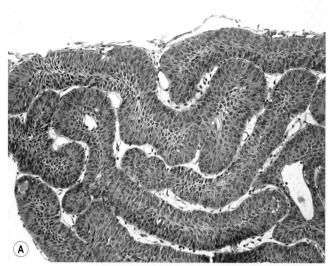

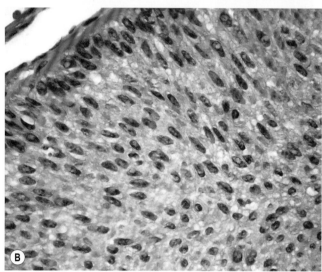

图1.173 A和B，膀胱内翻性乳头状瘤。A，增生的上皮细胞呈缎带样排列，表面被覆一层扁平上皮。B，高倍镜观可见肿瘤细胞呈圆形到梭形，无异型性。

质的神经内分泌细胞可在上述肿瘤中出现[266]。尽管内翻性乳头状瘤可有一定程度的异型性，但没有其易进展为癌的证据。不过由于两者可以同时存在，说明两者的发生有一定的关系[223,250]。尽管如此，形态学、倍体分析、MIB-1增生活性和P53免疫组织化学染色还不能判定内翻性乳头状瘤是否伴有尿路上皮癌[235]。

外生性乳头状瘤将与尿路上皮癌一起讨论（见157页）。

内翻性乳头状瘤应与尿路上皮癌播散至Brunn巢和尿路上皮癌呈内翻性生长鉴别。治疗方法为肿物单纯切除即可。局部复发非常少见[239]。

绒毛状腺瘤是一种组织学上与结直肠绒毛状腺瘤表现类似的膀胱肿瘤[253]。如在结直肠，它们可以是单纯的

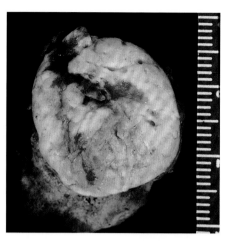

图1.174 膀胱的副神经节瘤的大体表现。可见肿瘤边界清楚，切面呈灰黄色。当将肿瘤浸入重铬酸钾溶液时变为深褐色的。

绒毛状腺瘤，也可是绒毛状管状腺瘤[220]。绒毛状腺瘤常与腺性或囊性膀胱炎合并发生[229]。应与分化较好的大肠癌累及膀胱鉴别[263]。膀胱绒毛状腺瘤可以进展为浸润性腺癌[232,261]。

尖锐湿疣可累及膀胱，常与外生殖器和周边的尖锐湿疣伴发[237]。显微镜下，可见凹空细胞，免疫组织化学染色可显示乳头瘤病毒抗原呈阳性[262]。

鳞状上皮乳头状瘤结构上与尖锐湿疣相似，但其上皮细胞无尖锐湿疣的特异改变，HPV DNA呈阴性，提示两者无相关性。鳞状上皮乳头状瘤常发生于老年女性，临床上呈良性经过，偶尔有局部复发[230]。

副神经节瘤（肾上腺外的嗜铬细胞瘤）可为原发于膀胱壁的肿瘤[236]（图1.174）。多发生于年轻女性[231]。其组织学表现和免疫组织化学特征与其他部位的副神经节瘤相同[254]。副神经节瘤易与尿路上皮癌混淆，尤其在经尿路切除的标本[271]。其形态学亚型包括嗜酸细胞性副神经节瘤[227]和混合性副神经节-神经节瘤[249]两个亚型。大约半数的患者有因儿茶酚胺分泌过多导致的症状，有时伴发排空综合征[221]。多中心性副神经节瘤病例罕见。有些病例可发生局部复发乃至转移，因此，副神经节瘤并非绝对良性的。其临床分期通常是最好的预后指标[231]。患者DNA表型常有异常[244]。

孤立性纤维性肿瘤可位于膀胱壁。其免疫组织化学表现与在其他部位者相同，CD34和Bcl-2呈阳性。大多数为良性肿瘤[224,269]。

膀胱的其他罕见良性肿瘤包括：分泌黏液的"囊腺瘤"（可能来源于苗勒管）[243,264]、平滑肌瘤[251]、血管瘤[233,245,259]、脉管内乳头状内皮细胞增生（Masson病变）[267]、动静脉发育异常[256]、淋巴管瘤[225]、软骨瘤[258]、颗粒细胞瘤[241]、神经鞘瘤[255,268]、神经纤维瘤（病

[234,242,260,270]、弥漫性神经节瘤病[260]和各种类型的血管周上皮样细胞瘤（PEComa）[265]（血管平滑肌脂肪瘤[246]和透明细胞型肌黑色素细胞肿瘤[257]）。血管瘤多见于儿童，多位于膀胱侧壁和后壁，无蒂，有时与皮肤血管瘤合并发生，可出现肉眼无痛性血尿[259]。只有那些没有浸润、无核分裂象、无细胞异型性和坏死的平滑肌性肿瘤方可诊断为平滑肌瘤[252]。

膀胱尿路上皮（移行细胞）癌

一般和临床特征

尿路上皮癌（传统称为移行细胞癌）约占膀胱原发性肿瘤的90%。与其他大多数恶性肿瘤一样，尿路上皮癌的发生与基因和环境因素有关[282,284,287]。在环境因素中，化学性致癌因素很重要[287]。膀胱肿瘤在工业发达地区很常见，特别是在与汽油相关的物质高污染地区，并且与吸烟和芳香胺类物质接触有关[272,277,279,288]。Auerbach和Garfinkel的资料显示，尿路上皮的非典型变化与吸烟密切相关，而且吸烟量与膀胱癌的发生呈正相关[273]。

其他环境因素包括：阿尼林染料（尤其是联苯胺和β-氨基萘）[294,299]、金胺、非那西汀和环磷酰胺[280,289,291]。尿内的色氨酸代谢产物被认为是内源性致癌物[275]。埃及血吸虫也是膀胱尿路上皮癌和鳞状细胞癌的致癌因素，因为世界各地在有埃及血吸虫感染的地区，膀胱癌的发生率都较高[281,289]。人乳头状瘤病毒感染在膀胱癌的发生中尚有争议，但多数资料提示其与膀胱癌的发生无明显关系[276,283,296]。因前列腺癌行放射治疗的患者其患膀胱癌的发生风险增高[290]。在因尿路上皮癌行膀胱前列腺切除的标本中，约65%有前列腺癌[278]。它们也可以伴有上尿道尿路上皮肿瘤，但相对不常见[286]。偶尔在胃膀胱成形术后，残胃发生尿路上皮癌[292]。回肠再造膀胱发生腺癌[293]和平滑肌肉瘤[298]也有报道。膀胱扩大术可发生高级别尿路上皮癌[297]。

多数膀胱尿路上皮癌患者均在50岁以上，少数见于年轻人乃至儿童[274,285,300]。在后者，肿瘤多为高分化癌，进展缓慢，但偶尔也有侵袭性强的肿瘤[295]。

男性患者多于女性患者，白人多于黑人。肉眼或镜下血尿是最常见的症状。易继发泌尿道感染。排尿困难多见于低分化癌广泛侵犯膀胱壁的患者。

形态学特征

尿路上皮癌可发生于膀胱的任何部位。一项对大约1000例病例的研究显示，位于侧壁者占37%，后壁18%，三角区12%，膀胱颈11%，输尿管开口处10%，膀胱顶部8%，前壁4%[335]（图1.175）。已有位于膀胱憩室（见148页）、甚至发生于应用冷冻硬脑膜斑片修补膀

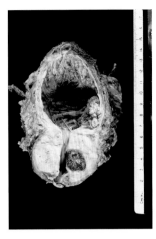

图1.175 起源于膀胱的外生性乳头状尿路上皮癌，可见膀胱壁因前列腺结节状增生而肥大。位于左侧壁的肿瘤已行全膀胱前列腺切除术。前列腺显示有一个梗死灶。

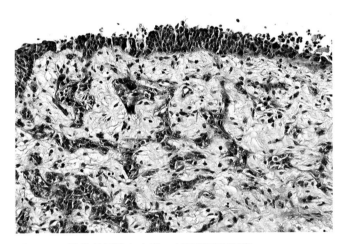

图1.176 膀胱的尿路上皮癌，有黏膜下层浸润。

胱后再生的尿道上皮[333]或胃膀胱成形术后的残胃的病例报道[328]。位于输尿管开口的肿瘤可造成一侧或双侧输尿管梗阻，进而导致肾积水和肾盂肾炎。常见同时或间断多点发生的病例。大多数临床和分子遗传学研究提示，在多数病例，肿瘤来自同一克隆细胞系。因此，与其说它们是多中心发生，还不如说是同一肿瘤沿黏膜播散种植的结果[318]。

肿瘤的生长方式可以是外生性生长，也可以内生性生长，或两种方式复合性生长[310,312,323]。外生性生长的尿路上皮癌可呈伴有纤维血管轴心的乳头状或绒毛腺样结构，或呈实性结节状[319]。

肿瘤侵及间质分为两个阶段：至固有层浸润和浸润至肌层（图1.176）。确定固有层浸润有时很困难，甚至是某种主观性判断[313]。不过有无这种浸润并不太重要。相反，肌层浸润的判定很重要，因为它直接关系到治疗

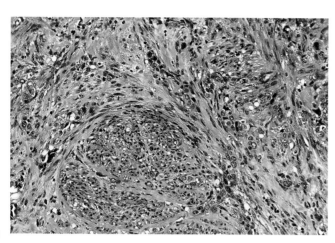

图1.177 膀胱的尿路上皮癌，浸及肌层。

和预后[301,302]（图1.177）。显微测量可使判断更为准确[307]。要特别注意区分固有层的肌束和肌层（这在女性患者尤为重要）[311,314,342,343]（见161页）。当可疑有淋巴管浸润时，可以进行内皮细胞标志物免疫组织化学检查，但要注意除外人工的假象[316,329]。要避免活检标本过诊断，勿将固有层内或肌层内的脂肪组织当做膀胱周围软组织[327]。

在尿路上皮肿瘤和其下间质之间有时可见淋巴细胞浸润。偶尔，浸润的淋巴细胞多而密集，以至于掩盖了上皮成分而似恶性淋巴瘤[346]。另一种情况是有大量嗜酸性粒细胞浸润；这种情况在伴有鳞状上皮成分的尿路上皮癌尤其多见[322]。在坏死和炎症时可有Tamm-Horsfall蛋白沉积[339]。

尿路上皮癌可呈多种细胞结构[304,320,334,345]：

1. 灶状腺性化生常见，癌细胞胞质中可见黏液空泡[309]。偶尔形成充满黏液的微囊，直径甚至可≥1mm[344]。Ward发现，25%～30%的尿路上皮癌可有局灶性黏液产生或有腺样结构[340]。这样的肿瘤有时被错误地称为"混合性癌"，实际上它们仍属于同级别的传统的尿路上皮癌。此种尿路上皮癌应与真性腺癌的区别开（见166页）。此外，还有尿路上皮癌伴细胞外黏液形成（与乳腺或其他脏器的黏液癌或胶样癌相似）[338]以及尿路上皮癌伴绒毛状腺样结构[319]。

2. 一些典型的尿路上皮癌（特别是高级别癌）常有灶状鳞状上皮分化。这种肿瘤仍被认为是来源于尿路上皮，不能称为鳞状细胞癌（见168页）。

3. 尿路上皮癌（尤其是高分化型）在固有层形成癌巢时，可被误认为von Brunn巢或囊性和腺性膀胱炎[301,324,330,337]。这是尿路上皮癌的巢状亚型，具有侵袭性[306,341]。

4. 有时透明细胞构成尿路上皮癌的主要成分，与腺癌相

似[315]。在类脂（脂质）细胞亚型，细胞透明是由于脂质堆积所致[317,321,336]。

5. 微乳头型尿路上皮癌与卵巢浆液性乳头状癌相似[303]。此型临床呈侵袭性[332]。

6. 浆细胞样尿路上皮癌似浆细胞瘤和转移癌[325,331]，可能与尿路上皮癌伴有横纹肌样特征有关[326]，呈单个细胞生长者被称为解离型尿路上皮癌。

7. 在有丰富黏液特征的尿路上皮癌[338]，广泛的黏液样间质改变和条索样排列的上皮细胞类似脊索瘤[308]。

组织化学和免疫组织化学特征

一般而言，尿路上皮癌对各种角蛋白均呈阳性，不过底层细胞、中层细胞和表层的伞状细胞对不同分子量的角蛋白有不同的形式[348,373]。与卵巢移行细胞癌不同，膀胱尿路上皮癌恒定表达CK20[378]，尤其低分化癌呈强阳性表达[356]。尿路上皮癌的原发灶[350]和转移灶[363]常同时表达CK7和CK20。癌巢与间质交界部位的癌细胞对CK8和CK18显示高表达[380]。低分化和高临床分期的尿路上皮癌通常对CK18显示低表达[380]。近来发现了两新新标志物，血栓调节蛋白和uroplakin Ⅲ[358]。前者敏感性高，但特异性较差（在大多数鳞状细胞癌和间皮瘤也均有表达）；后者特异性高，但只有中等程度的敏感性[361,366,377,379]。尿路上皮癌常表达的其他标志物还有：癌胚抗原（CEA）和组织蛋白酶B（特别是低分化癌尤为敏感）[362,383,387]、CA19-9[371]、CD15（Leu-M1）[360]、CD10[376]、fascin-1（低分化癌和灶状浸润癌）[365,385]、survivin[368]、胎盘S-100蛋白（S-100P）[359]、GATA-3[359]、（令人惊奇的）雄激素受体[388]和甲状腺转录因子-1（TTF-1）[374]。c-ERBB-2免疫组织化学检查，在Ⅱ级肿瘤10%呈阳性，在Ⅲ级肿瘤60%呈阳性，在腺癌100%呈阳性[349,353]。多数尿路上皮癌有P53过表达（尤其是在低分化者），其过表达与预后好相关[354,355]。

当低分化尿路上皮癌和前列腺癌之间难以鉴别时，可用下列一组标志物协助诊断：CK34βE12、CK7、P53、PSA、PASP和Leu7。在尿路上皮癌，前三项多为阳性；而在前列腺癌，后三项多为阳性[357,375,386]。

有些肿瘤对绒毛膜促性腺激素（hCG）、人胎盘催乳素、妊娠特异性糖蛋白B1（SP-1）也呈阳性，这在多形性明显的病灶尤为突出[352,381]，这在肿瘤无滋养层细胞分化时也可发生（见170页）。

对高通量抗体的选择取决于需要鉴别诊断的内容，即：

1. 伴有内翻性生长的尿路上皮癌和内翻性乳头状瘤：Ki-67、P53和CK20（它们通常前者呈阳性）[364]。

2. 低分化尿路上皮癌和分化差的前列腺癌：CK34βE12

和 p63（前者呈阳性），以及 PSA（后者呈阳性）[367,372]。

3. 前列腺转移性微乳头型尿路上皮癌和其他部位的微乳头型癌：uroplakin、CK20、TTF-1 和激素受体[370]。

ABO 血型抗原缺失在尿路上皮癌是很常见，特别是在低分化癌。这一特征只对那些体液中存在 ABO 抗原的患者有意义，这些患者的正常尿道上皮有血型抗原表达[382]。85% 以上的尿路上皮癌有 Lewis-X 抗原表达（正常尿道上皮没有），且与肿瘤分级和分期无关[382]。有研究证明，尿路上皮癌的血型抗原缺失常伴有表皮生长因子受体的高表达[369]。

建议或进行基底层层粘连蛋白单独染色，或联合进行广谱角蛋白染色，以判断是否有早期癌浸润[347,389]。当癌细胞向间质浸润时，高表达腱糖蛋白（一种细胞外基质蛋白）；低分化癌常伴有大量间质增生和腱糖蛋白高表达，可能与严重的炎症浸润和间质重建有关[384]。

AgNOR 银颗粒计数在尿路上皮癌往往升高，但意义不大，因为其数值在炎症、非典型增生和肿瘤之间有交叉[351]。

超微结构特征

透射电子显微镜检查显示，低分化尿路上皮癌特异性上皮细胞连接减少[390]。扫描电子显微镜下，可见不同分化程度的尿路上皮癌有多形性微绒毛形成[391]。

分子遗传学特征

尿路上皮癌的发生有两种不同的通路，偶尔两者之间有重叠（图 1.178）[392-396]。一条通路属于低级别乳头状尿路上皮癌，包括低度恶性潜能的乳头状尿路上皮肿瘤和低级别乳头状尿路上皮癌，此类肿瘤常局部复发而无转移，偶尔进展为高级别乳头状尿路上皮癌或肌层浸润。此通路是 RAS-MAPK 通路，其中纤维母细胞生长因子受体基因 FGFR3 突变占 60% ~ 80%，HRAS 突变

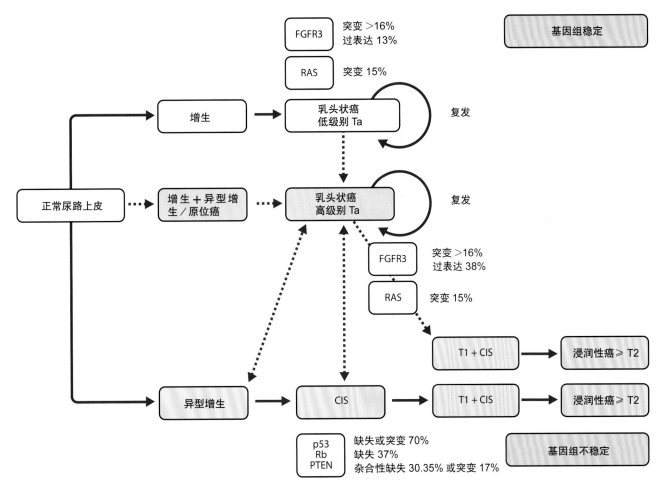

图1.178 尿路上皮肿瘤形成过程中的潜在通路演示图。实性箭头是确定的通路，虚线箭头是尚未确定的通路。发生频率用百分比表示。第三条假设通路与高级别（低分化）尿路上皮癌有关。还有导致T1期肿瘤的两个不同通路。（From Goebell PJ, Knowles MA. Bladder cancer or bladder cancers? Genetically distinct malignant conditions of the urothelium. Urol Oncol 2010, **28**: 409–428）

占 15% ~ 30%。有趣的是，这两种基因突变是互相排斥的。常见 9 号染色体长臂缺失，并有其他基因参与其中，包括 TSC1（结节硬化症 1）、PTCH（补片同系物）和 DBC1（在膀胱瘤中删除）。10% ~ 27% 病例有 PI3KCA 基因突变。

第二条通路相对少见，见于原位癌和肌层浸润性尿路上皮癌。原位癌中 60% ~ 80% 在 5 年内进展至肌层浸润，并获得转移潜能。尿路上皮原位癌常有抑癌基因 TP53（70%）、RB（37%）和 PTEN（35%）的突变或缺失，并常伴有 9 号染色体缺失。相似的改变也见于肌层浸润的尿路上皮癌（pT2-pT4），只是有更多的基因参与，如 3pDel、5qDel、6qDel、10qDel、11pDel 和 18qDel。

目前尚不清楚高级别乳头状尿路上皮癌和 pT1 癌是否存在第三条分子通路，即可能存在于从平坦型异型增生或低级别乳头状肿瘤向高级别尿路上皮癌转化之中。这些肿瘤中常有 9 号染色体短臂缺失，其中有编码 P16 的 CDKN2A（INK4A）基因纯合性缺失。也可有 FGFR3 和 TP53 突变。

活体组织检查

对于膀胱肿瘤，可以进行损伤较小的活体组织检查。理想的标本应包括肌层。泌尿外科医师不能只凭膀胱镜观察时看似为良性肿瘤就盲目地进行电烧灼治疗而不进行活检。尽管高分化肿瘤常呈纤细的乳头状表现，但也有例外。膀胱肿瘤的活检标本除应包括肿瘤组织外，还应包括肿瘤周围的、看似正常的黏膜，甚至有人提倡除应切取肿瘤组织外，还应切取两个输尿管开口处附近的组织和膀胱上后壁三处的黏膜组织[397]。对活检组织应区分不同部位和不同水平面分别进行检查和报告。病理医师对膀胱活检的病理报告除肿瘤的诊断外，还应包括下列内容（见附录 C）：

1. 组织学分级
2. 结构和形状（乳头状或实体状）
3. 浸润深度
4. 肌层是否受累
5. 淋巴管是否受累
6. 血管是否受累
7. 周围黏膜的改变

在活检组织或经尿道切除标本中检查残留的肿瘤细胞很有挑战性。角蛋白免疫组织化学染色有助于判断，但应非常谨慎[398]。

细胞学

对于多数膀胱肿瘤而言，尿的脱落细胞学检查实用价值很小，因为与活体组织检查相比，它易受多种因素

干扰。不过在下列一些情况下尿脱落细胞学检查很有价值：伴有严重慢性炎症的肿瘤由于取材原因，膀胱活检未见肿瘤；膀胱原位癌；以及膀胱憩室内癌。膀胱灌洗液检查比自然尿液检查更优[409]。细胞学诊断的准确性与肿瘤组织学分级、治疗前和治疗后状态密切相关，而与治疗方案不相关[416]。高分化（低级别）肿瘤常常漏诊，因为此时的肿瘤细胞与正常膀胱的脱落细胞相似[406,412,417]。在 Esposti 等进行的一项经典研究中，在 124 例首次尿样和膀胱灌洗液中细胞学阳性率为 68%[400]。在另外 22 例中有可疑肿瘤细胞。

尿脱落细胞检查对于外科手术后、放射治疗后的膀胱癌患者的随访有很高价值[411,418]。一些术后复发病例在尿细胞学确诊为肿瘤 1 年多后，临床才开始出现症状[413,414]。

尿路上皮癌的最独特的细胞学特征是癌细胞呈梭形、锥形和球拍样，具有偏心的细胞核。当有鳞状上皮分化时，胞质浓染，胞膜增厚；当有腺样分化时，胞质内出现空泡[404]（图 1.179）。近来报道了尾蚴形或蝌蚪样细胞，细胞核呈球形，伴有向一侧伸展的胞质，可变得扁平或呈球茎状，其意义尚不清楚[403]。

虽然放射治疗和化学治疗可以使正常细胞出现非典型改变，但有经验的病理医师结合临床特征，一般不会因为出现这些非典型细胞而将其与复发性癌混淆[400,411]。

在膀胱癌细胞学诊断中，应用流式细胞术和图像分析技术评估 DNA 的异常已取得较大进步，其准确性已达到传统的细胞学检查水平[399,401,407,410]。在尿细胞学样本中检测 TP53 基因突变以确定是否为肿瘤已成为一个有用的工具，并可用于监测治疗后有无复发[415]。由于

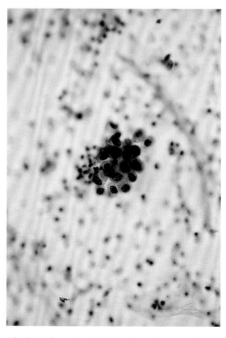

图1.179　膀胱尿路上皮（移行细胞）癌的细胞学表现。可见肿瘤细胞排列成紧密的簇状，核染色质增多，核质比例失调。

CK20 在尿路上皮癌常表达，而在正常尿路上皮不表达，已建议将通过 RT-PCR 检测 CK20 作为移行细胞癌细胞学诊断的一个辅助方法[405]。荧光原位杂交（FISH）也已成功用于检测尿样中的恶性细胞（UroVysion，Abbott Molecular），对于膀胱癌复发患者或有血尿的患者，可以通过获得 3 号、7 号和 17 号染色体信号判断是否为非整倍体或 9 号染色体短臂 21 区（CDKN2A/P16 基因所在）是否有等位基因缺失进行筛查[402,408]。

形态学分类和分级

多年来已有多种尿路上皮癌的形态学分类方案，它们基本上都是建立在细胞学形态基本上的，并兼顾了结构和浸润状况。这些主要分类方案分别是由 Ash（1940）[419]、Mostofi（1960）[437]、Bergkvist（1965）[420]、Malmstrom（1987）[434]等提出的，其中 Mostofi 的方案还曾被美国膀胱肿瘤登记处采纳。1998 年，世界卫生组织和国际泌尿病理学学会（WHO/ISUP）联合提出了一个新的分类方案[424,427,429,440,442]。尽管有作者对这种主要重新命名同一类别而没有给出这么做的令人信服的理由

的做法持有异议[440]，但此"新"分类方案已在全世界被采纳，因为它是由权威专家制定的[428,436]。新分类方案的主要特征是：将膀胱肿瘤性病变分为扁平状和乳头状两大类，进而又根据乳头状肿瘤的结构和细胞学特征并兼顾浸润状况（固有层和固有肌层）将其进行分级。在这个分类方案中，乳头状肿瘤被分为如下亚型：乳头状瘤（包括内翻性乳头状瘤，已在 155 页讨论）、低度恶性潜能的乳头状尿路上皮肿瘤、低级别（高分化）乳头状癌和高级别（低分化）乳头状癌（图 1.180）。分类标准见表 1.7。

免疫组织化学有助于判断固有肌层或黏膜肌层浸润，进而有助于分期（见 158 页）。

根据上述有关膀胱尿路上皮肿瘤分类方案进行分类对预后有重要意义。如根据 WHO/ISUP 的方案，膀胱乳头状瘤复发率低，不会进展至原位癌和浸润癌[421,435]。有经验的泌尿科医师通过膀胱镜检查可以区分膀胱肿瘤性病变和非肿瘤性病变，但难以区分高分化和低分化肿瘤，也无法判断有无浸润[425]。

由于肿瘤的不同区域可以出现不同分化程度的表

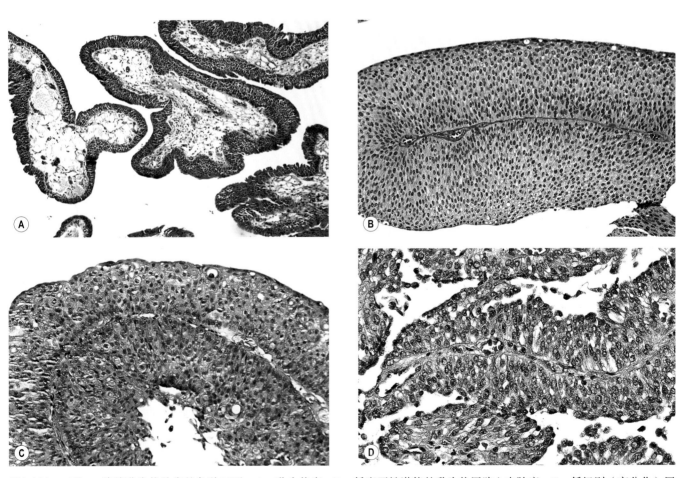

图 1.180　A 至 D，膀胱乳头状肿瘤的各种亚型。A，乳头状瘤。B，低度恶性潜能的乳头状尿路上皮肿瘤。C，低级别（高分化）尿路上皮癌。D，高级别（低分化）尿路上皮癌。

表1.7 　根据WHO/ISUP分类方案对尿路上皮乳头状病变进行分类的组织学特征

	乳头状瘤	低度恶性潜能的乳头状尿路上皮肿瘤	低级别（高分化）尿路上皮癌	高级别（低分化）尿路上皮癌
结构特征				
乳头	纤细	纤细，偶尔有融合	融合，分枝，纤细	融合，分枝，纤细
细胞排列	同正常尿道上皮	有正常尿道上皮的极向，层次增多，细胞间有黏附性	大部分细胞排列较规则，但有局灶细胞增生、轻度极向紊乱，层次增多，尚有黏附性	大部分细胞排列不规则，极向紊乱，层次增多，失去黏附性
细胞学特征				
核大小	同正常尿道上皮细胞	可出现增大现象	增大且大小不等	增大且大小不等
核形状	同正常尿道上皮细胞	梭形、圆形或卵圆形，形态较一致	圆形或卵圆形和略不规则形	中等-显著多形性
核染色质	细腻	细腻	染色质轻度增多	中等-显著增多
核仁	无	无或不显著	有但不显著[a]	多个显著核仁
核分裂象	无	罕见且位于基底部	偶见，位于任何层次	多见且可位于任何层次
伞状细胞	有	有	常有	可缺失

[a] 如果出现核仁，则小而规则，不伴有低分化癌的其他特征。

From Epstein JI, Amin MB, Reuter VR, Mostofi FK, and the Bladder Consensus Conference Committee. The World Health Organization/International Society of Urological Pathology consensus classification of urothelial (transitional cell) neoplasms of the urinary bladder. Am J Surg Pathol 1998, **22**: 1435–1448

现[422]，膀胱镜活检标本或经尿道切除标本与外科手术标本显示的肿瘤分级可能是不同的[423,430,432]。应当记住的是，这一分类方案对于非浸润性病变和浸润性肿瘤的表面部分判断较准，而对于浸润性肿瘤的深在部分常有一定误差[431]。

正如预期的，不同的观察者以及同一观察者在不同时间对某些病变的理解是不同的[438]。然而，这个形态学分类方案仍是可靠的，因为其与诸如增殖活性和癌基因表达等独立参数之间存在相关性[426,441]。量化的形态测量分级方法是否优于目前的主观判断方法，还有待进一步探讨[433,439]。

局部扩散和转移

浸润性膀胱癌（特别是低分化癌）主瘤块的周围常常有非典型增生、原位癌和早期浸润癌等不同病变。正如已描述的，TP53抑癌基因和X染色体失活方式的分子分析提示，多数尿路上皮肿瘤是由同一种干细胞分化

而来的多灶性发生的肿瘤[446,460]。一些病例可见非典型增生性病变，由膀胱一直延续到输尿管和肾盂[447]。为此，Sharma等检查了205例因膀胱癌行膀胱切除术患者的标本，其中17例（8.5%）有输尿管原位癌[457]。这种情况在多灶性肿瘤或高度恶性的晚期肿瘤患者尤为普遍。Schade等进行的一项相似的研究发现，很多膀胱浸润癌病例都有输尿管的从轻度非典型增生到早期浸润的病变[456]（图1.181）。在另一项研究中，在307例有膀胱表浅肿瘤的高危患者经保留膀胱的保守治疗后，78例（25%）发生了上尿道肿瘤[447]。

膀胱癌还可延伸到膀胱颈、尿道、前列腺导管和精囊，甚至比输尿管累及更多见[443,449,452,453]。这就是有时膀胱癌患者行膀胱切除术后复发尿道肿瘤的原因，这是一个非常重要的预后因子[458,461]。鉴于上述情况，对于原位癌和低分化膀胱癌患者，建议常规进行经尿道活检[452]；对于有浸润性膀胱癌的女性患者，建议常规行输尿管切除术[444]。Sakamoto等认为，经尿道取活检时应包含部

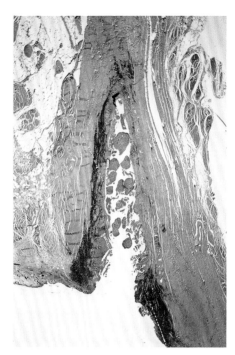

图1.181　低级别（高分化）膀胱尿路上皮癌扩散至输尿管末端。

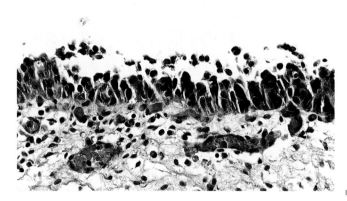

图1.182　膀胱原位癌。注意上皮全层可见癌细胞伴脱落。

分前列腺组织，并且精阜的5点和（或）7点处是发现膀胱癌侵犯前列腺导管和腺泡的最佳部位[455]。对于膀胱前列腺切除标本，沿尿道长轴矢状面做前列腺切片能够最大限度地判断前列腺是否受累[459]。

在浸润性癌中，25%有盆腔淋巴结转移[448]。然而，淋巴结转移有时局限于膀胱周围脂肪组织中的淋巴结，因此，手术应完全切除膀胱周围的脂肪组织，病理应充分取材[451]。寻找转移灶的最好办法仍是全面检查HE切片，尚无证据证明角蛋白免疫组织化学和RT-PCR有助于诊断[462]。

远处转移的常见部位是肺、肝、骨和中枢神经系统[445,450,454]。

膀胱原位癌和异型增生

多数膀胱原位癌和异型增生（也分别称为低级别和高级别的尿路上皮内肿瘤）常与浸润性尿路上皮癌并存，尤其是高级别（低分化）尿路上皮癌[463,474,476,480,494,497]。在这种病例中，浸润性癌也常是多灶性发生的[472,498]。在一项研究中，Soto等[498]应用大切片观察了45例有浸润性尿路上皮癌标本，发现在2/3的病例，癌灶周围有原位癌存在。

在不伴有浸润性癌的原位癌标本中，几乎总是存在着各种程度的上皮增生和间变[464,473,487,503]。这些病变可能是无症状的，但常有膀胱刺激征出现。大体上，可见膀胱黏膜呈颗粒状或鹅卵石状，并常呈明显的充血状。病变常为多中心性，位于膀胱三角区、侧壁和顶部[468]。通常诊断是通过尿脱落细胞检查和（或）多点随机活检作出的。通过FISH技术检测特异性染色体异常是非常有前景的方法，是对上述方法的补充[465,475,481,502]。

显微镜下诊断标准基本与其他部位的原位癌（特别是子宫颈原位癌）相同，可见正常移行上皮部分或全部被层次增多的癌细胞取代，无浸润，失去正常层次[471,482]（图1.182）。通常肿瘤细胞的异型性非常明显，即呈低分化性（高级别）表现，但无乳头状结构。临床上属于无浸润（Tis）原位癌。乳头状尿路上皮癌无间质浸润时也属于原位癌，但临床上属于无浸润的乳头状癌（Ta）。为了避免将这两种形态学特征明显不同、自然进程不同、分子病理机制不同的疾病混淆，一般不用后一种术语[464,499]。

所谓表层癌是泌尿科医师惯用的未侵及肌层的膀胱肿瘤，不管其组织类型和分化程度如何，所以这一名称不代表一种特定的病理类型，与原位癌也不同[469]。

组织学上，膀胱原位癌又分为三个亚型：大细胞癌伴核多形性、大细胞癌不伴核多形性和小细胞癌[486]。

有时原位癌的肿瘤细胞沿基底膜和移行上皮细胞之间穿插生长，呈Paget样生长[479,483,492]。它们也可以呈大片剥落现象，形成"剥脱性膀胱炎"，在膀胱镜下有典型表现，但也是活检呈假阴性的一个原因[491,493]（图1.183）。如果临床高度怀疑，多部位多次重复活检是至关重要的。

在Melamed等进行的一项经典研究中，25例膀胱原位癌患者在8～67个月期间有8例进展为浸润癌[487]。在Cheng等复查的36例有局部尿道上皮异型增生中病例，有7例（19%）进展为原位癌和浸润癌[467]。Seemayer等的研究显示，膀胱原位癌有很大一部分沿前列腺导管蔓延，这是一个与其预后和治疗均有密切关系的特征[495]。

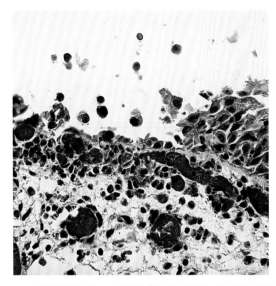

图1.183 膀胱原位癌。可见肿瘤细胞脱落，仅剩少量肿瘤细胞。黏膜下有明显的炎细胞浸润和充血，似"剥脱性膀胱炎"。

与浸润性膀胱癌相同，膀胱原位癌也有异常的植物凝集素表达[489]、血型抗原的表达[470]和DNA倍性[477,490]；毫无疑问，即使它们之间有一些微小差异，也不足以说明它们之间有根本差别[489]。相反，CK20、钙黏附蛋白、P53、Ki-67和CD44免疫组织化学染色有助于原位癌和反应性异型增生之间的鉴别，原位癌多为前四项阳性，而异型增生多为CD44阳性[484,485,500,501,504]。此外，原位癌伴尿路上皮癌者多有9号染色体缺失，而仅有原位癌者无此改变[478]。

原位腺癌是一种极少见的膀胱黏膜内恶性肿瘤，常与浸润性小细胞癌和微乳头型尿路上皮癌相关[466]。单纯的原位腺癌尤为少见[488]。

非典型乳头状尿路上皮增生是近年来引起重视的膀胱癌前病变。其表现为：乳头表面被覆波浪状折叠的尿路上皮，上皮细胞既无异型性，也无真正的有纤维血管轴心和分支的乳头[496]。

治 疗

膀胱癌的治疗需要个性化，要考虑多种因素，如患者的年龄、手术的风险、肿瘤范围、临床分期、组织学分级、非肿瘤部分的异型增生或原位癌[506,511,515,517,523,527]。

一般而言，对于广泛的膀胱原位癌，应采取全膀胱切除手术；对于病灶较小或局限的病例，采用膀胱内化疗法可使肿瘤暂时消失甚至完全消失[510,525,531]；然而，在40%~70%的患者，6~12个月内又会有新的肿瘤出现[529]。对于表浅乳头状膀胱癌或原位癌，可以应用最初有争议但现在已广泛接受的一种治疗方法，即行膀胱内注入Calmette-Guerin杆菌（BCG）的免疫疗法，有时可以

显著降低肿瘤的复发率[507,513,518,520]。膀胱内注入BCG治疗后，显微镜下可出现黏膜糜烂、黏膜下肉芽肿性炎和反应性上皮异型增生[519]（见150页）。

对于没有肌层浸润的低级别（高分化）尿路上皮癌，一般首选经尿道局灶切除术。有时也辅以膀胱内化疗或放疗，特别是对于多灶发生的肿瘤或复发的肿瘤[514,516,526,530]。对于。组织学高级别（低分化）尿路上皮癌、任何浸润肌层的膀胱癌以及保守治疗无效的膀胱肿瘤，均应采用膀胱根治术，术前可进行一些化疗或放疗[505,522,528,531,533]。有一些医院完全应用放射疗法[509,534]。放射治疗可使表浅的乳头状部分消失，但对肿瘤的深部浸润部分则难以起作用；放射治疗还可增加肿瘤细胞核的多形性并导致鳞状上皮化生[524]。

膀胱根治切除手术在男性包括切除膀胱、前列腺、精囊、膀胱周围组织；在女性包括切除膀胱、子宫、输卵管、卵巢、前部阴道和尿道。对男性，尿道应全部切除还是应部分切除一直有争议[508]。在一些医院，膀胱根治切除手术还包括盆腔淋巴结清扫[521,532]。目前，膀胱根治术的死亡率已很低，也不再容易合并肾盂肾炎。

膀胱切除再辅以化学治疗可以延长进展期膀胱癌患者的存活期[512]。

由于残留膀胱的肿瘤高复发率，现在已不赞成部分膀胱切除。

预 后

膀胱癌的预后与下列诸多因素有关：

1. **临床分期**。这是对预后影响最大的一个因素，已由Jewett和其他一些人的研究所证实[562,563]（图1.184）。继最早的Jewett分期方案之后，又有几个改良方案出现。总之，肿瘤一旦侵入肌层（固有肌层），生存率就会明显下降，因为肌层有丰富的血管网。因此，如果活检标本中的肌层状况和有无肿瘤浸润是一个很重要的特征（见前面）。虽然肿瘤浸润至膀胱周围组织是预后极差的一个指标，但有的患者经过治疗，仍可获得较长的生存期[549]。小而表浅的膀胱癌的5年存活率达90%以上，而浸润较深的膀胱癌（B2期和C期）的5年存活率为45%~55%[544,599]。

2. **淋巴结转移**。这个特征也是临床分期方案中的一个指标，淋巴结受累标志着预后不良[549,556]。盆腔淋巴结肿大和（或）有包膜受累者预后更差[554,603]。

3. **组织学分级**。组织学分级与临床分期相关，低级别（高分化）肿瘤均是表浅的，高级别（低分化）肿瘤常浸润较深[568]；但临床分期并不依赖于组织学分级[558,559,564,570,584,585,593]。极低级别的乳头状肿瘤（乳头状瘤和低度恶性潜能的乳头状尿路上皮肿瘤）局部切除后，单发者的复发率低，而多发者的复发率明显升高

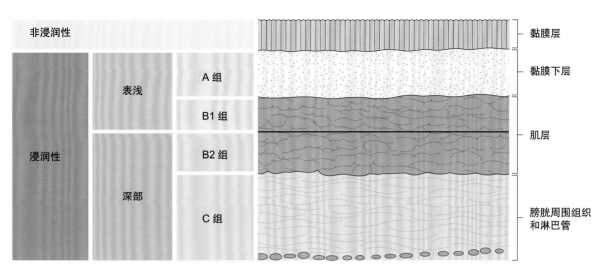

图1.184　膀胱癌浸润深度示意图。肿瘤越表浅，预后越好。（From Jewett HJ. Carcinoma of the bladder. Influence of depth of infiltration on the five-year results following complete extirpation of the primary growth. J Urol 1952, **67**: 672–680）

[571,573,583]。少数复发病例的肿瘤分化较原来的低[595]。膀胱肿瘤易于复发可能是由于癌细胞膀胱腔内种植或多中心发生所致，尤其是在膀胱顶部。在一项研究中，1012 例分化较好的表浅性膀胱肿瘤病例在 5 年、10 年和 15 年间发展为浸润性癌的比例分别为 7%、13%、16%[574]。需要指出的是，虽然高分化的非浸润性膀胱肿瘤可以发展为低分化的浸润性癌，但多数低分化浸润癌并无早期非浸润性肿瘤的历史[542,567]。

4. **年龄**。少数 20 岁以前出现的膀胱肿瘤多为分化好的非浸润肿瘤，预后较好[561]。

5. **发生部位**。膀胱颈部肿瘤预后差。膀胱顶部肿瘤倾向于分化差，而输尿管开口处和膀胱侧壁肿瘤倾向于分化比较好[604]。

6. **肿瘤以外的膀胱黏膜异常**。有小的孤立性肿瘤或黏膜上皮异型增生者其复发率高[551,557,559,570,600,609]。

7. **侵犯脉管**。HE 和脉管染色（CD31 和 D2-40），显微镜观察，无论累及是淋巴管还是累及血管，复发率均明显升高[535,539,560,570]。

8. **肿瘤边缘状况和炎症反应**。如果肿瘤边缘有明显的淋巴细胞反应，则预后良好[598]。

9. **肿瘤大小**。对于临床 Ⅱ 期肿瘤，肿瘤大小比浸润深度更能预测转移和存活情况[543]。

10. **肿瘤内淋巴细胞浸润**。淋巴细胞浸润程度与肿瘤组织学分级相关，并与临床分期为 Ta-T1 肿瘤的预后相关，但在多元分析中，这一因素并无推测预后的独立价值[579]。

11. **肿瘤内微血管密度**。有人认为这一特征与预后关系密切[541]，但尚缺乏足够的证据。

12. **血型抗原**。如已提及的，正常尿道上皮有 ABH 和

Lewis 抗原表达，而在尿路上皮肿瘤，特别是低分化肿瘤，其表达程度减低或不表达[566,576,578,591]，这一现象可通过红细胞黏附试验、免疫组织化学方法显示[547,578,608]。肿瘤是否有上述抗原或其表达强弱均与临床进展有关，表达越少，越易复发和出现浸润[565,578,602]。由于方法学方面存在差异，对上述因素的评估结果有矛盾[575]。放射治疗可导致假阳性结果[537,610]。T 抗原（Thomsen-Friedenreich）的表达与浸润癌相关，并预示着高风险的淋巴结转移[572,577,605]。

13. **DNA 倍性**。通过流式细胞术或静态方法显示，这一指标对膀胱癌预后有重要价值，尤其是在低级别膀胱癌[536,540,546,587]。DNA 倍性、组织学分级和临床结局之间高度相关[588]。通过流式细胞术还显示，肿瘤细胞表面的癌抗原与浸润性膀胱肿瘤有关[550]。

14. **细胞增生**。显示细胞增生的标志物与肿瘤的组织学分级相关，但与临床分期无关[545]。有的研究显示，高计数的核分裂象或高比例的 S 期细胞是预后不良的独立预测指标，特别是在高分化肿瘤[580,581,590,592,594,606]。通过免疫组织化学显示，Ki-67 阳性细胞数量在低级别肿瘤中与预后有关[586]。

15. **染色体畸变**。各种核型畸变提示预后不好，如 Y 染色体丢失和 1 号、17 号染色体多体性[589]。

16. **P53 过表达**。免疫组织化学显示的肿瘤细胞核 P53 阳性提示抑癌基因的突变，与 T1 期和 T2a 期膀胱癌的预后高度相关[596,597]，但在有淋巴结受累者无预后意义[555]。无论组织学分级还是临床分期，均与 P53 过表达有关[553,601]。

17. **Rb 基因的异常表达**。显示 Rb 蛋白低表达的肿瘤侵袭性较强，但这是否能够作为判断预后的独立指标尚不

18. **钙黏附蛋白 E 缺失**。有研究表明缺失者预后较无缺失者预后差[592]。

19. **CD44 变异蛋白缺失**。表浅膀胱癌免疫组织化学染色示 CD44 变异蛋白缺失者肿瘤复发间期缩短[607]。

20. **P27（Kip1）和细胞周期蛋白 E 缺失**。这两种细胞循环调节因子缺失与组织侵袭性增高、患者生存率下降相关[552]。细胞周期蛋白依赖性激酶抑制剂 WAF1/P21 的表达提示无瘤生存期缩短[569]。

21. **CK20**。有研究显示，免疫组织化学染色 CK20 异常表达者更易复发，但无统计学意义[538]。

其他原发癌

膀胱腺癌和相关肿瘤

　　膀胱腺癌约占膀胱恶性肿瘤的 2%[622]。多数膀胱腺癌与慢性膀胱炎有关，是从 Brunn 巢发展至腺性膀胱炎和囊性膀胱炎，最后变为腺癌的系列过程，所以这种膀胱腺癌通常分泌黏液[650]，常位于膀胱三角区[633]。另外有一些膀胱腺癌发生于膀胱外翻[617]（图 1.185）、膀胱憩室[627] 或膀胱顶部的脐尿管残余[620,633,635]（见 148 页）。原位腺癌已在 164 页讨论。

　　大体上，进展期的膀胱腺癌表现为蘑菇状，表面有溃疡，向膀胱深部浸润。产生黏液的肿瘤表面被覆一层厚的黏胶样物质[645]。显微镜下，表现为不同分化程度的腺样结构，分化好者应与肠型化生的泌尿道上皮鉴别[612,625]（图 1.186 和 1.187）。表浅部位的腺癌较易诊断，但向深部肌层浸润的腺癌应进行鉴别诊断[632]，因为组织化学检查显示，膀胱腺癌分泌的黏液性质上虽与大肠黏液癌不同，但相似[611,623,634,642,651]，而且有些腺癌可见 Paneth 细胞和内分泌细胞[637,640]。

　　免疫组织化学方面，原发性膀胱腺癌 β- 连环蛋白主要为细胞膜表达，偶尔可见细胞质表达，不同于结直肠腺癌为细胞核表达[649]。原发性膀胱腺癌 CK7 多为阳性（6.5% 比 0%），而 CK20 阳性较少见（53% 比 94%）[643,649]。与卵巢腺癌和子宫颈腺癌相比，膀胱腺癌 OC125 呈阴性，而与子宫内膜样腺癌相比，膀胱腺癌波形蛋白呈阴性[647]。

　　早期文献显示，部分膀胱腺癌 PSA 和前列腺酸性磷酸酶（PSAP）呈阳性[618]，虽然这些未进一步证实，但此后又发现膀胱腺癌还表达其他前列腺相关标志物，如 P501S 和前列腺特异性膜抗原（PSMA）[628]，提示一些膀胱腺癌可能发生于膀胱的前列腺型组织，但更多的可能是它们与前列腺腺癌同时发生或先于其发生[631]。

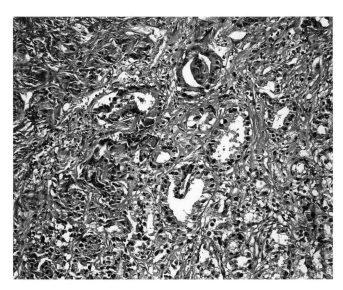

图1.186　膀胱非黏液性腺癌。

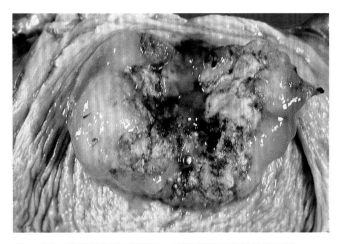

图1.185　膀胱顶部黏液腺癌，可能来源于残留的脐尿管。

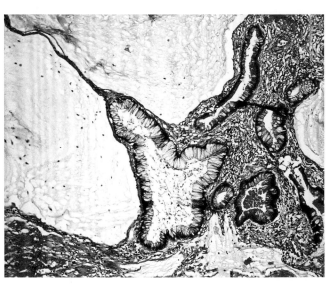

图1.187　膀胱高分化黏液腺癌。部分黏液渗入间质。

图1.188 膀胱透明细胞（中肾样腺）癌的低倍观（A）和高倍观（B）。这种少见的肿瘤应与常见的更常见的中肾样化生鉴别。

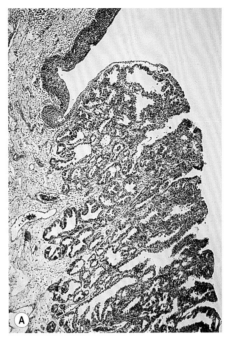
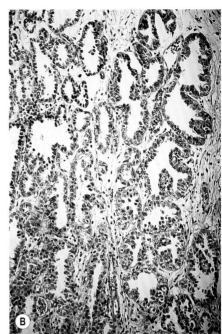

需要强调的是，膀胱尿路上皮癌有灶状黏液形成并产生 MUC5AC，这些很可能是其来源于泄殖腔和 Wolff 管的结果[626]。而真正的腺癌必须是以腺样结构为主体的恶性肿瘤[612]。膀胱腺癌的预后很差，在一项有 64 例病例的研究中，其 5 年生存率仅为 18%[612]。与尿路上皮癌一样，膀胱腺癌的临床分期是预后的重要因素，其转移状况也与低分化尿路上皮癌相同。

透明细胞型腺癌（中肾性或中肾样腺癌）是膀胱腺癌的一个特殊类型[624,653]，这种肿瘤也可出现于尿道（图1.188）。显微镜下，其通常呈乳头状结构，但也可呈腺管状、乳头状和囊状和实性生长的混合结构。其有两个特征可以与其他肿瘤鉴别：一个是有典型的鞋钉样细胞，另一个是其癌细胞质内有丰富的糖原[652,653]。透明细胞型腺癌应与常见的中肾样化生或肾源性腺瘤鉴别（见 152 页），它们在临床表现、大体检查和显微镜下的诸方面均不相同，尤其是在透明细胞癌中，透明细胞呈片状，有明显的多形性且易见核分裂象和坏死，显示了其恶性肿瘤的特征[653,654]。这些已被免疫组织化学 MIB-1 阳性率高以及 P53 和 PAX8 呈强阳性所证实[636,646]。偶尔，透明细胞型腺癌与尿路上皮癌并存[614]。几乎所有的透明细胞型腺癌都源于化生的尿路上皮，这点也已被免疫组织化学检查所证实[630,636]。然而，由于患者大多数为女性，并且有的肿瘤出现苗勒管上皮成分，提示它们有的源于苗勒管上皮，或与子宫内膜异位有关[619,636]。其免疫组织化学上 PAX8 呈阳性，与中肾样增生一样，提示它们有复杂的组织发生[646]。可出现区域淋巴结和远隔转移（图 1.189）。

膀胱腺癌的另一个特殊类型是印戒细胞癌[616,639,644]。其癌细胞弥漫浸润于膀胱壁，如胃的印戒细胞癌弥漫浸

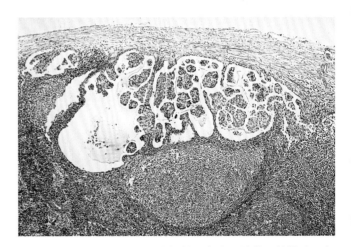

图1.189 膀胱透明细胞（中肾样）癌有区域淋巴结转移，与图1.188为同一病例。

润（皮革样胃）一样[638]。有时病例通过膀胱镜检查并不能发现癌病变[621]。显微镜下，可见其肿瘤细胞小而一致，偶尔有显著的多形性[648]。其临床病程以快速进展为特征，患者几乎均在短期内死亡[615]。

肝样腺癌形态学和免疫组织化学上与肝细胞性肝癌相似[613,629,641]。

膀胱小细胞癌和神经内分泌相关性肿瘤

与大多数其他上皮衬覆的器官一样，膀胱发生的肿瘤也可显示不同程度的内分泌分化。后者最常见的表现是：即使在典型的腺癌中也可出现少数分散的内分泌

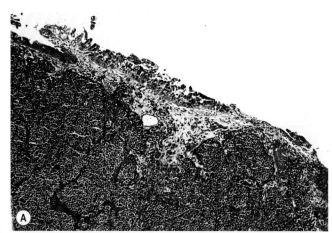

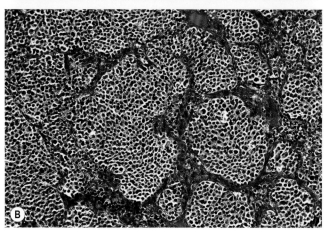

图1.190 A和B，膀胱小细胞神经内分泌癌。A，低倍观显示癌细胞呈实性团块排列，表面被覆黏液，呈原位癌改变。B，高倍观显示浸润性生长的小细胞癌。

细胞。这类肿瘤生物学行为上与没有神经内分泌细胞的腺癌一样，仍应归属为膀胱腺癌。膀胱类癌是一种罕见有这种现象的肿瘤，显微镜下具有类癌的典型结构，电子显微镜下可见大量的致密核心泌颗粒[659,671,678]。另一种有这种现象的膀胱肿瘤是高度恶性的小细胞癌，其形态学上与肺和其他器官的同名肿瘤相似（图1.190）[656,661,666,672,677]。这种现象可见于单一形式的小细胞癌，也可以与尿路上皮原位癌、浸润性尿路上皮癌、腺癌、鳞状细胞癌或肉瘤样癌混合存在[655,670,672]。发病年龄、性别和症状与尿路上皮癌相似[658]。多数病例在确诊时已到晚期（C或D期）[664]。显微镜下，可见癌细胞为小细胞，细胞核染色质丰富，细胞质稀少，呈实性巢状排列，有时可见菊形团状结构。电子显微镜下，可见少量致密核心颗粒，通常不易见到[662,672]。免疫组织化学检查显示，神经元特异性烯醇酶（NSE）、嗜铬素（CgA）和突触素（Syn）呈阳性，低分子量角蛋白（CAM5.2）核周呈点状阳性，CD44 v6常呈阴性[667]。近半数病例TTF-1呈阳性，有时易被误诊为转移性肺小细胞癌[668]。约1/4的病

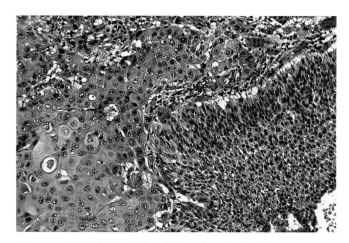

图1.191 膀胱鳞状细胞癌，伴有尿路上皮异型增生。

例c-kit呈阳性[673]。

与高级别（低分化）尿路上皮癌相反，膀胱小细胞癌的典型表现为p16+、p63- 和CK20+[660]。

有些膀胱小细胞癌病例伴有高钙血症[676]或ACTH异位生成[674]。根据细胞学检查可以怀疑这个诊断[657]，其生物学行为呈高度恶性[658,670]。膀胱小细胞癌播散和转移较快，最常见的转移部位是区域淋巴结、肝、骨和腹膜后[658]。与其他类型的膀胱癌一样，临床分期是预后的主要决定因素[675]。

膀胱也可发生大细胞神经内分泌癌，如在其他器官，是组织学上具有神经内分泌特征的低分化恶性肿瘤，易见核分裂象，免疫组织化学检查证实有神经内分泌分化[663,665,669]。

膀胱鳞状细胞癌和相关肿瘤

膀胱鳞状细胞癌占膀胱恶性肿瘤的5%[689]。一些鳞状细胞癌是由伴有鳞状上皮化生的慢性膀胱炎发展而来的[682,688,693]（见153页）。有的病例发生于膀胱外翻、无功能性膀胱、慢性感染、结石、长期留置导尿管、长时间应用环磷酰胺治疗[698]。据报道，另一种情况是来自埃及、苏丹等国的病例合并有埃及血吸虫病[683,685,696]。一些膀胱鳞状细胞癌还可见由尿路上皮化生病变[695]（图1.191）。

高级别（低分化）尿路上皮癌常有灶状鳞状细胞出现，但不能诊断为鳞状细胞癌，真正的鳞状细胞癌是以鳞状细胞为主体的癌（图1.192）。

大体上，膀胱鳞状细胞癌表现为巨大瘤块，伴有溃疡和坏死。显微镜下，可见多数低分化鳞状细胞癌，诊断时几乎均有肌层浸润[694]。免疫组织化学检查，高分子量角蛋白和P63呈阳性，故这两种标志物不能用于与宫颈鳞状细胞癌的鉴别[681]。其预后与肿瘤分化无关，但总的来说预后极差[679]。Newman等报道，1年死亡率为59%[692]；另有报道，显示有黏膜下或肌层浸润的癌的5年生存率为37%，膀胱周围浸润癌的5年生存率为

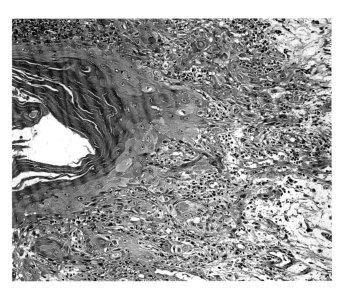

图1.192 膀胱的真性鳞状细胞癌。肿瘤伴有明显的角化。

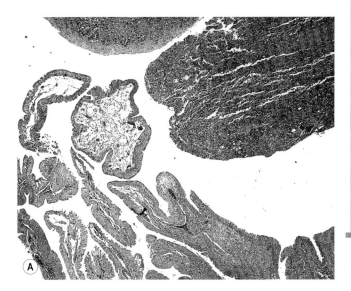

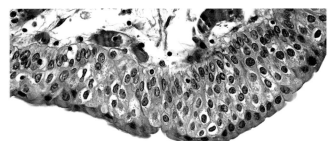

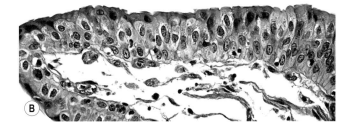

13%[684]。

与尿路上皮癌不同，膀胱鳞状细胞癌显示第 9 号染色体的短臂等位基因缺失和 CDKN2 抑癌基因突变[686]。

膀胱基底细胞样鳞状细胞癌形态学上与上呼吸道和消化道的同名肿瘤相似[697]。

膀胱疣状癌见于埃及血吸虫病患者[690]。有 1 例伴有皮脂腺和腺样分化的报道[691]。

膀胱湿疣样癌发生于湿疣，形态学上与阴茎同名肿瘤相似[680]。

鳞状细胞原位癌在膀胱罕见，应与角化鳞状上皮化生、疣状鳞状上皮化生、鳞状上皮乳头状瘤和尖锐湿疣鉴别[687]。

膀胱淋巴上皮瘤样癌

膀胱淋巴上皮瘤样癌是新近描述的一种癌，其表现为伴有重度淋巴细胞浸润的非角化癌[699,700,704]。免疫组织化学上 p53 呈阳性[701]。有些病例的病变较单一，但大多数病例的病变伴有灶状或广泛的尿路上皮癌改变[702,703]。目前的研究显示，所有病例 EB 病毒原位杂交呈阴性[703]。

膀胱肉瘤样癌和相关肿瘤

肉瘤样癌（梭形细胞癌或化生性癌）是一种膀胱的低分化上皮性恶性肿瘤，表现为在有肉瘤样成分的区域有移行细胞癌、腺癌、鳞状细胞癌或未分化型癌共存[714,715,724,725,734]（图 1.193）。其中肉瘤样成分可由非特异性梭形细胞或多种形态的细胞构成，有时可与破骨细胞样多核巨细胞混合[705,709,712,720,721,727,736]，有时可见特殊的间胚叶成分分化，如横纹肌肉瘤、软骨肉瘤、骨肉瘤、脂

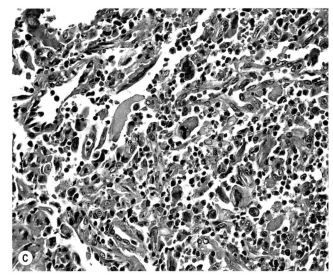

图1.193 A至C，伴有肉瘤样结构的膀胱尿路上皮癌。A，低倍观，肿瘤含有两种成分。B，低级别（高分化）尿路上皮癌成分。C，低分化肉瘤样成分。肿瘤细胞有明显的多形性。

肪肉瘤或所谓的恶性纤维性组织细胞瘤[707,732]。当有特殊的间胚叶恶性肿瘤分化时，其又称为癌肉瘤[710,721]，不过我们认为这些不同的肿瘤成分均为同一起源。不论特殊的间胚叶分化是否出现，肿瘤内的上皮成分和肉瘤成分之间均可见移行，提示肉瘤成分也具有上皮细胞性质[717]。应用免疫组织化学染色进一步检查肉瘤样成分显示，这些成分角蛋白也呈阳性，说明其上皮来源的本质[706,729,730]。偶尔，肿瘤内的上皮成分由小细胞构成，伴有神经内分泌特征[722]。偶尔肿瘤有明显的黏液样或硬化改变[718]。

大体上，膀胱肉瘤样癌呈巨大瘤块并呈息肉状生长。膀胱的肉瘤样癌与常见于上呼吸道和消化道的类似肿瘤相似[717]，其上皮性成分常位于肿瘤表面，甚至表现原位癌的形式，而肉瘤成分常位于肿瘤的深部浸润区域[713]。鉴别诊断包括真性肉瘤、炎性肌纤维母细胞瘤和伴有肉瘤样间质反应的尿路上皮癌[733]。

多数肉瘤样癌发生于老年男性，死亡率约为50%[732]。有的可累及输尿管和肾盂[723]。可出现区域淋巴结转移和远隔转移；转移的部分可只表现为上皮成分或肉瘤样成分[728]。治疗与相同临床分期的高级别（低分化）尿路上皮癌一样[715]。

另一种罕见的伴有异源性成分的膀胱尿路上皮癌是尿路上皮癌中有滋养层细胞分化，这在细胞形态学和免疫组织化学方面均已证实，而且有时伴有血hCG升高[708,726]。有时，肿瘤全部为绒毛膜上皮癌成分，此时应注意与转移性肿瘤鉴别[716,731]。有的尿路上皮癌免疫组织化学检查，hCG和其他胎盘糖蛋白均呈阳性，但检不出明确的绒毛膜上皮癌病灶[719]，这一现象在低分化癌更多见[711]。

有的尿路上皮癌内可出现灶状卵黄囊瘤成分[735]。

其他恶性肿瘤

胚胎性横纹肌肉瘤（特别是葡萄簇状横纹肌肉瘤）是儿童膀胱最常见的恶性肿瘤。有的胚胎性横纹肌肉瘤可以合并肾母细胞瘤和Dandy-Walker综合征[760]。最常见的发生部位是膀胱三角区。大体表现呈息肉样，外观富含黏液（图1.194），与周围组织界限不清，但很少转移。显微镜下，可见在黏液样组织中有小细胞性恶性肿瘤细胞（图1.195A），它们成簇地紧靠上皮组织（新生层）（图1.195B）。肿瘤细胞胞质可有或无横纹。结蛋白、SMA和肌形成蛋白（首位选择）免疫组织化学检查有助于诊断。过去，这种肿瘤预后不良，进行膀胱根治切除术或放射治疗。现在，多种药物联合化疗可以提高生存率，甚至对于手术切除不完全的病例也有效果[754]。呈息肉样生长的肿瘤的预后比呈浸润性生长者好。复发膀胱肿瘤常出现较成熟的横纹肌肉瘤样成分，可能是由于化学治疗所致[767]。

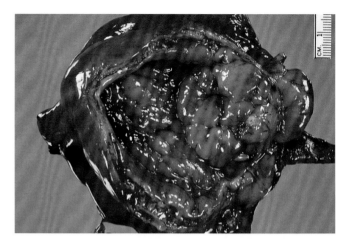

图1.194　膀胱葡萄簇状横纹肌肉瘤的大体表现。可见巨大的肿瘤充斥膀胱腔内。

平滑肌肉瘤最常见于成年人，约半数病例位于膀胱顶部[775,785]。它们可在肌层内浸润，此为是与平滑肌瘤鉴别的要点[766]。其组织学分级是基于细胞核异型性、核分裂象和坏死，而肿瘤坏死与预后密切相关[772]。部分病例有灶状或广泛黏液变性，类似于炎症性肌纤维母细胞瘤（炎性假瘤），有时可导致两者难以鉴别[775,784,791]。其免疫组织化学染色波形蛋白、肌动蛋白和结蛋白呈阳性[775]。

膀胱的其他肉瘤包括非葡萄簇状横纹肌肉瘤[768]（常有腺泡状和类似小细胞癌的结构[762,774]）、横纹肌样瘤[746,753,770]、血管肉瘤（包括上皮样型）[763,782]、腺泡状软组织肉瘤[739]、恶性外周神经鞘瘤[769]、所谓的恶性纤维组织细胞瘤（包括炎症型[756]和黏液型[779]）[751,764]、骨肉瘤[744,792]、软组织透明细胞肉瘤[748]、PEComa[758]、GIST型肿瘤[765]和恶性间叶瘤[787]。应注意通过免疫组织化学染色与肉瘤样癌（癌肉瘤）鉴别[755]（见上文）。

原发性恶性黑色素瘤可发生于膀胱，但不如原发于尿道或其他部位转移至膀胱的恶性黑色素瘤常见[773]。有的肿瘤细胞透明，有的与黑变病有关（非肿瘤性移行上皮基底层有色素沉积）[761]。

Ewing肉瘤／PNET呈块状，免疫组织化学染色CD99呈阳性，有EWS-FLI-1基因融合，不应与小细胞神经内分泌癌混淆[741,749]。

恶性淋巴瘤可为膀胱原发。大体上可表现为实性单发肿块、多发肿块和弥漫性生长肿块。肿物表面常被覆正常黏膜。组织学上它们几乎均为非霍奇金淋巴瘤，且多数为低分化的小细胞淋巴瘤，即所谓的"MALT型"[759,771,780]。因此，它们倾向于局部长期存在。其他部位的白血病、浆细胞瘤[757,789]、多发性骨髓瘤[788]、外周T细胞淋巴瘤[776]、霍奇金淋巴瘤和间变性大细胞淋巴瘤（包

图1.195　A和B，葡萄簇状横纹肌肉瘤。A，低倍观显示息肉样肿物，突出于上皮下。B，高倍观显示"新生层"。肿瘤细胞簇与上皮组织相接，呈痣样表现。

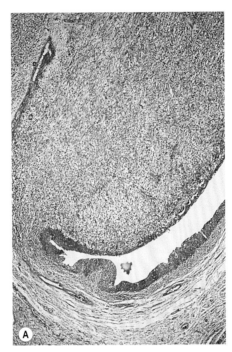
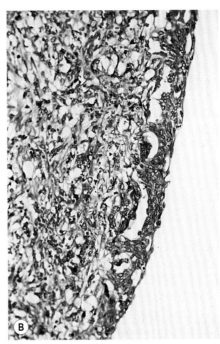

括肉瘤样型）[738,778]可累及膀胱。

　　有1例发生于1岁儿童的膀胱卵黄囊瘤（内胚窦瘤）报道。

　　大多数膀胱转移性肿瘤来自乳腺癌[750,752,781]和恶性黑色素瘤[773]，但它们也可来自其他部位，包括肺、肾、胃、胰腺和卵巢[742,747,783]。后者有时极像膀胱原发肿瘤[790]。绝大多数转移癌呈实性肿块[742]。大肠癌、前列腺癌和宫颈癌可以直接蔓延至膀胱[742,743]。

参考文献

NORMAL ANATOMY

1　Bovio IM, Al-Quran SZ, Rosser CJ, Algood CB, Drew PA, Allan RW. Smoothelin immunohistochemistry is a useful adjunct for assessing muscularis propria invasion in bladder cancer. Histopathology 2010, **56**: 951–956.

2　Council L, Hameed O. Differential expression of immunohistochemical markers in bladder smooth muscle and myofibroblasts, and the potential utility of desmin, smoothelin, and vimentin in staging of bladder carcinoma. Mod Pathol 2009, **22**: 639–650.

3　Dvorakova M, Dhir R, Bastacky SI, Cai G, Khalbuss W, Acquafondata MB, Parwami AV. Utility of double immunohistochemical staining for smoothelin/pancytokerstin in the staging of urothelial carcinomas. Lab Invest 2009, **89**(Suppl 1): 166A.

4　Khayyata S, Dudas M, Rohan SM, Gopalan A, Fine SW, Reuter VE, Tickoo SK. Distribution of smoothelin expression in the musculature of the genitourinary tract. Lab Invest 2009, **89**(Suppl 1): 175A.

5　Miyamoto H, Sharma RB, Illei PB, Epstein JI. Pitfalls in the use of smoothelin to identify muscularis propria invasion by urothelial carcinoma. Am J Surg Pathol 2010, **34**: 418–422.

6　Paner GP, Ro JY, Wojcik EM, Venkataraman G, Datta MW, Amin MB. Further characterization of the muscle layers and lamina propria of the urinary bladder by systematic histologic mapping: implications for pathologic staging of invasive urothelial carcinoma. Am J Surg Pathol 2007, **31**: 1420–1429.

7　Paner GP, Shen SS, Lapetino S, Venkataraman G, Barkan GA, Quek ML, Ro JY, Amin MB. Diagnostic utility of antibody to smoothelin in the distinction of muscularis propria from muscularis mucosae of the urinary bladder: a potential ancillary tool in the pathologic staging of invasive urothelial carcinoma. Am J Surg Pathol 2009, **33**: 91–98.

8　Philip AT, Amin MB, Tamboli P, Lee TJ, Hill CE, Ro JY. Intravesical adipose tissue: a quantitative study of its presence and location with implications for therapy and prognosis. Am J Surg Pathol 2000, **24**: 1286–1290.

9　Reuter VE. Urinary Bladder, ureter, and renal pelvis. In Mills SE (ed.): Histology for pathologists, ed. 3. Philadelphia, 2007, Lippincott Williams & Wilkins, pp. 909–942.

10　Vakar-Lopez F, Shen SS, Zhang S, Tamboli P, Ayala AG, Ro JY. Muscularis mucosae of the urinary bladder revisited with emphasis on its hyperplastic patterns: a study of a large series of cystectomy specimens. Ann Diagn Pathol 2007, **11**: 395–401.

CONGENITAL ABNORMALITIES

URACHAL LESIONS

11　Cappele O, Sibert L, Descargues J, Delmas V, Grise P. A study of the anatomic features of the duct of the urachus. Surg Radiol Anat 2001, **23**: 229–235.

12　Chen KT, Workman RD, Rainwater G. Urachal signet-ring cell carcinoma. Urology 1990, **36**: 339–340.

13　Chen WJ, Hsieh HH, Wan YL. Abscess of urachal remnant mimicking urinary bladder neoplasm. Br J Urol 1992, **69**: 510–512.

14　Chow YC, Lin WC, Tzen CY, Chow YK, Lo KY. Squamous cell carcinoma of the urachus. J Urol 2000, **163**: 903–904.

15　Di Santis DJ, Siegel MJ, Katz ME. Simplified approach to umbilical remnant abnormalities. Radiographics 1991, **11**: 59–66.

16　Eble JN, Hull MT, Rowland RG, Hostetter M. Villous adenoma of the urachus with mucusuria. A light and electron microscopic study. J Urol 1986, **135**: 1240–1244.

17　Henly DR, Farrow GM, Zincke H. Urachal cancer. Role of conservative surgery. Urology 1993, **42**: 635–639.

18　Herr HW. Urachal carcinoma. The case for extended partial cystectomy. J Urol 1994, **151**: 365–366.

19 Iuchtman M, Rahav S, Zer M, Mogilner J, Siplovich L. Management of urachal anomalies in children and adults. Urology 1993, **42**: 426–430.

20 Jimi A, Munaoka H, Sato S, Iwata Y. Squamous cell carcinoma of the urachus. A case report and review of literature. Acta Pathol Jpn 1986, **36**: 945–952.

21 Lucas DR, Lawrence WD, McDevitt WJ, Giacomelli F. Mucinous papillary adenocarcinoma of the bladder arising within a villous adenoma of urachal remnants. An immunohistochemical and ultrastructural study. J Urol Pathol 1994, **2**: 173–182.

22 Paner GP, McKenney JK, Yao JL, Frankel WL, Shen SS, Jimenez RE. Immunohistochemical analysis of urachal carcinoma (UC) with emphasis on its morphologic types and their differential diagnosis with metastatic colonic adenocarcinoma (CAC): diagnostic role of traditional and novel markers. Lab Invest 2009, **89**(Suppl 1): 188A.

23 Park C, Kim H, Lee YB, Song JM, Ro JY. Hamartoma of the urachal remnant. Arch Pathol Lab Med 1989, **113**: 1393–1395.

24 Risher WH, Sardi A, Bolton J. Urachal abnormalities in adults. The Ochsner experience. South Med J 1990, **83**: 1036–1039.

25 Schubert GE, Pavkovic MB, Bethke-Bedürftig BA. Tubular urachal remnants in adult bladders. J Urol 1982, **127**: 40–42.

26 Steck WD, Helwig EB. Umbilical granulomas, pilonidal disease, and the urachus. Surg Gynecol Obstet 1965, **120**: 1043–1057.

EXSTROPHY

27 Davillas N, Thanos A, Liakatas J, Davillas E. Bladder exstrophy complicated by adenocarcinoma. Br J Urol 1991, **68**: 107.

28 Engel RM, Wilkinson HA. Bladder exstrophy. J Urol 1970, **104**: 699–704.

29 Lund DP, Hendren WH. Cloacal exstrophy: a 25-year experience with 50 cases. J Pediatr Surg 2001, **36**: 68–75.

30 Ricketts RR, Woodard JR, Zwiren GT, Andrews HG, Broecker BH. Modern treatment of cloacal exstrophy. J Pediatr Surg 1991, **26**: 444–448.

31 Smeulders N, Woodhouse CR. Neoplasia in adult exstrophy patients. BJU Int 2001, **87**: 623–628.

32 Yiee J, Wilcox D. Abnormalities of the fetal bladder. Semin Fetal Neonatal Med 2008, **13**: 164–170.

DIVERTICULOSIS

33 Faysal MH, Freiha FS. Primary neoplasm in vesical diverticula. A report of 12 cases. Br J Urol 1981, **53**: 141–143.

34 Fox M, Power RF, Bruce AW. Diverticulum of the bladder. Presentation and evaluation of treatment of 115 cases. Br J Urol 1962, **34**: 286–298.

35 Hansel DE, Paner GP, Nese N, Amin MB. Bladder diverticula demonstrate limited diffuse smoothelin expression within the muscularis mucosa (MM). Lab Invest 2009, **89**(Suppl 1): 172A.

36 Kretschmer HL. Diverticula of the urinary bladder. A clinical study of 236 cases. Surg Gynecol Obstet 1940, **71**: 491–503.

37 Lam KY, Ma L, Nicholls J. Adenocarcinoma arising in a diverticulum of the urinary bladder. Pathology 1992, **24**: 40–42.

38 McCormick SR, Dodds PR, Kraus PA, Lowell DM. Nonepithelial neoplasms arising within vesical diverticula. Urology 1985, **25**: 405–408.

39 Mitchell RJ, Hamilton SG. Spontaneous perforation of bladder diverticula. Br J Surg 1971, **58**: 712.

40 Shirai T, Arai M, Sakata T, Fukushima S, Ito N. Primary carcinomas of urinary bladder diverticula. Acta Pathol Jpn 1984, **34**: 417–424.

41 Stage KH, Tank ES. Primary congenital bladder diverticula in boys. Urology 1992, **40**: 536–538.

42 Tamas EF, Stephenson AJ, Campbell SC, Montague DK, Trusty DC, Hansel DE. Histopathologic features and clinical outcomes in 71 cases of bladder diverticula. Arch Pathol Lab Med 2009, **133**: 791–796.

LITHIASIS

43 Bartosh SM. Medical management of pediatric stone disease. Urol Clin North Am 2004, **31**: 575–587, x–xi.

44 Bhatia V, Biyani CS. Vesical lithiasis. Open surgery versus cystolithotripsy versus extracorporeal shock wave therapy. J Urol 1994, **151**: 660–662.

45 Kojima Y, Yoshimura M, Hayashi Y, Asaka H, Ando Y, Kohri K. Extracorporeal shock wave lithotripsy for vesical lithiasis. Urol Int 1998, **61**: 35–38.

46 Papatsoris AG, Varkarakis I, Dellis A, Deliveliotis C. Bladder lithiasis: from open surgery to lithotripsy. Urol Res 2006, **34**: 163–167.

47 Wishard WN, Nourse MH. Vesical calculus with report of a gigantic stone in the female bladder. J Urol 1950, **63**: 794–801.

ENDOMETRIOSIS AND RELATED MÜLLERIAN-TYPE CHANGES

48 al-Izzi MS, Horton LW, Kelleher J, Fawcett D. Malignant transformation in endometriosis of the urinary bladder. Histopathology 1989, **14**: 191–198.

49 Chapron C, Dubuisson JB. Laparoscopic management of bladder endometriosis. Acta Obstet Gynecol Scand 1999, **78**: 887–890.

50 Chitale SV, Whymark A, Wadood SU, Webb RJ, Gaches CGC, Roberts PF, Ball RY. Tumor-like mullerianosis of the urinary bladder. J Urol Pathol 1999, **10**: 169–176.

51 Clement PB, Young RH. Endocervicosis of the urinary bladder. A report of six cases of a benign mullerian lesion that may mimic adenocarcinoma. Am J Surg Pathol 1992, **16**: 533–542.

52 Donne C, Vidal M, Buttin X, Becerra P, Carvia R, Zuluaga A, Nogales FF. Mullerianosis of the urinary bladder: clinical and immunohistochemical findings. Histopathology 1998, **33**: 290–292.

53 Donnez J, Spada F, Squifflet J, Nisolle M. Bladder endometriosis must be considered as bladder adenomyosis. Fertil Steril 2000, **74**: 1175–1181.

54 Lichtenheld FR, McCauley RT, Staples PP. Endometriosis involving the urinary tract. A collective review. Obstet Gynecol 1961, **17**: 762–768.

55 Maniar KP, Kalir TL, Palese MA, Unger PD. Endosalpingiosis of the urinary bladder: a case of probable implantative origin with characterization of benign fallopian tube immunohistochemistry. Int J Surg Pathol 2010, **18**: 381–383.

56 New NE, Roberts PF. Mucinous metaplasia in endometriosis of the bladder. Histopathology 1990, **16**: 307–308.

57 Oliva E, Amin MB, Jimenez R, Young RH. Clear cell carcinoma of the urinary bladder: a report and comparison of four tumors of mullerian origin and nine of probable urothelial origin with discussion of histogenesis and diagnostic problems. Am J Surg Pathol 2002, **26**: 190–197.

58 Schwartzwald D, Mooppan UM, Ohm HK, Kim H. Endometriosis of bladder. Urology 1992, **39**: 219–222.

59 Seracchioli R, Mabrouk M, Montanari G, Manuzzi L, Concetti S, Venturoli S. Conservative laparoscopic management of urinary tract endometriosis (UTE): surgical outcome and long-term follow-up. Fertil Steril 2010, **94**: 856–861.

60 Vara AR, Ruzics EP, Moussabeck O, Martin DC. Endometrioid adenosarcoma of the bladder arising from endometriosis. J Urol 1990, **143**: 813–815.

61 Vermesh M, Zbella EA, Menchaca A, Confino E, Lipshitz S. Vesical endometriosis following bladder injury. Am J Obstet Gynecol 1985, **153**: 894–895.

62 Westney OL, Amundsen CL, McGuire EJ. Bladder endometriosis: conservative management. J Urol 2000, **163**: 1814–1817.

63 Young RH, Clement PB. Mullerianosis of the urinary bladder. Mod Pathol 1996, **9**: 731–737.

AMYLOIDOSIS

64 Biewend ML, Menke DM, Calamia KT. The spectrum of localized amyloidosis: a case series of 20 patients and review of the literature. Amyloid 2006, **13**: 135–142.

65 Ehara H, Deguchi T, Yanagihara M, Yokota T, Uchino F, Kawada Y. Primary localized amyloidosis of the bladder. An immunohistochemical study of a case. J Urol 1992, **147**: 458–460.

66 Fujihara S, Glenner GG. Primary localized amyloidosis of the genitourinary tract. Immunohistochemical study on eleven cases. Lab Invest 1981, **44**: 55–60.

67 Khan SM, Birch PJ, Bass PS, Williams JH, Theaker JM. Localized amyloidosis of the lower genitourinary tract. A clinicopathological and immunohistochemical study of nine cases. Histopathology 1992, **21**: 143–147.

68 Lipper S, Kahn LB. Amyloid tumor. A clinicopathologic study of four cases. Am J Surg Pathol 1978, **2**: 141–145.

69 Malek RS, Greene LF, Farrow GM. Amyloidosis of the urinary bladder. Br J Urol 1971, **43**: 189–200.

70 Merrimen JL, Alkhudair WK, Gupta R. Localized amyloidosis of the urinary tract: case series of nine patients. Urology 2006, **67**: 904–909.

71 Tirzaman O, Wahner-Roedler DL, Malek RS, Sebo TJ, Li CY, Kyle RA. Primary localized amyloidosis of the urinary bladder: a case series of 31 patients. Mayo Clin Proc 2000, **75**: 1264–1268.

CYSTITIS

INTERSTITIAL (HUNNER) CYSTITIS

72 Christmas TJ, Bottazzo GF. Abnormal urothelial HLA-DR expression in interstitial cystitis. Clin Exp Immunol 1992, **87**: 450–454.

73 Hampson SJ, Christmas TJ, Moss MT. Search for mycobacteria in interstitial cystitis using mycobacteria-specific DNA probes with signal amplification by polymerase chain reaction. Br J Urol 1993, **72**: 303–306.

74 Hohenfellner M, Nunes L, Schmidt RA, Lampel A, Thuroff JW, Tanagho EA. Interstitial cystitis. Increased sympathetic innervation and related neuropeptide synthesis. J Urol 1992, **147**: 587–591.

75 Homma Y, Ueda T, Tomoe H, Lin AT, Kuo HC, Lee MH, Lee JG, Kim DY, Lee KS. Interstitial Cystitis Guideline Committee. Clinical guidelines for interstitial cystitis and hypersensitive bladder syndrome. Int J Urol 2009, **16**: 597–615.

76 Irwin PP, Galloway NT. Surgical management of interstitial cystitis. Urol Clin North Am 1994, **21**: 145–151.

77 Koziol JA, Clark DC, Gittes RF, Tan EM. The natural history of interstitial cystitis. A survey of 374 patients. J Urol 1993, **149**: 465–469.

78 Laguna P, Smedts F, Nordling J, Horn T, Bouchelouche K, Hopman A, de la Rosette J. Keratin expression profiling of transitional epithelium in the painful bladder syndrome/interstitial cystitis. Am J Clin Pathol 2006, **125**: 105–110.

79 Larsen S, Thompson SA, Hald T, Barnard RJ, Gilpin CJ, Dixon JS, Gosling JA. Mast cells in interstitial cystitis. Br J Urol 1982, **54**: 283–286.

80 Liebert M, Wedemeyer G, Stein JA, Washington R Jr, Faerber G, Flint A, Grossman HB. Evidence for urothelial cell activation in interstitial cystitis. J Urol 1993, **149**: 470–475.

81 Lundeberg T, Liedberg H, Nordling L, Theodorsson E, Owzarski A, Ekman P. Interstitial cystitis. Correlation with nerve fibres, mast cells and histamine. Br J Urol 1993, **71**: 427–429.

82 Lynes WL, Flynn SD, Shortliffe LD, Stamey TA. The histology of interstitial cystitis. Am J Surg Pathol 1990, **14**: 969–976.

83 Marinkovic SP, Moldwin R, Gillen LM, Stanton SL. The management of interstitial cystitis or painful bladder syndrome in women. BMJ 2009, **339**: b2707.

84 Moldwin RM, Sant GR. Interstitial cystitis: a pathophysiology and treatment update. Clin Obstet Gynecol 2002, **45**: 259–272.

85 Peeker R, Fall M. Toward a precise definition of interstitial cystitis: further evidence of differences in classic and nonulcer disease. J Urol 2002, **167**: 2470–2472.

86 Ratliff TL, Klutke CG, McDougall EM. The etiology of interstitial cystitis. Urol Clin North Am 1994, **21**: 21–30.

87 Said JW, Van de Velde R, Gillespie L. Immunopathology of interstitial cystitis. Mod Pathol 1989, **2**: 593–602.

88 Sant GR, Theoharides TC. The role of the mast cell in interstitial cystitis. Urol Clin North Am 1994, **21**: 41–53.

89 Smith BH, Dehner LP. Chronic ulcerating interstitial cystitis (Hunner's ulcer). A study of 28 cases. Arch Pathol 1972, **93**: 76–81.

90 Somji S, Sens DA, Todd JH, Garrett SH, Nseyo UO, Sens MA. Expression of heat shock protein 60 is reduced in the bladder of patients with interstitial cystitis. J Urol Pathol 1999, **10**: 97–108.

91 Stone AR, Vogelsang P, Miller CH, MacDermott JP. Tamm–Horsfall protein as a marker in interstitial cystitis. J Urol 1992, **148**: 1406–1408.

92 Tomaszewski JE, Landis JR, Russack V, Williams TM, Wang LP, Hardy C, Brensinger C, Matthews YL, Abele ST, Kusek JW, Nyberg LM; The International Cystitis Database Study Group. Biopsy features are associated with primary symptoms in interstitial cystitis: results from the interstitial cystitis database study. Urology 2001, **57**: 67–81.

93 Warren JW, Keay SK. Interstitial cystitis. Curr Opin Urol 2002, **12**: 69–74.

EOSINOPHILIC CYSTITIS

94 Antonakopoulos GN, Newman J. Eosinophilic cystitis with giant cells. A light microscopic

and ultrastructural study. Arch Pathol Lab Med 1984, **108**: 728–731.

95 Hansen MV, Kristensen PB. Eosinophilic cystitis simulating invasive bladder carcinoma. Scand J Urol Nephrol 1993, **27**: 275–277.

96 Hellstrom HR, David BK, Shonnard JW. Eosinophilic cystitis. A study of 16 cases. Am J Clin Pathol 1979, **72**: 777–784.

97 Itano NM, Malek RS. Eosinophilic cystitis in adults. J Urol 2001, **165**: 805–807.

98 Johansson SL, Smout MS, Taylor RJ. Eosinophilic cystitis associated with symptomatic ureteral involvement. A report of two cases. J Urol Pathol 1993, **1**: 69–77.

99 Marshall FF, Middleton AW Jr. Eosinophilic cystitis. J Urol 1974, **112**: 335–337.

100 Oh SJ, Chi JG, Lee SE. Eosinophilic cystitis caused by vesical sparganosis. A case report. J Urol 1993, **149**: 581–583.

101 Popescu OE, Landas SK, Haas GP. The spectrum of eosinophilic cystitis in males: case series and literature review. Arch Pathol Lab Med 2009, **133**: 289–294.

102 Teegavarapu PS, Sahai A, Chandra A, Dasgupta P, Khan MS. Eosinophilic cystitis and its management. Int J Clin Pract 2005, **59**: 356–360.

103 van den Ouden D. Diagnosis and management of eosinophilic cystitis: a pooled analysis of 135 cases. Eur Urol 2000, **37**: 386–394.

104 Verhagen PC, Nikkels PG, de Jong TP. Eosinophilic cystitis. Arch Dis Child 2001, **84**: 344–346.

POLYPOID CYSTITIS

105 Ekelund P, Johansson S. Polypoid cystitis. A catheter associated lesion of the human bladder. Acta Pathol Microbiol Scand (A) 1979, **87**: 179–184.

106 Lane Z, Epstein JI. Polypoid/papillary cystitis: a series of 41 cases misdiagnosed as papillary urothelial neoplasia. Am J Surg Pathol 2008, **32**: 758–764.

107 Young RH. Papillary and polypoid cystitis. A report of eight cases. Am J Surg Pathol 1988, **12**: 542–546.

108 Young RH. Tumor-like lesions of the urinary bladder. Mod Pathol 2009, **22**(Suppl 2): S37–S52.

EMPHYSEMATOUS CYSTITIS

109 Greene MH. Emphysematous cystitis due to *Clostridium perfringens* and *Candida albicans* in two patients with hematologic malignant conditions. Cancer 1992, **70**: 2658–2663.

110 Hung SF, Liu KL, Yu HJ, Huang KH. Emphysematous cystitis. Int J Infect Dis 2010, **14**: e269–270.

111 Patel NP, Lavengood RW, Fernandes M, Ward JN, Walzak MP. Gas-forming infections in genitourinary tract. Urology 1992, **39**: 341–345.

112 Quint HJ, Drach GW, Rappaport WD, Hoffman CJ. Emphysematous cystitis. A review of the spectrum of disease. J Urol 1992, **147**: 134–137.

113 Rocca JM, McClure J. Cystitis emphysematosa. Br J Urol 1985, **57**: 585–596.

TUBERCULOSIS AND BCG-INDUCED GRANULOMAS

114 Auerbach O. The pathology of urogenital tuberculosis. Int Clin 1940, **3**: 21–61.

115 Ba-Thike K, Than-Aye, Nan-Oo. Tuberculous vesico-vaginal fistula. Int J Gynaecol Obstet 1992, **37**: 127–130.

116 Betz SA, See WA, Cohen MB. Granulomatous inflammation in bladder wash specimens after intravesical bacillus Calmette–Guérin therapy for transitional cell carcinoma of the bladder. Am J Clin Pathol 1993, **99**: 244–248.

117 Lamm DL. Complications of bacillus Calmette–Guérin immunotherapy. Urol Clin North Am 1992, **19**: 565–572.

118 Miyashita H, Troncoso P, Babaian RJ. BCG-induced granulomatous prostatitis. A comparative ultrasound and pathologic study. Urology 1992, **39**: 364–367.

119 Nadasy KA, Patel RS, Emmett M, Murillo RA, Tribble MA, Black RD, Sutker WL. Four cases of disseminated *Mycobacterium bovis* infection following intravesical BCG instillation for treatment of bladder carcinoma. South Med J 2008, **101**: 91–95.

120 Smith RL, Alexander RF, Aranda CP. Pulmonary granulomata. A complication of intravesical administration of bacillus Calmette–Guérin for superficial bladder carcinoma. Cancer 1993, **71**: 1846–1847.

121 Wise GJ, Shteynshlyuger A. An update on lower urinary tract tuberculosis. Curr Urol Rep 2008, **9**: 305–313.

MALAKOPLAKIA AND RELATED CONDITIONS

122 Bates AW, Fegan AW, Baithun SI. Xanthogranulomatous cystitis associated with malignant neoplasms of the bladder. Histopathology 1998, **33**: 212–215.

123 Biggar WD, Crawford L, Cardella C, Bear RA, Gladman D, Reynolds WJ. Malakoplakia and immunosuppressive therapy. Reversal of clinical and leukocyte abnormalities after withdrawal of prednisone and azathioprine. Am J Pathol 1985, **119**: 5–11.

124 Brown RC, Smith BH. Malakoplakia of the testis. Am J Clin Pathol 1967, **47**: 135–147.

125 Lewin KJ, Fair WR, Steigbigel RT, Winberg CD, Drolier MJ. Clinical and laboratory studies into the pathogenesis of malacoplakia. J Clin Pathol 1976, **29**: 354–363.

126 Long JP Jr, Althausen AF. Malacoplakia. A 25-year experience with a review of the literature. J Urol 1989, **141**: 1328–1331.

127 Lou TY, Teplitz C. Malakoplakia. Pathogenesis and ultrastructural morphogenesis. A problem of altered macrophage (phagolysosomal) response. Hum Pathol 1974, **5**: 191–207.

128 McClure J, Cameron CHS, Garrett R. The ultrastructural features of malakoplakia. J Pathol 1981, **134**: 13–25.

129 McClurg FV, D'Agostino AN, Martin JH, Race GJ. Ultrastructural demonstration of intracellular bacteria in three cases of malakoplakia of the bladder. Am J Clin Pathol 1973, **60**: 780–788.

130 Moore WM III, Stokes TL, Cabanas VY. Malakoplakia of the skin. Report of a case. Am J Clin Pathol 1973, **59**: 218–221.

131 Qualman SJ, Gupta PK, Mendelsohn G. Intracellular *Escherichia coli* in urinary malakoplakia. A reservoir of infection and its therapeutic implications. Am J Clin Pathol 1984, **81**: 35–42.

132 Stanton MJ, Maxted W. Malacoplakia. A study of the literature and current concepts of pathogenesis, diagnosis and treatment. J Urol 1981, **125**: 139–146.

133 Streem SB. Genitourinary malacoplakia in renal transplant recipients. Pathogenic, prognostic and therapeutic considerations. J Urol 1984, **132**: 10–12.

134 Terner JH, Lattes R. Malakoplakia of the colon and retroperitoneum. Am J Clin Pathol 1965, **44**: 20–31.

135 Thorning D, Vracko R. Malakoplakia. Defect in digestion of phagocytized material due to impaired vacuolar acidification? Arch Pathol 1975, **99**: 456–460.

136 Walther M, Glenn JF, Vellinos F. Xanthogranulomatous cystitis. J Urol 1985, **134**: 745–746.

137 Yousef GM, Naghibi B, Hamodat MM. Malakoplakia outside the urinary tract. Arch Pathol Lab Med 2007, **131**: 297–300.

138 Yunis EJ, Estevez J, Pinzon GJ, Moran TJ. Malakoplakia. Discussion of pathogenesis and report of three cases including one of fatal gastric and colonic involvement. Arch Pathol 1967, **83**: 180–187.

OTHER FORMS OF CYSTITIS

139 Block JA. Hemorrhagic cystitis complicating untreated necrotizing vasculitis. Arthritis Rheum 1993, **36**: 857–859.

140 Devitt AT, Sethia KK. Gangrenous cystitis. Case report and review of the literature. J Urol 1993, **149**: 1544–1545.

141 Hameed O. Myxoid cystitis with 'chordoid' lymphocytes: another mimic of invasive urothelial carcinoma. Am J Surg Pathol 2010, **34**: 1061–1065.

142 Hofman P, Quintens H, Michiels JF, Taillan B, Thyss A. *Toxoplasma* cystitis associated with acquired immunodeficiency syndrome. Urology 1993, **42**: 589–592.

143 Letendre L, Hoagland HC, Gertz MA. Hemorrhagic cystitis complicating bone marrow transplantation. Mayo Clin Proc 1992, **67**: 128–130.

144 McClanahan C, Grimes MM, Callaghan E, Stewart J. Hemorrhagic cystitis associated with herpes simplex virus. J Urol 1994, **151**: 152–153.

145 Okaneya T, Kontani K, Komiyama I, Takezaki T. Severe cyclophosphamide-induced hemorrhagic cystitis successfully treated by total cystectomy with ileal neobladder substitution. A case report. J Urol 1993, **150**: 1909–1910.

146 Oxley JD, Cottrell AM, Adams S, Gillatt D. Ketamine synthesis as a mimic of carcinoma in situ. Histopathology 2009, **55**: 705–708.

147 Sencer SF, Haake RJ, Weisdorf DJ. Hemorrhagic cystitis after bone marrow transplantation. Risk factors and complications. Transplantation 1993, **56**: 875–879.

148 Spach DH, Bauwens JE, Myerson D, Mustafa MM, Bowden RA. Cytomegalovirus-induced hemorrhagic cystitis following bone marrow transplantation. Clin Infect Dis 1993, **16**: 142–144.

149 Stillwell TJ, Benson RC Jr. Cyclophosphamide-induced hemorrhagic cystitis. A review of 100 patients. Cancer 1988, **61**: 451–457.

150 Young RH. Pseudoneoplastic lesions of the urinary bladder. Pathol Annu 1988, **23**(Pt 1): 67–104.

METAPLASTIC CONDITIONS

151 Bell TE, Wendel RG. Cystitis glandularis. Benign or malignant? J Urol 1968, **100**: 462–465.

152 Benson RC Jr, Swanson SK, Farrow GM. Relationship of leukoplakia to urothelial malignancy. J Urol 1984, **131**: 507–511.

153 Bullock PS, Thoni DE, Murphy WM. The significance of colonic mucosa (intestinal metaplasia) involving the urinary tract. Cancer 1987, **59**: 2086–2090.

154 Cheng L, Cheville JC, Sebo TJ, Eble JN, Bostwick DG. Atypical nephrogenic metaplasia of the urinary tract: a precursor lesion? Cancer 2000, **88**: 853–861.

155 Cohen RJ, Garrett K, Golding JL, Thomas RB, McNeal JE. Epithelial differentiation of the lower urinary tract with recognition of the minor prostatic glands. Hum Pathol 2002, **33**: 905–909.

156 Devaraj KM, Castillo-Martin M, Tian HS, Hamele-Bena D, Tong G-X. Are nephrogenic adenomas renal stem/progenitor cell-derived lesions? An immunonistochemical study. Lab Invest 2009, **89**(Suppl 1): 165A.

157 Devine P, Ucci AA, Krain H, Gavris VE, Bhagavan BS, Heaney JA, Alroy J. Nephrogenic adenoma and embryonic kidney tubules share PNA receptor sites. Am J Clin Pathol 1984, **81**: 728–732.

158 Ford TF, Watson GM, Cameron KM. Adenomatous metaplasia (nephrogenic adenoma) of urothelium. An analysis of 70 cases. J Urol 1985, **57**: 427–433.

159 Gaylis FD, Keer HN, Bauer KD, Kozlowski JM, Grayhack JT. DNA profile of nephrogenic adenoma assessed by flow cytometry. Urology 1993, **41**: 160–161.

160 Hansel DE, Nadasdy T, Epstein JI. Fibromyxoid nephrogenic adenoma: a newly recognized variant mimicking mucinous adenocarcinoma. Am J Surg Pathol 2007, **31**: 1231–1237.

161 Jost SP, Dixon JS, Gosling JA. Ultrastructural observations on cystitis cystica in human bladder urothelium. Br J Urol 1993, **71**: 28–33.

162 Kay R, Lattanzi C. Nephrogenic adenoma in children. J Urol 1985, **133**: 99–101.

163 Kiernan M, Gaffney EF. The endocrine-paracrine cells of von Brunn's nests and glandular metaplasia in the supramontanal prostatic urethra. Histopathology 1990, **16**: 365–369.

164 Kroovand RL, Chang C-H, Broecker BH, Perrin EV, Oldford J, Perlmutter AD. Epithelial lesions of bladder mucosa following ureteral reimplantation. J Urol 1981, **126**: 822–823.

165 Lapertosa G, Baracchini P, Fulcheri E, Tanzi R. O-acetylated sialic acid variants in intestinal glandular metaplasia of the urinary tract. Histopathology 1986, **10**: 707–712.

166 Mazal PR, Schaufler R, Altenhuber-Muller R, Haitel A, Watschinger B, Kratzik C, Krupitza G, Regele H, Meisl FT, Zechner O, Kerjaschki D, Susani M. Derivation of nephrogenic adenomas from renal tubular cells in kidney-transplant recipients. N Engl J Med 2002, **347**: 653–659.

167 Nowels K, Kent E, Rinsho K, Oyasu R. Prostate specific antigen and acid phosphatase-reactive cells in cystitis cystica and glandularis. Arch Pathol Lab Med 1988, **112**: 734–737.

168 O'Flynn JD, Mullaney J. Leukoplakia of the bladder. A report on 20 cases, including 2 cases progressing to squamous cell carcinoma. Br J Urol 1967, **39**: 461–471.

169 Oliva E, Moch H, Cabrera R, Young RH, Reuter V, Amin MB. Nephrogenic adenoma (NA): an immunohistochemical (ICH) study of 40 cases [abstract]. Mod Pathol 2003, **16**: 172a.

170 Oliva E, Young RH. Nephrogenic adenoma of the urinary tract. A review of the microscopic appearance of 80 cases with emphasis on unusual features. Mod Pathol 1995, **8**: 722–730.

171 Skinnider BF, Oliva E, Young RH, Amin MB. Expression of alpha-methylacyl-CoA racemase (P504S) in nephrogenic adenoma: a significant immunohistochemical pitfall compounding the differential diagnosis with prostatic adenocarcinoma. Am J Surg Pathol 2004, **28**: 701–705.

172 Sung MT, Lopez-Beltran A, Eble JN, MacLennan GT, Tan PH, Montironi R, Jones TD, Ulbright TM, Blair JE, Cheng L. Divergent pathway of intestinal metaplasia and cystitis glandularis of the urinary bladder. Mod Pathol 2006, **19**: 1395–1401.

173 Tungekar MF, Heryet A, Gatter KC. The L1 antigen and squamous metaplasia in the bladder. Histopathology 1991, **19**: 245–250.

174 Volmar KE, Chan TY, De Marzo AM, Epstein JI. Florid von Brunn nests mimicking urothelial carcinoma. A morphologic and immunohistochemical comparison to the nested variant of urothelial carcinoma. Am J Surg Pathol 2003, **27**: 1243–1252.

175 Walther MM, Campbell WG Jr, O'Brien DP III, Wheatley JK, Graham SD Jr. Cystitis cystica. An electron and immunofluorescence microscopic study. J Urol 1987, **137**: 764–768.

176 Widran J, Sanchez R, Gruhn J. Squamous metaplasia of the bladder. A study of 450 patients. J Urol 1974, **112**: 479–482.

177 Wiener DP, Koss LG, Sablay B, Freed SZ. The prevalence and significance of Brunn's nests, cystitis cystica and squamous metaplasia in normal bladders. J Urol 1979, **122**: 317–321.

178 Young RH, Scully RE. Nephrogenic adenoma. A report of 15 cases, review of the literature, and comparison with clear cell adenocarcinoma of the urinary tract. Am J Surg Pathol 1986, **10**: 268–275.

TUMORLIKE CONDITIONS

179 Albores-Saavedra J, Manivel JC, Essenfeld H, Dehner LP, Drut R, Gould E, Rosai J. Pseudosarcomatous myofibroblastic proliferations in the urinary bladder of children. Cancer 1990, **66**: 1234–1241.

180 Baker PM, Young RH. Radiation-induced pseudocarcinomatous proliferations of the urinary bladder: a report of 4 cases. Hum Pathol 2000, **31**: 678–683.

181 Chan TY, Epstein JI. Radiation or chemotherapy cystitis with "pseudocarcinomatous" features. Am J Surg Pathol 2004, **28**: 909–913.

182 Chan JK, Chow TC, Tsui MS. Prostatic-type polyps of the lower urinary tract. Three histogenetic types? Histopathology 1987, **11**: 789–801.

183 Chan TY, Epstein JI. Radiation or chemotherapy cystitis with 'pseudocarcinomatous' features. Am J Surg Pathol 2004, **28**: 909–913.

184 Cheuk W, Chan JK. Timely topic: anaplastic lymphoma kinase (ALK) spreads its influence. Pathology 2001, **33**: 7–12.

185 Dehner LP. Inflammatory myofibroblastic tumor: the continued definition of one type of so-called inflammatory pseudotumor. Am J Surg Pathol 2004, **28**: 1652–1654.

186 Dillon KM, O'Rourke DM, McCluggage WG. Radiation-induced atypical squamous metaplasia of the urinary bladder mucosa with involvement of subepithelial tissue mimicking metastatic cervical squamous carcinoma. Histopathology 2005, **46**: 105–106.

187 Harik LR, Merino C, Coindre JM, Amin MB, Pedeutour F, Weiss SW. Pseudosarcomatous myofibroblastic proliferations of the bladder: a clinicopathologic study of 42 cases. Am J Surg Pathol 2006, **30**: 787–794.

188 Heffner DK. Benign postoperative spindle cell nodule of the urinary bladder? Don't think so. Ann Diagn Pathol 2004, **8**: 108–114.

189 Henry L, Wagner B, Faulkner MK, Slater DN, Ansell ID. Metal deposition in post-surgical granulomas of the urinary tract. Histopathology 1993, **22**: 457–465.

190 Hirsch MS, Dal Cin P, Fletcher CD. ALK expression in pseudosarcomatous myofibroblastic proliferations of the genitourinary tract. Histopathology 2006, **48**: 569–578.

191 Hirsch MS, Dal Cin P, Fletcher CD. ALK expression in pseudosarcomatous myofibroblastic proliferations of the genitourinary tract. Histopathology 2006, 48: 569–578.

192 Hughes DF, Biggart JD, Hayes D. Pseudosarcomatous lesions of the urinary bladder. Histopathology 1991, 18: 67–71.

193 Iczkowski KA, Shanks JH, Gadaleanu V, Cheng L, Jones EC, Neumann R, Nascimento AG, Bostwick DG. Inflammatory pseudotumor and sarcoma of urinary bladder: differential diagnosis and outcome in thirty-eight spindle cell neoplasms. Mod Pathol 2001, 14: 1043–1051.

194 Iyengar V, Smith DK, Jablonski DV, Gallivan MV. Extramedullary hematopoiesis in the urinary bladder in a case of agnogenic myeloid metaplasia. J Urol Pathol 1993, 1: 419–423.

195 Jones EC, Clement PB, Young RH. Inflammatory pseudotumor of the urinary bladder. A clinicopathological, immunohistochemical, ultrastructural, and flow cytometric study of 13 cases. Am J Surg Pathol 1993, 17: 264–274.

196 Jones EC, Young RH. Nonneoplastic and neoplastic spindle cell proliferations and mixed tumors of the urinary bladder. J Urol Pathol 1994, 2: 105–134.

197 Koirala TR, Hayashi K, Ohara N, Sarker AB, Yoshino T, Takahashi K, Akagi T, Nasu Y, Murakami T. Inflammatory pseudotumor of the urinary bladder with an aberrant expression of cytokeratin. Pathol Int 1994, 44: 73–79.

198 Lamovec J, Zidar A, Trsinar B, Jancar J. Sclerosing inflammatory pseudotumor of the urinary bladder in a child. Am J Surg Pathol 1992, 16: 1233–1238.

199 Lane Z, Epstein JI. Pseudocarcinomatous epithelial hyperplasia in the bladder unassociated with prior irradiation or chemotherapy. Am J Surg Pathol 2008, 32: 92–97.

200 Lott S, Lopez-Beltran A, Maclennan GT, Montironi R, Cheng L. Soft tissue tumors of the urinary bladder, Part I: myofibroblastic proliferations, benign neoplasms, and tumors of uncertain malignant potential. Hum Pathol 2007, 38: 807–823.

201 Lum DJ, Upadhyay V, Smith A, McFarlane J. Botryoid fibroepithelial polyp of the urinary bladder. A clinicopathological case report including frozen section findings. Histopathology 2007, 51: 704–707.

202 Lundgren L, Aldenborg F, Angerval L, Kindblom LG. Pseudomalignant spindle cell proliferations of the urinary bladder. Hum Pathol 1994, 25: 181–191.

203 Mahadevia PS, Alexander JE, Rojas-Corona R, Koss LG. Pseudosarcomatous stromal reaction in primary and metastatic urothelial carcinoma. A source of diagnostic difficulty. Am J Surg Pathol 1989, 13: 782–790.

204 Miliauskas JR. Bladder xanthoma. Histopathology 1992, 21: 177–178.

205 Montgomery EA, Shuster DD, Burkart AL, Esteban JM, Sgrignoli A, Elwood L, Vaughn DJ, Griffin CA, Epstein JI. Inflammatory myofibroblastic tumors of the urinary tract: a clinicopathologic study of 46 cases, including a malignant example inflammatory fibrosarcoma and a subset associated with high-grade urothelial carcinoma. Am J Surg Pathol 2006, 30: 1502–1512.

206 Proppe KH, Scully RE, Rosai J. Postoperative spindle cell nodules of genitourinary tract resembling sarcomas. A report of eight cases. Am J Surg Pathol 1984, 8: 101–108.

207 Ro JY, el-Naggar AK, Amin MB, Sahin AA, Ordóñez NG, Ayala AG. Pseudosarcomatous fibromyxoid tumor of the urinary bladder and prostate. Immunohistochemical, ultrastructural, and DNA flow cytometric analyses of nine cases. Hum Pathol 1993, 24: 1203–1210.

208 Smith VC, Boone TB, Truong LD. Collagen polyp of the urinary tract: a report of two cases. Mod Pathol 1999, 12: 1090–1093.

209 Sorensen FB, Marcussen N. Iatrogenic granulomas of the prostate and the urinary bladder. Pathol Res Pract 1987, 182: 822–830.

210 Spagnolo DV, Waring PM. Bladder granulomata after bladder surgery. Am J Clin Pathol 1986, 86: 430–437.

211 Sukov WR, Cheville JC, Carlson AW, Shearer BM, Piatigorsky EJ, Grogg KL, Sebo TJ, Sinnwell JP, Ketterling RP. Utility of ALK-1 protein expression and ALK rearrangements in distinguishing inflammatory myofibroblastic tumor from malignant spindle cell lesions of the urinary bladder. Mod Pathol 2007, 20: 592–603.

212 Tsuzuki T, Epstein JI. Fibroepithelial polyp of the lower urinary tract in adults. Am J Surg Pathol 2005, 29: 460–466.

213 Tsuzuki T, Magi-Galluzzi C, Epstein JI. ALK-1 expression in inflammatory myofibroblastic tumor of the urinary bladder. Am J Surg Pathol 2004, 28: 1609–1614.

214 Watanabe K, Baba K, Saito A, Hoshi N, Suzuki T. Pseudosarcomatous myofibroblastic tumor and myosarcoma of the urogenital tract: immunohistochemical characteristics and differential diagnosis. Arch Pathol Lab Med 2001, 125: 1070–1073.

215 Wick MR, Brown BA, Young RH, Mills SE. Spindle-cell proliferations of the urinary tract. An immunohistochemical study. Am J Surg Pathol 1988, 112: 379–389.

216 Williams MP, Ibrahim SK, Rickwood AM. Hamartoma of the urinary bladder in an infant with Beckwith–Wiedemann syndrome. Br J Urol 1990, 65: 106–107.

217 Young RH. Pseudoneoplastic lesions of the urinary bladder and urethra: a selective review with emphasis on recent information. Semin Diagn Pathol 1997, 14: 133–146.

218 Young RH, Scully RE. Pseudosarcomatous lesions of the urinary bladder, prostate gland, and urethra. A report of three cases and review of the literature. Arch Pathol Lab Med 1987, 111: 354–358.

219 Young RH. Tumor-like lesions of the urinary bladder. Mod Pathol 2009, 22: S37–S52.

BENIGN TUMORS

220 Adegboyega PA, Adesokan A. Tubulovillous adenoma of the urinary bladder. Mod Pathol 1999, 12: 735–738.

221 Albores-Saavedra J, Maldonado ME, Ibarra J, Rodriguez H. Pheochromocytoma of the urinary bladder. Cancer 1969, 23: 1110–1118.

222 Albores-Saavedra J, Chable-Montero F, Hernández-Rodríguez OX, Montante-Montes de Oca D, Angeles-Angeles A. Inverted urothelial papilloma of the urinary bladder with focal papillary pattern: a previously undescribed feature. Ann Diagn Pathol 2009, 13: 158–161.

223 Anderström C, Johansson S, Pettersson S. Inverted papilloma of the urinary tract. J Urol 1982, 127: 1132–1134.

224 Bainbridge TC, Singh RR, Mentzel T, Katenkamp D. Solitary fibrous tumor of urinary bladder: report of two cases. Hum Pathol 1997, 28: 1204–1206.

225 Bolkier M, Ginesin Y, Lichtig C, Levin DR. Lymphangioma of bladder. J Urol 1983, 129: 1049–1050.

226 Broussard JN, Tan PH, Epstein JI. Atypia in inverted urothelial papillomas: pathology and prognostic significance. Hum Pathol 2004, 35: 1499–1504.

227 Camassei FD, Bosman C, Corsi A, de Matteis A. Oncocytic paraganglioma of the urinary bladder. J Urol Pathol 1998, 8: 157–166.

228 Caro DJ, Tessler A. Inverted papilloma of the bladder. A distinct urological lesion. Cancer 1978, 42: 708–713.

229 Channer JL, Williams JL, Henry L. Villous adenoma of the bladder. J Clin Pathol 1993, 46: 450–452.

230 Cheng L, Leibovich BC, Cheville JC, Ramnani DM, Sebo TJ, Nehra A, Malek RS, Zincke H, Bostwick DG. Squamous papilloma of the urinary tract is unrelated to condyloma acuminata. Cancer 2000, 88: 1679–1686.

231 Cheng L, Leibovich BC, Cheville JC, Ramnani DM, Sebo TJ, Neumann RM, Nascimento AG, Zincke H, Bostwick DG. Paraganglioma of the urinary bladder: can biologic potential be predicted? Cancer 2000, 88: 844–852.

232 Cheng L, Montironi R, Bostwick DG. Villous adenoma of the urinary tract: a report of 23 cases, including 8 with coexistent adenocarcinoma. Am J Surg Pathol 1999, 23: 764–771.

233 Cheng L, Nascimento AG, Neumann RM, Nehra A, Cheville JC, Ramnani DM, Leibovich BC, Bostwick DG. Hemangioma of the urinary bladder. Cancer 1999, 86: 498–504.

234 Cheng L, Scheithauer BW, Leibovich BC, Ramnani DM, Cheville JC, Bostwick DG. Neurofibroma of the urinary bladder. Cancer 1999, 86: 505–513.

235 Cheville JC, Wu K, Sebo TJ, Cheng L, Riehle D, Lohse CM, Shane V. Inverted urothelial papilloma: is ploidy, MIB-1 proliferative activity, or P53 protein accumulation predictive of urothelial carcinoma? Cancer 2000, 88: 632–636.

236 Davaris P, Petraki K, Arvanitis D, Papacharalammpous N, Morakis A, Zorzos S. Urinary bladder paraganglioma (U.B.P.). Pathol Res Pract 1986, 181: 101–105.

237 Del Mistro A, Koss LG, Braunstein J, Bennett B, Saccomano G, Simons KM. Condylomata acuminata of the urinary bladder. Natural history, viral typing, and DNA content. Am J Surg Pathol 1988, 12: 205–215.

238 DeMeester L, Farrow GH, Utz DS. Inverted papilloma of the urinary bladder. Cancer 1975, 36: 505–513.

239 Eiber M, van Oers JM, Zwarthoff EC, van der Kwast TH, Ulrich O, Helpap B, Stoerkel S, Blaszyk H, Cheville J, Sauter G, Wild PJ, Stoehr R, Hofstaedter F, Hartmann A. Low frequency of molecular changes and tumor recurrence in inverted papillomas of the urinary tract. Am J Surg Pathol 2007, 31: 938–946.

240 Fine SW, Epstein JI. Inverted urothelial papillomas with foamy or vacuolated cytoplasm. Hum Pathol 2006, 37: 1577–1582.

241 Fletcher MS, Aker M, Hill JT, Pryor JP, Whimster WF. Granular cell myoblastoma of the bladder. Br J Urol 1985, 57: 109–110.

242 Gersell DJ, Fulling KH. Localized neurofibromatosis of the female genitourinary tract. Am J Surg Pathol 1989, 13: 873–878.

243 Goven ADT. A case of solitary mucus-secreting cystadenoma of the urinary bladder. J Pathol Bacteriol 1946, 58: 293–295.

244 Grignon DJ, Ro JY, Mackay B, Ordóñez NG, el-Naggar A, Molina TJ, Shum DT, Ayala AG. Paraganglioma of the urinary bladder. Immunohistochemical, ultrastructural, and DNA flow cytometric studies. Hum Pathol 1991, 22: 1162–1169.

245 Hendry WF, Vinnicombe J. Haemangioma of bladder in children and young adults. Br J Urol 1971, **43**: 209–216.

246 Huan Y, Dillon RW, Unger PD. Angiomyolipoma of the bladder. Ann Diagn Pathol 2002, **6**: 378–380.

247 Kim YH, Reiner L. Brunnian adenoma (inverted papilloma) of the urinary bladder. Report of a case. Hum Pathol 1978, **9**: 229–231.

248 Kunze E, Schauer A, Schmitt M. Histology and histogenesis of two different types of inverted urothelial papillomas. Cancer 1983, **51**: 348–358.

249 Lam KY, Loong F, Shek TWH, Chu SM. Composite paraganglioma-ganglioneuroma of the urinary bladder: a clinicopathologic, immunohistochemical, and ultrastructural study of a case and review of the literature. Endocr Pathol 1998, **9**: 353–361.

250 Lazarevic B, Garret R. Inverted papilloma and papillary transitional cell carcinoma of urinary bladder. Report of four cases of inverted papilloma, one showing papillary malignant transformation and review of the literature. Cancer 1978, **42**: 1904–1911.

251 McLucas B, Stein JJ. Bladder leiomyoma. A rare cause of pelvic pain. Am J Obstet Gynecol 1985, **153**: 896.

252 Martin SA, Sears DL, Sebo TJ, Lohse CM, Cheville JC. Smooth muscle neoplasms of the urinary bladder: a clinicopathologic comparison of leiomyoma and leiomyosarcoma. Am J Surg Pathol 2002, **26**: 292–300.

253 Miller DC, Gang DL, Gavris V, Alroy J, Ucci AA, Parkhurst EC. Villous adenoma of the urinary bladder. A morphologic or biologic entity? Am J Clin Pathol 1983, **79**: 728–731.

254 Moyana TN, Kontozoglou T. Urinary bladder paragangliomas. An immunohistochemical study. Arch Pathol Lab Med 1988, **112**: 70–72.

255 Ng KJ, Sherif A, McClinton S, Ewen SW. Giant ancient schwannoma of the urinary bladder presenting as a pelvic mass. Br J Urol 1993, **72**: 513–514.

256 Nuovo GJ, Nagler HM, Fenoglio JJ Jr. Arteriovenous malformation of the bladder presenting as gross hematuria. Hum Pathol 1986, **17**: 94–97.

257 Pan C-C, Yu I-T, Yang A-H, Chiang H. Clear cell myomelanocytic tumor of the urinary bladder. Am J Surg Pathol 2003, **27**: 689–692.

258 Pauwels CF, Van den Broecke C, Demeyer JM, De Potter CR. Chondroma of the bladder. Virchows Arch 1998, **432**: 299–300.

259 Sarma DP, Weiner M. Hemangioma of the urinary bladder. J Surg Oncol 1983, **24**: 142–144.

260 Scheithauer BW, Santi M, Richter ER, Belman B, Rushing EJ. Diffuse ganglioneuromatosis and plexiform neurofibroma of the urinary bladder: report of a pediatric example and literature review. Hum Pathol 2008, **39**: 1708–1712.

261 Seibel L, Prasad S, Weiss RE, Bancila E, Epstein JI. Villous adenoma of the urinary tract: a lesion frequently associated with malignancy. Hum Pathol 2002, **33**: 236–241.

262 Shirai T, Yamamoto K, Adachi T, Imaida K, Masui T, Ito N. Condyloma acuminatum of the bladder in two autopsy cases. Acta Pathol Jpn 1988, **38**: 399–405.

263 Silver SA, Epstein JI. Adenocarcinoma of the colon simulating primary urinary bladder neoplasia. A report of nine cases. Am J Surg Pathol 1993, **17**: 171–178.

264 Steele AA, Byrne AJ. Paramesonephric (müllerian) sinus of urinary bladder. Am J Surg Pathol 1982, **6**: 173–176.

265 Sukov WR, Cheville JC, Amin MB, Gupta R, Folpe AL. Perivascular epithelioid cell tumor (PEComa) of the urinary bladder: report of 3 cases and review of the literature. Am J Surg Pathol 2009, **33**: 304–308.

266 Summers DE, Rushin JM, Frazier HA, Cotelingam JD. Inverted papilloma of the urinary bladder with granular eosinophilic cells. An unusual neuroendocrine variant. Arch Pathol Lab Med 1991, **115**: 802–806.

267 Tavora F, Montgomery E, Epstein JI. A series of vascular tumors and tumorlike lesions of the bladder. Am J Surg Pathol 2008, **32**: 1213–1219.

268 Wang W, Montgomery E, Epstein JI. Benign nerve sheath tumors on urinary bladder biopsy. Am J Surg Pathol 2008, **32**: 907–912.

269 Westra WH, Grenko RT, Epstein J. Solitary fibrous tumor of the lower genital tract: A report of five cases involving the seminal vesicles, urinary bladder, and prostate. Hum Pathol 2000, **31**: 63–68.

270 Winfield HN, Catalona WJ. An isolated plexiform neurofibroma of the bladder. J Urol 1985, **134**: 542–543.

271 Zhou M, Epstein JI, Young RH. Paraganglioma of the urinary bladder: a lesion that may be misdiagnosed as urothelial carcinoma in transurethral resection specimens. Am J Surg Pathol 2004, **28**: 94–100.

UROTHELIAL (TRANSITIONAL CELL) CARCINOMA

General and clinical features

272 Anton-Culver H, Lee-Feldstein A, Taylor TH. Occupation and bladder cancer risk. Am J Epidemiol 1992, **136**: 89–94.

273 Auerbach O, Garfinkel L. Histologic changes in the urinary bladder in relation to cigarette smoking and use of artificial sweeteners. Cancer 1989, **64**: 983–987.

274 Benson RC Jr, Tomera KM, Kelalis PP. Transitional cell carcinoma of the bladder in children and adolescents. J Urol 1983, **130**: 54–55.

275 Bryan GT. The role of urinary tryptophan metabolites in the etiology of bladder cancer. Am J Clin Nutr 1971, **24**: 841–847.

276 Chetsanga C, Malmstrom PU, Gyllensten U, Moreno-Lopez J, Dinter Z, Pettersson U. Low incidence of human papillomavirus type 16 DNA in bladder tumor detected by the polymerase chain reaction. Cancer 1992, **69**: 1208–1211.

277 Chowaniec J. Aetiology: epidemiological and experimental considerations. In Skrabanek P, Walsh A (eds): Bladder cancer. UICC Technical Report Series 1981, **60**: 118–143.

278 Flood TA, Nguyen B, Marginean EC, Purgina BM, Mai KT. Urothelial carcinoma associated with clinically diagnosed prostatic adenocarcinoma. Lab Invest 2009, **89**(Suppl 1): 169A.

279 Friedell GH. National bladder cancer conference. Cancer Res 1977, **37**: 2737–2969.

280 Fuchs EF, Kay R, Poole R, Barry JM, Pearse HD. Uroepithelial carcinoma in association with cyclophosphamide ingestion. J Urol 1981, **126**: 544–545.

281 Fukushima S, Asamoto M, Imaida K, el-Bolkainy MN, Tawfik HN, Ito N. Comparative study of urinary bladder carcinomas in Japanese and Egyptians. Acta Pathol Jpn 1989, **39**: 176–179.

282 Humphrey PA. Urinary bladder pathology 2004: an update. Ann Diagn Pathol 2004, **8**: 380–389.

283 Knowles MA. Human papillomavirus sequences are not detectable by Southern blotting or general primer-mediated polymerase chain reaction in transitional cell tumors of the bladder. Urol Res 1992, **20**: 297–301.

284 Kroft SH, Oyasu R. Urinary bladder cancer. Mechanisms of development and progression. Lab Invest 1994, **71**: 158–174.

285 Kutarski PW, Padwell A. Transitional cell carcinoma of the bladder in young adults. Br J Urol 1993, **72**: 749–755.

286 Leathersich AM, Cao D. Urothelial carcinoma involving both upper and lower urinary tracts: predictors of high grade tumor in upper urinary tract. Lab Invest 2009, **89**(Suppl 1): 177A.

287 Lower GM Jr. Concepts in causality. Chemically induced human urinary bladder cancer. Cancer 1982, **49**: 1056–1066.

288 Morrison AS, Buring JE, Verhoek WG, Aoki K, Leck I, Ohno Y, Obata K. An international study of smoking and bladder cancer. J Urol 1984, **131**: 650–654.

289 Murphy WM. Diseases of the urinary bladder, urethra, ureters, and renal pelves. In Murphy WM (ed.): Urological pathology. Philadelphia, 1989, W.B. Saunders, pp. 64–96.

290 Neugut AI, Ahsan H, Robinson E, Ennis ED. Bladder carcinoma and other second malignancies after radiotherapy for prostate carcinoma. Cancer 1997, **79**: 1600–1604.

291 Pedersen-Bjergaard J, Ersboll J, Hansen VL, Sorensen BL, Christoffersen K, Hou-Jensen K, Nissen NI, Knudsen JB, Hansen MM. Carcinoma of the urinary bladder after treatment with cyclophosphamide for nonHodgkin's lymphoma. N Engl J Med 1988, **318**: 1028–1032.

292 Qiu H, Kordunskaya S, Yantiss RK. Transitional cell carcinoma arising in the gastric remnant following gastrocystoplasty. Int J Surg Pathol 2003, **11**: 143–147.

293 Robles MW, Rutgers JKL, Shanberg AM. Adenocarcinoma and dysplasia in an ileal neobladder after ileocystoplasty for interstitial cystitis. Int J Surg Pathol 2004 **12**: 63–65.

294 Schulte PA, Ringen K, Hemstreet GP, Altekruse EB, Gullen WH, Tillett S, Allsbrook WC Jr, Crosby JH, Witherington R, Stringer W, Brubaker MM. Risk factors for bladder cancer in a cohort exposed to aromatic amines. Cancer 1986, **58**: 2156–2162.

295 Scott AA, Stanley W, Worsham GF, Kirkland TA Jr, Gansler T, Garvin AJ. Aggressive bladder carcinoma in an adolescent. Report of a case with immunohistochemical cytogenetic, and flow cytometric characterization. Am J Surg Pathol 1989, **13**: 1057–1063.

296 Shibutani YF, Schoenberg MP, Carpiniello VL, Malloy TR. Human papillomavirus associated with bladder cancer. Urology 1992, **40**: 15–17.

297 Sung MT, Zhang S, Lopez-Beltran A, Montironi R, Wang M, Davidson DD, Koch MO, Cain MP, Rink RC, Cheng L. Urothelial carcinoma following augmentation cystoplasty: an aggressive variant with distinct clinicopathological characteristics and molecular genetic alterations. Histopathology 2009, **55**: 161–173.

298 Tumino R, Serrao A, Ninfo V. Leiomyosarcoma at the site of an ileal neobladder: a heretofore unreported occurrence. Int J Surg Pathol 2003, **11**: 149–151.

299 Vineis P, Magnani C. Occupation and bladder cancer in males. A case-control study. Int J Cancer 1985, **35**: 599–606.

300 Wan J, Grossman HB. Bladder carcinoma in patients age 40 years or younger. Cancer 1989, **64**: 178–181.

Morphologic features

301 Amin MB, Gómez JA, Young RH. Urothelial transitional cell carcinoma with endophytic growth patterns: a discussion of patterns of invasion and problems associated with assessment of invasion in 18 cases. Am J Surg Pathol 1997, 21: 1057–1068.

302 Amin MB, Murphy WM, Reuter VE, Ro JY, Ayala AG, Weiss MA, Eble JN, Young RH. A symposium on controversies in the pathology of transitional cell carcinomas of the urinary bladder, Part II. Anat Pathol 1997, 2: 71–110.

303 Amin MB, Ro JY, el-Sharkawy T, Lee KM, Troncoso P, Silva EG, Ordóñez NG, Ayala AG. Micropapillary variant of transitional cell carcinoma of the urinary bladder. Histologic pattern resembling ovarian papillary serous carcinoma. Am J Surg Pathol 1994, 18: 1224–1232.

304 Amin MB. Histological variants of urothelial carcinoma: diagnostic, therapeutic and prognostic implications. Mod Pathol 2009, 22: S96–S118.

305 Baldwin L, Lee AH, Al-Talib RK, Theaker JM. Transitional cell carcinoma of the bladder mimicking lobular carcinoma of the breast: a discohesive variant of urothelial carcinoma. Histopathology 2005, 46: 50–56.

306 Billerey C, Martin L, Bittard H, Adessi GL, Carbillet JP. The nested variant of urothelial carcinoma of the urinary bladder: report of five cases and review of the literature. J Urol Pathol 1999, 11: 89–100.

307 Cheng L, Weaver AL, Neumann RM, Scherer BG, Bostwick DG. Substaging of T1 bladder carcinoma based on the depth of invasion as measured by micrometer: a new proposal. Cancer 1999, 86: 1035–1043.

308 Cox RM, Schneider AG, Sangoi AR, Clingan WJ, Gokden N, McKenney JK. Invasive urothelial carcinoma with chordoid features: a report of 12 distinct cases characterized by prominent myxoid stroma and cordlike epithelial architecture. Am J Surg Pathol 2009, 33: 1213–1219.

309 Donhuijsen K, Schmidt U, Richter HJ, Leder LD. Mucoid cytoplasmic inclusions in urothelial carcinomas. Hum Pathol 1992, 23: 860–864.

310 Eble JN, Young RH. Carcinoma of the urinary bladder: a review of its diverse morphology. Semin Diagn Pathol 1997, 14: 98–108.

311 Engel P, Anagnostaki L, Braendstrup O. The muscularis mucosae of the human urinary bladder. Implications for tumor staging on biopsies. Scand J Urol Nephrol 1992, 26: 249–252.

312 Goetsch SJ, Cooper K. An approach to papillary urothelial lesions, including a discussion of newly described papillary lesions of the urinary bladder. Adv Anat Pathol 1998, 5: 329–345.

313 Jimenez RE, Keane TE, Hardy HT, Amin MB. pT1 urothelial carcinoma of the bladder: criteria for diagnosis, pitfalls, and clinical implications. Adv Anat Pathol 2000, 7: 13–25.

314 Keep JC, Piehl M, Miller A, Oyasu R. Invasive carcinomas of the urinary bladder. Evaluation of tunica muscularis mucosae involvement. Am J Clin Pathol 1989, 91: 575–579.

315 Kotliar SN, Wood CG, Schaeffer AJ, Oyasu R. Transitional cell carcinoma exhibiting clear cell features. A differential diagnosis for clear cell adenocarcinoma of the urinary tract. Arch Pathol Lab Med 1995, 119: 79–81.

316 Larsen MP, Steinberg GD, Brendler CB, Epstein JI. Use of Ulex europaeus agglutinin (UEA) to distinguish vascular and 'pseudovascular' invasion in transitional cell carcinoma of bladder with lamina propria invasion. Mod Pathol 1990, 3: 83–88.

317 Leroy X, Gonzalez S, Zini L, Aubert S. Lipoid-cell variant of urothelial carcinoma: a clinicopathologic and immunohistochemical study of five cases. Am J Surg Pathol 2007, 31: 770–773.

318 Li M, Cannizzaro LA. Identical clonal origin of synchronous and metachronous low-grade, noninvasive papillary transitional cell carcinomas of the urinary tract. Hum Pathol 1999, 30: 1197–1200.

319 Lim M, Adsay NV, Grignon D, Osunkoya AO. Urothelial carcinoma with villoglandular differentiation: a study of 14 cases. Mod Pathol 2009, 22: 1280–1286.

320 Lopez-Beltran A, Cheng L. Histologic variants of urothelial carcinoma: differential diagnosis and clinical implications. Hum Pathol 2006, 37: 1371–1388.

321 Lopez-Beltran A, Amin MB, Oliveira PS, Montironi R, Algaba F, McKenney JK, de Torres I, Mazerolles C, Wang M, Cheng L. Urothelial carcinoma of the bladder, lipid cell variant: clinicopathologic findings and LOH analysis. Am J Surg Pathol 2010, 34: 371–376.

322 Lowe D, Fletcher CDM, Gower RL. Tumour-associated eosinophilia in the bladder. J Clin Pathol 1984, 37: 500–502.

323 Murphy WM. Current topics in the pathology of bladder cancer. Pathol Annu 1983, 18(Pt 1): 1–25.

324 Murphy WM, Deana DG. The nested variant of transitional cell carcinoma. A neoplasm resembling proliferation of Brunn's nests. Mod Pathol 1992, 5: 240–243.

325 Nigwekar P, Tamboli P, Amin MB, Osunkoya AO, Ben-Dor D, Amin MB. Plasmacytoid urothelial carcinoma: detailed analysis of morphology with clinicopathologic correlation in 17 cases. Am J Surg Pathol 2009, 33: 417–424.

326 Parwani AV, Herawi M, Volmar K, Tsay SH, Epstein JI. Urothelial carcinoma with rhabdoid features: report of 6 cases. Hum Pathol 2006, 37: 168–172.

327 Philip AT, Amin MB, Tamboli P, Lee TJ, Hill CE, Ro JY. Intravesical adipose tissue: a quantitative study of its presence and location with implications for therapy and prognosis. Am J Surg Pathol 2000, 24: 1286–1290.

328 Qiu H, Kordunskaya S, Yantiss RK. Transitional cell carcinoma arising in the gastric remnant following gastrocystoplasty: a case report and review of the literature. Int J Surg Pathol 2003, 11: 143–147.

329 Ramani P, Birch BR, Harland SJ, Parkinson MC. Evaluation of endothelial markers in detecting blood and lymphatic channel invasion in pT1 transitional carcinoma of bladder. Histopathology 1991, 19: 551–554.

330 Ro JY, Lapham RL, Amin MB. Deceptively bland transitional cell carcinoma of the urinary bladder – further characterization of subtle and diagnostically treacherous patterns of invasion in urothelial neoplasia. Adv Anat Pathol 1997, 4: 244–251.

331 Sahin AA, Myhre M, Ro JY, Sneige N, Dekmezian RH, Ayala AG. Plasmacytoid transitional cell carcinoma. Report of a case with initial presentation mimicking multiple myeloma. Acta Cytol 1991, 35: 277–280.

332 Samaratunga H, Khoo K. Micropapillary variant of urothelial carcinoma of the urinary bladder: a clinicopathological and immunohistochemical study. Histopathology 2004, 45: 55–64.

333 Selli C, Carcangiu ML, Carini M. Bladder carcinoma arising from regenerated urothelium over lyophilized dura patch. Urology 1986, 27: 53–55.

334 Shanks JH, Iczkowski KA. Divergent differentiation in urothelial carcinoma and other bladder cancer subtypes with selected mimics. Histopathology 2009, 54: 885–900.

335 Stephenson WT, Holmes FF, Noble MJ, Gerald KB. Analysis of bladder carcinoma by subsite. Cystoscopic location may have prognostic value. Cancer 1990, 66: 1630–1635.

336 Suarez Y, Idress M, Xiao G, Gordon R, Miller L, Unger P. Lipoid-cell variant of urothelial carcinoma: a neoplasm with true lipid and its association with micropapillary carcinoma. Lab Invest 2009, 89(Suppl 1): 195A.

337 Talbert ML, Young RH. Carcinomas of the urinary bladder with deceptively benign-appearing foci. A report of three cases. Am J Surg Pathol 1989, 13: 374–381.

338 Tavora F, Epstein JI. Urothelial carcinoma with abundant myxoid stroma. Hum Pathol 2009, 40: 1391–1398.

339 Truong LD, Ostrowski ML, Wheeler TM. Tamm–Horsfall protein in bladder tissue. Morphologic spectrum and clinical significance. Am J Surg Pathol 1994, 18: 615–622.

340 Ward AM. Glandular metaplasia and mucin production in transitional cell carcinomas of bladder. J Clin Pathol 1971, 24: 481.

341 Wasco MJ, Daignault S, Bradley D, Shah RB. Nested variant of urothelial carcinoma: a clinicopathologic and immunohistochemical analysis of 30 pure and mixed cases. Hum Pathol 2010, 41; 163–171.

342 Weaver MG, Abdul-Karim FW. The prevalence and character of the muscularis mucosae of the human urinary bladder. Histopathology 1990, 17: 563–566.

343 Younes M, Sussman J, True LD. The usefulness of the level of the muscularis mucosae in the staging of invasive transitional cell carcinoma of the urinary bladder. Cancer 1990, 66: 543–548.

344 Young RH, Zukerberg LR. Microcystic transitional cell carcinomas of the urinary bladder. A report of four cases. Am J Clin Pathol 1991, 96: 635–639.

345 Zhai QJ, Black J, Ayala AG, Ro JY. Histologic variants of infiltrating urothelial carcinoma. Arch Pathol Lab Med 2007, 131: 1244–1256.

346 Zukerberg LR, Harris NL, Young RH. Carcinomas of the urinary bladder simulating malignant lymphoma. A report of five cases. Am J Surg Pathol 1991, 15: 569–576.

Histochemical and immunohistochemical features

347 Abou Farha KM, Janknegt RA, Kester AD, Arends JW. Value of immunohistochemical laminin staining in transitional cell carcinoma of human bladder. Urol Int 1993, 50: 133–140.

348 Asamoto M, Fukishima S, Tatemoto Y, Yamada K, Fukui S, Mori M. Immunohistochemical expression of keratin proteins in urinary bladder carcinoma. Pathol Res Pract 1989, 184: 194–201.

349 Asamoto M, Hasegawa R, Masuko T, Hashimoto Y, Ueda K, Ohtaguro K, Sasaki S, Washida H, Fukishima S. Immunohistochemical analysis of c-erbB-2 oncogene product and epidermal growth factor receptor expression in human urinary bladder carcinomas. Acta Pathol Jpn 1990, 40: 322–326.

350 Bassily NH, Vallorosi CJ, Akdas G, Montie JE, Rubin MA. Coordinate expression of cytokeratins 7 and 20 in prostate adenocarcinoma and bladder urothelial carcinoma. Am J Clin Pathol 2000, 113: 383–388.

351 Cairns P, Suarez V, Newman J, Crocker J. Nucleolar organizer regions in transitional cell tumors of the bladder. Arch Pathol Lab Med 1989, **113**: 1250–1252.

352 Campo E, Algaba F, Palacin A, Germa R, Sole-Balcells FJ, Cardesa A. Placental proteins in high-grade urothelial neoplasms. An immunohistochemical study of human chorionic gonadotropin, human placental lactogen, and pregnancy-specific beta-1-glycoprotein. Cancer 1989, **63**: 2497–2504.

353 Coombs LM, Oliver S, Sweeney E, Knowles M. Immunocytochemical localization of c-erbB-2 protein in transitional cell carcinoma of the urinary bladder. J Pathol 1993, **169**: 35–42.

354 Cordon-Cardo C, Reuter VE. Alteration of tumor suppressor genes in bladder cancer. Semin Diagn Pathol 1997, **14**: 123–132.

355 Cordon-Cardo C, Dalbagni G, Saez GT, Oliva MR, Zhang ZF, Rosai J, Reuter VE, Pellicer A. p53 mutations in human bladder cancer. Genotypic versus phenotypic patterns. Int J Cancer 1994, **56**: 347–353.

356 Desai S, Lim SD, Jimenez RE, Chun T, Keane TE, McKenney JK, Zavala-Pompa A, Cohen C, Young RH, Amin MB. Relationship of cytokeratin 20 and CD44 protein expression with WHO/ISUP grade in pTa and pT1 papillary urothelial neoplasia. Mod Pathol 2000, **13**: 1315–1323.

357 Genega EM, Hutchinson B, Reuter VE, Gaudin PB. Immunophenotype of high-grade prostatic adenocarcinoma and urothelial carcinoma. Mod Pathol 2000, **13**: 1186–1191.

358 Hammerich KH, Ayala GE, Wheeler TM. Application of immunohistochemistry to the genitourinary system (prostate, urinary bladder, testis, and kidney). Arch Pathol Lab Med 2008, **132**: 432–440.

359 Higgins JP, Kaygusuz G, Wang L, Montgomery K, Mason V, Zhu SX, Marinelli RJ, Presti JC Jr, van de Rijn M, Brooks JD. Placental S100 (S100P) and GATA3: markers for transitional epithelium and urothelial carcinoma discovered by complementary DNA microarray. Am J Surg Pathol 2007, **31**: 673–680.

360 Hoshi S, Orikasa S, Numata I, Nose M. Expression of Leu-M1 antigens in carcinoma of the urinary bladder. J Urol 1986, **135**: 1075–1077.

361 Huang HY, Shariat SF, Sun TT, Lepor H, Shapiro E, Hsieh JT, Ashfaq R, Lotan Y, Wu XR. Persistent uroplakin expression in advanced urothelial carcinomas: implications in urothelial tumor progression and clinical outcome. Human Pathol 2007, **38**: 1703–1713.

362 Jautzke G, Altenaehr E. Immunohistochemical demonstration of carcinoembryonic antigen (CEA) and its correlation with grading and staging on tissue sections of urinary bladder carcinomas. Cancer 1982, **50**: 2052–2056.

363 Jiang J, Ulbright TM, Younger C, Sanchez K, Bostwick DG, Koch MO, Eble JN, Cheng L. Cytokeratin 7 and cytokeratin 20 in primary urinary bladder carcinoma and matched lymph node metastasis. Arch Pathol Lab Med 2001, **125**: 921–923.

364 Jones TD, Zhang S, Lopez-Beltran A, Eble JN, Sung MT, MacLennan GT, Montironi R, Tan PH, Zheng S, Baldridge LA, Cheng L. Urothelial carcinoma with an inverted growth pattern can be distinguished from inverted papilloma by fluorescence in situ hybridization, immunohistochemistry, and morphologic analysis. Am J Surg Pathol 2007, **31**: 1861–1867.

365 Karasavvidou F, Barbanis S, Pappa D, Moutzouris G, Tzortzis V, Melekos MD, Koukoulis G. Fascin determination in urothelial carcinomas of the urinary bladder: a

366 Kaufmann O, Volmerig J, Dietel M. Uroplakin III is a highly specific and moderately sensitive immunohistochemical marker for primary and metastatic urothelial carcinomas. Am J Clin Pathol 2000, **113**: 683–687.

367 Kunju LP, Mehra R, Snyder M, Shah RB. Prostate-specific antigen, high-molecular-weight cytokeratin (clone 34betaE12), and/or p63: an optimal immunohistochemical panel to distinguish poorly differentiated prostate adenocarcinoma from urothelial carcinoma. Am J Clin Pathol 2006, **125**: 675–681.

368 Lehner R, Lucia MS, Jarboe EA, Orlicky D, Shroyer AL, McGregor JA, Shroyer KR. Immunohistochemical localisation of the IAP protein surviving in bladder mucosa and transitional cell carcinoma. Appl Immuno Mol Morph 2002, **10**: 134–138.

369 Limas C. Relationship of epidermal growth factor receptor detectability with the A, B, H blood group antigens. Emphasis on normal and neoplastic urothelium. Am J Pathol 1991, **139**: 131–137.

370 Lotan TL, Ye H, Melamed J, Wu XR, Shih IM, Epstein JI. Immunohistochemical panel to identify the primary site of invasive micropapillary carcinoma. Am J Surg Pathol 2009, **33**: 1037–1041.

371 Loy TS, Sharp SC, Andershock CJ, Craig SB. Distribution of CA 19-9 in adenocarcinomas and transitional cell carcinomas. An immunohistochemical study of 527 cases. Am J Clin Pathol 1993, **99**: 726–728.

372 Martínez-Rodríguez M, Ramos D, Soriano P, Subramaniam M, Navarro S, Llombart-Bosch A. Poorly differentiated adenocarcinomas of prostate versus high-grade urothelial carcinoma of the bladder: a diagnostic dilemma with immunohistochemical evaluation of 2 cases. Int J Surg Pathol 2007, **15**: 213–218.

373 McKenney JK, Amin MB. The role of immunohistochemistry in the diagnosis of urinary bladder neoplasms. Semin Diagn Pathol 2005, **22**: 69–87.

374 Merchant SH, Goldstein NS, Malhotra RK, Amin M. Thyroid transcription factor-1 expression in urothelial carcinomas. Lab Invest 2009, **89**(Suppl 1): 182A.

375 Mhawech P, Uchida T, Pelte M-F. Immunohistochemical profile of high-grade urothelial bladder carcinoma and prostate adenocarcinoma. Hum Pathol 2002, **33**: 1136–1140.

376 Murali R, Delprado W. CD10 immunohistochemical staining in urothelial neoplasms. Am J Clin Pathol 2005, **124**: 371–379.

377 Ordonez NG. Thrombomodulin expression in transitional cell carcinoma. Am J Clin Pathol 1998, **110**: 385–390.

378 Ordonez NG. Transitional cell carcinoma of the ovary and bladder are immunophenotypically different. Histopathology 2000, **36**: 433–438.

379 Parker DC, Folpe AL, Bell J, Oliva E, Young RH, Cohen C, Amin MB. Potential utility of uroplakin III, thrombomodulin, high molecular weight cytokeratin, and cytokeratin 20 in non-invasive, invasive, and metastatic urothelial (transitional) cell carcinoma. Am J Surg Pathol 2003, **27**: 1–10.

380 Schaafsma HE, Ramaekers FC, van Muijen GN, Robben H, Lane EB, Leigh IM, Ooms EC, Schalken JA, van Moorselaar RJ, Ruiter DJ. Cytokeratin expression patterns in metastatic transitional cell carcinoma of the urinary tract. An immunohistochemical study comparing local tumor and autologous metastases. Am J Pathol 1991, **139**: 1389–1400.

381 Seidal T, Breborowicz J, Malmstrom PU, Busch C. Immunoreactivity to human chorionic gonadotropin in urothelial carcinoma. Correlation with tumor grade, stage, and prognosis. J Urol Pathol 1993, **1**: 397–410.

382 Sheinfeld J, Reuter VE, Fair WR, Cordon-Cardo C. Expression of blood group antigens in bladder cancer: current concepts. Semin Surg Oncol 1992, **8**: 308–315.

383 Shevchuk MM, Fenoglio CM, Richart RM. Carcinoembryonic antigen localization in benign and malignant transitional epithelium. Cancer 1981, **47**: 899–905.

384 Tiitta O, Wahlstrom T, Virtanen I, Gould VE. Tenascin in inflammatory conditions and neoplasms of the urinary bladder. Virchows Arch [Cell Pathol] 1993, **63**: 283–287.

385 Tong GX, Yee H, Chiriboga L, Hernandez O, Waisman J. Fascin-1 expression in papillary and invasive urothelial carcinomas of the urinary bladder. Hum Pathol 2005, **36**: 741–746.

386 Varma M, Morgan M, Amin MB, Wozniak S, Jasani B. High molecular weight cytokeratin antibody (clone 34βE12): a sensitive marker for differentiation of high-grade invasive urothelial carcinoma from prostate cancer. Histopathology 2003, **42**: 167–172.

387 Visscher VW, Sloane BF, Sameni M, Babiarz JW, Jacobson J, Crissman JD. Clinicopathologic significance of cathepsin B immunostaining in transitional neoplasia. Mod Pathol 1994, **7**: 76–81.

388 Zhuang YH, Bläuer M, Tammela T, Tuohimaa P. Immunodetection of androgen receptor in human urinary bladder cancer. Histopathology 1997, **30**: 556–562.

389 Zynger DL, Radu OM, Parwani AV. Establishment of laminin and pankeratin dual immunostain for the evaluation of urothelial carcinoma. Lab Invest 2009, **89**(Suppl 1): 204A.

Electron microscopic features

390 Alroy J, Pauli BU, Weinstein RS. Correlation between numbers of desmosomes and the aggressiveness of transitional cell carcinoma in human urinary bladder. Cancer 1981, **47**: 104–112.

391 Jacobs JB, Cohen SM, Farrow GM, Friedell GH. Scanning electron microscopic features of human urinary bladder cancer. Cancer 1981, **48**: 1399–1409.

Molecular genetic features

392 Castillo-Martin M, Domingo-Domenech J, Karni-Schmidt O, Matos T, Cordon-Cardo C. Molecular pathways of urothelial development and bladder tumorigenesis. Urol Oncol 2010, **28**: 401–408.

393 Goebell PJ, Knowles MA. Bladder cancer or bladder cancers? Genetically distinct malignant conditions of the urothelium. Urol Oncol 2010, **28**: 409–428.

394 McConkey DJ, Lee S, Choi W, Tran M, Majewski T, Siefker-Radtke A, Dinney C, Czerniak B. Molecular genetics of bladder cancer: emerging mechanisms of tumor initiation and progression. Urol Oncol 2010, **28**: 429–440.

395 Mitra AP, Cote RJ. Molecular pathogenesis and diagnostics of bladder cancer. Annu Rev Pathol 2009, **4**: 251–285.

396 Pollard C, Smith SC, Theodorescu D. Molecular genesis of non-muscle-invasive urothelial carcinoma (NMIUC). Expert Rev Mol Med 2010, **12**: e10.

Biopsy

397 National Bladder Cancer Collaborative Group A. Development of a strategy for a longitudinal study of patients with bladder cancer. Cancer Res 1977, 37: 2898–2906.

398 Tamas EF, Epstein JI. Detection of residual tumor cells in bladder biopsy specimens: pitfalls in the interpretation of cytokeratin stains. Am J Surg Pathol 2007, 31: 390–397.

Cytology

399 Badalament RA, Kimmel M, Gay H, Cibas ES, Whitmore WF Jr, Herr HW, Fair WR, Melamed MR. The sensitivity of flow cytometry compared with conventional cytology in the detection of superficial bladder carcinoma. Cancer 1987, 59: 2078–2085.

400 Esposti PL, Moberger G, Zajicek J. The cytologic diagnosis of transitional cell tumors of the urinary bladder and its histologic basis. Acta Cytol (Baltimore) 1970, 14: 145–155.

401 Fuhr JE. Flow cytometry and cytopathology. Analysis of fine-needle aspirates, effusions, and urology specimens. Pathol Annu 1994, 29(Pt 1): 211–232.

402 Halling KC, Kipp BR. Bladder cancer detection using FISH (UroVysion assay). Adv Anat Pathol 2008, 15: 279–286.

403 Hida CA, Gupta PK. Cercariform cells: are they specific for transitional cell carcinoma? Cancer 1999, 87: 69–74.

404 Johnson TL, Kini SR. Cytologic features of metastatic transitional cell carcinoma. Diagn Cytopathol 1993, 9: 270–278.

405 Klein A, Zemer R, Buchumensky V, Klaper R, Nissenkorn I. Expression of cytokeratin 20 in urinary cytology of patients with bladder carcinoma. Cancer 1998, 82: 349–354.

406 Koss LG, Deitch D, Ramanathan R, Sherman AB. Diagnostic value of cytology of voided urine. Acta Cytol (Baltimore) 1985, 29: 810–816.

407 Koss LG, Wersto RP, Simmons DA, Deitch D, Herz F, Freed SZ. Predictive value of DNA measurements in bladder washings. Comparison of flow cytometry, image cytophotometry, and cytology in patients with a past history of urothelial tumors. Cancer 1989, 64: 916–924.

408 Maffezzini M, Capponi G, Casazza S, Campodonico F, Bandelloni R, Puntoni M. The UroVysion F.I.S.H. test compared to standard cytology for surveillance of non-muscle invasive bladder cancer. Arch Ital Urol Androl 2008, 80: 127–131.

409 Matzkin H, Moinuddin SM, Soloway MS. Value of urine cytology versus bladder washing in bladder cancer. Urology 1992, 39: 201–203.

410 Melamed MR, Klein FA. Flow cytometry of urinary bladder irrigation specimens. Hum Pathol 1984, 15: 302–305.

411 Murphy WM. Current status of urinary cytology in the evaluation of bladder neoplasms. Hum Pathol 1990, 21: 886–896.

412 National Bladder Cancer Collaborative Group A. Cytology and histopathology of bladder cancer cases in a prospective longitudinal study. Cancer Res 1977, 37: 2911–2915.

413 Orell SR. Transitional cell epithelioma of the bladder. Correlation of cytologic and histologic diagnosis. Scand J Urol Nephrol 1969, 3: 93–98.

414 Reichborn-Kjennerud S, Hoeg K. The value of urine cytology in the diagnosis of recurrent bladder tumors. Acta Cytol (Baltimore) 1972, 16: 269–272.

415 Sidransky D, Von Eschenbach A, Tsai YC, Jones P, Summerhayes I, Marshall F, Paul M, Green P, Hamilton SR, Frost P. Identification of p53 gene mutations in bladder cancers and urine samples. Science 1991, 252: 706–709.

416 Wiener HG, Vooijs GP, van't Hof-Grootenboer B. Accuracy of urinary cytology in the diagnosis of primary and recurrent bladder cancer. Acta Cytol 1993, 37: 163–169.

417 Wolinska WH, Melamed MR, Klein FA. Cytology of bladder papilloma. Acta Cytol (Baltimore) 1985, 29: 817–822.

418 Wolinska WH, Melamed MR, Schellhammer PF, Whitmore WF Jr. Urethral cytology following cystectomy for bladder carcinoma. Am J Surg Pathol 1977, 1: 225–233.

Classification and grading

419 Ash JE. Epithelial tumors of the bladder. J Urol 1940, 44: 135–145.

420 Bergkvist A, Ljungqvist A, Moberger G. Classification of bladder tumours based on the cellular pattern. Acta Chir Scand 1965, 130: 371–378.

421 Cheng L, Darson M, Cheville JC, Neumann RM, Zincke H, Nehra A, Bostwick DG. Urothelial papilloma of the bladder: Clinical and biologic implications. Cancer 1999, 86: 2098–2101.

422 Cheng L, Neumann RM, Nehra A, Spotts BE, Weaver AL, Bostwick DG. Cancer heterogeneity and its biologic implications in the grading of urothelial carcinoma. Cancer 2000, 88: 1663–1670.

423 Cheng L, Neumann RM, Weaver AL, Cheville JC, Leibovich BC, Ramnani DM, Scherer BG, Nehra A, Zincke H, Bostwick DG. Grading and staging of bladder carcinoma in transurethral specimens. Correlation with 105 matched cystectomy specimens. Am J Clin Pathol 2000, 113: 275–279.

424 Cheng L, Montironi R, Davidson DD, Lopez-Beltran A. Staging and reporting of urothelial carcinoma of the urinary bladder. Mod Pathol 2009, 22(Suppl 2): S70–S95.

425 Cina SJ, Epstein JI, Endrizzi JM, Harmon WJ, Seay TM, Schoenberg MP. Correlation of cystoscopic impression with histologic diagnosis of biopsy specimens of the bladder. Hum Pathol 2001, 32: 630–637.

426 Cina SJ, Lancaster-Weiss KJ, Lecksell K, Epstein JI. Correlation of Ki-67 and p53 with the new World Health Organization/International Society of Urological Pathology classification system of urothelial neoplasia. Arch Pathol Lab Med 2001, 125: 646–651.

427 Epstein JI, Amin MB, Reuter VR, Mostofi FK. The World Health Organization/International Society of Urological Pathology consensus classification of urothelial (transitional cell) neoplasms of the urinary bladder. Bladder Consensus Conference Committee. Am J Surg Pathol 1998, 22: 1435–1448.

428 Genega EM, Kapali M, Torres-Quinones M, Huang WC, Knauss JS, Wang LP, Raghunath PN, Kozlowski C, Malkowicz SB, Tomaszewski JE. Impact of the 1998 World Health Organization/International Society of Urological Pathology classification system for urothelial neoplasms of the kidney. Mod Pathol 2005, 18: 11–18.

429 Grignon DJ. The current classification of urothelial neoplasms. Mod Pathol 2009, 22: S60–S69.

430 Jewett HJ, Blackman SS. Infiltrating carcinoma of the bladder. Histologic pattern and degree of cellular differentiation in 97 autopsy cases. J Urol 1946, 56: 200–210.

431 Jimenez RE, Gheiler E, Oskanian P, Tiguert R, Sakr W, Wood DP, Pontes JE, Grignon DJ. Grading the invasive component of urothelial carcinoma of the bladder and its relationship with progression-free survival. Am J Surg Pathol 2000, 24: 980–987.

432 Lee SR, Park BH, Cho YM, Ro JY. Clinicopathologic features of transurethral resection of bladder tumor (TURBT) for prediction of TNM Stage of urothelial carcinoma of urinary bladder. Lab Invest 2009, 89(Suppl 1): 177A.

433 Lipponen P, Simpanen H, Pesonen E, Eskelinen M, Sotarauta M, Collan Y. Potential of morphometry in grading transitional cell carcinoma of the urinary bladder. Pathol Res Pract 1989, 185: 617–620.

434 Malmstrom PU, Busch C, Morlen BJ. Recurrence, progression and survival in bladder cancer: a retrospective analysis of 232 patients with greater than or equal to 5-year follow-up. Scand J Urol Nephrol 1987, 21: 185–195.

435 McKenney JK, Amin MB, Young RH. Urothelial (transitional cell) papilloma of the urinary bladder: a clinicopathologic study of 26 cases. Mod Pathol 2003, 16: 623–629.

436 Montironi R, Lopez-Beltran A. The 2004 WHO classification of bladder tumors: a summary and commentary. Int J Surg Pathol 2005, 13: 143–153.

437 Mostofi FK. Standardization of nomenclature and criteria for diagnosis of epithelial tumors of urinary bladder. Acta Unio Int Contra Cancer 1960, 16: 310–314.

438 Olsen LH, Overgaard S, Frederiksen P, Ladefoged C, Ludwigsen E, Petri J, Poulsen JT. The reliability of staging and grading of bladder tumours. Impact of misinformation on the pathologist's diagnosis. Scand J Urol Nephrol 1993, 27: 349–353.

439 Ooms ECM, Kurver PHJ, Veldhuizen RW, Alons CL, Boon ME. Morphometric grading of bladder tumors in comparison with histologic grading by pathologists. Hum Pathol 1983, 14: 144–150.

440 Oyasu R. World Health Organization and International Society of Urological Pathology classification and two-number grading system of bladder tumors. Cancer 2000, 88: 1509–1512.

441 Pich A, Chiusa L, Formiconi A, Galliano D, Bortonin P, Navone R. Biologic differences between noninvasive papillary urothelial neoplasms of low malignant potential and low-grade (grade 1) papillary carcinomas of the bladder. Am J Surg Pathol 2001, 25: 1528–1533.

442 Reuter VR, Epstein JI, Amin MA, Mostofi FK, and the Bladder Consensus Conference Committee. A newly illustrated synopsis of the World Health Organization/International Society of Urological Pathology (WHO/ISUP) consensus classification of urothelial (transitional cell) neoplasms of the urinary bladder. J Urol Pathol 1999, 11: 1–28.

Local spread and metastases

443 Chibber PJ, McIntyre MA, Hindmarsh JR, Hargreave TB, Newsam JE, Chisholm GD. Transitional cell carcinoma involving the prostate. Br J Urol 1981, 53: 605–609.

444 De Paepe ME, Andre R, Mahadevia P. Urethral involvement in female patients with bladder cancer. A study of 22 cystectomy specimens. Cancer 1990, 65: 1237–1241.

445 Eng C, Cunningham D, Quade BJ, Schwamm L, Kantoff PW, Skarin AT. Meningeal carcinomatosis from transitional cell carcinoma of the bladder. Cancer 1993, 72: 553–557.

446 Habuchi T, Takahashi R, Yamada H, Kakehi Y, Sugiyama T, Yoshida O. Metachronous multifocal development of urothelial cancers by intraluminal seeding. Lancet 1993, **342**: 1087–1088.

447 Herr HW. Extravesical tumor relapse in patients with superficial bladder tumors. J Clin Oncol 1998, **16**: 1099–1102.

448 Hopkins SC, Ford KS, Soloway MS. Invasive bladder cancer. Support for screening. J Urol 1983, **130**: 61–64.

449 Kirk D, Savage A, Makepeace AR, Gostelow BE. Transitional cell carcinoma involving the prostate. An unfavourable prognostic sign in the management of bladder cancer? Br J Urol 1981, **53**: 610–612.

450 Kishi K, Hirota T, Matsumoto K, Kakizoe T, Murase T, Fujita J. Carcinoma of the bladder. A clinical and pathological analysis of 87 autopsy cases. J Urol 1981, **125**: 36–39.

451 Lange RA, Hall SJ, Xiao GQ, Idrees MT, Unger PD. Evaluation of perivesical lymph nodes in radical cystectomy specimens for bladder carcinoma and their impact on tumor staging. Lab Invest 2009, **89**(Suppl 1): 176A.

452 Mahadevia PS, Koss LG, Tar IJ. Prostatic involvement in bladder cancer. Prostate mapping in 20 cystoprostatectomy specimens. Cancer 1986, **58**: 2096–2102.

453 Ro JY, Ayala AG, el-Naggar A, Wishnow KI. Seminal vesicle involvement by in situ and invasive transitional cell carcinoma of the bladder. Am J Surg Pathol 1987, **11**: 951–958.

454 Rosenstein M, Wallner K, Scher H, Sternberg CN. Treatment of brain metastases from bladder cancer. J Urol 1993, **149**: 480–483.

455 Sakamoto N, Tsuneyoshi M, Naito S, Kumazawa J. An adequate sampling of the prostate to identify prostatic involvement by urothelial carcinoma in bladder cancer patients. J Urol 1993, **149**: 318–321.

456 Schade ROK, Serek-Hanssen A, Swinney J. Morphological changes in the ureter in cases of bladder carcinoma. Cancer 1971, **27**: 1267–1272.

457 Sharma TC, Melamed MR, Whitmore WF Jr. Carcinoma in situ of the ureter in patients with bladder carcinoma treated by cystectomy. Cancer 1970, **26**: 583–587.

458 Shen SS, Lerner SP, Muezzinoglu B, Truong LD, Amiel G, Wheeler TM. Prostatic involvement by transitional cell carcinoma in patients with bladder cancer and its prognostic significance. Hum Pathol 2006, **37**: 726–734.

459 Shen SS, Ro JY, Park YW, Lerner SP, Ayala AG. Incidence and patterns of prostatic involvement by urothelial carcinoma in patients with bladder cancer examined by sagittal whole-mount section. Lab Invest 2009, **89**(Suppl 1): 193A.

460 Sidransky D, Frost P, Von Eschenbach A, Oyasu R, Preisinger AC, Vogelstein B. Clonal origin of bladder cancer. N Engl J Med 1992, **326**: 737–740.

461 Tongaonkar HB, Dalal AV, Kulkarni JN, Kamat MR. Urethral recurrences following radical cystectomy for invasive transitional cell carcinoma of the bladder. Br J Urol 1993, **72**: 910–914.

462 Yang XJ, Lecksell K, Epstein JI. Can immunohistochemistry enhance the detection of micrometastases in pelvic lymph nodes from patients with high-grade urothelial carcinoma of the bladder? Am J Clin Pathol 1999, **112**: 649–653.

Carcinoma in situ and dysplasia

463 Amin MB, McKenney JK. An approach to the diagnosis of flat intraepithelial lesions of the urinary bladder using the World Health Organization/International Society of Urological Pathology Consensus Classification System. Adv Anat Pathol 2002, **9**: 222–223.

464 Amin MB, Young RH. Intraepithelial lesions of the urinary bladder with a discussion of the histogenesis of urothelial neoplasia. Semin Diagn Pathol 1997, **14**: 84–97.

465 Arentsen HC, de la Rosette JJ, de Reijke TM, Langbein S. Fluorescence in situ hybridization: a multitarget approach in diagnosis and management of urothelial cancer. Expert Rev Mol Diagn 2007, **7**: 11–19.

466 Chan TY, Epstein JI. In situ adenocarcinoma of the bladder. Am J Surg Pathol 2001, **25**: 892–899.

467 Cheng L, Cheville JC, Neumann RM, Bostwick DG. Natural history of urothelial dysplasia of the bladder. Am J Surg Pathol 1999, **23**: 443–447.

468 Cheng L, Cheville JC, Neumann RM, Leibovich BC, Egan KS, Spotts BE, Bostwick DG. Survival of patients with carcinoma in situ of the urinary bladder. Cancer 1999, **85**: 2469–2474.

469 Cheng L, Montironi R, Davidson DD, Lopez-Beltran A. Staging and reporting of urothelial carcinoma of the urinary bladder. Mod Pathol 2009, **22**: S70–S95.

470 Coon JS, McCall A, Miller AW III, Farrow GM, Weinstein RS. Expression of blood group-related antigens in carcinoma *in situ* of the urinary bladder. Cancer 1985, **56**: 797–804.

471 Farrow GM. Pathology of carcinoma in situ of the urinary bladder and related lesions. J Cell Biochem Suppl 1992, **161**: 39–43.

472 Farrow GM, Utz DC, Rife CC. Morphological and clinical observations of patients with early bladder cancer treated with total cystectomy. Cancer Res 1976, **36**: 2495–2501.

473 Friedell GH, Soloway MS, Hilgar AG, Farrow GM. Summary of workshop on carcinoma in situ of the bladder. J Urol 1986, **136**: 1047–1048.

474 Fukui I, Yokokawa M, Sekine H, Yamada T, Hosoda K, Ishiwata D, Oka K, Sarada T, Tohma T, Yamada T, Oshima H. Carcinoma in situ of the urinary bladder. Effect of associated neoplastic lesions on clinical course and treatment. Cancer 1987, **59**: 164–173.

475 Halling KC, Kipp BR. Bladder cancer detection using FISH (UroVysion assay). Adv Anat Pathol 2008, **15**: 279–286.

476 Hodges KB, Lopez-Beltran A, Davidson DD, Montironi R, Cheng L. Urothelial dysplasia and other flat lesions of the urinary bladder: clinicopathologic and molecular features. Hum Pathol 2010, **41**: 155–162.

477 Hofstädter F, Delgado R, Jakse G, Judmaier W. Urothelial dysplasia and carcinoma in situ of the bladder. Cancer 1986, **57**: 356–361.

478 Hopman AH, Kamps MA, Speel EJ, Schapers RF, Sauter G, Ramaekers FC. Identification of chromosome 9 alterations and p53 accumulation in isolated carcinoma *in situ* of the urinary ladder *versus* carcinoma *in situ* associated with carcinoma. Am J Pathol 2002, **161**: 1119–1125.

479 Iwasaki H, Enjoji M, Kano M. Nonpapillary carcinoma in situ of the urinary bladder. A histopathologic study and mapping of the urothelial lesions. Acta Pathol Jpn 1979, **29**: 623–633.

480 Kakizoe T, Matumoto K, Nishio Y, Ohtani M, Kishi K. Significance of carcinoma in situ and dysplasia in association with bladder cancer. J Urol 1985, **133**: 395–398.

481 Kipp BR, Tyner HL, Campion MB, Voss JS, Karnes RJ, Sebo TJ, Halling KC, Zhang J. Chromosomal alterations detected by fluorescence in situ hybridization in urothelial carcinoma and rarer histologic variants of bladder cancer. Am J Clin Pathol 2008, **130**: 552–559.

482 Lopez-Beltran A, Cheng L, Andersson L, Brausi M, Montironi R, Sesterhenn I, van det Kwast KT, Mazerolles C. Preneoplastic non-papillary lesions and conditions of the urinary bladder: an update based on the Ancona International Consultation. Virchows Arch 2002, **440**: 3–11.

483 Lopez-Beltran A, Luque RJ, Moreno A, Bollito E, Carmona E, Montironi R. The pagetoid variant of bladder urothelial carcinoma in situ. A clinicopathological study of 11 cases. Virchows Arch 2002, **441**: 148–153.

484 Mallofré C, Castillo M, Morente V, Solé M. Immunohistochemical expression of CK20, p53 and Ki-67 as objective markers of urothelial dysplasia. Mod Pathol 2003, **16**: 187–191.

485 McKenney JK, Desai S, Cohen C, Amin MB. Discriminatory immunohistochemical staining of urothelial carcinoma in situ and non-neoplastic urothelium: an analysis of cytokeratin 20, p53, and CD44 antigens. Am J Surg Pathol 2001, **25**: 1074–1078.

486 McKenney JK, Gomez JA, Desai S, Lee MW, Amin MB. Morphologic expressions of urothelial carcinoma in situ: a detailed evaluation of its histologic patterns with emphasis on carcinoma in situ with microinvasion. Am J Surg Pathol 2001, **25**: 356–362.

487 Melamed MD, Voutsa NG, Grabstald H. Natural history and clinical behavior of in situ carcinoma of the human urinary bladder. Cancer 1964, **17**: 1533–1545.

488 Miller JS, Epstein JI. Noninvasive urothelial carcinoma of the bladder with glandular differentiation: report of 24 cases. Am J Surg Pathol 2009, **33**: 1241–1248.

489 Nakanishi K, Kawai T, Suzuki M. Lectin binding and expression of blood group-related antigens in carcinoma-in-situ and invasive carcinoma of urinary bladder. Histopathology 1993, **23**: 153–158.

490 Norming U, Tribukait B, Gustafson H, Nyman CR, Wang NN, Wijkstrom H. Deoxyribonucleic acid profile and tumor progression in primary carcinoma in situ of the bladder. A study of 63 patients with grade 3 lesions. J Urol 1992, **147**: 11–15.

491 Ooms ECM, Blomjous CEM, Zwartendijk J, Veldhuizen RW, Blok APR, Heinhuis RJ, Boon ME. Connective tissue stroma in bladder papillary transitional cell carcinoma, carcinoma *in situ* and benign cystitis. Histopathology 1986, **10**: 613–619.

492 Orozco RE, Vander Zwaag R, Murphy WM. The pagetoid variant of urothelial carcinoma in situ. Hum Pathol 1993, **24**: 1199–1202.

493 Owens CL, Epstein JI. Significance of denuded urothelium in papillary urothelial lesions. Am J Surg Pathol 2007, **31**: 298–303.

494 Prout GR Jr, Griffin PP, Daly JJ, Heney NM. Carcinoma *in situ* of the urinary bladder with and without associated vesical neoplasms. Cancer 1983, **52**: 524–532.

495 Seemayer TA, Knaack J, Thelmo WL, Wang N-S, Ahmed MN. Further observations on carcinoma in situ of the urinary bladder. Silent but extensive intraprostatic involvement. Cancer 1975, **36**: 514–520.

496 Swierczynski SL, Epstein JI. Prognostic significance of atypical papillary urothelial hyperplasia. Hum Pathol 2002, **33**: 512–517.

497 Skinner DG, Richie JP, Cooper PH, Waisman J, Kaufman JJ. The clinical significance of carcinoma in situ of the bladder and its association with overt carcinoma. J Urol 1974, **112**: 68–71.

498 Soto EA, Friedell GH, Tiltman AJ. Bladder cancer as seen in giant histologic sections. Cancer 1977, 39: 447–455.

499 Spruck CH III, Ohneseit PF, Gonzalez-Zulueta M, Esrig D, Miyao N, Tsai YC, Lerner SP, Schmutte C, Yang AS, Cote R, et al. Two molecular pathways to transitional cell carcinoma of the bladder. Cancer Res 1994, 54: 784–788.

500 Sun W, Herrera GA. E-cadherin expression in urothelial carcinoma in situ, superficial papillary transitional cell carcinoma, and invasive transitional cell carcinoma. Hum Pathol 2002, 33: 996–1000.

501 Sun W, Zhang PL, Herrera GA. p53 protein and Ki-67 overexpression in urothelial dysplasia of bladder. Appl Immun Mol Morph 2002, 10: 327–331.

502 Têtu B. Diagnosis of urothelial carcinoma from urine. Mod Pathol 2009, 22(Suppl 2): S53–S59.

503 Utz DC, Farrow GM, Rife CC, Segura JW, Zincke H. Carcinoma in situ of the bladder. Cancer 1980, 45: 1842–1848.

504 Yin H, He Q, Li T, Leong AS. Cytokeratin 20 and Ki-67 to distinguish carcinoma in situ from flat non-neoplastic urothelium. Appl Immunohistochem Mol Morphol 2006, 14: 260–265.

Treatment

505 Amling CL, Thrasher JB, Frazier HA, Dodge RK, Robertson JE, Paulson DF. Radical cystectomy for stages Ta, Tis and T1 transitional cell carcinoma of the bladder. J Urol 1994, 151: 31–36.

506 Bischoff CJ, Clark PE. Bladder cancer. Curr Opin Oncol 2009, 21: 272–277.

507 Cookson MS, Sarosdy MF. Management of stage T1 superficial bladder cancer with intravesical bacillus Calmette–Guérin therapy. J Urol 1992, 148: 797–801.

508 Coutts AG, Grigor KM, Fowler JW. Urethral dysplasia and bladder cancer in cystectomy specimens. Br J Urol 1985, 57: 535–541.

509 Fossa SD, Waehre H, Aass N, Jacobsen AB, Olsen DR, Ous S. Bladder cancer definitive radiation therapy of muscle-invasive bladder cancer. A retrospective analysis of 317 patients. Cancer 1993, 72: 3036–3043.

510 Fukui I, Yokokawa M, Sekine H, Yamada T, Hosoda K, Ishiwata D, Oka K, Sarada T, Tohma T, Yamada T, Oshima H. Carcinoma in situ of the urinary bladder. Effect of associated neoplastic lesions on clinical course and treatment. Cancer 1987, 59: 164–173.

511 Ghoneim MA, Abol-Enein H. Management of muscle-invasive bladder cancer: an update. Nat Clin Pract Urol 2008, 5: 501–508.

512 Grossman HB, Natale RB, Tangen CM, Speights VO, Vogelzang NJ, Trump DL, DeVere White RW, Sarosdy MF, Wood DP, Raghaven D, Crawford ED. Neoadjuvant chemotherapy plus cystectomy compared with cystectomy alone for locally advanced bladder cancer. N Engl J Med 2003, 349: 859–866.

513 Herr HW, Wartinger DD, Fair WR, Oettgen HF. Bacillus Calmette–Guérin therapy for superficial bladder cancer. A 10-year follow up. J Urol 1992, 147: 1020–1023.

514 Huland H, Otto U, Droese M, Klöppel G. Long-term mitomycin C instillation after transurethral resection of superficial bladder carcinoma. Influence on recurrence, progression and survival. J Urol 1984, 132: 27–29.

515 Jacobs BL, Lee CT, Montie JE. Bladder cancer in 2010. CA Cancer J Clin 2010, 60: 244–272.

516 Kaufman DS, Shipley WU, Griffin PP, Heney NM, Althausen AF, Efird JT. Selective bladder preservation by combination treatment of invasive bladder cancer. N Engl J Med 1993, 329: 1377–1382.

517 Kaufman DS, Shipley WU, Feldman AS. Bladder cancer. Lancet 2009, 374: 239–249.

518 Klein EA, Rogatko A, Herr HW. Management of local bacillus Calmette–Guérin failures in superficial bladder cancer. J Urol 1992, 147: 601–605.

519 Lage JM, Bauer WC, Kelley DR, Ratliff TL, Catalona WJ. Histological parameters and pitfalls in the interpretation of bladder biopsies in bacillus Calmette–Guérin treatment of superficial bladder cancer. J Urol 1986, 135: 916–919.

520 Lamm DL. Bacillus Calmette–Guérin immunotherapy for bladder cancer. J Urol 1985, 134: 40–47.

521 Lerner SP, Skinner DG, Lieskovsky G, Boyd SD, Groshen SL, Ziogas A, Skinner E, Nichols P, Hopwood B. The rationale for en bloc pelvic lymph node dissection for bladder cancer patients with nodal metastases. Long-term results. J Urol 1993, 149: 758–764.

522 Mameghan H, Fisher RJ, Watt WH, Meagher MJ, Rosen IM, Mameghan J, Brook S, Tynan AP, Korbel EI, Millard RJ, et al. The management of invasive transitional cell carcinoma of the bladder. Results of definitive and preoperative radiation therapy in 390 patients treated at the Prince of Wales Hospital, Sydney, Australia. Cancer 1992, 69: 2771–2778.

523 Montie JE, Clark PE, Eisenberger MA, El-Galley R, Greenberg RE, Herr HW, Hudes GR, Kuban DA, Kuzel TM, Lange PH, Lele SM, Michalski J, Patterson A, Pohar KS, Richie JP, Sexton WJ, Shipley WU, Small EJ, Trump DL, Walther PJ, Wilson TG; National Comprehensive Cancer Network. Bladder cancer. J Natl Compr Canc Netw 2009, 7: 8–39.

524 Neumann MP, Limas C. Transitional cell carcinomas of the urinary bladder. Effects of preoperative irradiation on morphology. Cancer 1986, 58: 2758–2763.

525 Pavone-Macaluso M, Tripi M, Ingargiola GD. Cooperative studies of chemoprophylaxis after transurethral resection of bladder tumors. Cancer Chemother Pharmacol 1983, 11(Suppl): S16–S21.

526 Quilty PM, Duncan W. Treatment of superficial (T_1) tumours of the bladder by radical radiotherapy. Br J Urol 1986, 58: 147–152.

527 Raghavan D, Shipley WU, Garnick MB, Russell PJ, Richie JP. Biology and management of bladder cancer. N Engl J Med 1990, 322: 1129–1138.

528 Shipley WU, Prout GR Jr, Kaufman DS. Bladder cancer. Advances in laboratory innovations and clinical management, with emphasis on innovations allowing bladder-sparing approaches for patients with invasive tumors. Cancer 1990, 65: 675–683.

529 Soloway MS. Rationale for intensive intravesical chemotherapy for superficial bladder cancer. J Urol 1980, 123: 461–466.

530 Soloway MS. The management of superficial bladder cancer. Cancer 1980, 45: 1856–1865.

531 Utz DC, Farrow GM, Rife CC, Segura JW, Zincke H. Carcinoma in situ of the bladder. Cancer 1980, 45: 1842–1848.

532 Vieweg J, Whitmore WF Jr, Herr HW, Sogani PC, Russo P, Sheinfeld J, Fair WR. The role of pelvic lymphadenectomy and radical cystectomy for lymph node-positive bladder cancer. The Memorial Sloan-Kettering Cancer Center experience. Cancer 1994, 73: 3020–3028.

533 Wishnow KI, Levinson AK, Johnson DE, Tenney DM, Grignon DJ, Ro JY, Ayala AJ, Logothetis CJ, Swanson DA, Babaian RJ, et al. Stage B (P2/3A/N0) transitional cell carcinoma of bladder highly curable by radical cystectomy. Urology 1992, 39: 12–16.

534 Yu WS, Sagerman RH, Chung CT, Dalal PS, King GA. Bladder carcinoma. Experience with radical and preoperative radiotherapy in 421 patients. Cancer 1985, 56: 1293–1299.

Prognosis

535 Afonso J, Santos LL, Amaro T, Lobo F, Longatto-Filho A. The aggressiveness of urothelial carcinoma depends to a large extent on lymphovascular invasion – the prognostic contribution of related molecular markers. Histopathology 2009, 55: 514–524.

536 al-Abadi H, Nagel R. Deoxyribonucleic acid content and survival rates of patients with transitional cell carcinoma of the bladder. J Urol 1994, 151: 37–42.

537 Alroy J, Teramura K, Miller AW III, Pauli BU, Gottesman JE, Flanagan M, Davidsohn I, Weinstein RS. Isoantigens A, B and H in urinary bladder carcinomas following radiotherapy. Cancer 1978, 41: 1739–1745.

538 Alsheikh A, Mohamadali Z, Jones E, Masterson J, Gilks CB. Comparison of the WHO/ISUP classification and cytokeratin 20 expression in predicting the behavior of low-grade urothelial tumors. Mod Pathol 2001, 14: 267–272.

539 Bell JT, Burney SW, Friedell GH. Blood vessel invasion in human bladder cancer. J Urol 1971, 105: 675–678.

540 Blomjous EC, Schipper NW, Baak JP, Vos W, De Voogt HJ, Meijer CJ. The value of morphometry and DNA flow cytometry in addition to classic prognosticators in superficial urinary bladder carcinoma. Am J Clin Pathol 1989, 91: 243–248.

541 Bochner BH, Cote RJ, Weidner N, Groshen S, Chen S-C, Skinner DG, Nichols PW. Angiogenesis in bladder cancer. Relationship between microvessel density and tumor prognosis. J Natl Cancer Inst 1995, 87: 1603–1612.

542 Brawn PN. The origin of invasive carcinoma of the bladder. Cancer 1982, 50: 515–519.

543 Cheng L, Neumann RM, Scherer BG, Weaver AL, Leibovich BC, Nehra A, Zincke H, Bostwick DG. Tumor size predicts the survival of patients with pathologic stage T2 bladder carcinoma: A critical evaluation of the depth of muscle invasion. Cancer 1999, 85: 2638–2647.

544 Cheng L, Weaver AL, Leibovich BC, Ramnani DM, Neumann RM, Scherer BG, Nehra A, Zincke H, Bostwick DG. Predicting the survival of bladder carcinoma patients treated with radical cystectomy. Cancer 2000, 88: 2326–2332.

545 Cohen MB, Waldman FM, Carroll PR, Kerschmann R, Chew K, Mayall BH. Comparison of five histopathologic methods to assess cellular proliferation in transitional cell carcinoma of the urinary bladder. Hum Pathol 1993, 24: 772–778.

546 Coon JS, Schwartz D, Summers JL, Miller AW III, Weinstein RS. Flow cytometric analysis of deparaffinized nuclei in urinary bladder carcinoma. Comparison with cytogenetic analysis. Cancer 1986, 57: 1594–1601.

547 Coon JS, Weinstein RS. Detection of ABH tissue isoantigens by immunoperoxidase methods in normal and neoplastic urothelium. Comparison with the erythrocyte adherence method. Am J Clin Pathol 1981, 8: 163–171.

548 Cordon-Cardo C, Wartinger D, Petrylak D, Dalbagni G, Fair WR, Fuks Z, Reuter VE. Altered expression of the retinoblastoma gene product. Prognostic indicator in bladder cancer. J Natl Cancer Inst 1992, 84: 1251–1256.

549 Cordonnier JJ. Cystectomy for carcinoma of the bladder. J Urol 1968, 99: 172–173.

550 Czerniak B, Koss LG. Expression of Ca antigen on human urinary bladder tumors. Cancer 1985, 55: 2380–2383.

551 Dalesio O, Schulman CC, Sylvester R, De Pauw M, Robinson M, Denis L, Smith P, Viggiano G, and Members of the European Organization for Research on Treatment of Cancer, Genitourinary Tract Cancer Cooperative Group. Prognostic factors in superficial bladder tumors. A study of the European Organization for Research on Treatment of Cancer. Genitourinary Tract Cancer Cooperative Group. J Urol 1983, 129: 730–733.

552 Del Pizzo JJ, Borkowski A, Jacobs SC, Kyprianou N. Loss of cell cycle regulators p27$^{Kip 1}$ and cyclin E in transitional cell carcinoma of the bladder correlates with tumor grade and patient survival. Am J Pathol 1999, 155: 1129–1136.

553 Esrig D, Spruck CH, Nichols PW, Chaiwun B, Steven K, Groshen S, Chen SC, Skinner DG, Jones PA, Cote RJ. p53 nuclear protein accumulation correlates with mutations in the p53 gene, tumor grade, and stage in bladder cancer. Am J Pathol 1993, 143: 1389–1397.

554 Fleischmann A, Thalmann GN, Markwalder R, Studer UE. Prognostic implications of extracapsular extension of pelvic lymph node metastases in urothelial carcinoma of the bladder. Am J Surg Pathol 2005, 29: 89–95.

555 Frank I, Cheville JC, Blute ML, Lohse CM, Karnes RJ, Weaver AL, Sebo TJ, Nehra A, Zincke H. Prognostic value of p53 and MIB-1 in transitional cell carcinoma of the urinary bladder with regional lymph node involvement. Cancer 2004, 101: 1803–1808.

556 Frank I, Cheville JC, Blute ML, Lohse CM, Nehra A, Weaver AL, Karnes R, Zincke H. Transitional cell carcinoma of the urinary bladder with regional lymph node involvement treated by cystectomy. Cancer 2003, 97: 2425–2451.

557 Frazier HA, Robertson JE, Dodge RK, Paulson DF. The value of pathologic factors in predicting cancer-specific survival among patients treated with radical cystectomy for transitional cell carcinoma of the bladder and prostate. Cancer 1993, 71: 3993–4001.

558 Gilbert HA, Logan JL, Kagan AR, Friedman HA, Cove JK, Fox M, Muldoon TM, Lonni YW, Rowe JH, Cooper JF, Nussbaum H, Chan P, Rao A, Starr A. The natural history of papillary transitional cell carcinoma of the bladder and its treatment in an unselected population on the basis of histologic grading. J Urol 1978, 119: 488–492.

559 Heney NM, Ahmed S, Flanagan MJ, Frable W, Corder MP, Hafermann MD, Hawkins IR for National Bladder Cancer Collaborative Group A. Superficial bladder cancer. Progression and recurrence. J Urol 1983, 130: 1083–1086.

560 Heney NM, Proppe K, Prout GR Jr, Griffin PP, Shipley WU. Invasive bladder cancer. Tumor configuration, lymphatic invasion and survival. J Urol 1983, 130: 895–897.

561 Javadpour N, Mostofi FK. Primary epithelial tumors of the bladder in the first two decades of life. J Urol 1969, 101: 706–710.

562 Jewett HJ. Carcinoma of the bladder. Influence of depth of infiltration on the five-year results following complete extirpation of the primary growth. J Urol 1952, 67: 672–680.

563 Jewett HJ, King LR, Shelley WM. A study of 365 cases of infiltrating bladder cancer. Relation of certain pathological characteristics to prognosis after extirpation. J Urol 1964, 92: 668–678.

564 Jordan AM, Weingarten J, Murphy WM. Transitional cell neoplasms of the urinary

bladder. Can biologic potential be predicted from histologic grading? Cancer 1987, 60: 2766–2774.

565 Juhl BR, Hartzen SH, Hainau B. A, B, H antigen expression in transitional cell carcinomas of the urinary bladder. Cancer 1986, 57: 1768–1775.

566 Juhl BR, Hartzen SH, Hainau B. Lewis a antigen in transitional cell tumors of the urinary bladder. Cancer 1986, 58: 222–228.

567 Kaye KW, Lange PH. Mode of presentation of invasive bladder cancer. Reassessment of the problem. J Urol 1982, 128: 31–33.

568 Kern WH. The grade and pathologic stage of bladder cancer. Cancer 1984, 53: 1185–1189.

569 Korkolopoulou P, Konstantinidou A-E, Thomas-Tsagli E, Christadoulou P, Kapralos P, Davaris P. WAF1/p21 protein expression is an independent prognostic indicator in superficial and invasive bladder cancer. Appl Immunohistochem Mol Morphol 2000, 8: 285–292.

570 Lapham RL, Grignon D, Ro JY. Pathologic prognostic parameters in bladder urothelial biopsy, transurethral resection, and cystectomy specimens. Semin Diagn Pathol 1997, 14: 109–122.

571 Lee TK, Miyamoto H, Miller JS, Fajardo DA, Netto GJ. Papillary urothelial neoplasm of low malignant potential (PUNLMP): outcome analysis. Lab Invest 2009, 89(Suppl 1): 178A.

572 Lehman TP, Cooper HS, Mulholland SG. Peanut lectin binding sites in transitional cell carcinoma of the urinary bladder. Cancer 1984, 53: 272–277.

573 Lerman RI, Hutter RVP, Whitmore WF Jr. Papilloma of the urinary bladder. Cancer 1970, 25: 333–342.

574 Levi F, La Vecchia C, Randimbison L, Franceschi S. Incidence of infiltrating cancer following superficial bladder carcinoma. Int J Cancer 1993, 55: 419–421.

575 Limas C, Lange P. A, B, H antigen detectability in normal and neoplastic urothelium. Influence of methodologic factors. Cancer 1982, 49: 2476–2484.

576 Limas C, Lange PH. Lewis antigens in normal and neoplastic urothelium. Am J Pathol 1985, 121: 176–183.

577 Limas C, Lange P. T-antigen in normal and neoplastic urothelium. Cancer 1986, 58: 1236–1245.

578 Limas C, Lange P, Fraley EE, Vessella RL. A, B, H antigens in transitional cell tumors of the urinary bladder. Correlation with the clinical course. Cancer 1979, 44: 2099–2107.

579 Lipponen PK, Eskelinen MJ, Jauhiainen K, Harju E, Terho R. Tumour infiltrating lymphocytes as an independent prognostic factor in transitional cell bladder cancer. Eur J Cancer 1992, 29A: 69–75.

580 Lipponen PK, Eskelinen MJ, Jauhiainen K, Harju E, Terho R, Haapasalo H. Grading of superficial bladder cancer by quantitative mitotic frequency analysis. J Urol 1993, 149: 36–41.

581 Lipponen PK, Eskelinen MJ, Jauhiainen K, Terho R, Nordling S. Proliferation indices as independent prognostic factors in papillary Ta-T1 transitional cell bladder tumours. Br J Urol 1993, 72: 451–457.

582 Logothetis CJ, Xu HJ, Ro JY, Hu SX, Sahin A, Ordóñez N, Benedict WF. Altered expression of retinoblastoma protein and known prognostic variables in locally advanced bladder cancer. J Natl Cancer Inst 1992, 84: 1256–1261.

583 Magi-Galluzzi C, Epstein JI. Urothelial papilloma of the bladder: a review of 34 de novo cases. Am J Surg Pathol 2004, 28: 1615–1620.

584 Miller JS, Fajardo DA, Lee TK, Miyamoto H, Netto GJ. High-grade non invasive papillary urothelial carcinoma (HG-TCC) of the urinary bladder: clinical outcome in a single academic center cohort. Lab Invest 2009, 89(Suppl 1): 183A.

585 Miyamoto H, Brimo F, Schultz L, Ye H, Miller JS, Fajardo DA, Lee TK, Epstein JI, Netto GJ. Low-grade papillary urothelial carcinoma of the urinary bladder: a clinicopathologic analysis of a post-World Health Organization/International Society of Urological Pathology classification cohort from a single academic center. Arch Pathol Lab Med 2010, 134: 1160–1163.

586 Mulder AH, Van Hootegem JC, Sylvester R, ten Kate FJ, Kurth KH, Ooms EC, Van der Kwast TH. Prognostic factors in bladder carcinoma. Histologic parameters and expression of a cell cycle-related nuclear antigen (Ki-67). J Pathol 1992, 166: 37–43.

587 Murphy WM. DNA flow cytometry in diagnostic pathology of the urinary tract. Hum Pathol 1987, 18: 317–319.

588 Murphy WM, Chandler RW, Trafford RM. Flow cytometry of deparaffinized nuclei compared to histological grading for the pathological evaluation of transitional cell carcinomas. J Urol 1986, 135: 694–697.

589 Neuhaus M, Wagner U, Schmid U, Ackermann D, Zellweger T, Maurer R, Alund G, Knonagel H, Rist M, Moch H, Mihatsch MJ, Gasser TC, Sauter G. Polysomies but not Y chromosome losses have prognostic significance in pTa/Pt1 urinary bladder cancer. Hum Pathol 1999, 30: 81–86.

590 Oosterhuis JW, Schapers RF, Janssen-Heijnen ML, Smeets AW, Pauwels RPE. MIB-1 as a proliferative marker in transitional cell carcinoma of the bladder: Clinical significance and comparison with other prognostic factors. Cancer 2000, 88: 2598–2605.

591 Orntoft TF, Nielsen MJS, Wolf H, Olsen S, Clausen H, Hakomori S-I, Dabelsteen E. Blood group ABO and Lewis antigen expression during neoplastic progression of human urothelium. Immunohistochemical study of type 1 chain structures. Cancer 1987, 60: 2641–2648.

592 Otto T, Bex A, Schmidt U, Raz A, Rubben H. Improved prognosis assessment for patients with bladder carcinoma. Am J Pathol 1997, 150: 1919–1923.

593 Pan CC, Chang YH, Chen KK, Yu HJ, Sun CH, Ho DM. Prognostic significance of the 2004 WHO/ISUP classification for prediction of recurrence, progression, and cancer-specific mortality of non-muscle-invasive urothelial tumors of the urinary bladder: a clinicopathologic study of 1,515 cases. Am J Clin Pathol 2010, 133: 788–795.

594 Pich A, Chiusa L, Formiconi A, Galliano D, Bortolin P, Comino A, Navone R. Proliferative activity is the most significant predictor of recurrence in non-invasive papillary urothelial neoplasms of low malignant potential and grade 1 papillary carcinomas of the bladder. Cancer 2002, 95: 784–790.

595 Prout GR Jr, Barton BA, Griffin PP, Friedell GH. Treated history of noninvasive grade 1 transitional cell carcinoma. The National Bladder Cancer Group. J Urol 1992, 148: 1413–1419.

596 Rodriguez-Alonso A, Pita-Fernandez S, Gonzalez-Correro J, Nogueira-March JL. Multivariate analysis of survival, recurrence, progression and development of metastasis in T1 and T2a transitional cell bladder carcinoma. Cancer 2002, 94: 1677–1684.

597 Sarkis AS, Dalbagni G, Cordon-Cardo C, Zhang ZF, Sheinfeld J, Fair WR, Herr HW, Reuter VE. Nuclear overexpression of p53 protein in transitional cell bladder carcinoma.

A marker for disease progression. J Natl Cancer Inst 1993, 85: 53–59.

598 Sarma KP. The role of lymphoid reaction in bladder cancer. J Urol 1970, 104: 843–849.

599 Skinner DG. Current perspectives in the management of high-grade invasive bladder cancer. Cancer 1980, 45: 1866–1874.

600 Smith G, Elton RA, Beynon LL, Newsam JE, Chisholm GD, Hargreave TB. Prognostic significance of biopsy results of normal-looking mucosa in cases of superficial bladder cancer. Br J Urol 1983, 55: 665–669.

601 Soini Y, Turpeenniemi-Hujanen T, Kamel D, Autio-Harmainen H, Risteli J, Risteli L, Nuorva K, Paakko P, Vahakangas K. p53 immunohistochemistry in transitional cell carcinoma and dysplasia of the urinary bladder correlates with disease progression. Br J Cancer 1993, 68: 1029–1035.

602 Srinivas M, Orihuela E, Lloyd KO, Old LJ, Whitmore WF Jr. Estimation of ABO(H) isoantigen expression in bladder tumors. J Urol 1985, 133: 25–28.

603 Stephenson AJ, Gong MC, Campbell SC, Fergany AF, Hansel DE. Aggregate lymph node metastasis diameter and survival after radical cystectomy for invasive bladder cancer. Urology 2010, 75: 382–386.

604 Stephenson WT, Holmes FF, Noble MJ, Gerald KB. Analysis of bladder carcinoma by subsite. Cystoscopic location may have prognostic value. Cancer 1990, 66: 1630–1635.

605 Summers JL, Coon JS, Ward RM, Falor WH, Miller AW III, Weinstein RS. Prognosis in carcinoma of the urinary bladder based upon tissue blood group ABH and Thomsen–Friedenreich antigen status and karyotype of the initial tumor. Cancer Res 1983, 43: 934–939.

606 Suwa Y, Takano Y, Iki M, Asakura T, Noguchi S, Masuda M. Prognostic significance of Ki-67 expression in transitional cell bladder carcinoma after radical cystectomy. Pathol Res Pract 1997, 193: 551–556.

607 Toma V, Hauri D, Schmid U, Ackermann D, Maurer R, Alund G, Knonagel H, Rist M, Gasser TC, Sauter G, Roth J. Focal loss of CD44 variant protein expression is related to recurrence in superficial bladder carcinoma. Am J Pathol 1999, 155: 1427–1432.

608 Vallancien G, Rouger PH, LeClerc JP, Kuss R. Immunofluorescence study of the distribution of A, B, and H cell surface antigens in bladder tumors. J Urol 1983, 130: 67–70.

609 Wolf H, Hojgaard K. Prognostic factors in local surgical treatment of invasive bladder cancer, with special reference to the presence of urothelial dysplasia. Cancer 1983, 51: 1710–1715.

610 Wolk FN, Bishop MC. The specific red cell adherence test in transitional cell carcinoma of the bladder before and after radiotherapy in patients with blood group A. J Urol 1983, 130: 71–73.

OTHER PRIMARY CARCINOMAS

ADENOCARCINOMA AND RELATED TUMORS

611 Alroy J, Roganovic D, Banner BF, Jacobs JB, Merk FB, Ucci AA, Kwan PWL, Coon JS IV, Miller AW III. Primary adenocarcinoma of the human urinary bladder. Histochemical, immunological, and ultrastructural studies. Virchows Arch [A] 1981, 393: 165–181.

612 Anderström C, Johansson SL, von Schultz L. Primary adenocarcinoma of the urinary bladder. A clinicopathologic and prognostic study. Cancer 1983, 52: 1273–1280.

613 Burgues O, Ferrer J, Navarro S, Ramos D, Botella E, Llombart-Bosch A. Hepatoid adenocarcinoma of the urinary bladder. An unusual neoplasm. Virchows Arch 1999, 435: 71–75.

614 Butterworth DM, Haboubi NY, Lupton EW. Mixed mesonephric adenocarcinoma and transitional cell carcinoma of the bladder. Histopathology 1990, 16: 601–604.

615 Choi H, Lamb S, Pintar K, Jacobs SC. Primary signet-ring cell carcinoma of the urinary bladder. Cancer 1984, 53: 1985–1990.

616 Del Sordo R, Bellezza G, Colella R, Mameli MG, Sidoni A, Cavaliere A. Primary signet-ring cell carcinoma of the urinary bladder: a clinicopathologic and immunohistochemical study of 5 cases. Appl Immunohistochem Mol Morphol 2009, 17: 18–22.

617 Engel RM, Wilkinson HA. Bladder exstrophy. J Urol 1974, 104: 699–704.

618 Epstein JI, Kuhajda FP, Lieberman PH. Prostate-specific acid phosphatase immunoreactivity in adenocarcinomas of the urinary bladder. Hum Pathol 1986, 17: 939–942.

619 Garavan F, Grainger R, Jeffers M. Endometrioid carcinoma of the urinary bladder complicating vesical Mullerianosis: a case report and review of the literature. Virchows Arch 2004, 444: 587–589.

620 Gopalan A, Sharp DS, Fine SW, Tickoo SK, Herr HW, Reuter VE, Olgac S. Urachal carcinoma: a clinicopathologic analysis of 24 cases with outcome correlation. Am J Surg Pathol 2009, 33: 659–668.

621 Grignon DJ, Ro JY, Ayala AG, Johnson DE. Primary signet-ring cell carcinoma of the urinary bladder. Am J Clin Pathol 1991, 95: 13–20.

622 Grignon DJ, Ro JY, Ayala AG, Johnson DE, Ordóñez NG. Primary adenocarcinoma of the urinary bladder. A clinicopathologic analysis of 72 cases. Cancer 1991, 67: 2165–2172.

623 Hasegawa R, Fukushima S, Hjirose M, Seki K, Takahashi M, Furukawa F, Toyoda K, Ito N. Histochemical demonstration of colonic type mucin in glandular metaplasia and adenocarcinoma of the human urinary bladder. Acta Pathol Jpn 1987, 37: 1097–1103.

624 Humphrey PA. Clear cell neoplasms of the urinary tract and male reproductive system. Semin Diagn Pathol 1997, 14: 240–252.

625 Jacobs LB, Brooks JD, Epstein JI. Differentiation of colonic metaplasia from adenocarcinoma of urinary bladder. Hum Pathol 1997, 28: 1152–1157.

626 Kunze E, Francksen B, Schulz H. Expression of MUC5AC apomucin in transitional cell carcinomas of the urinary bladder and its possible role in the development of mucus-secreting adenocarcinomas. Virchows Arch 2001, 439: 609–615.

627 Lam KY, Ma L, Nicholls J. Adenocarcinoma arising in a diverticulum of the urinary bladder. Pathology 1992, 24: 40–42.

628 Lane Z, Hansel DE, Epstein JI. Immunohistochemical expression of prostatic antigens in adenocarcinoma and villous adenoma of the urinary bladder. Am J Surg Pathol 2008, 32: 1322–1326.

629 Lopez-Beltran A, Luque RJ, Quintero A, Requena MJ, Montironi R. Hepatoid adenocarcinoma of the urinary bladder. Virchows Arch 2003, 442: 381–387.

630 Loy TS. Distribution of 66.4.C2 immunoreactivity in adenocarcinomas and transitional cell carcinomas: an immunohistochemical study of 506 cases. Appl Immunohistochem 1998, 6: 97–100.

631 Mai KT, Ford JC, Morash C, Gerridzen R. Primary and secondary prostatic adenocarcinoma of the urinary bladder. Hum Pathol 2001, 32: 434–440.

632 Miller JS, Epstein JI. Noninvasive urothelial carcinoma of the bladder with glandular differentiation: report of 24 cases. Am J Surg Pathol 2009, 33: 1241–1248.

633 Mostofi FK, Thomson RV, Dean AL Jr. Mucous adenocarcinoma of the urinary bladder. Cancer 1955, 8: 741–758.

634 Newbould M, McWilliam LJ. A study of vesical adenocarcinoma, intestinal metaplasia and related lesions using mucin histochemistry. Histopathology 1990, 17: 225–230.

635 Nocks BN, Heney NM, Daly JJ. Primary adenocarcinoma of urinary bladder. Urology 1983, 21: 26–29.

636 Oliva E, Amin MB, Jimenez R, Young RH. Clear cell carcinoma of the urinary bladder: a report and comparison of four tumors of mullerian origin and nine of probable urothelial origin with discussion of histogenesis and diagnostic problems. Am J Surg Pathol 2002, 26: 190–197.

637 Pallesen G. Neoplastic Paneth cells in adenocarcinoma of the urinary bladder. A first case report. Cancer 1981, 47: 1834–1837.

638 Poore TE, Egbert B, Jahnke R, Kraft JK. Signet ring cell adenocarcinoma of the bladder. Linitis plastica variant. Arch Pathol Lab Med 1981, 105: 203–204.

639 Rosas-Uribe A, Luna MA. Primary signet ring cell carcinoma of the urinary bladder. Arch Pathol 1969, 88: 294–297.

640 Satake T, Takeda A, Matsuyama M. Argyrophil cells in the urachal epithelium and urachal adenocarcinoma. Acta Pathol Jpn 1984, 34: 1193–1199.

641 Sinard J, Macleary L, Melamed J. Hepatoid adenocarcinoma in the urinary bladder. Unusual localization of a newly recognized tumor type. Cancer 1994, 73: 1919–1925.

642 Suh N, Yang XJ, Tretiakova MS, Humphrey PA, Wang HL. Value of CDX2, villin, and alpha-methylacyl coenzyme A racemase immunostains in the distinction between primary adenocarcinoma of the bladder and secondary colorectal adenocarcinoma. Mod Pathol 2005, 18: 1217–1222.

643 Tamboli P, Mohsin SK, Hailemariam S, Amin MB. Colonic adenocarcinoma metastatic to the urinary tract versus primary tumors of the urinary tract with glandular differentiation: a report of 7 cases and investigation using a limited immunohistochemical panel. Arch Pathol Lab Med 2002, 126: 1057–1063.

644 Tanaka T, Kanai N, Sugie S, Nakamura A, Hayashi H, Fujimoto Y, Takeuchi T. Primary signet-ring cell carcinoma of the urinary bladder. Pathol Res Pract 1987, 182: 130–132.

645 Thomas DG. A study of 52 cases of adenocarcinoma of the bladder. Br J Urol 1971, 43: 4–15.

646 Tong GX, Weeden EM, Hamele-Bena D, Huan Y, Unger P, Memeo L, O'Toole K. Expression of PAX8 in nephrogenic adenoma and clear cell adenocarcinoma of the lower urinary tract: evidence of related histogenesis? Am J Surg Pathol 2008, 32: 1380–1387.

647 Torenbeek R, Lagendijk JH, Van Diest PJ, Bril H, Van De Molengraft FJJM, Meijer CJL. Value of a panel of antibodies to identify the primary origin of adenocarcinomas presenting as bladder carcinoma. Histopathology 1998, 32: 20–27.

648 Val-Bernal JF, Garcia-Arranz MP. Diffuse scirrhous undifferentiated pleomorphic carcinoma of the urinary bladder. J Urol Pathol 1999, 10: 207–218.

649 Wang HL, Lu DW, Yerian LM, Alsikafi N, Steinberg G, Hart J, Yang XJ. Immunohistochemical distinction between primary adenocarcinoma of the bladder and secondary colorectal adenocarcinoma. Am J Surg Pathol 2001, 25: 1380–1387.

650 Ward AM. Glandular neoplasia within the urinary tract. The aetiology of adenocarcinoma of the urothelium with a review of the literature. I. Introduction. The origin of glandular epithelium in the renal pelvis, ureter, and bladder. Virchows Arch [A] 1971, 352: 296–311.

651 Wells M, Anderson K. Mucin histochemistry of cystitis glandularis and primary adenocarcinoma of the urinary bladder. Arch Pathol Lab Med 1985, 109: 59–61.

652 Young RH, Eble JN. Unusual forms of carcinoma of the urinary bladder. Hum Pathol 1991, 22: 948–965.

653 Young RH, Scully RE. Clear cell adenocarcinoma of the bladder and urethra. A report of three cases and review of the literature. Am J Surg Pathol 1985, 9: 816–826.

654 Young RH, Scully RE. Nephrogenic adenoma. A report of 15 cases, review of the literature, and comparison with clear cell adenocarcinoma of the urinary tract. Am J Surg Pathol 1986, 10: 268–275.

SMALL CELL CARCINOMA AND RELATED NEUROENDOCRINE TUMORS

655 Abenoza P, Manivel C, Sibley RK. Adenocarcinoma with neuroendocrine differentiation of the urinary bladder. Clinicopathologic, immunohistochemical, and ultrastructural study. Arch Pathol Lab Med 1986, 110: 1062–1066.

656 Abrahams NA, Moran C, Reyes AO, Siefker-Radtke A, Ayala AG. Small cell carcinoma of the bladder: a contemporary clinicopathological study of 51 cases. Histopathology 2005, 46: 57–63.

657 Ali SZ, Reuter VE, Zakowski MF. Small cell neuroendocrine carcinoma of the urinary bladder: A clinicopathologic study with emphasis on cytologic features. Cancer 1997, 79: 356–361.

658 Blomjous CE, Vos W, de Voogt HJ, Van der Valk P, Meijer CJ. Small cell carcinoma of the urinary bladder. A clinicopathologic, morphometric, immunohistochemical, and ultrastructural study of 18 cases. Cancer 1989, 64: 1347–1357.

659 Burgess NA, Lewis DC, Matthews PN. Primary carcinoid of the bladder. Br J Urol 1992, 69: 213–214.

660 Buza N, Cohen PJ, Pei Hui, Parkash V. Inverse p16 and p63 expression in small cell carcinoma and high-grade urothelial cell carcinoma of the urinary bladder. Int J Surg Pathol 2010, 18: 94–102.

661 Cheng L, Pan CX, Yang XJ, Lopez-Beltran A, MacLennan GT, Lin H, Kuzel TM, Papavero V, Tretiakova M, Nigro K, Koch MO, Eble JN. Small cell carcinoma of the urinary bladder: a clinicopathologic analysis of 64 patients. Cancer 2004, 101: 957–962.

662 Cramer SF, Aikawa M, Cebelin M. Neurosecretory granules in small cell invasive carcinoma of the urinary bladder. Cancer 1981, 47: 724–730.

663 Evans AJ, Al-Maghrabi J, Tsihlias J, Lajoie G, Sweet JM, Chapman WB. Primary large cell neuroendocrine carcinoma of the urinary bladder. Arch Pathol Lab Med 2002, 126: 1229–1232.

664 Grignon DJ, Ro JY, Ayala AG, Shum DT, Ordóñez NG, Logothetis CJ, Johnson DE,

Mackay B. Small cell carcinoma of the urinary bladder. A clinicopathologic analysis of 22 cases. Cancer 1992, 69: 527–536.

665 Hailemariam S, Gaspert A, Komminoth P, Tamboli P, Amin M. Primary, pure, large-cell neuroendocrine carcinoma of the urinary bladder. Mod Pathol 1998, 11: 1016–1020.

666 Helpap B, Kloppel G. Neuroendocrine carcinomas of the prostate and urinary bladder: a diagnostic and therapeutic challenge. Virchows Arch 2002, 440: 241–248.

667 Iczkowski KA, Shanks JH, Allsbrook WC, Lopez-Beltran A, Pantazis CG, Collins TR, Wetherington RW, Bostwick DG. Small cell carcinoma of urinary bladder is differentiated from urothelial carcinoma by chromogranin expression, absence of CD44 variant 6 expression, a unique pattern of cytokeratin expression, and more intense gamma-enolase expression. Histopathology 1999, 35: 150–156.

668 Jones TD, Kernek KM, Yang XJ, Lopez-Beltran A, MacLennan GT, Eble JN, Lin H, Pan CX, Tretiakova M, Baldridge LA, Cheng L. Thyroid transcription factor 1 expression in small cell carcinoma of the urinary bladder: an immunohistochemical profile of 44 cases. Hum Pathol 2005, 36: 718–723.

669 Lee KH, Ryu SB, Lee MC, Park CS, Juhng SW, Choi C. Primary large cell neuroendocrine carcinoma of the urinary bladder. Pathol Int 2006, 56: 688–693.

670 Mills SE, Wolfe JT III, Weiss MA, Swanson PE, Wick MR, Fowler JE Jr, Young RH. Small cell undifferentiated carcinoma of the urinary bladder. A light-microscopic, immunocytochemical, and ultrastructural study of 12 cases. Am J Surg Pathol 1987, 11: 606–617.

671 Murali R, Kneale K, Lalak N, Delprado W. Carcinoid tumors of the urinary tract and prostate. Arch Pathol Lab Med 2006, 130: 1693–1706.

672 Ordóñez NG, Khorsand J, Ayala AG, Sneige N. Oat cell carcinoma of the urinary tract. An immunohistochemical and electron microscopic study. Cancer 1986, 58: 2519–2530.

673 Pan CX, Yang XJ, Lopez-Beltran A, MacLennan GT, Eble JN, Koch MO, Jones TD, Lin H, Nigro K, Papavero V, Tretiakova M, Cheng L. c-kit Expression in small cell carcinoma of the urinary bladder: prognostic and therapeutic implications. Mod Pathol 2005, 18: 320–323.

674 Partanen S, Asikainen U. Oat cell carcinoma of the urinary bladder with ectopic adrenocorticotropic hormone production. Hum Pathol 1985, 16: 313–315.

675 Podesta AH, True LD. Small cell carcinoma of the bladder. Report of five cases with immunohistochemistry and review of the literature with evaluation of prognosis according to stage. Cancer 1989, 64: 710–714.

676 Reyes CV, Soneru I. Small cell carcinoma of the urinary bladder with hypercalcemia. Cancer 1985, 56: 2530–2533.

677 Soriano P, Navarro S, Gil M, Llombart-Bosch A. Small-cell carcinoma of the urinary bladder. A clinico-pathological study of ten cases. Virchows Arch 2004, 445: 292–297.

678 Walker BF, Someren A, Kennedy JC, Nicholas EM. Primary carcinoid tumor of the urinary bladder. Arch Pathol Lab Med 1992, 116: 1217–1220.

SQUAMOUS CELL CARCINOMA AND RELATED TUMORS

679 Bessette PL, Abell MR, Herwig KR. A clinicopathologic study of squamous cell carcinoma of the bladder. J Urol 1974, 112: 66–67.

680 Botella E, Burgués O, Navarro S, Ramos D, Ferrer J, Gimeno C, Llombart-Bosch A. Warty carcinoma arising in condyloma acuminatum of urinary bladder: a case report. Int J Surg Pathol 2000, 8: 253–259.

681 Cioffi-Lavina M, Chapman-Fredricks J, Gomez-Fernandez C, Ganjei-Azar P, Manoharan M, Jorda M. P16 expression in squamous cell carcinomas of cervix and bladder. Appl Immunohistochem Mol Morphol 2010, 18: 344–347.

682 DeKock MLS, Anderson CK, Clark PB. Vesical leukoplakia progressing to squamous cell carcinoma in women. Br J Urol 1981, 53: 316–317.

683 El-Bolkainy MN, Mokhtar NM, Ghoneim MA, Hussein MH. The impact of schistosomiasis on the pathology of bladder carcinoma. Cancer 1981, 48: 2643–2648.

684 Faysal MH. Squamous cell carcinoma of the bladder. J Urol 1981, 126: 598–599.

685 Ghoneim MA, Ashamalla A, Gaballa MA, Ibrahim EI. Cystectomy for carcinoma of the bilharzial bladder. 126 patients 10 years later. Br J Urol 1985, 57: 303–305.

686 Gonzalez-Zulueta M, Shibata A, Ohneseit PF, Spruck CH III, Busch C, Shamaa M, Elbaz M, Nichols PW, Gonzalgo ML, Malmström P-U, Jones PA. High frequency of chromosome 9p allelic loss and CDkN2 tumor-suppressor gene alterations in squamous cell carcinoma of the bladder. J Natl Cancer Inst 1995, 87: 1383–1393.

687 Guo CC, Fine SW, Epstein JI. Noninvasive squamous lesions in the urinary bladder: a clinicopathologic analysis of 29 cases. Am J Surg Pathol 2006, 30: 883–891.

688 Guo CC, Gomez E, Tamboli P, Bondaruk JE, Kamat A, Bassett R, Dinney CP, Czerniak BA. Squamous cell carcinoma of the urinary bladder: a clinicopathologic and immunohistochemical study of 16 cases. Hum Pathol 2009, 40: 1448–1452.

689 Lagwinski N, Thomas A, Stephenson AJ, Campbell S, Hoschar AP, El-Gabry E, Dreicer R, Hansel DE. Squamous cell carcinoma of the bladder: a clinicopathologic analysis of 45 cases. Am J Surg Pathol 2007, 31: 1777–1787.

690 Mahran MR, el-Baz M. Verrucous carcinoma of the bilharzial bladder. Impact of invasiveness on survival. Scand J Urol Nephrol 1993, 27: 189–192.

691 Michal M, Sulc M, Mukensnabl P. Verrucous carcinoma of the urinary bladder associated with sebaceous and glandular differentiation. J Urol Pathol 1997, 6: 153–158.

692 Newman DM, Brown JR, Jay AC, Pontius EE. Squamous cell carcinoma of the bladder. J Urol 1968, 100: 470–473.

693 O'Flynn JD, Mullaney J. Leukoplakia of the bladder. A report on 20 cases, including 2 cases progressing to squamous cell carcinoma. Br J Urol 1967, 39: 461–471.

694 Rundle JSH, Hart AJL, McGeorge A, Smith JS, Malcolm AJ, Smith PM. Squamous cell carcinoma of bladder. A review of 114 patients. Br J Urol 1982, 54: 522–526.

695 Sakamoto N, Tsuneyoshi M, Enjoji M. Urinary bladder carcinoma with a neoplastic squamous component. A mapping study of 31 cases. Histopathology 1992, 21: 135–141.

696 Sharfi AR, el Sir S, Beleil O. Squamous cell carcinoma of the urinary bladder. Br J Urol 1992, 69: 369–371.

697 Vakar-Lopez F, Abrams J. Basaloid squamous cell carcinoma occurring in the urinary bladder. Arch Pathol Lab Med 2000, 124: 455–459.

698 Wall RL, Clausen KP. Carcinoma of the urinary bladder in patients receiving cyclophosphamide. N Engl J Med 1975, **293**: 271–273.

LYMPHOEPITHELIOMA-LIKE CARCINOMA

699 Amin MB, Ro JY, Lee KM, Ordóñez NG, Dinney CP, Gulley ML, Ayala AG. Lymphoepithelioma-like carcinoma of the urinary bladder. Am J Surg Pathol 1994, **18**: 466–473.

700 Dinney CP, Ro JY, Babaian RJ, Johnson DE. Lymphoepithelioma of the bladder. A clinicopathological study of 3 cases. J Urol 1993, **149**: 840–841.

701 Izquierdo-García FM, García-Díez F, Fernández I, Pérez-Rosado A, Sáez A, Suárez-Vilela D, Guerreiro-González R, Benéitez-Alvarez M. Lymphoepithelioma-like carcinoma of the bladder: three cases with clinicopathological and p53 protein expression study. Virchows Arch 2004, **444**: 420–425.

702 Lopez-Beltràn A, Luque RJ, Vicioso L, Anglada F, Requena MJ, Quintero A, Montironi R. Lymphoepithelioma-like carcinoma of the urinary bladder: a clinicopathologic study of 13 cases. Virchows Arch 2001, **438**: 552–557.

703 Tamas EF, Nielsen ME, Schoenberg MP, Epstein JI. Lymphoepithelioma-like carcinoma of the urinary tract: a clinicopathological study of 30 pure and mixed cases. Mod Pathol 2007, **20**: 828–834.

704 Young RH, Eble J. Lymphoepithelioma-like carcinoma of the bladder. J Urol Pathol 1993, **1**: 63–68.

SARCOMATOID CARCINOMA AND RELATED TUMORS

705 Amir G, Rosenmann E. Osteoclast-like giant cell tumour of the urinary bladder. Histopathology 1990, **17**: 413–418.

706 Bannach B, Grignon D, Shum D. Sarcomatoid transitional cell carcinoma vs pseudosarcomatous stromal reaction in bladder carcinoma. An immunohistochemical study. J Urol Pathol 1993, **1**: 105–120.

707 Baschinsky DY, Chen JH, Vadmal MS, Lucas JG, Bahnson RR, Niemann TH. Carcinosarcoma of the urinary bladder – an aggressive tumor with diverse histogenesis: a clinicopathologic study of 4 cases and review of the literature. Arch Pathol Lab Med 2000, **124**: 1171–1178.

708 Bastacky S, Dhir R, Nangia AK, Brufsky A, Bahnson RR, Becich MJ. Choriocarcinomatous differentiation in a high-grade urothelial carcinoma of the urinary bladder: case report and literature review. J Urol Pathol 1997, **6**: 223–234.

709 Baydar D, Amin MB, Epstein JI. Osteoclast-rich undifferentiated carcinomas of the urinary tract. Mod Pathol 2006, **19**: 161–171.

710 Bloxham CA, Bennett MK, Robinson MC. Bladder carcinosarcomas. Three cases with diverse histogenesis. Histopathology 1990, **16**: 63–67.

711 Dirnhofer S, Koessler P, Ensinger C, Feichtinger H, Madersbacher S, Berger P. Production of trophoblastic hormones by transitional cell carcinoma of the bladder: Association to tumor stage and grade. Hum Pathol 1998, **29**: 377–382.

712 Foschini MP, Pilato F, D'Aversa C, Scarpellini F, Cristofori E, Zuccoli E, Montironi R. Sarcomatoid carcinoma of the urinary bladder. J Urol Pathol 1997, **6**: 139–152.

713 Fromowitz FB, Bard RH, Koss LG. The epithelial origin of a malignant mixed tumor

714 Holtz F, Fox JE, Abell MR. Carcinosarcoma of the urinary bladder. Cancer 1972, **29**: 294–304.

715 Ikegami H, Iwasaki H, Ohjimi Y, Takeuchi T, Ariyoshi A, Kikuchi M. Sarcomatoid carcinoma of the urinary bladder: A clinicopathologic and immunohistochemical analysis of 14 patients. Hum Pathol 2000, **31**: 332–340.

716 Ishikawa J, Nishimura R, Maeda S, Hamami G, Sugiyama T, Kamidono S. Primary choriocarcinoma of the urinary bladder. Acta Pathol Jpn 1988, **38**: 113–120.

717 Jao W, Soto JM, Gould VE. Squamous carcinoma of bladder with pseudosarcomatous stroma. Arch Pathol 1975, **99**: 461–466.

718 Jones EC, Young RH. Myxoid and sclerosing sarcomatoid transitional cell carcinoma of the urinary bladder: a clinicopathologic and immunohistochemical study of 25 cases. Mod Pathol 1997, **10**: 908–916.

719 Kawamura J, Machida A, Yoshida O, Osek F, Imura H, Hattori M. Bladder carcinoma associated with ectopic production of gonadotropin. Cancer 1978, **42**: 2773–2780.

720 Kitazawa M, Kobayashi H, Ohnishi Y, Kimura K, Sakurai S, Sekine S. Giant cell tumor of the bladder associated with transitional cell carcinoma. J Urol 1985, **133**: 472–475.

721 Lopez-Beltran A, Blanca A, Montironi R, Cheng L, Regueiro JC. Pleomorphic giant cell carcinoma of the urinary bladder. Hum Pathol 2009, **40**: 1461–1466.

722 Mazzucchelli L, Kraft R, Gerber H, Egger C, Studer UE, Zimmermann A. Carcinosarcoma of the urinary bladder. A distinct variant characterized by small cell undifferentiated carcinoma with neuroendocrine features. Virchows Arch [A] 1992, **421**: 477–483.

723 Orsatti G, Corgan FJ, Goldberg SA. Carcinosarcoma of urothelial organs. Sequential involvement of urinary bladder, ureter, and renal pelvis. Urology 1993, **41**: 289–291.

724 Perret L, Chaubert P, Hessler D, Guillou L. Primary heterologous carcinosarcoma (metaplastic carcinoma) of the urinary bladder: A clinicopathologic, immunohistochemical, and ultrastructural analysis of eight cases and a review of the literature. Cancer 1998, **82**: 1535–1549.

725 Reuter VE. Sarcomatoid lesions of the urogenital tract. Semin Diagn Pathol 1993, **10**: 188–201.

726 Shah VM, Newman J, Crocker J, Chapple CR, Collard MJ, O'Brien JM, Considine J. Ectopic β-human chorionic gonadotropin production by bladder urothelial neoplasia. Arch Pathol Lab Med 1986, **110**: 107–111.

727 Shanks JH, Iczkowski KA. Spindle cell lesions of the bladder and urinary tract. Histopathology 2009, **55**: 491–504.

728 Smith JA Jr, Herr HW, Middleton RG. Bladder carcinosarcoma. Histologic variation in metastatic lesions. J Urol 1983, **129**: 829–831.

729 Torenbeek R, Blomjous CE, deBruin PC, Newling DW, Meifer CJ. Sarcomatoid carcinoma of the urinary bladder. Clinicopathologic analysis of 18 cases with immunohistochemical and electron microscopic findings. Am J Surg Pathol 1994, **18**: 241–249.

730 Wick MR, Brown BA, Young RH, Mills SE. Spindle-cell proliferations of the urinary tract. An immunohistochemical study. Am J Surg Pathol 1988, **12**: 379–389.

731 Yokoyama S, Hayashida Y, Nagahama J, Nakayama I, Kashima K, Ogata J. Primary and metaplastic choriocarcinoma of the bladder. A report of two cases. Acta Cytol 1992, **36**: 176–182.

732 Young RH. Carcinosarcoma of the urinary bladder. Cancer 1987, **59**: 1333–1339.

733 Young RH, Wick MR. Transitional cell carcinoma of the urinary bladder with pseudosarcomatous stroma. Am J Clin Pathol 1988, **90**: 216–219.

734 Young RH, Wick MR, Mills SE. Sarcomatoid carcinoma of the urinary bladder. A clinicopathologic analysis of 12 cases and review of the literature. Am J Clin Pathol 1988, **90**: 653–661.

735 Zamecnik M. Urothelial carcinoma of the bladder with foci of yolk sac tumor. J Urol Pathol 1999, **11**: 161–170.

736 Zukerberg LR, Armin AR, Pisharodi L, Young RH. Transitional cell carcinoma of the urinary bladder with osteoclast-type giant cells. A report of two cases and review of the literature. Histopathology 1990, **17**: 407–411.

OTHER MALIGNANT TUMORS

737 Ainsworth AM, Clark WH Jr, Mastrangelo M, Conger KB. Primary malignant melanoma of the urinary bladder. Cancer 1976, **37**: 1928–1936.

738 Allory Y, Merabet Z, Copie-Bergman C, Lange F, Yiou R, Gaulard P. Sarcomatoid variant of anaplastic large cell lymphoma mimics ALK-1-positive inflammatory myofibroblastic tumor in bladder. Am J Surg Pathol 2005, **29**: 838–839.

739 Amin MB, Patel RM, Oliveira P, Cabrera R, Carneiro V, Preto M, Balzer B, Folpe AL. Alveolar soft-part sarcoma of the urinary bladder with urethral recurrence: a unique case with emphasis on differential diagnoses and diagnostic utility of an immunohistochemical panel including TFE3. Am J Surg Pathol 2006, **30**: 1322–1325.

740 Anichkov NM, Nikonov AA. Primary malignant melanomas of the bladder. J Urol 1982, **128**: 813–815.

741 Banerjee SS, Eyden BP, McVey RJ, Bryden AA, Clarke NW. Primary peripheral primitive neuroectodermal tumour of urinary bladder. Histopathology 1997, **30**: 486–490.

742 Bates AW, Baithun SI. Secondary neoplasms of the bladder are histological mimics of nontransitional cell primary tumours: clinicopatholgical and histological features of 282 cases. Histopathology 2000, **36**: 32–40.

743 Bates AW, Baithun SI. The significance of secondary neoplasms of the urinary and male genital tract. Virchows Arch 2002, **40**: 640–647.

744 Berenson RJ, Flynn S, Freiha FS, Kempson RL, Torti FM. Primary osteogenic sarcoma of the bladder. Case report and review of the literature. Cancer 1986, **57**: 350–355.

745 Bocian JJ, Flam MS, Mendoza CA. Hodgkin's disease involving the urinary bladder diagnosed by urinary cytology. A case report. Cancer 1982, **50**: 2482–2485.

746 Carter RL, McCarthy KP, al-Sam SZ, Monaghan P, Agrawal M, McElwain TJ. Malignant rhabdoid tumour of the bladder with immunohistochemical and ultrastructural evidence suggesting histiocytic origin. Histopathology 1989, **14**: 179–190.

747 Chiang KS, Lamki N, Athey PA. Metastasis to the bladder from pancreatic adenocarcinoma presenting with hematuria. Urol Radiol 1992, **13**: 187–189.

748 De Pinieux G, Chatelain D, Vieillefond A, Arrivets P, de Saint Maur PP. Clear cell sarcoma of tendons and aponeuroses presenting as a bladder mass: a case report. J Urol Pathol 1998, 9: 239–246.

749 Desai S. Primary primitive neuroectodermal tumour of the urinary bladder. Histopathology 1998, 32: 477–478.

750 Goldstein AG. Metastatic carcinoma to the bladder. J Urol 1967, 98: 209–215.

751 Goodman AJ, Greaney MG. Malignant fibrous histiocytoma of the bladder. Br J Urol 1985, 57: 106–107.

752 Haid M, Ignatoff J, Khandekar JD, Graham J, Holland J. Urinary bladder metastases from breast carcinoma. Cancer 1980, 46: 229–232.

753 Harris M, Eyden BP, Joglekar VM. Rhabdoid tumour of the bladder. A histological, ultrastructural and immunohistochemical study. Histopathology 1987, 11: 1083–1092.

754 Hays DM, Raney RB, Lawrence W, Soule EH, Gehan EA, Tefft M. Bladder and prostatic tumors in the Intergroup Rhabdomyosarcoma Study (IRS-1). Results of therapy. Cancer 1982, 50: 1472–1482.

755 Helpap B. Nonepithelial neoplasms of the urinary bladder. Virchows Arch 2001, 439: 497–503.

756 Henriksen OB, Mogensen P, Engelholm AJ. Inflammatory fibrous histiocytoma of the urinary bladder. Clinicopathological report of a case. Acta Pathol Microbiol Immunol Scand [A] 1982, 90: 333–337.

757 Ho DS, Patterson AL, Orozco RE, Murphy WM. Extramedullary plasmacytoma of the bladder. Case report and review of the literature. J Urol 1993, 150: 473–474.

758 Kalyanasundaram K, Parameswaran A, Mani R. Perivascular epithelioid tumor of urinary bladder and vagina. Ann Diagn Pathol 2005, 9: 275–278.

759 Kempton CL, Kurtin PJ, Inwards DJ, Wollan P, Bostwick DG. Malignant lymphoma of the bladder: Evidence from 36 cases that low-grade lymphoma of the MALT-type is the most common primary bladder lymphoma. Am J Surg Pathol 1997, 21: 1324–1333.

760 Kinoshita T, Nakamura Y, Kinoshita M, Fukuda S, Nakashima H, Hashimoto T. Bilateral cystic nephroblastomas and botryoid sarcoma in a child with Dandy–Walker syndrome. Arch Pathol Lab Med 1986, 110: 150–152.

761 Kojima T, Tanaka T, Yoshimi N, Mori H. Primary malignant melanoma of the urinary bladder. Arch Pathol Lab Med 1992, 116: 1213–1216.

762 Krumerman MS, Katatikarn V. Rhabdomyosarcoma of the urinary bladder with intraepithelial spread in an adult. Arch Pathol Lab Med 1976, 100: 395–397.

763 Kulaga A, Yilmaz A, Wilkin RP, Trpkov K. Epithelioid angiosarcoma of the bladder after irradiation for endometrioid adenocarcinoma. Virchows Arch 2007, 450: 245–246.

764 Kunze E, Theuring F, Kruger G. Primary mesenchymal tumors of the urinary bladder. A histological and immunohistochemical study of 30 cases. Pathol Res Pract 1994, 190: 311–332.

765 Lasota J, Carlson JA, Miettinen M. Spindle cell tumor of urinary bladder serosa with phenotypic and genotypic features of gastrointestinal stromal tumor. Arch Pathol Lab Med 2000, 124: 894–897.

766 Lee TK, Miyamoto H, Osunkoya AO, Guo CC, Weiss SW, Epstein JI. Smooth muscle neoplasms of the urinary bladder: a clinicopathologic study of 51 cases. Am J Surg Pathol 2010, 34: 502–509.

767 Leuschner I, Harms D, Mattke A, Koscielniak E, Treuner J. Rhabdomyosarcoma of the urinary bladder and vagina: a clinicopathologic study with emphasis on recurrent disease: a report from the Kiel Pediatric Tumor Registry and the German CWS study. Am J Surg Pathol 2001, 25: 856–864.

768 Lott S, Lopez-Beltran A, Montironi R, MacLennan GT, Cheng L. Soft tissue tumors of the urinary bladder Part II: malignant neoplasms. Hum Pathol 2007, 38: 963–977.

769 Liang M, Troncoso P, Czerniak BA, Guo CC. Rhabdomyosarcoma of the urinary bladder and prostate in adults: a clinicopathologic study of 11 cases. Lab Invest 2009, 89(Suppl 1): 178A.

770 McBride JA, Ro JY, Hicks J, Ordóñez NG, Raney RB, Ayalia AG. Malignant rhabdoid tumor of the bladder in an adolescent. Case report and discussion of extrarenal rhabdoid tumor. J Urol Pathol 1994, 2: 255–264.

771 Maghrabi JA, Reid SK, Jewett M, Gospdarowicz M, Wells W, Banerjee D. Primary low-grade B-cell lymphoma of mucosa-associated lymphoid tissue type arising in the urinary bladder: report of 4 cases with molecular genetic analysis. Arch Pathol Lab Med 2001, 125: 332–336.

772 Martin SA, Sears DL, Sebo TJ, Lohse CM, Cheville JC. Smooth muscle neoplasms of the urinary bladder: a clinicopathologic comparison of leiomyoma and leiomyosarcoma. Am J Surg Pathol 2002, 26: 292–300.

773 Meyer JE. Metastatic melanoma of the urinary bladder. Cancer 1974, 34: 1822–1824.

774 Miettinen M. Rhabdomyosarcoma in patients older than 40 years of age. Cancer 1988, 62: 2060–2065.

775 Mills E, Bova GS, Wick MR, Young RH. Leiomyosarcoma of the urinary bladder. A clinicopathologic and immunohistochemical study of 15 cases. Am J Surg Pathol 1989, 13: 480–489.

776 Mourad WA, Khalil S, Radwi A, Peracha A, Ezzat A. Primary T-cell lymphoma of the urinary bladder. Am J Surg Pathol 1998, 22: 373–377.

777 Mourad WA, Mackay B, Ordóñez NG, Ro JY, Swanson DA. Clear cell melanoma of the bladder. Ultrastruct Pathol 1993, 17: 463–468.

778 Murphy AJ, O'Neill P, O'Brien F, Enright H, Jeffers M, Thornhill JA, Loftus BM. Anaplastic large cell lymphoma: a unique presentation with urinary bladder involvement: a case report. Int J Surg Pathol 2005, 13: 369–373.

779 Oesterling JE, Epstein JI, Brendler CB. Myxoid malignant fibrous histiocytoma of the bladder. Cancer 1990, 66: 1836–1842.

780 Pawade J, Banerjee SS, Harris M, Isaacson P, Wright D. Lymphomas of mucosa-associated lymphoid tissue arising in the urinary bladder. Histopathology 1993, 23: 147–151.

781 Perez-Mesa C, Pickren JW, Woodruff MN, Mohallatee A. Metastatic carcinoma of the urinary bladder from primary tumors in the mammary gland of female patients. Surg Gynecol Obstet 1965, 121: 813–818.

782 Seethala RR, Gomez JA, Vakar-Lopez F. Primary angiosarcoma of the bladder. Arch Pathol Lab Med 2006, 130: 1543–1547.

783 Sim SJ, Ro JY, Ordonez NG, Park YW, Kee KH, Ayala AG. Metastatic renal cell carcinoma to the bladder: a clinicopathologic and immunohistochemical study. Mod Pathol 1999, 12: 351–355.

784 Spiess PE, Tuziak T, Tibbs RF, Bassett R, Tamboli P, Brown GA, Grossman HB, Ayala AG, Czerniak B. Pseudosarcomatous and sarcomatous proliferations of the bladder. Hum Pathol 2007, 38: 753–761.

785 Swartz DA, Johnson DE, Ayala AG, Watkins DL. Bladder leiomyosarcoma. A review of 10 cases with 5-year followup. J Urol 1985, 133: 200–202.

786 Taylor G, Jordan M, Churchill B, Mancer K. Yolk sac tumor of the bladder. J Urol 1983, 129: 591–594.

787 Terada Y, Saito I, Morohoshi T, Niijima T. Malignant mesenchymoma of the bladder. Cancer 1987, 60: 858–863.

788 Weide R, Pfluger KH, Gorg C, Rohrmoser L, Neumann K, Havemann K. Multiple myeloma of the bladder and vagina. Cancer 1990, 66: 989–991.

789 Yang C, Motteram R, Sandeman TF. Extramedullary plasmacytoma of the bladder. A case report and review of literature. Cancer 1982, 50: 146–149.

790 Young RH, Johnston WH. Serous adenocarcinoma of the uterus metastatic to the urinary bladder mimicking primary bladder neoplasia. A report of a case. Am J Surg Pathol 1990, 14: 877–880.

791 Young RH, Proppe KH, Dickersin GR, Scully RE. Myxoid leiomyosarcoma of the urinary bladder. Arch Pathol Lab Med 1987, 111: 359–362.

792 Young RH, Rosenberg AE. Osteosarcoma of the urinary bladder. Report of a case and review of the literature. Cancer 1987, 59: 174–178.

男性生殖系统

前列腺和精囊、睾丸、睾丸附件、阴茎和阴囊

孙昆昆　王功伟　王玲玲　译
沈丹华　戴　林　校

前列腺和精囊

章 目 录

前列腺

正常解剖学

前列腺是一个梨形的腺体器官，在正常成年男性，其重量可达到20g，其分化和生长取决于睾丸雄激素的合成，通过一种迄今尚不了解的间叶 - 上皮间的相互影响起作用[10]。传统上，前列腺由位于中央的尿道分为前叶、中叶、后叶和两个侧叶。前列腺与其生理学和病理学特征最为密切的一种分法是将其分为**内（尿道周围）**带和**外（皮质）**带。内带是结节状增生的原发部位（也是来自大导管的一些少见癌的原发部位），而外带是来自

周围导管和腺泡的普通腺癌的好发部位[4,14]。一种改良的方法是将前列腺分为周围、中央、移行和尿道周围几个区域[17]。根据这一分法，移行区和尿道周围区是结节状增生的特发部位，而周围区是一个最易发生前列腺炎和癌的区域。

前列腺由一层纤维肌肉层包裹，后者通常称为被膜，但需要指出的是，后者并不是一个十分明确的解剖学结构[3]。沿着前列腺基底部的被膜较为明显，而前面及顶部的被膜则不太明显。

前列腺的腺体成分由腺泡和导管组成，后者又可分为大（主要的、较大的、外分泌的）导管和周围（次要的、较小的）导管。腺泡和导管都含有分泌细胞、基底细胞和散在的神经内分泌细胞。分泌细胞位于腺体的腺腔侧并分泌不同种类的物质进入精液。它们产生前列腺酸性磷酸酶（prostate acid phosphatase, PAP）和前列腺特异性抗原（prostate specific antigen, PSA），这两种物质都很容易通过免疫组化来确定，由于它们具有器官的特异性，所以具有很大的诊断价值。PSA 是一种糖蛋白，已经确认是一种血管舒缓素样蛋白酶[1]。分泌细胞能共同表达各种角蛋白和波形蛋白[1,16]。但其表达的角蛋白不包括高分子量角蛋白类型，如 34βEl2，这一事实具有诊断意义。

正常前列腺的分泌物是一种中性黏液物质（具有某些诊断意义的一个特征，因为大多数腺癌分泌的是一种酸性和中性黏液的混合物）。然而，在非肿瘤性前列腺上皮中，特别是在萎缩部位，偶尔可以看到散在的分泌黏液的柱状细胞[1,13,20]。

在肿瘤性病变时，正常前列腺的复杂的分泌机制严重改变，这可以通过形态学、组织化学和免疫组织化学技术证实[9]。

基底细胞形成一个薄的连续层，将腺腔的分泌细胞与基底膜分开。它们的特征是表达高分子量角蛋白（可以被一些抗体检测到，如 34βEl2、CK8.12、CK14、312C8-1 和 CK903）和 p63，这一事实可以用于高分化癌（缺乏基底细胞）与类似于癌的良性病变（基底细胞一般都存在，虽然有时不连续）之间的鉴别诊断。在正常情况下，这些基底细胞没有肌上皮细胞的表型，它们缺乏 S-100 蛋白或平滑肌肌动蛋白（smooth muscle 肌动蛋白）的免疫反应[18,21]。然而，它们可以被视为相当于乳腺和其他腺体器官的肌上皮细胞。如下的事实支持这种理论，在某种情况下比如在硬化性腺病时，基底细胞可以发生明显的肌上皮化生（见193页）。它们不表达 PSA 或 PAP，但对雄激素受体却显示局灶性强阳性免疫反应[5,8]。它们被认为是一种多潜能细胞群体，能转变成存在于正常、增生和肿瘤性前列腺中的所有上皮细胞系[7]。确实，最近证实在免疫缺陷小鼠中，人类良性前列腺基底细胞可以诱发前列腺癌[12]。

前列腺神经内分泌细胞表达嗜铬素 A 和 B、分泌粒蛋白Ⅱ和各种肽类激素，如生长抑素、降钙素和铃蟾肽[11,19]；它们还共同表达 PSA，提示它们与分泌细胞有一个共同的起源[2]。然而，它们对雄激素受体呈阴性反应[6]。

大的前列腺导管内衬移行上皮，与前列腺尿道部的内衬上皮连续且不易区分。与膀胱上皮不同的是，其表面无盖细胞（umbrella cell），而有一层 PSA 和 PAP 免疫染色阳性的单层柱状上皮细胞。偶尔，这种上皮可以发生鳞状上皮化生——这种情况最常见于雄激素疗法广泛应用于前列腺癌治疗时[15]。

前列腺间质由于具有大量平滑肌纤维而受到关注，它们的功能是当受到恰当的刺激时，排出前列腺分泌物；应该指出的是，存在这种肌肉间质，则存在肌上皮细胞在其他器官的功能，如肌上皮细胞在乳腺的功能，这使得肌上皮细胞在前列腺中出现得显得多余。已经发现，前列腺间质细胞含有雄激素受体。

周围神经均匀分布于腺体的顶部、中部和基底部[22]；它们对病理医师很重要，因为环绕它们的疏松结缔组织间隙（以前认为是神经周围的淋巴管）受前列腺癌的累及率高。

前列腺的淋巴管注入盆腔淋巴结，并从这里进入腹膜后淋巴链。

异 位

前列腺组织异位极为少见，在第 1 章（膀胱）的良性尿道息肉中讨论。已有异位前列腺出现在膀胱（尤其是在三角区和与尿道残件相关）[23]、阴茎根部、附睾[27]、睾丸、精囊[26]、膀胱后隙、肛管黏膜下[29]、结肠周围脂肪/直肠周隙、宫颈和阴道[28]以及脾中描述[24,25]。

结节状增生

良性前列腺肥大是用于常见的前列腺良性病变的普通名称，当病变广泛时，其可以导致不同程度的尿道梗阻，有时需要外科手术。Moore[48]在其经典研究中提出的**结节状增生**是一个更为准确的术语。这种疾病表现为由于腺体和间质成分增生引起的前列腺结节状增大。其结果是导致前列腺重量增加，超过 20g 这一被认为是正常成人标准的重量。本病的临床发病率在 31 ~ 40 岁年龄段仅为 8%，到 4l ~ 50 岁年龄段可达 50%，而在 71 ~ 80 岁年龄段可达 75%。据估计，这一过程开始于 30 岁以前，腺体重量加倍增加的时间从早期阶段（21 ~ 50 岁）的 4.3 年逐渐增加到晚期阶段（> 70 岁）的 100 年以上[33]。

没有发现有易感或保护因素（除阉割外）。正如 Badenoch[31]指出的那样，前列腺结节状增生可以发生在

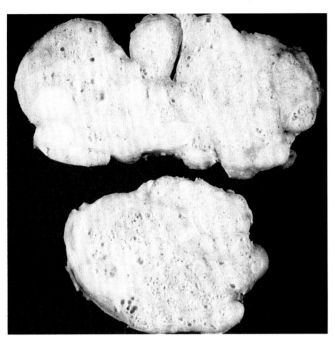

图2.1　前列腺结节状增生的大体所见，耻骨上前列腺切除标本。注意多结节表现以及实性与微囊区域的混合。

"圣徒和罪人、胖人和瘦人、有大家庭的男人和单身的修道士、邮递员和首相"。已经肯定，前列腺结节状增生仅仅发生在有完整睾丸的男性中，并且是一种雄激素依赖性病变。已提出的其他可能因素有炎症导致的血小板源性生长因子（platelet-derived growth factor）[40]的释放和人类乳头状瘤病毒[46]，但这一疾病很难摆脱这样一个结论：就是其主要是激素不平衡的结果——导致存在于上皮和间质中的细胞死亡与增生之间的精细平衡改变[34,44]。尤其是已有人提出，结节状增生可能起源于具有胚胎功能的间充质克隆的早期活动，这一功能可以刺激腺体成分发育[30]。其他可能的因素是：由于分子的分解代谢减少和细胞内的黏合增加，二氢睾酮在腺体内堆积[62]。可能提示该状态的特殊免疫组织化学所见是：在正常前列腺的上皮和间质细胞中有p27蛋白（细胞周期的负调控因子）的显著表达，但在结节状增生中，p27基本上呈阴性[36]。

在尸体解剖时，有结节状增生的前列腺的平均重量为 33 ± 16g。手术获得的前列腺标本的平均重量为100g，但在罕见情况下，有记录其重量超过了800g。大体检查中，不同大小的前列腺结节呈灰白色到黄色，切面上有突出的颗粒状表现（图 2.1）。

在早期病变，整个腺体的横切面上可清楚地显示结节状增生开始于腺体的"内带"，即尿道周围部，特别是射精管进入尿道的部位——这一区域也称为尿道周围带或移行带。这一事实支持这样一种解释，前列腺这一部分对激素刺激的反应不同于外带。在大多数情况下，结节聚集在尿道的两侧，形成所谓的**侧叶增生**。其他病变为位于膀胱颈部的**中线背部结节**，突入

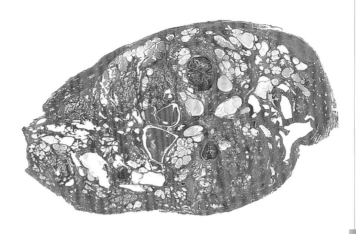

图2.2　结节状前列腺增生的整体观，显示结节结构和囊性改变。

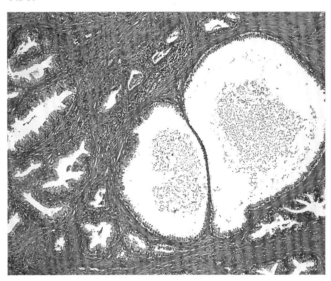

图2.3　前列腺结节状增生，伴有腺体囊性扩张。特征性的表现是，一侧上皮呈高柱状，另一侧上皮呈扁平状。

膀胱腔。由于结节不断长大，前列腺周围部受到推挤和压迫。在前列腺周围带，仅有大约 5% 的患者出现局灶性结节状增生[42,50,51,59]。

显微镜下，最早期的改变是围绕尿道周围区的小的窦状间隙间质增生，而导管周围和小叶内区的增生则不明显（图 2.2）。这种增生的间质（在导管周围可呈同心圆性或偏心圆性排列）比正常间质具有较多的平滑肌和较少的弹力组织。随后腺体成分增生，因此，在一个充分发展的病变中，结节是由不同比例的平滑肌和腺体两种成分组成的[53]。这种比例在有症状与无症状的结节状增生患者中略有不同[56]。腺体可扩张甚至形成囊腔，并且常含有一种糖蛋白的浓缩分泌物（淀粉小体），有时伴有钙化[57]。腺体的上皮细胞从扁平到柱状，有时位于同一腺体的两侧（"功能性极化"）；细胞质淡染，核规则位于中心（图 2.3）。核仁不明显。乳头状折叠常见。连续的基底细胞层紧贴在发育好的基底膜上。

在间质和导管周围，常见小团淋巴细胞聚集。这些细胞可能是增生的结果，而不是增生的原因[58]；诊断为慢性前列腺炎是没有道理的，因为这些淋巴细胞仅仅是存在而已。

这种基本病变还有许多形态变异，其中一些是由于一种成分超过另一种成分过度生长，另一些则是由于出现了特殊形态。有意思的是，后者中的许多病变与乳腺（以激素控制其间叶与上皮相互作用为特征的另一个器官）的病变非常相似，并且具有相应的命名。后者包括硬化性腺病、纤维腺瘤样和叶状肿瘤样增生（见下文）、平滑肌瘤样和纤维黏液样结节以及间质中出现奇异细胞（见193页）。

应该指出的是，活检标本的结节状增生的诊断与腺体的重量或评判尿道梗阻症状的评分系统关系不大[60]。

前列腺结节状增生的常规治疗方法是外科手术[35]。病变区域可以通过各种技术切除，如经尿道切除术（transurethral resection, TUR）、耻骨上前列腺切除术和激光剜除术（enucleation）最为常用[32,43,61]。应该认识到，这些手术切除的**仅仅是新形成的结节**。受压迫的周围腺体部仍保留着；这些部分由于间质生长可扩展到前列腺尿道周围，并且可能成为增生复发的来源[48]。患者因增生症在 TUR 后进行第二次手术的机会实际上要比行开腹前列腺切除术者的高，这一点不足为奇[54]。术后多年残留的前列腺也可发生腺癌[55]。外科手术替代疗法是使用各种药物，目的是通过阻止雄激素的分泌或转化，阻止其对组织的作用或松弛间质肌细胞[37,39,41,49,51,52]。其中，应用的最为广泛的药物是非那雄胺（finasteride），后者可通过抑制 5α- 还原酶起作用，该酶可以将睾酮转化为潜在的雄基二氢睾酮[45]。非那雄胺引起的前列腺形态学改变相对轻微，没有特异性。它们包括局灶性萎缩、间质 - 上皮比率增加、鳞状化生和移行上皮化生[38,47]。

梗　死

前列腺梗死主要发生在结节状增生的增大的前列腺中[61]。报道的发生率可能与显微镜下检查的全面性有关。在经 Moore[65] 仔细检查的前列腺病例中，梗死见于 18% ～ 25% 的病例。通常报道的是传统的 TUR 标本，但前列腺针吸活检标本也可见[64]。梗死灶的大小和数量与前列腺增生的程度直接有关。发生在血管基础上的真正梗死，应与累及一个或一组腺体而无间质损害的坏死鉴别，后者有时也可发生在结节状增生中。

前列腺梗死的机制尚不清楚，但可能与保留的导管、膀胱炎或前列腺炎引起前列腺感染或创伤有关，所有这些因素都可能导致尿道动脉前列腺部血栓形成。

大体上，前列腺梗死组织大小不同，从几毫米到 5cm 不等。梗死灶呈斑点状、灰黄色，并常含有血痕。

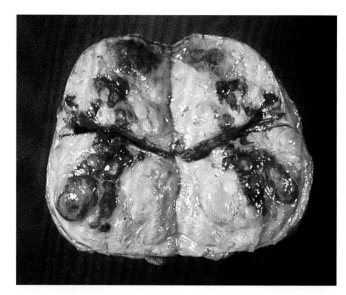

图2.4　前列腺梗死的大体表现。病变组织呈鲜红色，切面凸出，并可见结节状增生。

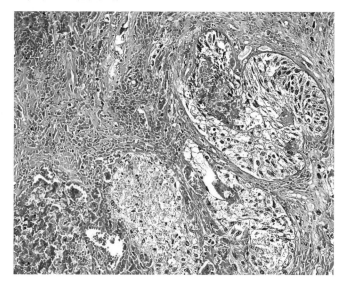

图2.5　前列腺梗死组织边缘明显的化生改变。有时被过诊断为癌。

通常境界明显并有出血，梗死可以侵犯尿道（图 2.4）。显微镜下，梗死为缺血型，是累及腺体和**间质**的轮廓清楚的凝固性坏死区。梗死周围导管可以发生明显的鳞状化生，这一改变不应与鳞状细胞癌混淆（图 2.5）。这种化生性改变仅限于扩张的导管。角化罕见，并且不扩展到周围前列腺组织中[66]。应该记住的是，真正的前列腺鳞状细胞癌是极为罕见的（见 202 页）。

大多数前列腺梗死没有临床症状。偶尔，由于伴有水肿可引起急性尿潴留[63]。由于梗死常常靠近尿道，可以发生肉眼血尿。膀胱镜检查可以看到黏膜下弥漫渗血。梗死可以引起血清 PAP 和 PSA 升高[67]，切除梗死区域可以使其迅速回到正常水平；如果不能恢复，就需要进行进一步的检查。

前列腺炎

急性前列腺炎在外科标本中非常罕见。**慢性前列腺炎**较为常见，但重要的是要将这一器官的真正感染过程与伴随结节状增生出现的无关紧要的单核细胞浸润区别开来（见 188 页）。后一现象有时被夸大为"慢性非细菌性前列腺炎"或"淋巴细胞性前列腺炎"[68,73]。在细菌性前列腺炎中，大多数病例的感染途径仍不清楚。有些病例发生于淋球菌或非淋球菌性尿道炎之后，另一些病例起因于保留导尿管引起的尿道周围感染。革兰阳性细菌是前列腺液培养中最常见的病原体[69,72]。**腺病毒前列腺炎**，如在免疫抑制患者中所见，可表现为显著的坏死特征[70]。显微镜下，前列腺炎通常表现为累及少数导管和腺泡的**局灶性**病变。腺腔扩张，充满混有炎细胞的分泌物，其中主要是中性粒细胞。另一方面，间质成分主要是单核细胞，并混有淋巴细胞、浆细胞和组织细胞。当整个前列腺都出现单一的成熟淋巴细胞浸润时，应考虑慢性淋巴细胞性白血病累及前列腺这一诊断。

前列腺炎常常伴有升高，在成功的抗生素治疗后，血清 PSA 水平应该很快回到正常水平[71,74]。

最近，**自身免疫性前列腺炎**被认为是一种以血清 IgG4 水平升高和有时与病因类似疾病相关为特征的疾病，如腹膜后纤维化和硬化性胆管炎。在组织学典型的病例，可见富于嗜酸性粒细胞的混合性炎细胞浸润，伴有纤维化和闭塞性静脉炎[75]。

脓　肿

过去，前列腺脓肿主要源于淋病。现在，大多数病例都有梗阻性病因，并且表现为前列腺继发感染——是由残留尿作为感染源引起的[78]。大肠杆菌是常见的病原微生物。在一项病例研究中[80]，36% 出现急性尿潴留，且 31% 伴有会阴和耻骨上疼痛。直肠指诊，前列腺的波动感是最具特征性的体征，经直肠超声检查是最可靠的诊断方法，在抗生素保护下经尿道引流是治疗选择[76,77]。

在亚洲东部和澳大利亚北部，前列腺脓肿相对常见的形式是类鼻疽（melioidosis）——一种由革兰阴性菌鼻疽杆菌（Burkholderia pseudomallei）[79,81]引起的感染性疾病。

结核和卡介苗引起的肉芽肿

前列腺、附睾和睾丸是男性生殖系统中最常受结核病累及的器官[86]。在 Auerbach[82] 的包含 105 例尸检病例的经典研究中，有 100 例前列腺受累，其中 35 例前列腺是唯一受累的部位。在大多数病例中，感染是从肺血行播散而来的（少数可以来自骨骼系统），但感染也可以经尿道直接感染而来[84]。

前列腺的早期结核病变触诊很少能发现。只有当疾病进展至出现腺体肿大和波动感时，才能触及柔软带。大体上，病变通常是双侧性的。可出现融合的干酪带并伴有液化和空腔形成，最终前列腺可成为一个具有多个空腔的肿大团块。结核病灶可以穿孔到尿道并扩展到膀胱。随着播散的进一步发展，可以形成进入直肠、会阴和腹腔的窦道。可以出现伴有钙化的愈合——这一改变能通过影像学检查发现。在病变后期，前列腺缩小、纤维化并变硬，触诊时可能类似于癌。

显微镜下，初期的病变是在间质，但很快就播散到腺泡。进一步发展的病变会出现融合的干酪灶，并有不完全的纤维包裹。典型的结核结节少见。

在膀胱内应用卡介苗（bacillus Calmette-Guérin, BCG）治疗膀胱癌的患者，其前列腺可能发生肉芽肿性病，类似于较常见于膀胱本身的肉芽肿性病变（见第 1 章）[83]。这些肉芽肿可能是非干酪性的，也可能是干酪性的[85]。病变可以位于尿道周围或移行带，或弥漫累及前列腺。抗酸染色通常呈阴性，虽然偶尔可见少量细菌。

其他特异性感染

前列腺可以发生芽生菌病[89]、球孢子菌病[91,94]、放线菌病[92]、隐球菌病[88,95,97,98]、组织胞浆菌病[103]、曲霉菌病[90]、巨细胞病毒[101] 和念珠菌病[96,101]。这些感染大多数发生于 AIDS 或其他病变导致的免疫抑制状况下[88,97,103]。

沙眼衣原体[99] 和阴道（毛）滴虫[83] 在前列腺已有发现，但它们作为前列腺炎的病原因素的可能性尚有待确定。通过免疫组化和原位杂交技术，在组织中可以检测到衣原体[87,100]。

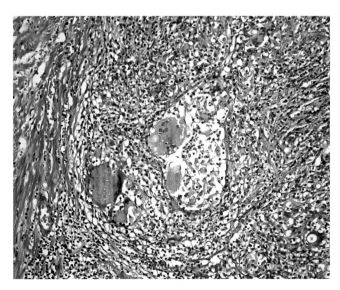

图2.6　肉芽肿性前列腺炎。特征是以前列腺腺泡为中心的、含有散在多核细胞的炎性浸润。

肉芽肿性前列腺炎

（非特异性或特发性）肉芽肿性前列腺炎这一术语适用于一种罕见的前列腺病变，虽然它最初是一种免疫介导的过程，伴有一种对梗阻导管释放的前列腺分泌物的反应[105,109,110]。大多数病例为 50 岁以上的患者，发生在结节状增生的前列腺组织中。1/5 的病例有临床三联征，即高热、前列腺炎症状和触诊时前列腺质硬，这些表现可以提示肉芽肿性前列腺炎的诊断[106]。大约 30% 的病例由于其前列腺致密纤维化，病变质硬，在术前被诊断为癌。

大体上，前列腺质硬，甚至坚硬如石。切面显示其结构消失并伴有黄色颗粒状结节形成。显微镜下，大的结节是由组织细胞、上皮样细胞、淋巴细胞和浆细胞聚集而成。特征性的表现是：这些肉芽肿样结构位于小叶的中央部（图 2.6）。还可见到伴有多核巨细胞的结核结节样反应，以及中性粒细胞、嗜酸细胞和导管内碎片的聚集。看不到微生物和干酪坏死。显微镜下，针吸活检标本中的改变类似于癌[107]。免疫组化检查显示，损伤的导管和腺体内及其周围有 T 细胞集聚[104]，并且组织细胞呈溶菌酶强阳性反应[108]。

伴有嗜酸细胞的前列腺炎

大多数前列腺炎病例伴有嗜酸细胞浸润，有时很明显，属于下列分类中的一种[111,122]：

1. （非特异性）肉芽肿性前列腺炎，如果是没有混合其他炎症成分的嗜酸细胞弥漫性浸润，则在各个方面均类似前面描述的肉芽肿性前列腺炎。

2. 嗜酸细胞性前列腺炎（过敏性前列腺炎，过敏性前列腺肉芽肿），特征是出现小的星形渐进性坏死结节，周围为栅栏状排列的上皮样组织细胞和嗜酸细胞，类似于类风湿小结[117,120]。可以发现血管炎。患者常有过敏和哮喘病史，外周血通常表现为嗜酸细胞增多；有些病例可以出现系统性血管炎。这些病例的一些部分曾被认为是 Churg-Strauss 综合征的一种成分[114]。在这种病变中血清 PSA 水平可能升高[116]。

3. 医源性肉芽肿，形态学上类似于一种患者缺乏系统性症状的病变，发生于前列腺外科处置后，通常是 TUR后，但有时发生于前列腺针吸活检之后[111,112,115,118]。外科处置与前列腺炎出现之间的间隔可以从少于 1 个月到几年不等；当这一间隔较短时，嗜酸细胞的数量就较多。这种肉芽肿可能是对外科处置引起了改变的胶原的反应或对来自仪器本身金属沉着的反应[113]。一些肉芽肿变长而扭曲，而另一些则呈楔形，基底部面向损伤组织[111,119]。

4. 多细胞生物（metazoa）引起的寄生虫感染[121]。

其他炎症

软斑症可以累及前列腺，通常伴有膀胱疾病[126,127]（见第 1 章）。像在膀胱一样，这一病变应被看做是组织对细菌感染反应的一种特殊形式。炎症浸润通常位于前列腺导管周围，并且是一种混合成分的浸润。可以通过细针穿刺活检诊断[131]。一种缺乏 Michaelis-Guttmann 小体的类似病变被称为结节性组织细胞性前列腺炎[125]。

超声检查，软斑症可能与前列腺癌相似[123]。软斑症也可见于其他部位有癌的前列腺腺体[128]。

无论是坏死性、纤维素样或肉芽肿型血管炎都可以作为一个孤立病变累及前列腺[129,130]。

毛发性肉芽肿，被特别描述于 TUR 标本，被认为是早期会阴前列腺针吸活检时将毛发由会阴区带入前列腺所致[124]。

结 石

前列腺结石见于大约 7% 的前列腺结节状增生病例[133]。应与前列腺尿道部的结石鉴别，后者可能来源于膀胱、输尿管或肾盂。

在不适当的引流、腺泡感染和钙沉积中，前列腺结节状增生腺体中的淀粉样小体在结石形成中可能起核心作用。血块、上皮碎屑和细菌也可出现在结石的核心中。结石的主要的无机成分是磷酸盐（钙、镁、氨基镁、钾）、碳酸钙和草酸钙。

由于结石相当坚硬，大的前列腺结石在触诊时可能会被误诊为癌。结石不透射线，因此放射学检查易于发现。它们并不增加前列腺癌形成的风险[132]。如果结石太大且数量多，可能需要进行前列腺切除术。

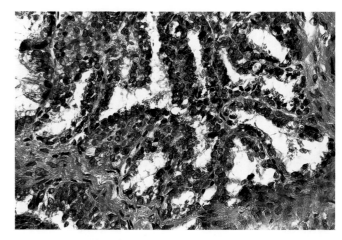

图2.7 出现于前列腺针吸活检标本中的精囊上皮。高度复杂的结构可能会导致过诊断为癌。注意丰富的细胞质内色素。

瘤样病变

一般来说，前列腺恶性病变和特殊前列腺腺癌的显微镜下表现与很多良性病变容易混淆，这些病变大多数是非肿瘤性的，有一些病变仅是异位的正常组织[140,175,190,199]。

在前列腺切除标本中，偶尔可以见到来自**精囊**、**射精管**、**Cowper腺**和**副神经节**的正常组织[150,169,178,184,186]。对于精囊尤其如此，因为其具有复杂的乳头状结构，并且有时有明显的核异常（图2.7）。一个提示这种上皮性质线索的是：细胞质中出现丰富的脂褐素颗粒[170]。然而，应注意，同样的色素偶尔可见于良性和恶性前列腺上皮中[135]；远端精囊上皮可能对PSA有些反应。另一个线索是：精囊-射精管上皮对MUC6有免疫反应[171]。

在解释穿刺活检时，应记住，前列腺内有正常的**横纹肌束**，特别是在其顶部和前部；因此，骨骼肌纤维附近出现前列腺腺体既不是癌的证据，也不是肿瘤扩展到前列腺外的证据。同样，正常前列腺腺体内也可以出现脂肪组织[176]。在细针穿刺活检中，还可能可以看到**直肠组织**[138]；当前列腺腺体扭曲时，就类似于前列腺癌[189]。最后，应记住，正常的和增生的前列腺腺体可以出现在**神经周围**[134,145,152]。

中肾残件的旺炽增生可以累及前列腺和前列腺周围组织，类似于前列腺癌[143,158,166,196]。

充满胆固醇的巨噬细胞可以成团出现（"黄色瘤"）并可类似于前列腺癌[149,188]。

印戒细胞样改变可见于间质细胞和淋巴细胞中，是由透热疗法或其他损伤所致，类似于印戒细胞腺癌。印戒细胞样改变最常见于TUR标本中，但在前列腺切除标本中也有描述[194]。

前列腺的**黑变病**是指在前列腺间质中出现含有黑色素的长形细胞。显微镜下，其表现类似于**蓝痣**[156,165]。色素性的梭形细胞S-100蛋白免疫染色呈阳性[172]，超微结构可以确定黑色素小体[183]。这种情况应与前列腺上皮的脂褐素鉴别，后者与较常见于精囊的病变相同[144,159]。

在极少数骨髓纤维化患者中，**髓外造血**可以累及前列腺；出现的非典型巨核细胞不应与恶性细胞混淆[164]。

小叶萎缩是年龄相关性现象，几无例外地发生于周围带[141]。一个工作组建议将局灶性前列腺萎缩分为以下亚型：（1）**单纯性萎缩**；（2）**单纯性萎缩伴囊肿形成**；（3）**萎缩后增生**；（4）**部分萎缩**[153]。由于其复杂的分支和周围纤维化，萎缩后增生可能类似于癌；但其细胞质稀少且小叶结构保留[148,157,167,192]。腺体大小和形状通常不同，包括圆形、卵圆形、拉长的、裂隙样和星形。核规则，淡染[136]，但核仁可能很明显[185]。在萎缩扩张的腺腔内也可能见到精子[146]。间质除纤维化外，还可能显示弹力组织变性[142]。动力学研究显示，此病变中增生活性

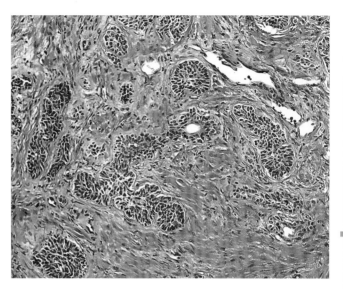

图2.8　前列腺基底细胞增生。低倍镜下，结构表现为良性病变特征。

较良性非萎缩腺体更强[185]。然而，小叶萎缩与癌无关，不应将其视为癌前病变[137]。

在穿刺活检中，部分性萎缩是最常见的与前列腺癌相似的病变[195]。它由密集的腺体、不规则的核以及不明显但可见的核仁组成；诊断的关键包括稀少的细胞质、清楚的有皱褶的核和淡染的细胞质，并且与完全萎缩病变的单纯型或萎缩后增生型相关[177,180]。

鳞状化生可以见于梗死周围（见190页），TUR之后，作为雌激素治疗的结果，或有时不知其原因。

基底细胞增生常见于移行带，但也可以发生于腺体周围[191]。基底细胞增生表现为小的、一般为实性的良性上皮细胞巢，其细胞质有些透明（图2.8）。这一病变总是伴有常见类型的结节状增生，二者常合并存在[151]。在**旺炽**的基底细胞增生中，基底细胞增生过于复杂[193]。核增大、深染，核仁在被称为**非典型基底细胞增生**的特殊类型中明显可见[155]。其他形态学变型包括：细胞质内小球出现（据称是一种诊断特征）、砂粒样钙化、鳞状化生和筛状生长结构[174,181]。基底细胞增生可能是202页描述的所谓"腺样基底细胞肿瘤"的前身。增生的基底细胞高分子量角蛋白（34βE12）和p63免疫反应呈阳性，但肌动蛋白呈阴性[197]。病变消旋酶（racemase）一贯呈阴性[162]。

移行细胞增生以出现垂直排列于腺腔的卵圆形至梭形细胞组成的复层上皮为特征，这些细胞有稀少、淡染的嗜酸性至透明的细胞质。细胞核拉长、空泡状，常常有纵向的核沟和不明显的核仁[198]。

筛状增生不常见，是尚存争议的增生形式。增生的腺体细胞的细胞质常常为透明外观，因此起初被命名为**透明细胞**筛状增生[139]（图2.9）。一个与癌鉴别诊断的重要线索是：其病变周围出现一排明显的基底细胞，可以

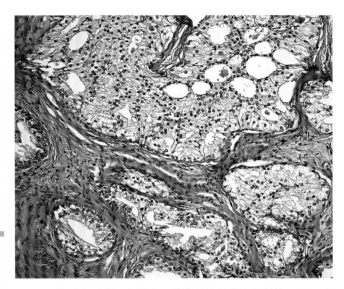

图2.9 前列腺透明细胞增生，伴有局灶筛状生长结构。这一病变具有争议性。

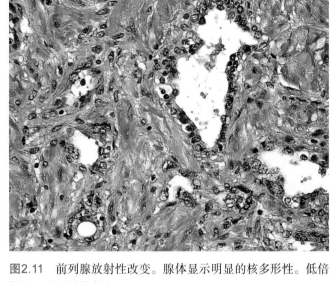

图2.11 前列腺放射性改变。腺体显示明显的核多形性。低倍镜下，小叶结构存在。

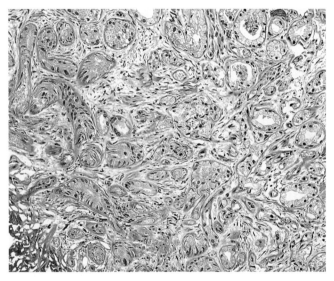

图2.10 前列腺硬化性腺病。其特征类似于其更为人所知的乳腺同名病变。

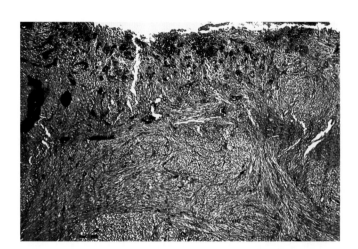

图2.12 术后梭形细胞结节低倍镜观。表面溃疡被覆肉芽组织。

通过 34βE12 角蛋白染色使其更为明显[154]。其细胞核小，核仁不明显，缺乏核分裂象。

硬化性腺病有类似于乳腺同名病变的表现。硬化性腺病表现为边界清楚的结节，结节由不同大小和形状（常受挤压）的腺体以及小的上皮细胞团组成，包埋于富于细胞、常呈黏液样的间质中（图2.10）。上皮细胞团含有连续的基底膜和一层基底细胞。后者角蛋白、S-100 蛋白和平滑肌肌动蛋白免疫反应呈阳性，提示具有肌上皮分化[160,168,187]。在一些病例中，可以见到明显的细胞萎缩（**萎缩性硬化性腺病**），类似于癌[147]。

放射性改变以细胞学非典型性伴有小叶结构存在、鳞状化生、间质纤维化、非典型纤维母细胞和血管改变

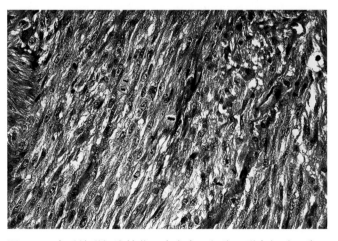

图2.13 术后梭形细胞结节。病变富于细胞，形态相对一致，伴有高度的核分裂活性。

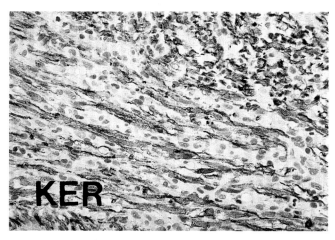

图2.14 术后梭形细胞结节中的增生细胞低分子量角蛋白（Cam5.2）免疫反应呈阳性。这一所见不应导致肉瘤样癌的诊断。

为特征（图2.11）。这些改变可以持续很久（在一项研究中长达72个月）[173]。

手术后梭形细胞结节可能是发生在 TUR 后的过度间质反应，其间隔从几周到几个月不等[163,179]。它们表现为前列腺区出现质脆、略呈红色的小结节，并且可能是手术后出血的来源。其表浅的区域看上去像肉芽组织，但深部区域由于极富细胞且有活跃的核分裂活性而类似于肉瘤（特别是平滑肌肉瘤）（图2.12 和2.13）。交错的梭形细胞束之间可以看到外渗的红细胞，造成一种类似 Kaposi 肉瘤的图像。增生的细胞多半是肌纤维母细胞性的，免疫组化显示其对角蛋白有强的、意想不到的反应。它们也表达肌动蛋白（不稳定），但 EMA 呈阴性反应（图2.14）。手术治疗导致的这种改变与良性演进过程之间这种时间上的相互关系支持其为一种反应性的发病机制[179]，一些人则持相反观点[161]。

炎性肌纤维母细胞瘤，类似的病变更常见于膀胱（见第1章），有时也可见于前列腺。显微镜下，在血管化良好的黏液样背景上出现黏液样（肌纤维母细胞）表现的梭形细胞增生[182]。如在膀胱和其他部位的病变一样，存在严重问题，是将其视为反应性假瘤病变（如其原来的命名炎性假瘤所指的那样），还是将其视为现在大多数作者认为的低度恶性的间叶性肿瘤。如果是后者，它不应被分类为"肿瘤样病变"，之所以将其被放在这里讨论是因为其与术后梭形细胞结节的相似性和组织学上的常见性。

癌

一般特征

在美国，前列腺癌是男性最常见的内脏恶性肿瘤，占男性癌症死亡人口的10%[207]。在纽约州，每年有11 000多名男性被确诊为前列腺癌，其中2300多名死于该病。前列腺癌是男性新发癌症的主要原因，其位次仅次于肺癌，是男性癌症相关死亡的主要原因。其中，黑人男性的发生率几乎是白人男性发生率的1.5倍[209]。在大多数国家，前列腺癌的年龄标准化发病率在不断增加。在前列腺癌的发生中，激素因素起着一定作用，这个事实已经被着力强调，其观点是"几乎所有有循环雄激素的男性只要活的时间足够长，就一定会发生显微镜下前列腺癌"[201]。在青春期前就去除睾丸的男性不会发生前列腺癌，并且在肝硬化导致雌激素过多的患者中前列腺癌发生率低。据估计，5%～10%的前列腺癌与基因相关。如果一名男性的兄弟或父亲患有前列腺癌，那么其自身发生前列腺癌的风险是平均发病率的2～3倍。还没能证实前列腺癌与饮食、性病、性行为、吸烟或职业接触有关[203]。没有结节状增生患者（或已经经尿道切除病变）发生前列腺癌的危险性增加的可信证据，虽然这两种疾病常常共同存在[200,204,205]。相反，已经达成共识，高级别前列腺上皮内肿瘤（prostatic intraepithelial neoplasia, PIN）是前列腺癌的明确的癌前病变（见下文）[202]。

几乎75%的前列腺癌病例是在其65岁以后诊断的，但前列腺癌也可见于青年人，甚至是儿童和青少年[208]。前列腺癌的发生率随着年龄的增加而增加。这一事实已被尸解时的仔细观察所证实。尸检发现，前列腺癌的发生率在15%～70%之间[203]，并且直接与患者的年龄和标本检查的彻底性相关。相似的数据通过对膀胱癌患者的膀胱-前列腺切除标本进行的检查获得：在一项病例研究中，在42%的样本中偶然发现了前列腺癌[206]。

临床特征

有技巧的直肠检查仍是发现前列腺癌的实用而有效的方法[214,217,220]。然而，病理确诊总是必要的，因为早期的癌变无法与结节状增生、肉芽肿性前列腺炎、结核、梗死或结石病灶区别[218]。经直肠超声检查可以发现直径小到5mm的癌灶（表现为低回声病变）[216]；然而，仍有多至30%的等回声前列腺肿瘤被漏诊，因而超声检查还不是前列腺筛查的有效工具[219]。

除了最未分化的前列腺肿瘤，所有的前列腺癌都分泌 PSA[224]。就等量组织而言，前列腺癌平均分泌的 PSA 量是正常组织的10倍或更多，并且这种标志物在循环血中可以反映出来。血清 PSA 测定几乎取代了历史悠久的 PAP 检测[213,223]。血清 PSA 测定具有高度的敏感性和特异性，是快速、廉价和伤害很小的检测方法[211,212,221]。血清 PSA 轻度升高可以见于结节状增生的病例，如果 PSA 水平高于4mg/ml，则需要进行一系列检查；如果 PSA 水平继续上升，就应进行活检。接近半数的前列腺癌患

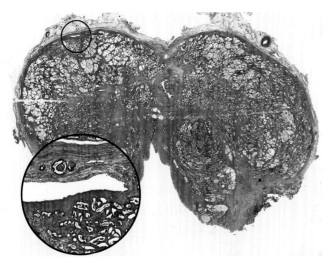

图2.15 根治性前列腺切除标本的整体观，显示位于前列腺周围带的、极小的、前列腺癌病灶，伴有神经周围浸润，后者在插图中可以更好地显示。

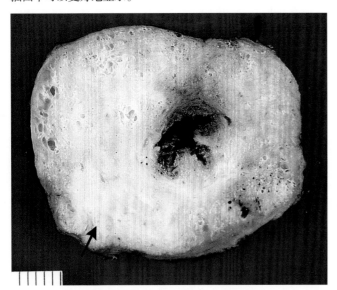

图2.16 前列腺腺癌的大体所见。肿瘤形状不规则，为略带黄色的肿块，伴有点状坏死灶，还有结节状增生性改变。

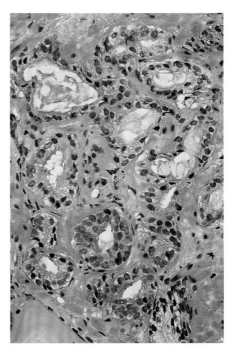

图2.17 前列腺癌的显微镜下表现。高分化肿瘤由中等大小的腺体组成。注意腺体形状不规则，腺腔内存在嗜碱性分泌物，与同一视野中存在的非肿瘤性腺体形成鲜明对照。

者 PSA 水平超过 10mg/ml。血清 PSA 升高也可见于前列腺炎、前列腺梗死和严重的前列腺创伤，如进行针吸活检或 TUR 后，但这些病变导致的 PSA 升高是暂时性的，在恰当的治疗后会恢复正常。

对于发现早期前列腺癌，联合使用直肠指诊、经直肠超声和血清 PSA 检查是一种有力的三联诊断方法[210,215]。PSA 密度测量（PSA 水平作为前列腺体积的一种函数）是否作为诊断前列腺癌的一种较为特异的检查尚不清楚[222]。

病理学特征

前列腺癌可以分为两种主要类型：（1）周围（"次要的"）导管和腺泡的腺癌；（2）大（"主要的"）导管癌。这种形态学分类是基于两种肿瘤起源于不同部位的传统观点。然而（正如前面讨论过的乳腺一样），这种组织发生学方法已受到挑战，因为上述两种类型的癌常常一起出现，并且可以共存于同一个前列腺的不同部位[226]。因此，已提出另一种分类方法，其分类是基于生长部位而不是基于控制肿瘤结构的起源[225]。尽管如此，大多数前列腺癌属于第一大类，而且大多数探讨前列腺癌分级、分期、预后和治疗的研究均应用这种分类。

周围导管和腺泡的腺癌

大多数前列腺癌来源于前列腺后叶，这点经常被强调。虽然这一观点基本正确，但由于对有关后叶的范围有着不同的定义，这一观点有些含糊不清[274]。更为重要的一点是，大多数前列腺癌起源于周围带，包括后叶、侧叶或前叶，很少累及尿道周围区，除非在病变后期[227,237,270]（图 2.15）。但是，确实有小部分肿瘤起源于前列腺移行区[251]。

大体检查可能很难看到瘤体，但一般可以辨认出灰白色或略带黄色的、边界不清的、质硬区域（图 2.16）。力图早期发现肿瘤的努力正在使较小肿瘤的确诊率不断增加。事实上，在因活检呈阳性而施行前列腺根治术获得的标本中，大体或显微镜检查有时不能发现残留癌（所谓的"癌消失现象"或"微小残留癌"）[252]。近些年来，这种结果的发生频率增高，可能是由于诊断较早，

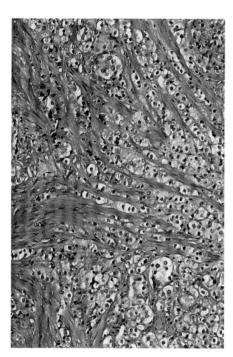

图2.18 低分化肿瘤呈弥漫性生长方式，这种表现类似于乳腺的浸润性小叶癌。

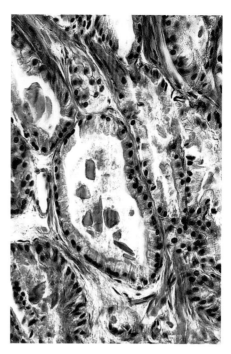

图2.19 高分化前列腺腺癌的腺腔内有类结晶体。

原发肿瘤较小所致[245]。在这些病例中，全面的彻底检查（被认为是"方法上有限制的定向方法"）可以在75%的病例中发现癌[246]。

　　显微镜下，前列腺癌的表现范围很广，从间变性肿瘤到高分化肿瘤，后者很难与非肿瘤性前列腺区别[255,266]。前列腺癌可以出现四种主要的细胞结构形态，这些在Totten等[276]的经典著作中已有很好的描述：中等大小腺体、小腺体、弥漫性单个细胞浸润和筛状型。由**中等大小腺体**组成的癌在低倍镜下检查时，表现为紧密排列的腺体、外形不规则、内表面光滑以及间质稀少（图2.17）。由**小腺体**组成的肿瘤在低倍镜下表现为膨胀的结节，单个的腺体表现为规则的圆形结构。这两种结构形态（特别是后者）均伴有细胞学异常，表现为核大，外形不规则，深染，最为重要的是核仁明显（"巨核仁"，定义为直径 > 1μm）[249,262]。这些核仁境界清楚且常常为多个[278]。核分裂象也有意义，但在由中等大小腺体或小腺体组成的分化好的肿瘤中非常罕见。**弥漫细胞浸润**型的形态某种程度上类似于乳腺浸润性小叶癌（图2.18），而**筛状**型的表现与乳腺癌同名病变非常相似。筛状型是导管内癌的表现形式，这一点通过上皮基底层保留可以证实[228,264]。虽然这一发现可能是正确的，但需牢记，这种类型的肿瘤大多伴有明显的浸润癌；因此，在这种情况下使用"导管内癌"这一名称可能会使人误解[272]。前列腺癌的腺体通常被覆单层细胞，但偶尔显示有重叠的上皮，类似于PIN[253]。最近被描述的另外一种生长方式是肾小球样，其特征是存在腔内球样肿瘤细胞团[268]，

许多学者认为这是一个前列腺癌特异性诊断指标[248]（常常是一种危险的假设）。

　　可以确定的是，发生在前列腺移行区的前列腺腺癌罕见，其特征性形态学表现为：腺体大小不一，被覆高柱状细胞，细胞核位于基底部，细胞质透明或为淡粉色，但这些特征既不是特异性的，也不是恒定性的[251]。

　　鳞状化生不常见，但据文献记载前列腺癌可见（尤其是高分化型的）。虽然不是一定出现，但这种改变常见于有激素治疗史或放疗史的病例，并且预后较差[269]。

　　上述几种类型常常同时或先后联合出现。例如，在对一个分化较好的肿瘤行部分切除术后，可以看到弥漫细胞浸润性生长方式[236]。这里应该指出的是，Gleason分级系统（下文描述）最初就是根据在低倍镜下看到的这些生长方式及其混合方式进行分级的（见206页）。

　　在这些肿瘤中，在神经周围间隙内常出现前列腺腺体[250]。这一表现是证明为恶性的有力证据，但其不是特异性证据[238]。这一表现并不像以前认为的那样是穿透神经周围淋巴管的表现，而是腺体组织沿着薄弱方向伸展所致[254,271]。这一表现出现在针吸活检标本中是肿瘤侵犯被膜的最好提示[234]。

　　肿瘤腺体周围的间质可能显示高度富于细胞和嗜碱性背景物质沉积的结合（"**黏液性纤维增生**"或"**微胶原结节**"）[231,233]。伴发前列腺癌时可见腔内和间质内钙化，但间质钙化的发生率远低于良性前列腺时[279]。

　　在形态学和免疫细胞化学上类似于Bence-Jones结晶的蛋白类结晶体可见于10% ~ 23%的前列腺腺癌的腺腔中，

在由中等大小腺体组成的肿瘤中有其常见[257,260]（图2.19）。类结晶体的存在通常提示为恶性，但已经证实其偶尔也可见于良性腺体中[235]。在后一种情况，类结晶体的存在不应该被看做是发生前列腺癌的重要危险因素[230,256]。电子探针X线微量分析研究显示，这些结晶主要由无机硫组成[244]。偶尔这些结晶也可见于转移灶中[265]。恶性腺体的腺腔内分泌物通常是淡蓝色的（"淡淡的蓝色黏液"），提示为黏液成分。腺腔中出现淀粉样小体并不像从前认为的那样一定是良性病变的特征；这种结构偶尔也可以见于恶性腺体中，尤其是在广泛的、高分化到中等分化的肿瘤（Gleason分级3、4或5）[242,258]。

文献中已经描述了许多与总是与"基本"生长方式混合存在的特殊亚型。其中一些就其本身而言足以被认为是独立的显微镜下类型，如下文所述。其他为更少见的亚型，因为容易引起误诊，也很重要。这些可怕的前列腺腺癌亚型包括：

1. **泡沫状腺癌**：癌细胞的细胞质通常表现为非特征性的细颗粒状，有时由于脂质大量堆积而呈透明或泡沫状（"黄色瘤样"）[267]。当这一特征显著时，这种肿瘤被称为"**泡沫状腺癌**"[267]。大体上，泡沫状腺癌呈淡黄色，质地柔软，即使在病变非常弥漫时也很难通过直肠指诊发现。显微镜下，识别泡沫状腺癌也有困难，尤其在转移部位[273]。肿瘤细胞立方至柱状，核小而深染。核仁不明显[232]。大多数泡沫状腺癌被归为Gleason低评分癌（3+3=6），但这种亚型也有高级别形式存在[281]。即使显微镜下这些肿瘤呈良性假象，其生物学行为常常是侵袭性的[277]。

2. **伴有萎缩特征的前列腺腺癌**：这种类型类似于良性增生改变，由含有少量细胞质的肿瘤细胞组成，细胞核几乎占据了整个细胞的全长。这些细胞是恶性的，因为它们呈浸润性生长方式，核增大，有巨大的核仁，以及有时周围存在普通类型的癌[243,247,261]。

3. **假增生性前列腺腺癌**：正如其命名所提示的，这种亚型在结构上类似于良性前列腺腺体，包括乳头状内折、出芽和淀粉样小体。低倍镜下，这种肿瘤有一个貌似良性的微囊外观，此特征类似于萎缩性亚型[280]。确认这种恶性病变的线索是：细胞核增大，有巨核仁、核分裂象、腔内类结晶体，有时周围存在PIN[259,263]。

肿瘤的多中心性

通过连续切片和全标本包埋技术已经证实，在前列腺根治标本中，75%～85%存在多发肿瘤病灶[229,237,239,270]。即使肿瘤体积较小的癌（<0.5ml），也保持了这种较高的百分比[241]。它们可能是一种纯粹多中心性的表现，而不是前列腺内的肿瘤播散，它们的基因异质性常见支持这一点[240,275]。附带说明一下，在肿瘤中心区多中心性不常见。

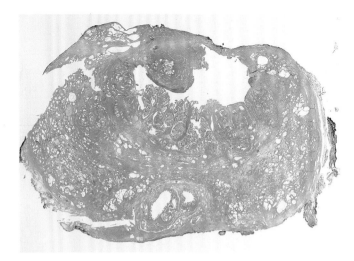

图2.20　大导管腺癌的整体观。肿瘤位于中央，有明显的乳头状结构。

"微小腺癌"和非典型小腺泡增生（ASAP）

在处理前列腺针吸活检中，以小灶非典型腺体为代表的问题令人烦恼且逐渐增加，这些非典型腺体非常可疑，但不具有癌的诊断性。现在已有诊断恶性肿瘤的最低标准[287,291,295]。Grignon已对这些标准进行了清楚的说明和诠释[286]。对于那些没有达到推荐标准的病例，建议采用诸如"**可疑恶性的非典型腺体**"和"**可疑恶性的非典型小腺泡增生**"（atypical small acinar proliferation，ASAP）之类的术语[283,284,290,292]。可惜的是这些术语仍存在争议[285,293]，主要的反对意见是：它们不能代表形态学本质。撇开语义，事实是仍有一定数量的前列腺活检结果（4%～6%左右）不能明确归入良性或恶性范畴（或通过普通切片，或通过34βE12角蛋白或消旋酶免疫染色[288,289,294]）。对于我们来说，在病理报告中表达出这种不确定的状态似乎更恰当，而使用ASAP这一缩略语或使用描述性的"固定"格式同样可能引起泌尿科医师和患者的不满[285]。但有一件事是确定的：对于有这样诊断，患者必须进行二次活检[282,290]。

大（"主要的"）导管癌

前列腺癌的另一个主要类型（但在数量上意义不大）起源于大（主要的）导管，这种大导管正常出现在尿道周围部[301,302,304,307]（图2.20）。膀胱镜检查时常显示息肉样绒毛状或浸润性尿道部。显微镜下有以下几种类型：

1. **大（前列腺）导管腺癌**。这种肿瘤以扩张的大导管中出现恶性表现为特征，具有筛状和（或）乳头状结构，被覆柱状假复层恶性上皮[308]，偶尔出现透明细胞（中肾样）表现[297]（图2.21）。有时这种肿瘤在前列腺尿道部伴有Paget样播散[317]。过去一些伴有这种病变的病例曾被作为这一部位的Paget病和Bowen病报道。PSA和

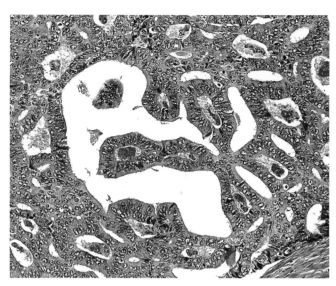

图2.21　伴有乳头特征的前列腺大导管腺癌。

PAP 通常呈阳性[308]。与周围导管 - 腺泡癌相比，这种肿瘤发现时常常分期更高，生存期较短[299]。这种评论也适用于前列腺针吸活检诊断的病例[296]。偶尔，大导管癌类似于高级别 PIN，区别在于其出现囊性扩张的腺体，有更显著的扁平结构，巨大核仁更少见，高分子量角蛋白染色缺乏基底细胞，以及 Ki-67 指数高[314,318]。

　　子宫内膜型（子宫内膜样）腺癌。 据最初描述，其起源于前列腺囊（一种 müller 残件，被认为是女性子宫和阴道的男性同源物）[310]；但现在认为其是大导管前列腺腺癌的一种亚型[311]。显微镜下，这种肿瘤可以看到腺体和乳头，被覆假复层高柱状上皮[303]。显微镜下研究，免疫细胞化学检查结果（PAP 和 PSA 阳性）以及睾丸切除术后观察到的反应表明，这种肿瘤确实是前列腺来源的[320,321,323,324]。

2. **前列腺原发性尿路上皮（移行细胞）癌**[298]。这种类型的肿瘤的存在可以通过进入尿道的前列腺（尿道周围）导管外部衬以尿路上皮的事实来解释[305,306]。这种类型的肿瘤在所有前列腺癌中所占比例只有不到 2%。这种肿瘤的显微镜下所见与同名的膀胱肿瘤相同（图2.22）。通过前列腺针吸活检和 TUR 标本都可以作出诊断[300,312]。在作出前列腺原发性尿路上皮癌的诊断之前，应除外膀胱癌或尿道癌扩展到前列腺的可能性[313,316]。

3. **混合性腺癌 - 尿路上皮（移行细胞）癌**，表现为上述两种类型的联合存在。

　　有时在具有上述任一表现的肿瘤中可以看到普通类型的前列腺腺癌或伴有孤立的膀胱尿路上皮癌[303,322]（图2.23）。来自大导管的癌（除了纯粹的尿路上皮癌外）的表现形式、最初分期以及对激素治疗的反应都与那些普通的前列腺腺癌相似[309]。但是，出现前列腺腺癌导管成

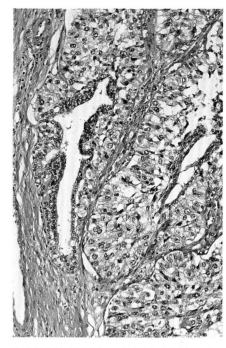

图2.22　前列腺原发性尿路上皮癌累及大的尿道下前列腺导管。膀胱未受累。

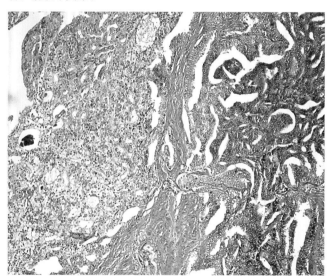

图2.23　前列腺腺癌，具有腺泡和大导管型腺癌的联合特征。

分时前列腺外播散的几率常常较高[315]。已经发现的尿道周围腺体的非典型增生和原位癌改变据推测是大导管癌的前期表现[319]。

组织化学和免疫组织化学特征

　　一般认为，前列腺腺癌不分泌黏液，这种印象的得来主要是由于染色方法使用的是相对不敏感的 Mayer 黏液卡红染色方法。现在已经证明，大约 2/3 的前列腺癌产生酸性黏液物质 [也见下面的黏液（分泌黏液的）腺癌]。当常规染色切片中腺腔内容物为嗜碱性着色物（淡

蓝色）时，就应疑为是这种分泌物的出现，并且可以很容易地通过阿辛蓝或胶体铁染色证实[346,358,369,383]。正常前列腺上皮（分泌中性黏液）不产生这种类型的分泌物，因此其在鉴别诊断中是一个有价值的特征。然而，这并不是恶性的特异病征，其在腺病和放疗后也可以检测到。

在常规处理的标本中，用多克隆或单克隆抗血清确定前列腺上皮的两种免疫细胞化学标志物是 PAP 和 PSA[376,380,389,391]。在前列腺中，PAP 和 PSA 不能区别良性和恶性病变，但它们在确定前列腺来源的转移性肿瘤时非常有用，因为除了在最不分化的病例[332,345,364]和少数激素治疗后的进展病例[370]，PAP 和 PSA 均呈阳性反应。PAP 和 PSA 也可用于分化差的前列腺肿瘤和尿路上皮肿瘤的鉴别诊断，尤其是结合使用 34βE12、Leu7、CK7 和 p53[347,368] 时。根据一些研究报道和我们的经验，PSA 染色比 PAP 染色要强而广泛，而且具有较高的特异性[342,373,392]，特别是应用单克隆抗体时[399]。然而，这种特异性并不是绝对的，在正常和肿瘤性涎腺、某些乳腺癌以及一些正常人体组织中也可以见到 PSA 样免疫反应[326,394]。超微结构显示，PAP 位于溶酶体颗粒，而 PSA 位于内质网、囊泡、空泡和腺腔内[402]。

另一种前列腺相关的标志物是所谓的"前列腺特异膜抗原"（prostate-specific membrane antigen, PSMA）[341]。PSMA 是一种膜结合糖蛋白，表达于所有类型的前列腺癌。奇怪的是，从良性上皮到高级别 PIN，再到腺癌，其表达逐渐增加[335]。

对前列腺癌更为高度敏感和特异的一种新型标志物是 P504S——一种经芯片筛选分离出的细胞质蛋白[360,362,398]。P504S 是一种 α- 甲基辅酶 A 消旋酶（这里称为消旋酶），参与支链脂肪酸和脂肪酸的衍生物的 β 氧化[360]。P504S 和肿瘤分化有关[366]，并不一定见于癌[331]，在同一病例中其表达非常不均匀[354]，也见于非典型性腺瘤样增生和 PIN[405,407]。据说，P504S 在针吸活检中对于小灶癌的检测尤为有用[337,361]，并且可以在特别困难的前列腺癌类型中确定恶性肿瘤的诊断，如泡沫状腺体和假性增生[406]。

前列腺癌细胞对雄激素和孕激素受体免疫反应常常呈阳性，但对雌激素受体的反应少得多[333,357,393,396]。后者与 Gleason 分级和计分相关[395]。HER2/NEU 蛋白在非雄激素依赖型前列腺癌中过度表达，情况有些类似于其在乳腺癌中的表现[378]。尤其是它们显示 CDX2 的核染色——在与肠癌的鉴别诊断中是一个潜在的陷阱[355]。

前列腺癌细胞对低分子量角蛋白有反应[403]。与尿路上皮癌不同，它们仅对 CK7 和 CK20[330,347] 染色呈阳性。它们也对 P501S（蛋白）、Leu7[372,382]、EMA（上皮膜抗原，80%）、癌胚抗原（carcinoembryonic antigen, CEA, 25%）、B72.3、组织蛋白酶 D（50%）[336,371]、糖蛋白 A-80[350]、甲状旁腺激素相关蛋白（parathyroid hormone-related protein, PTH 相关蛋白）[329] 和胃酸蛋白酶胃泌素（gastric acid

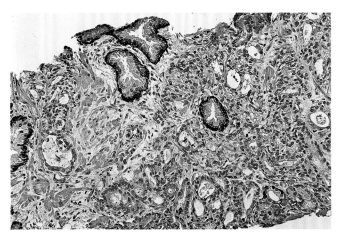

图2.24 肿瘤性腺泡周围缺乏基底细胞，通过高分子量角蛋白免疫染色证实。少数非肿瘤性腺体作为内对照。

proteinase gastricsin）（39%）、NKX3.1（一种前列腺肿瘤抑制基因）[352]、红细胞生成素 / 红细胞生成素受体[328,356,374,381] 呈阳性反应。相反，与良性前列腺腺体不同，它们缺乏钙黏蛋白 -10（一种细胞间黏附分子）的表达[401]。

34βE12 抗体可以识别前列腺腺体基底细胞中的高分子量角蛋白，因此极具诊断价值；34βE12 在良性腺体中总是出现（虽然有时是不连续的），而在普通腺癌（周围导管和腺泡）中无论分级如何均不出现[348,349,404]（图 2.24）。然而，有三点警告需加以说明：（1）这一标志物常常出现于大导管癌，或者是连续的一层，或者是不连续的一层[384]；（2）尽管罕见，癌细胞本身也可能表达 34βE12[400]，这点在与尿路上皮癌的鉴别诊断中需要记住[327,339,379]；（3）最重要的是，在小灶非典型腺体中其可以缺失，因此其表达缺失对诊断癌不是必需的[343,353]。优化这个重要标志物检测的有用措施包括：使用抗原修复[359]；"介入"未着色切片的系统制备，因为欲评估的病变在剩余的组织块中可能不再出现的事实[351]；如果未进行上述过程，可对退色的 HE 切片进行重新染色[340]。用于同一目的的其他标志物有角蛋白 5/6 和 p63[325,377,387] 或其结合体[408]。

一种特别有用的评估小腺泡增生的技术是联合使用消旋酶、34βE12 和 p63 的鸡尾酒法，或者单独使用消旋酶和 34βE12[344,363,385,397]。这些不同的鸡尾酒法包括：34βE12 加 p63[388] 鸡尾酒、加（或不加）PSA 和 34βE12 加（或不加）p63。理想状况下，恶性腺体腺腔细胞表达消旋酶但缺乏两种基底细胞染色，相反则为良性腺体[363]。此方法大多数时间有效，但当读者被告知用三种染色方法出现例外情况时也不应奇怪，因为还有其他类型[375,409]。

无论组织类型如何，在肿瘤细胞与间质之间经常有基底膜成分，如有Ⅳ型胶原沉着；因此，在前列腺上皮内肿瘤形成（见 203 页）和浸润性癌之间的鉴别诊断中，发现基底膜成分没有意义[334,386]。

与正常前列腺相比，在前列腺腺癌，E- 钙黏蛋白和连环蛋白的其他细胞 - 细胞黏附蛋白 / E- 钙黏蛋白复合体显示低表达。在前列腺腺癌中，免疫反应的程度与 Gleason 分级所决定的分化程度呈负相关 [338,365,390]。

分子遗传学特征

前列腺腺癌的许多细胞遗传学和分子改变已有描述 [410,417-419]。大约半数的病例发现有等位基因缺失 [411,421,425]，并且已提示染色体 8p、10q、13q、16q 和 17q 可能是肿瘤抑制基因的位点 [411,414,422]。

前列腺腺癌最常见的基因改变是雄激素 - 反应性酪氨酸蛋白基因 TMPRSS2（21q22.2）和 ETS 转录因子基因家族成员中的一个融合 [422]，这见于近一半的病例。后者包括 ERG（21q22.2）、ETV1（7P21.2）、ETV4（17q21）和 ETV5（3q27），伴有 ERG 的占所有病例的 90% 以上。TMPRSS2-ERG 融合通常是 21q22.2-22.3 位点间断缺失的结果，这可导致两个基因的正常连接位点 3Mb 的分离。这个分子改变似乎是前列腺癌发生的早期事件，因为其在高级别前列腺上皮内肿瘤中也已发现。有意思的是，当肿瘤进展变成雄激素抵抗时，融合转录的表达被忽略且下降 [413]。有文献报道，TMPRSS2-ERG 的出现、某些融合基因变型或 ERG 拷贝数增多与高临床分期和侵袭性更强的疾病相关 [422]。但其他报道并未发现任何相关性 [412]。

已在特征为具有高度增生形态和侵袭性行为的一种前列腺癌亚型中发现 TP53 突变 [426]。相反，TP53 和 MDM-2 基因改变不常见于临床上局限的普通腺癌 [416,420]。TP53 和 MDM-2 基因改变在转移灶标本比在原发肿瘤标本更常见 [423]。前列腺腺癌的一个重要片断中存在 RB 肿瘤抑制基因的改变 [415]。HER2 基因扩增见于 1/3 的前列腺腺癌病例；其与肿瘤分级、分期和非整倍体 DNA 的含量相关 [424]。如上所述，其似乎与这种肿瘤的非雄激素依赖性相关。

前列腺癌使用雄激素去势治疗后常常最终导致雄激素抵抗。后者并非是基因扩增、突变、磷酸化、共同调节子活性或雄激素非依赖活性所致的雄激素受体活性异常的结果 [422,427]。

其他组织学类型

前列腺癌存在着一些不同的形态学类型，其中大多数可能是周围导管和腺泡腺癌的变型 [458,485]，这些类型如下所述：

1. **具有神经内分泌特征的癌**。正如已经指出的那样，内分泌细胞有嗜银 - 亲银特性，与 5- 羟色胺、降钙素、铃蟾肽和（或）生长抑素的免疫反应呈阳性，超微结构检查，具有致密轴心分泌颗粒的内分泌细胞可见于 80% 的正常或增生的前列腺 [428,434,440,445,446,450,460,497]（图 2.25）。它们还可在 10% 至近 50% 的其他典型腺癌中见到，推测来源于一种趋异分化的过程 [440]。这些神

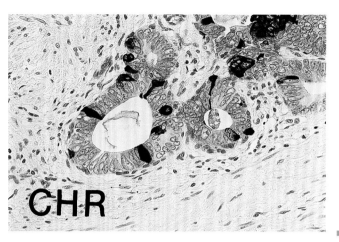

图2.25　前列腺腺癌中局灶神经内分泌分化，由嗜铬粒蛋白免疫染色证实。

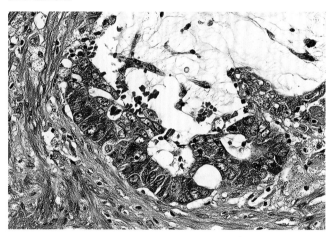

图2.26　前列腺腺癌中出现了一些神经内分泌细胞，显示细胞质粗颗粒，类似于见于肠Paneth细胞的那些颗粒。

经内分泌成分已先经银染、后经电镜、后来又经免疫组织化学证实，最近又经组织芯片证实 [461,473]。

在一些病例中，神经内分泌细胞由于具有大的、嗜酸染色的颗粒，形态上类似于 Paneth 细胞 [429]（图 2.26）。附带说明一下，具有神经内分泌特征的前列腺癌有独特的蛋白特征 [507]，并常常表达雌激素诱导的 pS2 蛋白 [439]。

一些前列腺癌具有部分或全部类似于**典型或非典型类癌瘤**的形态学表现 [433,435,474]。这些肿瘤一般对 PAP 和 PSA 呈强阳性反应，并且有时与腺癌同时发生，这些事实提示它们确实是前列腺腺体来源的 [433,435,457]。对前列腺标志物呈阴性反应的罕见病例可能也是前列腺来源的 [481]。内分泌成分通过超微结构以及这些肿瘤中一些与肾上腺皮质激素、β- 内啡肽、降钙素和其他肽类免疫组化反应呈阳性的事实确定 [440,451]。

一种组织发生学上相关的肿瘤是**小细胞癌**，其在形态学上类似于同名的肺肿瘤 [475,502,504]。这种肿瘤可以以一种单纯的形式存在，也可以伴有普通的腺癌，可以同时

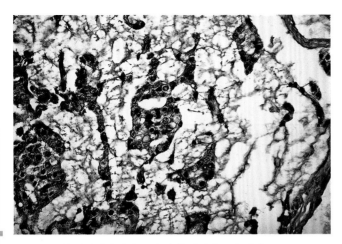

图2.27 前列腺黏液腺癌。大多数黏液位于细胞外。

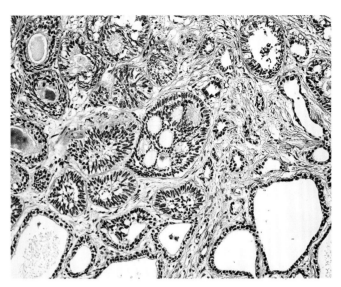

图2.28 所谓的"前列腺腺样基底细胞肿瘤"。位于中央的肿瘤细胞巢有一个类似于涎腺腺样囊性癌的表现。

发生，也可以先后发生[438,492,502]。其中一些肿瘤能引起Cushing综合征[455]或不适当地分泌抗利尿激素[456]。在一些而不是全部病例中，内分泌分化特征通过免疫组化和（或）超微结构可以证实[460,489]。在一项大样本病例研究中，88%的这种肿瘤至少有一种神经内分泌标志物呈阳性。PSA呈阳性病例<20%，TTF-1呈阳性病例>50%，CD44呈阳性病例为100%[495,502]。这些肿瘤的特征是有大量凋亡细胞[453]，并且它们的生物学行为是极为侵袭性的[475,498]。偶尔，同一肿瘤中可见不同的神经内分泌分化形态学类型（Paneth细胞样和小细胞）[503]。主要的鉴别诊断是高级别（Gleason 5）前列腺腺癌[509]。

已描述的神经内分泌家族的最后一个成员是**大细胞神经内分泌癌**。一些报道的病例主要来自于因前列腺腺癌长期接受激素治疗的病例[449]。

2. **黏液（分泌黏蛋白的）腺癌**。这种肿瘤伴有大量细胞内和细胞外黏液形成，黏液可以占到肿瘤的25%或更多[448,469]（图2.27）。其显微镜下所见类似于乳腺黏液癌。微腺管、筛状、"粉刺"、实性和肾上腺样形态均可出现[488]。分化好的前列腺腺癌一般分泌无氧-酰化唾黏蛋白（non-O-acylated sialomucins），而分化差的前列腺腺癌含有单氧-酰化唾黏蛋白（mono-O-acylated sialomucins），黏液腺癌则产生单、双、三氧-酰化唾液糖蛋白[490]。MUC2常规表达[479]。PAP和PSA染色通常呈阳性。据说这种肿瘤不同于普通的前列腺腺癌，因为其很少发生骨转移，缺乏激素依赖性，并且对放射治疗反应较差。作为一组病变，它们的侵袭性并不比前列腺腺癌普通变型的侵袭性强[478]。鉴别诊断包括来自大肠和Cowper腺的黏液腺癌的扩散[447,484]。大多数病例可能应该被视为周围型腺癌的变型，而另一些则与大的（尿道周围）腺癌有关[441,477,494]。偶尔，分泌黏蛋白的腺癌含有一定数量的神经内分泌（包括Paneth样）细胞[500]。

3. **印戒细胞癌**。这种高度恶性的肿瘤的生长呈实性、腺泡样或单行排列（Indian file）方式，并且主要或全部由细胞内黏液堆积所致的印戒形状的肿瘤细胞构成[442,463,465,499]。超微结构检查，这些细胞具有衬以微绒毛的细胞质内腔隙[459]。一种类似于印戒细胞的人工假象可见于TUR标本间质中的间质细胞和淋巴细胞内[431]（见206页）。

4. **腺鳞癌**。腺鳞癌的一些病例一开始就是腺鳞癌，而另一些则发生在普通腺癌经放射或激素治疗后[444,454,472,482,491]。

5. **鳞状细胞癌**。前列腺的纯粹鳞状细胞癌极为罕见。它可以从一开始就为鳞状细胞癌，也可以发生于激素治疗之后[466,482,501,505]。鳞状细胞癌也可以作为前列腺移行带处境界清楚的结节出现[470]。鳞状细胞癌与腺鳞癌密切相关，在大多数病例可能是一种类似于鳞状化生改变的极端表现。

6. **腺样基底细胞肿瘤**（腺样囊样肿瘤；基底细胞癌）[432,436]。这种肿瘤类似于涎腺的腺样囊性癌，因此，一些作者将其视为类似于后者的肿瘤[452,462]。然而，这种肿瘤的自然病程比温和的腺样囊性癌要更加惰性一些[432,486]。其主要的显微镜下特征是：膨胀性生长方式、多结节性、伴有腔-基底膜样物质的筛状结构、周围纤维黏液样基质、常常发生鳞状分化以及合并有基底细胞增生灶（可能是这种肿瘤的起源（图2.28）。PAP和PSA染色呈阴性或呈局灶阳性。鉴别诊断包括基底细胞增生、伴有筛状生长的导管腺癌、基底细胞癌（见下文）和真正腺样囊性癌。如果存在各方面都类似于涎腺同名肿瘤的真正的前列腺腺样囊性癌，那么它一定是一种罕见肿瘤。至于基底细胞癌这样的术语，在形态学和生物学行为上应尽量避免使用。

7. **基底细胞样癌**。基底细胞样癌是一种高度侵袭性和非

图2.29　A，低级别前列腺上皮内肿瘤形成（PINⅠ）。B，高级别前列腺上皮内肿瘤形成（PINⅢ）。

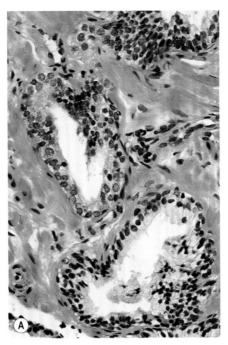
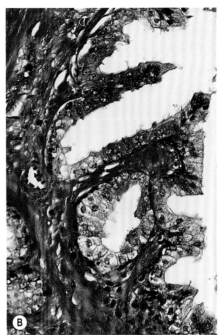

常少见的肿瘤，其形态学特征相当于肛管的基底细胞样（泄殖腔原性）癌和上呼吸消化道基底样鳞状细胞癌[443]，应与腺样基底细胞肿瘤明确区分开。遗憾的是，这通常做不到，两者经常混淆。基底细胞样癌显示 BCL2 表达升高和高 Ki-67 指数，这两个特征有助于其与腺样基底细胞肿瘤之间的鉴别[508]。

8. **淋巴上皮瘤样癌**。这种肿瘤的表现类似于鼻咽的淋巴上皮瘤[430]。

9. **管状囊性透明细胞腺癌**。已报道 1 例发生在前列腺的独特的类似于女性生殖道的 müller 型透明细胞腺癌[480]。另外一例据描述类似于透明细胞型肾细胞癌[496]。

10. **肉瘤样癌**。这种肿瘤具有可识别的癌与肉瘤样成分结合的特征，后者可以显示非特异性梭形细胞或巨细胞特征，也可以显示软骨、骨和（或）骨骼肌的不同分化特征[464,468,471,476]。最近描述的**多形性巨细胞腺癌可以被视为肉瘤样癌的一个亚型**[467,483]。上皮成分常常为腺癌型，但也可能有鳞状特征[437]。像在其他部位一样，癌肉瘤和肉瘤样癌之间的鉴别是主观的，可能是没有根据的；大多数已有的证据表明，不管是否出现特定的间质成分，这种肿瘤十有八九是上皮起源的[464,487,493,506]。

上皮内增生性病变

前列腺有可能出现与癌有关的上皮内非典型性增生性改变，并且有可能与早已知道的发生在乳腺的病变相似，这一认识是比较新的发展。这是有关肿瘤性质、命名及其意义仍存在混乱和不确定的部分原因[516,518,531,540]。现在已经形成两个主要分类，第一类是腺体结构正常，但有细胞学改变；第二类是细胞学改变不明显，但腺体结构上有畸变。

前列腺上皮内肿瘤形成（prostatic intraepithelial neoplasia, PIN）是现在采用的涉及前列腺导管和腺泡病变的名称，其也被描写为导管内或导管 - 腺泡的非典型增生[515,523]。PIN 常常是多中心的，甚或可以扩展到前列腺尿道部[521,534,550]。最初 PIN 依据下列改变的严重程度分为三级：细胞密集性和分层；细胞核增大、多形性和染色质形态；以及核仁的表现。这三个级别（Ⅰ、Ⅱ和Ⅲ级）现在常常被分为两类：低级别 PIN（相当于Ⅰ级和Ⅱ级）和高级别 PIN（相当于Ⅲ级）[532]（图 2.29）。鉴别高级别 PIN 和低级别 PIN 的关键特征是核（尤其是核仁）的表现，不管结构如何。PIN 的形态学变异包括结构水平的**簇状、微乳头、筛状和扁平 / 萎缩**（对应于乳腺的"紧密"）结构，以及细胞水平的**插入（鞋钉）和泡沫型**[510,511,513,551]。其中，筛状结构最难与浸润性癌鉴别，尤其是在活检标本中[542]。在高级别 PIN（PINⅢ）中[556]，细胞学改变程度（特别是细胞核和核仁）、腔内黏液染色表现[533,538]、角蛋白免疫反应特征[548]、消旋酶的表达[559]、神经内分泌细胞出现频度[520]以及 ERBB2 和 ERBB3 表达频度[547]、EphA2 受体酪氨酸激酶的表达[560]以及其他分子标志物的表达（或缺如）（见 200 页），均类似于浸润癌，因此有些作者认为其为原位癌[519,545]。顺便提一下，已经有人提议，前列腺腺癌的原位存在有别于高级别 PIN，但这仍然是一个有争议的问题[526,527]。

AgNOR 计数在各级 PIN 之间的鉴别上或在 PIN 和腺癌的鉴别上没有意义[525,548]。大多数低级别 PIN 的 DNA 呈二倍体表现，而半数的高级别 PIN 的 DNA 为非整倍体[528]。

几项研究已显示，高级别 PIN 和前列腺腺癌之间有统计学相关性，因为已经在 59% ~ 100% 的前列腺根治性切除标本的连续切片中发现 PIN。研究还显示，在含有 PIN 和腺癌两种病变的前列腺中，两种病变的 DNA 倍体具有相当程度的一致性[512,528,557]。这些发现提示，作为癌的标志物，PIN 可能具有很高的预测价值，并且提示对在前列腺活检中确定有 PIN 的患者应密切随访[524,558]。在这一方面，必须指出，PIN 本身并不引起 PSA 水平升高[552]。研究还显示，低级别 PIN 在年轻男性患者中是一个相对常见的表现[553]。

由 PIN 所起的问题非常类似于乳腺非典型增生 / 原位癌所起的问题：有低级别 PIN（PIN Ⅰ 或 PIN Ⅱ）的患者出现癌或其后发展为癌的危险是否增加？高级别 PIN（PIN Ⅲ）在实践或概念水平上是否能与导管内癌鉴别？一些令人关注的数据开始出现。Kronz 等[541] 进行的一项研究对先前活检有高级别 PIN 的患者进行了前列腺重复活检，结果显示，32.2% 的病例存在癌。如果曾经只有 1 ~ 2 条活检组织显示 PIN，则癌的发生率为 30.2%；如果有 3 条显示 PIN，则为 40%；超过 3 条则为 75%。如果最初的两次随诊活检没有诊断为浸润癌，则以后不大可能发展为癌。如果 PIN 附近出现小的非典型腺体，则重复活检出现癌的风险为 46%[543]。近期几项病例研究显示，高级别 PIN 的预测价值并不像所说的那样高，其风险要低得多[554]。但是，Netto 等[549] 再次证实了 PIN 的预测价值，显示如果最初活检显示有播散的高级别 PIN（出现在 4 条或更多活检条上），则再次活检发现前列腺癌的风险是 39%。似乎，癌的风险与 PIN 累及的条数直接相关，与形态学亚型关系不大[514]。

尽管高级别 PIN 和腺癌之间的关系似乎已经确定，但低级别 PIN[555] 并非如此，因此，后者是否应在病理报告中提及是有争议的。

非典型腺瘤性增生（也称为腺病） 低倍镜下所见类似于分化好的（Gleason 1 级和 2 级）腺癌，其特征为复杂而

素乱的成团的腺体，伴有膨胀的边缘，但缺乏明显的核仁或其他核异常[530,535]（图 2.30）。其通常为显微镜下发现，但偶尔表现为团块性病变[539]。酸性黏液常出现在这些腺体的腺腔内[533,536]。非典型腺瘤性增生可累及移行带，且常常伴有精阜黏液腺体增生[546]。还不清楚这种病变是分化好的癌前期病变（正如一些作者提出的），还是仅仅为一种显微镜下改变相似的病变[517]。事实上，非典型腺瘤性增生的遗传学和分子学改变很小甚或缺如符合后者[529,537]。当两者之间的区分有疑问时，常规上进行保守处置[522]。

Lotan 等[544] 已经描述了一种影响较年轻患者的腺病亚型，其以弥漫性生长方式累及前列腺周围带（多于移行带），可能是前列腺癌的一种危险因素。

细胞学

对于有经验的医师来说，细针吸取细胞技术是一种发现前列腺癌的非常有效的技术[561]。分化差和中等的肿瘤容易诊断，但在分化较好的肿瘤，识别病变就会有些困难[562,563,569]。

在一项经典的、常被引用的研究中，Esposti[566] 检查了 1110 例 Karolinska 研究所施行的经直肠前列腺针吸活检患者。98% 的病例获得了满意的材料。336 例发现了恶性细胞，其中 162 例可通过组织学检查核查。没有假阳性，但有 10% 的假阴性。在随后的一项研究中[567]，469 例前列腺癌病例根据细胞学标准分为三级。发现 131 例 Ⅰ 级（高分化）癌患者中的 73%，265 例 Ⅱ 级（中分化）癌患者中的 61% 以及 73 例 Ⅲ 级（低分化）癌患者中的 29%，在激素治疗 3 年后仍存活。Epstein[565] 检查了 118 例针吸细胞学发现和穿刺活检发现之间的相互关系。穿刺活检的总的准确率为 85.6%，而针吸细胞学为 86.6%；当两者一起时，其准确率明显上升，达到 95.8%。尽管有这些事实，针吸细胞学已经被废弃（特别是在美国），大部分被弹簧式 18 号穿刺活检取代。

针吸时可能见到来自精囊的非典型细胞，在细胞学诊断时可能被误诊为癌[564,568,570]。

由于有大量的假阴性诊断，前列腺分泌物的细胞学检查作为一种癌筛选方法已经证明是没有作用的。

组织学检查

为了获取前列腺组织已经设计了许多特殊类型的穿刺针和穿孔器[573]。传统上，14 号穿刺针最常使用，但近 10 年来，已经广泛应用自动弹簧式、18 号的活检枪。这种活检枪提供的活检组织量与 14 号穿刺针相比要少一半。前列腺活检的穿刺途径既可以经会阴，也可以经直肠，后者近来更为首选。多年来，标准方法是获取 6 份标本（"六分仪活检"）[587]。但是，已经证实如果增加活检至 12 点，显著地增加了检出率（高达 31%），尤其是额外条数是同侧时，进一步增加活检条数（至 18 或 24

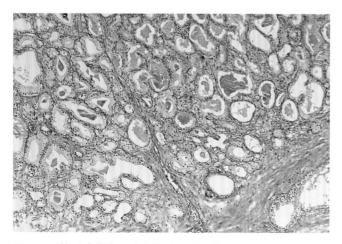

图2.30 前列腺非典型腺瘤性增生（腺病）。

条），似乎并没有重要意义[575]。

一般认为，适当的芯针活检（core biospy）取样材料每一条都要进行三个水平的切片和染色（逐层切片），如果发现有非典型性特征，则还需要额外的切片[572,582,588,589]。有关芯针活检标本中腺癌的病理报告应包含的信息量已有具体的建议[576]。施行穿刺活检所致的肿瘤种植危险很低[571,581]。

一个 TUR 标本出现肿瘤，可能意味着腺体周围部的普通癌广泛播散，也可能是中央部的癌的一种罕见表现。TUR 标本检出癌的可能性与样本的量直接相关[586]。据估计，如果将 5 块或 12g 随机选取的样本送检，则大约有 90% 的癌可被检测到[585,593]。如果检查 8 块样本，则检出率将提高到 98%[577,590]。那些偶然发现癌的病例是否需要提供剩余的组织则取决于病变是 T1a（推荐提供所有剩余的组织）还是 T1b（不需要提供剩余组织）[583]。

对于前列腺癌的诊断，冰冻切片的准确性很高。应用的主要标准是结构的紊乱和神经周围浸润。对于淋巴结转移的诊断，冰冻切片检查和印片也有用[578,580,591]，但两种技术均可出现 10% ~ 15% 的假阴性结果。

根治性前列腺切除标本可以通过施行全组织包埋切片进行检查，也可以通过精确标测检查器官和标准大小的切片进行检查[574,579,584,592]。通过前者制成的材料易于评估且外观更宜人，但要付出时间和费用方面的相当代价。如果操作恰当，通过精确标测检查器官和标准大小的切片也可以粗略地提供同样的信息量。对于小的、不可触及的肿瘤，推荐在前列腺整个后部进行取样，并在每叶的中前部采取额外切片；如果后者有阳性所见，在整个同侧区域都应取样[592]。

扩散和转移

前列腺癌播散最初位于前列腺自身各种组成成分内，包括导管和腺泡、纤维肌肉间质、神经周围间隙和血管[633,634]。EMA 免疫组化染色有助于鉴别真正的神经周围浸润和仅仅神经周围"压痕"[654]。

"被膜"（即前列腺外的纤维肌肉层）浸润在前列腺癌中非常常见。在一项病例研究中，对临床分期为 A 期或 B 期的患者采取大样本连续逐层切片法进行了研究，发现有 90% 的前列腺根治切除标本有被膜浸润[647]。在另一项研究中，如果"被膜边缘"呈阴性，则肿瘤扩展到前列腺外进入神经血管束的可能性为零；如果被膜浸润不肯定，则这种可能性为 12%；如果被膜已浸润，则这种可能性达到 60%[610]。进展性肿瘤可以扩散到精囊[639,647]、腺体的顶部（远端）、前列腺尿道部（非常罕见）和膀胱[637]。只有当精囊的肌壁有肿瘤浸润时，才将其列为精囊浸润[611]。

直肠浸润非常少见，据推测是由于前列腺后面覆盖着具有抵抗力的坚韧的纤维肌肉结构——被称为 Denonvilliers 的筋膜[656]。直肠浸润可以表现为直肠前肿块（黏膜完整或形成溃疡）、环周浸润导致的直肠环状狭窄或浆膜下种植[613]。直肠浸润的诊断可以通过结直肠活检作出，但当且仅当病理医师认为有这种可能性时（Ackerman 博士的一个好的例子是"患有 Istanblu 综合征的男士"！）[629,641]。

前列腺癌转移扩散的最常见部位是骨骼系统和淋巴结。骨转移通常是多发性的，但也可以是孤立性的[601,620]。骨转移的特征是成骨性细胞改变，放射学检查类似于 Paget 病，甚或类似于骨肉瘤[630]，但骨转移也可以是成骨溶骨改变混合存在或完全是溶骨性改变。有时骨转移表现先于泌尿道症状几年出现。腰椎、骶骨和骨盆是最常见的转移部位，据推测是肿瘤经由 Batson 椎体静脉系统播散的结果[621]。然而，任何骨都可以通过循环系统受累[609]。转移到脊椎则可导致硬膜外肿块而压迫脊髓[658]，肿瘤转移到颅底则可导致严重的脑神经损害[645]。

显微镜下，可见成团的恶性腺体，周围绕以丰富的新骨形成。当骨转移广泛时，可伴有低钙血症、低磷血症和血清碱性磷酸酶水平增高[602]。PAP 和 PSA 免疫组化反应通常呈阳性，甚至在脱钙以后。前列腺癌骨转移的明显的成骨改变的机制尚不清楚，但可能与肿瘤细胞产生的骨生长因子有关[616]。

淋巴结受累的最常见通路是通过盆腔淋巴链，肿瘤由此播散到腹膜后淋巴结。然而，一些病例在没有盆腔淋巴结转移的情况下，可发生腹膜后淋巴结转移；这些患者不太可能有膀胱和直肠的转移，而更可能有肺和肝的转移[648]。少数情况下，转移也见于前列腺周围 / 精囊周围的淋巴结或者直肠周围的淋巴结盆底[627,638]。进行外科分期（包括双侧盆腔淋巴结切除术）已经提供了有关区域淋巴结受累的发生率和前列腺癌扩散方式的重要信息[595,640,649,659]。在大多数已发表的论文中，诊断时淋巴结转移的总发生率大约为 40%[612,646]，但在大多数近期研究中，其发生率已明显降低，提示近期诊断的前列腺癌分期发生了变化[642]。淋巴结转移的发生率与临床分期、肿瘤大小、PSA 水平、显微镜下分化程度以及可能的微血管密度有关[612,635,646,657]。T1c 期肿瘤（不能触及的、无症状的肿瘤）是由于血清 PSA 升高发现的（目前约占前列腺切除术的 40%），其淋巴结转移率非常低（< 5%）。在尸体解剖中发现的隐性前列腺癌几乎都不伴有淋巴结转移[598]。一种已提出的系统（"Hamburg 算法"）可根据前列腺针吸活检所见来推测淋巴结转移的可能性[619]。

临床上有局部可触及的前列腺癌的患者其淋巴结转移最可能出现在肿瘤同侧，很少单独出现在对侧[622]。许多有淋巴结转移的患者缺乏同时出现骨和内脏扩散的证据，这与淋巴结转移是骨转移的一种继发现象的传统观点是互相矛盾的。已证实，通过淋巴管造影术检查淋巴

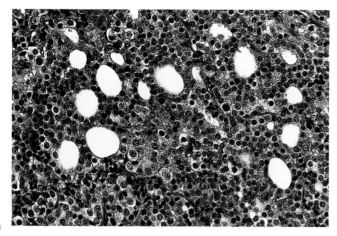

图2.31 前列腺腺癌首先表现为左锁骨上淋巴结肿大。

结受累是不准确的[632]。而应用磁性微粒子的高分辨率MRI看起来前景非常好[623]。

转移也可发生在膈上淋巴结群[604]。有时，左锁骨上[600,625]或纵隔淋巴结[631]受累是本病的第一个表现（图2.31）。这些肿瘤大多数分化差，显微镜检查时不能提示是前列腺起源的[597]；对于确定转移性腺癌是前列腺来源的，PSA或PAP免疫组化染色具有相当大的价值，但尚未证实可以用于普查以寻找隐匿性淋巴结转移[617,636]。相反，应用PSA基因特异性引物进行的反转录聚合酶链反应（RT-PCR）已成功检测出淋巴结的显微镜下转移，甚至当这些淋巴结组织学和免疫组化技术检查呈阴性时[606]。我们和其他研究者已应用这一技术成功检测出了循环中的肿瘤细胞，有时这些患者没有转移病变的临床影像学证据[615,650]。

肺转移并不像从前认为的那样罕见；其中大多数有淋巴管播散的表现。大量胸水可能是最初的症状。偶尔，病变类似于原发性肺癌[614]。生长类型可能为微腺泡型、管状乳头型或类癌样。大导管的腺癌可能类似于转移性结肠腺癌[605]。

偶尔转移性前列腺癌意外地出现在睾丸切除标本中[655]。前列腺癌也可以转移到乳腺，有时是双侧性的，特别是在服用雌激素的患者中。这种现象在临床上常与男性乳腺发育混淆，在显微镜下常与原发性乳腺癌混淆。在这方面应该引起注意的是，已报道有几例原发性乳腺癌发生在应用雌激素治疗的前列腺癌患者中。PSA和PAP免疫染色在这一鉴别诊断中非常重要[618]。

其他转移部位包括肝、肾上腺、中枢神经系统（包括硬膜）、眼、皮肤和不常见的部位，诸如脐部（"Sisiter Mary Joseph nodule"）、阴茎和涎腺[594,599,607,608,624,626,643-645,651-653,655]。一般来说，显微镜下转移灶的分化程度和PSA的表达程度与原发肿瘤非常接近[596,628]。然而，几乎一半的病例Gleason分数高于原发肿瘤[603]。

表2.1	前列腺癌的Gleason显微镜下分级系统
分级	内容描述
1	在密集排列的团块中，有单个、分离、大小一致的腺体，这种团块有明显的、通常为圆形的、限定肿瘤区域的边界
2	单个、分离、略不一致的腺体，疏松排列（由少量间质分隔开），边界不太明显
3a	单个、分离、明显不一的腺体；可以密集排列，但通常被不规则分开；参差不齐、边界不明显
3b	与3a相像，但腺体非常小或为微小的细胞簇
3c	乳头状或疏松筛状肿瘤（"乳头状导管内肿瘤"）圆形团块的边缘清楚而光滑
4a	边界参差不齐、浸润多少不等、腺样融合
4b	与4a相像，伴有大而淡染的细胞（"肾上腺样"）
5a	边界清楚，几乎是实性筛状肿瘤组成的圆形团块，通常伴有中心坏死（"粉刺癌"）
5b	间变性癌的不规则团块，仅有少数腺体形成或有可确定其为腺癌的空泡

From Gleason DF, The Veterans Administration Cooperative Urological Research Group. Histological grading and clinical staging of prostatic carcinoma. In Tannenbaum M (ed.): Urologic pathology. The prostate. Philadelphia, 1977, Lea & Febiger, pp. 171–198.

注意：根据肿瘤符合的分级（由数字表示）将其归入一个类型，而不考虑其亚级（由字母表示）。联合分级通过主要分级（原始分级）加上出现的其他级别（继发分级）得到。当整个肿瘤分级相同时，将这一分级数值加倍就得到联合分级。

分期和分级

前列腺癌传统上被分为临床型、潜在型和隐匿型。**临床型**肿瘤出现局部症状和体征；**潜在型**（偶发型）癌没有临床上可疑症状，是在尸体解剖时或在因结节状增生或某些其他疾病而行前列腺切除的标本中偶然发现的；**隐匿型**癌有远处转移，但临床上仍未发现原发肿瘤。这种老式但很好的分类方法中的一些标准已被融入最近使用的分期系统（见附录C）。在最初的分期中，A期肿瘤与先前分类中的潜在型肿瘤相对应；B期癌临床上可以发现，但仍局限于前列腺被膜内；C期肿瘤为已播散到被膜外的肿瘤；D期肿瘤则已有远处转移[685-687]。每一期又进一步分出亚期，主要根据临床、血清学（PSA水平）和放射影像学确定的肿瘤的量或范围，有时还结合MRI和超声影像等技术[681,691,696,702,704]（表2.1）。这种分期必须与活检、TUR和前列腺根治切除标本的显微镜下病理学分期区别开来[682]。

特别是病理学 A 期肿瘤中存在着重要亚型——结合了分期因素（见下文）。A1 期肿瘤——不接受附加治疗，预后好——定义为好的或中等分化的小肿瘤。A2 期肿瘤 [大的和（或）分化差的] 需要附加治疗（常采用前列腺切除），较 B1 期肿瘤的预后差[693]。

　　Fowler 和 Mills 等[676]研究了前列腺癌的临床分期和病理学分期之间的相互关系。他们发现，显微镜下，81% 的临床 A2 期、79% 的 B1N 期、38% 的 B1 期和 0% 的 B2 期肿瘤局限于前列腺内。Pontes 等[699]的研究结果与此相似。Epstein 等[673]的研究则发现临床分期偏低的发生率很高；在临床 T2 期肿瘤中，60% 以上的病例有前列腺外扩展，并且 40% 以上的肿瘤有边缘浸润。在肿瘤体积这一参数显示对于肿瘤进展所有方面均是一个好的预测指标后，有人提出了依据肿瘤体积分级的方法。由此得出，肿瘤体积为 0.5ml 时被膜浸润的可能性为 10%，肿瘤体积为 4ml 时，精囊浸润的可能性为 10%，肿瘤体积达 5ml 时，其转移的可能性为 10%[670]。

　　与多年前提出的其他分级系统[666,684,689,695,707]相比，Gleason 和退伍军人署合作泌尿研究组[679,680]联合提出的形态学分级系统（已修订，见下文）目前是优选的。后者是

根据腺体结构的分化程度以及低倍镜下观察到的肿瘤与间质相关的生长方式进行分期的系统（图 2.32 至 2.36；表 2.1）。主要的肿瘤结构（指"主要型"）分为 1 ~ 5 级，"次要"型（如果出现）同样分为 1 ~ 5 级，两者的分值相加得到 Gleason **分值**或**总和**。如果肿瘤全部有同样的结构

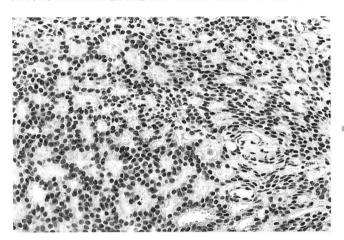

图2.34　前列腺腺癌，Gleason 4＋4＝8/10。肿瘤呈筛状生长结构。

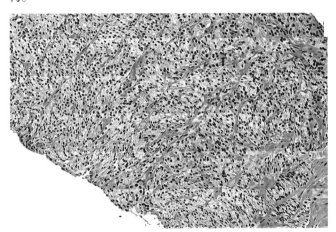

图2.35　前列腺腺癌，Gleason 4＋4＝8/10。该表现有时被认为是肾上腺样。

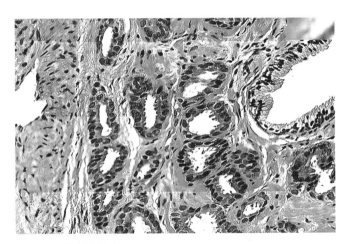

图2.32　前列腺腺癌，Gleason 3＋3＝6/10。

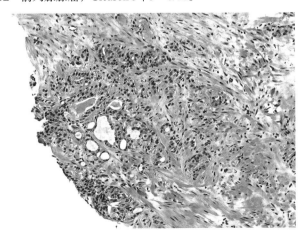

图2.33　前列腺腺癌，Gleason 3＋4＝7/10。

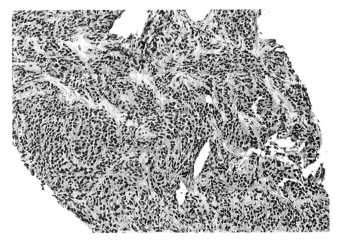

图2.36　前列腺腺癌，Gleason 5＋5＝10/10。

（即肿瘤仅为"主要型"），则其分值乘以 2 即得到最终得分[663]。有些肿瘤有第三种结构。这种结构仅在分级为 5 时才报告[694,708]。一般来说，Gleason 分值高的肿瘤（8 ~ 10）通常大量出现于活检中，但偶尔也以容易漏诊的微小病灶存在[675]。在一些多中心受累病例，Gleason 分值通常有很大的异质性[664]。泌尿系统病理学和普通病理学观察者之间的 Gleason 分值可重复性处于可接受的范围内[661,662]。互联网上已有一种用于该系统培训的实用指导教材[688]。

由活检确定的肿瘤分级与由前列腺切除标本确定的分级之间有很好的相关性，但有 30% ~ 45% 的病例分级过高，大约 5% 的病例分级过低[665,669,677,691,706]。当使用所有阳性活检部位得最高 Gleason 分值时，就会得到最好的相关性[700]。正如预期的那样，这种差异的发生率和重要性直接与活检组织中肿瘤的量有关[703]。附带说明的是，无论使用传统的 14 号穿刺针，还是使用自动弹簧式 18 号活检枪，其分级的精确性都是相似的[668]。

已经发现，前列腺腺癌的形态学分级与 PAP 和 PSA 水平[683,701]、临床和病理学分期[671,697]、凋亡小体出现率[660]、p53 过度表达[686]、淋巴结和骨转移的发生率[674,710]、生存率以及对治疗的反应密切相关[678,698,709]。Gleason 这一分级系统与死亡率的相关性尤为显著。Gleason 分值在 2 ~ 4 分的患者几乎从不发生侵袭性病变，而分值在 8 ~ 10 分的患者大多数死于前列腺癌[692]。在每一临床分期中，分级与死亡率之间均有明显的相关性[692]（图 2.37）。因此，将分级和分期结合起来可以获得最好的预测值。这些发现的结果是：近年来对 Gleason 分级系统本身进行了关键性的再评估，因为 1 级和 2 级几乎从未用过[667,672,690,705]。其结果的，3 级（因此 6 分）实际上成为最低分级的前列腺癌。鉴于有过低评分的风险，应该记住，3、4 和 5 级分别对应高、中和低分化癌。

治 疗

局限性前列腺癌的处置方法有前列腺根治切除术、外部放射治疗和"延期"（"等待"）治疗[766]。这些方法仍然哪种最好仍不能肯定（因此争议很大）[723,733,748,762,764,767]。在收集 1980 年以来的文献资料后，Adolfson 等[711] 发现，本病的 10 年生存期加权平均值，根治性前列腺切除术为 93%，延期治疗为 83%，而外部放射治疗为 74%。他们的结论是：临床局限性前列腺癌常常有一个与死亡率明显相关的迁延疗程，根治性前列腺切除术的边缘干净，而放射治疗则没有这样的作用。在一项相似的研究中，Chodak 等[723] 的结论是：最初采取保守治疗和延时激素治疗策略对于分化好的局限性前列腺癌是一个合理的选择，特别是那些估计平均寿命在 10 年或 10 年以下的患者。一项示范性的对斯堪的那维亚人进行的随机试验研究表明，根治性前列腺切除术可以明显降低局限性前列腺癌的死亡率，但

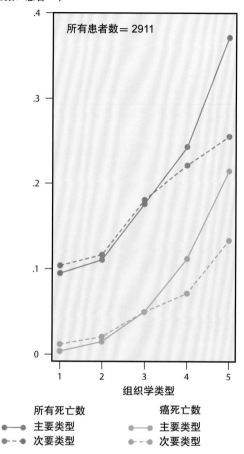

死亡数 / 患者 - 年

所有患者数 = 2911

组织学类型

所有死亡数	癌死亡数
━●━ 主要类型	━●━ 主要类型
--●-- 次要类型	--●-- 次要类型

图 2.37　前列腺癌形态学类型和死亡率之间的关系。"主要型"是指一种特定肿瘤的主要形态学类型，"次要型"是指同一种肿瘤中可能出现的不太广泛的类型。（From Gleason DF; The Veterans Administration Cooperative Urological Research Group. Histologic grading and clinical staging of prostatic carcinoma. In Tannenbaum M (ed.): Urologic pathology. The prostate. Philadelphia, 1977, Lea and Febiger）

就整体生存率来说，手术和"观望等待"之间没有显著差异[739]。在一项最新研究中，作者得出的结论是：前列腺根治切除术可降低疾病相关的死亡率、总体死亡率以及转移和局灶侵袭的风险。他们还认为，根治术对 10 年后死亡风险的绝对降低值影响很小，但对转移和局灶肿瘤进展的风险降低影响很大。

由 Johns Hopkins 医院的 Jewett 提出的根治性会阴前列腺切除术，在技术上已进行了改进，手术后尿失禁的发生率明显降低[718,720,735]。自从有了根治性耻骨后前列腺切除术的神经保护技术，阳痿的发生率也已下降了[729,763,765]。

根治性前列腺切除术的疗效直接与肿瘤的范围和分化程度有关[730]。不同医学中心施行的手术范围也不尽相同，在有些情况下包括腹膜后淋巴结切除。根治性前列腺切除术后的腺癌复发可能由于病灶非常局限而难以在针吸活检中检测到[751]。通过冷冻手术后获得的标本也难以诊断，其

病变常常表现为坏死、玻璃样变、肉芽肿性炎和钙化[716]。

已推荐局部外科切除术（"男性病灶切除"），用以治疗单灶、低风险性前列腺癌，以保留可能未受累的前列腺及其周围组织[745]。时间将检验这种理论上有风险的方法在前列腺癌治疗中的真正作用。

放射治疗采用的是外照射、间质植入或两者联合的形式[726,731,749,752]。血清PSA水平对于监测肿瘤对这种治疗方式的反应是有用的[728]。在PSA水平没有升高的情况下，没有必要施行放射治疗后的常规前列腺穿刺活检[712]。放射治疗也可作为根治性前列腺切除术后的辅助治疗手段[743,747]。三维等角外照射可以引起良性前列腺腺上皮发生明显的细胞非典型性，使其被误以为是癌[732,755]。肿瘤自身的改变可导致其形成大量的PAS阳性的、透明到微小颗粒状的细胞质[717,721,732,734]。与前列腺切除术前没有进行放疗者相比，放疗后进行挽救性根治性前列腺切除术者的PIN发生率降低[722]。

一个重要而又难以决定的问题是：对于在耻骨上摘除术或TUR标本中偶然发现潜在性（偶发）癌的患者是否要做进一步治疗（通常是前列腺根治切除术）[744]。这个决定应根据两个标准来做：肿瘤的量和显微镜下的分化程度。小而分化好的肿瘤（Gleason联合计分为2～4分）一般无需采用额外的治疗。

用雌激素、促黄体素释放素（LH-RH）同形物和抗雄激素的激素治疗方法已取代睾丸切除术，作为一种治疗局部浸润和转移性肿瘤的姑息方法，特别是用于缓解伴随骨骼病变的严重疼痛[727,742,746,753]。由于凋亡，肿瘤可以发生明显的退化，显微镜下表现为细胞质空泡形成、细胞膜破裂、核固缩和裸核以及消旋酶表达下降[736,738,757]。联合内分泌治疗（LH-RH激动剂和氟他胺）可导致肿瘤细胞明显空泡化，可能表现为伴有血管外皮细胞瘤样形态的

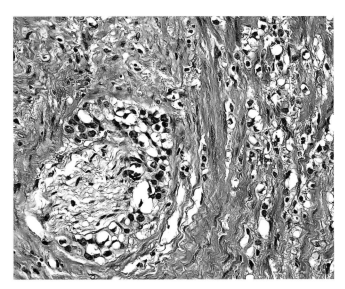

图2.38　激素治疗导致的前列腺癌的细胞质内明显空泡变性。空泡变性在周围神经浸润区也可见。

孤立成分[713,724,725,732,756,758,760]（图2.38）。另一种改变是：应用新的辅助性雄激素去势疗法后，由于黏液外渗，前列腺间质中有一种特有的假黏液瘤样改变[759]。这些改变可能会导致肿瘤细胞的识别更加困难。在这些病例中，免疫组化（尤其是前列腺特异膜抗原，prostatespecific membrane antigen，PSMA）更有诊断意义[741]。

必须记住的是，前列腺癌的激素敏感性并不是一种全或无现象，而是在原发病变和转移病变中都有变化的。分析肿瘤类固醇受体可以预测内分泌治疗的价值[714,740,750]。然而，在雄激素、雌激素或孕激素受体的含量和肿瘤组织学分级之间没有明显的相关关系[737,768]。激素治疗的不良反应是非肿瘤性前列腺腺体的鳞状化生、睾丸萎缩[761]、乳房疼痛和乳头溢液。显微镜下，乳腺显示导管内增生、间质增生，偶尔可有小叶（腺泡）形成[754]。如一些随机研究显示的，过量的雌激素治疗增加了冠状动脉病变和心肌梗死的发生率[719]。通过减少雌激素剂量，这些并发症可以减轻到最小限度，并且雌激素治疗大多已被其他药物所取代。

系统性化疗对激素治疗无效的转移性前列腺癌作用很小[769]。

预　后

许多参数已被用于评估前列腺癌患者的预后，如下所述。因为前列腺癌的病程通常很长，一些研究分别用无PSA升高存活率和PSA复发代替实际存活和复发。

1. **临床分期**。这是一项非常重要的预后指标，并且随着新技术的应用，它很可能变得更为重要（见195页）。
2. **病理学分期**。这是一项代表肿瘤范围的首要指标，它也是当前能够得到的最为准确的预后指标[834]（见附录C）。实际上，预后和决定分期的各个因素的状态之间有关系，这些因素包括前列腺被膜、精囊和淋巴结等[771]。因此，肿瘤浸润到前列腺被膜或突破前列腺被膜的程度和肿瘤的分期、体积与复发率之间有着强相关关系[865]。前列腺外扩散半径（目镜测微计测量）和PSA复发之间也有相关关系[854]。而显微镜下膀胱颈受累不是重要的预后指标[869]。在有淋巴结转移的病例中，当它们是多发的而不是孤立的，当它们是大体可触及的而不是显微镜下可见的，当它们是总体体积大的，以及当它们伴有被膜外浸润者时，它们的预后较差[782,785,805,853]。无论转移是在通常的盆腔位置，还是在前列腺/精囊周围，其预后意义看来是相同的[818]。
3. **组织学分级**。无论使用的分级系统如何，临床或病理分期和组织学分级之间都存在着正相关关系[811]。此外，有可靠的证据表明，使用Gleason计分方法的组织学分级是一个独立的预后因素[823]（见图2.37）。在对一项对185例前列腺癌临床B期的经根治性前列腺

切除治疗的病例进行多变量分析中，Gleason 计分是最好的预后指标。另一项对 1143 例局限性前列腺癌连续病例进行的前列腺根治术的研究发现，Gleason 肿瘤分级是唯一有意义的预后指标[870]。在 Gleason 分值为 7 的病例中，3＋4 和 4＋3 肿瘤的预后没有显著差异[808]。即使疾病仅限于显微镜下单个病灶，Gleason 联合计分为 7 也是临床显著疾病的指标[789]。一些建议指出：即使将来出现第三种结构，Gleason 计分系统也可以将其计入并进一步提高预测能力[840]。

4. **手术切缘**。在对 500 多例施行耻骨后前列腺切除的临床 A 期和 B 期前列腺癌标本进行的多变量分析显示，切缘受累与疾病进展强相关[798]。其他一些研究已证实了切缘状况作为肿瘤进展风险增加的指标的价值[774,784,816]。但是，外科边缘的阳性程度似乎不影响 PSA 的复发率[826]。同样，在边缘阴性的肿瘤，肿瘤和手术边缘之间的距离没有预后意义[793]。对于提示前列腺外播散的阳性边缘和被膜切口导致的播散应予以鉴别，在患者前列腺边缘留下的情况下，外科医师切除的是良性前列腺组织，还是恶性前列腺组织，并不是很容易决定的[787]。

5. **肿瘤体积**。已经显示，使用形态测量技术在整个切片中测量到的肿瘤体积与 Gleason 分级、包膜穿透、切除的包膜边缘、精囊浸润和淋巴结转移相关[847]。然而，对于肿瘤体积测量是否能提供已列出参数（特别是 Gleason 计分）之外的额外预后信息，仍有异议，因此，很难证明在常规实践中使用这一技术是合理的，这一技术是对整个标本施行连续切片且每隔 3mm 对肿瘤进行计算机辅助成像分析测量[796]。已经提出一些针对测量的合理的折中方法，它们更为繁忙的普通外科病理医师所接受[810,842,843]。其中一项是基于肿瘤 - 阳性组织块与送检总块数的比率（"阳性块比率"[827]）。事实上，Vollmer[863] 已经证实，与 PSA 水平或 Gleason 计分相比，完全视觉评估（"目测"）肿瘤体积与总体生存率更相关。此外，通过结合形态学和实验室数据的评估，肿瘤的体积可以通过针吸活检标本很好地预测[848,862]。甚至已经提出通过以下公式可以很好地评估肿瘤体积（指可计量的肿瘤体积）：癌特异性血清 PSA ／每立方厘米癌释放到血清的 PSA 量[788]。关于肿瘤的体积或表面积，应该指出的是，即使是通过芯针活检材料对肿瘤数量做出的最粗略评估——如肿瘤的百分比、阳性芯条的数量以及疾病的双侧性——都具有预后意义[841]。因此，对于病理医师来说，对前列腺针吸活检标本中的肿瘤数量提供量化评估非常重要[819,820]。

6. **年龄**。就总体而言，患者的年龄并不是重要的预后因素。不过，少数发生于 35 岁之前的男性前列腺癌通常都有分化差且生物学行为非常恶性的特征[846]。然而，在对发生于 40 岁后的前列腺癌进行的统计学分析中（大多数），没有显示年龄与生存期之间有明确相关关系[772,807,851]。

7. **种族**。黑人男性前列腺癌的死亡率几乎是白人男性前列腺癌的两倍。这至少部分原因是由于发现癌时，黑人大多数已处于疾病的进展期。当疾病分级和分期相同时，两个种族的生存期是相似的[779]。

8. **最初的诊断方法**。前列腺癌由 TUR 诊断有高播散发生率的患者高于由穿刺活检诊断的患者[801]；还不清楚这是由 TUR 手术本身造成的结果（不太可能），还是反映了 TUR 可诊断的肿瘤通常是更为进展期的这一事实。而在因膀胱癌而施行膀胱前列腺根治切除术的标本中偶然发现的大多数（超过 80%）前列腺癌无临床意义[831]。

9. **血清 PSA 水平**。血清 PSA 水平与前列腺癌的预后有关，可以作为肿瘤体积、肿瘤扩展和对治疗的反应的一个间接指标[806]。

10. **PSA 和 PAP 免疫反应**。有 PSA 和 PAP 弱或阴性免疫反应区域的前列腺癌的生物学行为比其他前列腺癌更为恶性[795]。

11. **神经周围浸润**。神经周围浸润对于诊断癌来说是一个由来已久的线索，但其对预后的价值尚存争议。一些研究表明，神经周围浸润与前列腺切除时的前列腺外播散[860] 以及根治性前列腺切除后的肿瘤进展[839,849]（尤其是计量神经浸润的直径时[828]）相关，而其他作者没有发现这种相关性[792,832]。

12. **淋巴血管浸润**。已经发现，整个前列腺根治切除标本中检测到的血管腔穿透与 Gleason 计分、前列腺外播散、精囊受累以及肿瘤进展的可能性相关[809]。而且，肿瘤周围淋巴血管浸润与区域淋巴结转移的增加相关[844]。

13. **新生血管形成**。已经发现，微血管的密度是前列腺癌病理学分期和进展的一个独立指标[777,778,852]。对此，已发现 CD34 免疫染色检查最为可靠[791]。

14. **神经内分泌特征**。在所有类型的前列腺癌中，神经内分泌特征均与分化差和预后差相关[790,864]。而且，已经明确，神经内分泌的分化程度与肿瘤进展相关[770]。然而，尚不清楚，它们是否具有独立的预后意义。令人困惑的是，个别完全由潘氏细胞样神经内分泌细胞组成的前列腺腺癌似乎预后更好[855]。

15. **明显的反应性间质**。伴有显著（3 级）间质反应（"间质源性"）的肿瘤更可能复发，无论这种特征是在根治性前列腺切除标本评估的，还是在穿刺活检标本中评估的[867]。

16. **雄激素受体水平**。免疫组化监测到得高水平雄激素受体与侵袭性临床病理特征相关，并且降低了无 PSA 生存期[821]。雄激素受体基因突变在转移性前列腺癌中已经发现，并且推测是这种肿瘤不依赖雄激素的原因[856]。

17. **DNA 倍体**。肿瘤非整倍体，如通过图像或流式细胞仪确定的，与 Gleason 高分值和局部及远隔转移相关[773,803,825,835,866]。这也预示从活检到前列腺切除标本的分级增加的可能性[845]。然而，有关这一技术是否能提供独立的预后信息仍无一致意见[812,822,833,837]。使用这一技术获得了印象最深刻结果的 Karolinska 研究院的作者们[802]认为，与这一技术应用有关的争论主要与方法学尚不完善有关[800]。

18. **增生指数**。在肿瘤局限的病例和伴有淋巴结转移的病例中，前列腺癌的 Ki-67 标志指数据说可以预测肿瘤特异性死亡率[781,829]。Gleason 计分和增生指数联合是一种特别强有力的判断预后的工具[786]。

19. **染色体异常**。有克隆核型异常的患者据说比核型正常者的生存期短[824]。

20. **P53 表达**。在一组进展期的前列腺癌中，已经发现 TP53 肿瘤抑制基因的突变[775,838,850,858]。这一发现是否具有独立的分期和分级价值还有待观察。

21. **RAS 癌基因**。已发现，RAS 癌基因 p21 的表达与细胞核间变的程度相关，因此，与组织学分级——一种与预后密切相关——的特征相关[861]。然而，没有证据显示这一癌基因的表达具有独立的预后价值。

22. **BCL2**。这一癌蛋白阳性统计学上与前列腺癌复发的可能性相关[780,817]。

23. **血液循环中肿瘤细胞**。通过 RT-PCR 技术检测 PSA 产物发现循环血液中有肿瘤细胞，可能提示肿瘤复发的可能性较大[794,804]。

24. **其他分子遗传学标志物**。除了以上所述，已经知道一些分子遗传学标志物与前列腺癌的预后相关，如远端 8q 的获取、p21-walf1、p27-kip1、p34-cdc-2、p120、各种细胞周期蛋白和组织蛋白酶 -D[799,813-815,830,857,859]。

正如在肿瘤病理学其他领域一样，这些标志物的问题在于：尽管在单变量分析中它们中的大多数确实有预后意义，但当应用其他因素校正（尤其是分期和分级）时，即当将它们用于多因素分析时，它们的作用就会大大减弱或消失[783,797,836,868]。已经做了若干努力，试图结合这些因素中的一些以产生多重的、更为有力的预后指数[841]。1999 年，美国病理医师学会（CAP）为确定这些参数的相对重要性，成立了一个由临床医师、病理医师和统计学家组成的小组。其结果是制作了一个如下所示的分类，其中大多数仍然有效[776]：

Ⅰ 证实有预后重要性和在临床患者处置中有用的：
　术前血清 PSA 水平
　TNM 分期分组
　Gleason 计分中的组织学分级
　手术边缘状况

Ⅱ 已有大量研究，但其重要性仍有待证实的：
　肿瘤体积
　组织学类型
　DNA 倍型

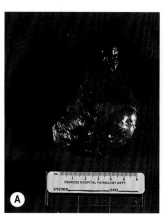
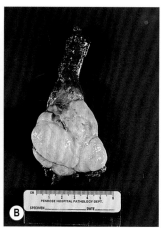

图2.39　A和B，一名儿童的前列腺胚胎性横纹肌肉瘤的表面观和切面观。

Ⅲ 尚未充分研究其肿瘤预后价值的：
　神经周围浸润
　神经内分泌分化
　微血管密度
　细胞核的形状
　染色质结构
　其他细胞核测量因素
　增生标志物
　PSA 衍生物
　其他因素（癌基因、肿瘤抑制基因、凋亡基因等）

其他肿瘤（见于婴儿和儿童）

胚胎性横纹肌肉瘤是婴儿和儿童的最为常见的前列腺恶性肿瘤（图 2.39），表现为前列腺的一个质硬而光滑的肿块。其通常可扩展到前列腺外；其淋巴结转移比头颈部的横纹肌肉瘤少见[873]。显微镜下，这些肿瘤非常富于细胞，特别是在血管周围。这些富于细胞的区域与黏液样和水肿改变区域以及坏死灶交替出现。大多数肿瘤细胞是小细胞，形状从圆形、卵圆形到梭形不等。偶尔也可以见到具有丰富的、明显嗜酸性胞质的奇异形细胞。其显微镜下表现具有特征性，即使是在缺乏横纹的情况下，但仍应寻找免疫细胞化学标志物的支持证据。

具有平滑肌肉瘤样表现的肿瘤似乎有较好的预后。已经证实，这一肿瘤现行的治疗，即多种药物化疗结合有限的外科和放射治疗，是非常有效的；盆腔脏器去除术用于极少数治疗无效的病例[871,872]。

其他肿瘤（见于成人）

成人的前列腺**良性肿瘤**实际上是不存在的。
前列腺**囊腺瘤**表现为一个大的多房性肿块，在细胞稀少的纤维间质中，由衬覆前列腺型上皮的腺体和囊腔组成 [901,902]。肿瘤可以扩展到腹膜后并通过一个细小的蒂与前列腺相连 [905]。

前列腺**平滑肌瘤**已有描述，有时特征为非典型奇异核 [894]。但是，应该记住，大多数诊断为平滑肌瘤的病例事实上是结节状增生中纯粹的间质过度生长病灶（见

189 页）[889] 或下面即将介绍的病变。

特殊前列腺间质的增生性病变包含若干形态学表现和临床行为差异很大的病变 [887]。我们将其分为两大类：**不能确定恶性潜能的前列腺间质增生**（prostatic stromal proliferation of uncertain malignant potential, PSUMP 或 STUMP）和**间质肉瘤** [885,890]（图 2.40 至 2.42）。在 PSUMP 分类中又有四种组织学类型，从分散的非典型间质细胞（可能是退化性非肿瘤性病变 [893]）到具有与乳腺**叶状肿瘤**生长类型极其类似的病变 [878,913]。前列腺间质肉瘤显示有更加丰富的细胞、核分裂象、坏死和间质过度生长。免疫组织化学检查，这些病变波形蛋白、CD34、肌动蛋白（少于一半的病例）和黄体酮受体（但仅有很少雌激素受体）阳性。PSUMP 病变倾向于局部复发，而间质肉瘤还有远处转移的潜能 [885]。

前列腺的**孤立性纤维性肿瘤**，其中既存在良性型，也存在恶性型，与上述病变（黄体酮受体阳性但雌激素受体阴性）有许多共同特征，以至于产生疑问：两种病变之间的区别是否合理。然而，对于显示富于细胞区和细胞稀少区、瘢痕型胶原、血管外皮瘤样区、CD34 和 BCL2 免疫反应阳性的典型改变的病变来说，诊断孤立性纤维性肿瘤似乎是恰当得 [910,915]。

成人**其他前列腺肉瘤**包括**平滑肌肉瘤**（主要应与术后的梭形细胞结节鉴别，非常重要的鉴别，见 193 页）、**滑膜肉瘤**（其在前列腺内的存在已经通过细胞遗传学和分子学证实 [884,895,896]）、**多形性横纹肌肉瘤**、**血管肉瘤**（图 2.43）、**纤维肉瘤**和所谓的**恶性纤维组织细胞瘤** [880,888,903,914]。纤维肉瘤和恶性纤维组织细胞瘤仍然是排除性诊断，它们缺乏特异的形态学和标志物。正如在其他器官中一样，重要的是要记住：在作出那些类型中的某一种原发性肉瘤诊断时，应该考虑到另一种病变以及更可能的肉瘤样癌 / 癌肉瘤。

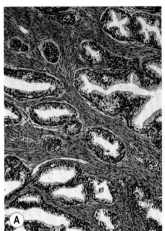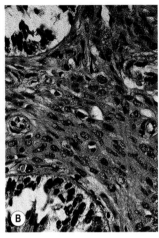

图2.40 不能确定恶性潜能的前列腺间质增生（PSUMP）。

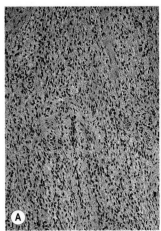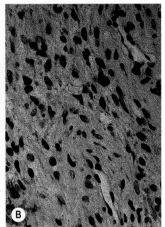

图2.41 前列腺间质肉瘤。

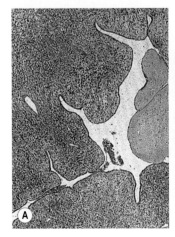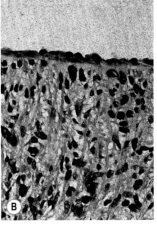

图2.42 前列腺间质肉瘤，伴有乳腺叶状肿瘤的相似表现。

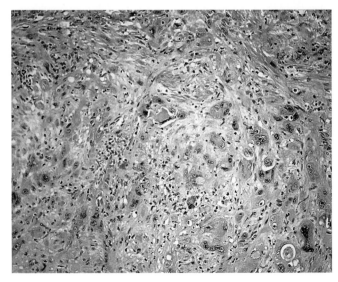

图2.43 具有上皮样特征的血管肉瘤累及前列腺。注意细胞质的空泡化。诊断是经免疫组织化学证实的。

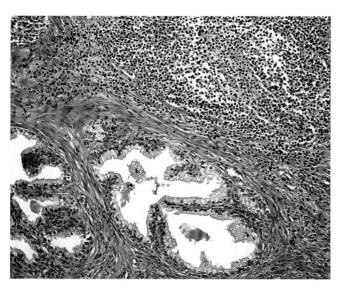

图2.44　前列腺间质由慢性淋巴细胞性白血病细胞浸润。这是在因前列腺结节状增生而施行手术时的偶然发现。

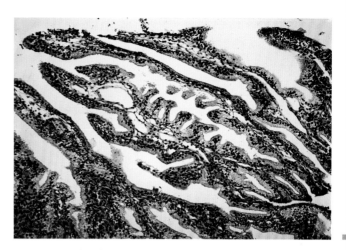

图2.45　尿道息肉，由分化好的前列腺腺体组成。这是一名年轻男性的血尿的常见原因。

GIST 可能很少累及前列腺周围区域，可以见于前列腺穿刺活检标本。其中大多数来源于直肠并包含通过直接播散累及的前列腺[891]。但是，有些病例原发于前列腺的可能性也曾提出[899]。

形态学上分别类似于见于涎腺、肾和性腺的**涎腺型恶性混合瘤、Wilms 瘤和卵黄囊瘤（内胚窦瘤）**均有报道[876,879,906]。

囊性上皮 - 间质肿瘤是用于一种由移行上皮、腺体和具有间叶性表现的梭形细胞混合组成的恶性前列腺肿瘤的名称[892,897]；它可能是肉瘤样癌／癌肉瘤系列中的一种变型。

恶性淋巴瘤可以累及前列腺。大多数患者有先前存在或同时存在前列腺外淋巴瘤的证据[877,883]。大多数病例为小淋巴细胞性淋巴瘤，但也可以发生任何其他类型的淋巴瘤，包括大 B 细胞淋巴瘤[911]、Hodgkin 淋巴瘤[898]和原发性血管内淋巴瘤[875,881]。8% 的白血病病例累及前列腺[908]。后者包括所谓的"颗粒细胞肉瘤"和慢性淋巴细胞性白血病，后者的发生率可达到 20%[882]（图 2.44）。白血病或淋巴瘤累及前列腺可能导致急性尿道梗阻——放射治疗后可以很快缓解。

前列腺的**继发性肿瘤累及**发生于膀胱和尿道癌[904]、直肠和肛门癌[909]以及软组织肿瘤[874,916]的直接扩散。在膀胱癌施行膀胱前列腺根治切除的标本中，前列腺累及的发生率高达 32%～38%，此特征具有预后不良意义[907,912]。来自肺癌、黑色素瘤、肾细胞癌和其他类型肿瘤的远隔转移也已见到[874,886,900]。

前列腺尿道部

前列腺尿道部由于位于前列腺和膀胱之间，常常被

发生于这两种器官的疾病继发性累及。膀胱的尿路上皮癌和前列腺癌（尤其是大导管癌）的直接浸润最为常见。此外，尿道部自身的原发性病变也可以发生。这些病变如下：

1. **术后梭形细胞结节**（见 193 页和第 1 章）。
2. **肾源性腺瘤**类似于其更常见的膀胱对应病变，可以发生于前列腺尿道部，有可能被误认为是前列腺腺癌[917,922]。这一名称是一个误称，因为此病变可能要么是尿路上皮对损伤的一种良性化生性反应，要么是肾小管对尿道部黏膜的机械种植的结果（见第 1 章）。与后一种理论一致，已发现，肾源性腺瘤 S-100A1——一种钙结合蛋白，正常表达于肾小管细胞——呈一致的阳性，PAX2 和 PAX8——均为肾小管转录因子——也呈阳性[920,929,930]。潜在的诊断陷阱是：肾源性腺瘤细胞通常表达消旋酶[928]。
3. **尿道息肉**由前列腺来源的高柱状细胞组成，是年轻成人血尿的一个常见原因[921]（图 2.45）。它们可以有绒毛状结构（"绒毛状息肉"），易在精阜发现，但也可沿前列腺尿道部的后侧大部和两侧表面生长[918,927]。传统上认为它们来源于前列腺尿道部的异位前列腺组织，但也很可能是一种增生性化生[919]。它们对 PAP和 PSA 均呈强阳性染色[932]。大多数病例可以通过经尿道电灼而治愈，但局部复发的病例也有报道。罕见的是，前列腺尿道息肉具有腺瘤样"肾源性"结构[922,925,932,933]，偶尔尿道息肉发生在癌的部位。
4. **前列腺小囊（精阜）**可以发生几种先天性和获得性非肿瘤性异常。这些异常包括增生、萎缩、炎症、囊肿和鳞状上皮化生[924,926]。鳞状化生常见于前列腺癌雌激素治疗后，可能导致梗阻性症状。
5. **内翻性乳头状瘤**。它们的形态学和临床表现与更常见于膀胱的对应病变相似[923]。

6. **尿路上皮癌**。非常少见，可以在缺乏膀胱或前列腺病变的前列腺尿道部尿路见到。

精囊和Cowper腺

精囊有一个厚的肌壁和非常复杂的黏膜皱襞。其上皮由柱状和基底细胞组成。其柱状细胞胞质特征性地含有大量脂褐素。

"**怪异**"细胞是精囊上皮的常见特征，特别是在老年人。它们被认为是一种退化现象，不应与恶性病变混淆[943]。细胞质中出现脂褐素是表明"怪异"细胞性质的最重要线索，尽管缺乏特异性，因为偶尔这种特征也可见于前列腺。

玻璃样小体常见于精囊肌壁内；它们被认为是一种变性改变，没有临床意义。

淀粉样变性大约见于5%～10%的精囊，表现为上皮下淀粉样物沉着[938,952]。淀粉样变性表现为双侧上皮下结节样物，经常伴有输精管和射精管受累[941]。有人认为，这种异常更常见于接受激素治疗的前列腺腺癌患者中[956]。

精囊结核通常是继发于前列腺感染；因此，病变最明显的部位是与精囊直接邻近的前列腺部分[934]。

来源于精囊导管的**囊肿**表现为直肠和膀胱基底之间的一个柔软的囊性肿物。先天性囊肿可能是双侧性的，伴有一侧肾发育不全、输尿管异常和精液缺乏[953,954]。后天性囊肿继发于慢性前列腺炎引起的梗阻[937]。伴有多结节表现的精囊的良性病变有时被定义为**囊腺瘤**[949]或**囊性上皮-间质肿瘤**[945]（图2.46）。

精囊**原发癌**在病理学上是罕见的[955]。已报道的许多病例可能是来源于其他部位的癌，特别是前列腺癌的继发浸润。精囊原发癌诊断的作出，必须是在没有前列腺累及且PSA染色呈阴性的情况下。它们CA-125和CK7

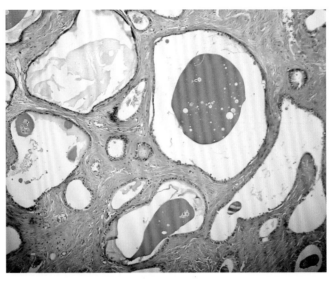

图2.46　所谓的精囊得"囊腺瘤"。

呈阳性（尽管CK20呈阴性）[948]。许多病例有明显的乳头状结构[935]。

据报道，其他类型的精囊原发恶性肿瘤有**平滑肌肉瘤**[951]、**叶状肿瘤**[939]、**绒毛膜癌**[940]、**müller腺肉瘤**[944]、**可能wolffian来源的男性附件肿瘤**[946]和**血管肉瘤**。根据我们的经验，一些血管肉瘤是上皮型的。

精囊**继发受累**最常见于前列腺癌[947]，其也可以发生于膀胱原位癌和浸润性移行细胞癌[950]。

正常Cowper腺有时可见于前列腺切除标本或针吸活检标本[936]。它们形成境界清楚的小叶，由小而密集的腺体组成，这些腺体以内衬假复层上皮的排泄管为中心呈放射状排列。识别这些腺体的最好方式就是牢记：它们具有包埋于骨骼肌中的黏液性小涎腺表现[936]。

Cowper腺腺癌比精囊癌更为少见，同样应注意排除前列腺来源的可能性[942]。它们可以产生黏液，并且可以穿过阴囊皮肤形成溃疡（见图2.29）。

参考文献

PROSTATE

NORMAL ANATOMY

1 Allsbrook WC Jr, Simms WW. Histochemistry of the prostate. Hum Pathol 1992, **23**: 297–305.

2 Aprikian AG, Cordon-Cardo C, Fair WR, Reuter VE. Characterization of neuroendocrine differentiation in human benign prostate and prostatic adenocarcinoma. Cancer 1993, **71**: 3952–3965.

3 Ayala AG, Vae YR, Babaian R, Troncoso P, Grignon DJ. The prostatic capsule. Does it exist? Its importance in the staging and treatment of prostatic carcinoma. Am J Surg Pathol 1989, **13**: 21–27.

4 Blennerhassett JB, Vickery AL Jr. Carcinoma of the prostate gland. Cancer 1966, **19**: 980–984.

5 Bonkhoff H, Remberger K. Widespread distribution of nuclear androgen receptors in the basal cell layer of the normal and hyperplastic human prostate. Virchows Arch [A] 1993, **422**: 35–38.

6 Bonkhoff H, Stein U, Remberger K. Androgen receptor status in endocrine-paracrine cell types of the normal, hyperplastic, and neoplastic human prostate. Virchows Arch [A] 1993, **423**: 291–294.

7 Bonkhoff H, Stein U, Remberger K. Multidirectional differentiation in the normal, hyperplastic, and neoplastic human prostate. Simultaneous demonstration of cell-specific epithelial markers. Hum Pathol 1994, **25**: 42–46.

8 Chodak GW, Kranc DM, Puy LA, Takeda H, Johnson K, Chang C. Nuclear localization of androgen receptor in heterogeneous samples

of normal, hyperplastic and neoplastic human prostate. J Urol 1992, **147**: 798–803.

9 Cohen RJ, McNeal JE, Redmond SL, Meehan K, Thomas R, Wilce M, Dawkins HJ. Luminal contents of benign and malignant prostatic glands: correspondence to altered secretory mechanisms. Hum Pathol 2000, **31**: 94–100.

10 Cunha GR. Role of mesenchymal–epithelial interactions in normal and abnormal development of the mammary gland and prostate. Cancer 1994, **74**: 1030–1044.

11 di Sant'Agnese PA, de Mesy Jensen KL, Churkian CV. Human prostatic endocrine–paracrine (APUD) cells. Distributional analysis with a comparison of serotonin and neuron-specific enolase immunoreactivity and silver stains. Arch Pathol Lab Med 1985, **109**: 607–612.

12 Goldstein AS, Huang J, Guo C, Garraway IP, Witte ON. Identification of a cell of origin for human prostate cancer. Science 2010, **329**: 568.

13 Grignon DJ, O'Malley FP. Mucinous metaplasia in the prostate gland. Am J Surg Pathol 1993, **17**: 287–290.

14 Kirchheim D, Niles NR, Frankus E, Hodges CV. Correlative histochemical and histological studies on thirty radical prostatectomy specimens. Cancer 1966, **19**: 1683–1696.

15 Lager DJ, Goeken JA, Kemp JD, Robinson RA. Squamous metaplasia of the prostate. An immunohistochemical study. Am J Clin Pathol 1988, **90**: 597–601.

16 Leong AS, Gilham P, Milios J. Cytokeratin and vimentin intermediate filament proteins in benign and neoplastic prostatic epithelium. Histopathology 1988, **13**: 435–442.

17 McNeal JE. Prostate. In Mills SE (ed.): Histology for pathologists, ed. 3. Philadelphia, 2007, Lippincott Williams & Wilkins, pp. 923–942.

18 Okada H, Tsubura A, Okamura A, Senzaki H, Naka Y, Komatz Y, Mori S. Keratin profiles in normal/hyperplastic prostates and prostate carcinoma. Virchows Arch [A] 1992, **421**: 157–161.

19 Schmid KW, Helpap B, Totsch M, Kirchmair R, Dockhorn-Dworniczak B, Bocker W, Fischer-Colbrie R. Immunohistochemical localization of chromogranins A and B and secretogranin II in normal, hyperplastic and neoplastic prostate. Histopathology 1994, **24**: 233–239.

20 Shiraishi T, Kusano I, Watanabe M, Yasani R, Liu PI. Mucous gland metaplasia of the prostate. Am J Surg Pathol 1993, **17**: 618–622.

21 Srigley JR, Dardick I, Hartwick RW, Klotz L. Basal epithelial cells of human prostate gland are not myoepithelial cells. A comparative immunohistochemical and ultrastructural study with the human salivary gland. Am J Pathol 1990, **136**: 957–966.

22 Zhou M, Patel A, Rubin MA. Prevalence and location of peripheral nerve found on prostate needle biopsy. Am J Clin Pathol 2001, **115**: 39–43.

ECTOPIA

23 Bellezza G, Sidoni A, Cavaliere A. Ectopic prostatic tissue in the bladder. Int J Urol 2005, **12**: 1066–1068.

24 Gledhill A. Ectopic prostatic tissue. J Urol 1985, **133**: 110–111.

25 Kanomata N, Eble JN, Ohbayashi C, Yasui N, Tanaka H, Matsumoto O. Ectopic prostate in the retrovesical space. J Urol Pathol 1997, **7**: 121–126.

26 Lau SK, Chu PG. Prostatic tissue ectopia within the seminal vesicle: a potential source of confusion with seminal vesicle involvement by prostatic adenocarcinoma. Virchows Arch 2006, **449**: 600–602.

27 Lee LY, Tzeng J, Grosman M, Unger PD. Prostate gland-like epithelium in the epididymis: a case report and review of the literature. Arch Pathol Lab Med 2004, **128**: e60–62.

28 McCluggage WG, Ganesan R, Hirschowitz L, Miller K, Rollason TP. Ectopic prostatic tissue in the uterine cervix and vagina: report of a series with a detailed immunohistochemical analysis. Am J Surg Pathol 2006, **30**: 209–215.

29 Tekin K, Sungurtekin U, Aytekin FO, Calli N, Erdem E, Ozden A, Yalçin N. Ectopic prostatic tissue of the anal canal presenting with rectal bleeding: report of a case. Dis Colon Rectum 2002, **45**: 979–980.

NODULAR HYPERPLASIA

30 Algaba F. Bases morfológicas del desarrollo de la hiperplasia prostática. Patología 1993, **26**: 113–119.

31 Badenoch A. Benign enlargement of the prostate. Trans Med Soc Lond 1970, **86**: 34–40.

32 Bennett AH, Harrison JH. A comparison of operative approach for prostatectomy, 1948 and 1968. Surg Gynecol Obstet 1969, **1281**: 969–974.

33 Berry SJ, Coffey DS, Walsh PC, Ewing LL. The development of human benign prostatic hyperplasia with age. J Urol 1984, **132**: 474–479.

34 Bonkhoff H, Remberger K. Morphogenetic concepts of normal and abnormal growth in the human prostate. Virchows Arch 1998, **433**: 195–202.

35 Brendler C, Schlegel P, Dowd J, Kirby R, Zattoni F. Surgical treatment for benign prostatic hyperplasia. Cancer 1992, **70**: 371–373.

36 Cordon-Cardo C, Koff A, Drobnjak M, Capodieci P, Osman I, Millard SS, Gaudin PB, Fazzari M, Zhang ZF, Massague J, Scher HI. Distinct altered patterns of p27^{KIP1} gene expression in benign prostatic hyperplasia and prostatic carcinoma. J Natl Cancer Inst 1998, **90**: 1284–1291.

37 Denis L, Lepor H, Dowd J, Geller J, Griffiths K, Hald T, McConnell J. Alternatives to surgery for benign prostatic hyperplasia. Cancer 1992, **70**: 374–378.

38 Epstein JI, Partin AW, Shue M, Sherry ED, Marks LS. Histological changes in benign prostate biopsies following long-term finasteride therapy for prostatic hyperplasia. J Urol Pathol 1999, **10**: 87–96.

39 Eri LM, Tveter KJ. A prospective, placebo-controlled study of the luteinizing hormone-releasing hormone agonist leuprolide as treatment for patients with benign prostatic hyperplasia. J Urol 1993, **150**: 359–364.

40 Gleason PE, Jones JA, Regan JS, Salvas DB, Eble JN, Lamph WW, Vlahos CJ, Huang WL, Falcone JF, Hirsch KS. Platelet derived growth factor (PDGF), androgens and inflammation. Possible etiologic factors in the development of prostatic hyperplasia. J Urol 1993, **149**: 1586–1592.

41 Gormley GJ, Stoner E, Bruskewitz RC, Imperato-McGinley J, Walsh PC, McConnell JD, Andriole GL, Geller J, Bracken BR, Tenover JS, et al. The effect of finasteride in men with benign prostatic hyperplasia. The Finasteride Study Group. N Engl J Med 1992, **327**: 1185–1191.

42 Kerley SW, Corica FA, Qian J, Meyers RP, Bostwick DG. Peripheral zone involvement by prostatic hyperplasia. J Urol Pathol 1997, **6**: 87–94.

43 Krambeck AE, Handa SE, Lingeman JE. Experience with more than 1,000 holmium laser prostate enucleations for benign prostatic hyperplasia. J Urol 2010, **183**: 1105–1109.

44 Kyprianou N, Tu H, Jacobs SC. Apoptotic versus proliferative activities in human benign prostatic hyperplasia. Hum Pathol 1996, **27**: 668–675.

45 Lepor H. Advances in the medical treatment of benign prostatic hyperplasia. Rev Urol 2009, **11**: 181–184.

46 McNicol PJ, Dodd JG. High prevalence of human papillomavirus in prostate tissues. J Urol 1991, **145**: 850–853.

47 Montironi R, Diamanti L. Morphologic changes in benign prostatic hyperplasia following chronic treatment with the 5-α reductase inhibitor finasteride: comparison with the effect of combination endocrine therapy. J Urol Pathol 1996, **4**: 123–136.

48 Moore RA. Benign hypertrophy of the prostate. A morphological study. J Urol 1943, **50**: 680–710.

49 Oesterling JE. Benign prostatic hyperplasia. Medical and minimally invasive treatment options. N Engl J Med 1995, **332**: 99–109.

50 Ohori M, Egawa S, Wheeler TM. Nodules resembling nodular hyperplasia in the peripheral zone of the prostate gland. J Urol Pathol 1994, **2**: 223–234.

51 Oyen RH, Van de Voorde WM, Van Poppel HP, Brys PP, Ameye FE, Franssens YM, Baert AL, Baert LV. Benign hyperplastic nodules that originate in the peripheral zone of the prostate gland. Radiology 1993, **189**: 707–711.

52 Peters CA, Walsh P. The effect of nafarelin acetate, a luteinizing-hormone-releasing hormone agonist, on benign prostatic hyperplasia. N Engl J Med 1987, **317**: 599–604.

53 Price H, McNeal JE, Stamey TA. Evolving patterns of tissue composition in benign prostatic hyperplasia as a function of specimen size. Hum Pathol 1990, **21**: 578–585.

54 Roos NP, Wennberg JE, Malenka DJ, Fisher ES, McPherson K, Andersen TF, Cohen MM, Ramsey E. Mortality and reoperation after open and transurethral resection of the prostate for benign prostatic hyperplasia. N Engl J Med 1989, **320**: 1120–1124.

55 Schwartz I, Wein AJ, Malloy TR, Glick JH. Prostatic cancer after prostatectomy for benign disease. Cancer 1986, **58**: 994–996.

56 Shapiro E, Becich MJ, Hartanto V, Lepor H. The relative proportion of stromal and epithelial hyperplasia is related to the development of symptomatic benign prostate hyperplasia. J Urol 1992, **147**: 1293–1297.

57 Smith MJ. Prostatic corpora amylacea. Monogr Surg Sci 1966, **3**: 209–265.

58 Theyer G, Kramer G, Assmann I, Sherwood E, Preinfalk W, Marberger M, Zechner O, Steiner GE. Phenotypic characterization of infiltrating leukocytes in benign prostatic hyperplasia. Lab Invest 1992, **66**: 96–107.

59 Van de Voorde WM, Oyen RH, Van Poppel HP, Wouters K, Baert LV, Lauweryns JM. Peripherally localized benign hyperplastic nodules of the prostate. Mod Pathol 1995, **8**: 46–50.

60 Viglione MP, Potter S, Partin AW, Lesniak MS, Epstein JI. Should the diagnosis of benign prostatic hyperplasia be made on prostate needle biopsy? Hum Pathol 2002, **23**: 796–800.

61 Wasson JH, Reda DJ, Bruskewitz RC, Elinson J, Keller AM, Henderson WG for Veterans Affairs Cooperative Study Group on Transurethral Resection of the Prostate. A comparison of transurethral surgery with watchful waiting for moderate symptoms of benign prostatic hyperplasia. N Engl J Med 1995, **332**: 75–79.

62 Wilson JD. The pathogenesis of benign prostatic hyperplasia. Am J Med 1980, **68**: 745–756.

INFARCT

63 Hubly JW, Thompson GJ. Infarction of the prostate and volumetric changes produced by the lesion. J Urol 1940, **43**: 459–467.

64 Milord RA, Kahane H, Epstein JI. Infarct of the prostatic gland: experience on needle biopsy specimens. Am J Surg Pathol 2000, **24**: 1378–1384.

65 Moore RA. Benign hypertrophy of the prostate. A morphological study. J Urol 1943, **50**: 680–710.

66 Mostofi FK, Morse WH. Epithelial metaplasia in 'prostatic infarction'. Arch Pathol 1951, **51**: 340–345.

67 Silber I, Rosai J, Cordonnier JJ. The incidence of elevated acid phosphatase in prostatic infarction. J Urol 1970, **103**: 765–766.

PROSTATITIS

68 Blumenfeld W, Tucci S, Narayan P. Incidental lymphocytic prostatitis. Selective involvement with nonmalignant glands. Am J Surg Pathol 1992, **16**: 975–981.

69 de la Rosette JJ, Hubregtse MR, Meuleman EJ, Stolk-Engelaar MV, Debruyne FM. Diagnosis and treatment of 409 patients with prostatitis syndromes. Urology 1993, **41**: 301–307.

70 Dikov D, Chatelet FP, Dimitrakov J. Pathologic features of necrotizing adenoviral prostatitis in an AIDS patient. Int J Surg Pathol 2005, **13**: 227–231.

71 Neal DE Jr, Clejan S, Sarma D, Moon TD. Prostate specific antigen and prostatitis. I. Effect of prostatitis on serum PSA in the human and nonhuman primate. Prostate 1992, **20**: 105–111.

72 Nickel JC, Costerton JW. Coagulase-negative staphylococcus in chronic prostatitis. J Urol 1992, **147**: 398–400.

73 Shortliffe LM, Sellers RG, Schachter J. The characterization of nonbacterial prostatitis. Search for an etiology. J Urol 1992, **148**: 1461–1466.

74 Thomson RD, Clejan S. Digital rectal examination-associated alterations in serum prostate-specific antigen. Am J Clin Pathol 1992, **97**: 466–467.

75 Uehara T, Hamano H, Kawakami M, Koyama M, Kawa S, Sano K, Honda T, Oki K, Ota H. Autoimmune pancreatitis-associated prostatitis: distinct clinicopathological entity. Pathol Int 2008, **58**: 118–125.

ABSCESS

76 Dajani AM, O'Flynn JD. Prostatic abscess. A report of 25 cases. Br J Urol 1968, **40**: 736–739.

77 Granados EA, Riley G, Salvador J, Vincente J. Prostatic abscess. Diagnosis and treatment. J Urol 1992, **148**: 80–82.

78 Jacobsen JD, Kvist E. Prostatic abscess. A review of literature and a presentation of 5 cases. Scand J Urol 1993, **27**: 281–284.

79 Morse LP, Moller CC, Harvey E, Ward L, Cheng AC, Carson PJ, Currie BJ. Prostatic abscess due to *Burkholderia pseudomallei*: 81 cases from a 19-year prospective melioidosis study. J Urol 2009, **182**: 542–547.

80 Trapnell J, Roberts M. Prostatic abscess. Br J Surg 1970, **57**: 565–569.

81 White NJ. Melioidosis. Lancet 2003, **361**: 1715–1722.

TUBERCULOSIS AND BCG-INDUCED GRANULOMAS

82 Auerbach O. Tuberculosis of the genital system. Q Bull Sea View Hosp 1942, **7**: 188–207.

83 Miyashita H, Troncoso P, Babaian RJ. BCG-induced granulomatous prostatitis. A comparative ultrasound and pathologic study. Urology 1992, **39**: 364–367.

84 Moore RA. Tuberculosis of the prostate gland. J Urol 1937, **37**: 372–384.

85 Mukamel E, Konichezky M, Engelstein D, Cytron S, Abramovici A, Servadio C. Clinical and pathological findings in prostates following intravesical bacillus Calmette-Guérin instillations. J Urol 1990, **144**: 1399–1400.

86 Wise GJ, Shteynshlyuger A. An update on lower urinary tract tuberculosis. Curr Urol Rep 2008, **9**: 305–313.

OTHER SPECIFIC INFECTIONS

87 Abdelatif OM, Chandler FW, McGuire BS Jr. *Chlamydia trachomatis* in chronic abacterial prostatitis. Demonstration by colorimetric in situ hybridization. Hum Pathol 1991, **22**: 41–44.

88 Adams JR Jr, Mata JA, Culkin DJ, Fowler M, Venable DD. Acquired immunodeficiency syndrome manifesting as prostate nodule secondary to cryptococcal infection. Urology 1992, **39**: 289–291.

89 Bergner DM, Kraus SD, Duck GB, Lewis R. Systemic blastomycosis presenting with acute prostate abscess. J Urol 1981, **126**: 132–133.

90 Campbell TB, Kaufman L, Cook JL. Aspergillosis of the prostate associated with an indwelling bladder catheter. Case report and review. Clin Infect Dis 1992, **14**: 942–944.

91 Chen KTK, Schiff JJ. Coccidioidomycosis of prostate. Urology 1985, **25**: 82–84.

92 de Souza E, Katz DA, Dworzack DL, Longo G. Actinomycosis of the prostate. J Urol 1985, **133**: 290–291.

93 Gardner WA, Culberson DE, Bennett BD. *Trichomonas vaginalis* in the prostate gland. Arch Pathol Lab Med 1986, **110**: 430–432.

94 Haddad FS. Coccidioidomycosis of the genitourinary tract with special emphasis on the epididymis and the prostate: four case reports and review of the literature. J Urol Pathol 1996, **4**: 205–212.

95 Hinchey WW, Someren A. Cryptococcal prostatitis. Am J Clin Pathol 1981, **75**: 257–260.

96 Indudhara R, Singh SK, Vaidyanathan S, Banerjee CK. Isolated invasive candidal prostatitis. Urol Int 1992, **48**: 362–364.

97 Mamo GJ, Rivero MA, Jacobs SC. Cryptococcal prostatic abscess associated with the acquired immunodeficiency syndrome. J Urol 1992, **148**: 889–890.

98 Milchgrub S, Visconti E, Avellini J. Granulomatous prostatitis induced by capsule-deficient cryptococcal infection. J Urol 1990, **143**: 365–366.

99 Schachter J. Is *Chlamydia trachomatis* a cause of prostatitis? J Urol 1985, **134**: 711.

100 Shurbaji MS, Gupta PK, Myers J. Immunohistochemical demonstration of chlamydial antigens in association with prostatitis. Mod Pathol 1988, **1**: 348–351.

101 Yoon G-SY, Nagar MS, Tavora F, Epstein JI. Cytomegalovirus prostatitis: a series of 4 cases. Int J Surg Pathol 2010, **18**: 55–59.

102 Yu S, Provet J. Prostatic abscess due to *Candida tropicalis* in a nonacquired immunodeficiency syndrome patient. J Urol 1992, **148**: 1536–1538.

103 Zigelboim J, Goldfarb RA, Mody D, Williams TW, Bradshaw MW, Harris RL. Prostatic abscess due to *Histoplasma capsulatum* in a patient with the acquired immunodeficiency syndrome. J Urol 1992, **147**: 166–168.

GRANULOMATOUS PROSTATITIS

104 Bryan RL, Newman J, Campbell A, Fitzgerald G, Kadow C, O'Brien JM. Granulomatous prostatitis. A clinicopathological study. Histopathology 1991, **19**: 453–457.

105 Dhundee J, Maciver AG. An immunohistological study of granulomatous prostatitis. Histopathology 1991, **18**: 435–441.

106 Kelalis PP, Greene LF, Harrison EG Jr. Granulomatous prostatitis. A mimic of

carcinoma of the prostate. JAMA 1965, **191**: 111–113.

107 Oppenheimer JR, Kahane H, Epstein JI. Granulomatous prostatitis on needle biopsy. Arch Pathol Lab Med 1997, **121**: 724–729.

108 Presti B, Weidner N. Granulomatous prostatitis and poorly differentiated prostate carcinoma. Their distinction with the use of immunohistochemical methods. Am J Clin Pathol 1991, **95**: 330–334.

109 Tanner FH, McDonald JR. Granulomatous prostatitis. A histologic study of a group of granulomatous lesions collected from prostate glands. Arch Pathol 1943, **36**: 358–370.

110 Uzoh CC, Uff JS, Okeke AA. Granulomatous prostatitis. BJU Int 2007, **99**: 510–512.

PROSTATITIS WITH EOSINOPHILS

111 Epstein JI, Hutchins GM. Granulomatous prostatitis. Distinction among allergic, nonspecific, and posttransurethral resection lesions. Hum Pathol 1984, **15**: 818–825.

112 Helpap B, Vogel J. TUR-prostatitis. Histological and immunohistochemical observations on a special type of granulomatous prostatitis. Pathol Res Pract 1986, **181**: 301–307.

113 Henry L, Wagner B, Faulkner M, Slater D, Ansell I. Metal deposition in postsurgical granulomas of the urinary tract. Histopathology 1993, **22**: 457–466.

114 Kiyokawa H, Koyama M, Kato H. Churg–Strauss syndrome presenting with eosinophilic prostatitis. Int J Urol 2006, **13**: 838–840.

115 Lee G, Shepherd N. Necrotising granulomata in prostatic resection specimens – a sequel to previous operation. J Clin Pathol 1983, **36**: 1067–1070.

116 Liu S, Miller PD, Holmes SA, Christmas TJ, Kirby RS. Eosinophilic prostatitis and prostatic specific antigen. Br J Urol 1992, **69**: 61–63.

117 Melicow MMJ. Allergic granulomas of the prostate gland. J Urol 1951, **65**: 288–296.

118 Mies C, Balogh K, Stadecker M. Palisading prostate granulomas following surgery. Am J Surg Pathol 1984, **8**: 217–221.

119 Sorensen FB, Marcussen N. Iatrogenic granulomas of the prostate and the urinary bladder. Pathol Res Pract 1987, **182**: 822–830.

120 Stewart MJ, Wray S, Hall M. Allergic prostatitis in asthmatics. J Pathol Bacteriol 1954, **67**: 423–430.

121 Symmers W St C. Two cases of eosinophilic prostatitis due to metazoan infestation. J Pathol Bacteriol 1957, **73**: 549–555.

122 Towfighi J, Sadeghee S, Wheeler JE, Enterline HT. Granulomatous prostatitis with emphasis on the eosinophilic variety. Am J Clin Pathol 1972, **58**: 630–641.

OTHER INFLAMMATIONS

123 Chantelois AE, Parker SH, Sims JE, Horne DW. Malacoplakia of the prostate sonographically mimicking carcinoma. Radiology 1990, **177**: 193–195.

124 Day DS, Carpenter HD Jr, Allsbrook WC Jr. Hair granuloma of the prostate. Hum Pathol 1996, **27**: 196–197.

125 Fox H. Nodular histiocytic prostatitis. J Urol 1966, **96**: 372–374.

126 Rach JF, Kandzari SJ. Unusual site for an unusual disease. Malacoplakia of the prostate. W V Med J 1989, **85**: 90–91.

127 Shimizu S, Takimoto Y, Nimura T, Kaya H, Yamamoto T, Kawazoe K, Okada K. A case of prostatic malacoplakia. J Urol 1981, **126**: 277–279.

128 Sujka SK, Malin BT, Asirwatham JE. Prostatic malakoplakia associated with prostatic

adenocarcinoma and multiple prostatic abscesses. Urology 1989, 34: 159–161.

129 Val-Bernal JF, Garijo F. Isolated idiopathic granulomatous (giant cell) vasculitis of the prostate: a case report. Int J Surg Pathol 1999, 7: 53–58.

130 Val-Bernal JF, Gonzalez-Vela C, Mayorga M, Garijo MF. Isolated fibrinoid arteritis of the prostate. Int J Surg Pathol 1997, 4: 143–148.

131 Wagner D, Joseph J, Huang J, Xu H. Malakoplakia of the prostate on needle core biopsy: a case report and review of the literature. Int J Surg Pathol 2007, 15: 86–89.

CALCULI

132 Hwang EC, Choi HS, Im CM, Jung SI, Kim SO, Kang TW, Kwon DD, Park KS, Ryu SB. Prostate calculi in cancer and BPH in a cohort of Korean men: presence of calculi did not correlate with cancer risk. Asian J Androl 2010, 12: 215–220.

133 Klimas R, Bennett B, Gardner WA Jr. Prostatic calculi: a review. Prostate 1985, 7: 91–96.

TUMORLIKE CONDITIONS

134 Ali TZ, Epstein JI. Perineural involvement by benign prostatic glands on needle biopsy. Am J Surg Pathol 2005, 29: 1159–1163.

135 Amin MB, Bostwick DG. Pigment in prostatic epithelium and adenocarcinoma: a potential source of diagnostic confusion with seminal vesicular epithelium. Mod Pathol 1996, 9: 791–795.

136 Amin MB, Tamboli P, Varma M, Srigley JR. Postatrophic hyperplasia of the prostate gland: a detailed analysis of its morphology in needle biopsy specimens. Am J Surg Pathol 1999, 23: 925–931.

137 Anton RC, Kattan MW, Chakraborty S, Wheeler TM. Postatrophic hyperplasia of the prostate: lack of association with prostate cancer. Am J Surg Pathol 1999, 23: 932–936.

138 Ashton-Sager A, Wu ML. Incidental rectal mucosa obtained via transrectal ultrasound-guided prostatic core biopsies. Int J Surg Pathol 2007, 15: 26–30.

139 Ayala AG, Srigley JR, Ro JY, Abdul-Karim FW, Johnson DE. Clear cell cribriform hyperplasia of prostate. Report of 10 cases. Am J Surg Pathol 1986, 10: 665–671.

140 Berney DM, Fisher G, Kattan MW, Oliver RT, Møller H, Fearn P, Eastham J, Scardino P, Cuzick J, Reuter VE, Foster CS. Trans-Atlantic prostate group. Pitfalls in the diagnosis of prostatic cancer: retrospective review of 1791 cases with clinical outcome. Histopathology 2007, 51: 452–457.

141 Billis A. Prostatic atrophy: an autopsy study of a histologic mimic of adenocarcinoma. Mod Pathol 1998, 11: 47–54.

142 Billis A, Magna LA. Prostate elastosis: a microscopic feature useful for the diagnosis of postatrophic hyperplasia. Arch Pathol Lab Med 2000, 124: 1306–1309.

143 Bostwick DG, Quan J, Ma J, Muir TE. Mesonephric remnants of the prostate: incidence and histologic spectrum. Mod Pathol 2003; 16: 630–635.

144 Brennick JB, O'Connell JX, Dickersin GR, Pilch BZ, Young RH. Lipofuscin pigmentation (so-called 'melanosis') of the prostate. Am J Surg Pathol 1994, 18: 446–454.

145 Carstens PHB. Perineural glands in normal and hyperplastic prostates. J Urol 1980, 123: 686–688.

146 Chen X, Zhao J, Salim S, Garcia FU. Intraprostatic spermatozoa: zonal distribution and association with atrophy. Hum Pathol 2006, 37: 345–351.

147 Cheng L, Bostwick DG. Atypical sclerosing adenitis of the prostate: a rare mimic of adenocarcinoma. Histopathology 2010, 56: 627–631.

148 Cheville JC, Bostwick DG. Postatrophic hyperplasia of the prostate. A histologic mimic of prostatic adenocarcinoma. Am J Surg Pathol 1995, 19: 1068–1076.

149 Chuang AY, Epstein JI. Xanthoma of the prostate: a mimicker of high-grade prostate adenocarcinoma. Am J Surg Pathol 2007, 31: 1225–1230.

150 Cina SJ, Silberman MA, Kahane H, Epstein JI. Diagnosis of Cowper's glands on prostate needle biopsy. Am J Surg Pathol 1997, 21: 550–555.

151 Cleary KR, Choi HY, Ayala AG. Basal cell hyperplasia of the prostate. Am J Clin Pathol 1983, 80: 850–854.

152 Cramer SF. Benign glandular inclusion in prostatic nerve. Am J Clin Pathol 1981, 75: 854–855.

153 De Marzo AM, Platz EA, Epstein JI, Ali T, Billis A, Chan TY, Cheng L, Datta M, Egevad L, Ertoy-Baydar D, Farre X, Fine SW, Iczkowski KA, Ittmann M, Knudsen BS, Loda M, Lopez-Beltran A, Magi-Galluzzi C, Mikuz G, Montironi R, Pikarsky E, Pizov G, Rubin MA, Samaratunga H, Sebo T, Sesterhenn IA, Shah RB, Signoretti S, Simko J, Thomas G, Troncoso P, Tsuzuki TT, van Leenders GJ, Yang XJ, Zhou M, Figg WD, Hoque A, Lucia MS. A working group classification of focal prostate atrophy lesions. Am J Surg Pathol 2006, 30: 1281–1291.

154 Eble JN. Variants of prostatic hyperplasia that resemble carcinoma. J Urol Pathol 1998, 8: 3–20.

155 Epstein JI, Armas OA. Atypical basal cell hyperplasia of the prostate. Am J Surg Pathol 1992, 16: 1205–1214.

156 Gardner WA Jr, Spitz WU. Melanosis of the prostate gland. Am J Clin Pathol 1971, 56: 762–764.

157 Gaudin PB, Reuter VE. Benign mimics of prostatic adenocarcinoma on needle biopsy. Anat Pathol 1997, 2: 111–134.

158 Gikas PW, Del Buono EA, Epstein JI. Florid hyperplasia of mesonephric remnants involving prostate and periprostatic tissue. Possible confusion with adenocarcinoma. Am J Surg Pathol 1993, 17: 454–460.

159 Goldman RL. Melanogenic epithelium in the prostate gland. Am J Clin Pathol 1968, 49: 75–78.

160 Grignon DJ, Ro JY, Srigley JR, Troncoso P, Raymond AK, Ayala AG. Sclerosing adenosis of the prostate gland. A lesion showing myoepithelial differentiation. Am J Surg Pathol 1992, 16: 383–391.

161 Heffner DK. Benign postoperative spindle cell nodule of the urinary bladder? Don't think so. Ann Diagn Pathol 2004, 8: 108–114.

162 Hosler GA, Epstein JI. Basal cell hyperplasia: an unusual diagnostic dilemma on prostate needle biopsies. Hum Pathol 2005, 36: 480–485.

163 Huang WL, Ro JY, Grignon DJ, Swanson D, Ordonez NG, Ayala AG. Postoperative spindle cell nodule of the prostate and bladder. J Urol 1990, 143: 824–826.

164 Humphrey PA, Vollmer RT. Extramedullary hematopoiesis in the prostate. Am J Surg Pathol 1991, 15: 486–490.

165 Jao W, Fretzin DF, Christ ML, Prinz LM. Blue nevus of the prostate gland. Arch Pathol 1971, 91: 187–191.

166 Jimenez RE, Raval MFT, Spanta R, Sakr W, Grignon DJ. Mesonephric remnants hyperplasia: a pitfall in the diagnosis of prostatic adenocarcinoma. J Urol Pathol 1998, 9: 83–92.

167 Jones EC, Young RH. The differential diagnosis of prostatic carcinoma. Its distinction from premalignant and pseudocarcinomatous lesions of the prostate gland. Am J Clin Pathol 1994, 101: 48–64.

168 Jones EC, Clement PB, Young RH. Sclerosing adenosis of the prostate gland. A clinicopathological and immunohistochemical study of 11 cases. Am J Surg Pathol 1991, 15: 1171–1180.

169 Kawabata K. Paraganglion of the prostate in a needle biopsy: a potential diagnostic pitfall. Arch Pathol Lab Med 1997, 121: 515–516.

170 Kuo T, Gomez LG. Monstrous epithelial cells in human epididymis and seminal vesicles. Am J Surg Pathol 1981, 5: 483–490.

171 Leroy X, Ballereau C, Villers A, Saint F, Aubert S, Gosselin B, Porchet N, Copin MC. Muc6 is a marker of seminal vesicle-ejaculatory duct epithelium and is useful for the differential diagnosis with prostate adenocarcinoma. Am J Surg Pathol 2003, 27: 519–521.

172 Lew S, Richter S, Jelin N, Siegal A. A blue naevus of the prostate. A light microscopic study including an investigation of S-100 protein positive cells in the normal and in the diseased gland. Histopathology 1991, 18: 443–448.

173 Magi-Galluzzi C, Sanderson H, Epstein JI. Atypia in nonneoplastic prostate glands after radiotherapy for prostate cancer: duration of atypia and relation to type of radiotherapy. Am J Surg Pathol 2003, 27: 206–212.

174 McKenney JK, Amin MB, Srigley JR, Jimenez RE, Ro JY, Grignon DJ, Young RH. Basal cell proliferations of the prostate other than usual basal cell hyperplasia: a clinicopathologic study of 23 cases, including four carcinomas, with a proposed classification. Am J Surg Pathol 2004, 28: 1289–1298.

175 Mostofi FK, Sesterhenn IA, Davis CJ Jr. Prostatic carcinoma. Problems in the interpretation of prostatic biopsies. Hum Pathol 1992, 23: 223–241.

176 Nazeer T, Kee KH, Ro JY, Jennings TA, Ross J, Mian BM, Shen SS, Suh JH, Lee MJ, Ayala AG. Intraprostatic adipose tissue: a study of 427 whole mount radical prostatectomy specimens. Hum Pathol 2009, 40: 538–541.

177 Oppenheimer JR, Wills ML, Epstein JI. Partial atrophy in prostate needle cores: another diagnostic pitfall for the surgical pathologist. Am J Surg Pathol 1998, 22: 440–445.

178 Ostrowski ML, Wheeler TM. Paraganglia of the prostate. Location, frequency, and differentiation from prostatic adenocarcinoma. Am J Surg Pathol 1994, 18: 412–420.

179 Proppe KH, Scully RE, Rosai J. Postoperative spindle cell nodules of genitourinary tract resembling sarcomas. Am J Surg Pathol 1984, 8: 101–108.

180 Przybycin CG, Kunju LP, Wu AJ, Shah RB. Partial atrophy in prostate needle biopsies: a detailed analysis of its morphology, immunophenotype, and cellular kinetics. Am J Surg Pathol 2008, 32: 58–64.

181 Rioux-Leclercq NC, Epstein JI. Unusual morphologic patterns of basal cell hyperplasia of the prostate. Am J Surg Pathol 2002, 26: 237–243.

182 Ro JY, el-Naggar AK, Amin MB, Sahin AA, Ordonez NG, Ayala AG. Pseudosarcomatous fibromyxoid tumor of the urinary bladder and prostate. Immunohistochemical, ultrastructural, and DNA flow cytometric analyses of nine cases. Hum Pathol 1993, 24: 1203–1210.

183 Ro JY, Grignon DJ, Ayala AG, Hogan SF, Tetu B, Ordonez NG. Blue nevus and melanosis of the prostate. Electron-microscopic and immunohistochemical studies. Am J Clin Pathol 1988, 90: 530–535.

184 Rode J, Bentley A, Parkinson C. Paraganglial cells of urinary bladder and prostate. Potential diagnostic problem. J Clin Pathol 1990, 43: 13–16.

185 Ruska KM, Sauvageot J, Epstein JI. Histology and cellular kinetics of prostatic atrophy. Am J Surg Pathol 1998, 22: 1073–1077.

186 Saboorian MH, Huffman H, Ashfaq R, Ayala AG, Ro JY. Distinguishing Cowper's glands from neoplastic and pseudoneoplastic lesions of prostate: immunohistochemical and ultrastructural studies. Am J Surg Pathol 1997, 21: 1069–1074.

187 Sakamoto N, Tsuneyoshi M, Enjoji M. Sclerosing adenosis of the prostate. Histopathologic and immunohistochemical analysis. Am J Surg Pathol 1991, 15: 660–667.

188 Sebo TJ, Bostwick DG, Farrow GM, Eble JN. Prostatic xanthoma. A mimic of prostatic adenocarcinoma. Hum Pathol 1994, 25: 386–389.

189 Schowinsky JT, Epstein JI. Distorted rectal tissue on prostate needle biopsy: a mimicker of prostate cancer. Am J Surg Pathol 2006, 30: 866–870.

190 Srigley JR. Benign mimickers of prostatic adenocarcinoma. Mod Pathol 2004, 17: 328–348.

191 Thorson P, Swanson PE, Vollmer RT, Humphrey PA. Basal cell hyperplasia in the peripheral zone of the prostate. Mod Pathol 2003, 16: 598–606.

192 Totten RS, Heinemann MW, Hudson PB, Sproul EE, Stout AP. Microscopic differential diagnosis of latent carcinoma of the prostate. Arch Pathol 1953, 55: 131–141.

193 van de Voorde W, Baldewijns M, Lauweryns J. Florid basal cell hyperplasia of the prostate. Histopathology 1994, 24: 341–348.

194 Wang HL, Humphrey PA. Exaggerated signet-ring cell change in stromal nodule of prostate: a pseudoneoplastic proliferation. Am J Surg Pathol 2002, 26: 1066–1070.

195 Wang W, Sun X, Epstein JI. Partial atrophy on prostate needle biopsy cores: a morphologic and immunohistochemical study. Am J Surg Pathol 2008, 32: 851–857.

196 Yacoub M, Milin S, Irani J, Fromont G. Mesonephric remnant hyperplasia: an unusual benign mimicker of prostate cancer. Ann Diagn Pathol 2009, 13: 402–404.

197 Yang XJ, Tretiakova MS, Sengupta E, Gong C, Jiang Z. Florid basal cell hyperplasia of the prostate: a histological, ultrastructural, and immunohistochemical analysis. Hum Pathol 2003, 34: 462–470.

198 Yantiss RK, Young RH. Transitional cell 'metaplasia' in the prostate gland: a survey of its frequency and features based on 103 consecutive prostatic biopsy specimens. J Urol Pathol 1997, 7: 71–80.

199 Young RH. Tumor-like lesions of the urinary bladder and prostate. Pathol Annu 1988, 23(Pt 1): 105–128.

CARCINOMA

GENERAL FEATURES

200 Bostwick DG, Cooner WH, Denis L, Jones GW, Scardino PT, Murphy GP. The association of benign prostatic hyperplasia and cancer of the prostate. Cancer 1992, 70(Suppl 1): 291–301.

201 Bostwick DG, Burke HB, Djakiew D, Euling S, Ho SM, Landolph J, Morrison H, Sonawane B, Shifflett T, Waters DJ, Timms B. Human prostate cancer risk factors. Cancer 2004, 101: 2371–2490.

202 Epstein JI. Precursor lesions to prostatic adenocarcinoma. Virchows Arch 2009, 454: 1–16.

203 Gittes RF. Carcinoma of the prostate. N Engl J Med 1991, 324: 236–245.

204 Hammarsten J, Andersson S, Holmen A, Hogstedt B, Peeker R. Does transurethral resection of a clinically benign prostate gland increase the risk of developing clinical prostate cancer? A 10-year follow-up study. Cancer 1994, 74: 2347–2351.

205 Kearse WS Jr, Seay TM, Thompson IM. The long-term risk of development of prostate cancer in patients with benign prostatic hyperplasia. Correlation with stage A1 disease. J Urol 1993, 150: 1746–1748.

206 Montironi R, Mazzucchelli R, Santinelli A, Scarpelli M, Beltran AL, Bostwick DG. Incidentally detected prostate cancer in cystoprostatectomies: pathological and morphometric comparison with clinically detected cancer in totally embedded specimens. Hum Pathol 2005, 36: 646–654.

207 Nelson WG, de Marzo AM, Isaacs WB. Prostate cancer: mechanisms of disease. N Engl J Med 2003, 349: 366–381.

208 Shimada H, Misugi K, Sasaki Y, Iizuka A, Nishihira H. Carcinoma of the prostate in childhood and adolescence. Report of a case and review of the literature. Cancer 1980, 46: 2534–2542.

209 Zaridze DG, Boyle P, Smans M. International trends in prostatic cancer. Int J Cancer 1984, 33: 223–230.

CLINICAL FEATURES

210 Babaian RJ, Mettlin C, Kane R, Murphy GP, Lee F, Drago JR, Chesley A. The relationship of prostate-specific antigen to digital rectal examination and transrectal ultrasonography. Findings of the American Cancer Society National Prostate Cancer Detection Project. Cancer 1992, 69: 1195–1200.

211 Barry MJ. Prostate-specific-antigen testing for early diagnosis of prostate cancer. N Engl J Med 2001, 344: 1373–1377.

212 Bostwick DG. Prostate-specific antigen. Current role in diagnostic pathology of prostate cancer. Am J Clin Pathol 1994, 102: S31–S37.

213 Catalona WJ, Smith DS, Ratliff TL, Dodds KM, Coplen DE, Yuan JJ, Petros JA, Andriole GL. Measurement of prostate-specific antigen in serum as a screening test for prostate cancer. N Engl J Med 1991, 324: 1156–1161.

214 Chodak GW, Wald V, Parmer E, Watanabe H, Ohe H, Saitoh M. Comparison of digital examination and transrectal ultrasonography for the diagnosis of prostatic cancer. J Urol 1986, 135: 951–954.

215 Cupp MR, Oesterling JE. Prostate-specific antigen, digital rectal examination, and transrectal ultrasonography. Their roles in diagnosing early prostate cancer. Mayo Clin Proc 1993, 38: 297–306.

216 Gittes RG. Carcinoma of the prostate. N Engl J Med 1994, 324: 236–245.

217 Guinan P, Bush I, Ray V, Vieth R, Rao R, Bhatti R. The accuracy of the rectal examination in the diagnosis of prostate carcinoma. N Engl J Med 1980, 303: 499–503.

218 Jewett JH, Bridge RW, Gray GF Jr, Shelley WM. The palpable nodule of prostatic cancer. JAMA 1968, 203: 403–406.

219 Kadow C, Gingell JC, Penry JB. Prostatic ultrasonography. A useful technique? Br J Urol 1985, 57: 440–443.

220 Mettlin C, Murphy GP, Ray P, Shanberg A, Toi A, Chesley A, Babaian R, Badalament R, Kane RA, Lee F. American Cancer Society–National Prostate Cancer Detection Project. Results from multiple examinations using transrectal ultrasound, digital rectal examination, and prostate specific antigen. Cancer 1993, 71(Suppl 3): 891–898.

221 Montironi R, Mazzucchelli R, Algaba F, Bostwick DG, Krongrad A. Prostate-specific antigen as a marker of prostatic disease. Virchows Arch 2000, 436: 297–304.

222 Nishiya M, Miller GJ, Lookner DH, Crawford ED. Prostate specific antigen density in patients with histologically proven prostate carcinoma. Cancer 1994, 74: 3002–3009.

223 Scardino PT, Weaver R, Hudson MA. Early detection of prostate cancer. Hum Pathol 1992, 23: 211–222.

224 Stamey TA, Yang N, Hay AR, McNeal JE, Freiha FS, Redwine E. Prostate-specific antigen as a serum marker for adenocarcinoma of the prostate. N Engl J Med 1987, 317: 909–916.

PATHOLOGIC FEATURES

225 Bock BJ, Bostwick DG. Does prostatic ductal adenocarcinoma exist? Am J Surg Pathol 1999, 23: 781–785.

226 Mai KT, Collins JP, Veinot JP. Prostatic adenocarcinoma with urothelial (transitional cell) carcinoma features. Appl Immunohistochem Mol Morphol 2002, 10: 231–236.

Adenocarcinoma of peripheral ducts and acini

227 Al-Ahmadie HA, Tickoo SK, Olgac S, Gopalan A, Scardino PT, Reuter VE, Fine SW. Anterior-predominant prostatic tumors: zone of origin and pathologic outcomes at radical prostatectomy. Am J Surg Pathol 2008, 32: 229–235.

228 Amin MB, Schultz DS, Zarbo RJ. Analysis of cribriform morphology in prostatic neoplasia using antibody to high-molecular-weight cytokeratins. Arch Pathol Lab Med 1994, 118: 260–264.

229 Andreoiu M, Cheng L. Multifocal prostate cancer: biologic, prognostic, and therapeutic implications. Hum Pathol 2010, 41: 781–793.

230 Anton RC, Chakraborty S, Wheeler TM. The significance of intraluminal prostatic crystalloids in benign needle biopsies. Am J Surg Pathol 1998, 22: 446–449.

231 Araugelovich V, Tretiakova M, Sengupta E, Krausz T, Yang XJ. Pathogenesis and significance of collagenous micronodules of the prostate. Appl Immunohistochem Mol Morphol 2003, 11: 15–19.

232 Arista-Nasr J, Martinez-Benitez B, Camorlinga-Tagle N, Albores-Saavedra J. Foamy gland microcarcinoma in needle prostatic biopsy. Ann Diagn Pathol 2008, 12: 349–355.

233 Baisden BL, Kahane H, Epstein JI. Perineural invasion, mucinous fibroplasia, and glomerulations: diagnostic features of limited cancer on prostate needle biopsy. Am J Surg Pathol 1999, 23: 918–924.

234 Bastacky SI, Walsh PC, Epstein JI. Relationship between perineural tumor invasion on needle biopsy and radical prostatectomy capsular penetration in clinical stage B adenocarcinoma of the prostate. Am J Surg Pathol 1993, 17: 336–341.

235 Bennett BD, Gardner WA Jr. Crystalloids in prostatic hyperplasia. Prostate 1980, 1: 31–35.

236 Brawn PN. The dedifferentiation of prostate carcinoma. Cancer 1983, 52: 246–251.

237 Byar DP, Mostofi FK, The Veterans Administration Cooperative Urological Research Group: Carcinoma of the prostate. Prognostic evaluation of certain pathologic features in 208 radical prostatectomies. Examined by the step-section technique. Cancer 1972, 29: 5–13.

238 Carstens PHB. Perineural glands in normal and hyperplastic prostates. J Urol 1980, 123: 686–688.

239 Chen M, Johnston DA, Tang K, Babaian RJ, Troncoso P. Detailed mapping of prostate carcinoma foci: biopsy strategy implications. Cancer 2000, 89: 1800–1809.

240 Cheng L, Song SY, Pretlow TG, Abdul-Karim FW, Kung HJ, Dawson DV, Park WS, Moon YW, Tsai ML, Linehan WM, Emmert-Buck MR, Liotta LA, Zhuang Z. Evidence of independent origin of multiple tumors from patients with prostate cancer. J Natl Cancer Inst 1998, 90: 233–237.

241 Cheng L, Jones TD, Pan CX, Barbarin A, Eble JN, Koch MO. Anatomic distribution and pathologic characterization of small-volume prostate cancer (<0.5 ml) in whole-mount prostatectomy specimens. Mod Pathol 2005, 18: 1022–1026.

242 Christian JD, Lamm TC, Morrow JF, Bostwick DG. Corpora amylacea in adenocarcinoma of the prostate: incidence and histology within needle core biopsies. Mod Pathol 2005, 18: 36–39.

243 Cina SJ, Epstein JI. Adenocarcinoma of the prostate with atrophic features. Am J Surg Pathol 1997, 21: 289–295.

244 Del Rosario AD, Bui HX, Abdulla M, Ross JS. Sulfur-rich prostatic intraluminal crystalloids. A surgical pathologic and electron probe x-ray microanalytic study. Hum Pathol 1993, 24: 1159–1167.

245 DiGiuseppe JA, Sauvageot J, Epstein JI. Increasing incidence of minimal residual cancer in radical prostatectomy specimens. Am J Surg Pathol 1997, 21: 174–178.

246 Duffield AS, Epstein JI. Detection of cancer in radical prostatectomy specimens with no residual carcinoma in the initial review of slides. Am J Surg Pathol 2009, 33: 120–125.

247 Egan AJM, Lopez-Beltran A, Bostwick DG. Prostatic adenocarcinoma with atrophic features: malignancy mimicking a benign process. Am J Surg Pathol 1997, 21: 931–935.

248 Egevad L, Allsbrook WC Jr, Epstein JI. Current practice of diagnosis and reporting of prostate cancer on needle biopsy among genitourinary pathologists. Hum Pathol 2006, 37: 292–297.

249 Epstein JI. Diagnostic criteria of limited adenocarcinoma of the prostate on needle biopsy. Hum Pathol 1995, 26: 223–229.

250 Franks LM. Latent carcinoma of the prostate. J Pathol Bacteriol 1954, 68: 603–616.

251 Garcia JJ, Al-Ahmadie HA, Gopalan A, Tickoo SK, Scardino PT, Reuter VE, Fine SW. Do prostatic transition zone tumors have a distinct morphology? Am J Surg Pathol 2008, 32: 1709–1714.

252 Goldstein NS, Begin LR, Grody WW, Novak JM, Qian J, Bostwick DG. Minimal or no cancer in radical prostatectomy specimens. Report of 13 cases of the 'vanishing cancer phenomenon'. Am J Surg Pathol 1995, 19: 1002–1009.

253 Hameed O, Humphrey PA. Stratified epithelium in prostatic adenocarcinoma: a mimic of high-grade prostatic intraepithelial neoplasia. Mod Pathol 2006, 19: 899–906.

254 Hassan MO, Maksem J. The prostatic perineural space and its relation to tumor spread. Am J Surg Pathol 1980, 4: 143–148.

255 Helpap B. Review of the morphology of prostatic carcinoma with special emphasis on subgrading and prognosis. J Urol Pathol 1993, 1: 3–19.

256 Henneberry JM, Kahane H, Humphrey PA, Keetch DW, Epstein JI. The significance of intraluminal crystalloids in benign prostatic glands on needle biopsy. Am J Surg Pathol 1997, 21: 725–728.

257 Holmes EJ. Crystalloids of prostatic carcinoma. Relationship to Bence-Jones crystals. Cancer 1977, 39: 2073–2080.

258 Humphrey PA, Vollmer RT. Corpora amylacea in adenocarcinoma of the prostate. Prevalence in 100 prostatectomies and clinicopathologic correlations. Surg Pathol 1990, 3: 133–141.

259 Humphrey PA, Kaleem Z, Swanson PE, Vollmer RT. Pseudohyperplastic prostatic adenocarcinoma. Am J Surg Pathol 1998, 22: 1239–1246.

260 Jensen PE, Gardner WA Jr, Piserchia PV. Prostatic crystalloids. Association with adenocarcinoma. Prostate 1980, 1: 25–30.

261 Kaleem Z, Swanson PE, Vollmer RT, Humphrey PA. Prostatic adenocarcinoma with atrophic features. A study of 202 consecutive completely embedded radical prostatectomy specimens. Am J Clin Pathol 1998, 109: 695–703.

262 Kelemen PR, Buschmann RJ, Weisz-Carrington P. Nucleolar prominence as a diagnostic variable in prostatic carcinoma. Cancer 1990, 65: 1017–1020.

263 Levi AW, Epstein JI. Pseudohyperplastic prostatic adenocarcinoma on needle biopsy and simple prostatectomy. Am J Surg Pathol 2000, 24: 1039–1046.

264 McNeal JE, Reese JH, Redwin EA, Freiha FS, Stamey TA. Cribriform adenocarcinoma of the prostate. Cancer 1986, 58: 1714–1719.

265 Molberg KH, Mikhail A, Vuitch F. Crystalloids in metastatic prostatic adenocarcinoma. Am J Clin Pathol 1994, 101: 266–268.

266 Mostofi FK, Sesterhenn IA, Davis CJ Jr. A pathologist's view of prostatic carcinoma. Cancer 1993, 71(Suppl 3): 906–932.

267 Nelson RS, Epstein JI. Prostatic carcinoma with abundant xanthomatous cytoplasm: Foamy gland carcinoma. Am J Surg Pathol 1996, 20: 419–426.

268 Pacelli A, Lopez-Beltran A, Egan AJ, Bostwick DG. Prostatic adenocarcinoma with glomeruloid features. Hum Pathol 1998, 29: 543–546.

269 Parwani AV, Kronz JD, Genega EM, Gaudin P, Chang S, Epstein JI. Prostate carcinoma with squamous differentiation: an analysis of 33 cases. Am J Surg Pathol 2004, 28: 651–657.

270 Robinette MA, Robson CJ, Farrow GA, Kerr WK, Van Nostrand PA, Hobbs BB, Bulbul MM. Giant serial step sections of the prostate in assessment of the accuracy of clinical staging in patients with localized prostatic carcinoma [abstract]. J Urol 1984, 131(Suppl): 242A.

271 Rodin AE, Larson DL, Roberts DK. Nature of perineural space invaded by prostatic carcinoma. Cancer 1967, 20: 1772–1779.

272 Rubin MA, de la Taille A, Bagiella E, Olsson CA, O'Toole KM. Cribriform carcinoma of the prostate and cribriform prostatic intraepithelial neoplasia: incidence and clinical implications. Am J Surg Pathol 1998, 22: 840–848.

273 Samaratunga H, Williamson R. Metastatic foamy gland carcinoma of the prostate: a potential diagnostic pitfall. J Urol Pathol 1998, 9: 155–162.

274 Strahan RW. Carcinoma of the prostate. Incidence, origin, pathology. J Urol 1963, 89: 875–880.

275 Takimoto Y, Shimazui T, Akaza H, Sato N, Noguchi M. Genetic heterogeneity of surgically resected prostate carcinomas and their biopsy specimen is related to their histologic differentiation. Cancer 2001, 91: 362–370.

276 Totten RS, Heinemann MW, Hudson PB, Sproul EE, Stout AP. Microscopic differential diagnosis of latent carcinoma of the prostate. Arch Pathol 1953, 55: 131–141.

277 Tran TT, Sengupta E, Yang XJ. Prostatic foamy gland carcinoma with aggressive behavior: clinicopathologic, immunohistochemical, and ultrastructural analysis. Am J Surg Pathol 2001, 25: 618–623.

278 Varma M, Lee MW, Tamboli P, Zarbo RJ, Jimerez RE, Salles PG, Amin MB. Morphologic criteria for the diagnosis of prostatic adenocarcinoma in needle biopsy specimens: a study of 250 consecutive cases in a routine surgical pathology practice. Arch Pathol Lab Med 2002, 126: 554–561.

279 Woods JE, Soh S, Wheeler TM. Distribution and significance of microcalcifications in the neoplastic and non-neoplastic prostate. Arch Pathol Lab Med 1998, 122: 152–155.

280 Yaskiv O, Cao D, Humphrey PA. Microcystic adenocarcinoma of the prostate: a variant of pseudohyperplastic and atrophic patterns. Am J Surg Pathol 2010, 34: 556–561.

281 Zhao J, Epstein JI. High-grade foamy gland prostatic adenocarcinoma on biopsy or transurethral resection: a morphologic study of 55 cases. Am J Surg Pathol 2009, 33: 583–590.

'Minimal adenocarcinoma' and atypical small acinar proliferation (ASAP)

282 Bostwick DG, Meiers I. Atypical small acinar proliferation in the prostate: clinical significance in 2006. Arch Pathol Lab Med 2006, 130: 952–957.

283 Cheville JC, Reznicek MJ, Bostwick DG. The focus of 'atypical glands, suspicious for malignancy' in prostatic needle biopsy specimens. Incidence, histologic features and clinical follow-up of cases diagnosed in a community practice. Am J Clin Pathol 1997, 108: 633–640.

284 Dundore PA. Atypical small acinar proliferations (ASAP) suspicious for malignancy in prostate needle biopsies. J Urol Pathol 1998, 8: 21–30.

285 Epstein JI. How should atypical prostate needle biopsy be reported? Controversies regarding the term 'ASAP'. Hum Pathol 1999, 30: 1401–1402.

286 Grignon DJ. Minimal diagnostic criteria for adenocarcinoma of the prostate. J Urol Pathol 1998, 8: 31–44.

287 Grignon DJ, Sakr WA. Pathologic staging of prostate carcinoma: what are the issues? Cancer 1996, 78: 337–340.

288 Halushka MK, Kahane H, Epstein JI. Negative 34betaE12 staining in a small focus of atypical glands on prostate needle biopsy: a follow-up study of 332 cases. Hum Pathol 2004, 35: 43–46.

289 Herawi M, Parwani AV, Irie J, Epstein JI. Small glandular proliferations on needle biopsies: most common benign mimickers of prostatic adenocarcinoma sent in for expert second opinion. Am J Surg Pathol 2005, 29: 874–880.

290 Iczkowski KA, MacLennan GT, Bostwick DG. Atypical small acinar proliferation suspicious for malignancy in prostate needle biopsies: clinical significance in 33 cases. Am J Surg Pathol 1997, 21: 1489–1495.

291 Iczkowski KA, Bostwick DG. Criteria for biopsy diagnosis of minimal volume prostatic adenocarcinoma: analytic comparison with nondiagnostic but suspicious atypical small acinar proliferation. Arch Pathol Lab Med 2000, 124: 98–107.

292 Kambham N, Taylor JA, Troxel A, Rubin MA. Atypical small acinar proliferation in prostate needle biopsy: a clinically significant diagnostic category. J Urol Pathol 1999, 10: 177–188.

293 Murphy WM. ASAP is a bad idea. Atypical small acinar proliferation. Hum Pathol 1999, 30: 601.

294 Novis DA, Zarbo RJ, Valenstein PA. Diagnostic uncertainty expressed in prostate needle biopsies: a College of American Pathologists Q-probes study of 15753 prostate needle biopsies in 32 institutions. Arch Pathol Lab Med 1999, 123: 687–692.

295 Thorson P, Humphrey PA. Minimal adenocarcinoma in prostate needle biopsy tissue. Am J Clin Pathol 2000, 114: 896–909.

Carcinoma of large ('primary') ducts

296 Brinker DA, Potter SR, Epstein JI. Ductal adenocarcinoma of the prostate diagnosed on needle biopsy: correlation with clinical and radical prostatectomy findings and progression. Am J Surg Pathol 1999, 23: 1471–1479.

297 Cantrell BB, Leifer G, DeKlerk DP, Eggleston JC. Papillary adenocarcinoma of the prostatic urethra with clear-cell appearance. Cancer 1981, 48: 2661–2667.

298 Cheville JC, Dundore PA, Bostwick DG, Lieber MM, Batts KP, Sebo TJ, Farrow GM. Transitional cell carcinoma of the prostate: clinicopathologic study of 50 cases. Cancer 1998, 82: 703–707.

299 Christensen WN, Steinberg G, Walsh PC, Epstein JI. Prostatic duct adenocarcinoma. Findings at radical prostatectomy. Cancer 1991, 67: 2118–2124.

300 Cohen RJ, Nixon JM, Robinson E, Edgar SG, Allison L, McRae CU. Transitional cell carcinoma diagnosed at transurethral prostatectomy in patients with prostatic adenocarcinoma. J Urol Pathol 1996, 5: 29–38.

301 Dube VE, Farrow GM, Greene LF. Prostatic adenocarcinoma of ductal origin. Cancer 1973, 32: 402–409.

302 Ende N, Woods LP, Shelley HS. Carcinoma originating in ducts surrounding the prostatic urethra. Am J Clin Pathol 1963, 40: 186–189.

303 Epstein JI, Woodruff JM. Adenocarcinoma of the prostate with endometrioid features. Cancer 1986, 57: 111–119.

304 Greene LF, Farrow GM, Ravits JM, Tomera FM. Prostatic adenocarcinoma of ductal origin. J Urol 1979, 121: 303–305.

305 Greene LF, O'Dea MJ, Dockerty MB. Primary transitional cell carcinoma of the prostate. J Urol 1976, 116: 761–763.

306 Johnson DE, Hogan JM, Ayala AG. Transitional cell carcinoma of the prostate. A clinical morphological study. Cancer 1972, 29: 287–293.

307 Kopelson G, Harisiadis L, Romas NA, Veenema RJ, Tannenbaum M. Periurethral prostatic duct carcinoma. Cancer 1978, 42: 2894–2902.

308 Kuhajda FP, Gipson T, Mendelsohn G. Papillary adenocarcinomas of the prostate. Cancer 1984, 54: 1328–1332.

309 Lemberger RJ, Bishop MC, Bates CP, Blundell W, Ansell ID. Carcinoma of the prostate of ductal origin. Br J Urol 1984, 56: 706–709.

310 Melicow MM, Pachter MR. Endometrial carcinoma of the prostatic utricle (uterus masculinus). Cancer 1967, 20: 1715–1722.

311 Millar EK, Sharma NK, Lessells AM. Ductal (endometrioid) adenocarcinoma of the prostate: a clinicopathological study of 16 cases. Histopathology 1996, 29: 11–19.

312 Oliai BR, Kahane H, Epstein JI. A clinicopathologic analysis of urothelial carcinomas diagnosed on prostate needle biopsy. Am J Surg Pathol 2001, 25: 794–801.

313 Reese JH, Freiha FS, Gelb AB, Lum BL, Torti FM. Transitional cell carcinoma of the prostate in patients undergoing radical cystoprostatectomy. J Urol 1992, 147: 92–95.

314 Rioux-Leclercq N, Leray E, Patard JJ, Lobel B, Guillé F, Jouan F, Bellaud P, Epstein JI. The utility of Ki-67 expression in the differential diagnosis of prostatic intraepithelial neoplasia and ductal adenocarcinoma. Hum Pathol 2005, 36: 531–535.

315 Samaratunga H, Duffy D, Yaxley J, Delahunt B. Any proportion of ductal adenocarcinoma in radical prostatectomy specimens predicts extraprostatic extension. Hum Pathol 2010, 41: 281–285.

316 Sawczuk I, Tannenbaum M, Olsson CA, de Vere White R. Primary transitional cell carcinoma of prostatic periurethral ducts. Urology 1985, 25: 339–343.

317 Sleater JP, Ford MJ, Beers BB. Extramammary Paget's disease associated with prostate adenocarcinoma. Hum Pathol 1994, 25: 615–617.

318 Tavora F, Epstein JI. High-grade prostatic intraepithelial neoplasialike ductal adenocarcinoma of the prostate: a clinicopathologic study of 28 cases. Am J Surg Pathol 2008, 32: 1060–1067.

319 Ullmann AS, Ross OA. Hyperplasia, atypism, and carcinoma in situ in prostatic periurethral glands. Am J Clin Pathol 1967, 47: 497–504.

320 Vale JA, Patel A, Ball AJ, Hendry WF, Chappel ME, Fisher C. Endometrioid carcinoma of the prostate. A misnomer? J R Soc Med 1992, 85: 394–396.

321 Walther MM, Nassar V, Harruff RC, Mann BB Jr, Finnerty DP, Hewen-Lowe KO. Endometrial carcinoma of the prostatic utricle. A tumor of prostatic origin. J Urol 1985, 134: 769–773.

322 Wolfe JHN, Lloyd-Davies RW. The management of transitional cell carcinoma in the prostate. Br J Urol 1981, 53: 253–257.

323 Young BW, Lagios MD. Endometrial (papillary) carcinoma of the prostatic utricle – response to orchiectomy. A case report. Cancer 1973, 32: 1293–1300.

324 Zaloudek C, Williams JW, Kempson RL. 'Endometrial' adenocarcinoma of the prostate. A distinctive tumor of probable prostatic duct origin. Cancer 1976, 37: 2255–2262.

Histochemical and immunohistochemical features

325 Abrahams NA, Ormsby AH, Brainard J. Validation of cytokeratin 5/6 as an effective substitute for keratin 903 in the differentiation of benign from malignant glands in prostate needle biopsies. Histopathology 2002, 41: 35–41.

326 Alanen KA, Kuopio T, Koskinen PJ, Nevalainen TJ. Immunohistochemical labelling for prostate specific antigen in non-prostatic tissues. Pathol Res Pract 1996, 192: 233–237.

327 Ali TZ, Epstein JI. False positive labeling of prostate cancer with high molecular weight cytokeratin: p63 a more specific immunomarker for basal cells. Am J Surg Pathol 2008, 32: 1890–1895.

328 Arcasoy MO, Amin K, Vollmer RT, Jiang X, Demark-Wahnefried W, Haroon ZA. Erythropoietin and erythropoietin receptor expression in human prostate cancer. Mod Pathol 2005, 18: 421–430.

329 Asadi F, Farraj M, Sharifi R, Malakouti S, Antar S, Kukreja S. Enhanced expression of parathyroid hormone-related protein in prostate cancer as compared with benign prostatic hyperplasia. Hum Pathol 1996, 27: 1319–1323.

330 Bassily NH, Vallorosi CJ, Akdas G, Montie JE, Rubin MA. Coordinate expression of cytokeratins 7 and 20 in prostate adenocarcinoma and bladder urothelial carcinoma. Am J Clin Pathol 2000, 113: 383–388.

331 Beach R, Gown AM, de Peralta-Venturina MN, Folpe AL, Yaziji H, Salles PG, Grignon DJ, Fanger GR, Amin MB. P504S immunohistochemical detection in 405 prostatic specimens including 376 18-gauge needle biopsies. Am J Surg Pathol 2002, 26: 1588–1596.

332 Bentz MS, Cohen C, Demers LM, Budgeon LR. Immunohistochemical acid phosphatase level and tumor grade in prostatic carcinoma. Arch Pathol Lab Med 1982, 106: 476–480.

333 Bonkhoff H, Fixemer T, Hunsicker I, Remberger K. Estrogen receptor expression in prostate cancer and premalignant prostatic lesions. Am J Pathol 1999, 155: 641–647.

334 Bonkhoff H, Wernert N, Dhom G, Remberger K. Distribution of basement membranes in primary and metastatic carcinomas of the prostate. Hum Pathol 1992, 23: 934–939.

335 Bostwick DG, Pacelli A, Blute M, Roche P, Murphy GP. Prostate specific membrane antigen expression in prostatic intraepithelial neoplasia and adenocarcinoma: a study of 184 cases. Cancer 1998, 82: 2256–2261.

336 Cardillo MR, Petrangeli E, Ravenna L, Salvatori L, Chang C, Di Silverio F. Immunohistochemical quantification and determination of cathepsin D in prostatic neoplasia: correlation with steroid receptors. Appl Immunohistochem 1998, 6: 133–139.

337 Carswell BM, Woda BA, Wang X, Li C, Dresser K, Jiang Z. Detection of prostate cancer by alpha-methylacyl CoA racemase (P504S) in needle biopsy specimens previously reported as negative for malignancy. Histopathology 2006, 48: 668–673.

338 Cheng L, Nagabhushan M, Pretlow TP, Amini SB, Pretlow TG. Expression of E-cadherin in primary and metastatic prostate cancer. Am J Pathol 1996, 148: 1375–1380.

339 Chuang AY, DeMarzo AM, Veltri RW, Sharma RB, Bieberich CJ, Epstein JI. Immunohistochemical differentiation of high-grade prostate carcinoma from urothelial carcinoma. Am J Surg Pathol 2007, 31: 1246–1255.

340 Dardik M, Epstein JI. Efficacy of restaining prostate needle biopsies with high-molecular weight cytokeratin. Hum Pathol 2000, 31: 1155–1161.

341 Elgamal AA, Holmes EH, Su SL, Tino WT, Simmons SJ, Peterson M, Greene TG, Boynton AL, Murphy GP. Prostate-specific membrane antigen (PSMA): current benefits and future value. Semin Surg Oncol 2000, 18: 10–16.

342 Ellis DW, Leffers S, Davies JS, Ng ABP. Multiple immunoperoxidase markers in benign hyperplasia and adenocarcinoma of the prostate. Am J Clin Pathol 1984, 81: 279–284.

343 Epstein JI. Diagnosis and reporting of limited adenocarcinoma of the prostate on needle biopsy. Mod Pathol 2004, 17: 307–315.

344 Farinola MA, Epstein JI. Utility of immunohistochemistry for alpha-methylacyl-CoA racemase in distinguishing atrophic prostate cancer from benign atrophy. Hum Pathol 2004, 35: 1272–1278.

345 Feiner HD, Gonzalez R. Carcinoma of the prostate with atypical immunohistological features. Clinical and histologic correlates. Am J Surg Pathol 1986, 10: 765–770.

346 Franks LM, O'Shea JD, Thomson AER. Mucin in the prostate. A histochemical study in normal glands, latent, clinical, and colloid cancers. Cancer 1964, 17: 983–991.

347 Genega EM, Hutchinson B, Reuter VE, Gaudin PB. Immunophenotype of high-grade prostatic adenocarcinoma and urothelial carcinoma. Mod Pathol 2000, 13: 1186–1191.

348 Goldstein NS, Underhill J, Roszka J, Neill JS. Cytokeratin 34βE-12 immunoreactivity in benign prostatic acini. Quantitation, pattern assessment and electron microscopic study. Am J Clin Pathol 1999, 112: 69–74.

349 Googe PB, McGinley KM, Fitzgibbon JF. Anticytokeratin antibody 34βE-12 staining in prostate carcinoma. Am J Clin Pathol 1997, 107: 219–223.

350 Gould VE, Doljanskaia V, Gooch G, Bostwick DG. Immunolocalization of glycoprotein A-80 in prostatic carcinoma and prostatic intraepithelial neoplasia. Hum Pathol 1996, 27: 547–552.

351 Green R, Epstein JI. Use of intervening unstained slides for immunohistochemical stains for high molecular weight cytokeratin on prostate needle biopsies. Am J Surg Pathol 1999, 23: 567–570.

352 Gurel B, Ali TZ, Montgomery EA, Begum S, Hicks J, Goggins M, Eberhart CG, Clark DP, Bieberich CJ, Epstein JI, De Marzo AM. NKX3.1 as a marker of prostatic origin in metastatic tumors. Am J Surg Pathol 2010, 34: 1097–1105.

353 Hameed O, Humphrey PA. Immunohistochemistry in diagnostic surgical pathology of the prostate. Semin Diagn Pathol 2005, 22: 88–104.

354 Herawi M, Epstein JI. Immunohistochemical antibody cocktail staining (p63/HMWCK/AMACR) of ductal adenocarcinoma and Gleason pattern 4 cribriform and noncribriform acinar adenocarcinomas of the prostate. Am J Surg Pathol 2007, 31: 889–894.

355 Herawi M, De Marzo AM, Kristiansen G, Epstein JI. Expression of CDX2 in benign tissue and adenocarcinoma of the prostate. Hum Pathol 2007, 38: 72–78.

356 Heyderman E, Brown BME, Richardson TC. Epithelial markers in prostatic, bladder, and colorectal cancer. An immunoperoxidase study of epithelial membrane antigen, carcinoembryonic antigen, and prostatic acid phosphatase. J Clin Pathol 1984, 37: 1363–1369.

357 Hiramatsu M, Maehara I, Orikasa S, Sasano H. Immunolocalization of oestrogen and progesterone receptors in prostatic hyperplasia and carcinoma. Histopathology 1996, 28: 163–168.

358 Hukill PB, Vidone RA. Histochemistry of mucus and other polysaccharides in tumors. II. Carcinoma of the prostate. Lab Invest 1967, 16: 395–406.

359 Iczkowski KA, Cheng L, Crawford BG, Bostwick DG. Steam heat with an EDTA buffer and protease digestion optimizes immunohistochemical expression of basal cell-specific antikeratin 34BetaE12 to discriminate cancer in prostatic epithelium. Mod Pathol 1999, 12: 1–4.

360 Jang Z, Woda BA, Rock KL, Xu Y, Savas L, Khan A, Pihan G, Cai F, Babcook JS, Rathanaswami P, Reed SG, Xu J, Fanger GR. P504S: a new molecular marker for the detection of prostate carcinoma. Am J Surg Pathol 2001, 25: 1397–1404.

361 Jiang Z, Wu CL, Woda BA, Dresser K, Xu J, Fanger GR, Yang XJ. P504S/a-methylacyl-coa racemase: a useful marker for diagnosis of small foci of prostatic carcinoma on needle biopsy. Am J Surg Pathol 2002, 26: 1169–1174.

362 Jiang Z, Woda BA, Wu CL, Yang XJ. Discovery and clinical application of a novel prostate cancer marker: alpha-methylacyl CoA racemase (P504S). Am J Clin Pathol 2004, 122: 275–289.

363 Jiang Z, Li C, Fischer A, Dresser K, Woda BA. Using an AMACR (P504S)/34beta12/p63 cocktail for the detection of small focal prostate carcinoma in needle biopsy specimens. Am J Clin Pathol 2005, 123: 231–236.

364 Jobsis AC, De Vries GP, Anholt RRH, Sanders GTB. Demonstration of the prostatic origin of metastases. An immunohistochemical method for formalin-fixed embedded tissue. Cancer 1978, 41: 1788–1793.

365 Kallakury BV, Sheehan CE, Winn-Deen E, Oliver J, Fisher HA, Kaufman RP Jr, Ross JS. Decreased expression of catenins (alpha and beta) p120 CTN, and E-cadherin cell adhesion proteins and E-cadherin gene promoter methylation in prostatic adenocarcinomas. Cancer 2001, 92: 2786–2795.

366 Kuefer R, Varambatly S, Zhou M, Lucas PC, Loeffler M, Wolter H, Mattfeldt T, Hautmann RE, Gschwend JE, Barrette TR, Dunn RL, Chinnaiyan AM, Rubin MA. alpha-Methylacyl-CoA racemase: expression levels of this novel cancer biomarker depend on tumor differentiation. Am J Pathol 2002, 161: 841–848.

367 Kunju LP, Mehra R, Snyder M, Shah RB. Prostate-specific antigen, high-molecular-weight cytokeratin (clone 34betaE12), and/or p63: an optimal immunohistochemical panel to distinguish poorly differentiated prostate adenocarcinoma from urothelial carcinoma. Am J Clin Pathol 2006, 125: 675–681.

368 Lindeman N, Weidner N. Immunohistochemical profile of prostatic and urothelial carcinoma: impact of heat-induced epitope retrieval and presentation of tumors with intermediate features. Appl Immunohistochem 1996, 4: 264–275.

369 McMahon RF, McWilliam LJ, Mosley S. Evaluation of three techniques for differential diagnosis of prostatic needle biopsy specimens. J Clin Pathol 1992, 45: 1094–1098.

370 Mai KT, Commons AS, Perkins DG, Yazdi HM, Collins JP. Absence of serum prostate-specific antigen and loss of tissue immunoreactive prostatic markers in advanced prostatic adenocarcinoma after hormonal therapy. A report of two cases. Hum Pathol 1996, 27: 1377–1381.

371 Makar R, Mason A, Kittelson JM, Bowden GT, Cress AE, Nagle RB. Immunohistochemical analysis of cathepsin D in prostate carcinoma. Mod Pathol 1994, 7: 747–751.

372 May EE, Perentes E. Anti-Leu 7 immunoreactivity with human tumours. Its value in the diagnosis of prostatic adenocarcinoma. Histopathology 1987, 11: 295–304.

373 Maygarden SJ. Applications of immunohistochemistry to the diagnosis and prognostication of prostate carcinoma and prostatic intraepithelial neoplasia. Pathol Annu 1994, 29(Pt I): 303–320.

374 Mazur MT, Shultz JJ. Prostatic adenocarcinoma. Evaluation of immunoreactivity to monoclonal antibody B72.3. Am J Clin Pathol 1990, 93: 466–470.

375 Murphy AJ, Hughes CA, Lannigan G, Sheils O, O'Leary J, Loftus B. Heterogeneous expression of alpha-methylacyl-CoA racemase in prostatic cancer correlates with Gleason score. Histopathology 2007, 50: 243–251.

376 Nadji M, Tabei SZ, Castro A, Chu TM, Murphy GP, Wang MC, Morales AR. Prostatic-specific antigen. An immunohistologic marker for prostatic neoplasms. Cancer 1984, 48: 1229–1232.

377 Oliai BR, Kahane H, Epstein JI. Can basal cells be seen in adenocarcinoma of the prostate? An immunohistochemical study using high molecular weight cytokeratin (clone 34βE12) antibody. Am J Surg Pathol 2002, 26: 1151–1160.

378 Osman I, Scher HI, Drobnjak M, Verbel D, Morris M, Agus D, Ross JS, Cordon-Cardo C. HER-2/neu (p185neu) protein expression in the natural or treated history of prostate cancer. Clin Cancer Res 2001, 7: 2643–2647.

379 Osunkoya AO, Hansel DE, Sun X, Netto GJ, Epstein JI. Aberrant diffuse expression of p63 in adenocarcinoma of the prostate on needle biopsy and radical prostatectomy: report of 21 cases. Am J Surg Pathol 2008, 32: 461–467.

380 Papsidero LD, Croghan GA, Asirwatham J, Gaeta J, Abenoza P, Englander L, Valenzuela L. Immunohistochemical demonstration of prostate-specific antigen in metastases with the use of monoclonal antibody F5. Am J Pathol 1985, 121: 451–454.

381 Reid WA, Liddle CN, Svasti J, Kay J. Gastricsin in benign and malignant prostate. J Clin Pathol 1985, 38: 639–643.

382 Rusthoven JJ, Robinson JB, Kolin A, Pinkerton PH. The natural killer-cell-associated HNK-I (Leu-7) antibody reacts with hypertrophic and malignant prostatic epithelium. Cancer 1985, 56: 289–293.

383 Saez C, Japon MA, Conde AF, Poveda MA, Luna-More S, Segura DI. Sialomucins are characteristically O-acylated in poorly differentiated and colloid prostatic adenocarcinomas. Mod Pathol 1998, 11: 1193–1197.

384 Samaratunga H, Singh M. Distribution patterns of basal cells detected by cytokeratin 34 beta E12 in primary prostatic duct adenocarcinoma. Am J Surg Pathol 1997, 21: 435–440.

385 Sanderson SO, Sebo TJ, Murphy LM, Neumann R, Slezak J, Cheville JC. An analysis of the p63/alpha-methylacyl coenzyme A racemase immunohistochemical cocktail stain in prostate needle biopsy specimens and tissue microarrays. Am J Clin Pathol 2004, 121: 220–225.

386 Schultz DS, Amin MB, Zarbo RJ. Basement membrane type IV collagen immunohistochemical staining in prostatic neoplasia. Appl Immunohistochem 1993, 1: 123–126.

387 Shah RB, Zhou M, Leblanc M, Snyder M, Rubin MA. Comparison of the basal cell-specific markers, 34βE12 and p63, in the diagnosis of prostate cancer. Am J Surg Pathol 2002, 26: 1161–1168.

388 Shah RB, Kunju LP, Shen R, LeBlanc M, Zhou M, Rubin MA. Usefulness of basal cell cocktail (34betaE12 + p63) in the diagnosis of atypical prostate glandular proliferations. Am J Clin Pathol 2004, 122: 517–523.

389 Shevchuk MM, Romas NA, Ng PY, Tannenbaum M, Olsson CA. Acid phosphatase localization in prostatic carcinoma. A comparison of monoclonal antibody to heteroantisera. Cancer 1983, 52: 1642–1646.

390 Shim J-W, Lee Y-G, Kim S-S, Kim K-K, Park H-W, Ahn H-K, Park Y-E. Immunohistochemical evaluation of E-cadherin in prostatic adenocarcinoma. J Urol Pathol 1997, 6: 185–194.

391 Stein BS, Vangore S, Petersen RO, Kendall AR. Immunoperoxidase localization of prostate-specific antigen. Am J Surg Pathol 1982, 6: 553–557.

392 Svanholm H. Evaluation of commercial immunoperoxidase kits for prostatic specific antigen and prostatic specific acid phosphatase. Acta Pathol Microbiol Immunol Scand (A) 1986, 94: 7–12.

393 Takeda H, Akakura K, Masai M, Akimoto S, Yatani R, Shimazaki J. Androgen receptor content of prostate carcinoma cells estimated by immunohistochemistry is related to prognosis of patients with stage D2 prostate carcinoma. Cancer 1996, 77: 934–940.

394 Tazawa K, Kurihara Y, Kamoshida S, Tsukada K, Tsutsumi Y. Localization of prostate-specific antigen-like immunoreactivity in human salivary gland and salivary gland tumors. Pathol Int 1999, 49: 500–505.

395 Torlakovic E, Lilleby W, Torlakovic G, Fosså SD, Chibbar R. Prostate carcinoma expression of estrogen receptor-β as detected by PPG5/10 antibody has positive association with primary Gleason grade and Gleason score. Hum Pathol 2002, 33: 646–651.

396 Trapman J, Brinkmann AO. The androgen receptor in prostate cancer. Pathol Res Pract 1996, 192: 752–760.

397 Trpkov K, Bartczak-McKay J, Yilmaz A. Usefulness of cytokeratin 5/6 and AMACR applied as double sequential immunostains for diagnostic assessment of problematic prostate specimens. Am J Clin Pathol 2009, 132: 211–220.

398 Varma M, Jasani B. Diagnostic utility of immunohistochemistry in morphologically difficult prostate cancer: review of current literature. Histopathology 2005, 47: 1–16.

399 Varma M, Morgan M, Jasani B, Tamboli P, Amin MB. Polyclonal anti-PSA is more sensitive but less specific than monoclonal anti-PSA. Implications for diagnostic prostatic pathology. Am J Clin Pathol 2002, 118: 202–207.

400 Yang XJ, McEntee M, Epstein JI. Distinction of basaloid carcinoma of the prostate from benign basal cell lesions by using immunohistochemistry for bcl-2 and Ki-67. Hum Pathol 1998, 29: 1447–1450.

401 Walker MM, Ellis SM, Auza MJ, Patel A, Clark P. The intercellular adhesion molecule, cadherin-10, is a marker for human prostate luminal epithelial cells that is not expressed in prostate cancer. Mod Pathol 2008, 21: 85–95.

402 Warhol MJ, Longtine JA. The ultrastructural localization of prostatic specific antigen and prostatic acid phosphatase in hyperplastic and neoplastic human prostates. J Urol 1985, 134: 607–613.

403 Wernert N, Seitz G, Goebbels R, Dhom G. Immunohistochemical demonstration of cytokeratins in the human prostate. Pathol Res Pract 1986, 181: 668–674.

404 Wojno KJ, Epstein JI. The utility of basal cell-specific anti-cytokeratin antibody (34βE12) in the diagnosis of prostate cancer. A review of 228 cases. Am J Surg Pathol 1995, 19: 251–260.

405 Yang MJ, Wu CL, Woda BA, Dresser K, Tretiakova M, Fanger GR, Jiang Z. Expression of alpha-methylacyl-CoA racemase (P504S) in atypical adenomatous hyperplasia of the prostate. Am J Surg Pathol 2002, 26: 921–925.

406 Zhou M, Chinnaiyan AM, Kleer CG, Lucas PC, Rubin MA. alpha-Methylacyl-CoA racemase: a novel tumor marker over-expressed in several human cancers and their precursor lesions. Am J Surg Pathol 2002, 26: 926–931.

407 Zhou M, Jiang J, Epstein JI. Expression and diagnostic utility of alpha-methylacyl-CoA-racemase (P504S) in foamy gland and pseudohyperplastic prostate cancer. Am J Surg Pathol 2003, 27: 772–778.

408 Zhou M, Shah R, Shen R, Rubin MA. Basal cell cocktail (34b3E12 + p63) improves the detection of prostate basal cells. Am J Surg Pathol 2003, 27: 365–371.

409 Zhou M, Aydin H, Kanane H, Epstein JI. How often does alpha-methylacyl-CoA-racemase contribute to resolving an atypical diagnosis on prostate needle biopsy beyond that provided by basal cell markers? Am J Surg Pathol 2004, 28: 239–243.

Molecular genetic features

410 Alers JC, Rochat J, Krjitenburg PJ, Hop WC, Kranse R, Rosenberg C, Tanke HJ, Schroder FH, van Dekken H. Identification of genetic markers for prostatic cancer progression. Lab Invest 2000, 80: 931–942.

411 Carter BS, Ewing CM, Ward WS, Treiger BF, Aalders TW, Schalken JA, Epstein JI, Isaacs WB. Allelic loss of chromosomes 16q and 10q in human prostate cancer. Proc Natl Acad Sci U S A 1990, 87: 8751–8755.

412 Esgueva R, Perner S, J LaFargue C, Scheble V, Stephan C, Lein M, Fritzsche FR, Dietel M, Kristiansen G, Rubin MA. Prevalence of TMPRSS2-ERG and SLC45A3-ERG gene fusions in a large prostatectomy cohort. Mod Pathol 2010, 23: 539–546.

413 Hermans KG, van Marion R, van Dekken H, Jenster G, van Weerden WM, Trapman J. TMPRSS2:ERG fusion by translocation or interstitial deletion is highly relevant in androgen-dependent prostate cancer, but is bypassed in late-stage androgen receptor-negative prostate cancer. Cancer Res 2006, 66: 10658–10663.

414 Isaacs WB, Bova GS, Morton RA, Bussemakers MJ, Brooks JD, Ewing CM. Molecular biology of prostate cancer. Semin Oncol 1994, 21: 514–521.

415 Ittmann MM, Wieczorek R. Alterations of the retinoblastoma gene in clinically localized, stage B prostate adenocarcinomas. Hum Pathol 1996, 27: 28–34.

416 Ittmann M, Wieczorek R, Heller P, Dave A, Provet J, Krolewski J. Alterations in the p53 and MDM-2 genes are infrequent in clinically localized, stage B prostate adenocarcinomas. Am J Pathol 1994, 145: 287–293.

417 Konig JJ, Teubel W, Romijn JC, Schroder FH, Hagemeijer A. Gain and loss of chromosomes 1, 7, 8, 10, 18 and Y in 46 prostate cancers. Hum Pathol 1996, 27: 720–727.

418 Konishi N, Cho M, Yamamoto K, Hiasa Y. Genetic changes in prostate cancer. Pathol Int 1997, 47: 735–747.

419 Latil A, Lidereau R. Genetic aspects of prostate cancer. Virchows Arch 1998, 432: 389–406.

420 Losi L, Di Gregorio C, Brausi M, Fante R, Hurlimann J. Expression of p53 protein in prostate cancers of different histologic types. Pathol Res Pract 1994, 190: 384–388.

421 Lundgren R, Mandahl N, Heim S, Limon J, Henrikson H, Mitelman F. Cytogenetic analysis of 57 primary prostatic adenocarcinomas. Genes Chromosomes Cancer 1992, 4: 16–24.

422 Mackinnon AC, Yan BC, Joseph LJ, Al-Ahmadie HA. Molecular biology underlying the clinical heterogeneity of prostate cancer: an update. Arch Pathol Lab Med 2009, 133: 1033–1040.

423 Meyers FJ, Gumerlock PH, Chi SG, Borchers H, Deitch AD, deVere White RW. Very frequent p53 mutations in metastatic prostate carcinoma and in matched primary tumors. Cancer 1998, 83: 2534–2539.

424 Ross JS, Sheehan C, Hayner-Buchan AM, Ambros RA, Kallakury BV, Kaufman R, Fisher HA, Muraca PJ. HER-2/neu gene amplification status in prostate cancer by fluorescence in situ hybridization. Hum Pathol 1997, 28: 827–833.

425 Sandberg AA. Chromosomal abnormalities and related events in prostate cancer. Hum Pathol 1992, 23: 368–380.

426 Visakorpi T, Kallioniemi OP, Heikkinen A, Koivula T, Isola J. Small subgroup of aggressive, highly proliferative prostatic carcinomas defined by p53 accumulation. J Natl Cancer Inst 1992, 84: 883–887.

427 Wegiel B, Evans S, Hellsten R, Otterbein LE, Bjartell A, Persson JL. Molecular pathways in the progression of hormone-independent and metastatic prostate cancer. Curr Cancer Drug Targets 2010, 10: 392–401.

Other microscopic types

428 Abrahamsson PA, Wadstrom LB, Alumets J, Falkmer S, Grimelius L. Peptide-hormone and serotonin-immunoreactive cells in normal and hyperplastic prostate glands. Pathol Res Pract 1986, 181: 675–683.

429 Adlakha H, Bostwick DG. Paneth cell-like change in prostatic adenocarcinoma represents neuroendocrine differentiation. Report of 30 cases. Hum Pathol 1994, 25: 135–139.

430 Adlakha K, Bostwick DG. Lymphoepithelioma-like carcinoma of the prostate. A new histologic variant of prostatic adenocarcinoma. J Urol Pathol 1994, 2: 319–326.

431 Alguacil-Garcia A. Artifactual changes mimicking signet ring cell carcinoma in transurethral prostatectomy specimens. Am J Surg Pathol 1986, 10: 795–800.

432 Ali TZ, Epstein JI. Basal cell carcinoma of the prostate: a clinicopathologic study of 29 cases. Am J Surg Pathol 2007, 31: 697–705.

433 Almagro UA, Tieu TM, Remeniuk E, Kueck B, Strumpf K. Argyrophilic, 'carcinoid-like' prostatic carcinoma. An immunocytochemical study. Arch Pathol Lab Med 1986, 110: 916–919.

434 Aprikian AG, Cordon-Cardo C, Fair WR, Reuter VE. Characterization of neuroendocrine differentiation in human benign prostate and prostatic adenocarcinoma. Cancer 1993, 71: 3952–3965.

435 Azumi N, Shibuya H, Ishikura M. Primary prostatic carcinoid tumor with intracytoplasmic prostatic acid phosphatase and prostate-specific antigen. Am J Surg Pathol 1984, 8: 545–550.

436 Begnami MD, Quezado M, Pinto P, Linehan WM, Merino M. Adenoid cystic/basal cell carcinoma of the prostate: review and update. Arch Pathol Lab Med 2007, 131: 637–640.

437 Berney DM, Ravi R, Baitum SI. Prostatic carcinosarcoma with squamous cell differentiation: a consequence of hormonal therapy? Report of two cases and review of the literature. J Urol Pathol 1999, 11: 123–132.

438 Bleichner JC, Chun B, Klappenbach RS. Pure small-cell carcinoma of the prostate with fatal liver metastasis. Arch Pathol Lab Med 1986, 110: 1041–1044.

439 Bonkhoff H, Stein U, Welter C, Remberger K. Differential expression of the pS2 protein in the human prostate and prostate cancer. Association with premalignant changes and neuroendocrine differentiation. Hum Pathol 1995, 26: 824–828.

440 Capella C, Usellini L, Buffa R, Frigerio B, Solcia E. The endocrine component of prostatic carcinomas, mixed adenocarcinoma-carcinoid tumours and non-tumour prostate. Histochemical and ultrastructural identification of the endocrine cells. Histopathology 1981, 5: 175–192.

441 Curtis MW, Evans AJ, Srigley JR. Mucin-producing urothelial-type adenocarcinoma of prostate: report of two cases of a rare and diagnostically challenging entity. Mod Pathol 2005, 18: 585–590.

442 Das S, Brewer L, Bell S. Signet-ring cell carcinoma of the prostate. J Urol Pathol 1996, 5: 149–156.

443 Denholm SW, Webb JN, Howard GC, Chisholm GD. Basaloid carcinoma of the prostate gland: histogenesis and review of the literature. Histopathology 1992, 20: 151–155.

444 Devaney DM, Dorman A, Leader M. Adenosquamous carcinoma of the prostate. A case report. Hum Pathol 1991, 22: 1046–1050.

445 di Sant'Agnese PA. Neuroendocrine differentiation in prostatic carcinoma. Recent findings and new concepts. Cancer 1995, 75: 1850–1859.

446 di Sant'Agnese PA, Cockett AT. Neuroendocrine differentiation in prostatic malignancy. Cancer 1996, 78: 357–361.

447 Elbadawi A, Craig W, Linke CA, Cooper RA Jr. Prostatic mucinous carcinoma. Urology 1979, 13: 658–666.

448 Epstein JI, Lieberman PH. Mucinous adenocarcinoma of the prostate gland. Am J Surg Pathol 1985, 9: 299–308.

449 Evans AJ, Humphrey PA, Belani J, van der Kwast TH, Srigley JR. Large cell neuroendocrine carcinoma of prostate: a clinicopathologic summary of 7 cases of a rare manifestation of advanced prostate cancer. Am J Surg Pathol 2006, 30: 684–693.

450 Faris G, Stein A, Sova Y, Lurie M, Lurie A. Chromogranin is a marker for neuroendocrine differentiation in prostate carcinoma of various grades and stages. J Urol Pathol 1995, 3: 29–36.

451 Fetissof F, Bruandet P, Arbeille B, Penot J, Marboeuf Y, Le Roux J, Guilloteau D, Beaulieu J-L. Calcitonin-secreting carcinomas of the prostate. An immunohistochemical and ultrastructural analysis. Am J Surg Pathol 1986, 10: 702–710.

452 Frankel K, Craig JR. Adenoid cystic carcinoma of the prostate. Report of a case. Am J Clin Pathol 1974, 62: 639–645.

453 Gaffney EF. The extent of apoptosis in different types of high grade prostatic carcinoma. Histopathology 1994, 25: 269–273.

454 Gattuso P, Carson HJ, Candel A, Castelli MJ. Adenosquamous carcinoma of the prostate. Hum Pathol 1995, 26: 123–126.

455 Ghali VS, Garcia RL. Prostatic adenocarcinoma with carcinoidal features producing adrenocorticotropic syndrome. Cancer 1984, 54: 1043–1048.

456 Ghandur-Mnaymneh L, Satterfield S, Block NL. Small cell carcinoma of the prostate gland with inappropriate antidiuretic hormone secretion. Morphological, immunohistochemical and clinical expressions. J Urol 1986, 135: 1263–1266.

457 Ghannoum JE, DeLellis RA, Shin SJ. Primary carcinoid tumor of the prostate with concurrent adenocarcinoma: a case report. Int J Surg Pathol 2004, 12: 167–170.

458 Grignon DJ. Unusual subtypes of prostate cancer. Mod Pathol 2004, 17: 316–327.

459 Guerin D, Hasan N, Keen CE. Signet ring cell differentiation in adenocarcinoma of the

prostate. A study of five cases. Histopathology 1993, 22: 367–371.

460 Helpap B, Kollermann J. Undifferentiated carcinoma of the prostate with small cell features: Immunohistochemical subtype and reflections on histogenesis. Virchows Arch 1999, 434: 385–391.

461 Hirano D, Jike T, Okada Y, Minei S, Sugimoto S, Yamaguchi K, Yoshikawa T, Hachiya T, Yoshida T, Takimoto Y. Immunohistochemical and ultrastructural features of neuroendocrine differentiated carcinomas of the prostate: an immunoelectron microscopic study. Ultrastruct Pathol 2005, 29: 367–375.

462 Kuhajda FP, Mann RB. Adenoid cystic carcinoma of the prostate. A case report with immunoperoxidase staining for prostate-specific acid phosphatase and prostate-specific antigen. Am J Clin Pathol 1984, 81: 257–260.

463 Kuroda N, Yamasaki I, Nakayama H, Tamura K, Yamamoto Y, Miyasazki E, Naruse K, Kiyoku H, Hiroi M, Enzan H. Prostatic signet-ring cell carcinoma: case report and literature review. Pathol Int 1999, 49: 457–461.

464 Lauwers GY, Schevchuk M, Armenakas N, Reuter VE. Carcinoma of the prostate. Am J Surg Pathol 1993, 17: 342–349.

465 Leong FJW-M, Leong AS-Y, Swift J. Signet-ring carcinoma of the prostate. Pathol Res Pract 1997, 192: 1232–1238.

466 Little NA, Wiener JS, Walther PJ, Paulson DF, Anderson EE. Squamous cell carcinoma of the prostate. 2 cases of a rare malignancy and review of the literature. J Urol 1993, 149: 137–139.

467 Lopez-Beltran A, Eble JN, Bostwick DG. Pleomorphic giant cell carcinoma of the prostate. Arch Pathol Lab Med 2005, 129: 683–685.

468 Ma TKF, Chapman WB, McLean M, Srigley J. Prostatic carcinosarcoma consisting of the unusual combination of ductal adenocarcinoma with osteogenic sarcoma: a report of a case and review of the literature. J Urol Pathol 1998, 8: 111–120.

469 McNeal JE, Alroy J, Villers A, Redwine EA, Freiha FS, Stamey TA. Mucinous differentiation in prostatic adenocarcinoma. Hum Pathol 1991, 22: 979–988.

470 Mai KT, Leahy CF. Squamous cell carcinoma occurring as a circumscribed nodule in the transition zone of the prostate: A case report and review of the literature. J Urol Pathol 1996, 5: 85–92.

471 Mai KT, Burns BF, Morash C. Giant-cell carcinoma of the prostate. J Urol Pathol 1996, 5: 167–174.

472 Moyana TN. Adenosquamous carcinoma of the prostate. Am J Surg Pathol 1987, 11: 403–407.

473 Mucci NR, Akdas G, Manely S, Rubin MA. Neuroendocrine expression in metastatic prostate cancer: Evaluation of high throughput tissue microarrays to detect heterogeneous protein expression. Hum Pathol 2000, 31: 406–414.

474 Murali R, Kneale K, Lalak N, Delprado W. Carcinoid tumors of the urinary tract and prostate. Arch Pathol Lab Med 2006, 130: 1693–1706.

475 Oesterling JE, Hauzeur CG, Farrow GM. Small cell anaplastic carcinoma of the prostate: A clinical, pathological and immunohistological study of 27 patients. J Urol 1992, 147: 804–807.

176 Ohtsuki Y, Ro JY, Ordonez NG, Kee KH, Richmond C, Ayala AG. Sarcomatoid carcinoma of the prostate with rhabdomyosarcomatous differentiation: case report and review of the literature. J Urol Pathol 1996, 5: 157–166.

477 Osunkoya AO, Epstein JI. Primary mucin-producing urothelial-type adenocarcinoma of prostate: report of 15 cases. Am J Surg Pathol 2007, 31: 1323–1329.

478 Osunkoya AO, Nielsen ME, Epstein JI. Prognosis of mucinous adenocarcinoma of the prostate treated by radical prostatectomy: a study of 47 cases. Am J Surg Pathol 2008, 32: 468–472.

479 Osunkoya AO, Adsay NV, Cohen C, Epstein JI, Smith SL. MUC2 expression in primary mucinous and nonmucinous adenocarcinoma of the prostate: an analysis of 50 cases on radical prostatectomy. Mod Pathol 2008, 21: 789–794.

480 Pan CC, Chiang H, Chang YH, Epstein JI. Tubulocystic clear cell adenocarcinoma arising within the prostate. Am J Surg Pathol 2000, 24: 1433–1436.

481 Papadimitriou JC, Weihing RR, Choi C, Drachenberg CB. Prostatic marker-negative amphicrine carcinoma of the prostate. Ultrastruct Pathol 1994, 18: 357–363.

482 Parwani AV, Kronz JD, Genega EM, Gaudin P, Chang S, Epstein JI. Prostate carcinoma with squamous differentiation: an analysis of 33 cases. Am J Surg Pathol 2004, 28: 651–657.

483 Parwani AV, Herawi M, Epstein JI. Pleomorphic giant cell adenocarcinoma of the prostate: report of 6 cases. Am J Surg Pathol 2006, 30: 1254–1259.

484 Proia AD, McCarty KS Jr, Woodard BH. Prostatic mucinous adenocarcinoma. A Cowper gland carcinoma mimicker. Am J Surg Pathol 1981, 5: 701–706.

485 Randolph TL, Amin MB, Ro JY, Ayala AG. Histologic variants of adenocarcinoma and other carcinomas of prostate: pathologic criteria and clinical significance. Mod Pathol 1997, 10: 612–629.

486 Reed RJ. Consultation case. Am J Surg Pathol 1984, 8: 699–704.

487 Reuter VE. Sarcomatoid lesions of the urogenital tract. Semin Diagn Pathol 1993, 10: 188–201.

488 Ro JY, Grignon DJ, Ayala AG, Fernandez PL, Ordonéz NG, Wishnow KI. Mucinous adenocarcinoma of the prostate. Histochemical and immunohistochemical studies. Hum Pathol 1990, 21: 593–600.

489 Ro JY, Tetu B, Ayala AG, Ordonéz NG. Small cell carcinoma of the prostate. II. Immunohistochemical and electron microscopic studies of 18 cases. Cancer 1987, 59: 977–982.

490 Saez C, Japon MA, Conde AF, Poveda MA, Luna-More S, Segura DI. Sialomucins are characteristically O-acylated in poorly differentiated and colloid prostatic adenocarcinomas. Mod Pathol 1998, 11: 1193–1197.

491 Saito R, Davis BK, Ollapally EP. Adenosquamous carcinoma of the prostate. Hum Pathol 1984, 15: 87–89.

492 Schron DS, Gipson T, Mendelsohn G. The histogenesis of small cell carcinoma of the prostate. Cancer 1984, 53: 2478–2480.

493 Shannon RL, Ro JY, Grignon DJ, Ordonez NG, Johnson DE, Mackay B, Tetu B, Ayala AG. Sarcomatoid carcinoma of the prostate. A clinicopathologic study of 12 patients. Cancer 1992, 69: 2676–2682.

494 Silverman ML, Eyre RC, Zinman LA, Crosson AW. Mixed mucinous and papillary adenocarcinoma involving male urethra, probably originating in periurethral glands. Cancer 1981, 47: 1398–1402.

495 Simon RA, di Sant'Agnese PA, Huang LS, Xu H,

Yao JL, Yang Q, Liang S, Liu J, Yu R, Cheng L, Oh WK, Palapattu GS, Wei J, Huang J. CD44 expression is a feature of prostatic small cell carcinoma and distinguishes it from its mimickers. Hum Pathol 2009, 40: 252–258.

496 Singh H, Flores-Sandoval N, Abrams J. Renal-type clear cell carcinoma occurring in the prostate. Am J Surg Pathol 2003, 27: 407–410.

497 Speights VO Jr, Cohen MK, Coffield KS, Keegan GT, McClintock J, Arber DA. Neuroendocrine staining in malignant, hyperplastic, and atrophic prostate tissue. Appl Immunohistochem 1994, 2: 212–217.

498 Tetu B, Ro JY, Ayala AG, Johnson DE, Logothetis CJ, Ordoñez NG. Small cell carcinoma of the prostate. I. A clinicopathologic study of 20 cases. Cancer 1987, 59: 1803–1809.

499 Torbenson M, Dhir R, Nangia A, Becich MJ, Kapadia SB. Prostatic carcinoma with signet ring cells: a clinicopathologic and immunohistochemical analysis of 12 cases, with review of the literature. Mod Pathol 1998, 11: 552–559.

500 van de Voorde W, Van Poppel H, Haustermans K, Baert L, Lauweryns J. Mucin-secreting adenocarcinoma of the prostate with neuroendocrine differentiation and Paneth-like cells. Am J Surg Pathol 1994, 18: 200–207.

501 Wang I, Lin C-S, Unger PD. Squamous cell carcinoma arising in hormonally treated adenocarcinoma of the prostate. Int J Surg Pathol 1996, 4: 13–16.

502 Wang W, Epstein JI. Small cell carcinoma of the prostate. A morphologic and immunohistochemical study of 95 cases. Am J Surg Pathol 2008, 32: 65–71.

503 Weaver MG, Abdul-Karim FW, Srigley JR. Paneth cell-like change and small cell carcinoma of the prostate. Two divergent forms of prostatic neuroendocrine differentiation. Am J Surg Pathol 1992, 16: 1013–1016.

504 Wenk RE, Bhagavan BS, Levy R, Miller D, Weisburger W. Ectopic ACTH, prostatic oat cell carcinoma, and marked hypernatremia. Cancer 1977, 40: 773–778.

505 Wernert N, Goebbels R, Bonkhoff H, Dhom G. Squamous cell carcinoma of the prostate. Histopathology 1990, 17: 339–344.

506 Wick MR, Young RH, Malvesta R, Beebe DS, Hansen JJ, Dehner LP. Prostatic carcinosarcomas. Clinical, histologic, and immunohistochemical data on two cases, with a review of the literature. Am J Clin Pathol 1989, 92: 131–139.

507 Xue Y, Verhofstad A, Lange W, Smedts F, Debruyne F, de la Rosette J, Schalken J. Prostatic neuroendocrine cells have a unique keratin expression pattern and do not express bcl-2. Cell kinetic features of neuroendocrine cells in the human prostate. Am J Pathol 1997, 151: 1759–1765.

508 Yang XJ, McEntee M, Epstein JI. Distinction of basaloid carcinoma of the prostate from benign basal cell lesions by using immunohistochemistry for bcl-2 and Ki-67. Hum Pathol 1998, 29: 1447–1450.

509 Yao JL, Madeb R, Bourne P, Lei J, Yang X, Tickoo S, Liu Z, Tan D, Cheng L, Hatem F, Huang J, Anthony di Sant'Agnese P. Small cell carcinoma of the prostate: an immunohistochemical study. Am J Surg Pathol 2006, 30: 705–712.

Intraepithelial proliferative lesions

510 Argani P, Epstein JI. Inverted (hobnail) high-grade prostatic intraepithelial neoplasia (PIN): report of 15 cases of a previously undescribed pattern of high-grade PIN. Am J Surg Pathol 2001, 25: 1534–1539.

511 Ayala AG, Ro JY. Prostatic intraepithelial neoplasia: recent advances. Arch Pathol Lab Med 2007, 131: 1257–1266.

512 Baretton GB, Vogt T, Blasenbreu S, Lohrs U. Comparison of DNA ploidy in prostatic intraepithelial neoplasia and invasive carcinoma of the prostate. An image cytometric study. Hum Pathol 1994, 25: 506–513.

513 Berman DM, Yang J, Epstein JI. Foamy gland high-grade prostatic intraepithelial neoplasia. Am J Surg Pathol 2000, 24: 140–144.

514 Bishara T, Ramnani DM, Epstein JI. High-grade prostatic intraepithelial neoplasia on needle biopsy: risk of cancer on repeat biopsy related to number of involved cores and morphologic pattern. Am J Surg Pathol 2004, 28: 629–633.

515 Bostwick DG, Qian J. High-grade prostatic intraepithelial neoplasia. Mod Pathol 2004, 17: 360–379.

516 Bostwick DG, de la Roza G. Intraepithelial neoplasia. A call for standardized terminology. J Urol Pathol 1993, 1: 95–103.

517 Bostwick DG, Qian J. Atypical adenomatous hyperplasia of the prostate. Relationship with carcinoma in 217 whole-mount radical prostatectomies. Am J Surg Pathol 1995, 19: 506–518.

518 Bostwick DG, Algaba F, Amin MB, Ayala A, Eble J, Goldstein N, Helpap B, Humphrey P, Grignon D, Jones EC, et al. Consensus statement on terminology. Recommendation to use atypical adenomatous hyperplasia in place of adenosis of the prostate [letter]. Am J Surg Pathol 1994, 18: 1069–1070.

519 Bostwick DG, Amin MB, Dundore P, Marsh W, Schultz DS. Architectural patterns of high-grade prostatic intraepithelial neoplasia. Hum Pathol 1993, 24: 298–310.

520 Bostwick DG, Dousa MK, Crawford BG, Wollan PC. Neuroendocrine differentiation in prostatic intraepithelial neoplasia and adenocarcinoma. Am J Surg Pathol 1994, 18: 1240–1246.

521 Bostwick DG, Shan A, Qian J, Darson M, Maihle NJ, Jenkins RB, Cheng L. Independent origin of multiple foci of prostatic intraepithelial neoplasia: comparison with matched foci of prostate carcinoma. Cancer 1998, 83: 1995–2002.

522 Bostwick DG, Srigley J, Grignon D, Maksem J, Humphrey P, van der Kwast TH, Bose D, Harrison J, Young RH. Atypical adenomatous hyperplasia of the prostate. Morphologic criteria for its distinction from well-differentiated carcinoma. Hum Pathol 1993, 24: 819–832.

523 Brawer MK. Prostatic intraepithelial neoplasia: a premalignant lesion. Hum Pathol 1992, 23: 242–248.

524 Brawer MK, Bigler SA, Sohlberg OE, Nagle RB, Lange PH. Significance of prostatic intraepithelial neoplasia on prostate needle biopsy. Urology 1991, 38: 103–107.

525 Cheville JC, Clamon GH, Robinson RA. Silver-stained nucleolar organizer regions in the differentiation of prostatic hyperplasia, intraepithelial neoplasia, and adenocarcinoma. Mod Pathol 1990, 3: 596–598.

526 Cohen RJ, Shannon BA, Weinstein SL. Intraductal carcinoma of the prostate gland with transmucosal spread to the seminal vesicle: a lesion distinct from high-grade prostatic intraepithelial neoplasia. Arch Pathol Lab Med 2007, 131: 1122–1125.

527 Cohen RJ, Wheeler TM, Bonkhoff H, Rubin MA. A proposal on the identification, histologic reporting, and implications of intraductal prostatic carcinoma. Arch Pathol Lab Med 2007, 131: 1103–1109.

528 Crissman JD, Sakr WA, Hussein ME, Pontes JE. DNA quantitation of intraepithelial neoplasia and invasive carcinoma of the prostate. Prostate 1993, 22: 156–162.

529 Doll JA, Zhu X, Furman J, Kaleem Z, Torres C, Humphrey PA, Donis-Keller H. Genetic analysis of prostatic atypical adenomatous hyperplasia (adenosis). Am J Pathol 1999, 155: 967–971.

530 Eble JN. Variants of prostatic hyperplasia that resemble carcinoma. J Urol Pathol 1998, 8: 3–20.

531 Epstein JI. Controversies in prostate pathology. Dysplasia and carcinoma in situ. Monogr Pathol 1992, 34: 149–182.

532 Epstein JI. Pathology of prostatic intraepithelial neoplasia and adenocarcinoma of the prostate. Prognostic influences of stage, tumor volume, grade, and margins of resection. Semin Oncol 1994, 21: 527–541.

533 Epstein JI, Fynheer J. Acidic mucin in the prostate. Can it differentiate adenosis from adenocarcinoma? Hum Pathol 1992, 23: 1321–1325.

534 Erdamar S, Slawin KM, Wheeler TM. High-grade prostatic intraepithelial neoplasia involving the prostatic utricle: a case report. J Urol Pathol 1998, 8: 167–170.

535 Gaudin PB, Epstein JI. Adenosis of the prostate. Histologic features in transurethral resection specimens. Am J Surg Pathol 1994, 18: 863–870.

536 Goldstein NS, Qian J, Bostwick DG. Mucin expression in atypical adenomatous hyperplasia of the prostate. Hum Pathol 1995, 26: 887–891.

537 Haussler O, Epstein JI, Amin MB, Heitz PU, Hailemariam S. Cell proliferation, apoptosis, oncogene, and tumor suppressor gene status in adenosis with comparison to benign prostatic hyperplasia, prostatic intraepithelial neoplasia and cancer. Hum Pathol 1999, 30: 1077–1086.

538 Humphrey PA. Mucin in severe dysplasia in the prostate. Surg Pathol 1991, 4: 137–143.

539 Humphrey PA, Zhu X, Crouch EC, Carbone JM, Keetch DW. Mass-formative atypical adenomatous hyperplasia of prostate. J Urol Pathol 1998, 9: 73–82.

540 Iczkowski KA. Current prostate biopsy interpretation: criteria for cancer, atypical small acinar proliferation, high-grade prostatic intraepithelial neoplasia, and use of immunostains. Arch Pathol Lab Med 2006, 130: 835–843.

541 Kronz JD, Allan CH, Shaikh AA, Epstein JI. Predicting cancer following a diagnosis of high-grade prostatic intraepithelial neoplasia on needle biopsy: data on men with more than one follow-up biopsy. Am J Surg Pathol 2001, 25: 1079–1085.

542 Kronz JD, Shaikh AA, Epstein JI. Atypical cribriform lesions on prostate biopsy. Am J Surg Pathol 2001, 25: 147–155.

543 Kronz JD, Shaikh AA, Epstein JI. High-grade prostatic intraepithelial neoplasia with adjacent small atypical glands on prostate biopsy. Hum Pathol 2001, 32: 389–395.

544 Lotan TL, Epstein JI. Diffuse adenosis of the peripheral zone in prostate needle biopsy and prostatectomy specimens. Am J Surg Pathol 2008, 32: 1360–1366.

545 Mostofi FK, Sesterhenn IA, Davis CJ Jr. Prostatic intraepithelial neoplasia (PIN). Morphological clinical significance. Prostate 1992, 4(Suppl): 71–77.

546 Muezzinoglu B, Erdamar S, Chakraborty S, Wheeler TM. Verumontanum mucosal gland hyperplasia is associated with atypical adenomatous hyperplasia of the prostate. Arch Pathol Lab Med 2001, 125: 358–360.

547 Myers RB, Srivastava S, Oelschlager DK, Grizzle

WE. Expression of p160*erb*B-3 and p185*erb*B-2 in prostatic intraepithelial neoplasia and prostatic adenocarcinoma. J Natl Cancer Inst 1994, **86**: 1140–1145.

548 Nagle RB, Brawer MK, Kittelson J, Clark V. Phenotypic relationships of prostatic intraepithelial neoplasia to invasive prostatic carcinoma. Am J Pathol 1991, **138**: 119–128.

549 Netto GJ, Epstein JI. Widespread high-grade prostatic intraepithelial neoplasia on prostatic needle biopsy: a significant likelihood of subsequently diagnosed adenocarcinoma. Am J Surg Pathol 2006, **30**: 1184–1188.

550 Qian J, Wollan P, Bostwick DG. The extent and multicentricity of high-grade prostatic intraepithelial neoplasia in clinically localized prostatic adenocarcinoma. Hum Pathol 1997, **28**: 143–148.

551 Reyes AO, Swanson PE, Carbone JM, Humphrey PA. Unusual histologic types of high-grade prostatic intraepithelial neoplasia. Am J Surg Pathol 1997, **21**: 1215–1222.

552 Ronnett BM, Carmichael MJ, Carter HB, Epstein JI. Does high grade prostatic intraepithelial neoplasia result in elevated serum prostate specific antigen levels? J Urol 1993, **150**: 386–389.

553 Sakr WA, Haas GP, Cassin BF, Pontes JE, Crissman JD. The frequency of carcinoma and intraepithelial neoplasia of the prostate in young male patients. J Urol 1993, **150**: 379–385.

554 Schlesinger C, Bostwick DG, Iczkowski KA. High-grade prostatic intraepithelial neoplasia and atypical small acinar proliferation: predictive value for cancer in current practice. Am J Surg Pathol 2005, **29**: 1201–1207.

555 Skjorten FJ, Berner A, Harvei S, Robsahm TE, Tretli S. Prostatic intraepithelial neoplasia in surgical resections: relationship to coexistent adenocarcinoma and atypical adenomatous hyperplasia of the prostate. Cancer 1997, **79**: 1172–1179.

556 Stesterhenn IA, Becker RL, Avallone FA, Mostofi FK, Lin TH, Davis CJ Jr. Image analysis of nucleoli and nucleolar organizer regions in prostatic hyperplasia, intraepithelial neoplasia, and prostatic carcinoma. J Urogen Pathol 1991, **1**: 61–74.

557 Weinberg DS, Weidner N. Concordance of DNA content between prostatic intraepithelial neoplasia and concomitant invasive carcinoma. Evidence that prostatic intraepithelial neoplasia is a precursor of invasive prostatic carcinoma. Arch Pathol Lab Med 1993, **117**: 1132–1137.

558 Weinstein MH, Epstein JI. Significance of high-grade prostatic intraepithelial neoplasia on needle biopsy. Hum Pathol 1993, **24**: 624–629.

559 Wu CL, Yang XJ, Tretiakova M, Patton KT, Halpern EF, Woda BA, Young RH, Jiang Z. Analysis of alpha-methylacyl-CoA racemase (P504S) expression in high-grade prostatic intraepithelial neoplasia. Hum Pathol 2004, **35**: 1008–1013.

560 Zeng G, Hu Z, Kinch MS, Pan C, Flockhart DA, Kao C, Gardner TA, Zhang S, Li L, Baldridge LE, Koch MO, Ulbright TM, Eble JN, Cheng L. High-level expression of EphA2 receptor tyrosine kinase in prostatic intraepithelial neoplasia. Am J Pathol 2003, **163**: 2271–2276.

Cytology

561 Andersson L, Hagmar B, Ljung BM, Skoog L. Fine needle aspiration biopsy for diagnosis and follow-up of prostate cancer. Consensus Conference on Diagnosis and Prognostic Parameters in Localized Prostate Cancer. Scand J Urol Nephrol Suppl 1994, **162**: 43–49,

discussion 115–127.

562 Chodak GW, Bibbo M, Straus FH, Wied GL. Transrectal aspiration biopsy versus transperineal core biopsy for the diagnosis of carcinoma of the prostate. J Urol 1984, **132**: 480–482.

563 Cohen MB, Ljung BM. Fine-needle aspiration biopsy of the prostate. Pathol Annu 1991, **26**(Pt 2): 89–108.

564 Droese M, Voeth C. Cytologic features of seminal vesicle epithelium in aspiration biopsy smears of the prostate. Acta Cytol (Baltimore) 1976, **20**: 120–125.

565 Epstein NA. Prostatic biopsy. A morphologic correlation of aspiration cytology with needle biopsy histology. Cancer 1976, **38**: 2078–2087.

566 Esposti P-L. Cytologic diagnosis of prostatic tumors with the aid of transrectal aspiration biopsy. A critical review of 1,110 cases and a report of morphologic and cytochemical studies. Acta Cytol (Baltimore) 1966, **10**: 182–186.

567 Esposti P-L. Cytologic malignancy grading of prostatic carcinoma by transrectal aspiration biopsy. A five-year follow-up study of 469 hormone-treated patients. Scand J Urol Nephrol 1971, **5**: 199–209.

568 Koivuniemi A, Tyrkko J. Seminal vesicle epithelium in fine-needle aspiration biopsies of the prostate as a pitfall in the cytologic diagnosis of carcinoma. Acta Cytol (Baltimore) 1976, **20**: 116–119.

569 Ljung BM, Cherrie R, Kaufman JJ. Fine needle aspiration biopsy of the prostate gland. A study of 103 cases with histological followup. J Urol 1986, **135**: 955–958.

570 Mesonero CE, Oertel YC. Cells from ejaculatory ducts and seminal vesicles and diagnostic difficulties in prostatic aspirates. Mod Pathol 1991, **4**: 723–726.

Histologic examination

571 Bostwick DG, Vonk JB, Picado A. Pathologic changes in the prostate following contemporary 18-gauge needle biopsy. No apparent risk of local cancer seeding. J Urol Pathol 1994, **2**: 203–212.

572 Brat DJ, Wills ML, Lecksell KL, Epstein JI. How often are diagnostic features missed with less extensive histologic sampling of prostate needle biopsy specimens? Am J Surg Pathol 1999, **23**: 257–262.

573 Eble JN, Angermeier PA. The roles of fine needle aspiration and needle core biopsies in the diagnosis of primary prostatic cancer. Hum Pathol 1992, **23**: 1194–1195.

574 Egevad L, Engstrom K, Busch C. A new method for handling radical prostatectomies enabling fresh tissue harvesting, whole mount sections, and landmarks for alignment of sections. J Urol Pathol 1998, **9**: 17–28.

575 Eichler K, Hempel S, Wilby J, Myers L, Bachmann LM, Kleijnen J. Diagnostic value of systematic biopsy methods in the investigation of prostate cancer: a systematic review. J Urol 2006, **175**: 1605–1612.

576 Epstein JI. The diagnosis and reporting of adenocarcinoma of the prostate in core needle biopsy specimens. Cancer 1996, **78**: 350–356.

577 Garborg I, Eide TJ. The probability of overlooking prostatic cancer in transurethrally resected material when different embedding practices are followed. Acta Pathol Microbiol Immunol Scand (A) 1985, **93**: 205–208.

578 Gentry JF. Pelvic lymph node metastases in prostatic carcinoma. The value of touch imprint cytology. Am J Surg Pathol 1986, **10**: 718–727.

579 Hoedemaeker RF, Ruijter ETG, Ruizeveld-de

Winter JA, van der Kaa CA, The Biomed II MPC Study Group, van der Kwast Th H. Processing radical prostatectomy specimens: a comprehensive and standardized protocol. J Urol Pathol 1998, **9**: 211–222.

580 Kramolowsky EV, Narayana AS, Platz CE, Loening SA. The frozen section in lymphadenectomy for carcinoma of the prostate. J Urol 1984, **131**: 899–900.

581 Labardini MM, Nesbit RM. Perineal extension of adenocarcinoma of the prostate gland after punch biopsy. J Urol 1967, **97**: 891–893.

582 Lane RB Jr, Lane CG, Mangold KA, Johnson MH, Allsbrook WC Jr. Needle biopsies of the prostate: what constitutes adequate histologic sampling? Arch Pathol Lab Med 1998, **122**: 833–835.

583 McDowell PR, Fox WM, Epstein JI. Is submission of remaining tissue necessary when incidental carcinoma of the prostate is found on transurethral resection? Hum Pathol 1994, **25**: 493–497.

584 Montironi R, Mazzucchelli R, Kwast T. Morphological assessment of radical prostatectomy specimens. A protocol with clinical relevance. Virchows Arch 2003, **442**: 211–217.

585 Murphy WM, Dean PJ, Brasfield JA, Tatum L. Incidental carcinoma of the prostate. How much sampling is adequate? Am J Surg Pathol 1986, **10**: 170–174.

586 Newman AJ, Graham MA, Carlton CE Jr, Lieman S. Incidental carcinoma of the prostate at the time of transurethral resection. Importance of evaluating every chip. J Urol 1982, **128**: 948–950.

587 Peller PA, Young DC, Marmaduke DP, Marsh WL, Badalament RA. Sextant prostate biopsies. A histopathologic correlation with radical prostatectomy specimens. Cancer 1995, **75**: 530–538.

588 Renshaw AA. Adequate tissue sampling of prostate core needle biopsies. Am J Clin Pathol 1997, **107**: 26–29.

589 Reyes AO, Humphrey PA. Diagnostic effect of complete histologic sampling of prostate needle biopsy specimens. Am J Clin Pathol 1998, **109**: 416–422.

590 Rohr LR. Incidental adenocarcinoma in transurethral resections of the prostate. Partial versus complete microscopic examination. Am J Surg Pathol 1987, **11**: 53–58.

591 Sadlowski RW, Donahue DJ, Richman AV, Sharpe JR, Finney RP. Accuracy of frozen section diagnosis in pelvic lymph node staging biopsies for adenocarcinoma of the prostate. J Urol 1983, **129**: 324–326.

592 Sehdev AE, Pan C-C, Epstein JI. Comparative analysis of sampling methods for grossing radical prostatectomy specimens performed for nonpalpable (Stage T1C) prostatic adenocarcinoma. Hum Pathol 2001, **32**: 494–499.

593 Vollmer RT. Prostate cancer and chip specimens. Complete versus partial sampling. Hum Pathol 1986, **17**: 285–290.

SPREAD AND METASTASES

594 Baumann MA, Holoye PY, Choi H. Adenocarcinoma of prostate presenting as brain metastasis. Cancer 1984, **54**: 1723–1725.

595 Benson RC Jr, Tomera KM, Zincke H, Fleming TR, Utz DC. Bilateral pelvic lymphadenectomy and radical retropubic prostatectomy for adenocarcinoma confined to the prostate. J Urol 1984, **131**: 1103–1106.

596 Bovenberg SA, van der Zwet CJJ, van der Kwast

TH, Marzella L, Bostwick DG. Prostate-specific antigen expression in prostate cancer and its metastases. J Urol Pathol 1993, **1**: 55–61.

597 Brawn P. Histologic features of metastatic prostate cancer. Hum Pathol 1992, **23**: 267–272.

598 Brawn PN, Kuhl D, Speights VO, Johnson CF III, Lind M. The incidence of unsuspected metastases from clinically benign prostate glands with latent prostate carcinoma. Arch Pathol Lab Med 1995, **119**: 731–733.

599 Bubendorf L, Schopfer A, Wagner U, Sauter G, Moch H, Willi N, Gasser TC, Mihatsch MJ. Metastatic patterns of prostate cancer: an autopsy study of 1,589 patients. Hum Pathol 2000, **31**: 578–583.

600 Butler JJ, Howe CD, Johnson DE. Enlargement of the supraclavicular lymph nodes as the initial sign of prostatic carcinoma. Cancer 1971, **27**: 1055–1063.

601 Carlin BI, Andriole GL. The natural history, skeletal complications, and management of bone metastases in patients with prostate carcinoma. Cancer 2000, **88**: 2989–2994.

602 Charhon SA, Chapuy MC, Delvin EE, Valentin-Opran A, Edouard CM, Meunier PJ. Histomorphometric analysis of sclerotic bone metastases from prostatic carcinoma with special reference to osteomalacia. Cancer 1983, **51**: 918–924.

603 Cheng L, Slezak J, Bergstralh EJ, Cheville JC, Sweat S, Zincke H, Bostwick DG. Dedifferentiation in the metastatic progression of prostate carcinoma. Cancer 1999, **86**: 657–663.

604 Cho KR, Epstein JI. Metastatic prostatic carcinoma to supradiaphragmatic lymph nodes. A clinicopathologic and immunohistochemical study. Am J Surg Pathol 1987, **11**: 457–463.

605 Copeland JN, Amin MB, Humphrey PA, Tamboli P, Ro JY, Gal AA. The morphologic spectrum of metastatic prostatic adenocarcinoma to the lung. Special emphasis on histologic features overlapping with other pulmonary neoplasms. Am J Clin Pathol 2002, **117**: 552–557.

606 Deguchi T, Doi T, Ehara H, Ito S, Takahashi Y, Nishino Y, Fujihiro S, Kawamura T, Komeda H, Horie M, et al. Detection of micrometastatic prostate cancer cells in lymph nodes by reverse transcriptase-polymerase chain reaction. Cancer Res 1993, **53**: 5350–5354.

607 de la Monte SM, Moore GW, Hutchins GM. Metastatic behavior of prostate cancer. Cancer 1986, **58**: 985–993.

608 De Potter P, Shields CL, Shields JA, Tardio DJ. Uveal metastasis from prostate carcinoma. Cancer 1993, **71**: 2791–2796.

609 Dodds PR, Caride VJ, Lytton B. The role of vertebral veins in the dissemination of prostatic carcinoma. J Urol 1981, **126**: 753–755.

610 Epstein JI. Evaluation of radical prostatectomy capsular margins of resection. The significance of margins designated as negative, closely approaching, and positive. Am J Surg Pathol 1990, **14**: 626–632.

611 Epstein JI, Carmichael M, Walsh PC. Adenocarcinoma of the prostate invading the seminal vesicle. Definition and relation of tumor volume, grade and margins of resection to prognosis. J Urol 1993, **149**: 1040–1045.

612 Fowler JE Jr, Whitmore WF. The incidence and extent of pelvic lymph node metastases in apparently localized prostatic cancer. Cancer 1981, **47**: 2941–2945.

613 Gengler L, Baer J, Finby N. Rectal and sigmoid involvement secondary to carcinoma of the prostate. Am J Roentgenol Radium Ther Nucl Med 1975, **125**: 910–917.

614 Gentile PS, Carloss HW, Huang TY, Yam LT, Lam WK. Disseminated prostatic carcinoma simulating primary lung cancer. Indications for immunodiagnostic studies. Cancer 1988, **62**: 711–715.

615 Ghossein RA, Scher HI, Gerald WL, Kelly WK, Curley T, Amsterdam A, Zhang Z-F, Rosai J. Detection of circulating tumor cells in patients with localized and metastatic prostatic carcinoma. Clinical implications. J Clin Oncol 1995, **13**: 1195–1200.

616 Goltzman D. Mechanisms of the development of osteoblastic metastases. Cancer 1997, **80**: 1581–1587.

617 Gomella LG, White JL, McCue PA, Byrne DS, Mulholland SG. Screening for occult nodal metastasis in localized carcinoma of the prostate. J Urol 1993, **149**: 776–778.

618 Green LK, Klima M. The use of immunohistochemistry in metastatic prostatic adenocarcinoma to the breast. Hum Pathol 1991, **22**: 242–246.

619 Haese A, Epstein JI, Huland H, Partin AW. Validation of a biopsy-based pathologic algorithm for predicting lymph node metastases in patients with clinically localized prostate carcinoma. Cancer 2002, **95**: 1016–1021.

620 Harada M, Iida M, Yamaguchi M, Shida K. Analysis of bone metastasis of prostatic adenocarcinoma in 137 autopsy cases. Adv Exp Med Biol 1992, **324**: 173–182.

621 Harada M, Shimizu A, Nakamura Y, Nemoto R. Role of the vertebral venous system in metastatic spread of cancer cells to the bone. Adv Exp Med Biol 1992, **324**: 83–92.

622 Harrison SH, Seale-Hawkins C, Schum CW, Dunn JK, Scardino PT. Correlation between side of palpable tumor and side of pelvic lymph node metastasis in clinically localized prostate cancer. Cancer 1992, **69**: 750–754.

623 Harisinghani MG, Barentsz J, Hahn PF, Deserno WM, Tabatabaei S, van de Kaa CH, de la Rosette J, Weissleder R. Noninvasive detection of clinically occult lymph-node metastases in prostate cancer. N Engl J Med 2003, **348**: 2491–2499.

624 Hrebinko R, Taylor SR, Bahnson RR. Carcinoma of prostate metastatic to parotid gland. Urology 1993, **41**: 272–273.

625 Jones H, Anthony PP. Metastatic prostatic carcinoma presenting as left-sided cervical lymphadenopathy. A series of 11 cases. Histopathology 1992, **21**: 149–154.

626 Kasabian NG, Previte SR, Kaloustian HD, Ganem EJ. Adenocarcinoma of the prostate presenting initially as an intracerebral tumor. Cancer 1992, **70**: 2149–2151.

627 Kothari PS, Scardino PT, Ohori M, Kattan MW, Wheeler TM. Incidence, location, and significance of periprostatic and periseminal vesicle lymph nodes in prostate cancer. Am J Surg Pathol 2001, **25**: 1429–1432.

628 Kramer SA, Farnham R, Glenn JF, Paulson DF. Comparative morphology of primary and secondary deposits of prostatic adenocarcinoma. Cancer 1981, **48**: 271–273.

629 Lane Z, Epstein JI, Ayub S, Netto GJ. Prostatic adenocarcinoma in colorectal biopsy: clinical and pathologic features. Hum Pathol 2008, **39**: 543–549.

630 Legier JF, Tauber LN. Solitary metastasis of occult prostatic carcinoma simulating osteogenic sarcoma. Cancer 1968, **22**: 168–172.

631 Lindell MM, Doubleday LC, von Eschenbach AC, Libshitz HI. Mediastinal metastases from prostatic carcinoma. J Urol 1982, **128**: 331–334.

632 Loening SA, Schmidt JD, Brown RC, Hawtrey CE, Fallon B, Culp DA. A comparison between lymphangiography and pelvic node dissection in the staging of prostatic cancer. J Urol 1977, **117**: 752–756.

633 McNeal JE, Yemoto CE. Spread of adenocarcinoma within prostatic ducts and acini: morphologic and clinical correlations. Am J Surg Pathol 1996, **20**: 802–814.

634 McNeal JE, Yemoto CE. Significance of demonstrable vascular space invasion for the progression of prostatic adenocarcinoma. Am J Surg Pathol 1996, **20**: 1351–1360.

635 McNeal JE, Villers AA, Redwine EA, Freiha FS, Stamey TA. Histologic differentiation, cancer volume, and pelvic lymph node metastasis in adenocarcinoma of the prostate. Cancer 1990, **66**: 1225–1233.

636 Moul JW, Lewis DJ, Ross AA, Kahn DG, Ho CK, McLeod DG. Immunohistologic detection of prostate cancer pelvic lymph node micrometastases. Correlation to preoperative serum prostate-specific antigen. Urology 1994, **43**: 68–73.

637 Mukamel E, deKernion JB, Hannah J, Smith RB, Skinner DG, Goodwin WE. The incidence and significance of seminal vesicle invasion in patients with adenocarcinoma of the prostate. Cancer 1987, **59**: 1535–1538.

638 Murray SK, Breau RH, Guha AK, Gupta R. Spread of prostate carcinoma to the perirectal lymph node basin: analysis of 112 rectal resections over a 10-year span for primary rectal adenocarcinoma. Am J Surg Pathol 2004, **28**: 1154–1162.

639 Ohori M, Scardino PT, Lapin SL, Seale-Hawkins C, Link J, Wheeler TM. The mechanisms and prognostic significance of seminal vesicle involvement by prostate cancer. Am J Surg Pathol 1993, **17**: 1252–1261.

640 Olsson CA. Staging lymphadenectomy should be an antecedent to treatment in localized prostatic carcinoma. Urology 1985, **25**(Suppl): 4–6.

641 Owens CL, Epstein JI, Netto GJ. Distinguishing prostatic from colorectal adenocarcinoma on biopsy samples: the role of morphology and immunohistochemistry. Arch Pathol Lab Med 2007, **131**: 599–603.

642 Petros JA, Catalona WJ. Lower incidence of unsuspected lymph node metastases in 521 consecutive patients with clinically localized prostate cancer. J Urol 1992, **147**: 1574–1575.

643 Pfister S, Kleinschmidt-DeMasters BK. Dural metastases from prostatic adenocarcinoma. Report of five cases and review of the literature. J Urol Pathol 1995, **3**: 119–128.

644 Powell FC, Venencie PY, Winkelmann RK. Metastatic prostate carcinoma manifesting as penile nodules. Arch Dermatol 1984, **120**: 1604–1606.

645 Ransom DT, Dinapoli RP, Richardson RL. Cranial nerve lesions due to base of the skull metastases in prostate carcinoma. Cancer 1990, **65**: 586–589.

646 Ray GR, Pistenma DA, Gastellino RA, Kempson RL, Meares E, Bagshaw MA. Operative staging of apparently localized adenocarcinoma of the prostate. Results in fifty unselected patients. I. Experimental design and preliminary results. Cancer 1976, **38**: 73–83.

647 Robinette MA, Robson CJ, Farrow GA, Kerr WK, Van Nostrand PA, Hobbs BB, Bulbul MM. Giant serial step sections of the prostate in assessment of the accuracy of clinical staging in patients with localized prostatic carcinoma [abstract]. J Urol 1984, **133**(Suppl): 242A.

648 Saitoh H, Yoshida K, Uchijima Y, Kobayashi N,

Suwata J, Kamata S. Two different lymph node metastatic patterns of a prostatic cancer. Cancer 1990, **65**: 1843–1846.

649 Saltzstein SL, McLaughlin AP III. Clinicopathologic features of unsuspected regional lymph node metastases in prostatic adenocarcinoma. Cancer 1977, **40**: 1212–1221.

650 Seiden MV, Kantoff PW, Krithivas K, Propert K, Bryant M, Haltom E, Gaynes L, Kaplan I, Bubley G, De Wolf W, et al. Detection of circulating tumor cells in men with localized prostate cancer. J Clin Oncol 1994, **12**: 2634–2639.

651 Simpson RH, Skalova A. Metastatic carcinoma of the prostate presenting as parotid tumour. Histopathology 1997, **30**: 70–74.

652 Stanko C, Grandinetti L, Baldassano M, Mahmoodi M, Kantor GR. Epidermotropic metastatic prostate carcinoma presenting as an umbilical nodule – Sister Mary Joseph nodule. Am J Dermatopathol 2007, **29**: 290–292.

653 Tremont-Lukats IW, Bobustuc G, Lagos GK, Lolas K, Kyritsis AP, Puduvalli VK. Brain metastasis from prostate carcinoma. Cancer 2003, **98**: 363–368.

654 Tsuzuki T, Ujihira N, Ando T. Usefulness of epithelial membrane antigen (EMA) to discriminate between perineural invasion and perineural indentation in prostatic carcinoma. Histopathology 2005, **47**: 159–165.

655 Tu SM, Reyes A, Maa A, Bhowmick D, Pisters LL, Pettaway CA, Lin SH, Troncoso P, Logothetis CJ. Prostate carcinoma with testicular or penile metastases: clinical, pathologic, and immunohistochemical features. Cancer 2002, **94**: 2610–2617.

656 Villers A, McNeal JE, Freiha FS, Boccon-Gibod L, Stamey TA. Invasion of Denonvilliers' fascia in radical prostatectomy specimens. J Urol 1993, **149**: 793–798.

657 Weidner N, Carroll PR, Flax J, Blumenfeld W, Folkman J. Tumor angiogenesis correlates with metastasis in invasive prostate carcinoma. Am J Pathol 1993, **143**: 401–409.

658 Zelefsky MJ, Scher HI, Krol G, Portenoy RK, Leibel SA, Fuks ZY. Spinal epidural tumor in patients with prostate cancer. Clinical and radiographic predictors of response to radiation therapy. Cancer 1992, **70**: 2319–2325.

659 Zincke H, Utz DC, Taylor WF. Bilateral pelvic lymphadenectomy and radical prostatectomy for clinical stage C prostatic cancer. Role of adjuvant treatment for residual cancer and in disease progression. J Urol 1986, **135**: 1199–1205.

STAGING AND GRADING

660 Aihara M, Truong LD, Dunn JK, Wheeler TM, Scardino PT, Thompson TC. Frequency of apoptotic bodies positively correlates with Gleason grade in prostate cancer. Hum Pathol 1994, **25**: 797–801.

661 Allsbrook WC Jr, Mangold KA, Johnson MH, Lane RB, Lane CG, Amin MB, Bostwick DG, Humphrey PA, Jones EC, Reuter VE, Sakr W, Sesterhenn IA, Troncoso P, Wheeler T, Epstein JI. Interobserver reproducibility of Gleason grading of prostatic carcinoma: urologic pathologists. Hum Pathol 2001, **32**: 74–80.

662 Allsbrook WC Jr, Mangold KA Jr, Johnson MH, Lane RB, Lane CG, Epstein JI. Interobserver reproducibility of Gleason grading of prostatic carcinoma: general pathologists. Hum Pathol 2001, **32**: 81–88.

663 Allsbrook WC, Mangold KA Jr, Yang X, Epstein JI. The Gleason grading system: an overview. J Urol Pathol 1999, **10**: 141–158.

664 Arora R, Koch MO, Eble JN, Ulbright TM, Li L, Cheng L. Heterogeneity of Gleason grade in multifocal adenocarcinoma of the prostate. Cancer 2004, **100**: 2362–2366.

665 Babaian RJ, Grunow WA. Reliability of Gleason grading system in comparing prostate biopsies with total prostatectomy specimens. Urology 1985, **25**: 564–567.

666 Bain GO, Koch M, Hanson J. Feasibility of grading prostatic carcinomas. Arch Pathol Lab Med 1982, **106**: 265–267.

667 Berney DM. Low Gleason score prostatic adenocarcinomas are no longer viable entities. Histopathology 2007, **50**: 683–690.

668 Bostwick DG. Gleason grading of prostatic needle biopsies. Correlation with grade in 316 matched prostatectomies. Am J Surg Pathol 1994, **18**: 796–803.

669 Bostwick DG. Grading prostate cancer. Am J Clin Pathol 1994, **102**: S38–S56.

670 Bostwick DG, Graham SD Jr, Napalkov P, Abrahamsson PA, di Sant'agnese PA, Algaba F, Hoisaeter PA, Lee F, Littrup P, Mostofi FK, et al. Staging of early prostate cancer. A proposed tumor volume-based prognostic index. Urology 1993, **41**: 403–411.

671 Cantrell BB, DeKlerk DP, Eggleston JC, Boitnott JK, Walsh PC. Pathological factors that influence prognosis in stage A prostatic cancer. The influence of extent versus grade. J Urol 1981, **125**: 516–520.

672 Egevad L, Allsbrook WC Jr, Epstein JI. Current practice of Gleason grading among genitourinary pathologists. Hum Pathol 2005, **36**: 5–9.

673 Epstein JI, Walsh PC, Carmichael M, Brendler CB. Pathologic and clinical findings to predict tumor extent of nonpalpable (stage T1c) prostate cancer. JAMA 1994, **271**: 368–374.

674 Fan K, Peng C-F. Predicting the probability of bone metastasis through histological grading of prostate carcinoma. A retrospective correlative analysis of 81 autopsy cases with antemortem transurethral resection specimen. J Urol 1983, **130**: 708–711.

675 Fine SW, Epstein JI. Minute foci of Gleason score 8–10 on prostatic needle biopsy: a morphologic analysis. Am J Surg Pathol 2005, **29**: 962–968.

676 Fowler JE Jr, Mills SE. Operable prostatic carcinoma. Correlations among clinical stage, pathological stage, Gleason histological score and early disease-free survival. J Urol 1985, **133**: 49–52.

677 Garnett JE, Oyasu R, Grayhack JT. The accuracy of diagnostic biopsy specimens in predicting tumor grades by Gleason's classification of radical prostatectomy specimens. J Urol 1984, **131**: 690–693.

678 Gibbons RP, Correa RJ Jr, Brannen GE, Mason JT. Total prostatectomy for localized prostatic cancer. J Urol 1984, **131**: 73–76.

679 Gleason DF. Histologic grading of prostate cancer. A perspective. Hum Pathol 1992, **23**: 273–279.

680 Gleason DF, Mellinger GT; The Veterans Administration Cooperative Urological Research Group. Prediction of prognosis for prostatic adenocarcinoma by combined histological grading and clinical staging. J Urol 1974, **111**: 58–64.

681 Graham SD Jr. Critical assessment of prostate cancer staging. Cancer 1992, **70**: 269–274.

682 Grignon DJ, Sakr WA. Pathologic staging of prostate carcinoma: What are the issues? Cancer 1996, **78**: 337–340.

683 Humphrey PA, Frazier HA, Vollmer RT, Paulson DF. Stratification of pathologic features in radical prostatectomy specimens that are predictive of elevated initial postoperative serum prostate-specific antigen levels. Cancer 1993, **71**: 1821–1827.

684 Humphrey PA. Gleason grading and prognostic factors in carcinoma of the prostate. Mod Pathol 2004, **17**: 292–306.

685 Jewett HJ. Prostatic cancer. A personal view of the problem. J Urol 1984, **131**: 845–849.

686 Kallakury BV, Figge J, Ross JS, Fisher HA, Figge HL, Jennings TA. Association of p53 immunoreactivity with high Gleason tumor grade in prostatic adenocarcinoma. Hum Pathol 1994, **25**: 92–97.

687 Klein LA. Prostatic carcinoma. N Engl J Med 1979, **300**: 824–833.

688 Kronz JD, Silberman MA, Allsbrook WC, Epstein JI. A web-based tutorial improves practicing pathologists' Gleason grading of images of prostate carcinoma specimens obtained by needle biopsy: validation of a new medical education paradigm. Cancer 2000, **89**: 1818–1823.

689 Lilleby W, Torlakovic G, Torlakovic E, Skovlund E, Fossa SD. Prognostic significance of histologic grading in patients with prostate carcinoma who are assessed by the Gleason and World Health Organization grading systems in needle biopsies obtained prior to radiotherapy. Cancer 2001, **92**: 311–319.

690 Lopez-Beltran A, Mikuz G, Luque RJ, Mazzucchelli R, Montironi R. Current practice of Gleason grading of prostate carcinoma. Virchows Arch 2006, **448**: 111–118.

691 Mills SE, Fowler JE Jr. Gleason histologic grading of prostatic carcinoma. Correlations between biopsy and prostatectomy specimens. Cancer 1986, **57**: 346–349.

692 Mills SE, Bostwick DG, Murphy WM, Weiss MA. A symposium on the surgical pathology of the prostate. Pathol Annu 1990, **25**(Pt 2): 109–158.

693 Montie JE. 1992 staging system for prostate cancer. Semin Urol 1993, **11**: 10–13.

694 Mosse CA, Magi-Galluzzi C, Tsuzuki T, Epstein JI. The prognostic significance of tertiary Gleason pattern 5 in radical prostatectomy specimens. Am J Surg Pathol 2004, **28**: 394–398.

695 Murphy GP, Whitmore WF Jr. A report of the workshops on the current status of the histologic grading of prostatic cancer. Cancer 1979, **44**: 1490–1494.

696 Ohori M, Wheeler TM, Scardino PT. The New American Joint Committee on Cancer and International Union Against Cancer TNM classification of prostate cancer. Clinicopathologic correlations. Cancer 1994, **74**: 104–114.

697 Partin AW, Yoo J, Carter HB, Pearson JD, Chan DW, Epstein JI, Walsh PC. The use of prostate specific antigen, clinical stage and Gleason score to predict pathological stage in men with localized prostate cancer. J Urol 1993, **150**: 110–114.

698 Perez CA, Bauer W, Garza R, Royce RK. Radiation therapy in the definitive treatment of localized carcinoma of the prostate. Cancer 1977, **40**: 1425–1433.

699 Pontes JE, Wajsman Z, Huben RP, Wolf RM, Englander LS. Prognostic factors in localized prostatic carcinoma. J Urol 1985, **134**: 1137–1139.

700 Poulos CK, Daggy JK, Cheng L. Preoperative prediction of Gleason grade in radical prostatectomy specimens: the influence of different Gleason grades from multiple positive biopsy sites. Mod Pathol 2005, **18**: 228–234.

701 Pretlow TG, Harris BE, Bradley EL Jr, Bueschen AJ, Lloyd KL, Pretlow TP. Enzyme activities in prostatic carcinoma related to Gleason grades. Cancer Res 1985, **45**: 442–446.

702 Rifkin MD, Zerhouni EA, Gatsonis CA, Quint

LE, Paushter DM, Epstein JI, Hamper U, Walsh PC, McNeil BJ. Comparison of magnetic resonance imaging and ultrasonography in staging early prostate cancer. Results of a multi-institutional cooperative trial. N Engl J Med 1990, 323: 621–626.

703 Rubin MA, Dunn R, Kamblham N, Misik CP, O'Toole KM. Should a Gleason score be assigned to a minute focus of carcinoma on prostate biopsy? Am J Surg Pathol 2000, 24: 1634–1640.

704 Ruckle HC, Klee GG, Oesterling JE. Prostate-specific antigen: concepts for staging prostate cancer and monitoring response to therapy. Mayo Clin Proc 1994, 69: 69–79.

705 Shah RB. Current perspectives on the Gleason grading of prostate cancer. Arch Pathol Lab Med 2009, 133: 1810–1816.

706 Steinberg DM, Sauvageot J, Piantadosi S, Epstein JI. Correlation of prostate needle biopsy and radical prostatectomy Gleason grade in academic and community settings. Am J Surg Pathol 1997, 21: 566–576.

707 Thomas R, Lewis RW, Sarma DP, Coker GB, Rao MK, Roberts JA. Aid to accurate clinical staging – histopathologic grading in prostatic cancer. J Urol 1982, 128: 726–728.

708 Trpkov K, Zhang J, Chan M, Eigl BJ, Yilmaz A. Prostate cancer with tertiary Gleason pattern 5 in prostate needle biopsy: clinicopathologic findings and disease progression. Am J Surg Pathol 2009, 33: 233–240.

709 Utz DC, Farrow GM. Pathologic differentiation and prognosis of prostatic carcinoma. JAMA 1969, 209: 1701–1703.

710 Zincke H, Farrow GM, Myers RP, Benson RC Jr, Furlow WL, Utz DC. Relationship between grade and stage of adenocarcinoma of the prostate and regional pelvic lymph node metastases. J Urol 1982, 128: 498–501.

TREATMENT

711 Adolfsson J, Steineck G, Whitmore WF Jr. Recent results of management of palpable clinically localized prostate cancer. Cancer 1993, 72: 310–322.

712 American Society for Therapeutic Radiology and Oncology Consensus Panel. Consensus statements on radiation therapy of prostate cancer: guidelines for prostate re-biopsy after radiation and for radiation therapy with rising prostate-specific antigen levels after radical prostatectomy. J Clin Oncol 1999, 17: 1155–1163.

713 Armas OA, Aprikian AG, Melamed J, Cordon-Cardo C, Cohen DW, Erlandson R, Fair WR, Reuter VE. Clinical and pathobiological effects of neoadjuvant total androgen ablation therapy on clinically localized prostatic adenocarcinoma. Am J Surg Pathol 1994, 18: 979–991.

714 Benson RC Jr, Gorman PA, O'Brien PC, Holicky EL, Veneziale CM. Relationship between androgen receptor binding activity in human prostate cancer and clinical response to endocrine therapy. Cancer 1987, 59: 1599–1606.

715 Bill-Axelson A, Holmberg L, Ruutu M, Häggman M, Andersson SO, Bratell S, Spångberg A, Busch C, Nordling S, Garmo H, Palmgren J, Adami HO, Norlén BJ, Johansson JE; Scandinavian Prostate Cancer Group Study No. 4. Radical prostatectomy versus watchful waiting in early prostate cancer. N Engl J Med 2005, 352: 1977–1984.

716 Borkowski P, Robinson MJ, Poppiti RJ Jr, Nash SC. Histologic findings in postcryosurgical prostatic biopsies. Mod Pathol 1996, 9: 807–811.

717 Bostwick DG, Meiers I. Diagnosis of prostatic

carcinoma after therapy. Arch Pathol Lab Med 2007, 131: 360–371.

718 Brendler CB, Walsh PC. The role of radical prostatectomy in the treatment of prostate cancer. CA Cancer J Clin 1992, 42: 212–222.

719 Byar DP. Treatment of prostatic cancer. Studies by the Veterans Administration Cooperative Urological Research Group. Bull N Y Acad Med 1972, 48: 751–766.

720 Catalona WJ. Surgical management of prostate cancer: contemporary results with anatomic radical prostatectomy. Cancer 1995, 75: 1903–1908.

721 Cheng L, Cheville JC, Bostwick DG. Diagnosis of prostate cancer in needle biopsies after radiation therapy. Am J Surg Pathol 1999, 23: 1173–1183.

722 Cheng L, Cheville JC, Pisansky TM, Sebo TJ, Slezak J, Bergstralh EJ, Neumann RM, Singh R, Pacelli A, Zincke H, Bostwick DG. Prevalence and distribution of prostatic intraepithelial neoplasia in salvage radical prostatectomy specimens after radiation therapy. Am J Surg Pathol 1999, 23: 803–808.

723 Chodak GW, Thisted RA, Gerber GS, Johansson JE, Adolfsson J, Jones GW, Chisholm GD, Moskovitz B, Livne PM, Warner J. Results of conservative management of clinically localized prostate cancer. N Engl J Med 1994, 330: 242–248.

724 Civantos F, Soloway MS. Prostatic pathology after androgen blockade: effects on prostatic carcinoma and on nontumor prostate. Adv Anat Pathol 1996, 3: 259–265.

725 Civantos F, Marcial MA, Banks ER, Ho CK, Speights VO, Drew PA, Murphy WM, Soloway MS. Pathology of androgen deprivation therapy in prostate carcinoma. A comparative study of 173 patients. Cancer 1995, 75: 1634–1648.

726 D'Amico AV, Coleman CN. Role of interstitial radiotherapy in the management of clinically organ-confined prostate cancer: the jury is still out. J Clin Oncol 1996, 14: 304–315.

727 Daneshgari F, Crawford ED. Endocrine therapy of advanced carcinoma of the prostate. Cancer 1993, 71(Suppl 3): 1089–1097.

728 Dundas GS, Porter AT, Venner PM. Prostate-specific antigen. Monitoring the response of carcinoma of the prostate to radiotherapy with a new tumor marker. Cancer 1990, 66: 45–48.

729 Eggleston JC, Walsh PC. Radical prostatectomy with preservation of sexual function. Pathological findings in the first 100 cases. J Urol 1985, 134: 1146–1148.

730 Elder JS, Gibbons RP, Correa RJ Jr, Brannen GE. Efficacy of radical prostatectomy for stage A2 carcinoma of the prostate. Cancer 1985, 56: 2151–2154.

731 Ennis RD, Peschel RE. Radiation therapy for prostate cancer. Long-term results and implications for future advances. Cancer 1993, 72: 2644–2650.

732 Gaudin PB, Zelefsky MJ, Leibel SA, Fuks Z, Reuter VE. Histopathologic effects of three-dimensional conformal external beam radiation therapy on benign and malignant prostate tissues. Am J Surg Pathol 1999, 23: 1021–1032.

733 Gibbons RP. Localized prostate carcinoma. Surgical management. Cancer 1993, 72: 2865–2872.

734 Goldstein NS, Martinez A, Vicini F, Stromberg J. The histology of radiation therapy effect on prostate adenocarcinoma as assessed by needle biopsy after brachytherapy boost. Correlation with biochemical failure. Am J Clin Pathol 1998, 110: 765–775.

735 Gomez CA, Soloway MS, Civantos F, Hachiya

T. Bladder neck preservation and its impact on positive surgical margins during radical prostatectomy. Urology 1993, 42: 689–693.

736 Grignon DJ, Sakr WA. Histologic effects of radiation therapy and total androgen blockade on prostate cancer. Cancer 1995, 75: 1837–1841.

737 Habib FK, Odoma S, Busuttil A, Chisholm GD. Androgen receptors in cancer of the prostate. Cancer 1986, 57: 2351–2356.

738 Hellstrom M, Haggman M, Brandstedt S, de la Torre M, Pedersen K, Jarlsfeldt I, Wijkstrom H, Busch C. Histopathological changes in androgen-deprived localized prostatic cancer. A study in total prostatectomy specimens. Eur Urol 1993, 24: 461–465.

739 Holmberg I, Bill-Axelson A, Helgesen F, Salo JO, Folmerz P, Haggman M, Andersson SO, Spangberg A, Busch C, Nordling S, Palmgren J, Adami HO, Johansson IE, Norlén BJ. A randomized trial comparing radical prostatectomy with watchful waiting in early prostate cancer. N Engl J Med 2002, 347: 781–789.

740 Koivisto P, Kolmer M, Visakorpi T, Kallioniemi OP. Androgen receptor gene and hormonal therapy failure of prostate cancer. Am J Pathol 1998, 152: 1–9.

741 Kusumi T, Koie T, Tanaka M, Matsumoto K, Sato F, Kusumi A, Ohyama C, Kijima H. Immunohistochemical detection of carcinoma in radical prostatectomy specimens following hormone therapy. Pathol Int 2008, 58: 687–694.

742 Labrie F. Endocrine therapy for prostate cancer. Endocrinol Metab Clin North Am 1991, 20: 845–872.

743 Lee WRL, Ganks GE. Radiation therapy following radical prostatectomy. Cancer 1995, 75: 1909–1913.

744 Matzkin H, Patel JP, Altwein JE, Soloway MS. Stage T1A carcinoma of prostate. Urology 1994, 43: 11–21.

745 Mazzucchelli R, Scarpelli M, Cheng L, Lopez-Beltran A, Galosi AB, Kirkali Z, Montironi R. Pathology of prostate cancer and focal therapy ('male lumpectomy'). Anticancer Res 2009, 29: 5155–5161.

746 McLeod DG. Hormonal therapy in the treatment of carcinoma of the prostate. Cancer 1995, 75: 1914–1919.

747 Meier R, Mark R, St Royal L, Tran L, Colburn G, Parker R. Postoperative radiation therapy after radical prostatectomy for prostate carcinoma. Cancer 1992, 70: 1960–1966.

748 Moul JW. Radical prostatectomy versus radiation therapy for clinically localized prostate carcinoma: the butcher and the baker selling their wares. Cancer 2002, 95: 211–214.

749 Perez CA, Hanks GE, Leibel SA, Zietman AL, Fuks Z, Lee WR. Localized carcinoma of the prostate (stages T1B, T1C, T2, and T3). Review of management with external beam radiation therapy. Cancer 1993, 72: 3156–3173.

750 Pertschuk LP, Rosenthal HE, Macchia RJ, Eisenberg KB, Feldman JG, Wax SH, Kim DS, Whitmore WF Jr, Abrahams JI, Gaetjens E, Wise GJ, Herr HW, Karr JP, Murphy GP, Sandberg AA. Correlation of histochemical and biochemical analyses of androgen binding in prostatic cancer. Relation to therapeutic response. Cancer 1982, 49: 984–993.

751 Ripple MG, Potter SR, Partin AW, Epstein JI. Needle biopsy of recurrent adenocarcinoma of the prostate after radical prostatectomy. Mod Pathol 2000, 13: 521–527.

752 Sagerman RH, Chun HC, King GA, Chung CT,

Dalal PS. External beam radiotherapy for carcinoma of the prostate. Cancer 1989, **63**: 2468–2474.

753 Samson DJ, Seidenfeld J, Schmitt B, Hasselblad V, Albertsen PC, Bennett CL, Wilt TJ, Aronson N. Systematic review and meta-analysis of monotherapy compared with combined androgen blockade for patients with advanced prostate carcinoma. Cancer 2002, **95**: 361–376.

754 Schwartz IS, Wilens SL. The formation of acinar tissue in gynecomastia. Am J Pathol 1963, **43**: 797–807.

755 Sheaff MT, Baithun SI. Effects of radiation on the normal prostate gland. Histopathology 1997, **30**: 341–348.

756 Smith DM, Murphy WM. Histologic changes in prostate carcinomas treated with leuprolide (luteinizing hormone-releasing hormone effect). Distinction from poor tumor differentiation. Cancer 1994, **73**: 1472–1477.

757 Tang X, Serizawa A, Tokunaga M, Yasuda M, Matsushita K, Terachi T, Osamura RY. Variation of alpha-methylacyl-CoA racemase expression in prostate adenocarcinoma cases receiving hormonal therapy. Hum Pathol 2006, **37**: 1186–1192.

758 Tetu B, Srigley JR, Boivin JC, Dupont A, Monfette G, Pinault S, Labrie F. Effect of combination endocrine therapy (LHRH agonist and flutamide) on normal prostate and prostatic adenocarcinoma. A histopathologic and immunohistochemical study. Am J Surg Pathol 1991, **15**: 111–120.

759 Tran TA, Jennings TA, Ross JS, Nazeer T. Pseudomyxoma ovariilike post-therapeutic alteration in prostatic adenocarcinoma: a distinctive pattern in patients receiving neoadjuvant androgen ablation therapy. Am J Surg Pathol 1998, **22**: 347–354.

760 Vailancourt L, Tetu B, Fradet Y, Dupont A, Gomez J, Cusan L, Suburu ER, Diamond P, Candas B, Labrie F. Effect of neoadjuvant endocrine therapy (combined androgen blockade) on normal prostate and prostatic carcinoma: a randomized study. Am J Surg Pathol 1996, **20**: 86–93.

761 Venizelos ID, Paradinas FJ. Testicular atrophy after oestrogen therapy. Histopathology 1988, **12**: 451–454.

762 von Eschenbach AC. The biologic dilemma of early carcinoma of the prostate. Cancer 1996, **78**: 326–329.

763 Walsh PC. Radical prostatectomy. A procedure in evolution. Semin Oncol 1994, **21**: 662–671.

764 Walsh PC, DeWeese TL, Eisenberger MA. Clinical practice. Localized prostate cancer. N Engl J Med 2007, **357**: 2696–2705.

765 Whitmore WF Jr. Locoregional prostatic cancer. Advances in management. Cancer 1990, **65**: 667–674.

766 Whitmore WF Jr. Expectant management of clinically localized prostatic cancer. Semin Oncol 1994, **21**: 560–568.

767 Whitmore WF Jr, Warner JA, Thompson IM Jr. Expectant management of localized prostatic cancer. Cancer 1991, **67**: 1091–1096.

768 Wolf RM, Schneider SL, Pontes JE, Englander L, Karr JP, Murphy GP, Sandberg AA. Estrogen and progestin receptors in human prostatic carcinoma. Cancer 1985, **55**: 2477–2481.

769 Wozniak AJ, Blumenstein BA, Crawford ED, Boileau M, Rivkin SE, Fletcher WS. Cyclophosphamide, methotrexate, and 5-fluorouracil in the treatment of metastatic prostate cancer. A Southwest Oncology Group study. Cancer 1993, **71**: 3975–3978.

PROGNOSIS

770 Abrahamsson PA, Falkmer S, Falt K, Grimelius L. The course of neuroendocrine differentiation in prostatic carcinomas. An immunohistochemical study testing chromogranin A as an 'endocrine marker.' Pathol Res Pract 1989, **185**: 373–380.

771 Ahlering TE, Skarecky DW, McLaren CE, Weinberg AC. Seminal vesicle involvement in patients with D1 disease predicts early prostate specific antigen recurrence and metastasis after radical prostatectomy and early androgen ablation. Cancer 2002, **94**: 1648–1653.

772 Aprikian AG, Zhang ZF, Fair WR. Prostate adenocarcinoma in men younger than 50 years. A retrospective review of 151 patients. Cancer 1994, **74**: 1768–1777.

773 Benson MC, Walsh PC. The application of flow cytometry to the assessment of tumor cell heterogeneity and the grading of human prostatic cancer. Preliminary results. J Urol 1986, **135**: 1194–1198.

774 Blute ML, Bostwick DG, Seay TM, Martin SK, Slezak JM, Bergstralh EJ, Zincke H. Pathologic classification of prostate carcinoma: the impact of margin status. Cancer 1998, **82**: 902–908.

775 Bookstein R, MacGrogan D, Hilsenbeck SG, Sharkey F, Allred DC. p53 is mutated in a subset of advanced-stage prostate cancers. Cancer Res 1993, **53**: 3369–3373.

776 Bostwick DG, Grignon DJ, Hammond ME, Amin MB, Cohen M, Crawford D, Gospadarowicz M, Kaplan RS, Miller DS, Montironi R, Pajak TF, Pollack A, Srigley JR, Yarbro JW. Prognostic factors in prostate cancer. College of American Pathologists Consensus Statement 1999. Arch Pathol Lab Med 2000, **124**: 995–1000.

777 Brawer M. Quantitative microvessel density: a staging and prognostic marker for human prostatic cancer. Cancer 1996, **78**: 345–349.

778 Brawer MK, Deering RE, Brown M, Preston SD, Bigler SA. Predictors of pathologic stage in prostatic carcinoma. The role of neovascularity. Cancer 1994, **73**: 678–687.

779 Brawn PN, Johnson EH, Kuhl DL, Riggs MW, Speights VO, Johnson CF, Pandya PP, Lind ML, Bell NF. Stage at presentation and survival of white and black patients with prostate carcinoma. Cancer 1993, **71**: 2569–2573.

780 Bubendorf L, Sauter G, Moch H, Jordan P, Blochlinger A, Gasser TC, Mihatsch MJ. Prognostic significance of Bcl-2 in clinically localized prostate cancer. Am J Pathol 1996, **148**: 1557–1565.

781 Bubendorf L, Tapia C, Gasser TC, Casella R, Grunder B, Moch H, Mihatsch MJ, Sauter G. Ki67 labeling index in core needle biopsies independently predicts tumor-specific survival in prostate cancer. Hum Pathol 1998, **29**: 949–954.

782 Cheng L, Bergstralh EJ, Cheville JC, Slezak J, Corcia FA, Zincke H, Blute ML, Bostwick DG. Cancer volume of lymph node metastasis predicts progression in prostate cancer. Am J Surg Pathol 1998, **22**: 1491–1500.

783 Cheng L, Bergstralh EJ, Scherer BG, Neumann RM, Blute ML, Zincke H, Bostwick DG. Predictors of cancer progression in T1a prostate adenocarcinoma. Cancer 1999, **85**: 1300–1304.

784 Cheng L, Darson MF, Bergstralh EJ, Slezak J, Myers RP, Bostwick DG. Correlation of margin status and extraprostatic extension with progression of prostate carcinoma. Cancer 1999, **86**: 1775–1782.

785 Cheng L, Pisansky TM, Ramnani DM, Leibovich BC, Cheville JC, Slezak J, Bergstralh EJ, Zincke H, Bostwick DG. Extranodal extension in lymph node-positive prostatic cancer. Mod Pathol 2000, **13**: 113–118.

786 Chiusa L, Galliano D, Formiconi A, Di Primio O, Pich A. High and low risk prostate carcinoma determined by histologic grade and proliferative activity. Cancer 1997, **79**: 1956–1963.

787 Chuang AY, Epstein JI. Positive surgical margins in areas of capsular incision in otherwise organ-confined disease at radical prostatectomy: histologic features and pitfalls. Am J Surg Pathol 2008, **32**: 1201–1206.

788 D'Amico AV, Whittington R, Kaplan I, Beard C, Schultz D, Malkowicz SB, Wein A, Tomaszewski JE, Coleman CN. Calculated prostate carcinoma volume: the optimal predictor of 3-year prostate specific antigen (PSA) failure free survival of patients with pre-treatment PSA levels of 4–20 nanograms per milliliter. Cancer 1998, **82**: 334–341.

789 D'Amico AV, Wu Y, Chen MH, Nash M, Renshaw AA, Richie JP. Pathologic findings and prostate specific antigen outcome after radical prostatectomy for patients diagnosed on the basis of a single microscopic focus of prostate carcinoma with a Gleason score $</=7$. Cancer 2000, **89**: 1810–1817.

790 di Sant'Agnese PA. Neuroendocrine differentiation in carcinoma of the prostate. Diagnostic, prognostic, and therapeutic implications. Cancer 1992, **70**: 254–268.

791 de la Taille A, Katz AE, Bagiella E, Buttyan R, Sharir S, Olsson CA, Burchardt T, Ennis RD, Rubin MA. Microvessel density as a predictor of PSA recurrence after radical prostatectomy. A comparison of CD34 and CD31. Am J Clin Pathol 2000, **113**: 555–562.

792 Egan AJM, Bostwick DG. Prediction of extraprostatic extension of prostate cancer based on needle biopsy findings: perineural invasion lacks significance on multivariate analysis. Am J Surg Pathol 1997, **21**: 1496–1500.

793 Emerson RE, Koch MO, Daggy JK, Cheng L. Closest distance between tumor and resection margin in radical prostatectomy specimens: lack of prognostic significance. Am J Surg Pathol 2005, **29**: 225–229.

794 Ennis RD, Katz AE, de Vries GM, Heitjan DF, O'Toole KM, Rubin M, Buttyan R, Benson MC, Schiff PB. Detection of circulating prostate carcinoma cells via an enhanced reverse transcriptase-polymerase chain reaction assay in patients with early stage prostate carcinoma: independence from other pre-treatment characteristics. Cancer 1997, **79**: 2402–2408.

795 Epstein JI, Eggleston JC. Immunohistochemical localization of prostate-specific acid phosphatase and prostate-specific antigen in stage A2 adenocarcinoma of the prostate. Prognostic implications. Hum Pathol 1984, **15**: 853–859.

796 Epstein JI, Carmichael M, Partin AW, Walsh PC. Is tumor volume an independent predictor of progression following radical prostatectomy? A multivariate analysis of 185 clinical stage B adenocarcinomas of the prostate with 5 years of followup. J Urol 1993, **149**: 1478–1481.

797 Epstein JI, Partin AW, Sauvageot J, Walsh PC. Prediction of progression following radical prostatectomy: a multivariate analysis of 721 men with long-term follow-up. Am J Surg Pathol 1996, **20**: 286–292.

798 Epstein JI, Pizov G, Walsh PC. Correlation of pathologic findings with progression after radical retropubic prostatectomy. Cancer 1993, **71**: 3582–3593.

799 Erdamar S, Yang G, Harper JW, Lu X, Kattan MW, Thompson TC, Wheeler TM. Levels of expression of p27^{KIP1} protein in human prostate and prostate cancer: an immunohistochemical analysis. Mod Pathol 1999, 12: 751–755.

800 Falkmer UG. Methodologic sources of errors in image and flow cytometric DNA assessments of the malignancy potential of prostatic carcinoma. Hum Pathol 1993, 23: 360–367.

801 Forman JD, Order SE, Zinreich ES, Lee D-J, Wharam MD, Mellits ED. The correlation of pretreatment transurethral resection of prostatic cancer with tumor dissemination and disease-free survival. A univariate and multivariate analysis. Cancer 1986, 58: 1770–1778.

802 Forsslund G, Esposti PL, Nilsson B, Zetterberg A. The prognostic significance of nuclear DNA content in prostatic carcinoma. Cancer 1992, 69: 1432–1439.

803 Frankfurt OS, Chin JL, Englander LS, Greco WR, Pontes JE, Rustum YM. Relationship between DNA ploidy, glandular differentiation, and tumor spread in human prostate cancer. Cancer Res 1985, 45: 1418–1423.

804 Ghossein RA, Rosai J, Scher HI, Seiden M, Zhang ZF, Sun M, Chang G, Berlane K, Krithivas K, Kantoff PW. Prognostic significance of detection of prostate specific antigen transcripts in the peripheral blood of patients with metastatic androgen-independent prostatic carcinoma. Urology 1997, 50: 100–105.

805 Griebling TL, Özkutlu D, See WA, Cohen MB. Prognostic implications of extracapsular extension of lymph node metastases in prostate cancer. Mod Pathol 1997, 10: 804–809.

806 Hammond ME, Sause WT, Martz KL, Pilepich MV, Asbell SO, Rubin P, Myers RP, Farrow GM. Correlation of prostate- specific acid phosphatase and prostate-specific antigen immunocytochemistry with survival in prostate carcinoma. Cancer 1989, 63: 461–466.

807 Harrison GSM. The prognosis of prostatic cancer in the younger man. Br J Urol 1983, 55: 315–320.

808 Herman CM, Kattan MW, Ohori M, Scardino PT, Wheeler TM. Primary Gleason pattern as a predictor of disease progression in Gleason score 7 prostate cancer: a multivariate analysis of 823 men with radical prostatectomy. Am J Surg Pathol 2001, 25: 657–660.

809 Herman CM, Wilcox GE, Kattan MW, Scardino PT, Wheeler TM. Lymphovascular invasion as a predictor of disease progression in prostate cancer. Am J Surg Pathol 2000, 24: 859–863.

810 Humphrey PA, Vollmer RT. Percentage carcinoma as a measure of prostatic tumor size in radical prostatectomy tissues. Mod Pathol 1997, 10: 326–333.

811 Humphrey PA, Walther PJ. Adenocarcinoma of the prostate. Part II: Tissue prognosticators. Am J Clin Pathol 1993, 100: 256–269.

812 Hussain MH, Powell I, Zaki N, Maciorowski Z, Sakr W, Ku Kuruga M, Visscher D, Haas GP, Pontes JE, Ensley JF. Flow cytometric DNA analysis of fresh prostatic resections. Correlation with conventional prognostic parameters in patients with prostate cancer. Cancer 1993, 72: 3012–3019.

813 Isaacs JT. Molecular markers for prostate cancer metastasis. Developing diagnostic methods for predicting the aggressiveness of prostate cancer. Am J Pathol 1997, 150: 1511–1521.

814 Kallakury BV, Sheehan CE, Ambros RA, Fisher HA, Kaufman RP Jr, Ross JS. The prognostic significance of p34^{cdc2} and cyclin D1 protein expression in prostate adenocarcinoma. Cancer 1997, 80: 753–763.

815 Kallakury BV, Sheehan CE, Rhee SJ, Fisher HA, Kaufman RP Jr, Rifkin MD, Ross JS. The prognostic significance of proliferation-associated nucleolar protein p120 expression in prostate adenocarcinoma: a comparison with cyclins A and B1, Ki-67, proliferating cell nuclear antigen, and p34^{cdc2}. Cancer 1999, 85: 1569–1576.

816 Kausik SJ, Blute ML, Sebo TJ, Leibovich BC, Bergstrahl EJ, Slezak J, Zincke H. Prognostic significance of positive surgical margins in patients with extraprostatic carcinoma after radical prostatectomy. Cancer 2002, 95: 1215–1219.

817 Keshgegian AA, Johnston E, Cnaan A. Bcl-2 oncoprotein positivity and high MIB-1 (Ki-67) proliferative rate are independent predictive markers for recurrence in prostate carcinoma. Am J Clin Pathol 1998, 110: 443–449.

818 Kothari PS, Scardino PT, Ohori M, Kattan MW, Wheeler TM. Incidence, location, and significance of periprostatic and periseminal vesicle lymph nodes in prostate cancer. Am J Surg Pathol 2001, 25: 1429–1432.

819 Kunz GM, Epstein JI. Should each core with prostate cancer be assigned a separate Gleason score? Hum Pathol 2003, 34: 911–914.

820 Lewis JS, Vollmer RT, Humphrey PA. Carcinoma extent in prostate needle biopsy tissue in the prediction of whole gland tumor volume in a screening population. Am J Clin Pathol 2002, 118: 442–450.

821 Li R, Wheeler T, Dai H, Frolov A, Thompson T, Ayala G. High level of androgen receptor is associated with aggressive clinicopathologic features and decreased biochemical recurrence-free survival in prostate: cancer patients treated with radical prostatectomy. Am J Surg Pathol 2004, 28: 928–934.

822 Lieber MM, Murtaugh PA, Farrow GM, Myers RP, Blute ML. DNA ploidy and surgically treated prostate cancer. Important independent association with prognosis for patients with prostate carcinoma treated by radical prostatectomy. Cancer 1995, 75: 1935–1943.

823 Lilleby W, Torlakovic E, Skovlund E, Fossa SD. Prognostic significance of histologic grading in patients with prostate carcinoma who are assessed by the Gleason and World Health Organization grading systems in needle biopsies obtained prior to radiotherapy. Cancer 2001, 92: 311–319.

824 Lundgren R, Heim S, Mandahl N, Anderson H, Mitelman F. Chromosome abnormalities are associated with unfavorable outcome in prostatic cancer patients. J Urol 1992, 147: 784–788.

825 McIntire TL, Murphy WM, Coon JS, Chandler RW, Schwartz D, Conway S, Weinstein RS. The prognostic value of DNA ploidy combined with histologic substaging for incidental carcinoma of the prostate gland. Am J Clin Pathol 1988, 89: 370–373.

826 Marks RA, Koch MO, Lopez-Beltran A, Montironi R, Juliar BE, Cheng L. The relationship between the extent of surgical margin positivity and prostate specific antigen recurrence in radical prostatectomy specimens. Hum Pathol 2007, 38: 1207–1211.

827 Marks RA, Lin H, Koch MO, Cheng L. Positive-block ratio in radical prostatectomy specimens is an independent predictor of prostate-specific antigen recurrence. Am J Surg Pathol 2007, 31: 877–881.

828 Maru N, Ohori M, Kattan MW, Scardino PT, Wheeler TM. Prognostic significance of the diameter of perineural invasion in radical prostatectomy specimens. Hum Pathol 2001, 32: 828–833.

829 Masuda M, Takano Y, Iki M, Asakura T, Hashiba T, Noguchi S, Hosaka M. Prognostic significance of Ki-67, p53 and Bcl-2 expression in prostate cancer patients with lymph node metastases: a retrospective immunohistochemical analysis. Pathol Int 1998, 48: 41–46.

830 Matsushima H, Sasaki T, Goto T, Hosaka Y, Homma Y, Kitamura T, Kawabe K, Sakamoto A, Murakami T, Machinami R. Immunohistochemical study of p21^{WAF1} and p53 proteins in prostatic cancer and their prognostic significance. Hum Pathol 1998, 29: 778–783.

831 Mazzucchelli R, Barbisan F, Scarpelli M, Lopez-Beltran A, van der Kwast TH, Cheng L, Montironi R. Is incidentally detected prostate cancer in patients undergoing radical cystoprostatectomy clinically significant? Am J Clin Pathol 2009, 131: 279–283.

832 Merrilees AD, Bethwaite PB, Russell GL, Robinson RG, Delahunt B. Parameters of perineural invasion in radical prostatectomy specimens lack prognostic significance. Mod Pathol 2008, 21: 1095–1100.

833 Mohler JL, Partin AW, Epstein JI, Becker RL, Mikel UV, Sesterhenn IA, Mostofi FK, Gleason DF, Sharief Y, Coffey DS. Prediction of prognosis in untreated stage A2 prostatic carcinoma. Cancer 1992, 69: 511–519.

834 Montie JE. Staging of prostate cancer: Current TNM classification and future prospects for prognostic factors. Cancer 1995, 75: 1814–1818.

835 Muller JG, Demel S, Wirth MP, Manseck A, Frohmuller HG, Muller HA. DNA-ploidy, G2M-fractions and prognosis of stages B and C prostate carcinoma. Virchows Arch 1994, 424: 647–651.

836 Murphy WM. Prognostic factors in the pathological assessment of prostate cancer. Hum Pathol 1998, 29: 427–430.

837 Nativ O, Winkler HZ, Raz Y, Themeau TM, Farrow GM, Myers RP, Zincke H, Lieber MM. Stage C prostatic adenocarcinoma: flow cytometric nuclear DNA ploidy analysis. Mayo Clin Proc 1989, 64: 911–919.

838 Navone NM, Troncoso P, Pisters LL, Goodrow TL, Palmer JL, Nichols WW, von Eschenbach AC, Conti CJ. p53 protein accumulation and gene mutation in the progression of human prostate carcinoma. J Natl Cancer Inst 1993, 85: 1657–1669.

839 Ohori M, Kattan M, Scardino PT, Wheeler TM. Radical prostatectomy for carcinoma of the prostate. Mod Pathol 2004, 17: 349–359.

840 Pan CC, Potter SR, Partin AW, Epstein JI. The prognostic significance of tertiary Gleason patterns of higher grade in radical prostatectomy specimens: a proposal to modify the Gleason grading system. Am J Surg Pathol 2000, 24: 563–569.

841 Pisansky TM, Kahn MJ, Rasp GM, Cha SS, Haddock MG, Bostwick DG. A multiple prognostic index predictive of disease outcome after irradiation for clinically localized prostate carcinoma. Cancer 1997, 79: 337–344.

842 Renshaw AA, Chang H, D'Amico AV. Estimation of tumor volume in radical prostatectomy specimens in routine clinical practice. Am J Clin Pathol 1997, 107: 704–708.

843 Renshaw AA, Richie JP, Loughlin KR, Jiroutek M, Chung A, D'Amico AV. Maximum diameter of prostatic carcinoma is a simple, inexpensive, and independent predictor of prostate-specific antigen failure in radical prostatectomy specimens. Validation in a cohort of 434 patients. Am J Clin Pathol 1999, 111: 641–644.

844 Roma AA, Magi-Galluzzi C, Kral MA, Jin TT, Klein EA, Zhou M. Peritumoral lymphatic invasion is associated with regional lymph node metastases in prostate adenocarcinoma. Mod Pathol 2006, 19: 392–398.

845 Ross JS, Sheehan CE, Ambros RA, Nazeer T, Jennings TA, Kaufman RP Jr, Fisher HA, Rifkin MD, Kallakury BV. Needle biopsy DNA ploidy status predicts grade shifting in prostate cancer. Am J Surg Pathol 1999, 23: 296–301.

846 Sandhu DP, Munson KW, Benghiat A, Hopper IP. Natural history and prognosis of prostate carcinoma in adolescents and men under 35 years of age. Br J Urol 1992, 69: 525–529.

847 Schmid HP, McNeal JE. An abbreviated standard procedure for accurate tumor volume estimation in prostate cancer. Am J Surg Pathol 1992, 16: 184–191.

848 Sebo TJ, Cheville JC, Riehle DL, Lohse CM, Pankratz VS, Myers RP, Blute ML, Zincke H. Predicting prostate carcinoma volume and stage at radical prostatectomy by assessing needle biopsy specimens for percent surface area and cores positive for carcinoma, perineural invasion, Gleason score, DNA ploidy and proliferation, and preoperative serum prostate specific antigen: a report of 454 cases. Cancer 2001, 91: 2196–2204.

849 Sebo TJ, Cheville JC, Riehle DL, Lohse CM, Pankratz VS, Myers RP, Blute ML, Zincke H. Perineural invasion and MIB-1 positivity in addition to Gleason score are significant preoperative predictors of progression after radical retropubic prostatectomy for prostate cancer. Am J Surg Pathol 2002, 26: 431–439.

850 Shurbaji MS, Kalbfleisch JH, Thurmond TS. Immunohistochemical detection of p53 protein as a prognostic indicator in prostate cancer. Hum Pathol 1995, 26: 106–109.

851 Silber I, McGavran M. Adenocarcinoma of the prostate in men less than 56 years old, a study of 65 cases. J Urol 1971, 105: 283–285.

852 Silberman MA, Partin AW, Veltri RW, Epstein JI. Tumor angiogenesis correlates with progression after radical prostatectomy but not with pathologic stage in Gleason sum 5 to 7 adenocarcinoma of the prostate. Cancer 1997, 79: 772–779.

853 Smith JA Jr, Middleton RG. Implications of volume of nodal metastasis in patients with adenocarcinoma of the prostate. J Urol 1985, 133: 617–619.

854 Sung MT, Lin H, Koch MO, Davidson DD, Cheng L. Radial distance of extraprostatic extension measured by ocular micrometer is an independent predictor of prostate-specific antigen recurrence: a new proposal for the substaging of pT3a prostate cancer. Am J Surg Pathol 2007, 31: 311–318.

855 Tamas EF, Epstein JI. Prognostic significance of paneth cell-like neuroendocrine differentiation in adenocarcinoma of the prostate. Am J Surg Pathol 2006, 30: 980–985.

856 Taplin ME, Bubley GJ, Shuster TD, Frantz ME, Spooner AE, Ogata GK, Keer HN, Balk SP. Mutation of the androgen-receptor gene in metastatic androgen-independent prostate cancer. N Engl J Med 1995, 332: 1393–1398.

857 Theodorescu D, Broder SR, Boyd JC, Mills SE, Frierson HF Jr. Cathepsin D and chromogranin A as predictors of long term disease specific survival after radical prostatectomy for localized carcinoma of the prostate. Cancer 1997, 80: 2109–2119.

858 Thomas DJ, Robinson M, King P, Hasan T, Charlton R, Martin J, Carr TW, Neal DE. p53 expression and clinical outcome in prostate cancer. Br J Urol 1993, 72: 778–781.

859 van Dekken H, Alers JC, Damen I, Vissers KJ, Krijtenburg PJ, Hoedemaeker RF, Wildhagen MF, Hop W, van der Kwast TH, Tanke HJ, Schröder FH. Genetic evaluation of localized prostate cancer in a cohort of forty patients: gain of distal 8q discriminates between progressors and nonprogressors. Lab Invest 2003, 83: 789–796.

860 Vargas SO, Jiroutek M, Welch WR, Nucci MR, D'Amico AV, Renshaw AA. Perineural invasion in prostate needle biopsy specimens. Correlation with extraprostatic extension at resection. Am J Clin Pathol 1999, 111: 223–228.

861 Viola MV, Fromowitz F, Oravez S, Deb S, Finkel G, Lundy J, Hand P, Thor A, Schlom J. Expression of ras oncogene p21 in prostate cancer. N Engl J Med 1986, 314: 133–137.

862 Vollmer RT, Keetch DW, Humphrey PA. Predicting the pathology results of radical prostatectomy from preoperative information: a validation study. Cancer 1998, 83: 1567–1580.

863 Vollmer RT. Percentage of tumor in prostatectomy specimens: a study of American Veterans. Am J Clin Pathol 2009, 131: 86–91.

864 Weinstein MH, Partin AW, Veltri RW, Epstein JI. Neuroendocrine differentiation in prostate cancer: enhanced prediction of progression after radical prostatectomy. Hum Pathol 1996, 27: 683–687.

865 Wheeler TM, Dillioglugil Ö, Kattan MW, Arakawa A, Soh S, Suyama K, Ohori M, Scardino PT. Clinical and pathological significance of the level and extent of capsular invasion in clinical stage T1-2 prostate cancer. Hum Pathol 1998, 29: 856–862.

866 Winkler HZ, Rainwater LM, Myers RP, Farrow GM, Therneau TM, Zincke H, Lieber MM. Stage D1 prostatic adenocarcinoma. Significance of nuclear DNA ploidy patterns studied by flow cytometry. Mayo Clin Proc 1988, 63: 103–112.

867 Yanagisawa N, Li R, Rowley D, Liu H, Kadmon D, Miles BJ, Wheeler TM, Ayala GE. Stromogenic prostatic carcinoma pattern (carcinomas with reactive stromal grade 3) in needle biopsies predicts biochemical recurrence-free survival in patients after radical prostatectomy. Hum Pathol 2007, 38: 1611–1620.

868 Zagars GK, Pollack A, von Eschenbach AC. Prognostic factors for clinically localized prostate carcinoma: analysis of 938 patients irradiated in the prostate specific antigen era. Cancer 1997, 79: 1370–1380.

869 Zhou M, Reuther AM, Levin HS, Falzarano SM, Kodjoe E, Myles J, Klein E, Magi-Galluzzi C. Microscopic bladder neck involvement by prostate carcinoma in radical prostatectomy specimens is not a significant independent prognostic factor. Mod Pathol 2009, 22: 385–392.

870 Zincke H, Bergstralh EJ, Blute ML, Myers RP, Barrett DM, Lieber MM, Martin SK, Oesterling JE. Radical prostatectomy for clinically localized prostate cancer. Long-term results of 1,143 patients from a single institution. J Clin Oncol 1994, 12: 2254–2263.

OTHER TUMORS (IN INFANTS AND CHILDREN)

871 Fleischmann J, Perinetti EP, Catalona WJ. Embryonal rhabdomyosarcoma of the genitourinary organs. J Urol 1980, 124: 389–391.

872 Kaplan WE, Firlit CF, Berger RM. Genitourinary rhabdomyosarcoma. J Urol 1983, 130: 116–119.

873 Loughlin KR, Retik AB, Weinstein HJ, Colodny AH, Shamberger RC, Delorey M, Tarbell N, Cassady JR, Hendren WH. Genitourinary rhabdomyosarcoma in children. Cancer 1989, 63: 1600–1606.

OTHER TUMORS (IN ADULTS)

874 Bates AW, Baithun SI. Secondary solid neoplasms of the prostate: a clinicopathological series of 51 cases. Virchows Arch 2002, 440: 392–396.

875 Ben-Ezra J, Sheibani K, Kendrick FE, Winberg CD, Rappaport H. Angiotropic large cell lymphoma of the prostate gland. An immunohistochemical study. Hum Pathol 1986, 17: 964–967.

876 Benson RC Jr, Segura JW, Carney JA. Primary yolk-sac (endodermal sinus) tumor of the prostate. Cancer 1978, 41: 1395–1398.

877 Bostwick DG, Iczkowski KA, Amin MB, Discigil G, Osborne B. Malignant lymphoma involving the prostate: report of 62 cases. Cancer 1998, 83: 732–738.

878 Bostwick DG, Hossain D, Qian J, Neumann RM, Yang P, Young RH, di Sant'agnese PA, Jones EC. Phyllodes tumor of the prostate: long-term followup study of 23 cases. J Urol 2004, 172: 894–899.

879 Casiraghi O, Martinez-Madrigal F, Mostofi FK, Micheau C, Caillou B, Tursz T. Primary prostatic Wilms' tumor. Am J Surg Pathol 1991, 15: 885–890.

880 Chin W, Fay R, Ortega P. Malignant fibrous histiocytoma of prostate. Urology 1986, 27: 363–365.

881 Chu PG, Huang Q, Weiss LM. Incidental and concurrent malignant lymphomas discovered at the time of prostatectomy and prostate biopsy: a study of 29 cases. Am J Surg Pathol 2005, 29: 693–699.

882 Dajani YF, Burke M. Leukemic infiltration of the prostate. A case study and clinicopathological review. Cancer 1976, 38: 2442–2446.

883 Ferry JA, Young RH. Malignant lymphoma of the genitourinary tract. Curr Diagn Pathol 1997, 4: 145–169.

884 Fritsch M, Epstein JI, Perlman EJ, Watts JC, Argani P. Molecularly confirmed primary prostatic synovial sarcoma. Hum Pathol 2000, 31: 246–250.

885 Gaudin PB, Rosai J, Epstein JI. Sarcomas and related proliferative lesions of specialized prostatic stroma: a clinicopathologic study of 22 cases. Am J Surg Pathol 1998, 22: 148–162.

886 Grignon DJ, Ro JY, Ayala AG. Malignant melanoma with metastasis to adenocarcinoma of the prostate. Cancer 1989, 63: 196–198.

887 Hansel DE, Herawi M, Montgomery E, Epstein JI. Spindle cell lesions of the adult prostate. Mod Pathol 2007, 20: 148–158.

888 Hassan MO, Gogate PA, Hampel N. Malignant mesenchymoma of the prostate. Immunohistochemical and ultrastructural observations. Ultrastruct Pathol 1994, 18: 449–456.

889 Helpap B. Nonepithelial tumor-like lesions of the prostate: a never-ending diagnostic problem. Virchows Arch 2002, 441: 231–237.

890 Herawi M, Epstein JI. Specialized stromal tumors of the prostate: a clinicopathologic study of 50 cases. Am J Surg Pathol 2006, 30: 694–704.

891 Herawi M, Montgomery EA, Epstein JI. Gastrointestinal stromal tumors (GISTs) on prostate needle biopsy: a clinicopathologic study of 8 cases. Am J Surg Pathol 2006, 30: 1389–1395.

892 Hessel RG, Reyes CV, Jensen J, Bayer R, Chinoy M, Bhoophalam M. Malignant cystic epithelial-stromal tumor of the prostate. Diagn Cytopathol 1993, 9: 314–317.

893 Hossain D, Meiers I, Qian J, MacLennan GT, Bostwick DG. Prostatic stromal hyperplasia with atypia: follow-up study of 18 cases. Arch Pathol Lab Med 2008, **132**: 1729–1733.

894 Hossain D, Meiers I, Qian J, MacLennan GT, Bostwick DG. Prostatic leiomyoma with atypia: follow-up study of 10 cases. Ann Diagn Pathol 2008, **12**: 328–332.

895 Iwasaki H, Ishiguro M, Ohjimi Y, Ikegami H, Takeuchi T, Kikuchi M, Kaneko Y, Ariyoshi A. Synovial sarcoma of the prostate with t(X;18) (p11.2;q11.2). Am J Surg Pathol 1999, **23**: 220–226.

896 Jun L, Ke S, Zhaoming W, Linjie X, Xinru Y. Primary synovial sarcoma of the prostate: report of 2 cases and literature review. Int J Surg Pathol 2008, **16**: 329–334.

897 Kevwitch MK, Walloch JL, Waters WB, Flanigan RC. Prostatic cystic epithelial–stromal tumors. A report of 2 new cases. J Urol 1993, **149**: 860–864.

898 Klotz LH, Herr HW. Hodgkin's disease of the prostate. A detailed case report. J Urol 1986, **135**: 1261–1262.

899 Lee CH, Lin YH, Lin HY, Lee CM, Chu JS. Gastrointestinal stromal tumor of the prostate: a case report and literature review. Hum Pathol 2006, **37**: 1361–1365.

900 Leung CS, Srigley JR, Robertson AR. Metastatic renal cell carcinoma presenting as solitary bleeding prostatic metastasis. J Urol Pathol 1997, **7**: 127–132.

901 Levy DA, Gogate PA, Hampel N. Giant multilocular prostatic cystadenoma. A rare clinical entity and review of the literature. J Urol 1993, **150**: 1920–1922.

902 Lim DJ, Hayden RT, Murad T, Nemcek AA Jr, Dalton DP. Multilocular prostatic cystadenoma presenting as a large complex pelvic cystic mass. J Urol 1993, **149**: 856–859.

903 Mackenzie AR, Whitmore WF Jr, Melamed MR. Myosarcomas of the bladder and prostate. Cancer 1968, **22**: 838–844.

904 Mahadevia PS, Koss LG, Tar IJ. Prostatic involvement in bladder cancer. Cancer 1986, **58**: 2096–2102.

905 Maluf HM, King ME, De Luca FR, Navarro J, Talerman A, Young RH. Giant multilocular prostatic cystadenoma. A distinctive lesion of the retroperitoneum in men. A report of two cases. Am J Surg Pathol 1991, **15**: 131–135.

906 Manrique JJ, Albores-Saavedra J, Orantes A, Brandt H. Malignant mixed tumor of the salivary-gland type primary in the prostate. Am J Clin Pathol 1978, **70**: 932–937.

907 Mazzucchelli R, Barbisan F, Santinelli A, Scarpelli M, Galosi AB, Lopez-Beltran A, Cheng L, Kirkali Z, Montironi R. Prediction of prostatic involvement by urothelial carcinoma in radical cystoprostatectomy for bladder cancer. Urology 2009, **74**: 385–390.

908 Mitch WE Jr, Serpick AA. Leukemic infiltration of the prostate. A reversible form of urinary obstruction. Cancer 1970, **26**: 1361–1365.

909 Osunkoya AO, Netto GJ, Epstein JI. Colorectal adenocarcinoma involving the prostate: report of 9 cases. Hum Pathol 2007, **38**: 1836–1841.

910 Pins MR, Campbell SC, Laskin WB, Steinbronn K, Dalton DP. Solitary fibrous tumor of the prostate: a report of 2 cases and review of the literature. Arch Pathol Lab Med 2001, **125**: 274–277.

911 Schniederjan SD, Osunkoya AO. Lymphoid neoplasms of the urinary tract and male genital organs: a clinicopathological study of 40 cases. Mod Pathol 2009, **22**: 1057–1065.

912 Shen SS, Lerner SP, Muezzinoglu B, Truong LD, Amiel G, Wheeler TM. Prostatic involvement by transitional cell carcinoma in patients with bladder cancer and its prognostic significance. Hum Pathol 2006, **37**: 726–734.

913 Wang X, Bostwick DG. Prostatic stromal hyperplasia with atypia: a study of 11 cases. J Urol Pathol 1997, **6**: 15–26.

914 Waring PM, Newland RC. Prostatic embryonal rhabdomyosarcoma in adults. A clinicopathologic review. Cancer 1992, **69**: 755–762.

915 Westra WH, Grenko RT, Epstein JI. Solitary fibrous tumor of the lower genital tract: a report of five cases involving the seminal vesicles, urinary bladder, and prostate. Hum Pathol 2000, **31**: 63–68.

916 Zein TA, Huben R, Lane W, Pontes JE, Englander LS. Secondary tumors of the prostate. J Urol 1985, **133**: 615–616.

PROSTATIC URETHRA

917 Allan CH, Epstein JI. Nephrogenic adenoma of the prostatic urethra: a mimicker of prostate adenocarcinoma. Am J Surg Pathol 2001, **25**: 802–808.

918 Butterick JD, Schnitzer B, Abell MR. Ectopic prostatic tissue in urethra. A clinicopathological entity and a significant cause of hematuria. J Urol 1971, **105**: 97–104.

919 Chan JK, Chow TC, Tsui MS. Prostatic-type polyps of the lower urinary tract: three histogenetic types? Histopathology 1987, **11**: 789–801.

920 Cossu-Rocca P, Contini M, Brunelli M, Festa A, Pili F, Gobbo S, Eccher A, Mura A, Massarelli G, Martignoni G. S-100A1 is a reliable marker in distinguishing nephrogenic adenoma from prostatic adenocarcinoma. Am J Surg Pathol 2009, **33**: 1031–1036.

921 Craig JR, Hart WR. Benign polyps with prostatic-type epithelium of the urethra. Am J Clin Pathol 1975, **63**: 343–347.

922 Daroca PJ Jr, Martin AA, Reed RJ, Krengel SS, Hellstrom WJ. Urethral nephrogenic adenoma. A report of three cases, including a case with infiltration of the prostatic stroma. J Urol Pathol 1993, **2**: 157–172.

923 Fine SW, Chan TY, Epstein JI. Inverted papillomas of the prostatic urethra. Am J Surg Pathol 2006, **30**: 975–979.

924 Gagucas RJ, Brown RW, Wheeler TM. Verumontanum mucosal gland hyperplasia. Am J Surg Pathol 1995, **19**: 30–36.

925 Malpica A, Ro JY, Troncoso P, Ordonez NG, Amin MB, Ayala AG. Nephrogenic adenoma of the prostatic urethra involving the prostate gland. A clinicopathologic and immunohistochemical study of eight cases. Hum Pathol 1994, **25**: 390–395.

926 Moore RA. Pathology of prostatic utricle. Arch Pathol 1937, **23**: 517–524.

927 Murad TM, Robinson LH, Bueschen AJ. Villous polyps of the urethra. A report of two cases. Hum Pathol 1979, **10**: 478–481.

928 Skinnider BF, Oliva E, Young RH, Amin MB. Expression of alpha-methylacyl-CoA racemase (P504S) in nephrogenic adenoma: a significant immunohistochemical pitfall compounding the differential diagnosis with prostatic adenocarcinoma. Am J Surg Pathol 2004, **28**: 701–705.

929 Tong GX, Melamed J, Mansukhani M, Memeo L, Hernandez O, Deng FM, Chiriboga L, Waisman J. PAX2: a reliable marker for nephrogenic adenoma. Mod Pathol 2006, **19**: 356–363.

930 Tong GX, Weeden EM, Hamele-Bena D, Huan Y, Unger P, Memeo L, O'Toole K. Expression of PAX8 in nephrogenic adenoma and clear cell adenocarcinoma of the lower urinary tract: evidence of related histogenesis? Am J Surg Pathol 2008, **32**: 1380–1387.

931 Walker AN, Mills SE, Fechner RE, Perry JM. 'Endometrial' adenocarcinoma of the prostatic urethra arising in a villous polyp. A light microscopic and immunoperoxidase study. Arch Pathol Lab Med 1982, **106**: 624–627.

932 Walker AN, Mills SE, Fechner RE, Perry JM. Epithelial polyps of the prostatic urethra. A light microscopic and immunohistochemical study. Am J Surg Pathol 1983, **7**: 351–356.

933 Young RH. Nephrogenic adenomas of the urethra involving the prostate gland. A report of two cases of a lesion that may be confused with prostatic adenocarcinoma. Mod Pathol 1992, **5**: 617–620.

SEMINAL VESICLES AND COWPER GLANDS

934 Auerbach O. Tuberculosis of the genital system. Q Bull Sea View Hosp 1942, **4**: 188–207.

935 Awadalla O, Hunt AC, Miller A. Primary carcinoma of the seminal vesicle. Br J Urol 1968, **40**: 574–579.

936 Cina SJ, Silberman MA, Kahane H, Epstein JI. Diagnosis of Cowper's gland on prostate needle biopsy. Am J Surg Pathol 1997, **21**: 550–555.

937 Conn IG, Peeling WB, Clements R. Complete resolution of a large seminal vesicle cyst – evidence for an obstructive aetiology. Br J Urol 1992, **69**: 636–639.

938 Coyne JD, Kealy WF. Seminal vesicle amyloidosis. Morphological, histochemical and immunohistochemical observations. Histopathology 1993, **22**: 173–176.

939 Fain JS, Cosnow I, King BF, Zincke H, Bostwick DG. Cystosarcoma phyllodes of the seminal vesicle. Cancer 1993, **71**: 2055–2061.

940 Fairey AE, Mead GM, Murphy D, Theaker J. Primary seminal vesicle choriocarcinoma. Br J Urol 1993, **71**: 756–757.

941 Kee KH, Lee MJ, Shen SS, Suh JH, Lee OJ, Cho HY, Ayala AG, Ro JY. Amyloidosis of seminal vesicles and ejaculatory ducts: a histologic analysis of 21 cases among 447 prostatectomy specimens. Ann Diagn Pathol 2008, **12**: 235–238.

942 Keen MR, Golden RL, Richardson JF, Melicow MM. Carcinoma of Cowper's gland treated with chemotherapy. J Urol 1970, **104**: 854–859.

943 Kuo T, Gomez LG. Monstrous epithelial cells in human epididymis and seminal vesicles. A pseudomalignant change. Am J Surg Pathol 1981, **5**: 483–490.

944 Laurila P, Leivo I, Makisalo H, Tuutu M, Miettinen M. Mullerian adenosarcoma-like tumor of the seminal vesicle. A case report with immunohistochemical and ultrastructural observations. Arch Pathol Lab Med 1992, **116**: 1072–1076.

945 Mazur MT, Myers JL, Maddox WA. Cystic epithelial-stromal tumor of the seminal vesicle. Am J Surg Pathol 1987, **11**: 210–217.

946 Middleton LP, Merino MJ, Popok SM, Ordonez NG, Ayala AG, Ro JY. Male adnexal tumor of probable Wolffian origin occurring in a seminal vesicle. Histopathology 1998, **33**: 269–274.

947 Ohori M, Scardino PT, Lapin SL, Seale-Hawkins C, Link J, Wheeler TM. The mechanisms and prognostic significance of seminal vesicle involvement by prostate cancer. Am J Surg Pathol 1993, **17**: 1252–1261.

948 Ormsby AH, Haskell R, Jones D, Goldblum JR. Primary seminal vesicle carcinoma: an

immunohistochemical analysis of four cases. Mod Pathol 2000, **13**: 46–51.

949 Peker KR, Hellman BH Jr, McCammon KA, Bui TT, Schlossberg SM. Cystadenoma of the seminal vesicle: a case report and review of the literature. J Urol Pathol 1997, **6**: 213–222.

950 Ro JY, Ayala AG, el-Naggar A, Wishnow KI. Seminal vesicle involvement by in situ and invasive transitional cell carcinoma of the bladder. Am J Surg Pathol 1987, **11**: 951–958.

951 Schned AR, Ledbetter JS, Selikowitz SM. Primary leiomyosarcoma of the seminal vesicle. Cancer 1986, **57**: 2202–2206.

952 Seidman JD, Shmookler BM, Connolly B, Lack EE. Localized amyloidosis of seminal vesicles. Report of three cases in surgically obtained material. Mod Pathol 1989, **2**: 671–675.

953 Sharma TC, Dorman PS, Dorman HP. Bilateral seminal vesicular cysts. J Urol 1969, **102**: 741–744.

954 Sheih CP, Liao YJ, Li YW, Yang LY. Seminal vesicle cyst associated with ipsilateral renal malformation and hemivertebra. Report of 2 cases. J Urol 1993, **150**: 1214–1215.

955 Tanaka T, Takeuchi T, Oguchi K, Niwa K, Mori H. Primary adenocarcinoma of the seminal vesicle. Hum Pathol 1987, **18**: 200–202.

956 Unger PD, Wang QI, Gordon RE, Stock R, Stone N. Localized amyloidosis of the seminal vesicle: possible association with hormonally treated prostatic adenocarcinoma. Arch Pathol Lab Med 1997, **121**: 1265–1268.

睾丸

章 目 录

正常胚胎学和解剖学

人类睾丸的生长和发育可分为三个主要阶段：（1）静止期，从初生到4岁；（2）生长期，从4～10岁；（3）发育期（成熟期），从10岁到青春期[1,11]。在初生时，生精小管充满密集的、未分化的、立方形小细胞。由于受母体激素的影响，Leydig细胞在新生儿可见，但然后消失，仅在以后再次出现。曲细精管增长和细胞体积增加是缓慢的和渐进性的，4～10岁几乎感觉不到其生长，仅能看到小管的扭曲度增加和管腔形成。10岁时可见睾丸的突然生长，同时尿中出现促性腺激素和17-酮固醇类。曲细精管细胞出现核分裂象，Leydig细胞再次出现在间质中。11岁时，分裂活动明显，初级和次级精母细胞出现。12岁时，精子细胞数量众多。最后，出现精子。伴有精子生成活性的成熟曲细精管的数量逐渐增加，直至达到成年水平。由于青春期发生的年龄变异很大，12岁以后，通过睾丸的组织学研究不能确定个体的年龄[1]。

正常成人的睾丸是由精索悬吊的一对位于阴囊内的器官。每个睾丸的平均重量为15～19g，右侧通常较左侧重10%[3]。睾丸由三层结构组成的被膜覆盖：外层的浆膜或鞘膜（由一层扁平的间皮细胞覆盖）、白膜和内层的血管膜。被膜的后面部分称为睾丸纵隔，含有血管、淋巴管、神经和睾丸网的纵隔部分。实质大约可以分为250个小叶，每个小叶含有多达4个的生精小管。一般的睾丸活检可以看到3～5个小叶和部分间隔（不要将其误认为纤维化区）。生精小管由基底膜和肌样细胞与胶原纤维交替层组成的界膜包绕。这些小管含有不同发育阶段的生殖细胞和Sertoli细胞[10]。

男性生殖细胞的成熟大概需要70天，有以下几个步骤：精原细胞（描述有两型，分别称为A型和B型）、初级精母细胞（依据减数分裂期进一步分为前细线期、细线期、合线期、粗线期和双线期）、次级精母细胞、精子细胞和（成熟）精子（图2.47）[2]。在精子形成之前，所有的精原细胞的后代均由一个狭窄的细胞质桥结合在一起。这一成熟过程是沿着小管的长径以规律的螺旋交替形式进行的[7]；因此，并不是在生精小管的任何一个横切面上均可见到各个分化阶段的生殖细胞。**这一正常表现不应与成熟停滞混淆。**

已经提出几种定量分析生殖细胞成分以及精子发生与精子密度的相互关系的方法。其中一种方法[4]是根据以下标准对每一个小管的横切面进行1～10分计分：

10　精子发生完全且生精小管结构完好
9　出现许多精子，但精子发生不规律
8　仅见少量精子
7　没有精子，但有许多精子细胞出现
6　仅见少量精子细胞
5　没有精子或精子细胞出现，但有许多精母细胞出现
4　仅见少量精母细胞
3　仅见精原细胞
2　没有生殖细胞出现
1　没有生殖细胞或Sertoli细胞出现

在正常成人睾丸，中位至少应在8.90，而平均值为9.38，并且有60%或以上的小管的计分值应为10分。

两种比较容易的评估睾丸活检标本中精子的发生程

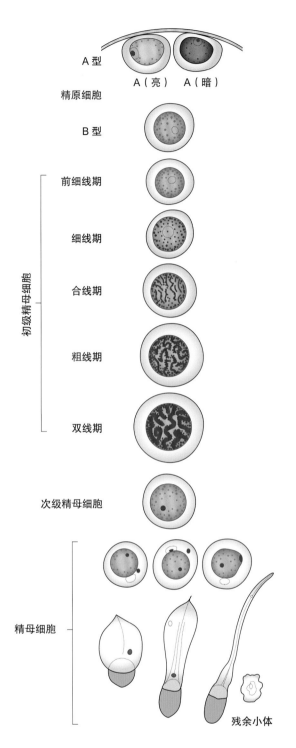

图2.47　精子生成步骤。（From Trainer TD. Testis and excretory duct system. In Sternberg SS (ed.): Histology for pathologists, ed. 2. New York, 1997, Lippincott–Raven, p. 1022）

度的方法如下所示：

1. 至少计数 30 个小管横切面以确定生殖细胞与 Sertoli 细胞的比率。在健康年轻男性中这一比率相对恒定，大约为 13：1[10]。每一个小管横切面上平均有 12 个

Sertoli 细胞被认为是正常的；应该大约有一半的生殖细胞成分处于精子细胞阶段[9]。

2. 计数每一小管横切面的精子细胞。只有成熟的精子细胞（即那些卵圆形的、核深染的细胞）才能计数。这与精液中精子计数有很好的相关性[8]。

Sertoli 细胞呈柱状，位于小管的基底膜上，细胞质拉长，围绕着生殖细胞成分[8]。Sertoli 细胞的细胞核呈不规则形，高度折叠，有明显的核仁。细胞质中可能含有 Charcot-Bottcher 结晶，后者是一种成束的微丝。免疫组织化学检查，Sertoli 细胞的中间丝是波形蛋白，但角蛋白和结蛋白共同表达既可见于胎儿的睾丸，也可在病理状态下再现[5]。

间质含有间质成分（包括已经提到的肌样细胞）和 Leydig 细胞。后者既可以单个出现，也可以成团出现，并且常常伴有神经纤维[6]。Leydig 细胞的细胞质含有脂滴、脂褐素，有时还含有 Reinke 结晶，后者超微结构上表现为六棱体[10]。免疫组织化学检查，抑制素和 Melan-A（Mart-1）呈阳性。Leydig 细胞的数量随着年龄增长而逐渐减少。

隐睾症

出生时，每 10 名男性中就会有 1 名发生睾丸未下降并进入到阴囊而停留在腹股沟部或腹部，睾丸停留在腹股沟部者大约停留在腹部者的 4 倍[14,20]。这些"停留的"或"回缩的"睾丸大多数会在出生一年内下降到阴囊。每 100 名男性中仅有 1 名会发生睾丸永久停留在阴囊外，这种情况称为**隐睾症**。隐睾症的确切发病机制还不知道，但大多数证据支持是睾酮在下丘脑 - 垂体轴的影响下的一种作用[29]。如果男性在 2 岁或 3 岁时其睾丸还未自行进入阴囊（或如果异常是双侧的，要更早些），则应施行开腹或腹腔镜下睾丸固定术；否则就会发生永久性解剖学改变[20,23]。激素在引导真正的隐睾下降（与回缩相反）中的作用，如绒毛膜促性腺素，即使是报最乐观的态度也是值得怀疑的[18,29]。

在 80% 的病例中，隐睾症是单侧的。在有**双侧**隐睾的患者中，如 5 岁以前施行修复术，则 50% 的患者会具有生育力，31% 的患者精液正常[17]。在施行睾丸固定术时，在小块活检材料中所见的青春期前睾丸的显微镜下表现，是预测青春期后精子生成程度和生育力的良好预测指标[27]。

大体上，成人隐睾体积小，呈棕色。其睾丸小管是萎缩的，基底膜明显增厚。其 Leydig 细胞明显；有些可出现在小管内[26]。常常可见增生性 Sertoli 细胞灶。它们通常多发，大体上可以表现为微小的白色结节（见 257 页）。在某些情况下，在生精小管的基底部可见非典型生殖细胞；这是**曲细精管内生殖细胞肿瘤**的标志，并且是恶性病变的前兆。传统上，将伴有隐睾的睾丸萎缩和不育症归咎于阴囊内温度过高。然而，实际上有隐睾的男孩其对侧下降睾丸的生精小管的组织学也有异常[25]，并

且与正常男性相比，在儿童期纠正的单侧隐睾男性成年时其精子数量较低，且血清中卵泡刺激素浓度较高[24]，提示即使是单侧隐睾也伴有双侧睾丸异常。

隐睾者发生恶性肿瘤的可能性比睾丸位置正常高。在 Gilbert 和 Hamilton 进行的经典研究中，在回顾的 7000 例睾丸生殖细胞肿瘤病例中，有 10.9% 发生在隐睾中。在隐睾的恶性肿瘤发生率，腹腔内睾丸高于腹股沟部睾丸。精原细胞瘤最为常见，但其他生殖细胞肿瘤也可发生[12,13]。单侧隐睾患者的对侧睾丸恶性肿瘤发生率也有增加[15,28]。即使隐睾已经外科手术置于阴囊，仍有可能发生生殖细胞肿瘤，特别是如果手术是在较大年龄施行时[22]。Dow 和 Mostofi[16] 报道了 14 例 11 ～ 36 岁曾施行睾丸固定术的患者发生这一肿瘤。在瑞典最近进行的一项大型研究中，当与普通瑞典人群相比时，在 13 岁前接受睾丸固定术的隐睾患者中，睾丸癌相对风险是 2.23，而在 13 岁或之后才接受治疗的患者其相对风险是 5.40[16]。由于这些原因，推荐切除在青春中期之前没有经手术置于阴囊内的所有高位隐睾[18]。

萎缩和不育症

睾丸萎缩可以由各种各样的原因引起：已经提到的隐睾症；**腮腺炎性睾丸炎**，特别是发生在青春期或青春期后的感染[39]；**肝硬化**，由于有病的肝不能代谢内源性雌激素造成循环血也中含量增加所致[31]；在治疗前列腺癌中使用**雌激素**或**促性腺激素释放类激素类似物**[65]；**放射线照射**；**化学治疗**，特别是环磷酰胺[36,50]；以及接触**环境毒素**，杀线虫剂二溴氯丙烷。

在以上任何原因造成的晚期睾丸萎缩中，生精小管均变小，伴有基底膜增厚，生殖细胞极少或无。间质组织显示不同程度的纤维化，而 Leydig 细胞的数量可能增加。

在睾丸退化（"退化睾丸"）综合征，睾丸可发生重度萎缩，其特征是附睾和精索发育不全以及无明确的睾丸组织[71]。这一部位代之以致密的纤维血管组织（"小结节"），伴有钙化灶和含铁血黄素沉着[62]。提示这一病变来自睾丸梗死，推测是由于在子宫内发生睾丸扭转所致[66]。大约累及 5% 的隐睾症患者[71]。

AIDS 感染患者常发生不同程度的睾丸萎缩，其精确的发病机制尚不清楚[33,75]。

输精管切除术对睾丸形态学的影响很轻微，但仍可以观察到；表现为小管壁增厚，精子细胞和 Sertoli 细胞数量减少，并且有时有局灶性间质纤维化[46]。

在 40% ～ 60% 病例，男性因素是不育症的主要或促成原因[61]。男性不育的原因归为三类：睾丸前、睾丸和睾丸后原因[72-74]。睾丸前原因是指性腺外内分泌紊乱，通常起源于垂体或肾上腺。睾丸原因为睾丸的原发疾病，现在尚无法治疗。睾丸后原因主要是由于睾丸的

输出导管梗阻所致。后者可能是由先天性、炎症后或外科手术后原因所致，包括 **Young 综合征**，其中，梗阻性无精子症伴有慢性窦肺感染[43]。这些梗阻病变对精子生成影响很小或无影响。治疗采用输精管附睾吻合术或输精管吻合术，以绕过梗阻部位。精子运动减弱据推测是由于精子成熟不完全或精子在附睾中贮存所致，在睾丸后原因引起的不育症中还有免疫学因素[49]。

对男性不育症的评估包括：采集详尽的临床病史，进行全面的体格检查、精液分析、精液中白细胞的定量分析以及寻找抗精子抗体。精子功能检查包括：评估宫颈黏液的相互作用、卵子穿透力和半区带（hemizonal）分析。对于选择性病例，还有进行另外一些检查，如经直肠超声检查、静脉造影和睾丸活检[32,38]。睾丸活检对于无精子症和内分泌所见正常者特别适用[37,51,58,59]。环钻活检效果不如切开活检满意。送检材料应当予以非常小心的处置[60]。Zenker 和 Bouin 固定液好于福尔马林固定液。有人提出，细针吸取细胞学可以替代睾丸活检[59]，一些研究显示，两种方法高度相关[53]。

取自完全缺乏精子（无精子症）的不育症男性的活检标本通常显示下列病变之一[54]：

1. **生殖细胞发育不全**（单一 Sertoli 细胞综合征）（29%），其生精小管直径为 100 ～ 150μm，只有 Sertoli 细胞集聚，并可能显示小管基底膜有些增厚；生殖细胞完全缺失[55]；Leydig 细胞通常正常，但偶尔可发现其大小和数量减少。
2. **精母细胞停滞**（26%），特征为成熟过程停止，通常发生在原始精母细胞阶段（推测是在减数分裂前期末，粗线后期[69]）；尽管处于分裂期的细胞很多，但没有精子细胞或精子；Leydig 细胞正常。
3. **普遍的纤维化**（18%）。
4. **精子发生正常**（27%）。

最后一个发现提示梗阻性无精子症的诊断，并且提示是双侧梗阻或导管系统的某些部分缺如[47]。Meinhard 等[52] 描述了他们诊断为**睾丸阻塞**的无精子症患者的显微镜下特征：生精小管直径正常或轻度减小，精子发生的所有阶段都存在，但正常的排列顺序消失，没有中心腔。对于诊断为这一疾病的病例来说，必须有一半或一半以上的小管受累。在 Nistal 等[56] 对有明确病因的梗阻性无精子症患者的病例研究中，超过一半的患者睾丸活检正常，而大多数其他作者的研究显示有生精小管朝向管腔间隔部的轻微改变（初级精母细胞的早期或晚期脱落），可能是由流水静压增高所致。

在有精子数量减少（无精子症）的患者中可见下列显微镜下表现并常联合存在：（1）**不完全性精母细胞停滞**，特征是一些生精小管精子发生停滞；（2）**局灶性或不完全**

性纤维化；（3）**精子发生不全**（精子发生低下），特征是生精小管的生殖细胞数量减少和精子发生紊乱；（4）**生精小管玻璃样变**，可能是一种包括 Klinefelter 综合征的异质群，其中生精小管直径变小，基底膜明显增厚，Leydig 细胞数量常常增加；（5）**混合性萎缩**，即含有生殖细胞的生精小管和仅有 Sertoli 细胞的小管同时存在；（6）**精子发生正常或基本正常**，通常意味着导管系统的一些部分的不完全性阻塞[57,67,68]。有时描述的另一种改变是**脱落和组织结构破坏**，表现为精子生成紊乱和小管腔充满不成熟的脱落细胞。我们发现这种改变并非特异性的，因为这种改变也可以见于精子发生不全和伴有睾丸阻塞的病变中；还可能与活检标本处置不精心所致的生殖细胞分离的人工假象非常相似。精子发生不全的程度———一种非常主观的评估———可以通过 234 页描述的技术或使用定量技术进行粗略评估[42,64]。

在激素治疗后的睾丸萎缩病例中，可见间质反应性多核巨型间质细胞[63]。在玻璃样变小管出现时可进行弹力组织染色。出现弹力纤维表明青春期已经来到，并且疾病是在这一时期之后发生的。Meinhard 等[52] 发现：不育症的临床分组与组织学几乎不相关，甚至精液分析与组织学也很少相关。

Girgis 等[40] 经睾丸活检研究了 800 余例无精子症病例，在大约 55% 病例中病因是梗阻。在其中半数以上的病例，附睾输精管吻合术证明是有益的。有**精索静脉曲张**的患者常有无精子症和不育症。活检最常见的类型是精子发生不全加脱落和结构破坏[35]。常见于**囊性纤维化**患者的无精子症是梗阻性的，继发于附睾和输精管的结构异常[48]。

在有主要影响内分泌功能的睾丸衰竭患者中极少进行活检，因为其诊断通常是通过激素检查确定的。如果疾病是先天性的或始于儿童期，青春期成熟不足是主要症状[74]。睾丸活检可以看到三种不同的表现：（1）**促性腺激素分泌不足性类无睾症**（60%），伴有促性腺激素水平低下，特征为小而幼稚的小管伴有散在的精原细胞和 Sertoli 细胞，几乎没有 Leydig 细胞；（2）**Klinefelter 综合征**（30%），伴有小管纤维化、基底膜明显增厚和 Leydig 细胞增生[341]；（3）**睾丸发育不全**（10%），特征为缺乏睾丸组织和尿促性腺激素水平升高。Klinefelter 综合征患者乳腺癌的发生率增加[45]；Leydig 细胞瘤和睾丸及性腺外（主要是纵隔）生殖细胞瘤在这一人群中也有报道[33,44,70]。

其他非肿瘤性病变

睾丸**梗死**通常是精索扭转的后果（见 279 页），但也可能继发于化脓性附睾 - 睾丸炎（见下文）的静脉栓塞所致，或在少数情况下可能是由各种原因造成的血管炎所致，如伴有 Crohn 病[98]。

显微镜下，**病毒型睾丸炎的表现**与睾丸肿瘤相似。其结构存在，但存在出血、水肿以及生精小管之间片状淋

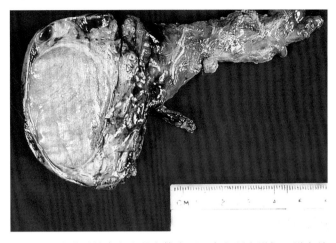

图2.48　肉芽肿性睾丸炎的大体表现。睾丸硬度增加、增大并呈不明确的结节状。

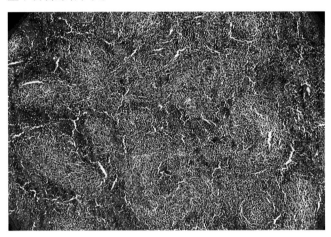

图2.49　肉芽肿性睾丸炎的显微镜下表现。以生精小管为中心的炎性浸润。

巴组织细胞浸润[80]。**肉芽肿性睾丸炎的**大体特征为睾丸实性结节性肿大（图 2.48），显微镜下特征为以生精小管为中心的肉芽肿性病变（图 2.49），正如 Spjut 和 Thope[102] 的经典论文所述。可见上皮样细胞、多核巨细胞、淋巴细胞和浆细胞。至少部分肉芽肿性反应继发于精子崩解产物。常有睾丸外伤史[96]。临床呈良性经过[77,104]。

软斑症可以单独累及睾丸，也可伴行附睾累及[85]。病变有脓肿形成、小管萎缩和特征性的 Michaelis-Gutmann 小体。常可发现血栓形成的血管[81]。培养可能发现细菌（主要是大肠杆菌）。累及睾丸的三种其他增生性组织细胞性病变是**幼年性黄色肉芽肿**[103]、**Rosai-Dorfman 病**（窦组织细胞增生症伴巨大淋巴结病）[90] 和黄色肉芽肿性睾丸炎[97,105]。

化脓性附睾 - 睾丸炎可能并发静脉血栓形成和睾丸脓毒性梗死[89]。大肠杆菌是通常发现的病原体。显微镜下，这一病变和肉芽肿性睾丸炎之间存在许多相似之处，提示它们有共同的缺血性背景。

结核、非典型分枝杆菌病[88]、**麻风、结节病**[87]、**梅毒**和 Crohn 病均可以累及睾丸[78,98]。临床上，梅毒性树

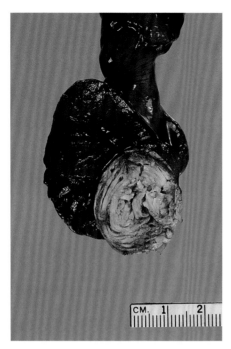

图2.50 睾丸的表皮样囊肿。病变境界清楚并含有层状角化物。

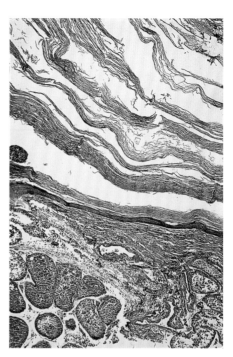

图2.51 睾丸表皮样囊肿的显微镜下表现。鳞状角化物下方是分化好的鳞状上皮。没有皮肤附属器结构。

胶肿可以类似于肿瘤。

其他引起睾丸炎的感染性病原体有弓形虫（在免疫抑制患者中）、真菌、寄生虫和布鲁杆菌。这些很难在外科标本中看到[95]。

多核间质巨细胞相对常见，在睾丸中发现的临床意义不大。它们似乎是年龄相关的[84]，据说尤其常见于雌激素治疗所致的睾丸萎缩病例（见236页）。

坏死性血管炎可累及睾丸，既可以作为结节性多动脉炎或其他系统性疾病的一个表现，也可以是一种孤立表现[94,101]。

阴囊的**异位脾**（脾性腺融合综合征）是由发生于脾和性腺始基接近阶段的先天性畸形所致[79]。在**连续的**变异中，有一条含有纤维或脾组织的条索将脾和阴囊异位脾组织相连。在**不连续的**变异中，脾和阴囊异位脾组织没有连接，异位脾组织表现为一个阴囊的副脾，在临床上可能类似于一个肿瘤。所有报道的病例都在左侧[92]。这种特殊异常的卵巢相应病变已有描述。

睾丸**囊性发育不全**是一种罕见的先天缺陷，表现为睾丸纵隔内形成许多形状不规则的囊性腔隙[82]。囊肿衬以扁平立方上皮，其形态学和免疫组化类似于睾丸网上皮[86]。因此，将这一病变合到睾丸网一节中描述（见275页）。

位于远离睾丸网的睾丸实质内的**囊肿**，衬以相似的扁平立方（无纤毛）上皮，可能具有相似的发病机制[96]。

睾丸的**表皮样囊肿**是一种实质充满角化物且内衬成熟鳞状上皮的病变（图2.50和2.51）。其组织发生尚有争议。已有人提出，其发病机制可能为表皮包涵物和生精小管或睾丸网的鳞状化生。我们猜测，这些病变中至少有部分是单胚层的成熟性畸胎瘤，尽管事实上在剩余的睾丸中从未发现小管内生殖细胞肿瘤[100]。近来的研究发现，这些囊肿在相同位点上含有等位基因的丢失，这从某种程度上提示，至少它们中的某些是肿瘤性的[106]。从实用的观点看，如果**充分取材**没能发现附属结构或其他组织类型，则应采用保守的外科手术，因为在这种情况下从不发生转移[91,99]。这种病变的一种变异形式表现为睾丸的**钙化上皮瘤**，其表现与皮肤的钙化上皮瘤相同[93]。

睾丸植入体（硅胶充填）可以引起类似于在乳腺植入体中所见到的组织反应。显微镜下，以淋巴细胞和泡沫状吞噬细胞浸润纤维被膜为特征，偶尔在其间出现滑膜样裂隙[76]。

肿 瘤

睾丸肿瘤被分为五个普通类型：来源于生精小管生殖上皮的生殖细胞肿瘤（90%），性索-间质肿瘤，混合性生殖细胞-性索-间质肿瘤，非特异性睾丸原发肿瘤，以及转移性肿瘤。

生殖细胞肿瘤

分 类

新近应用的生殖细胞肿瘤分类方法是由Dixon和

表2.2　睾丸生殖细胞肿瘤的分类法比较

Dixon和Moore[111]	Collins和Pugh[109]	英国睾丸肿瘤小组[119]	Mostofi和Price[117]	WHO[108]
精原细胞瘤	精原细胞瘤 　经典型 　精母细胞型	精原细胞瘤 　经典型 　精母细胞型	精原细胞瘤 　经典型 　精母细胞型 　间变型	精原细胞瘤 　精母细胞性精原细胞瘤
胚胎性癌	恶性畸胎瘤，间变型 　（MTA） 恶性畸胎瘤，中间型， 　不伴有分化性或器官样 　成分（MTIB）	恶性畸胎瘤，未分化型 　（MTU）	胚胎性癌 　成年型 　多胚瘤	胚胎性癌 　多胚瘤
畸胎瘤伴胚胎性癌 　（"畸胎癌"）	恶性畸胎瘤，中间型， 　伴有分化型或器官样 　成分（MTIA）	恶性畸胎瘤，中间型	胚胎性癌和畸胎瘤 　（"畸胎癌"）	胚胎性癌和畸胎瘤 　（"畸胎癌"）
畸胎瘤，成熟性	畸胎瘤，分化型（TD）	畸胎瘤，分化型	畸胎瘤 　成熟性 　不成熟性	畸胎瘤 　成熟性 　不成熟性 　伴有恶性变
绒毛膜癌	恶性畸胎瘤，滋养 　细胞性（MTT）	恶性畸胎瘤，滋养细胞性	绒毛膜癌	绒毛膜癌
	睾丸母细胞瘤	卵黄囊瘤	胚胎性癌，婴儿性 　（幼年性）	卵黄囊瘤

From (with last two columns updated) Nochomovitz LE, De La Torre FE, Rosai J. Pathology of germ cell tumors of the testis. Urol Clin North Am 1977, **4**: 359–378.

Moore[111] 最初提出并进行了修订的方法——在学术讨论会上被称为美国分类法[117]。由 Collins 和 Pugh[109] 提出的分类方法则常常被称为英国分类法，后者更偏重于组织发生学，由于其命名过长和使用不便，从未得到广泛应用。表 2.2 提供了这两种主要分类法及其修订内容之间的对比[119]。

从概念和实践两个方面出发，对于生殖细胞肿瘤，第一位的和最重要的分类是两个主要类型的区分：**精原细胞瘤**和所有其他的，统称为**非精原细胞癌性生殖细胞肿瘤**（nonseminomatous germ cell tumors, NSGCT）。现在普遍认为，这两组中所有类型的肿瘤都起源于成熟的或正在成熟的睾丸生殖（生精）上皮[122,123]。支持这种解释的特征是：它们的全能性，它们常常混合存在并有移行，以及病变具有相似的细胞学特征（通常类似于精原细胞瘤细胞，但偶尔具有一型或另一型 NSGCT 的表现），完全局限于生精小管内（即在原位）[108,113,120]（见251 页）。

NSGCT 被认为是克隆起源的（已证实在它们的各种成分中，有相同的等位基因丢失）[112]，并且被认为是胚胎发生再现，肿瘤的分化形式是直接转向一种或多种胚胎和相关结构成分[114,115,118,122]（图 2.52）。这种分化的特殊方向将确定一种特定肿瘤的形态学表现以及由此而来的命名（图 2.53）。已确认四种基本形式：**胚胎性癌**，全部由原始的癌样细胞组成，几乎没有分化的征象；**成熟性和不成熟性畸胎瘤**，其分化朝向胚胎固有的结构，通常是内胚层、中胚层和外胚层组织联合出现；**绒毛膜癌**，特征为形成发育好的滋养叶成分；以及**卵黄囊（内胚窦）瘤**，直接形成胚外内胚层和中胚层。

有两个因素会使这种分类变得复杂。首先，在同一病变中，分化可能沿着两个或更多的不同方向发生。其次，经常看到肿瘤仅仅是部分向某一种成分分化[121]。其结果是令人困惑的形态组合。最好将显示两种或更多成分的肿瘤称为**混合性 NSGCT**，并列出各种形态及其相对数量。胚胎性癌和（成熟或不成熟）畸胎瘤的组合也曾被称为**畸胎癌**，但这一名称已经废弃。

传统上，精原细胞瘤被认为不具有 NSGCT 的特性，

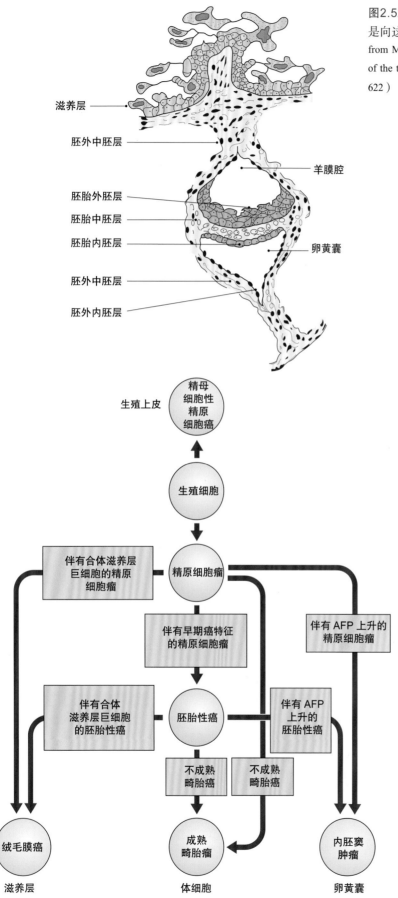

图2.52　正常人类胚胎成分图解。睾丸生殖细胞肿瘤朝是向这些结构的一个或多个方向分化。（Slightly modified from Marín-Padilla M. Histopathology of the embryonal carcinoma of the testes. Embryological evaluation. Arch Pathol 1968, **85:** 614–622）

滋养层

胚外中胚层

羊膜腔

胚胎外胚层

胚胎中胚层

胚胎内胚层

卵黄囊

胚外中胚层

胚外内胚层

图2.53　显示不同类型的生殖细胞肿瘤之间关系的简图。（From Srigley JR, Mackay B, Toth P, Ayala A. The ultrastructure and histogenesis of male germ neoplasia with emphasis on seminoma with early carcinomatous features. Ultrastruct Pathol 1988, **12:** 67–86）

生殖上皮

精母细胞性精原细胞癌

生殖细胞

伴有合体滋养层巨细胞的精原细胞瘤

精原细胞瘤

伴有 AFP 上升的精原细胞瘤

伴有早期癌特征的精原细胞瘤

伴有合体滋养层巨细胞的胚胎性癌

胚胎性癌

伴有 AFP 上升的胚胎性癌

不成熟畸胎癌

不成熟畸胎癌

绒毛膜癌

成熟畸胎瘤

内胚窦肿瘤

滋养层

体细胞

卵黄囊

图2.54 A和B，睾丸联合肿瘤的大体表现。在这2例病例中，实性均质的灰色区均相应于精原细胞瘤，而伴有出血的多彩灶均为非精原细胞瘤成分。

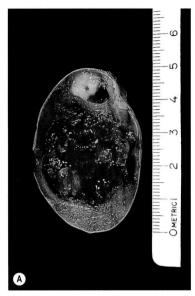
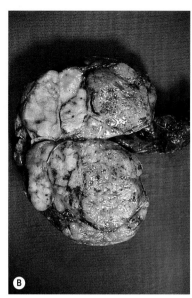

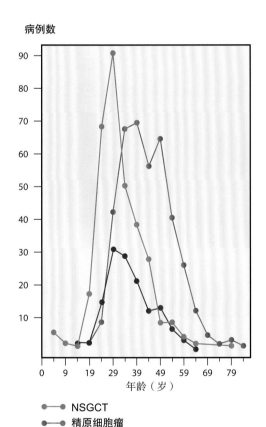

图2.55 睾丸切除时患者的年龄分布；在400例精原细胞瘤病例，322例为NSGCT，136例为联合性肿瘤。注意联合性肿瘤的高峰发生年龄在精原细胞瘤和NSGCT的高峰发生年龄之间。（From Collins DH, Pugh RCP. Classification and frequency of testicular tumours. Br J Urol 1964, **36** (Suppl): 1–11）

而被认为是一种不能向上述任何方向分化的"终点"肿瘤。这样，精原细胞瘤和NSGCT之间就有了明显的分界线，甚至有两种肿瘤的不同组织发生点[109]。但现在这种传统观点已被新的形态学、细胞遗传学和DNA倍体数据否定了，现在认为，这两种肿瘤之间有着非常密切的联系，并且认为精原细胞瘤（除精母细胞型外，后者可能是一种终点病变）在NSGCT形成过程中可能是一种前期病变。的确，现在认为，一些精原细胞瘤可以显示沿着为NSGCT描述的相同方向的局灶性分化，也就是说，向胚胎结构（"精原细胞瘤伴有早期癌变"，一种与所谓的"间变性精原细胞瘤"重叠的病变，见244页）、向滋养层组织（"精原细胞瘤伴有滋养层巨细胞"）以及向卵黄囊结构（"精原细胞瘤伴有卵黄囊成分"）分化[110,116]。支持这两种主要分类之间相关联的进一步证据是：存在着具有精原细胞瘤和一型或另一型非精原细胞瘤成分的肿瘤（图2.54）。为此提出的**联合性肿瘤**这一命名所提供的资料是不够的。在列出NSGCT成分的类型及其相对含量之后，应该称其为混合性精原细胞瘤和NSGCT。此外，NSGCT成分可能主要或仅有单胚层，并且仅由单一组织组成，如前列腺或肌样细胞[124]。

精原细胞瘤

精原细胞瘤占所有睾丸肿瘤的30%～40%（图2.55）。它们被分为两个主要类型：经典型和精母细胞型，前者包括几种变异类型。

经典型精原细胞瘤，大约占精原细胞瘤的93%，具有特征性的大体表现。经典型精原细胞瘤通常是中等大小的，实性、均匀一致，呈淡黄色，并可含有境界清楚的坏死带（图2.56）。通常看不到囊性变或出血区域。如

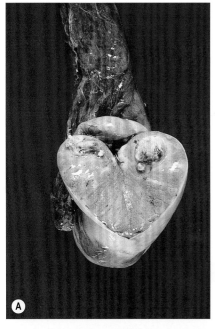
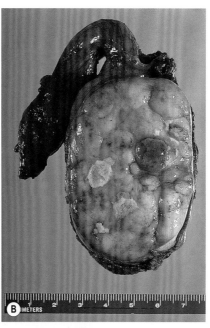

图2.56 A和B，精原细胞瘤的大体表现。在A中肿瘤非常小，而在B中肿瘤取代了睾丸的大部分。（**B**, Courtesy of Dr RA Cooke, Brisbane, Australia; From Cooke RA, Stewart B. Colour atlas of anatomical pathology. Edinburgh, 2004, Churchill Livingstone）

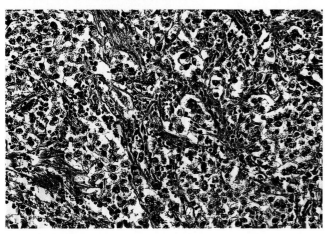

图2.57 睾丸经典型精原细胞瘤。大的肿瘤细胞的实性细胞巢被有大量淋巴细胞浸润的纤维带分隔。

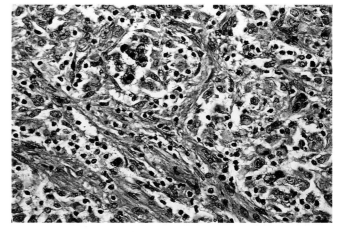

图2.59 伴有明显肉芽肿性反应的精原细胞瘤。此视野仅存少量肿瘤细胞。

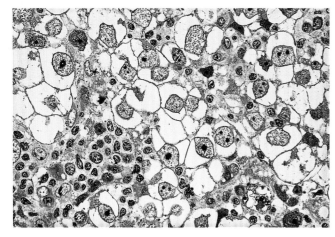

图2.58 经典型精原细胞瘤的塑料包埋切片。注意：大的细胞核，明显的核仁，丰富透明的细胞质，细胞膜的边界清楚，以及间质炎性浸润。

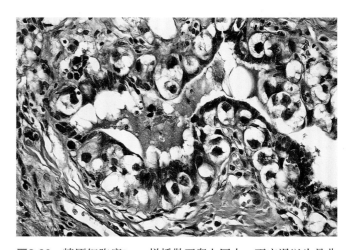

图2.60 精原细胞瘤Paget样播散至睾丸网内。不应误以为是非精原细胞瘤成分。

图2.61 A和B，经PAS反应证实，精原细胞瘤细胞质内有丰富的糖原，淀粉酶消化后消失。

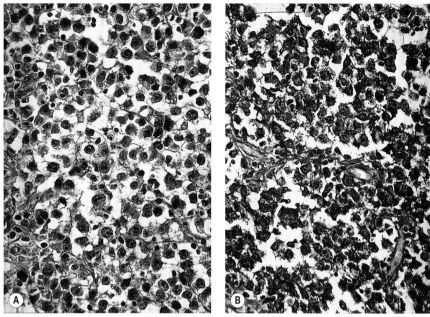

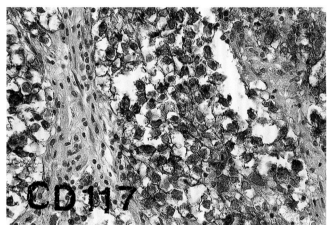

图2.62 经典型精原细胞瘤CD117的免疫反应。

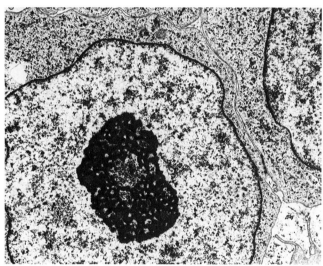

图2.63 精原细胞瘤细胞的超微结构表现。显示中等量的细胞质糖原及生殖细胞肿瘤特征性核仁。

果出现，应怀疑非精原细胞瘤成分存在的可能性，并且应在此处充分取材。

　　显微镜下，单个肿瘤细胞是一致的，具有丰富的透明细胞质，细胞膜外界清楚，有一个大的居中的核，并且有团块状的染色质（图2.57）。核仁具有特征性表现，表现为明显的嗜双色性染色、明显的多样性，形状变长，轮廓不规则（图2.58）。正因如此，核仁成为重要的诊断线索，尤其是当取材有限时。核分裂象数量高度不等。肿瘤细胞通常排列成巢状，外边有纤维带；在80%的病例中，这些纤维带中有淋巴细胞（大多数是T细胞）、浆细胞和组织细胞浸润，可能是宿主对肿瘤的一种反应[136,203]。也可能出现含有Langhans型多核巨细胞和上皮样细胞的肉芽肿性反应；偶尔，肉芽肿性反应相当广泛，以至掩盖了这种疾病的肿瘤性质（图2.59）。诊断困难的其他原因是：有时有过量的纤维化；出现异常的骨化[163]；在某些

情况下肿瘤细胞本身排列成筛状、微囊状、硬化性、单行、小梁状或管状形态结构[138,183,197,204]；由于扩展到睾丸网，可能出现特殊形态（图2.60）；以及在特殊情况下，精原细胞瘤完全生长在曲精小管内[149]。后两种特征可能共同出现，据说是预后差的指征[130]。

　　精原细胞瘤细胞的细胞质内糖原含量不等，但通常是丰富的，这是其细胞质明显透明的原因（图2.61）。免疫组织化学染色显示，其胎盘碱性磷酸酶（PLAP）、CD117（c-kit）（图2.62）、OCT3/4（胚胎干细胞和精原细胞中表达的一种转录因子，参与多态性的调控和维持）[148,161]、SALL4（OCT3/4家族中的一种干细胞标志物）[132]、SOX17[175]、DL-40[154,165]、NANOG（胚胎干细胞自身修

复和多态性的一种关键调控子）[151]、乳酸脱氢酶（lactate dehydrogenase, LDH）、波形蛋白、铁蛋白和血管紧张素Ⅰ-转换酶、MAGE家族基因以及Ki-A10（一种生殖细胞核抗原）呈阳性反应，但高分子量角蛋白、EMA、CD30、glypican-3、p63和SOX2通常呈阴性反应，这在与胚胎性癌的鉴别诊断中是重要特征[126,127,129,133,142,143,146,147,156,157,167,179,184,206]。然而，已经发现，其低分子量角蛋白和广谱角蛋白常呈阳性反应，CD30和EMA也可呈局灶阳性[133]。这些"异常的"所见提醒我们：在应用免疫染色方法进行诊断时应谨慎，尽管这些方法提供了进一步支持这些肿瘤间有密切组织学发生关系的证据[150,169]。重要的是，虽然发生了肿瘤广泛坏死，但其中的一些免疫标志物仍保留阳性[144]。在肿瘤细胞PLAP免疫组织化学染色呈阳性的病例中，40%的病例伴有血清中这一标志物的升高[158]。

电镜检查，一些精原细胞瘤细胞有一种不分化的表现，细胞质内几乎没有细胞器；另外一些细胞则排列较为复杂的形态，提示着某种程度的分化[152,177]（图2.63）。细胞质糖原通常可以确定。环状板层常见。还可见到核内膜状形态，可能代表核膜的裂隙[164]。在超微结构水平上，核仁的特征性表现仍很明显，可见分散突出的核仁线和非常不显著的无定形成分。

正如在分类一节中已经提到的那样（见238页），少数其他经典型精原细胞瘤显示具有生殖细胞潜能，并且有类似于传统上认为仅发生在NSGCT的局灶性分化[139]。

间变性精原细胞瘤：最初由Mostofi[172,173]定义为一种具有典型性特征的精原细胞瘤，每个高倍视野有3个或3个以上核分裂象，特征为侵有袭性较强的临床经过。随后又出现了几个有关这一论题的报道[160,162,193]，有关"间变

性"精原细胞瘤的自然病程，如上述定义的，结论存在很大差别[198]。一些作者发现，无论其分期如何，这一肿瘤都较经典型精原细胞瘤更具侵袭性；另一些作者发现，这一肿瘤更易出现在分期高的病变中，但当其分期相当时，其行为并不比经典型肿瘤更为恶性；还有另外一些作者没有发现这一肿瘤在预后上与经典型精原细胞瘤有任何不同[134,162]。很明显，这一问题必须加以澄清。这一问题的产生部分源于最初提出的诊断标准。由于在80%以上的精原细胞瘤中每个高倍视野都有3个或3个以上的核分裂象，这一标准本身就不恰当[199,205]。或许核分裂象的分界应该增加到每个高倍视野6个或6个以上并结合其他一些形态学标准更为合适，诸如核深染、核仁大小、多形性以及坏死范围。尽管定义有问题，但似乎确实存在一种形态

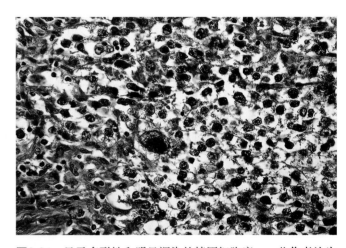

图2.64　显示多形性和明显深染的精原细胞瘤。一些作者认为这种肿瘤为"间变性精原细胞瘤"。

图2.65　伴有滋养叶巨细胞的精原细胞瘤。（A，HE染色。B，hCG免疫染色。）

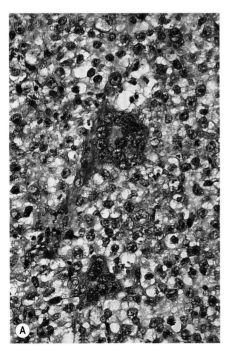

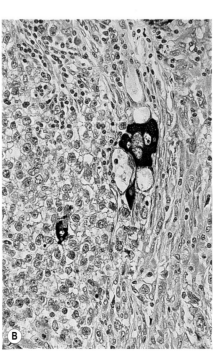

学上介于经典型精原细胞瘤和胚胎癌之间的睾丸肿瘤——这一肿瘤可能是两者间的关联体[199,200,202]（图2.64）。根据这种看法，在间变性精原细胞瘤和所谓的**伴有非典型特征的精原细胞瘤**[194]、**伴有高核分裂指数的精原细胞瘤**[174]和**伴有早期癌变的精原细胞瘤**之间[170,187]，无论是概念上还是形态学上均有很多重叠，后一命名能更好地表达发生在这一肿瘤中的推测的转化。

伴有合体滋养叶巨细胞的精原细胞瘤是肿瘤从局灶分化向滋养叶成分发育的结果，占所有典型精原细胞瘤的 10%～20%。巨细胞既可以是孤立的，也可以表现为合体团块状；它们常与血管密切相关，且周围常见出血灶[172]（图2.65A）。巨细胞含有人类绒毛膜促性腺激素（human chorionic gonadotropin, hCG）（图2.65B），这可以解释为什么一些绒毛膜癌成分没有完全发育的精原细胞瘤患者有血清 hCG 水平升高[159]。这些滋养叶巨细胞应该与已经提到的、作为肉芽肿性反应一部分的 Langhans 巨细胞和多形性精原细胞瘤细胞进行鉴别。有人指出，与其他类型精原细胞瘤相比，含有这些细胞和（或）伴有血清 hCG 水平增高的精原细胞瘤更具侵袭性，但这一点没有被其他研究证实[153,160,171,201]。此外，这类肿瘤的 DNA 指数分布与普通精原细胞瘤的 DNA 指数分布没有区别[128]。因此，目前把这些肿瘤归入经典型精原细胞瘤并按此处置似乎较为恰当。

伴有卵黄囊成分的精原细胞瘤正如其命名所指出的那样，显示有符合卵黄囊分化的病灶，表现结构上的特殊排列、玻璃样小体和对甲胎蛋白（α-fetoprotein, AFP）免疫反应呈阳性。少数已报道的伴有血清 AFP 升高的精原细胞瘤病例[178]，很可能是这型肿瘤的例证，其卵黄囊成分由于取材不充分或仅仅是由于在形态学水平上未能认出这些病灶而被漏掉。在实际工作中，如果诊断为精原细胞瘤的患者其血清 AFP 水平升高，则其原发病变或转移灶中存在非精原细胞瘤成分的机会极高[155]。

前面描述的精原细胞瘤的三种变型（也发生在无性细胞瘤、精原细胞瘤的卵巢对应物[176]）有与经典型精原细胞瘤相似的背景、形态学表现和自然病程。所有这三种情况均提示其生物学行为可能更为恶性，但尚缺乏结论性证据。因此，将这些现象与伴有 NSGCT 的经典型

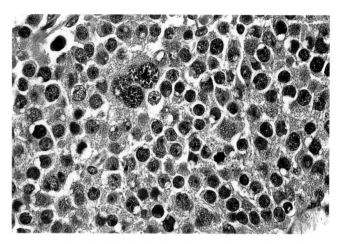

图2.67　精母细胞性精原细胞瘤显示中等大小的细胞（占优势）、巨细胞和小淋巴细胞样细胞。

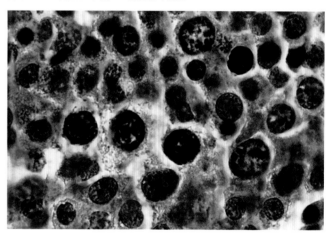

图2.68　精母细胞性精原细胞瘤的典型染色质类型。

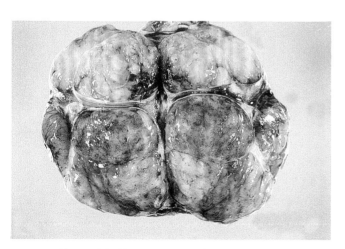

图2.66　精母细胞性精原细胞瘤的大体表现。呈黏液样外观的巨大肿瘤凸出于切面。

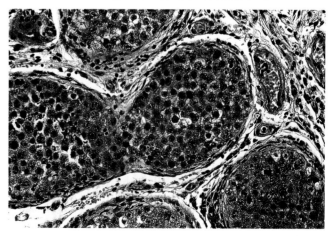

图2.69　精母细胞性精原细胞瘤的弥漫的小管内生长。

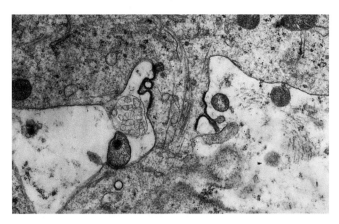

图2.70 精母细胞性精原细胞瘤的超微结构表现。两个肿瘤细胞的细胞间桥连接类似于正常精母细胞所见。注意质膜增厚和微管穿透间桥。

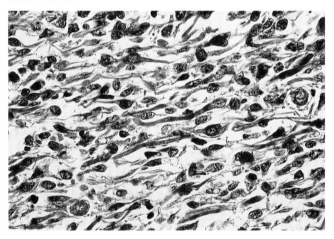

图2.71 睾丸精母细胞性精原细胞瘤的肉瘤样病灶,显示横纹肌分化。此切片来源于肺转移。

精原细胞瘤(所谓的"复合性肿瘤")的混合区别开来仍然是重要的,在后者,非精原细胞瘤成分发育充分且与精原细胞瘤成分明显分开[190]。

精母细胞性精原细胞瘤应与经典型精原细胞瘤及其变异型明确区分开来。这一型肿瘤占所有精原细胞瘤的4% ~ 7%,发生于年龄较大的年龄组[135,191]。大体上其质软,具有胶样外观(图2.66)。显微镜下,肿瘤细胞核呈圆形,细胞大小差异很大。奇异的巨细胞常常与有淋巴细胞样表现的小细胞一起出现(图2.67)。一些细胞核有提示减数分裂早期阶段的一种微丝样表现(图2.68)。核分裂象数目可能较多。细胞质致密且缺乏糖原[131]。肿瘤边缘经常可以看到明显的小管内生长(不能等同于小管内生殖细胞肿瘤形成)(图2.69)。缺乏淋巴细胞浸润和肉芽肿形成的区域[182]。

与经典型精原细胞瘤不同,精母细胞性精原细胞瘤的胎盘碱性磷酸酶(placental alkaline phosphatase, PLAP)免疫反应通常呈阴性[137,140,189]。与经典型精原细胞瘤一样,在精母细胞性精原细胞瘤中可以发现局灶的和不稳

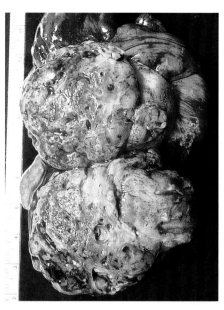

图2.72 胚胎性癌切面上显示呈实性结节,伴有为数众多的坏死和出血区域。

定的角蛋白阳性反应[137]。据说与正常的精原细胞、初级精母细胞和IGCN细胞一样,精母细胞性精原细胞瘤也表达NY-ESO-1(一种"睾丸癌基因"产物),但它与经典型精原细胞瘤和NSGCT不同[185]。与经典型精原细胞瘤一样,其生殖细胞肿瘤标志物SALL4呈阳性,尽管染色密度较低[132]。超微结构显示,其肿瘤细胞显示精母细胞分化的证据[180,181,192](图2.70)。虽然细胞计数和显微分光光度计研究没有证实单倍体(减数分裂后)细胞的存在,但已证实精母细胞性(与经典型不同)精原细胞瘤的细胞成熟至精原细胞-粗线期精母细胞阶段,通过出现联会复合体蛋白1(synaptonemal complex protein 1, SCP1)和其他阶段特异性标志物可以证实[188]。

与经典型精原细胞瘤相反,精母细胞型肿瘤仅发生在睾丸,并且从未见到与NSGCT复合存在。这一型肿瘤更常双侧发生,并且预后很好。实际上,转移并不出现,因此,单纯切除睾丸治疗可能已经足够[131,141]。

精母细胞性精原细胞瘤可能伴有高度恶性的**肉瘤样成分**,有时显示骨骼肌分化(图2.71)。这种情况会使临床病程加快并出现广泛的远隔转移[145,168,195]。这是一种不同于精母细胞性精原细胞瘤**间变型**的现象,在后者中,出现的高度非典型成分保留了生殖细胞特征,而不表现肉瘤样特征;到目前为止,极少数报道的此型病例在生物学行为上与缺乏肉瘤样特征的精母细胞性精原细胞瘤的生物学行为没有不同[125]。

有意思的是,较常见于老年狗的睾丸精原细胞瘤在形态学上类似于人类精母细胞性精原细胞瘤[166,182,186]。

胚胎性癌

胚胎性癌大体上比精原细胞瘤更具多样性(图2.72)。

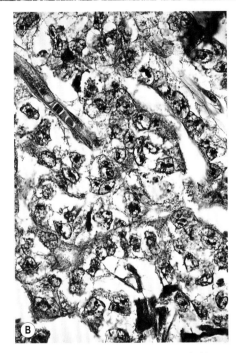

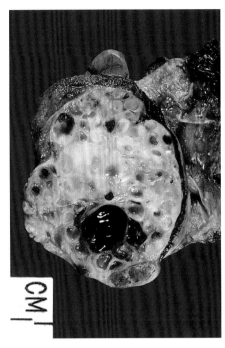

图2.74 睾丸成熟性（成年型）畸胎瘤的大体表现。有多个囊性区域，成熟性脂肪组织小叶和相当于很好分化的软骨的有光泽的实性结节。

图2.73 A和B，胚胎性癌。生长方式弥漫，但缺乏可见于经典型精原细胞瘤中的细胞巢。高倍显微镜下显示典型的、大而不规则形的、重叠的并伴有多个明显核仁的细胞核。

胚胎性癌主要呈实性，灰色或白色，伴有局灶出血和坏死。坏死可能相当广泛以至难以诊断。显微镜下，胚胎性癌可能完全由未分化细胞的实性片块组成，或显示向胚胎性结构、滋养层或有乳头状形态的胚外内胚层或中胚层或腺管形成的早期分化的征象 [210,214]（图 2.73）。

在与精原细胞瘤的鉴别诊断中，重要的是要牢记，即使在实性、未分化区，其生长方式也有癌的表现。细胞间变明显，伴有为数众多的核分裂象（常为非典型性），细胞大小和形状明显不同。出现多个大的核仁，并常见细胞核重叠 [214]。免疫组织化学染色，胚胎性癌细胞对角蛋白（包括角蛋白 19 和高分子量角蛋白）、CD30、OCT3/4、SALL4 和 SOX2 呈阳性反应，而对 CD117 或 SOX17 常常呈阴性 [208,209,211-213,215,217,218]。这些反应中的一

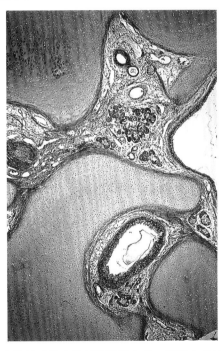

图2.75 成熟性畸胎瘤的低倍镜下表现。可见大的软骨岛，周围有分化好的腺体结构。

些对诊断可能有帮助，正如在 241 和 243 页讨论的那样。值得注意地是，对 CD30 的反应的胚胎性癌在化疗后可能消失 [207]，而对 OCT3/4 的反应往往存在，两者在原发性肿瘤和转移中都表达 [218]。胚胎性癌相关的其他几种标志物也有描述（如 43-9F），但它们的分子本质还不清楚，

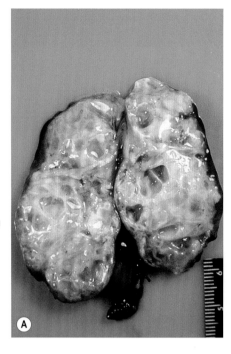

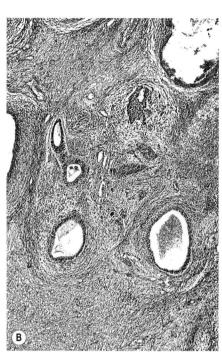

图2.76 不成熟性畸胎瘤。A，大体表现。B，显微镜下表现。腺体结构周围可见同心圆排列的细胞丰富的间质。

它们的特异性和实用性有待确定[216,219]。

成熟性（成年型）和不成熟性畸胎瘤

成熟性畸胎瘤占所有睾丸肿瘤的 5% ~ 10%[226]。大体上，成熟性畸胎瘤主要呈囊性和多叶状（图 2.74）。软骨灶通常显著，但并不常见骨的出现。

在睾丸畸胎瘤，显微镜下可见所有类型的组织，最常见的是神经组织、软骨和不同类型的上皮（图 2.75）。上皮成分可以向胃肠道、呼吸道、皮肤或实际上任何其他类型的组织分化。相应躯体结构中正常存在的所有细胞均可见到，包括胃肠道上皮病例中的神经内分泌细胞，神经组织病例中的脑膜细胞（以至于形成脑膜瘤样结构）[221,228]。有时，畸胎瘤以一种成分（如软骨）为主，几乎没有其他成分[232]。

诊断**成熟性**畸胎瘤的要求是：所有组织都很好分化的，因此其同义词为"分化性"畸胎瘤[230]。

应该指出的是：常见于卵巢的充满皮脂、角化物和毛发（"皮样囊肿"）的畸胎瘤在睾丸是非常罕见的[233]。令人奇怪的是，这种肿瘤的毛发成分可以具有毛基质瘤性质，作为睾丸毛基质瘤报道的病例很有可能是用词上的差异[229]。

睾丸畸胎瘤有很高比例（特别是在成人），也可以显示在某些区域有不成熟组织，后者可能位于间质、上皮或神经成分中。不成熟成分可能表现为腺体成分周围间质的细胞轻度增多，也可能形成大灶的原始腺体、神经上皮，甚至是有类似于 Wilms 瘤表现的组织（图 2.76）。世界卫生组织（WHO）的分类法将具有这些特征的畸胎瘤分类为**不成熟性**（immature）畸胎瘤[222,223]，但这一

发现的预后意义还有待确定，或许可以沿用已成功应用于卵巢畸胎瘤分级的方法。然而，重要的是，不要将这些不成熟的区域看成为胚胎性癌。实践上应牢记的是，在评估不成熟性畸胎瘤的预后时，更为重要的是在显微镜下仔细寻找卵黄囊瘤病灶，而不是去确定不成熟性成分的范围和分级[225]。

一些不成熟的生殖细胞肿瘤由于其组织构成不同而具有一种特殊表现。**多胚瘤**（polyembryoma）的特征是整个肿瘤出现多数胚胎样小体。后者几乎从不以单纯的形式出现，而是作为混合性生殖细胞瘤亚型的一种成分出现。**弥漫性胚胎瘤**（diffuse embryoma）一词是指一种睾丸生殖细胞肿瘤，其特征是规则排列的胚胎性、卵黄囊和滋养层细胞成分[223,224]。一些不成熟畸胎瘤几乎全部由伴有**神经母细胞瘤**（neuroblastoma）或**外周神经外胚层肿瘤**（peripheral neuroectodermal tumor）表现的原始神经上皮组织组成[227,231]。已报道的睾丸原始神经外胚层肿瘤（primitive neuroectodermal tumor, PNET）可能是这种现象的极端表现[220]。

畸胎癌

畸胎癌是由畸胎瘤和胚胎癌混合组成的肿瘤。其大体表现取决于这两种成分的相对含量：畸胎瘤区域呈多囊性，而胚胎性癌区域呈实性并伴有出血和坏死灶（图 2.77）。畸胎瘤病灶表现可有成熟或不成熟。有时出现非生殖细胞型肉瘤成分，诸如横纹肌肉瘤、血管肉瘤或软骨肉瘤[235]。

如上文已提及的那样，"畸胎癌"这一命名正在废弃；现在这种病变常被称为混合性 NSGCT，并于随后列出有关的成分及其比例。

图2.77　A和B，畸胎癌的大体表现。实性颗粒状区域相当于胚胎性癌的病灶，而珍珠样结节相当于分化好的软骨。

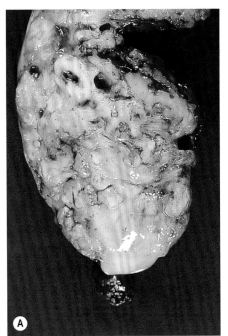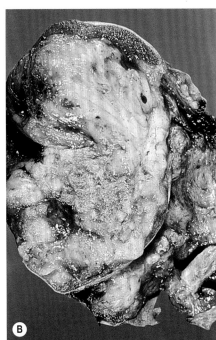

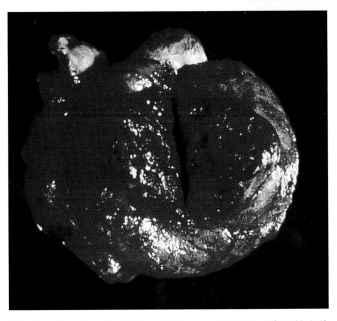

图2.78　单纯性绒毛膜癌的大体表现。明显的出血表现是这种类型肿瘤的特征。

绒毛膜癌

　　绒毛膜癌大约占睾丸肿瘤的5%。这些肿瘤常常较小，睾丸不增大。它们通常有出血和部分坏死（图2.78）。偶尔，原发肿瘤可能已完全退化，仅残留含有含铁血黄素的瘢痕。生精小管内可以出现特殊的苏木素沉积，可能是以前存在的肿瘤残留物[236]。显微镜下，这些肿瘤显示有巨型的合体滋养层细胞，核大，呈非典型性，并混有细胞滋养层细胞（图2.79）。合体滋养层细胞对hCG和角蛋白呈一致的免疫反应[240,242]。已经注意到，

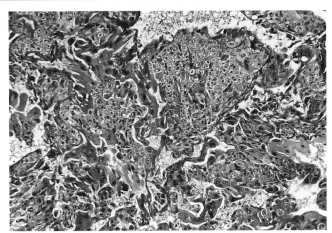

图2.79　睾丸绒毛膜癌的显微镜下表现。细胞滋养层细胞和合体滋养层细胞相互混合，重现了见于正常绒毛的形态。

角蛋白7着染滋养层细胞（无论是在绒毛膜癌中，还是在其他生殖细胞肿瘤中），但生殖细胞肿瘤中任何其他成分均不着色[237]。合体滋养层细胞也表达表皮生长因子受体[238]。如已提及的那样，具有合体滋养层细胞形态学表现的细胞也可以见于几种其他类型的睾丸肿瘤，包括精原细胞和NSGCT，特别是胚胎性癌。这些细胞像绒毛膜癌一样也产生hCG，并且毫无疑问在组织发生学上与后者有关[239,240]。然而，在睾丸生殖细胞肿瘤中不论出现孤立的甚或融合成团的合体滋养层细胞（伴有或不伴有出血），都不足以诊断绒毛膜癌。只有当合体滋养层细胞与细胞滋养层细胞成分以双向丛状结构密切混合时，绒毛膜癌的诊断才是恰当的[244]。有关血清绒毛膜促性腺激素水平的状况可以说有些相似。典型的绒毛膜癌hCG增高，但任何其他类型的睾丸生殖细胞肿瘤hCG也可能增

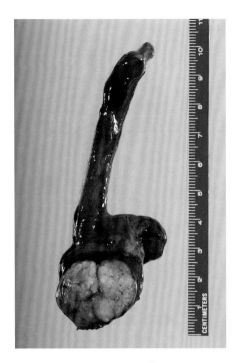

图2.80　婴儿的纯粹的卵黄囊瘤的大体表现。

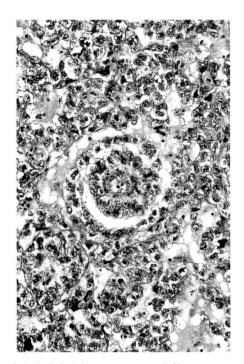

图2.81　睾丸卵黄囊瘤的Schiller-Duval小体。

高。这一发现虽然具有重要的预后价值[241]，但并不应影响肿瘤的形态学分型。绒毛膜癌的诊断应根据组织学形态，而不是基于其所产生的激素。

　　还应提及的是，在例外情况下，可能发现睾丸滋养层细胞肿瘤只由细胞滋养层细胞（"单向"绒毛膜癌）或中间滋养层细胞（**胎盘部位滋养层细胞肿瘤**）构成[245]。后者已经在 NSGCT 得后腹膜晚期复发中描述过[243]。

卵黄囊瘤

　　卵黄囊瘤多年来也被称作内胚窦瘤、幼年性胚胎性癌、胚胎性腺癌、婴儿睾丸特殊性腺癌、伴有透明细胞的睾丸腺癌和睾丸母细胞瘤[248,264,270,271,275,277]。现在已有证据证实 Teilum 的假设，即卵黄囊瘤是一种类似于胚胎卵黄囊组织的单系发育的畸胎瘤[200]。特别需要指出的是，其表现重现的是初级卵黄囊而不是次级卵黄囊[262]。

　　睾丸肿瘤在两种特殊情况下可见卵黄囊结构：（1）纯粹的卵黄囊瘤——具有 Teilum 描述的典型的器官样表现——发生在婴儿和儿童（通常小于 2 岁），并且有非常好的预后[259]；（2）作为成人混合性生殖细胞肿瘤的一种成分，分化较差并更具恶性表现，至少在考虑预后时，这种肿瘤的预后可能比胚胎性癌或畸胎瘤要差[260,268,276]。随着对卵黄囊分化可能展示的不同形态结构的了解的增加（相关免疫细胞化学技术研究的结果），与其他生殖细胞成分伴随出现的卵黄囊成分的比例也不断增加，特别是胚胎性癌和畸胎瘤[269]，但也见于精原细胞瘤[269]。在一些 NSGCT 病例研究中，卵黄囊成分的出现率达到了 80%[263]。

　　大体上，婴儿纯粹的卵黄囊瘤质地柔软，切面可见

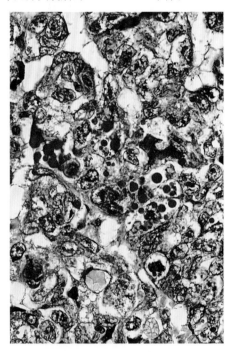

图2.82　睾丸卵黄囊瘤的多形性和玻璃样小体。

微囊形成（图 2.80）；成人生殖细胞肿瘤中的卵黄囊成分大体检查难以识别。显微镜下可见卵黄囊成分混有上皮和间叶成分，呈现特征性的器官样排列。微囊、腺管 - 腺泡样和乳头状结构常见。许多囊性间隙衬以一层非常扁平的内皮样细胞。间质可以相当富于细胞，呈梭形，有些类似于平滑肌。这种间叶样成分似乎是一种抗化疗的多潜能细胞群，在罕见病例中，在治疗后这种细胞可以转化为肉瘤[261]。这种肉瘤是梭形细胞肉瘤，发生在黏

液样至胶原间质的背景上[272]。

血管周围的 Schiller-Duval 小体是卵黄囊瘤的最为鲜明的特征（图 2.81）。Schiller-Duval 小体相当于见于鼠胎盘中的结构[270]，具有形成卵黄囊的倾向。在电镜水平，正常卵黄囊与卵黄囊瘤之间有某些相似之处[251]。易于被误诊的卵黄囊瘤是那些显示有肝样结构（胎儿型肝细胞索结构）、实性结构或分化好的腺体结构（类似于胎儿肺或肠道，后者也被称为原始肠或小肠结构）的变型[254,255,257,273]。

卵黄囊瘤中总能见到细胞质内和细胞质外圆形玻璃样包涵体（图 2.82）。后者呈嗜酸性，PAS 染色呈阳性，并且是淀粉酶抵抗的；有些免疫细胞化学染色显示含有 AFP。另一些包涵体显示由其他血浆蛋白（如白蛋白、α_1-抗胰蛋白酶和转铁蛋白）组成，并且有基底膜物质[265]。应该指出，AFP 的产生和释放不只限于这里提到的卵黄囊瘤；AFP 也常出现在含有卵黄囊成分的胚胎性癌和畸胎癌的血清和组织中，甚至也可出现在那些形态学上没有可以辨认的卵黄囊瘤成分的肿瘤中[252,256]。还需要注意的是，大多数 AFP 免疫反应并不出现在玻璃样小体上，而是见于肿瘤细胞的细胞质中，表现为弥漫的或呈颗粒状阳性染色。

卵黄囊瘤细胞对角蛋白也呈一致的阳性免疫组化反应[249]。SALL4 阳性和 OCT3/4 免疫表型是卵黄囊瘤重要特征[247]。儿科病例表达 GATA-4——一种调节鼠卵黄囊内胚层分化和功能的转录因子[266]。成人 NSGCT 中的卵黄囊成分对 glypican-3、N-钙黏蛋白和（更少见的）CDX2 呈阳性[246,253,274,278,279]。RUNX3 基因启动子高甲基化被认为在这些肿瘤中起到致病作用[258]。

生殖细胞肿瘤中的体细胞型恶性肿瘤

偶尔，睾丸生殖细胞肿瘤可发展成恶性肿瘤——被称为**体细胞型**——具有与普通非生殖细胞本质类似的表现。一个罕见但引人注目的例子是发生在精母细胞性精原细胞瘤中的肉瘤（见上文）。这种现象在成熟性和不成熟性畸胎瘤中最为常见，与良性卵巢囊性畸胎瘤恶变相似[280,288]。其恶性成分通常是上皮性的（常常是腺癌和鳞状细胞癌形式），但也可以出现肉瘤成分（如横纹肌肉瘤和血管肉瘤）[283,287]。这种现象在 WHO 分类中被称为**伴有恶变的畸胎瘤**（伴有恶性区域的畸胎瘤）[286]。克隆研究已经显示，在大多数病例中，体细胞型肿瘤来源于之前存在的生殖细胞肿瘤[284]。

一般而言，睾丸生殖细胞肿瘤中出现肉瘤成分是预后差的标志，至少当其出现在转移部位时[282,285]。然而，也有个别列外存在。例如，转移性生殖细胞肿瘤化疗后在后腹膜出现横纹肌分化的肿瘤其临床生物学行为与畸胎瘤更一致，而不是与成人型横纹肌肉瘤更一致[281]。

曲细精管内生殖细胞肿瘤形成

生殖细胞肿瘤的原位阶段通常被称为曲细精管内生殖细胞肿瘤形成（intratubular germ cell neoplasia, IGCN），但也被称为原位癌（不够准确，因为病变不仅仅是上皮性的）和睾丸上皮内肿瘤形成[301,303,319]。这种肿瘤最常见于含有隐匿的浸润性生殖细胞恶性肿瘤的残留睾丸中，在一些病例研究中，其发生率可高达 80%[309,312]。这种肿瘤也可见于 5% 的有睾丸肿瘤的患者的对侧睾丸[248,251,294,299]。有意思的是，无论其浸润性生殖细胞肿瘤的性质如何，IGCN 的表现通常是相同的。已经发现，所有类型的青春期后生殖细胞肿瘤均伴有 IGCN。对成熟性畸胎瘤来讲，IGCN 的发生率相当低[322]；在青春前睾丸发生的纯粹卵黄囊瘤和其他生殖细胞肿瘤中，IGCN 的发生率也非常低[305,340]，虽然 IGCN 发生在这些肿瘤中也有报道[308,334,341]。睾丸的 IGCN 也可伴有纵隔的原发性生殖细胞肿瘤[304]。

虽然 IGCN 通常限于生精小管，但有时也可扩展到睾丸网，形成一种 Paget 样表现，不注意很容易混淆[329]。

有时，偶然在没有明显肿瘤的情况下发现 IGCN，还有时偶然在有不同雌雄间性（intersex）的儿童或青少年发现 IGCN[333]，但 IGCN 最常见于那些因不育症或现有或已经纠正了隐睾症的病例进行的睾丸活检标本中[317,338]。识别这些病变非常重要，因为它们是临床上出现肿瘤的前兆。Skakkebaek[337] 在 555 例不育症男性睾丸活检中发现6 例（1.1%）有局灶非典型生殖细胞（其中 2 例是双侧性的）；随访 1.3～4.5 年，6 例中有 4 例发展为浸润性生殖细胞肿瘤。其他作者也报道了类似的结果[328,330]。

1980 年，在明尼苏达召开的一个有关睾丸生殖细胞

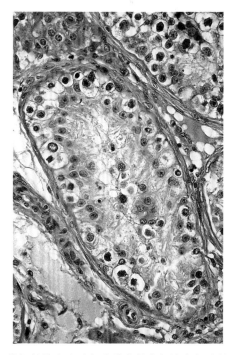

图 2.83　曲细精管内生殖细胞肿瘤的常规染色切片的显微镜下表现。在增厚的基底膜上可以看到一排具有透明细胞质的非典型生殖细胞。在这个小管内无精子形成。

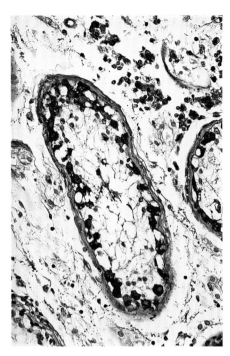

图2.84 曲细精管内生殖细胞肿瘤PAS染色显示，肿瘤细胞胞质内有丰富的糖原。

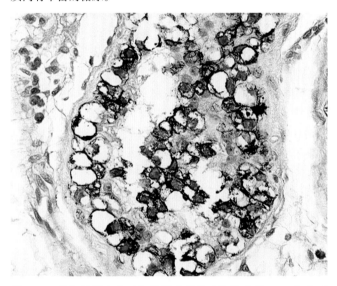

图2.85 曲细精管内生殖细胞肿瘤的肿瘤细胞中的PLAP免疫反应。

肿瘤的国际专题讨论会接受了由 R.E. Scully 医师提出的下列 IGCN 分类的修正方案：

1. **不能分类的 IGCN**（IGCN, unclassified, IGCNU）。这一命名用于生精小管基底部出现非典型生殖细胞，而其他部位含有非肿瘤性生殖细胞群和（或）Sertoli细胞（图 2.83）。伴随着非典型生殖细胞的增生，生精小管的固有层常出现增厚和玻璃样变。非典型细胞胞质透明、富于糖原，对 PLAP、CD117（c-kit）、OCT3/4、SALL4 和其他肿瘤性生殖细胞标志物呈阳

性反应[290,296,306,321,326,331]，并且类似于精原细胞瘤细胞（图 2.84 和 2.85）。这些细胞对 TCL1（T 细胞白血病／淋巴瘤基因 -1）染色也呈阳性，与见于精原细胞瘤的方式相似[296a,315]。其 DNA 倍体结构和细胞遗传学改变也与精原细胞瘤相似[298,345]。然而，由于在这一阶段不能确定增生的肿瘤细胞的具体类型，最好采用"不能分类"这一命名。这种病变可能广泛播散到整个睾丸，但也可能是局灶性的并伴有异质性分布[292,320,327,342]；在靠近附睾的区域不太明显。鉴别诊断包括生精小管细胞的空泡化——这是一种变性改变。

PLAP、CD117、OCT3/4 或 AP-2γ 免疫染色是检测成人睾丸中 IGCN 的非常有用的技术，因为相应的正常生殖细胞缺乏这些标志物[307,318,336]；然而，PLAP 在一类1岁以前的正常婴儿生殖细胞中也有表达[310]。p53 的过度表达常发生在 IGCN 中——另一个好的诊断性标志物[313,324]。IGCN 的细胞不同于正常生殖细胞，它不出现 RBM（RNA- 结合位点）蛋白，后者是由位于人类 Y 染色体上的基因编码的，仅表达于男性生殖细胞系[316]，IGCN 的细胞还存在 FHIT 表达的丢失[300]。已有人提出其他一些标志物，有时可联合应用，用于确认这种病变[335]。有意思的是，当 IGCN 进展为另一种类型的浸润性生殖细胞肿瘤时，NKX3.1（一种同源盒基因，特异性表达于前列腺和睾丸）表达丢失[339]。

2. **伴曲细精管外扩展的 IGCN**。这种类型也可称作"微浸润"IGCN，其间质出现非典型生殖细胞——形态学上类似于见于小管内的非典型细胞[323,344]。IGCN 的微小浸润成分可以出现于睾丸中，伴有或不伴有明确的生殖细胞肿瘤[343]。这种肿瘤可表现为从小管内向浸润性睾丸生殖细胞肿瘤的过渡，伴有 p21 的丢失和 MDM-2 表达增多[297]。

3. **曲细精管内精原细胞瘤**。在这种肿瘤中，不能与精原细胞瘤区别的非典型生殖细胞充满小管，并且完全取代了正常的 Sertoli 细胞和生殖细胞。这种类型的肿瘤可以应用与浸润性肿瘤相同的细胞学标准进一步分为经典型、精母细胞性或伴有滋养层巨细胞性曲细精管内精原细胞瘤。在浸润性肿瘤成分中，曲细精管内滋养细胞肿瘤成分几乎总是伴有滋养细胞[292]。与 IGCNU 不同的是，曲细精管内精原细胞瘤如果出现浸润性成分，几乎都是纯粹的精原细胞瘤，或伴有精原细胞瘤成分的混合型生殖细胞肿瘤。尽管有不同意见[293]，我们和其他作者认为，这个事实证实了曲细精管内精原细胞瘤与 IGCNU 的区别[314]。

4. **曲细精管内胚胎性癌**。其曲细精管内含类似于见于胚胎性癌的高度恶性细胞。在这种病变中常见中心坏死灶[332]。诊断可以通过 CD30 免疫反应作出[291]。

5. **其他类型的 IGCN**。在曲细精管内阶段存在着其他类型的生殖细胞肿瘤可确定的可能性。例如，

Mostofi[325] 描述了他解释为小管内阶段的卵黄囊瘤和绒毛膜癌。在某些情况下，所有可看到的是：伴有坏死细胞的小管聚集，常常有明显的钙化[311]。Azzopardi 等[289] 令人信服地证实：这常常是生殖细胞恶性肿瘤的一种燃尽（burned-out）期。

突出的问题是：如果在睾丸活检中发现一个曲细精管内生殖细胞肿瘤形成的病灶，我们要做些什么。根据前面提到的研究所获得的数据，一种做法是施行睾丸切除术，如果对侧没有活检应加做对侧的睾丸活检。根据情况，另一种做法是密切随访，进行睾丸的临床和超声影像检查，并确定血清中 hCG、AFP 和人胎盘催乳激素（human placental lactogen, hPL）水平。对于已经由于浸润性生殖细胞肿瘤而行睾丸切除术的患者，对侧睾丸出现的 IGCN 可采用局部放射疗法治疗[302]。

生殖细胞肿瘤——概述

发病率

睾丸生殖细胞肿瘤在所有恶性肿瘤中仅占很小的比例，但却是 25 ~ 29 岁青年男性中的最常见恶性肿瘤。其发病率似乎在增加，至少精原细胞瘤是这样的[409]。

易感和伴发因素

下面列举了认为与睾丸生殖细胞肿瘤（而不是单独讨论的隐睾症和 IGCN）可能存在或存在统计学相关性的因素。其中有些因素非常明确，而有些因素证据不足。

1. **遗传和基因学**。少数睾丸生殖细胞肿瘤的发生有家族性背景[380,383,424]，提示有遗传学背景[404]。尤其是 21-三体与风险增高相关[367]。
2. **出生之前雌激素升高**[435]。
3. **性腺发育不全性病变**[420,435]。
4. **HIV 感染患者**[386]。
5. **脾性腺融合综合征**。所有报道的病例都是非精原细胞瘤样类型[391]。
6. **皮肤非典型痣**。有人提出，多发性皮肤非典型痣在有睾丸生殖细胞肿瘤患者中的发生率增加，并且可能是这种疾病的一个标志[430]。
7. **结节病**。有人提出，睾丸生殖细胞肿瘤和结节病伴发的机会较多[433]。

年　龄

不同类型的睾丸肿瘤的发病率与年龄之间有很好的相关性。经典型精原细胞瘤的发病高峰年龄为 41.9 岁，精母细胞性精原细胞瘤为 65 岁，不同类型的 NSGCT 为 30.4 岁，而精原细胞瘤和 NSGCT 复合性肿瘤的发病高峰年龄为 35.1 岁[366]。在青春期前的儿童中，精原细胞瘤和

复合性肿瘤罕见。只有 NSGCT 有一些发病率，主要是卵黄囊瘤和成熟性畸胎瘤[346]。纯粹的卵黄囊瘤大部分发生在 2 岁以下的婴儿[456]。发生在青春期性腺的肿瘤往往是二倍体肿瘤，并且与 i(12p) 或 IGCNU 无关[435]。在超过 60 岁的个体中，NSGCT 非常罕见。这一年龄组最常见的生殖细胞肿瘤是精原细胞瘤，无论是经典型的，还是精母细胞性的，只有恶性淋巴瘤在数量上超过这种肿瘤[347,355]。

表　现

大多数睾丸生殖细胞肿瘤表现为睾丸进行性、无痛性增大。这些肿瘤可以生长缓慢，也可以迅速生长。有时，其最初表现为腹膜后、肺或纵隔的转移。睾丸中的小肿瘤可能是通过触诊或超声检查发现的。一种在精原细胞瘤非常罕见但在绒毛膜癌相对常见的表现形式是：患者可有男性乳腺发育、纵隔增大和（或）肺转移，而且在临床上睾丸正常的情况下，血清 hCG 水平明显增高。

双侧性

在不同的病例研究中，生殖细胞肿瘤累及双侧睾丸者占 1.1% ~ 2.7%[351,365,400,425]。如果双侧睾丸均未下降，那么双侧发生的风险上升到 15%。双侧睾丸肿瘤可以同时发生，但更为常见的是不同时发生。肿瘤可以有不同的组织学表现[434]，但最常见的形态是双侧精母细胞性或经典型精原细胞瘤[438]。一个老年患者出现双侧睾丸肿瘤时，最有可能的诊断是恶性淋巴瘤。

坏死和退变

无论是原发部位的肿瘤，还是转移部位的肿瘤，也无论是继发于化疗的肿瘤，还是本身发生的睾丸，生殖细胞肿瘤中可以存在广泛坏死。后者在绒毛膜癌中尤其常见，会给诊断造成很大困难。在这样的病例中，免疫组织化学染色有很大帮助，因为有些标志物在整个坏死区域内仍可呈现阳性表现。在这方面特别有价值的是角蛋白、OCT3/4、SALL4、CD117 和 CD30 的组合[362]。

肿瘤完全坏死可导致肿瘤退变，这种现象常见于绒毛膜癌（见上文），但也可以见于其他类型的生殖细胞肿瘤。因此，每位出现性腺之外（尤其是腹膜后）生殖细胞肿瘤的男性患者必须接受全面的临床检查和睾丸超声检查[350]。显微镜下，退化的生殖细胞肿瘤的最具有提示性的表现是界限清楚的瘢痕，可以伴有 IGCNU，或伴有粗糙的小管内钙化[353]。

DNA倍体

大多数睾丸生殖细胞肿瘤表现为 DNA 非整倍体（几乎总是超过二倍体，并常见三倍体或四倍体），肿瘤异质性微乎其微[387]。精原细胞瘤的平均 DNA 指数明显高于 NSGCT 的平均 DNA 指数[375,421]。相反，精母细胞

性精原细胞瘤是二倍体或接近超二倍体 [439]。

分子遗传学特征

青春前期的睾丸成熟性畸胎瘤是唯一一种没有可见的染色体异常的生殖细胞肿瘤 [416]。其他生殖细胞肿瘤常表现出多个染色体异常 [416]。它们至少有一个 X 染色体和一个 Y 染色体，提示肿瘤性转化发生在有丝分裂间期之前 [403]。

婴儿和儿童的卵黄囊瘤常表现为 1p 和 6q 的缺失以及 1q、20p 和 22 的获得。缺乏作为普通恶性生殖细胞肿瘤特征的 12p 等臂染色质 [427,435,453]。

成人和青少年精原细胞瘤和 NSGCT 几乎总是显示有一个或多个拷贝的 12p（i（12p））等臂染色体或其他形式的 12p 扩增。因为这些遗传学异常在 IGCN 中缺乏，12p 上基因的获得对于浸润性生殖细胞肿瘤的发生似乎至关重要 [357,418,435]。其他常见遗传学改变包括 11、13、18 号或 Y 染色体缺失，或 7、8 号或 X 染色体获得 [364,399,417,422]。在混合性精原细胞瘤 -NSGCT 病例中，从遗传学角度这两种成分会被分别评估，有些表现出相似的克隆性异常（提示来源于相同干细胞），有些则不然 [370,395,452]。在睾丸生殖细胞肿瘤中，TP53 的作用尚不清楚。尽管有一定数量的病例显示这一基因的突变 [398,450]，但总是出现在这些肿瘤中的 p53 蛋白过度表达主要是野生型的 [384]。

除成熟性畸胎瘤外，其他所有生殖细胞肿瘤都有端粒酶活性，这一结果与预期一致，即端粒酶的水平与肿瘤分化阶段呈负相关关系 [348,371]。

精母细胞性精原细胞瘤表现出完全不同的遗传学特征。没有发现 12p 等臂染色体。许多染色质异常常见，9 号染色体获得是特征性的。

扩散和转移

一般推定，睾丸生殖细胞肿瘤局部播散的最先表现是白膜受累，但实际上睾丸门浸润更为常见 [455]。由于浸润在大体上不明显，所以必须在显微镜下检查这些区域 [373]。这些肿瘤的 Paget 样睾丸网播散将在 276 页讨论 [406]，精索播散（由于标本污染易于过诊断 [419]）将在 280 页讨论。

至于淋巴道转移，睾丸肿瘤首先播散到主动脉周围和髂淋巴结，随后播散到纵隔和左锁骨上淋巴结。肿瘤同侧的腹膜后淋巴结转移占病例的 80% ~ 86%，而双侧转移占 13% ~ 20%。在没有同侧转移情况下出现的对侧转移是非常罕见的 [372,432]。其特征是，最先出现的腹膜后转移的位置较高，在紧贴肾血管下方处。这些肿瘤不累及腹股沟淋巴结，除非有阴囊皮肤的浸润、皮肤瘢痕内的肿瘤复发或这个部位曾有手术史（如隐睾症矫正术、疝修补术或阴囊睾丸切除术）[396]。血行转移最常发生在肺、肝、脑和骨 [431]。绒毛膜癌脑转移发生率高，而精原细胞瘤则易发生骨转移 [360]。胚胎性癌常常早期转移，而绒毛膜癌在

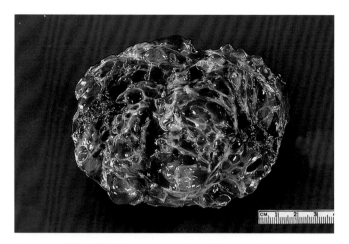

图2.86　腹膜后转移性NSGCT。肿块完全由成熟组织组成，而原发肿瘤有胚胎癌结构。

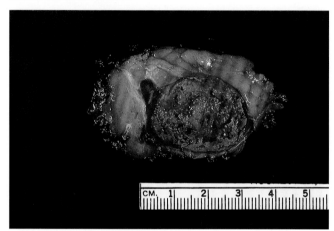

图2.87　化疗后完全坏死的腹膜后转移性NSGCT。

诊断时几乎均已广泛转移。发生于青春期后的睾丸成熟性畸胎瘤无论其原发肿瘤分化如何好，都可以伴发转移。相反，发生于青春期前的睾丸成熟性畸胎瘤从不发生转移。发生于婴儿或儿童的纯粹卵黄囊瘤很少转移到主动脉周围或其他淋巴结 [456]，而发生于成人的伴有其他 NSGCT 成分的卵黄囊瘤常常出现这些部位的转移。

转移性肿瘤的显微镜下表现可能不同于原发瘤。畸胎瘤转移常表现为胚胎性癌，而相反的情况也可发生 [354]。一般说来，经典型精原细胞瘤转移后仍为经典型精原细胞瘤，但也可能转变为胚胎性癌或绒毛膜癌 [360]。在混合性精原细胞瘤 -NSGCT 中，后一种成分最常发生转移。睾丸生殖细胞肿瘤的晚期转移通常呈畸胎瘤表现 [413]。局灶含有绒毛膜癌的混合性生殖细胞肿瘤转移后常为纯粹绒毛膜癌。成熟性畸胎瘤可以发生具有畸胎癌形态的转移，而畸胎癌也可以伴有完全成熟性畸胎瘤的转移 [388,414,442]（图 2.86）。后一种现象在腹膜后淋巴结要比在肺更为常见 [369,444,445]，其原因可能是：原来不成熟的或间变的病灶在原位成熟；这种情况似乎较常见于化疗后，可能是化疗选择性地破坏了肿瘤中间变成分的结果，而这些成分具有内在分化能力 [408]。确实，有时

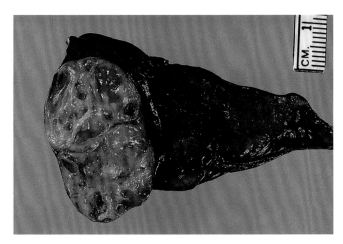

图2.88　化疗后NSGCT的肺转移。肿块完全由成熟组织组成。

整个肿瘤呈坏死表现（图2.87）。提倡化疗后手术切除残留的肿瘤[428,440,443]。在一些情况下，可见原发灶和转移灶完全自发性消退[356,376]。有时，在这些转移病变中（见上文）出现伴有体 - 型（somatic-type）（而不是生殖细胞）表现的肿瘤灶。包括腺癌（偶尔由于细胞质含有丰富的糖原而呈透明细胞表现[390]）、各种类型的肉瘤[411]和具有母细胞瘤样表现的肿瘤，包括一些非常类似 Wilms 瘤（带有小管、胚芽、间质，有时甚至是血管小球结构）的肿瘤[412]。

化疗后肺转移的显微镜下表现与预后有很好的相关性。出现完全坏死或充分的成熟成分象征着一个良好的预后[405,423,428]（图 2.88）；存在不成熟或不分化成分与生存期减少相关，而出现肉瘤成分则是一个特别不吉利的信号[448,449]。

治　疗

对于所有睾丸生殖细胞肿瘤，最初治疗是腹股沟睾丸切除术（"根治性睾丸切除"），同时行精索高位结扎[441]。进一步的治疗依据病理检查所见确定。所有经典型精原细胞瘤患者都应接受彻底的腹膜后和同侧盆腔淋巴结放射治疗，无论临床或淋巴管造影检查有无转移的证据[299,301,325]。化疗仅用于疾病进展的患者或放疗后复发的患者[359,361,389]。在有关间变性精原细胞瘤的定义和自然病程的更多信息可利用之前，用与治疗经典型精原细胞瘤相同的方式治疗这种肿瘤似乎是恰当的。对于精母细胞性精原细胞瘤患者，是单独施行睾丸切除，还是联合应用放疗仍有争议。

对 I 期和 II 期 NSGCT 的治疗尚有争议并经常变化，因为监护和化疗在不断进步。基于不同的机构，睾丸切除后可行腹膜后淋巴结切除、放射治疗、化疗、联合放化疗或监护[357,402,446,451]。在美国，优先选择保留神经的淋巴结切除（可施行或不施行化疗）[352,379]，但是，有些研究小组推荐，对 I 期精原细胞瘤或 NSGCT 患者只进行睾丸切除，只对在密切随访中显示复发的病例进行进一步的治疗[374,377,381,426]。同样，建议对 II 期 NSGCT 采取睾丸切除加腹膜后淋巴结切除，化疗仅用于有复发的患者[437,454]。"仅仅监护"的方案并不适用于有明显胚胎性癌结构或肿瘤有血管浸润的病例，因为在这些情况下，远处转移的可能性很大[447]。

婴儿的纯粹卵黄囊瘤发生腹膜后播散的发生率很低，无需进行淋巴结切除[363]。同样，对发生于婴儿或儿童的成熟性畸胎瘤单独施行睾丸切除即可。

对于施行生殖细胞肿瘤睾丸切除术的患者，是否要进行对侧睾丸活检以寻找 IGCN 还有争议。大多数作者不支持这种检查，除非是对高风险患者（睾丸容积＞1ml，或年龄＞30 岁的有隐睾症病史患者）[385]。

生殖细胞肿瘤患者放射治疗后肉瘤的发生率增加，大多数肉瘤就位于照射野内[393]。

预　后

目前，90% 以上的新诊断的生殖细胞肿瘤患者得以治愈[359]。预后根据临床分期（见附录 C）和肿瘤的类型有很大差异[378,397,436]。经典型精原细胞瘤预后最好。95% 以上的临床上病变局限于睾丸（ I 期）或横膈下淋巴结（ II 期）的患者均可以治愈。精母细胞性精原细胞瘤的预后更好，实际上这种肿瘤从未发生过转移[438]。

在除了绒毛膜癌以外的 NSGCT 病例中，如果临床上无淋巴结受累，其治愈率超过 95%，无论患者施行过腹膜后放疗[451]还是淋巴结清扫[394]；在有转移的病例中，当前的治愈率在 40% ~ 95% 之间。如果出现局限性肺转移，40% 的患者仍可能通过彻底的肺放射治疗而存活[451]。如出现广泛性肺转移病变，则预后不良。NSGCT 的化疗已经取得了显著进步，即使是 III 期患者也有可能治愈。不幸的是，绒毛膜癌仍是一个致死性疾病。卵黄囊瘤的预后直接与手术时患者的年龄有关：婴儿和儿童的预后最好（通常是纯粹的卵黄囊瘤），而成人的预后则与其他 NSGCT 相似。混合性精原细胞瘤 -NSGCT 的预后与非精原细胞瘤成分的性质相关。

一个国际生殖细胞癌合作组织，在评估了将近 6000例睾丸生殖细胞肿瘤后，确定了如下的**独立**预后因素：hCG、AFP 和 LDH 升高的程度，以及出现肺以外其他内脏转移[392]。

无论组织学类型如何，对睾丸肿瘤预后有不利影响的形态学因素是：肿瘤通过鞘膜扩展并进入精索，以及血管浸润[349,407,415,429]。据说在精原细胞瘤，缺乏淋巴间质以及出现明显的小管间生长模式也是预后不良的征象。肿瘤大小似乎与转移率不相关[429]。

在对睾丸生殖细胞肿瘤进行的监护中，最重要的工具是血清标志物的应用，主要是 hCG 和 AFP，可用于诊断和治疗的选择[358,368]。NSGC'T 患者中大约有 72% 的患者 hCG 升高，75% 的患者 AFP 升高。成功治疗之后，血清水平下降到正常值，但在肿瘤复发时又上升[401]。

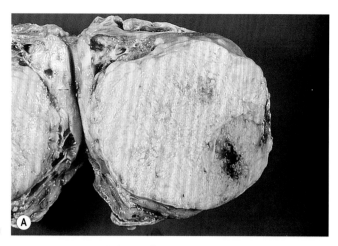

图2.89　Leydig细胞瘤的大体表现。A，肿瘤替代了睾丸的大部分，外观呈颗粒状、淡黄色。B，这是一例发生于儿童的肿瘤，呈实性，边界清楚，深棕色。

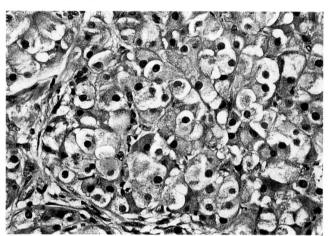

图2.90　睾丸Leydig细胞瘤。肿瘤特征为有丰富颗粒状嗜酸性胞质的多角形细胞呈实性生长。

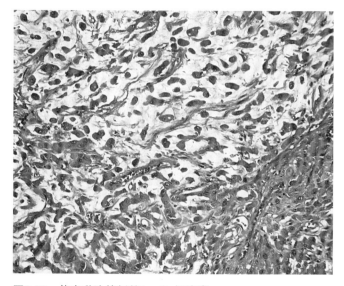

图2.92　伴有黏液特征的Leydig细胞瘤。

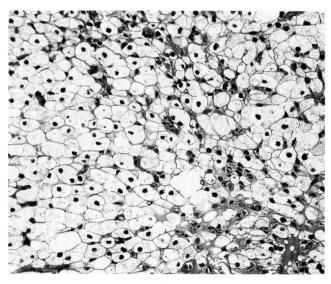

图2.91　睾丸Leydig细胞瘤。肿瘤细胞胞质透明，类似于见于肾上腺皮质肿瘤的细胞。

性索-间质肿瘤

Leydig细胞肿瘤和相关病变

Leydig（间质）细胞瘤占所有睾丸肿瘤的1%～3%。大约3%的病例是双侧性的，既可以同时发生，也可以相继发生[482]。少数病例发生于隐睾，另有一些病例伴有Klinefelter综合征。在极少数病例，它们可同时或非同时发生于对侧睾丸有生殖细胞肿瘤的患者[464]。由于雄激素和（或）雌激素生成增加，患者可出现内分泌改变[466,467]。大多数发生在成人中，睾丸可触及肿物及男性乳腺发育是最常见的症状。极少数发生于儿童的病例可引起早熟的假性青春期表现，有阴毛和阴茎生长，但在无肿瘤的睾丸中没有精母细胞成熟（因此冠以假性）；这些症状在肿瘤切除后通常消失[459]。

大体上，Leydig细胞瘤一般为小的（平均大小为3cm）、境界清楚的、位于睾丸内的实性结节（图2.89）。

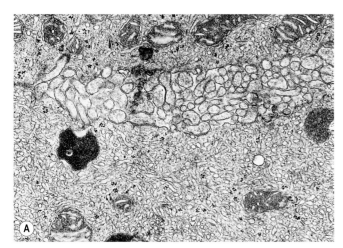

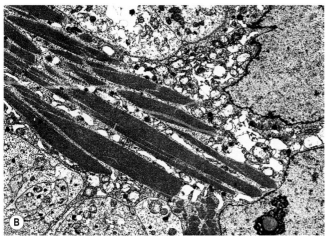

图2.93　Leydig细胞瘤的超微结构表现。A，这些产生类固醇的细胞含有明显的滑面内质网。细胞质的微绒毛充满细胞间隙。B，肿瘤细胞质中可见多量Reinke结晶。（Courtesy of Dr JH Lin, East Meadow, NY）

Leydig 细胞瘤通常呈棕色，这是其最明显的大体特征之一。在罕见的病例中，Leydig 细胞瘤或其他性腺间质瘤发生在睾丸外[475]。

　　显微镜下，Leydig 细胞瘤细胞边界清楚，呈深嗜酸性，但偶尔可见透明细胞质，有一个圆形或卵圆形（偶尔有核沟）的核（图 2.90 和 2.91）。这些细胞中有些细胞有浆细胞样表现。有时出现脂褐素和 Reinke 结晶，后者可以通过 Masson 三色染色确定（见图 2.93）。同许多其他内分泌肿瘤一样，这种肿瘤细胞的大小和形状可以明显不同，可以出现有巨核的奇异细胞。这种肿瘤的生长方式一般是实性的，但也可以是小梁状、黏液样、假滤泡状和微囊形成[460,470]（图 2.92）。偶尔，肿瘤细胞中有明显的梭形细胞、骨化生或脂肪化生[458,480,484]。超微结构检查，细胞含有丰富的滑面内质网和有管泡状嵴的线粒体，这两个特征为产生类固醇的细胞所共有[481]（图 2.93）。偶尔，超微结构表现类似于胎儿型 Leydig 细胞[465]。尽管有些困难，但免疫组化染色检查可见细胞质内有各种类固醇激

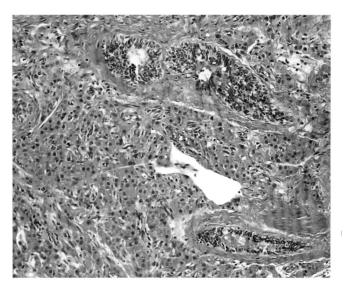

图2.94　所谓的肾上腺生殖器综合征的"睾丸肿瘤"。可见多发结节，外观类似于肾上腺皮质结构。

素[472]。波形蛋白和 S-100 蛋白也可以表达[463,478]。

　　已经证实，评估这些肿瘤的最实用的标志物是抑制素、钙（视）网膜蛋白（calretinin）和 Mart-1（也称为 Melan-A，可用抗体 A103 检测）[457,461,477]。

　　在 1 例 Leydig 细胞瘤中检测到编码促黄体生成素（luteinizing hormone，LH）受体的基因一种活性突变[473]。

　　在所有 Leydig 细胞瘤中，大约有 1/10 有恶性生物学行为证据，表现为转移，特别是向淋巴结、肺和肝转移[474]。恶性 Leydig 细胞瘤全部发生于成人，通常不伴有内分泌改变，体积比良性肿瘤大（平均为 7.5cm），更常出现浸润，倾向于出现坏死和血管浸润、细胞核非典型性、众多核分裂象，但缺乏脂色素[483]。肉瘤样（梭形细胞）改变可以见于转移灶[469]。

　　与非转移性 Leydig 细胞瘤相比，转移性 Leydig 细胞瘤有更高的 MIB-1 指数和更高的非整倍体出现率[462,476]。

　　Leydig 细胞瘤的治疗通常采用单纯睾丸切除术。恶性肿瘤可能需要腹膜后淋巴结切除；一些转移肿瘤 o,p-DDD 治疗有效，后者偶尔对肾上腺皮质癌也有效，肾上腺皮质癌是另一种产生类固醇的肿瘤。

　　Leydig 细胞瘤的鉴别诊断如下所示：

1. **结节状 Leydig 细胞增生**，可以在隐睾或其他情况下见到。两者的区别主要在于病变的大小（肿瘤常 > 0.5cm），结节状增生的特征是多发，真正的 Leydig 细胞瘤在剩余的睾丸中不伴有 Leydig 细胞增生[468]。

2. **大细胞钙化性 Sertoli 细胞瘤**可能具有一种 Leydig 细胞样表现的成分（见 259 页）。

3. **肾上腺生殖器综合征的睾丸"肿瘤"**，或许在鉴别诊断中这是最重要、也是最困难的一种病变。这种病变通常是在成年早期作为一种可触及的肿块而被发现；儿

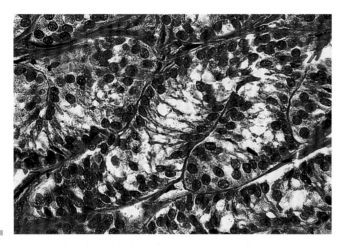

图2.95　伴有睾丸女性化综合征的Sertoli细胞腺瘤。

童病例的病变一般较小，为偶然发现。2/3 的肾上腺生殖器综合征病例为"盐形成型"（salt-forming type）。睾丸的肿块通常是双侧性的并位于睾丸门部。大体上，肿块是边界清楚的，呈棕绿色，由明显的纤维带分为小叶状[479]。显微镜下，具有丰富嗜酸性细胞质的瘤细胞排列成片／巢和条索状（图 2.94）；这些细胞可以含有脂色素，但不出现 Reinke 结晶。与 Leydig 细胞瘤不同，这些病变的最重要的特征是：病变双侧性，伴有临床和实验室特征，以及对治疗有反应（皮质类固醇治疗后体积缩小），表明它们可能是异位肾上腺皮质细胞的结节状增生而不是真正的肿瘤[471,479]。

4. **卵黄囊瘤**，事实上，有些 Leydig 细胞瘤病例可以表现为明显的微囊型生长[460]。

Sertoli细胞肿瘤和瘤样病变

　　Sertoli 细胞瘤和瘤样病变是一组复杂而认识不够的增生性疾病，由具有 Sertoli 细胞形态学特征或与特殊的性腺间质细胞有关的细胞组成[513]。

　　Sertoli 细胞增生（也称**小管发育不良、发育不全带、小管腺瘤**和 **Sertoli 细胞结节**）区域可以见于一半的隐睾患者；这一发现提示，睾丸的异常下降是异常性腺成熟的表现。然而，Sertoli 细胞增生也可见于 20% 的睾丸肿瘤患者的非肿瘤性睾丸[506]，并且在阴囊的尸解研究中，正常睾丸也有大约相同的发病率[490]；这些病灶的出现随着年龄的增长而减少[489]。

　　Sertoli 细胞腺瘤在睾丸女性化（雄激素不敏感）综合征患者中并不少见[496,498,499]。显微镜下，病变由衬以Sertoli 样细胞的细长小管组成（图 2.95）。一种密切相关的发生于有睾丸女性化背景和 Peutz-Jeghers 综合征患者的肿瘤，其形态学特征类似于卵巢肿瘤，被称为"**伴有环状小管的性索肿瘤**"[503,515]。见于有 Peutz-Jeghers 综合征的儿童的 Sertoli 细胞增生常常是多中心和双侧性的。尚不清楚是否这些就是 Sertoli 细胞结节状增生或 Sertoli

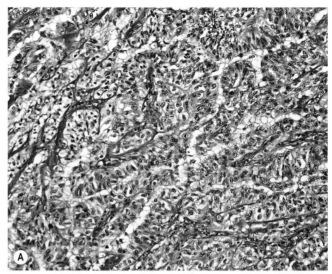

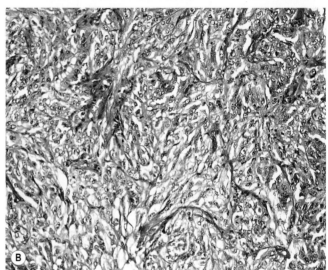

图2.96　A 和 B，伴有肉瘤样特征的Sertoli细胞腺瘤。后者在 B 图中尤为显著，相比之下，A 图中肿瘤的Sertoli细胞特征更显著。

细胞瘤的管内形态[512]。Ulbight 等认为这些肿瘤是良性的（尽管有时有浸润），并建议把这些形态学上独立的病变命名为**曲细精管内大细胞透明性 Sertoli 细胞瘤变**[511]。

　　Sertoli 细胞瘤（非特异性的）也可来源于正常下降的睾丸。有时伴有男性乳腺发育[492,493,514]。大体上，肿瘤边界清楚，呈白色或黄色，质硬，伴有局灶囊性改变。显微镜下，其诊断性特征的是：存在小管结构——衬以具有 Sertoli 细胞表现的长形细胞。在其他一些区域，肿瘤是实性的，可能与精原细胞瘤混淆。细胞质的量为中等至丰富，伴有淡染至致密的嗜酸性物质。大约一半的病例出现大的细胞质空泡[514]。过去作为**性腺母细胞瘤**[509]和**特异性性腺间质肿瘤**[497]报道的睾丸肿瘤很有可能属于同一种类型或密切相关的类型，其中一些肿瘤的 Sertoli 细胞特征并不明显。在这种情况下，将这些病

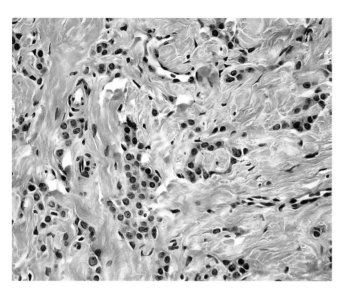

图2.97　硬化性Sertoli细胞瘤的显微镜下表现。

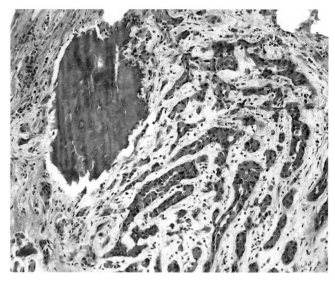

图2.99　大细胞钙化性Sertoli细胞瘤。

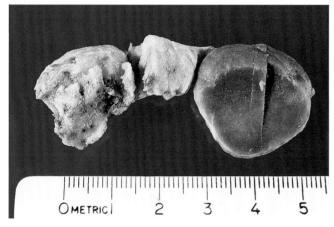

图2.98　睾丸大细胞钙化性Sertoli细胞瘤的大体表现。肿瘤呈明显的多结节状。灰暗的结节明显为Leydig细胞成分。

例命名为**性索-间质肿瘤或性腺间质肿瘤，非特异性的，**可能更为恰当[494]。此外，Sertoli细胞瘤可以伴有异源性肉瘤成分[487]（图2.96）。免疫组化染色，Sertoli细胞肿瘤对波形蛋白、角蛋白、α_1-抗胰蛋白酶和神经元特异性烯醇化酶呈阳性反应[494]。更具诊断意义的是，肿瘤常常对抑制素、CD99和抗müller激素呈阳性反应，据说只有Sertoli细胞和颗粒细胞可产生抗müller激素[488,504]。它们对PLAP和CD117（c-kit）染色呈阴性。

　　大约1/10的Sertoli细胞瘤具有恶性行为，最常见的转移部位是髂和主动脉旁淋巴结[507]。应疑为Sertoli细胞瘤恶性变的特征包括：分裂象、多形性、肿瘤体积增大和坏死，特别是当上述特征一起出现时[494]。需要附带说明的是，在这些恶性形态下，Sertoli细胞瘤很可能会被误认为精原细胞瘤[491]。Sertoli细胞瘤的治疗是睾丸切除。当转移病变出现时，主张外科切除转移病变，因为尚未证实放疗和化疗对其有效[494]。

　　硬化性Sertoli细胞瘤是Sertoli细胞瘤的一种特殊类

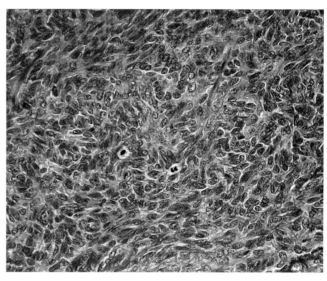

图2.100　累及睾丸的成人型颗粒细胞瘤。注意偶尔出现的纵向核沟，肿瘤细胞呈卵圆形至梭形，核分裂活性高。

型[516]。患者是成年人，没有肿瘤产生雌激素的证据。大体上，肿瘤体积小，边界清楚，质硬，呈黄白色到棕褐色。显微镜下，在明显的纤维玻璃样背景中，Sertoli细胞形成单纯的和相互吻合的小管（有时含有腔）、大细胞巢和细的索条[505]（图2.97）。在已报道的病例中，没有发现恶性行为[516]。

　　大细胞钙化性Sertoli细胞瘤通常见于20岁以下的患者，常常是Carney综合征的一部分。Carney综合征也可以包括睾丸Leydig细胞瘤、垂体肿瘤、肾上腺皮质的色素性结节状增生、心脏黏液瘤、皮肤的点状色素沉着和其他异常[486,502]。双侧和多灶性病变非常常见（图2.98）。显微镜下，这种病变的特征是具有丰富嗜酸性细胞质的细胞呈片块状、条索状和实性小管状，由含有大片钙化区的丰富纤维组织分隔（图2.99）[500]。超微结构

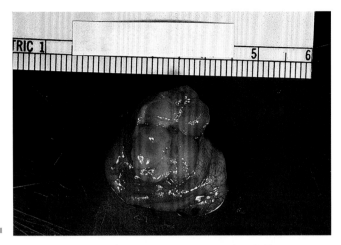

图2.101　累及婴儿睾丸的幼年型颗粒细胞瘤的大体观。

显示瘤细胞具有 Sertoli 细胞的特征，包括出现 Charcot-Bottcher 结晶[485,501,510]。免疫染色通常 S-100 的 α 和 β 亚单位均呈阳性，这一特征可能与这种肿瘤的特征性钙化相关（S-100 是一种钙结合蛋白），可作为与 Leydig 细胞瘤进行鉴别诊断的一种有用工具[508]。

其他性索-间质肿瘤

　　属于这一范畴的一些肿瘤具有类似于成人型或幼年型卵巢**颗粒细胞瘤**的表现[528,532,543]。**成人型**颗粒细胞瘤较常见，表现为睾丸肿块而没有内分泌功能证据，虽然有个别男性乳腺发育的病例报道[529]。其生长方式可以为实性、囊性、微小滤泡性、脑回形、环状或小梁状，类似于卵巢对应物所见[524]（图 2.100）。同样，可以出现 Call-Exner 小体。免疫组化染色，波形蛋白、抑制素、Mart-1（Melan-A）以及角蛋白 8 和 18 呈阳性，而 EMA 呈阴性[522]。在肿瘤细胞中可以检测到类固醇激素受体[522]。在已报道的病例中约有 10% 出现转移[524]。

　　幼年型颗粒细胞瘤发生在小于 6 个月的婴儿，甚至有可能是先天性的[517,520,523,526]（图 2.101）。有时伴有影响 Y 染色体的细胞遗传学异常和生殖器不明确[538,542]。有些肿瘤发生于未下降的睾丸。在超微结构和免疫组化水平已经发现，肿瘤有上皮和平滑肌双向分化的证据[535]。

　　性腺间质来源的**纤维瘤**具有类似于更常见的卵巢纤维瘤的表现，可以发生在睾丸，需要与睾丸鞘膜的纤维瘤鉴别[525]。这些肿瘤大体上黄白相间，类似于卵巢的纤维卵泡膜细胞瘤。还有一些类似于**伴有少量性索成分的卵巢纤维瘤**[521]。

　　印戒样间质肿瘤——一种在卵巢中熟知的肿瘤，在睾丸中也已有描述[527,530]。

　　其他睾丸**梭形性索-间质肿瘤**在光学显微镜下表现为间叶样外观，但免疫组化染色上皮标志物呈阳性（有时有 S-100 蛋白的表达）[531,533,536,540]。我们曾见过一个病例，其梭形细胞中混有鳞状上皮岛。

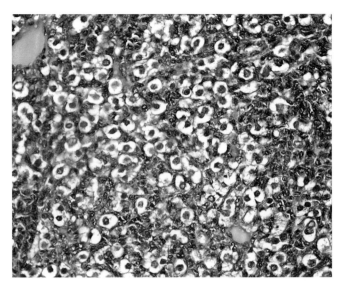

图2.102　睾丸的混合性生殖细胞-间质细胞瘤。这种病变不同于性腺母细胞瘤。

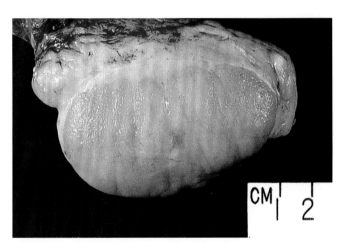

图2.103　大细胞型恶性淋巴瘤的大体观，肿瘤完全取代了睾丸。

　　顺便应该提及的是，睾丸和睾丸旁也可以发生有卵巢表面上皮分化的肿瘤，包括浆液性、黏液性、子宫内膜样和透明细胞囊瘤以及 Brenner 瘤[518,519,534,537,539,541]（见 279 页）。

混合性生殖细胞-性索-间质肿瘤

　　这一组肿瘤中，最著名的是**性腺母细胞瘤**——这种肿瘤几乎总是来源于有性腺疾病的患者，或者是单纯性或混合性性腺发育不全，或者是男性假两性畸形[547]。然而，有些病例可以发生在表型和染色体组型正常的男性。形态学上不同于性腺母细胞瘤的混合性生殖细胞-性索-间质肿瘤也存在[444-546]（图 2.102）。然而，应该注意的是，不要将夹杂有生殖细胞的睾丸性索-间质肿瘤误诊为混合性生殖细胞-性索-间质肿瘤[548]。

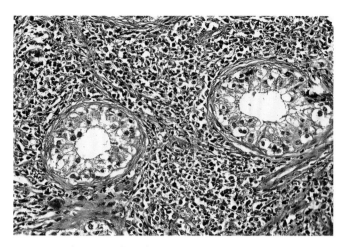

图2.104　睾丸恶性淋巴瘤。间质中可见肿瘤性淋巴细胞弥漫浸润，这些细胞围绕在小管周围并将小管分隔开。

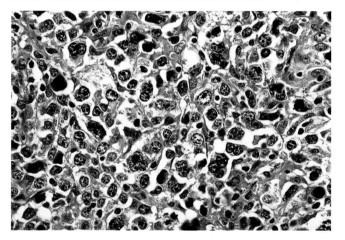

图2.105　伴有多形性特征的大B细胞淋巴瘤病例，此图所示易被误诊为间变性或精母细胞性精原细胞瘤。

恶性淋巴瘤和相关肿瘤

恶性淋巴瘤仅占所有睾丸恶性肿瘤的5%。恶性淋巴瘤在老年人中是最常见的睾丸肿瘤，但其也可以发生于任何年龄组，包括儿童[558]。与生殖细胞瘤相比，恶性淋巴瘤更易双侧发生；事实上大约50%的双侧睾丸肿瘤是淋巴瘤[562]。

几乎所有恶性淋巴瘤病例都是非霍奇金型。到目前为止，最常见的亚型是弥漫性大B细胞淋巴瘤，但也可以发生小淋巴细胞性淋巴瘤、滤泡性淋巴瘤（见下文）、间变性大细胞淋巴瘤（包括后者中性粒细胞丰富的亚型）、NK/T细胞淋巴瘤和血管内（亲血管性）淋巴瘤[572,573][549,554,556,574,576]。

大体上，大细胞淋巴瘤表现为睾丸实质被均匀一致的实体所取代，类似于精原细胞瘤（图2.103）。显微镜下，大的肿瘤细胞在间质中明显增生，并围绕和浸润生精小管（图2.104）[550]。不应将小管上皮内散在的恶性细胞与小管

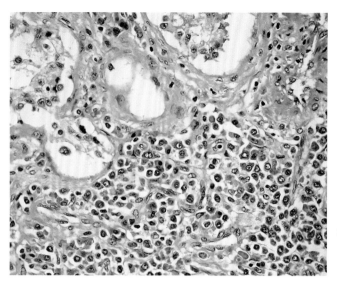

图2.106　粒细胞肉瘤的睾丸受累。间质中出现的大多数细胞是髓系的前体细胞。

内生殖细胞肿瘤形成混淆。血管浸润发生率高[568]。睾丸淋巴瘤有时会被误诊为精母细胞性或"间变性"精原细胞瘤；间变性大细胞淋巴瘤可能会被误诊为胚胎性癌[556]（图2.105）。通过免疫组化（如果需要，可做分子生物学检测）作出正确诊断应该没有困难[561]。表型上，大多数睾丸大B细胞淋巴瘤属于非生发中心性B细胞样亚型[551]。

睾丸弥漫性大细胞淋巴瘤可以通过睾丸切除和化疗进行治疗，有时可联合放疗[559]。近半数的睾丸淋巴瘤患者在诊断时已发现有系统性病变，其预后差[569,571]。CNS或对侧睾丸的复发率很高[559,571,577]。

成人和儿童的睾丸和附睾**滤泡性淋巴瘤均**很少。与一般滤泡性淋巴瘤相比，肿瘤常常是局灶性的，缺乏BCL-2基因重排。典型者临床上表现惰性病程[552]。

睾丸**浆细胞瘤**可能是多发性骨髓瘤的一种表现，也可能是独立的疾病[567]。后者至今仍是最常见的情况，即使睾丸受累是疾病的最初临床表现[557,565]。

睾丸**白血病累及**较常见于淋巴细胞性白血病，但也可发生于髓细胞性白血病[560]（图2.106）。后者最初被误诊为大细胞淋巴瘤者并不少见[555,575]。伴有急性淋巴细胞性白血病的儿童病例大约有8%出现睾丸受累的临床征象[570]，但在显微镜下受累率则超过20%[563]。骨髓缓解后睾丸常常是复发的第一个征象[566]。残留的病变可以借助应用特异的免疫标志物识别[553]。可以通过睾丸穿刺活检而确定诊断。放射治疗对控制睾丸受累非常有效，但在大多数病例中，骨髓复发仍将发生[564]。

其他原发性肿瘤

睾丸**类癌**可被视为生殖细胞肿瘤的一个成分（通常是成熟性畸胎瘤），也可被视为来源于自身神经内分泌

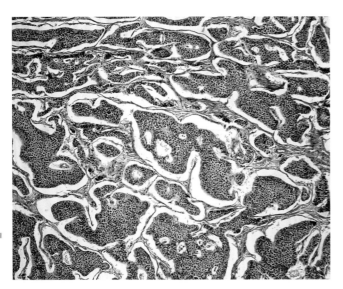

图2.107　睾丸内类癌，显示经典的岛状结构。

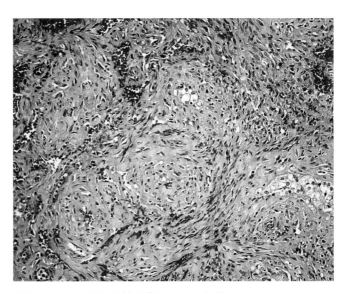

图2.108　HIV感染个体的睾丸Kaposi肉瘤。

细胞的原发性肿瘤（可能与 Leydig 细胞有关[589]），还可被视为来自胃肠道肿瘤的转移性肿瘤[579,583,596,597]（图2.107）。有些报道的病例发生在儿童[587]。原发性肿瘤边界清楚，呈质韧的实性团块，黄色到黄褐色[579]。

肿瘤细胞呈嗜银性，有时呈亲银性；超微结构上显示致密核心分泌颗粒，免疫组化染色含有 5- 羟色胺、神经元特异性烯醇化酶、嗜铬素和各种肽类激素[591,600]。其中大多数病例可以通过睾丸切除术治愈，这些病例通常不伴有类癌综合征。

血管瘤和血管内皮瘤在儿童和成人都可以表现为睾丸内肿物。已经报道的亚型包括毛细血管型（可以是多灶性的）、海绵状和上皮样（组织细胞样）[586,593,594]。后者需要与腺瘤样瘤鉴别[578,584]。

幼年型黄色肉芽肿和肌纤维瘤在儿童可以表现为睾丸内肿物[580,592,595]。

睾丸**脂肪瘤病**已通过超声检查和活检在 Cowden 综合征累及的患者中得到证实[599]。

睾丸**原发性肉瘤**在儿童和成人中都是罕见的。纤维肉瘤、平滑肌肉瘤、Kaposi 肉瘤、血管肉瘤、骨肉瘤、软骨肉瘤（中胚层的）、腺肉瘤和 Ewing 肉瘤／PNET 已有报道[581,582,585,590,598,601]（图 2.108）。在一个婴儿的睾丸中出现肉瘤样改变的肿瘤，应该考虑精母细胞性精原细胞瘤或 Sertoli 细胞瘤发生肉瘤样转化的可能性（见相应的章节）。

树突状／网状细胞肿瘤发生在睾丸中已有报道，其表型特征与指状树突细胞亚型一致[588]。

转移性肿瘤

睾丸的**转移性肿瘤**大多数来源于肺、前列腺、肾、胃或皮肤（黑色素瘤）（图 2.109）[602-604,608,609,612]。睾丸转移

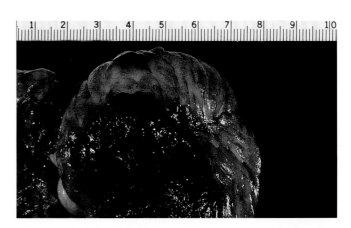

图2.109　恶性黑色素瘤的睾丸转移。肿瘤由于有大量的黑色素沉积呈黑色。

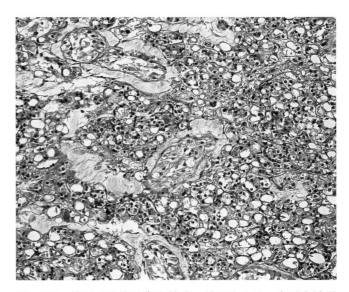

图2.110　前列腺腺癌的睾丸转移。并不太少见，有时会被误诊为性索-间质肿瘤。

性肿瘤作为首发临床症状出现非常罕见[604,606]。当这种病例存在时，肿瘤往往是单侧的、孤立性病变，类似于原发肿瘤的表现[613]。一直以来，来源于前列腺的转移性肿瘤，通常是睾丸切除标本中的偶然发现[607]（图 2.110）。

显微镜下诊断一般容易，但有时肿瘤与原发性性索-间质肿瘤相似，特别是 Leydig 细胞瘤。存在睾丸网内或曲细精管内生长也可混淆诊断[613]。睾丸继发性前列腺癌的预后看来比阴茎继发性前列腺癌好[614]。转移到睾丸的 Merkel 细胞瘤可能会与恶性淋巴瘤混淆[610]。从胃肠道转移来的印戒细胞癌可能具有类似于卵巢 Krukenberg 瘤的特征[615]。

在儿童，从肾上腺或其他部位而来的转移性神经母细胞瘤可以累及睾丸[605,611]。

参考文献

NORMAL EMBRYOLOGY AND ANATOMY

1 Charny CW, Conston AS, Meranze DR. Development of the testis. Fertil Steril 1952, **3**: 461–479.

2 Dym M. Spermatogonial stem cells of the testis [commentary]. Proc Natl Acad Sci USA 1994, **91**: 11287–11289.

3 Handelsman DJ, Stara S. Testicular size. The effects of aging, malnutrition, and illness. J Androl 1985, **6**: 144–151.

4 Johnson L, Petty CS, Neaves WB. The relationship of biopsy evaluations and testicular measurements to overall daily sperm production in human testes. Fertil Steril 1980, **34**: 36–40.

5 Rogatsh H, Jezek D, Hittmair A, Mijuz G, Feichtinger H. Expression of vimentin, cytokeratin, and desmin in Sertoli cells of human fetal, cryptorchid, and tumor-adjacent testicular tissue. Virchows Arch 1996, **427**: 497–502.

6 Schulze C. Sertoli cells and Leydig cells in man. Adv Anat Embryol Cell Biol 1984, **88**: 1–104.

7 Schulze W, Riemer M, Rehder U, Hohne K. Computer-aided three-dimensional reconstructions of the arrangement of primary spermatocytes in human seminiferous tubules. Cell Tissue Res 1986, **244**: 1–8.

8 Silber SJ, Rodriguez-Rigau LJ. Quantitative analysis of testicular biopsy. Determination of partial obstruction and prediction of sperm count after surgery for obstruction. Fertil Steril 1981, **36**: 480–485.

9 Skakkeback NE, Heller CG. Quantification of human seminiferous epithelium. J Reprod Fertil 1973, **32**: 379–389.

10 Trainer TD. Testis and excretory duct system. In Mills SE (ed.): Histology for pathologists, ed. 3. Philadelphia, 2007, Lippincott Williams & Wilkins.

11 Vilar O. Histology of the human testis from neonatal period to adolescence. Adv Exp Med Biol 1970, **10**: 95–111.

CRYPTORCHIDISM

12 Batata MA, Chu FCH, Hilaris BS, Whitmore WF, Golbey RB. Testicular cancer in cryptorchids. Cancer 1982, **49**: 1023–1030.

13 Batata MA, Whitmore WF Jr, Chu FCH, Hilaris BS, Loh J, Grabstald H, Golbey R. Cryptorchidism and testicular cancer. J Urol 1980, **124**: 382–387.

14 Callaghan P. Undescended testis. Pediatr Rev 2000, **21**: 395.

15 Campbell HE. The incidence of malignant growth of the undescended testicle. A reply and re-evaluation. J Urol 1959, **81**: 663–668.

16 Dow JA, Mostofi FK. Testicular tumors following orchiopexy. South Med J 1967, **60**: 193–195.

17 Fonkalsrud EW. Current concepts in the management of the undescended testis. Surg Clin North Am 1970, **50**: 847–852.

18 Fonkalsrud EW. Current management of the undescended testis. Semin Pediatr Surg 1996, **5**: 2–7.

19 Gilbert JB, Hamilton JB. Studies in malignant testis tumors. Surg Gynecol Obstet 1940, **71**: 731–743.

20 Gill B, Kogan S. Cryptorchidism. Current concepts. Pediatr Clin North Am 1997, **44**: 1211–1227.

21 Gross RE, Jewett TC Jr. Surgical experiences from 1,222 operations for undescended testis. JAMA 1956, **160**: 634–641.

22 Hinman F Jr. The implications of testicular cytology in the treatment of cryptorchidism. Am J Surg 1955, **90**: 381–386.

23 Jordan GH. Laparoscopic management of the undescended testis. Urol Clin North Am 2001, **28**: 23–29.

24 Lipschultz LI, Caminos-Torres R, Greenspan CS, Snyder PJ. Testicular function after orchiopexy for unilaterally undescended testis. N Engl J Med 1976, **295**: 15–18.

25 Mengel W, Hienz HA, Sippe WG II, Hecker WC. Studies on cryptorchidism. A comparison of histological findings in the germinative epithelium before and after the second year of life. J Pediatr Surg 1974, **9**: 445–450.

26 Mori H, Tamai M, Fushimi H, Fukuda H, Maeda T. Leydig cells within the aspermatogenic seminiferous tubules. Hum Pathol 1987, **18**: 1227–1231.

27 Nistal M, Paniagua R, Diez-Pardo JA. Histologic classification of undescended testes. Hum Pathol 1980, **11**: 666–674.

28 Palmer JM. The undescended testicle. Endocrinol Metab Clin North AM 1991, **20**: 231–240.

29 Pettersson A, Richiardi L, Nordenskjold A, Kaijser M, Akre O. Age at surgery for undescended testis and risk of testicular cancer. N Engl J Med 2007, **356**: 1835–1841.

30 Rajfer J, Handelsman DJ, Swerdloff RS, Hurwitz R, Kaplan H, Vandergast T, Ehrlich RM. Hormonal therapy of cryptorchidism. A randomized, double-blind study comparing human chorionic gonadotropin and gonadotropin-releasing hormone. N Engl J Med 1986, **314**: 466–470.

ATROPHY AND INFERTILITY

31 Bennett HS, Baggenstoss AH, Butt HR. The testis and prostate of men who die of cirrhosis of the liver. Am J Clin Pathol 1950, **20**: 814–828.

32 Cerilli LA, Kuang W, Rogers D. A practical approach to testicular biopsy interpretation for male infertility. Arch Pathol Lab Med 2010, **134**: 1197–1204.

33 De Paepe ME, Waxman M. Testicular atrophy in AIDS. A study of 57 autopsy cases. Hum Pathol 1989, **20**: 210–214.

34 Dodge OG, Jackson AW, Muldal S. Breast cancer and interstitial cell tumor in a patient with Klinefelter's syndrome. Cancer 1969, **24**: 1027–1032.

35 Durbin L, Hotchkiss RS. Testis biopsy in subfertile men with varicocele. Fertil Steril 1969, **20**: 50–57.

36 Fairley KF, Barrie JU, Johnson W. Sterility and testicular atrophy related to cyclophosphamide therapy. Lancet 1972, **1**: 568–569.

37 Federman DD. The assessment of organ function – the testis. N Engl J Med 1971, **285**: 901–904.

38 Fisch H, Lipshultz LI. Diagnosing male factors of infertility. Arch Pathol Lab Med 1992, **116**: 398–405.

39 Gall EA. The histopathology of acute mumps orchitis. Am J Pathol 1947, **23**: 637–652.

40 Girgis SM, Etriby A, Ibrahim AA, Kahil SA. Testicular biopsy in azoospermia. A review of the last ten years' experience of over 800 cases. Fertil Steril 1969, **20**: 467–477.

41 Gordon DL, Krmpotic E, Thomas W, Gandy HM, Paulsen CA. Pathologic testicular findings in Klinefelter's syndrome. 47,XXY vs 46,XY-47,XXY. Arch Intern Med 1972, **130**: 726–729.

42 Guarch R, Pesce C, Puras A, Lazaro J. A quantitative approach to the classification of hypospermatogenesis in testicular biopsies for infertility. Hum Pathol 1992, **23**: 1032–1037.

43 Handelman DJ, Conway AJ, Boylan LM, Turtle JR. Young's syndrome. Obstructive azoospermia and chronic sinopulmonary infections. N Engl J Med 1984, **310**: 3–9.

44 Isurugi K, Imao S, Hirose K, Aoki H. Seminoma in Klinefelter's syndrome with 47,XXY, 15+ karyotype. Cancer 1977, **39**: 2041–2047.

45 Jackson AW, Muldal S, Ockey CH, O'Connor PJ. Carcinoma of male breast in association with the Klinefelter syndrome. BMJ 1965, **1**: 223–225.

46 Jarow JP, Budin RE, Dym M, Zirkin BR, Noren S, Marshall FF. Quantitative pathologic changes in the human testis after vasectomy. A controlled study. N Engl J Med 1985, **313**: 1252–1256.

47 Jequier AM, Holmes SC. Aetiological factors in the production of obstructive azoospermia. Br J Urol 1984, **56**: 540–543.

48 Landing BH, Wells TR, Wang C-I. Abnormality of the epididymis and vas deferens in cystic fibrosis. Arch Pathol 1969, **88**: 569–580.

49 Lehmann D, Temminck B, Da Rugna D, Leibundgut B, Sulmoni A, Müller H. Role of immunological factors in male infertility. Immunohistochemical and serological evidence. Lab Invest 1987, **57**: 21–28.

50 Lendon M, Hann IM, Palmer MK, Shalet SM, Morris Jones PH. Testicular histology after combination chemotherapy in childhood for acute lymphoblastic leukaemia. Lancet 1978, **2**: 439–441.

51 Levin HS. Testicular biopsy in the study of male infertility. Its current usefulness, histologic techniques, and prospects for the future. Hum Pathol 1979, **10**: 569–584.

52 Meinhard E, McRae CU, Chisholm GD. Testicular biopsy in evaluation of male infertility. BMJ 1973, **3**: 577–581.

53 Meng MV, Cha I, Ljung BM, Turek PJ. Testicular fine-needle aspiration in infertile men: correlation of cytologic pattern with biopsy histology. Am J Surg Pathol 2001, **25**: 71–79.

54 Nelson WO. Testicular biopsy. In Tyler ET (ed.): Sterility – office management of the infertile couple. New York, 1961, McGraw-Hill.

55 Nistal M, Jimenez F, Paniagua R. Sertoli cell types in the Sertoli-cell-only syndrome. Relationships between Sertoli cell morphology and aetiology. Histopathology 1990, **16**: 173–180.

56 Nistal M, Riestra ML, Galmes-Belmonte I, Paniagua R. Testicular biopsy in patients with obstructive azoospermia. Am J Surg Pathol 1999, **23**: 1546–1554.

57 Nistal M, Paniagua R, Riestra ML, Reyes-Múgica M, Cajaiba MM. Bilateral prepubertal testicular biopsies predict significance of cryptorchidism-associated mixed testicular atrophy, and allow assessment of fertility. Am J Surg Pathol 2007, **31**: 1269–1276.

58 Pesce CM. The testicular biopsy in the evaluation of male infertility. Semin Diagn Pathol 1987, **4**: 264–274.

59 Piaton E, Fendler J-P, Berger N, Perrin P, Devonec M. Clinical value of fine-needle aspiration cytology and biopsy in the evaluation of male infertility. A comparative study of 48 infertile patients. Arch Pathol Lab Med 1995, **119**: 722–726.

60 Rowley MJ, Heller CG. The testicular biopsy. Surgical procedure, fixation, and staining technics. Fertil Steril 1966, **17**: 177–186.

61 Schlegel PN. Evaluation of male infertility. Minerva Ginecol 2009, **61**: 261–283.

62 Schned AR, Cendron M. Pathologic findings in the vanishing testis syndrome. J Urol Pathol 1997, **6**: 95–108.

63 Schofield JB, Evans DJ. Multinucleate giant stromal cells in testicular atrophy following oestrogen therapy. Histopathology 1990, **16**: 200–201.

64 Silber SJ, Rodriguez-Rigau LJ. Quantitative analysis of testicle biopsy. Determination of partial obstruction and prediction of sperm count after surgery for obstruction. Fertil Steril 1981, **36**: 480–485.

65 Smith JA Jr, Urry RL. Testicular histology after prolonged treatment with a gonadotropin-releasing hormone analogue. J Urol 1985, **133**: 612–614.

66 Smith NM, Byard RW, Bourne AJ. Testicular regression syndrome – a pathological study of 77 cases. Histopathology 1991, **19**: 269–272.

67 Sniffen RC. The testis. I. The normal testis. Arch Pathol 1950, **50**: 259–284.

68 Sniffen RC, Howard RP, Simmons FA. The testis. II. Abnormalities of spermatogenesis. Atresia of the excretory ducts. Arch Pathol 1950, **50**: 285–295.

69 Söderström K-O, Suominen J. Histopathology and ultrastructure of meiotic arrest in human spermatogenesis. Arch Pathol Lab Med 1980, **104**: 476–482.

70 Sogge MR, McDonald SD, Cofold PB. The malignant potential of the dysgenetic germ cell in Klinefelter's syndrome. Am J Med 1979, **66**: 515–518.

71 Spires SE, Woolums CS, Pulito AR, Spires SM. Testicular regression syndrome: a clinical and pathologic study of 11 cases. Arch Pathol Lab Med 2000, **124**: 694–698.

72 Wong TW, Straus FH II, Warner NE. Testicular biopsy in the study of male infertility. I. Testicular causes of infertility. Arch Pathol 1973, **95**: 151–159.

73 Wong TW, Straus FH II, Warner NE. Testicular biopsy in the study of male infertility. II. Posttesticular causes of infertility. Arch Pathol 1973, **95**: 160–164.

74 Wong TW, Straus FH II, Warner NE. Testicular biopsy in the study of male infertility. III. Pretesticular causes of infertility. Arch Pathol 1974, **98**: 1–8.

75 Yoshikawa Y, Truong LD, Fraire AE, Kim HS. The spectrum of histopathology of the testis in acquired immunodeficiency syndrome. Mod Pathol 1989, **2**: 233–238.

OTHER NON-NEOPLASTIC LESIONS

76 Abbondanzo SL, Young VL, Wei MQ, Miller FW. Silicone gel-filled breast and testicular implant capsules: a histologic and immunophenotypic study. Mod Pathol 1999, **12**: 706–713.

77 Aitchison M, Mufti GR, Farrell J, Paterson PJ, Scott R. Granulomatous orchitis. Review of 15 cases. Br J Urol 1990, **66**: 312–314.

78 Akhtar M, Ali MA, Mackey DM. Lepromatous leprosy presenting as orchitis. Am J Clin Pathol 1980, **73**: 712–715.

79 Andrews RW, Copeland DD, Fried FA. Splenogonadal fusion. J Urol 1985, **133**: 1052–1053.

80 Braaten KM, Young RH, Ferry JA. Viral-type orchitis: a potential mimic of testicular neoplasia. Am J Surg Pathol 2009, **33**: 1477–1484.

81 Brown RC, Smith BH. Malacoplakia of the testis. Am J Clin Pathol 1967, **47**: 135–147.

82 Camassei FD, Francalanci P, Ferro F, Capozza N, Boldrini R. Cystic dysplasia of the rete testis: report of two cases and review of the literature. Pediatr Dev Pathol 2002, **5**: 206–210.

83 Chu L, Averch TD, Jackman SV. Testicular infarction as a sequela of inguinal hernia repair. Can J Urol 2009, **16**: 4953–4954.

84 Coyne JD, Dervan PA. Multinucleated stromal giant cells of testis. Histopathology 1997, **31**: 381–383.

85 Diaz Gonzalez R, Leiva O, Navas Palacios JJ, Usera G, Gonzalez Castillo P, Montalban MA, Borobia V. Testicular malacoplakia. J Urol 1982, **127**: 325–328.

86 Glantz L, Hansen K, Caldamone A, Medeiros LJ. Cystic dysplasia of the testis. Hum Pathol 1993, **24**: 1142–1145.

87 Haas GP, Badalament R, Wonnell DM, Miles BJ. Testicular sarcoidosis. Case report and review of the literature. J Urol 1986, **135**: 1254–1256.

88 Hepper NGG, Karlson AG, Leary FJ, Soule EH. Genitourinary infection due to *Mycobacterium kansasii*. Mayo Clin Proc 1971, **46**: 387–390.

89 Hourihane DO'B. Infected infarcts of the testis. A study of 18 cases preceded by pyogenic epididymoorchitis. J Clin Pathol 1970, **23**: 668–675.

90 Lossos IS, Okon E, Bogomolski-Yahalom V, Ron N, Polliack A. Sinus histiocytosis with massive lymphadenopathy (Rosai–Dorfman disease): report of a patient with isolated renotesticular involvement after cure of non-Hodgkin's lymphoma. Ann Hematol 1997, **74**: 41–44.

91 Malek RS, Rosen JS, Farrow GM. Epidermoid cysts of the testis. A critical analysis. Br J Urol 1985, **58**: 55–59.

92 Mendez R, Morrow JW. Ectopic spleen simulating testicular tumor. J Urol 1969, **102**: 598–601.

93 Minkowitz G, Lee M, Minkowitz S. Pilomatricoma of the testicle. An ossifying testicular tumor with hair matrix differentiation. Arch Pathol Lab Med 1995, **119**: 96–99.

94 Natarajan V, Gaches CGC, Scott DGI, Ball RY. Isolated vasculitis of the testis: distinction from generalized polyarteritis nodosa. J Urol Pathol 1996, **4**: 167–174.

95 Nistal M, Paniagua R. Inflammatory diseases of the epididymis and testis. In Nistal M, Paniagua R (eds): Testicular and epididymal pathology. New York, 1984, Thieme-Stratton, pp. 263–277.

96 Nistal M, Iniguez L, Paniagua R. Cysts of the testicular parenchyma and tunica albuginea. Arch Pathol Lab Med 1989, **113**: 902–906.

97 Nistal M, Gonzalez-Peramato P, Serrano A, Regadera J. Xanthogranulomatous funiculitis and orchiepididymitis: report of 2 cases with immunohistochemical study and literature review. Arch Pathol Lab Med 2004, **128**: 911–914.

98 Palmer-Toy DE, McGovern F, Young RH. Granulomatous orchitis and vasculitis with testicular infarction complicating Crohn's disease: a hitherto undescribed tumor-like lesion of the testis. J Urol Pathol 1999, **11**: 143–150.

99 Price EB Jr. Epidermoid cysts of the testis. A clinical and pathologic analysis of 69 cases from the testicular tumor registry. J Urol 1969, **102**: 708–713.

100 Reinberg Y, Manivel JC, Llerena J, Niehans G, Fraley EE. Epidermoid cyst (monodermal teratoma) of the testis. Br J Urol 1990, **66**: 648–651.

101 Shurbaji MS, Epstein JI. Testicular vasculitis. Implications for systemic disease. Hum Pathol 1988, **19**: 186–189.

102 Spjut HJ, Thorpe JD. 'Granulomatous orchitis.' Am J Clin Pathol 1956, **26**: 136–145.

103 Townell NH, Gledhill A, Robinson T, Hopewell P. Juvenile xanthogranuloma of the testis. J Urol 1985, **133**: 1054–1055.

104 Wegner HE, Loy V, Dieckmann KP. Granulomatous orchitis – an analysis of clinical presentation, pathological anatomic features and possible etiologic factors. Eur Urol 1994, **26**: 56–60.

105 Yap RL, Jang TL, Gupta R, Pins MR, Gonzalez CM. Xanthogranulomatous orchitis. Urology 2004, **63**: 176–177.

106 Younger C, Ulbright TM, Zhang S, Billings SD, Cummings OW, Foster RS, Eble JN, Cheng L. Molecular evidence supporting the neoplastic nature of some epidermoid cysts of the testis. Arch Pathol Lab Med 2003, **127**: 858.

TUMORS

GERM CELL TUMORS

Classification

107 Bahrami A, Ro JY, Ayala AG. An overview of testicular germ cell tumors. Arch Pathol Lab Med 2007, **131**: 1267–1280.

108 Bar W, Hedinger E. Comparison of histologic types of primary testicular germ cell tumors with their metastases. Consequences for the WHO and the British nomenclatures? Virchows Arch [A] 1976, **370**: 41–54.

109 Collins DH, Pugh RCP. Classification and frequency of testicular tumours. Br J Urol 1964, **36**(Suppl):1–11.

110 Czaja JT, Ulbright TM. Evidence for the transformation of seminoma to yolk sac tumor, with histogenetic considerations. Am J Clin Pathol 1992, 97: 468–477.

111 Dixon FJ, Moore RA. Tumors of the male sex organs. In Atlas of tumor pathology, series 1, section VIII, fascicles 31b and 32. Washington DC, 1952, Armed Forces Institute of Pathology.

112 Kernek KM, Ulbright TM, Zhang S, Billings SD, Cummings OW, Henley JD, Michael H, Brunelli M, Martignoni G, Foster RS, Eble JN, Cheng L. Identical allelic losses in mature teratoma and other histologic components of malignant mixed germ cell tumors of the testis. Am J Pathol 2003; 163: 2477–2484.

113 Klein FA, Melamed MR, Whitmore WF. Intratubular malignant germ cells (carcinoma in situ) accompanying invasive testicular germ cell tumors. J Urol 1985, 133: 413–415.

114 Marin-Padilla M. Origin, nature and significance of the 'embryoids' of human teratomas. Virchows Arch [A] 1965, 340: 105–121.

115 Marin-Padilla M. Histopathology of the embryonal carcinoma of the testes. Embryological evaluation. Arch Pathol 1968, 85: 614–622.

116 Min KW, Scheithauer BW. Pineal germinomas and testicular seminoma. A comparative ultrastructural study with special references to early carcinomatous transformation. Ultrastruct Pathol 1990, 14: 483–496.

117 Mostofi FK, Price EB Jr. Tumors of the male genital system. In Atlas of tumor pathology, series 2, fascicle 8. Washington DC, 1973, Armed Forces Institute of Pathology.

118 Pierce GB, Abell MR. Embryonal carcinoma of the testis. Pathol Annu 1970, 5: 27–60.

119 Pugh RCB (ed.). Pathology of the testis. Oxford, 1976, Blackwell Scientific Publications.

120 Skakkebaek NE. Carcinoma in situ of the testis. Frequency and relationship to invasive germ cell tumours in infertile men. Histopathology 1978, 2: 157–170.

121 Srigley JR, Mackay B, Toth P, Ayala A. The ultrastructure and histogenesis of male germ neoplasia with emphasis on seminoma with early carcinomatous features. Ultrastruct Pathol 1988, 12: 67–86.

122 Stevens LC. Experimental production of testicular teratomas in mice. Proc Natl Acad Sci USA 1964, 52: 654–661.

123 Ulbright TM, Roth LM. Recent developments in the pathology of germ cell tumors. Semin Diagn Pathol 1987, 4: 304–319.

124 Unger PD, Cohen EL, Talerman A. Mized germ cell tumor of the testis: a unique combination of seminoma and teratoma composed predominantly of prostatic tissue. J Urol Pathol 1998, 9: 257–264.

Seminoma

125 Albores-Saavedra J, Huffman H, Alvarado-Cabrero I, Ayala AG. Anaplastic variant of spermatocytic seminoma. Hum Pathol 1996, 27: 650–655.

126 Aubry F, Satie A-P, Rioux-Leclercq N, Rajpert-De Myts E, Spagnoli GC, Chomez P, de Backer O, Jégou B, Samson M. MAGE-A4, a germ cell specific marker, is expressed differentially in testicular tumors. Cancer 2001, 92: 2778–2785.

127 Battifora H, Sheibani K, Tubbs RR, Kopinski MI, Sun TT. Antikeratin antibodies in tumor diagnosis. Distinction between seminoma and embryonal carcinoma. Cancer 1984, 54: 843–848.

128 Baretton G, Diebold J, De Pascale T, Bussar-Maatz R, Weissbach L, Lohrs U. Deoxyribonucleic acid ploidy in seminomas with and without syncytiotrophoblastic cells. J Urol 1994, 15: 67–71.

129 Beckstead JH. Alkaline phosphatase histochemistry in human germ cell neoplasms. Am J Surg Pathol 1983, 7: 341–349.

130 Browne TJ, Richie JP, Gilligan TD, Rubin MA. Intertubular growth in pure seminomas: associations with poor prognostic parameters. Hum Pathol 2005, 36: 640–645.

131 Burke AP, Mostofi FK. Spermatocytic seminoma. A clinicopathologic study of 79 cases. J Urol Pathol 1993, 1: 21–32.

132 Cao D, Li J, Guo CC, Allan RW, Humphrey PA. SALL4 is a novel diagnostic marker for testicular germ cell tumors. Am J Surg Pathol 2009, 33: 1065–1077.

133 Cheville JC, Rao S, Iczkowski KA, Lohse CM, Pankratz UV. Cytokeratin expression in seminoma of the human testis. Am J Clin Pathol 2000, 113: 583–588.

134 Cockburn AG, Vugrin D, Batata M, Hajdu S, Whitmore WF. Poorly differentiated (anaplastic) seminoma of the testis. Cancer 1984, 53: 1991–1994.

135 Collins DH, Pugh RCP. Classification and frequency of testicular tumours. Br J Urol 1964, 36(Suppl): 1–11.

136 Cope NJ, McCullagh P, Sarsfield PT. Tumour responding accessory cells in testicular seminoma: an immunohistochemical study. Histopathology 1999, 34: 510–516.

137 Cummings OW, Ulbright TM, Eble JN, Roth LM. Spermatocytic seminoma. An immunohistochemical study. Hum Pathol 1994, 25: 54–59.

138 Damjanov I, Niejadlik DC, Rabuffo JV, Donadio JA. Cribriform and sclerosing seminoma devoid of lymphoid infiltrates. Arch Pathol Lab Med 1980, 104: 527–530.

139 De Jong B, Oosterhuis JW, Castedo SMMJ, Vos AM, te Meerman GJ. Pathogenesis of adult testicular germ cell tumors. A cytogenetic model. Cancer Genet Cytogenet 1990, 48: 143–167.

140 Dekker I, Rozeboom T, Delemarre J, Dam A, Oosterhuis JW. Placental-like alkaline phosphatase and DNA flow cytometry in spermatocytic seminoma. Cancer 1992, 69: 993–996.

141 Eble JN. Spermatocytic seminoma. Hum Pathol 1994, 25: 1035–1042.

142 Emanuel PO, Unger PD, Burstein DE. Immunohistochemical detection of p63 in testicular germ cell neoplasia. Ann Diagn Pathol 2006, 10: 269–273.

143 Emerson RE, Ulbright TM. The use of immunohistochemistry in the differential diagnosis of tumors of the testis and paratestis. Semin Diagn Pathol 2005, 22: 33–50.

144 Florentine BD, Roscher AA, Garrett J, Warner NE. Necrotic seminoma of the testis: establishing the diagnosis with masson trichrome stain and immunostains. Arch Pathol Lab Med 2002, 126: 205–206.

145 Floyd C, Ayala AG, Logothetis CJ, Silva EG. Spermatocytic seminoma with associated sarcoma of the testis. Cancer 1988, 61: 409–414.

146 Franke FE, Pauls K, Kerkman L, Steger K, Klonisch T, Metzger R, Alhenc-Gelas F, Burkhardt E, Bergmann M, Danilov SM. Somatic isoform of angiotensin I-converting enzyme in the pathology of testicular germ cell tumors. Hum Pathol 2000, 31: 1466–1476.

147 Gopalan A, Dhall D, Olgac S, Fine SW, Korkola JE, Houldsworth J, Chaganti RS, Bosl GJ, Reuter VE, Tickoo SK. Testicular mixed germ cell tumors: a morphological and immunohistochemical study using stem cell markers, OCT3/4, SOX2 and GDF3, with emphasis on morphologically difficult-to-classify areas. Mod Pathol 2009, 22: 1066–1074.

148 Hart AH Hartley L, Parker K, Ibrahim M, Looijenga LH, Pauchnik M, Chow CW, Robb L. The pluripotency homeobox gene NANOG is expressed in human germ cell tumors. Cancer 2005, 104: 2092–2098.

149 Henley JD, Young RH, Wade CL, Ulbright TM. Seminomas with exclusive intertubular growth: a report of 12 clinically and grossly inconspicuous tumors. Am J Surg Pathol 2004, 28: 1163–1168.

150 Hittmair A, Rogatsch H, Hobisch A, Mikuz G, Feichtinger H. CD30 expression in seminoma. Hum Pathol 1996, 27: 1166–1171.

151 Hoei-Hansen CE, Almstrup K, Nielsen JE, Brask Sonne S, Graem N, Skakkebaek NE, Leffers H, Rajpert-De Meyts E. Stem cell pluripotency factor NANOG is expressed in human fetal gonocytes, testicular carcinoma in situ and germ cell tumours. Histopathology 2005, 47: 48–56.

152 Holstein AF, Körner F. Light and electron microscopical analysis of cell types in human seminoma. Virchows Arch [A] 1974, 363: 97–112.

153 Hori K, Uematsu K, Yasoshima H, Yamada A, Sakurai K, Ohya M. Testicular seminoma with human chorionic gonadotropin production. Pathol Int 1997, 47: 592–599.

154 Iczkowski KA, Butler SL, Shanks JH, Hossain D, Schall A, Meiers I, Zhou M, Torkko KC, Kim SJ, MacLennan GT. Trials of new germ cell immunohistochemical stains in 93 extragonadal and metastatic germ cell tumors. Hum Pathol 2008, 39: 275–281.

155 Jacobsen GK. Alpha-fetoprotein (AFP) and human chorionic gonadotropin (HCG) in testicular germ cell tumors. A comparison of histologic and serologic occurrence of tumour markers. Acta Pathol Microbiol Immunol Scand (A) 1983, 91: 183–190.

156 Jacobsen GK, Norgaard-Pedersen B. Placental alkaline phosphatase in testicular germ cell tumours and in carcinoma-in-situ of the testis. An immunohistochemical study. Acta Pathol Microbiol Immunol Scand (A) 1984, 92: 323–329.

157 Jacobsen GK, Jacobsen M, Clausen PP. Distribution of tumor-associated antigens in the various histologic components of germ cell tumors of the testis. Am J Surg Pathol 1981, 5: 257–266.

158 Javadpour N. Multiple biochemical tumor markers in seminoma. A double blind study. Cancer 1983, 52: 887–889.

159 Javadpour N. Human chorionic gonadotropin in seminoma. J Urol 1984, 131: 407.

160 Javadpour N, McIntire KR, Waldmann TA. Human chorionic gonadotropin (HCG) and alpha-fetoprotein (AFP) in sera and tumor cells of patients with testicular seminoma. Cancer 1978, 42: 2768–2772.

161 Jones TD, Ulbright TM, Eble JN, Baldridge LA, Cheng L. OCT4 staining in testicular tumors: a sensitive and specific marker for seminoma and embryonal carcinoma. Am J Surg Pathol 2004, 28: 935–940.

162 Kademian M, Bosch A, Caldwell WL, Jaeschke W. Anaplastic seminoma. Cancer 1977, 40: 3082–3086.

163 Kahn DG. Ossifying seminoma of the testis. Arch Pathol Lab Med 1993, 117: 321–322.

164 Koide O, Iwai S, Matsumara H. Intranuclear membranous profiles in germinoma cells. A variant of nuclear pockets and intranuclear annulate lamellae. Acta Pathol Jpn 1985, 35: 605–619.

165 Lau SK, Weiss LM, Chu PG. D2-40 immunohistochemistry in the differential diagnosis of seminoma and embryonal carcinoma: a comparative immunohistochemical study with KIT (CD117) and CD30. Mod Pathol 2007, **20**: 320–325.

166 Looijenga LH, Olie RA, van der Gagg I, van Sluijs FJ, Matoska J, Ploem-Zaaijer J, Knepfle C, Oosterhuis JW. Seminomas of the canine testis. Counterpart of spermatocytic seminoma of men? Lab Invest 1994, **71**: 490–496.

167 Manivel JC, Jessurun J, Wick MR, Dehner LP. Placental alkaline phosphatase immunoreactivity in testicular germ-cell neoplasms. Am J Surg Pathol 1987, **11**: 21–29.

168 Matoska J, Talerman A. Spermatocytic seminoma associated with rhabdomyosarcoma. Am J Clin Pathol 1990, **94**: 89–95.

169 Miettinen M, Virtanen I, Talerman A. Intermediate filament proteins in human testis and testicular germ-cell tumors. Am J Pathol 1985, **120**: 402–410.

170 Min KW, Scheithauer BW. Pineal germinomas and testicular seminoma. A comparative ultrastructural study with special references to early carcinomatous transformation. Ultrastruct Pathol 1990, **14**: 483–496.

171 Mirimanoff RO, Shipley WU, Dosoretz DE, Meyer JE. Pure seminoma of the testis. The results of radiation therapy in patients with elevated human chorionic gonadotropin titers. J Urol 1985, **134**: 1124–1126.

172 Mostofi FK. Testicular tumors. Epidemiologic, etiologic, and pathologic features. Cancer 1973, **32**: 1186–1201.

173 Mostofi FK. Pathology of germ cell tumors of the testis. A progress report. Cancer 1980, **45**: 1735–1754.

174 Mostofi FK, Sesterhenn IA. Histological typing of testis tumours, ed. 2. Berlin, 1998, Springer.

175 Nonaka D. Differential expression of SOX2 and SOX17 in testicular germ cell tumors. Am J Clin Pathol 2009, **131**: 731–736.

176 Parkash V, Carcangiu ML. Transformation of ovarian dysgerminoma to yolk sac tumor. Evidence for a histogenetic continuum. Mod Pathol 1995, **8**: 881–887.

177 Pierce GB Jr. Ultrastructure of human testicular tumors. Cancer 1966, **19**: 1963–1983.

178 Raghavan D, Sullivan AL, Peckham MJ, Neville AM. Elevated serum alpha-fetoprotein and seminoma. Clinical evidence for a histologic continuum? Cancer 1982, **50**: 982–989.

179 Ramaekers F, Feitz W, Moesker O, Schaart G, Herman C, Debruyne F, Vooijs P. Antibodies to cytokeratin and vimentin in testicular tumour diagnosis. Virchows Arch [A] 1985, **408**: 127–142.

180 Romanenko AM, Persidsky YV, Mostofi FK. Ultrastructure and histogenesis of spermatocytic seminoma. J Urol Pathol 1993, **1**: 387–395.

181 Rosai J, Khodadoust K, Silber I. Spermatocytic seminoma. II. Ultrastructural study. Cancer 1969, **24**: 103–106.

182 Rosai J, Silber I, Khodadoust K. Spermatocytic seminoma. I. Clinicopathologic study of six cases and review of the literature. Cancer 1969, **24**: 92–102.

183 Rouse RV. Tubular seminoma: an addition to the short list of potentially confusing seminoma variants, with an addendum on the immunohistology of seminomas and dysgerminomas. Adv Anat Pathol 1996, **3**: 91–96.

184 Saint-Andre JP, Alhenc-Gelas F, Rohmer V, Chretien MF, Bigorgne JC, Corvol P. Angiotensin-I-converting enzyme in germinomas. Hum Pathol 1988, **19**: 208–213.

185 Satie A-P, Rajpert-De Meyts E, Spagnoli GC, Henno S, Olivo L, Jacobsen GK, Rioux-Leclercq N, Jégou B, Samson M. The cancer-testis gene, NY-ESO-1, is expressed in normal fetal and adult testes and in spermatocytic seminomas and testicular carcinoma in situ. Lab Invest 2002, **82**: 775–780.

186 Scully RE, Coffin DL. Canine testicular tumors. With special reference to their histogenesis, comparative morphology, and endocrinology. Cancer 1952, **5**: 592–605.

187 Srigley JR, Mackay B, Toth P, Ayala A. The ultrastructure and histogenesis of male germ cell neoplasia with emphasis on seminoma with early carcinomatous features. Ultrastruct Pathol 1988, **12**: 67–86.

188 Stoop H, van Gurp R, De Krijer R, Geurts van Kessel A, Koberle B, Oosterhuis W, Looijenga L. Reactivity of germ cell maturation stage-specific markers in spermatocytic seminoma: diagnostic and etiological implications. Lab Invest 2001, **81**: 919–928.

189 Suzuki T, Sasano H, Aoki H, Nagura H, Sasano N, Sano T, Saito M, Watanuki T, Kato H, Aizawa S. Immunohistochemical comparison between anaplastic seminoma and typical seminoma. Acta Pathol Jpn 1993, **43**: 751–757.

190 Talerman A. Yolk sac tumor associated with seminoma of the testis in adults. Cancer 1974, **33**: 1468–1473.

191 Talerman A. Spermatocytic seminoma. Clinicopathologic study of 22 cases. Cancer 1980, **45**: 2169–2176.

192 Talerman A, Fu YS, Okagaki T. Spermatocytic seminoma. Ultrastructural and microspectrophotometric observations. Lab Invest 1984, **51**: 343–349.

193 Teppo L. Testicular cancer in Finland. Acta Pathol Microbiol Scand (A) 1973, **238**(Suppl): 1–80.

194 Tickoo SK, Hutchinson B, Bacik J, Mazumdar M, Motzer RJ, Bajorin DF, Bosl GJ, Reuter VE. Testicular seminoma: a clinicopathologic and immunohistochemical study of 105 cases with special reference to seminomas with atypical features. Int J Surg Pathol 2002, **10**: 23–32.

195 True LD, Otis CN, Delprado W, Scully RE, Rosai J. Spermatocytic seminoma of testis with sarcomatous transformation. A report of five cases. Am J Surg Pathol 1988, **12**: 75–82.

196 Ulbright TM, Young RH. Seminoma with conspicuous signet ring cells: a rare, previously uncharacterized morphologic variant. Am J Surg Pathol 2008, **32**: 1175–1181.

197 Ulbright TM, Young RH. Seminoma with tubular, microcystic, and related patterns: a study of 28 cases of unusual morphologic variants that often cause confusion with yolk sac tumor. Am J Surg Pathol 2005, **29**: 500–505.

198 Ulbright TM. The most common, clinically significant misdiagnoses in testicular tumor pathology, and how to avoid them. Adv Anat Pathol 2008, **15**: 18–27.

199 von Hochstetter AR. Mitotic count in seminomas – an unreliable criterion for distinguishing between classical and anaplastic types. Virchows Arch [A] 1981, **390**: 63–69.

200 von Hochstetter AR, Hedinger ChE. The differential diagnosis of testicular germ cell tumors in theory and practice. Virchows Arch [A] 1982, **396**: 247–277.

201 von Hochstetter AR, Sigg Chr, Saremaslani P, Hedinger ChE. The significance of giant cells in human testicular seminomas. A clinico-pathological study. Virchows Arch [A] 1985, **407**: 309–322.

202 Walt H, Arrenbrecht S, Delozier-Blanchet CD, Keller PJ, Nauer R, Hedinger CE. A human testicular germ cell tumor with borderline histology between seminoma and embryonal carcinoma secreted beta-human chorionic gonadotropin and alpha-fetoprotein only as a xenograft. Cancer 1986, **58**: 139–146.

203 Wei YQ, Hang ZB, Liu KF. In situ observation of inflammatory cell–tumor cell interaction in human seminomas (germinomas). Light, electron microscopic, and immunohistochemical study. Hum Pathol 1992, **23**: 421–428.

204 Zavala-Pompa A, Ro JY, el-Naggar AK, Amin MB, Ordoñez NG, Sella A, Ayala AG. Tubular seminoma. An immunohistochemical and DNA flow-cytometric study of four cases. Am J Clin Pathol 1994, **102**: 397–401.

205 Zuckman MH, Williams G, Levin HS. Mitosis counting in seminoma. An exercise of questionable significance. Hum Pathol 1988, **19**: 329–335.

206 Zynger DL, Dimov ND, Luan C, Teh BT, Yang XJ. Glypican 3: a novel marker in testicular germ cell tumors. Am J Surg Pathol 2006, **30**: 1570–1575.

Embryonal carcinoma

207 Berney DM, Shamash J, Pieroni K, Oliver RT. Loss of CD30 expression in metastatic embryonal carcinoma: the effects of chemotherapy? Histopathology 2001, **39**: 382–385.

208 Cao D, Li J, Guo CC, Allan RW, Humphrey PA. SALL4 is a novel diagnostic marker for testicular germ cell tumors. Am J Surg Pathol 2009, **33**: 1065–1077.

209 Gopalan A, Dhall D, Olgac S, Fine SW, Korkola JE, Houldsworth J, Chaganti RS, Bosl GJ, Reuter VE, Tickoo SK. Testicular mixed germ cell tumors: a morphological and immunohistochemical study using stem cell markers, OCT3/4, SOX2 and GDF3, with emphasis on morphologically difficult-to-classify areas. Mod Pathol 2009, **22**: 1066–1074.

210 Jacobsen GK. Histogenetic considerations concerning germ cell tumours. Morphological and immunohistochemical comparative investigation of the human embryo and testicular germ cell tumors. Virchows Arch [A] 1986, **408**: 509–525.

211 Miettinen M, Virtanen I, Talerman A. Intermediate filament proteins in human testis and testicular germ-cell tumors. Am J Pathol 1985, **120**: 402–410.

212 Nonaka D. Expression of SOX2 and SOX17 in testicular germ cell tumors. Lab Invest 2009, **89**: 187A.

213 Nonaka D. Differential expression of SOX2 and SOX17 in testicular germ cell tumors. Am J Clin Pathol 2009, **131**: 731–736.

214 Pierce GB Jr, Abell MR. Embryonal carcinoma of the testis. Pathol Annu 1970, **5**: 27–60.

215 Ramaekers F, Feitz W, Moesker O, Schaart G, Herman C, Debruyne LF, Vooijs P. Antibodies to cytokeratin and vimentin in testicular tumour diagnosis. Virchows Arch [A] 1985, **408**: 127–142.

216 Rinke de Wit TF, Wilson L, van den Elsen PJ, Thielen F, Brekhoff D, Oosterhuis JW, Pera MF, Stern PL. Monoclonal antibodies to human embryonal carcinoma cells. Antigenic relationships of germ cell tumors. Lab Invest 1991, **65**: 180–191.

217 Santagata S, Ligon KL, Hornick JL. Embryonic stem cell transcription factor signatures in the diagnosis of primary and metastatic germ cell tumors. Am J Surg Pathol 2007, **31**: 836–845.

218 Sung MT, Jones TD, Beck SD, Foster RS, Cheng L. OCT4 is superior to CD30 in the diagnosis of metastatic embryonal carcinomas after chemotherapy. Hum Pathol 2006, 37: 662–667.

219 Visfeldt J, Giwercman A, Skakkebaek NE. Monoclonal antibody 43-9F. An immunohistochemical marker of embryonal carcinoma of the testis. APMIS 1992, 100: 63–70.

Mature (adult) and immature teratoma

220 Aguirre P, Scully RE. Primitive neuroectodermal tumor of the testis. Arch Pathol Lab Med 1983, 107: 643–645.

221 Allen EA, Burger PC, Epstein JI. Microcystic meningioma arising in a mixed germ cell tumor of the testis: a case report. Am J Surg Pathol 1999, 23: 1131–1135.

222 Bar W, Hedinger CE. Comparison of histologic types of primary testicular germ cell tumors with their metastases. Consequences for the WHO and the British nomenclatures? Virchows Arch [A] 1976, 370: 41–54.

223 Cardoso de Almeida PC, Scully RE. Diffuse embryoma of the testis. A distinctive form of mixed germ cell tumor. Am J Surg Pathol 1983, 7: 633–642.

224 de Peralta-Venturina MN, Ro JY, Ordóñez NG, Ayala AG. Diffuse embryoma of the testis. An immunohistochemical study of two cases. Am J Clin Pathol 1994, 101: 402–405.

225 Heifetz SA, Cushing B, Giller R, Shuster JJ, Stolar CJ, Vinocur CD, Hawkins EP. Immature teratomas in children: pathologic consideration: a report from the combined Pediatric Oncology Group/Children's Cancer Group. Am J Surg Pathol 1998, 22: 1115–1124.

226 Leibovitch I, Foster RS, Ulbright TM, Donohue JP. Adult primary pure teratoma of the testis. The Indiana experience. Cancer 1995, 75: 2244–2250.

227 Michael H, Hull MT, Ulbright TM, Foster RS, Miller KD. Primitive neuroectodermal tumors arising in testicular germ cell neoplasms. Am J Surg Pathol 1997, 21: 896–904.

228 Michal M. Meningeal nodules in teratoma of the testis. Virchows Arch 2001, 438: 198–200.

229 Minkowitz G, Lee M, Minkowitz S. Pilomatricoma of the testicle. An ossifying testicular tumor with hair matrix differentiation. Arch Pathol Lab Med 1995, 119: 96–99.

230 Mostofi FK, Sesterhenn IA. Histological typing of testis tumours, ed. 2. Berlin, 1998, Springer.

231 Serrano-Olmo J, Tang CK, Seidmon EJ, Ellison NE, Elfenbein IB, Ming PM. Neuroblastoma as a prominent component of a mixed germ cell tumor of testis. Cancer 1993, 72: 3271–3276.

232 Singh N, Cumming J, Theaker JM. Pure cartilaginous teratoma differentiated of the testis. Histopathology 1997, 30: 373–374.

233 Ulbright TM, Srigley JR. Dermoid cyst of the testis: a study of five postpubertal cases, including a pilomatrixoma-like variant, with evidence supporting its separate classification from mature testicular teratoma. Am J Surg Pathol 2001, 25: 788–793.

234 Young RH. Testicular tumors – some new and a few perennial problems. Arch Pathol Lab Med 2008, 132: 548–564.

Teratocarcinoma

235 Ulbright TM, Loehrer PJ, Roth LM, Einhorn LH, Williams SD, Clark SA. The development of non-germ-cell malignancies within germ cell tumors. A clinicopathologic study of 11 cases. Cancer 1984, 54: 1824–1833.

Choriocarcinoma

236 Azzopardi JG, Mostofi FK, Theiss EA. Lesions of testes observed in certain patients with widespread choriocarcinoma and related tumors. Am J Pathol 1961, 38: 207–225.

237 Damjanov I, Osborn M, Miettinen M. Keratin 7 is a marker for a subset of trophoblastic cells in human germ cell tumors. Arch Pathol Lab Med 1990, 114: 81–83.

238 Hechelhammer L, Störkel S, Odermatt B, Heitz PU, Jochum W. Epidermal growth factor receptor is a marker for syncytiotrophoblastic cells in testicular germ cell tumors. Virch Arch 2003; 443: 28–31.

239 Javadpour N, McIntire KR, Waldmann TA. Human chorionic gonadotropin (HCG) and alpha-fetoprotein (AFP) in sera and tumor cells of patients with testicular seminoma. Cancer 1978, 42: 2768–2772.

240 Kurman RJ, Scardino PT, McIntire KR, Waldmann TA, Javadpour N. Cellular localization of alpha-fetoprotein and human chorionic gonadotropin in germ cell tumors of the testis using an indirect immunoperoxidase technique. A new approach to classification utilizing tumor markers. Cancer 1977, 40: 2136–2151.

241 McKendrick JJ, Theaker J, Mead GM. Nonseminomatous germ cell tumor with very high serum human chorionic gonadotropin. Cancer 1991, 67: 684–689.

242 Mostofi FK, Sesterhenn IA, Davis CJ Jr. Immunopathology of germ cell tumors of the testis. Semin Diagn Pathol 1987, 4: 320–341.

243 Suurmeijer AJ, Gietema JA, Hoekstra HJ. Placental site trophoblastic tumor in a late recurrence of a nonseminomatous germ cell tumor of the testis. Am J Surg Pathol 2004, 28: 830–833.

244 Ulbright TM. Germ cell tumors of the gonads: a selective review emphasizing problems in differential diagnosis, newly appreciated, and controversial issues. Mod Pathol 2005, 18: S61-S79.

245 Ulbright TM, Young RH, Scully RE. Trophoblastic tumors of the testis other than classic choriocarcinoma: 'monophasic' choriocarcinoma and placental site trophoblastic tumor; a report of two cases. Am J Surg Pathol 1997, 21: 282–288.

Yolk sac tumor

246 Bing Z, Pasha T, Tomaszewski JE, Zhang P. CDX2 expression in yolk sac component of testicular germ cell tumors. Int J Surg Pathol 2009, 17: 373–377.

247 Cao D, Li J, Guo CC, Allan RW, Humphrey PA. SALL4 is a novel diagnostic marker for testicular germ cell tumors. Am J Surg Pathol 2009, 33: 1065–1077.

248 Collins DH, Pugh RCP. Classification and frequency of testicular tumours. Br J Urol 1964, 36(Suppl): 1–11.

249 Eglen DE, Ulbright TM. The differential diagnosis of yolk sac tumor and seminoma. Usefulness of cytokeratin, alpha-fetoprotein, and alpha-1-antitrypsin immunoperoxidase reactions. Am J Clin Pathol 1987, 88: 328–332.

250 Gonzalez-Crussi F. The human yolk sac and yolk sac (endodermal sinus) tumors. A review. Perspect Pediatr Pathol 1979, 5: 179–215.

251 Gonzalez-Crussi F, Roth LM. The human yolk sac and yolk sac carcinoma. An ultrastructural study. Hum Pathol 1976, 7: 675–691.

252 Grigor KM, Detre SI, Kohn J, Neville AM. Serum alphafoetoprotein levels in 153 male patients with germ cell tumours. Br J Cancer 1977, 35: 52–58.

253 Heidenberg DJ, Grinkemeyer M, Cameron DF, Sesterhenn IA. Expression of N-cadherin in yolk sac tumor of the testis. Lab Invest 2009, 89: 172A.

254 Heifetz SA, Cushing B, Giller R, Shuster JJ, Stolar CJH, Vinocur CD, Hawkins EP. Immature teratomas in children: pathologic consideration: a report from the combined Pediatric Oncology Group/ Children's Cancer Group. Am J Surg Pathol 1998, 22: 1115–1124.

255 Henley JD, Michael H, Young RH, Ulbright TM. Solid pattern of yolk sac tumor of the testis: a histologic and immunohistochemical study of 9 cases. Mod Pathol 2003, 16: 153A.

256 Jacobsen GK, Jacobsen M. Alpha-fetoprotein (AFP) and human chorionic gonadotropin (HCG) in testicular germ cell tumours. Acta Pathol Microbiol Immunol Scand (A) 1983, 91: 165–176.

257 Jacobsen GK, Jacobsen M. Possible liver cell differentiation in testicular germ cell tumours. Histopathology 1983, 7: 537–548.

258 Kato N, Tamura G, Fukase M, Shibuya H, Motoyama T. Short communication. Hypermethylation of the RUNX3 gene promoter in testicular yolk sac tumor of infants. Am J Pathol 2003, 163: 387–391.

259 Kramer SA, Wold LE, Gilchrist GS, Svensson J, Kelasis PP. Yolk sac carcinoma. An immunohistochemical and clinicopathologic review. J Urol 1984, 131: 315–318.

260 Logothetis CJ, Samuels ML, Trindade A, Grant C, Gomez L, Ayala A. The prognostic significance of endodermal sinus tumor histology among patients treated for stage III nonseminomatous germ cell tumors of the testes. Cancer 1984, 53: 122–128.

261 Michael H, Ulbright TM, Brodhecker CA. The pluripotential nature of the mesenchyme-like component of yolk sac tumor. Arch Pathol Lab Med 1989, 113: 1115–1119.

262 Nogales FF. Embryologic clues to human yolk sac tumors. A review. Int J Gynecol Pathol 1993, 12: 101–107.

263 Parkinson C, Beilby JOW. Testicular germ cell tumours. Should current classification be revised? Invest Cell Pathol 1980, 3: 135–140.

264 Pierce GB Jr, Bullock WK, Huntington RW Jr. Yolk sac tumors of the testis. Cancer 1970, 25: 644–658.

265 Shirai T, Itoh T, Yoshiki T, Noro T, Tomino Y, Hayasaka T. Immunofluorescent demonstration of alpha-fetoprotein and other plasma proteins in yolk sac tumor. Cancer 1976, 38: 1661–1667.

266 Siltanen S, Anttonen M, Heikkila P, Narita N, Laitinen M, Ritvos O, Wilson DB, Heikinheimo M. Transcription factor GATA-4 is expressed in pediatric yolk sac tumors. Am J Pathol 1999, 155: 1823–1829.

267 Talerman A. Yolk sac tumor associated with seminoma of the testis in adults. Cancer 1974, 33: 1468–1473.

268 Talerman A. The incidence of yolk sac tumor (endodermal sinus tumor) elements in germ cell tumors of the testis in adults. Cancer 1975, 36: 211–215.

269 Talerman A. Endodermal sinus (yolk sac) tumor elements in testicular germ cell tumors in adults. Comparison of prospective and retrospective studies. Cancer 1980, 46: 1213–1217.

270 Tellum G. Endodermal sinus tumor of the ovary and testis. Comparative morphogenesis of the so-called mesonephroma ovarii (Schiller) and of extraembryonic (yolk sac-allantoic) structures of the rat's placenta. Cancer 1959, 12: 1092–1105.

271 Teoh TB, Steward JK, Willis RA. The distinctive adenocarcinoma of the infant's testis. An account of 15 cases. J Pathol Bacteriol 1960, 80: 147–156.

272 Ulbright TM, Michael H, Loehrer PJ, Donohue JP. Spindle cell tumors resected from male patients with germ cell tumors. A clinicopathologic study of 14 cases. Cancer 1990, 65: 148–156.

273 Ulbright TM, Roth LM, Brodhecker CA. Yolk sac differentiation in germ cell tumors. A morphologic study of 50 cases with emphasis on hepatic, enteric, and parietal yolk sac features. Am J Surg Pathol 1986, 10: 151–164.

274 Wang F, Liu A, Peng Y, Rakheja D, Wei L, Xue D, Allan RW, Molberg KH, Li J, Cao D. Diagnostic utility of SALL4 in extragonadal yolk sac tumors: an immunohistochemical study of 59 cases with comparison to placental-like alkaline phosphatase, alpha-fetoprotein, and glypican-3. Am J Surg Pathol 2009, 33: 1529–1539.

275 Woodtli W, Hedinger CE. Endodermal sinus tumor or orchioblastoma in children and adults. Virchows Arch [A] 1974, 364: 93–110.

276 Wurster K, Hedinger CE, Meienberg O. Orchioblastomatous foci in testicular teratoma of adults. Virchows Arch [A] 1972, 357: 231–242.

277 Young PG, Mount BM, Foote FW Jr, Whitmore WF Jr. Embryonal adenocarcinoma in the prepubertal testis. A clinicopathologic study of 18 cases. Cancer 1970, 26: 1065–1075.

278 Zynger DL, Dimov ND, Luan C, Teh BT, Yang XJ. Glypican 3: a novel marker in testicular germ cell tumors. Am J Surg Pathol 2006, 30: 1570–1575.

279 Zynger DL, McCallum JC, Luan C, Chou PM, Yang XJ. Glypican 3 has a higher sensitivity than alpha-fetoprotein for testicular and ovarian yolk sac tumour: immunohistochemical investigation with analysis of histological growth patterns. Histopathology 2010, 56: 750–757.

Somatic-type malignancies in germ cell tumors

280 Ahmed T, Bosl GJ, Hajdu SI. Teratoma with malignant transformation in germ cell tumors in men. Cancer 1985, 56: 860–863.

281 Clevenger JA, Foster RS, Ulbright TM. Differentiated rhabdomyomatous tumors after chemotherapy for metastatic testicular germ-cell tumors: a clinicopathological study of seven cases mandating separation from rhabdomyosarcoma. Mod Pathol 2009, 22: 1361–1366.

282 Guo CC, Punar M, Contreras AL, Tu SM, Pisters L, Tamboli P, Czerniak B. Testicular germ cell tumors with sarcomatous components: an analysis of 33 cases. Am J Surg Pathol 2009, 33: 1173–1178.

283 Hughes DF, Allen DC, O'Neill JJ. Angiosarcoma arising in a testicular teratoma. Histopathology 1991, 18: 81–83.

284 Idrees MT, Kuhar M, Ulbright TM, Zhang S, Agaram N, Wang M, Grignon DJ, Eble JN, Cheng L. Clonal evidence for the progression of a testicular germ cell tumor to angiosarcoma. Hum Pathol 2010, 41: 139–144.

285 Malagón HD, Valdez AM, Moran CA, Suster S. Germ cell tumors with sarcomatous components: a clinicopathologic and immunohistochemical study of 46 cases. Am J Surg Pathol 2007, 31: 1356–1362.

286 Mostofi FK, Sesterhenn IA. Histological typing of testis tumours, ed. 2. Berlin, 1998, Springer.

287 Nagahara N, Kitamura H, Kanisawa M, Ikeda A, Shirai K, Matsushita K. A testicular teratoma with rhabdomyosarcoma and seminoma. Acta Pathol Jpn 1991, 41: 707–711.

288 Ulbright TM, Goheen MP, Roth LM, Gillespie JJ. The differentiation of carcinomas of teratomatous origin from embryonal carcinoma. A light and electron microscopic study. Cancer 1986, 57: 257–263.

Intratubular germ cell neoplasia

289 Azzopardi JG, Mostofi FK, Theiss EA. Lesions of testes observed in certain patients with widespread choriocarcinoma and related tumors. Am J Pathol 1961, 38: 207–225.

290 Bailey D, Marks A, Stratis M, Baumal R. Immunohistochemical staining of germ cell tumors and intratubular malignant germ cells of the testis using antibody to placental alkaline phosphatase and a monoclonal anti-seminoma antibody. Mod Pathol 1991, 4: 167–171.

291 Berney DM, Lee A, Randle SJ, Jordan S, Shamash J, Oliver RT. The frequency of intratubular embryonal carcinoma: implications for the pathogenesis of germ cell tumours. Histopathology 2004, 45: 155–161.

292 Berney DM, Lee A, Shamash J, Oliver RT. The frequency and distribution of intratubular trophoblast in association with germ cell tumors of the testis. Am J Surg Pathol 2005, 29: 1300–1303.

293 Berney DM, Lee A, Shamash J, Oliver RT. The association between intratubular seminoma and invasive germ cell tumors. Hum Pathol 2006, 37: 458–461.

294 Berthelsen JG, Skakkebaek NE, Mogensen P, Sorensen BL. Incidence of carcinoma in situ of germ cells in contralateral testis of men with testicular tumours. BMJ 1979, 2: 363–364.

295 Bruce E, Al-Talib RK, Cook IS, Theaker JM. Vacuolation of seminiferous tubule cells mimicking intratubular germ cell neoplasia (ITGCN). Histopathology 2006, 49: 194–196.

296 Cao D, Li J, Guo CC, Allan RW, Humphrey PA. SALL4 is a novel diagnostic marker for testicular germ cell tumors. Am J Surg Pathol 2009, 33: 1065–1077.

296a Cao D, Lane Z, Allan RW, Wang P, Guo CC, Peng Y, Li J. TCL1 is a diagnostic marker for intratubular germ cell neoplasia and classic seminoma. Histopathology 2010, 57: 152–157.

297 Datta MW, Macri E, Signoretti S, Renshaw AA, Loda M. Transition from in situ to invasive testicular germ cell neoplasia is associated with the loss of p21 and gain of mdm-2 expression. Mod Pathol 2001, 14: 437–442.

298 de Graaff WE, Oosterhuis JW, de Jong B, Dam A, van Putten WL, Castedo SM, Sleijfer DT, Schraffordt Koops H. Ploidy of testicular carcinoma in situ. Lab Invest 1992, 66: 166–168.

299 Dieckmann KP, Loy V. Prevalence of contralateral testicular intraepithelial neoplasia in patients with testicular germ cell neoplasms. J Clin Oncol 1996, 14: 3126–3132.

300 Eyzaguirre E, Gatalica Z. Loss of fhit expression in testicular germ cell tumors and intratubular germ cell neoplasia. Mod Pathol 2002, 15: 1068–1072.

301 Giwercman A, Hopman AH, Ramaekers FC, Skakkebaek NE. Carcinoma in situ of the testis. Possible origin, clinical significance, and diagnostic methods. Recent Results Cancer Res 1991, 123: 21–36.

302 Giwercman A, von der Maase H, Berthelsen JG, Rorth M, Bertelsen A, Skakkebaek NE. Localized irradiation of testes with carcinoma in situ. Effects on Leydig cell function and eradication of malignant germ cells in 20 patients. J Clin Endocrinol Metab 1991, 73: 596–603.

303 Gondos B, Migliozzi JA. Intratubular germ cell neoplasia. Semin Diagn Pathol 1987, 4: 292–303.

304 Haiemariam S, Engeler DS, Bannwart F, Amin MB. Primary mediastinal germ cell tumor with intratubular germ cell neoplasia of the testis – further support for germ cell origin of these tumors: a case report. Cancer 1997, 79: 1031–1036.

305 Hawkins E, Heifetz SA, Giller R, Cushing B. The prepubertal testis (prenatal and postnatal): its relationship to intratubular germ cell neoplasia: a combined Pediatric Oncology Group and Children's Cancer Study Group. Hum Pathol 1997, 28: 404–410.

306 Hiraoka N, Yamada T, Abe H, Hata J. Establishment of three monoclonal antibodies specific for prespermatogonia and intratubular malignant germ cells in humans. Lab Invest 1997, 76: 427–438.

307 Hong SM, Frierson HF Jr, Moskaluk CA. AP-2γ protein expression in intratubular germ cell neoplasia of testis. Am J Clin Pathol 2005, 124: 873–877.

308 Hu LM, Phillipson J, Barsky SH. Intratubular germ cell neoplasia in infantile yolk sac tumor. Verification by tandem repeat sequence in situ hybridization. Diagn Mol Pathol 1992, 1: 118–128.

309 Jacobsen GK, Henriksen OB, Der Maase HV. Carcinoma in situ of testicular tissue adjacent to malignant germ-cell tumors. A study of 105 cases. Cancer 1981, 47: 2660–2662.

310 Jorgensen N, Giwercman A, Muller J, Skakkebaek NE. Immunohistochemical markers of carcinoma in situ of the testis also expressed in normal infantile germ cells. Histopathology 1993, 22: 373–378.

311 Kang J-L, Raipert-De Meyts E, Giwercman A, Skakkebaek NE. The association of testicular carcinoma in situ with intratubular microcalcifications. J Urol Pathol 1994, 2: 235–242.

312 Klein FA, Melamed MR, Whitmore WF Jr. Intratubular malignant germ cells (carcinoma in situ) accompanying invasive testicular germ cell tumors. J Urol 1985, 133: 413–415.

313 Kuczyk MA, Serth J, Bockemeyer C, Allhoff EP, Jonassen J, Kyczyk S, Jonas U. Overexpression of the p53 oncoprotein in carcinoma in situ of the testis. Pathol Res Pract 1994, 190: 993–998.

314 Lau SK, Weiss LM, Chu PG. Association of intratubular seminoma and intratubular embryonal carcinoma with invasive testicular germ cell tumors. Am J Surg Pathol 2007, 31: 1045–1049.

315 Lau SK, Weiss LM, Chu PG. TCL1 protein expression in testicular germ cell tumors. Am J Clin Pathol 2010, 133: 762–766.

316 Lifschitz-Mercer B, Elliott DJ, Leider-Trejo L, Schreiber-Bramante L, Hassner A, Eisenthal A, Maymon B. Absence of RBM expression as a marker of intratubular (in situ) germ cell neoplasia of the testis. Hum Pathol 2000, 31: 1116–1120.

317 Lifschitz-Mercer B, Elliott DJ, Schreiber-Bramante L, Leider-Trejo L, Eisenthal A, Bar-Shira Maymon B. Intratubular germ cell neoplasia: associated infertility and review of the diagnostic modalities. Int J Surg Pathol 2001, 9: 93–98.

318 Loftus BM, Gilmartin LG, O'Brien MJ, Carney DN, Dervan PA. Intratubular germ cell neoplasia of the testis. Identification by placental alkaline phosphatase immunostaining and argyrophilic nucleolar organizer region quantification. Hum Pathol 1990, 21: 941–948.

319 Loy V, Dieckmann KP. Carcinoma in situ of the testis. Intratubular germ cell neoplasia or

testicular intraepithelial neoplasia? Hum Pathol 1990, 21: 457–458.

320 Loy V, Wigand I, Dieckmann KP. Incidence and distribution of carcinoma in situ in testes removed for germ cell tumour. Possible inadequacy of random testicular biopsy in detecting the condition. Histopathology 1990, 16: 198–200.

321 Manivel JC, Jessurun J, Wick MR, Dehner LP. Placental alkaline phosphatase immunoreactivity in testicular germ-cell neoplasms. Am J Surg Pathol 1987, 11: 21–29.

322 Manivel JC, Reinberg Y, Niehans GA, Fraley EE. Intratubular germ cell neoplasia in testicular teratomas and epidermoid cysts. Correlation with prognosis and possible biologic significance. Cancer 1989, 64: 715–720.

323 Mikulowski P, Oldbring J. Microinvasive germ cell neoplasia of the testis. Cancer 1992, 70: 659–664.

324 Moore BE, Banner BF, Gokden M, Woda B, Liu Y, Ayala A, Jiang Z. P53: a good diagnostic marker for intratubular germ cell neoplasia, unclassified. AIMM 2001, 9: 203–206.

325 Mostofi FK. Pathology of germ cell tumors of the testis. A progress report. Cancer 1980, 45: 1735–1754.

326 Niehans GA, Manivel JC, Wick MR, Dehner LP. Immunohistochemistry of intratubular germ cell neoplasia. Surg Pathol 1989, 2: 213–230.

327 Nistal M, Codesal J, Paniagua R. Carcinoma in situ of the testis in infertile men. A histological, immunocytochemical, and cytophotometric study of DNA content. J Pathol 1989, 159: 205–210.

328 Nuesch-Bachmann IH, Hedinger CE. Atypische Spermatogonien als präkanzerose. Schweiz Med Wochenschr 1977, 107: 795–801.

329 Perry A, Wiley EL, Albores-Saavedra J. Pagetoid spread of intratubular germ cell neoplasia into rete testis. A morphologic and histochemical study of 100 orchiectomy specimens with invasive germ cell tumors. Hum Pathol 1994, 25: 235–239.

330 Pryor JP, Cameron KM, Chilton CP, Ford TF, Parkinson MC, Sinokrot J, Westwood CA. Carcinoma in situ in testicular biopsies from men presenting with infertility. Br J Urol 1983, 55: 780–784.

331 Rajpert-De Meyts E, Kvist M, Skakkebaek NE. Heterogeneity of expression of immunohistochemical tumour markers in testicular carcinoma in situ: pathogenetic relevance. Virchows Arch 1997, 428: 133–140.

332 Rakheja D, Hoang MP, Sharma S, Albores-Saavedra J. Intratubular embryonal carcinoma. Arch Pathol Lab Med 2002, 126: 487–490.

333 Ramani P, Yeung CK, Habeebu SS. Testicular intratubular germ cell neoplasia in children and adolescents with intersex. Am J Surg Pathol 1993, 17: 1124–1133.

334 Renedo DE, Trainer TD. Intratubular germ cell neoplasia (ITGCN) with p53 and PCNA expression and adjacent mature teratoma in an infant testis. An immunohistochemical and morphologic study with a review of the literature. Am J Surg Pathol 1994, 18: 947–952.

335 Schreiber L, Lifschitz-Mercer B, Paz G, Yavetz H, Elliott DJ, Kula K, Slowikowska-Hilczer J, Maymon B. Double immunolabeling by the RBM and the PLAP markers for identifying intratubular (in situ) germ cell neoplasia of the testis. Int J Surg Pathol 2003, 11: 17–20.

336 Shah VI, Varma M, DePeralta M, Lim SD. Utility of CD117 (KIT) immunoreactivity (IR) in diagnostic histopathology of testicular germ cell tumor [abstract]. Mod Pathol 2003, 16: 170A.

337 Skakkebaek NE. Atypical germ cells in the adjacent 'normal' tissue of testicular tumours. Acta Pathol Microbiol Scand (A) 1975, 83: 127–130.

338 Skakkebaek NE. Carcinoma in situ of the testis. Frequency and relationship to invasive germ cell tumours in infertile men. Histopathology 1978, 2: 157–170.

339 Skotheim RI, Korkmaz KS, Klokk TI, Abeler VM, Korkmaz CG, Nesland JM, Fosså SD, Lothe RA, Saatcioglu F. NKX3.1 expression is lost in testicular germ cell tumors. Am J Pathol 2003; 163: 2149–2154.

340 Soosay GN, Bobrow L, Happerfield L, Parkinson MC. Morphology and immunohistochemistry of carcinoma in situ adjacent to testicular germ cell tumours in adults and children. Implications for histogenesis. Histopathology 1991, 19: 537–544.

341 Stamp IM, Barlebo H, Rix M, Jacobsen GK. Intratubular germ cell neoplasia in an infantile testis with immature teratoma. Histopathology 1993, 22: 69–72.

342 van Casteren NJ, Boellaard WP, Dohle GR, Weber RF, Kuizinga MC, Stoop H, Oosterhuis WJ, Looijenga LH. Heterogeneous distribution of ITGCNU in an adult testis: consequences for biopsy-based diagnosis. Int J Surg Pathol 2008, 16: 21–24.

343 von Eyben FE, Jacobsen GK, Rorth M, Von Der Maase H. Microinvasive germ cell tumour (MGCT) adjacent to testicular germ cell tumours. Histopathology 2004, 44: 547–554.

344 von Eyben FE, Jacobsen GK, Skotheim RI. Microinvasive germ cell tumor of the testis. Virchows Arch 2005, 447: 610–625.

345 Walt H, Emmerich P, Cremer T, Hofmann MC, Bannwart F. Supernumerary chromosome 1 in interphase nuclei of atypical germ cells in paraffin-embedded human seminiferous tubules. Lab Invest 1989, 61: 527–531.

Germ cell tumors – overview

346 Abell MR, Holtz F. Testicular neoplasms in infants and children. I. Tumors of germ cell origin. Cancer 1963, 16: 965–981.

347 Abell MR, Holtz F. Testicular and paratesticular neoplasms in patients 60 years of age and older. Cancer 1968, 21: 852–870.

348 Albanell J, Bosl GJ, Reuter VE, Englehardt M, Franco S, Moore MA, Dmitrovsky E. Telomerase activity in germ cell cancers and mature teratomas. J Natl Cancer Inst 1999, 91: 1321–1326.

349 Alderdice JM, Merrett JD. Factors influencing the survival of patients with testicular teratoma. J Clin Pathol 1985, 38: 791–796.

350 Angulo JC, González J, Rodríguez N, Hernández E, Núñez C, Rodríguez-Barbero JM, Santana A, López JI. Clinicopathological study of regressed testicular tumors (apparent extragonadal germ cell neoplasms). J Urol 2009, 182: 2303–2310.

351 Aristizabal S, Davis JR, Miller RC, Moore MJ, Boone MLM. Bilateral primary germ cell testicular tumors. Report of four cases and review of the literature. Cancer 1978, 42: 591–597.

352 Babaian RJ, Johnson DE. Management of stages I and II nonseminomatous germ cell tumors of the testis. Cancer 1980, 45: 1775–1781.

353 Balzer BL, Ulbright TM. Spontaneous regression of testicular germ cell tumors: an analysis of 42 cases. Am J Surg Pathol 2006, 30: 858–865.

354 Bar W, Hedinger CE. Comparison of histologic types of primary testicular germ cell tumors with their metastases. Consequences for the WHO and the British nomenclatures? Virchows Arch [A] 1976, 370: 41–54.

355 Berney DM, Warren AY, Verma M, Kudahetti S, Robson JM, Williams MW, Neal DE, Powles T, Shamash J, Oliver RT. Malignant germ cell tumours in the elderly: a histopathological review of 50 cases in men aged 60 years or over. Mod Pathol 2008, 21: 54–59.

356 Birkhead BM, Scott RM. Spontaneous regression of metastatic testicular cancer. Cancer 1973, 32: 125–129.

357 Bosl GJ, Ilson DH, Rodriguez E, Motzer RJ, Reuter VE, Chaganti RS. Clinical relevance of the i(12p) marker chromosome in germ cell tumors. J Natl Cancer Inst 1994, 86: 349–355.

358 Bosl GJ, Lange PH, Fraley EE, Goldman A, Nochomovitz LE, Rosai J, Waldman TA, Johnson J, Kennedy BJ. Human chorionic gonadotropin and alphafetoprotein in the staging of nonseminomatous testicular cancer. Cancer 1981, 47: 328–332.

359 Bosl GJ, Motzer RJ. Testicular germ-cell cancer. N Engl J Med 1997, 337: 242–253.

360 Bredael JJ, Vugrin D, Whitmore WF Jr. Autopsy findings in 154 patients with germ cell tumors of the testis. Cancer 1982, 50: 548–551.

361 Caldwell WL, Kademian MT, Frias Z, Davis TE. The management of testicular seminomas, 1979. Cancer 1980, 45: 1768–1774.

362 Cao D, Li J, Guo CC, Allan RW, Humphrey PA. SALL4 is a novel diagnostic marker for testicular germ cell tumors. Am J Surg Pathol 2009, 33: 1065–1077.

363 Carroll WL, Kempson RL, Govan DE, Freiha FS, Shochat SJ, Link MP. Conservative management of testicular endodermal sinus tumors in childhood. J Urol 1985, 133: 1011–1014.

364 Castedo SM, de Jong B, Oosterhuis JW, Seruca R, te Meerman GJ, Dam A, Schraffordt Koops H. Cytogenetic analysis of ten human seminomas. Cancer Res 1989, 49: 439–443.

365 Che M, Tamboli P, Ro JY, Park DS, Ro JS, Amato RJ, Ayala AG. Bilateral testicular germ cell tumors: twenty-year experience at M.D. Anderson Cancer Center. Cancer 2002, 95: 1228–1233.

366 Collins DH, Pugh RCP. Classification and frequency of testicular tumours. Br J Urol 1964, 36(Suppl): 1–11.

367 Cools M, Honecker F, Stoop H, Veltman JD, de Krijger RR, Steyerberg E, Wolffenbuttel KP, Bokemeyer C, Lau YF, Drop SL, Looijenga LH. Maturation delay of germ cells in fetuses with trisomy 21 results in increased risk for the development of testicular germ cell tumors. Hum Pathol 2006, 37: 101–111.

368 De Bruijn HWA, Sleijfer DTH, Koops HS, Suurmeijer AJH, Marrink J, Ockhuizen T. Significance of human chorionic gonadotropin, alpha-fetoprotein, and pregnancy-specific beta-1-glycoprotein in the detection of tumor relapse and partial remission in 126 patients with nonseminomatous testicular germ cell tumors. Cancer 1985, 55: 829–835.

369 de Graaff WE, Oosterhuis JW, van der Linden S, Homan van der Heide JN, Schraffordt Koops H, Sleijfer DT. Residual mature teratoma after chemotherapy for nonseminomatous germ cell tumors of the testis occurs significantly less often in lung than in retroperitoneal lymph node metastases. J Urogen Pathol 1991, 1: 75–81.

370 De Jong B, Oosterhuis JW, Castedo SMMJ, Vos AM, te Meerman GJ. Pathogenesis of adult testicular germ cell tumors. A cytogenetic model. Cancer Genet Cytogenet 1990, 48: 143–167.

371 Delgado R, Rathi A, Albores-Saavedra J, Gazdar AF. Expression of the RNA component of human telomerase in adult testicular germ cell neoplasia. Cancer 1999, 86: 1802–1811.

372 Donohue JP, Zachary JM, Maynard BR. Distribution of nodal metastases in nonseminomatous testis cancer. J Urol 1982, 128: 315–320.

373 Dry SM, Renshaw AA. Extratesticular extension of germ cell tumors preferentially occurs at the hilum. Am J Clin Pathol 1999, 111: 534–538.

374 Duchesne GM, Horwich A, Dearnaley DP, Nicholls J, Jay G, Peckham MJ, Hendry WF. Orchidectomy alone for stage I seminoma of the testis. Cancer 1990, 65: 1115–1118.

375 el-Naggar AK, Ro JY, McLemore D, Ayala AG, Batsakis JG. DNA ploidy in testicular germ cell neoplasms. Histogenetic and clinical implications. Am J Surg Pathol 1992, 16: 611–618.

376 Ferlicot S, Paradis V, Ladouch A, Ben Lagha N, Eschwege P, Benoit G, Bedossa P. 'Burned out' testicular tumor: report of three cases. J Urol Pathol 1999, 11: 171–180.

377 Foster RS, Roth BJ. Clinical stage 1 nonseminoma: surgery versus surveillance. Semin Oncol 1998, 25: 145–153.

378 Fraley EE, Lange PH, Williams RD, Ortlip SA. Staging of early nonseminomatous germ-cell testicular cancer. Cancer 1980, 45: 1762–1767.

379 Fraley EE, Narayan P, Vogelzang NJ, Kennedy BJ, Lange PH. Surgical treatment of patients with stages I and II nonseminomatous testicular cancer. J Urol 1985, 124: 70–73.

380 Fuller DB, Plenk HP. Malignant germ cell tumors in a father and two sons. Case report and literature review. Cancer 1986, 58: 955–958.

381 Gelderman WAH, Koops HS, Sleijfer DTH, Oosterhuis JW, Marrink J, De Bruijn HWA, Oldhoff J. Orchidectomy alone in stage I nonseminomatous testicular germ cell tumors. Cancer 1987, 59: 578–580.

382 Gospodarowicz MK, Sturgeon JF, Jewett MA. Early stage and advanced seminoma: role of radiation therapy, surgery, and chemotherapy. Semin Oncol 1998, 25: 160–173.

383 Goss PE, Bulbul MA. Familial testicular cancer in five members of a cancer-prone kindred. Cancer 1990, 66: 2044–2046.

384 Guillou L, Estreicher A, Chaubert P, Hurlimann J, Kurt AM, Metthez G, Iggo R, Gray AC, Jichlinski P, Leisinger HJ, Benhattar J. Germ cell tumors of the testis overexpress wild-type p53. Am J Pathol 1996, 149: 1221–1228.

385 Heidenreich A. Contralateral testicular biopsy in testis cancer: current concepts and controversies. BJU Int 2009, 104: 1346–1350.

386 Hentrich MU, Brack NG, Schmid P, Schuster T, Clemm C, Hartenstein RC. Testicular germ cell tumors in patients with human immunodeficiency virus infection. Cancer 1996, 77: 2109–2116.

387 Hittmair A, Rogatsch H, Feichtinger H, Gobisch A, Miku G. Testicular seminomas are aneuploid tumors. Lab Invest 1995, 72: 70–74.

388 Hong WK, Wittes RE, Hajdu ST, Cvitkovic E, Whitmore WF, Golbey RB. The evolution of mature teratoma from malignant testicular tumors. Cancer 1977, 40: 2987–2992.

389 Horwich A, Dearnaley DP. Treatment of seminoma. Semin Oncol 1992, 19: 171–180.

390 Hull MT, Warfel KA, Eble JN, Irons DA, Foster RS. Glycogen-rich clear cell adenocarcinomas arising in metastatic testicular germ cell tumors. J Urol Pathol 1994, 2: 183–194.

391 Imperial SL, Sidhu JS. Nonseminomatous germ cell tumor arising in splenogonadal fusion. Arch Pathol Lab Med 2002, 126: 1222–1225.

392 International Germ Cell Cancer Collaborative Group. International germ cell consensus classification: a prognostic factor-based staging system for metastatic germ cell cancers. J Clin Oncol 1997, 15: 594–603.

393 Jacobsen GK, Mellemgaard A, Engelholm SA, Moller H. Increased incidence of sarcoma in patients treated for testicular seminoma. Eur J Cancer 1993, 29A: 664–668.

394 Johnson DE, Bracken RB, Blight EM. Prognosis for pathologic stage I non-seminomatous germ cell tumors of the testis managed by retroperitoneal lymphadenectomy. J Urol 1976, 116: 63–65.

395 Kernek KM, Zhang S, Ulbright TM, Billings SD, Cummings OW, Henley JD, Michael H, Brunelli M, Martignoni G, Eble JN, Cheng L. Identical allelic loss in mature teratoma and different histologic components of malignant mixed germ cell tumors of the testis [abstract]. Mod Pathol 2003, 16: 157A.

396 Klein FA, Whitmore WF Jr, Sogani PC, Batata M, Fisher H, Herr HW. Inguinal lymph node metastases from germ cell testicular tumors. J Urol 1984, 131: 497–500.

397 Klepp O, Olsson AM, Henrikson H, Aass N, Dahl O, Stenwig AE, Persson BE, Cavallin-Stahl E, Fossa SD, Wahlqvist L. Prognostic factors in clinical stage I nonseminomatous germ cell tumors of the testis: multivariate analysis of a prospective multicenter study. Swedish-Norwegian Testicular Cancer Group. J Clin Oncol 1990, 8: 509–518.

398 Korman HJ, Schultz DS, Linden MD, Miles BJ, Peabody JO. Proliferating cell nuclear antigen and mutant p53 staining in testicular nonseminomatous germ-cell tumors. A pilot study. J Urol Pathol 1994, 2: 327–336.

399 Korn WM, Oide Weghuis DE, Suijkerbuijk RF, Schmidt U, Otto T, du Manoir S, Geurts van Kessel A, Harstrick A, Seeber S, Becher R. Detection of chromosomal DNA gains and losses in testicular germ cell tumors by comparative genomic hybridization. Genes Chromosomes Cancer 1996, 17: 78–87.

400 Kristainslund S, Fossa SD, Kjellevold K. Bilateral malignant testicular germ cell cancer. Br J Urol 1986, 58: 60–63.

401 Lange PH, McIntire KR, Waldmann TA, Hakala TR, Fraley EE. Serum alphafetoprotein and human chorionic gonadotropin in the diagnosis and management of nonseminomatous germ-cell testicular cancer. N Engl J Med 1976, 295: 1237–1240.

402 Logothetis CJ, Samuels ML, Selig DE, Johnson DE, Swanson DA, von Eschenbach AC. Primary chemotherapy followed by a selective retroperitoneal lymphadenectomy in the management of clinical stage II testicular carcinoma. A preliminary report. J Urol 1985, 134: 1127–1130.

403 Looijenga LHJ, Oosterhuis JW. Pathobiology of testicular germ cell tumors. Analyt Quant Cytol Histol 2002, 24: 263–279.

404 Lutke Holzik MF, Sijmons RH, Sleijfer DT, Sonneveld DJ, Hoekstra-Weebers J, van Echten-Arends J, Hoekstra HJ. Syndromic aspects of testicular carcinoma. Cancer 2003, 97: 984–992.

405 Madden M, Goldstraw P, Corrin B. Effect of chemotherapy on the histological appearances of testicular teratoma metastatic to the lung. Correlation with patient survival. J Clin Pathol 1984, 37: 1212–1214.

406 Mai KT, Yazdi HM, Rippstein P. Light and electron microscopy of the pagetoid spread of germ cell carcinoma in the rete testis: morphologic evidence suggestive of field effect as a mechanism of tumor spread. AIMM 2001, 9: 335–339.

407 Marks LB, Rutgers JL, Shipley WU, Walker TG, Stracher MS, Waltman AC, Geller SC. Testicular seminoma. Clinical and pathological features that may predict para-aortic lymph node metastases. J Urol 1990, 143: 524–527.

408 McCartney ACE, Paradinas FJ, Newlands ES. Significance of the 'maturation' of metastases from germ cell tumours after intensive chemotherapy. Histopathology 1984, 8: 457–467.

409 Mcglynn KA, Devesa SS, Sigurdson AJ, Brown LM, Tsao L, Tarone RE. Trends in the incidence of testicular germ cell tumors in the United States. Cancer 2003, 97: 63–70.

410 Mencel PJ, Motzer RF, Mazumdar M, Vlamis V, Bajorin DF, Bosl GJ. Advanced seminoma. Treatment results, survival, and prognostic factors in 142 patients. J Clin Oncol 1994, 12: 120–126.

411 Michael H. Nongerm cell tumors arising in patients with testicular germ cell tumors. J Urol Pathol 1998, 9: 39–60.

412 Michael H, Hull MT, Foster RS, Sweeney CJ, Ulbright TM. Nephroblastoma-like tumors in patients with testicular germ cell tumors. Am J Surg Pathol 1998, 22: 1107–1114.

413 Michael H, Lucia J, Foster RS, Ulbright TM. The pathology of late recurrence of testicular germ cell tumors. Am J Surg Pathol 2000, 24: 257–273.

414 Moran CA, Travis WD, Carter D, Koss MN. Metastatic mature teratoma in lung following testicular embryonal carcinoma and teratocarcinoma. Arch Pathol Lab Med 1993, 117: 641–644.

415 Moriyama N, Daly JJ, Keating MA, Lin C-W, Prout GR Jr. Vascular invasion as a prognosticator of metastatic disease in nonseminomatous germ cell tumors of the testis. Importance in 'surveillance only' protocols. Cancer 1985, 56: 2492–2498.

416 Mostert M, Rosenberg C, Stoop H, Schuyer M, Timmer A, Oosterhuis W, Looijenga L. Comparative genomic and in situ hybridization of germ cell tumors of the infantile testis. Lab Invest 2000, 80: 1055–1064.

417 Mostert MM, van de Pol M, Olde Weghuis D, Suijkerbuijk RF, Geurts van Kessel A, van Echten J, Oosterhuis JW, Looijenga LH. Comparative genomic hybridization of germ cell tumors of the adult testis: confirmation of karyotypic findings and identification of a 12p-amplicon. Cancer Genet Cytogenet 1996, 89: 146–152.

418 Murty VV, Houldsworth J, Baldwin S, Reuter V, Hunziker W, Besmer P, Bosl G, Chaganti RS. Allelic deletions in the long arm of chromosome 12 identify sites of candidate tumor suppressor genes in male germ cell tumors. Proc Natl Acad Sci USA 1992, 89: 11006–11010.

419 Nazeer T, Ro JY, Kee KH, Ayala AG. Spermatic cord contamination in testicular cancer. Mod Pathol 1996, 9: 762–766.

420 Nistal M, Gonzalez-Peramato P, Regadera J, Serrano A, Tarin V, De Miguel MP. Primary testicular lesions are associated with testicular germ cell tumors of adult men. Am J Surg Pathol 2006, 30: 1260–1268.

421 Oosterhuis JW, Castedo SM, de Jong B, Cornelisse CJ, Dam A, Sleijfer DT, Schraffordt Koops H. Ploidy of primary germ cell tumors of the testis. Pathogenetic and clinical relevance. Lab Invest 1989, 60: 14–21.

422 Ottesen AM, Kirchhoff M, De-Meyts ER, Maahr J, Gerdes T, Rose H, Lundsteen C, Petersen PM, Philip J, Skakkebaek NE. Detection of chromosomal aberrations in seminomatous germ cell tumours using comparative genomic

hybridization. Genes Chromosomes Cancer 1997, **20**: 412–418.

423 Panicek DM, Toner GC, Heelan RT, Bosl GJ. Nonseminomatous germ cell tumors: enlarging masses despite chemotherapy. Radiology 1990, **175**: 499–502.

424 Patel SR, Kvols LK, Richardson RL. Familial testicular cancer. Report of six cases and review of the literature. Mayo Clin Proc 1990, **65**: 804–808.

425 Patel SR, Richardson RL, Kvols L. Synchronous and metachronous bilateral testicular tumors. Mayo Clinic experience. Cancer 1990, **65**: 1–4.

426 Peckham MJ, Barrett A, Horwich A, Hendry WF. Orchiectomy alone for stage I testicular nonseminoma. A progress report on the Royal Marsden Hospital Study. Br J Urol 1983, **55**: 754–759.

427 Perlman EJ, Hu J, Ho D, Cushing B, Lauer S, Castleberry RP. Genetic analysis of childhood endodermal sinus tumors by comparative genomic hybridization. J Pediatr Hematol Oncol 2000, **22**: 100–105.

428 Qvist HL, Fossa SD, Ous S, Hoie J, Stenwig AE, Giercksky KE. Post-chemotherapy tumor residuals in patients with advanced nonseminomatous testicular cancer. Is it necessary to resect all residual masses? J Urol 1991, **145**: 300–302.

429 Raghavan D, Vogelzang NJ, Bosl GJ, Nochomovitz LE, Rosai J, Lange PH, Fraley EE, Goldman A, Torkelson J, Kennedy BJ. Tumor classification and size in stage-1 testicular cancer. Influence on the occurrence of metastases. Cancer 1982, **50**: 1591–1595.

430 Raghavan D, Zalcberg JR, Grygiel JJ, Teriana N, Cox KM, McCarthy W, Flynn M. Multiple atypical nevi. A cutaneous marker of germ cell tumors. J Clin Oncol 1994, **12**: 2284–2287.

431 Raina V, Singh SP, Kamble N, Tanwar R, Rao K, Dawar R, Rath GK. Brain metastasis as the site of relapse in germ cell tumor of testis. Cancer 1993, **72**: 2182–2185.

432 Ray B, Hajdu SI, Whitmore WF Jr. Distribution of retroperitoneal lymph node metastases in testicular germinal tumors. Cancer 1974, **33**: 340–348.

433 Rayson D, Burch PA, Richardson RL. Sarcoidosis and testicular carcinoma. Cancer 1998, **83**: 337–343.

434 Reinberg Y, Manivel JC, Zhang G, Reddy PK. Synchronous bilateral testicular germ cell tumors of different histologic type. Pathogenetic and practical implications of bilaterality in testicular germ cell tumors. Cancer 1991, **68**: 1082–1085.

435 Reuter VE. Origins and molecular biology of testicular germ cell tumors. Mod Pathol 2005, **18**(Suppl 2): S51–S60.

436 Ro JY, Dexeus FH, el-Naggar A, Ayala AG. Testicular germ cell tumors. Clinically relevant pathologic findings. Pathol Annu 1991, **26**(Pt 2): 59–87.

437 Rorth M. Therapeutic alternatives in clinical stage I nonseminomatous disease. Semin Oncol 1992, **19**: 190–196.

438 Rosai J, Silber I, Khodadoust K. Spermatocytic seminoma. I. Clinicopathologic study of six cases and review of the literature. Cancer 1969, **24**: 92–102.

439 Rosenberg C, Mostert MC, Schut TB, van de Pol M, van Echten J, de Jong B, Raap AK, Tanke H, Oosterhuis JW, Looijenga LH. Chromosomal constitution of human spermatocytic seminoma: comparative genomic hybridization supported by conventional and interphase cytogenetics. Genes Chromosomes Cancer 1998, **23**: 286–291.

440 Sella A, el Naggar A, Ro JY, Dexeus FH, Amato RJ, Lee JS, Finn L, Logothetis CJ. Evidence of malignant features in histologically mature teratoma. J Urol 1991, **146**: 1025–1028.

441 Sheinfeld J, Herr HW. Role of surgery in management of germ cell tumor. Semin Oncol 1998, **25**: 203–209.

442 Snyder RN. Completely mature pulmonary metastasis from testicular teratocarcinoma. Case report and review of the literature. Cancer 1969, **24**: 810–819.

443 Sonnevald DJ, Sleijfer DT, Koops HS, Deemers-Gels ME, Molenaar WM, Hoekstra HJ. Mature teratoma identified after postchemotherapy surgery in patients with disseminated nonseminomatous testicular germ cell tumors: a plea for an aggressive surgical approach. Cancer 1998, **82**: 1343–1351.

444 Steyerberg EW, Keizer HJ, Fossa SD, Sleijfer DT, Toner GC, Schraffordt Koops H, Mulders PF, Messemer JE, Ney K, Donohue JP, et al. Prediction of residual retroperitoneal mass histology after chemotherapy for metastatic nonseminomatous germ cell tumor. Multivariate analysis of individual patient data from six study groups. J Clin Oncol 1995, **13**: 1177–1187.

445 Steyerberg EW, Keizer HJ, Messemer JE, Toner GC, Schraffordt Koops H, Fossa SD, Gerl A, Sleiffer DT, Donohue JP, Habbema JD. Residual pulmonary masses after chemotherapy for metastatic nonseminomatous germ cell tumor: prediction of histology. Cancer 1997, **79**: 345–355.

446 Sweeney CJ, Hermans BP, Heilman DK, Foster RS, Donohue JP, Einhorn LH. Results and outcome of retroperitoneal lymph node dissection for clinical stage 1 embryonal carcinoma-predominant testis cancer. J Clin Oncol 2000, **18**: 358–362.

447 Ulbright TM. Germ cell neoplasms of the testis. Am J Surg Pathol 1993, **17**: 1075–1091.

448 Ulbright TM, Roth LM. A pathologic analysis of lesions following modern chemotherapy for metastatic germ-cell tumors. Pathol Annu 1990, **25**(Pt I): 313–340.

449 Ulbright TM, Loehrer PJ, Roth LM, Einhorn LH, Williams SD, Clark SA. The development of non-germ-cell malignancies within germ cell tumors. A clinicopathologic study of 11 cases. Cancer 1984, **54**: 1824–1833.

450 Ulbright TM, Orazi A, de Riese W, de Riese C, Messemer JE, Foster RS, Donohue JP, Eble JN. The correlation of p53 protein expression with proliferative activity and occult metastases in clinical stage I nonseminomatous germ cell tumors of the testis. Mod Pathol 1994, **7**: 64–68.

451 van der Werf-Messing B. Radiotherapeutic treatment of testicular tumors. Int J Radiat Oncol Biol Phys 1976, **1**: 235–248.

452 van Echten J, Oosterhuis JW, Looijenga LHJ, Dam A, Sleiffer DT, Schraffordt Koops H, de Jong B. Mixed testicular germ cell tumors: monoclonal or polyclonal. Mod Pathol 1996, **9**: 371–374.

453 van Echten J, Timmer A, van der Veen AY, Molenaar WM, de Jong B. Infantile and adult testicular germ cell tumors. A different pathogenesis? Cancer Genet Cytogenet 2002, **135**: 57–62.

454 Williams SD, Stablein DM, Einhorn LH, Muggia FM, Weiss RB, Donohue JP, Paulon DF, Brunner KW, Jacobs EM, Spaulding JT, DeWys WD, Crawford ED. Immediate adjuvant chemotherapy versus observation with treatment at relapse in pathological stage II testicular cancer. N Engl J Med 1987, **317**: 1433–1438.

455 Yilmaz A, Cheng T, Elliott F, Trpkov K. How should hilar paratesticular soft tissue invasion be staged in germ cell tumors (GCT). Lab Invest 2009, **89**: 202A.

456 Young PG, Mount BM, Foote FW Jr, Whitmore WF Jr. Embryonal adenocarcinoma in the prepubertal testis. A clinicopathologic study of 18 cases. Cancer 1970, **26**: 1065–1075.

SEX CORD–STROMAL TUMORS

Leydig cell tumor and related lesions

457 Augusto D, Leteurtre E, de la Taille A, Gosselin B, Leroy X. Calretinin: a valuable marker of normal and neoplastic Leydig cells of the testis. Appl Immunohistochem Mol Morphol 2002, **10**: 159–162.

458 Balsitis M, Sokal M. Ossifying malignant Leydig (interstitial) cell tumour of the testis. Histopathology 1990, **16**: 599–601.

459 Bercovici JP, Nahoul K, Ducasse M, Tater D, Kerlan V, Scholler R. Leydig cell tumor with gynecomastia. Further studies – the recovery after unilateral orchidectomy. J Clin Endocrinol Metab 1985, **61**: 957–962.

460 Billings SD, Roth LM, Ulbright TM. Microcystic Leydig cell tumors mimicking yolk sac tumor: a report of four cases. Am J Surg Pathol 1999, **23**: 546–551.

461 Busam KJ, Iversen K, Coplan KA, Old LJ, Stockert E, Chen YT, McGregor D, Jungbluth A. Immunoreactivity for A103 and antibody to Melan-A (Mart-1) in adrenocortical and other steroid tumors. Am J Surg Pathol 1998, **22**: 57–63.

462 Cheville JC, Sebo TJ, Lager DJ, Bostwick DG, Farrow GM. Leydig cell tumor of the testis: a clinicopathologic, DNA content and MIB-1 comparison of nonmetastasizing and metastasizing tumors. Am J Surg Pathol 1998, **22**: 1361–1367.

463 Czernobilsky H, Czernobilsky B, Schneider HG, Franke WW, Ziegler L. Characterization of a feminizing testicular Leydig cell tumor by hormonal profile, immunocytochemistry, and tissue culture. Cancer 1985, **56**: 1667–1676.

464 Dieckmann KP, Loy V. Metachronous germ cell and Leydig cell tumors of the testis. Do testicular germ cell tumors and Leydig cell tumors share common etiologic factors? Cancer 1993, **72**: 1305–1307.

465 Ekfors TO, Martikainen P, Kuopio T, Malmi R, Nurmi MJ. Ultrastructure and immunohistochemistry of a fetal-type Leydig cell tumor. Ultrastruct Pathol 1992, **16**: 651–658.

466 Freeman DA. Steroid hormone-producing tumors of the adrenal, ovary, and testes. Endocrinol Metab Clin North Am 1991, **20**: 751–767.

467 Gabrilove JL, Nicolis GL, Mitty HA, Sohval AR. Feminizing interstitial cell tumor of the testis. Personal observations and a review of the literature. Cancer 1975, **35**: 1184–1202.

468 Grem JL, Robins HI, Wilson KS, Gilchrist K, Trump DL. Metastatic Leydig cell tumor of the testis. Report of three cases and review of the literature. Cancer 1986, **58**: 2116–2119.

469 Gulbahce HE, Lindeland AT, Engel W, Lillemoe TJ. Metastatic Leydig cell tumor with sarcomatoid differentiation. Arch Pathol Lab Med 1999, **123**: 1104–1107.

470 Kim I, Young RH, Scully RE. Leydig cell tumors of the testis. A clinicopathological analysis of 40 cases and review of the literature. Am J Surg Pathol 1985, **9**: 177–192.

471 Knudsen JL, Savage A, Mobb GE. The testicular 'tumour' of adrenogenital syndrome – a persistent diagnostic pitfall. Histopathology 1991, **19**: 468–470.

472 Kurman RJ, Andrade D, Goebelsmann U, Taylor CR. An immunohistological study of steroid localization in Sertoli–Leydig tumors of the ovary and testis. Cancer 1978, **42**: 1772–1783.

473 Liu G, Duranteau L, Carel JC, Monroe J, Doyle DA, Shenker A. Leydig-cell tumors caused by an activating mutation of the gene encoding the luteinizing hormone receptor. N Engl J Med 1999, **341**: 1731–1736.

474 Mahon FB Jr, Gosset F, Trinity RG, Madsen PO. Malignant interstitial cell testicular tumor. Cancer 1973, **31**: 1208–1212.

475 Maurer R, Taylor CR, Schmucki O, Hedinger CE. Extratesticular gonadal stromal tumor of the testis. A case report with immunoperoxidase findings. Cancer 1980, **45**: 985–990.

476 McCluggage WG, Shanks JH, Arthur K, Banerjee SS. Cellular proliferation and nuclear ploidy assessments augment established prognostic factors in predicting malignancy in testicular Leydig cell tumours. Histopathology 1998, **33**: 361–368.

477 McCluggage WG, Shanks JH, Whiteside C, Maxwell P, Banerjee SS, Biggart JD. Immunohistochemical study of testicular sex cord-stromal tumors, including staining with anti-inhibin antibody. Am J Surg Pathol 1998, **22**: 615–619.

478 McLaren K, Thomson D. Localization of S-100 protein in a Leydig and Sertoli cell tumour of testis. Histopathology 1989, **15**: 649–652.

479 Rutgers JL, Young RH, Scully RE. The testicular 'tumor' of the adrenogenital syndrome. Am J Surg Pathol 1988, **12**: 503–513.

480 Santonja C, Varona C, Burgos FJ, Nistal M. Leydig cell tumor of testis with adipose metaplasia. Appl Pathol 1989, **7**: 201–204.

481 Sohval AR, Churg J, Gabrilove JL, Freiberg EK, Katz N. Ultrastructure of feminizing testicular Leydig cell tumors. Ultrastruct Pathol 1982, **3**: 335–345.

482 Sugimura J, Suzuki Y, Tamura G, Funaki H, Fujioka T, Satodate R. Metachronous development of malignant Leydig cell tumor. Hum Pathol 1997, **28**: 1318–1320.

483 Tavora F, Barton JH, Sesterhenn I. Leydig cell tumors of the testis, a clinicopathological series with malignant histological features. Lab Invest 2009, **89**: 196A.

484 Ulbright TM, Srigley JR, Hatzianastassiou DK, Young RH. Leydig cell tumors of the testis with unusual features: adipose differentiation, calcification with ossification, and spindle-shaped tumor cells. Am J Surg Pathol 2002, **26**: 1424–1433.

Tumors and tumorlike conditions of Sertoli cells

485 Cano-Valdez AM, Chanona-Vilchis J, Dominguez-Malagon H. Large cell calcifying Sertoli cell tumor of the testis: a clinicopathological immunohistochemical, and ultrastructural study of two cases. Ultrastruct Pathol 1999, **23**: 259–265.

486 Carney JA, Gordon H, Carpenter PC, Shenoy BV, Go VLW. The complex of myxomas, spotty pigmentation, and endocrine overactivity. Medicine 1985, **64**: 270–283.

487 Gilcrease MZ, Delgado R, Albores-Saavedra J. Testicular Sertoli cell tumor with a heterologous sarcomatous component: immunohistochemical assessment of Sertoli cell differentiation. Arch Pathol Lab Med 1998, **122**: 907–911.

488 Gordon MD, Corless C, Renshaw AA, Beckstead J. CD99, keratin, and vimentin staining of sex cord-stromal tumors, normal ovary, and testis. Mod Pathol 1998, **11**: 769–773.

489 Harbaum L, Langner C. Epididymal Sertoli cell nodule - a diagnostic pitfall. Histopathology 2009, **55**: 465–488.

490 Hedinger CE, Huber R, Weber E. Frequency of so-called hypoplastic or dysgenetic zones in scrotal and otherwise normal human testes. Virchows Arch [A] 1967, **342**: 165–168.

491 Henley JD, Young RH, Ulbright TM. Malignant Sertoli cell tumors of the testis: a study of 13 examples of a neoplasm frequently misinterpreted as a seminoma. Am J Surg Pathol 2002, **26**: 541–550.

492 Higgins JP, Rouse RV. Testicular Sertoli cell tumors NOS, the final word? Adv Anat Pathol 1999, **6**: 103–113.

493 Hopkins GB, Parry HD. Metastasizing Sertoli-cell tumor (androblastoma). Cancer 1969, **23**: 463–467.

494 Jacobsen GK. Malignant Sertoli cell tumors of the testis. J Urol Pathol 1993, **1**: 233–255.

495 Kaplan GW, Cromie WJ, Kelalis PP, Silber I, Tank ES Jr. Gonadal stromal tumors. A report of the prepubertal testicular tumor registry. J Urol 1986, **136**: 300–302.

496 Manuel M, Katayama KP, Jones HW Jr. The age of occurrence of gonadal tumor in intersex patients with a Y chromosome. Am J Obstet Gynecol 1976, **124**: 293–300.

497 Mostofi FK, Theiss EA, Ashley DJB. Tumors of specialized gonadal stroma in human male patients. Androblastoma. Sertoli cell tumor, granulosa-theca cell tumor of the testis, and gonadal stromal tumor. Cancer 1959, **12**: 944–957.

498 Neubecker RD, Theiss EA. Sertoli cell adenomas in patients with testicular feminization. Am J Clin Pathol 1962, **38**: 52–59.

499 O'Connell MJ, Ramsey HE, Whang-Peng J, Wiernik PH. Testicular feminization syndrome in three sibs. Emphasis on gonadal neoplasia. Am J Med Sci 1973, **265**: 321–333.

500 Plata C, Algaba F, Andujar M, Nistal M, Stocks P, Martinez JL, Nogales FF. Large cell calcifying Sertoli cell tumour of the testis. Histopathology 1995, **26**: 255–260.

501 Proppe KH, Dickersin GR. Large-cell calcifying Sertoli cell tumor of the testis. Light microscopic and ultrastructural study. Hum Pathol 1982, **13**: 1109–1114.

502 Proppe KH, Scully RE. Large-cell calcifying Sertoli cell tumor of the testis. Am J Clin Pathol 1980, **74**: 607–619.

503 Ramaswamy G, Jagadha V, Tcherkoff V. A testicular tumor resembling the sex cord with annular tubules in a case of the androgen insensitivity syndrome. Cancer 1985, **55**: 1607–1611.

504 Rey R, Sabourin J-C, Venara M, Long WQ, Jaubert F, Zeller WP, Duvillard P, Chemes H, Bidart J-M. Anti-Mullerian hormone is a specific marker of Sertoli- and granulosa-cell origin in gonadal tumors. Hum Pathol 2000, **31**: 1202–1208.

505 Samaratunga H, Spork MR, Cooritz D. Sclerosing Sertoli cell tumor of the testis. J Urol Pathol 2000, **12**: 39–50.

506 Sohval AR. Testicular dysgenesis in relation to neoplasm of the testicle. J Urol 1956, **75**: 285–291.

507 Talerman A. Malignant Sertoli cell tumor of the testis. Cancer 1971, **28**: 446–455.

508 Tanaka Y, Carney JA, Ijiri R, Kato K, Miyake T, Nakatani Y, Misugi K. Utility of immunostaining for S-100 protein subunits in gonadal sex cord-stromal tumors, with emphasis on the large-cell calcifying Sertoli cell tumor of the testis. Hum Pathol 2002, **33**: 285–289.

509 Teilum G. Classification of testicular and ovarian androblastoma and Sertoli cell tumors. Cancer 1958, **11**: 769–782.

510 Tetu B, Ro JY, Ayala AG. Large cell calcifying Sertoli cell tumor of the testis. A clinicopathologic, immunohistochemical, and ultrastructural study of two cases. Am J Clin Pathol 1991, **96**: 717–722.

511 Ulbright TM, Amin MB, Young RH. Intratubular large cell hyalinizing Sertoli cell neoplasia of the testis: a report of 8 cases of a distinctive lesion of the Peutz–Jeghers syndrome. Am J Surg Pathol 2007, **31**: 827–835.

512 Venara M, Rey R, Bergadà I, Mendilaharzu H, Campo S, Chemes H. Sertoli cell proliferations of the infantile testis: an intratubular form of Sertoli cell tumor? Am J Surg Pathol 2001, **25**: 1237–1244.

513 Young RH, Talerman A. Testicular tumors other than germ cell tumors. Semin Diagn Pathol 1987, **4**: 342–360.

514 Young RH, Koelliker DD, Scully RE. Sertoli cell tumors of the testis, not otherwise specified: a clinicopathologic analysis of 60 cases. Am J Surg Pathol 1998, **22**: 709–721.

515 Young S, Gooneratne S, Straus FH, Zeller WP, Bulun SE, Rosenthal IM. Feminizing Sertoli cell tumors in boys with Peutz–Jeghers syndrome. Am J Surg Pathol 1995, **19**: 50–58.

516 Zukerberg LR, Young RH, Scully RE. Sclerosing Sertoli cell tumor of the testis. A report of 10 cases. Am J Surg Pathol 1991, **15**: 829–834.

Other sex cord–stromal tumors

517 Alexiev BA, Alaish SM, Sun CC. Testicular juvenile granulosa cell tumor in a newborn: case report and review of the literature. Int J Surg Pathol 2007, **15**: 321–325.

518 Brennan MK, Srigley JR. Brenner tumor of the testis: case report and review of other intrascrotal examples. J Urol Pathol 1999, **10**: 219–228.

519 Caccamo D, Socias M, Truchet C. Malignant Brenner tumor of the testis and epididymis. Arch Pathol Lab Med 1991, **115**: 524–527.

520 Chan JK, Chan VS, Mak KL. Congenital juvenile granulosa cell tumour of the testis. Report of a case showing extensive degenerative changes. Histopathology 1990, **17**: 75–80.

521 De Pinieux G, Glaser C, Chatelain D, Perie G, Flam T, Vieillefond A. Testicular fibroma of gonadal stromal origin with minor sex cord elements: clinicopathologic and immunohistochemical study of 2 cases. Arch Pathol Lab Med 1999, **123**: 391–394.

522 Due W, Dieckmann KP, Niedobitek G, Bornhoft G, Loy V, Stein H. Testicular sex cord stromal tumour with granulosa cell differentiation. Detection of steroid hormone receptors as a possible basis for tumour development and therapeutic management. J Clin Pathol 1990, **43**: 732–737.

523 Harms D, Kock LR. Testicular juvenile granulosa cell and Sertoli cell tumours: a clinicopathologic study of 29 cases from the Kiel Paediatric Tumour Registry. Virchows Arch 1997, **430**: 301–310.

524 Jimenez-Quintero LP, Ro JY, Zavala-Pompa A, Amin MB, Tetu B, Ordonez NG, Ayala AG. Granulosa cell tumor of the adult testis. A clinicopathologic study of seven cases and a review of the literature. Hum Pathol 1994, **24**: 1120–1125.

525 Jones MA, Young RH, Scully RE. Benign fibromatous tumors of the testis and paratesticular region: a report of 9 cases with a proposed classification of fibromatous tumors and tumor-like lesions. Am J Surg Pathol 1997, **21**: 296–305.

526 Kos M, Nogales FF, Kos M, Stipoljev F, Kunjko K. Congenital juvenile granulosa cell tumor of the testis in a fetus showing full 69,XXY triploidy. Int J Surg Pathol 2005, **13**: 219–221.

527 Kuo CY, Wen MC, Wang J, Jan YJ. Signet-ring stromal tumor of the testis: a case report and literature review. Hum Pathol 2009, **40**: 584–587.

528 Lawrence WD, Young RH, Scully RE. Juvenile granulosa cell tumor of the infantile testis. A report of 14 cases. Am J Surg Pathol 1985, **9**: 87–94.

529 Matoska J, Ondrus D, Talerman A. Malignant granulosa cell tumor of the testis associated with gynecomastia and long survival. Cancer 1992, **69**: 1769–1772.

530 Michal M, Hes O, Kazakov DV. Primary signet-ring stromal tumor of the testis. Virchows Arch 2005, **447**: 107–110.

531 Miettinen M, Salo J, Virtanen I. Testicular stromal tumor. Ultrastructural, immunohistochemical, and gel electrophoretic evidence of epithelial differentiation. Ultrastruct Pathol 1986, **10**: 515–528.

532 Mostofi FK, Theiss EA, Ashley DJB. Tumors of specialized gonadal stroma in human male patients. Androblastoma, Sertoli cell tumor, granulosa–theca cell tumor of the testis, and gonadal stromal tumor. Cancer 1959, **12**: 944–957.

533 Nistal M, Puras A, Perna C, Guarch R, Paniagua R. Fusocellular gonadal stromal tumour of the testis with epithelial and myoid differentiation. Histopathology 1996, **29**: 259–264.

534 Nogales FF Jr, Matilla A, Ortega I, Alvarez T. Mixed Brenner and adenomatoid tumor of the testis. Cancer 1979, **43**: 539–543.

535 Perez-Atayde AR, Joste N, Mulhern H. Juvenile granulosa cell tumor of the infantile testis: Evidence of a dual epithelial-smooth muscle differentiation. Am J Surg Pathol 1996, **20**: 72–79.

536 Renshaw AA, Gordon M, Corless CL. Immunohistochemistry of unclassified sex cord-stromal tumors of the testis with a predominance of spindle cells. Mod Pathol 1997, **10**: 693–700.

537 Ross L. Paratesticular Brenner-like tumor. Cancer 1968, **21**: 722–726.

538 Tanaka Y, Sasaki Y, Tachibana K, Suwa S, Terashima K, Nakatani Y. Testicular juvenile granulosa cell tumor in an infant with X/XY mosaicism clinically diagnosed as true hermaphroditism. Am J Surg Pathol 1994, **18**: 316–322.

539 Ulbright TM, Young RH. Primary mucinous tumors of the testis and paratestis: a report of nine cases. Am J Surg Pathol 2003; **27**: 1221–1228.

540 Weidner N. Myoid gonadal stromal tumor with epithelial differentiation (? testicular myoepithelioma). Ultrastruct Pathol 1991, **15**: 409–416.

541 Young RH, Scully RE. Testicular and paratesticular tumors and tumor-like lesions of ovarian common epithelial and müllerian types. A report of four cases and review of the literature. Am J Clin Pathol 1986, **86**: 146–152.

542 Young RH, Lawrence WD, Scully RE. Juvenile granulosa cell tumor. Another neoplasm associated with abnormal chromosomes and ambiguous genitalia. A report of three cases. Am J Surg Pathol 1985, **9**: 737–743.

543 Young RH. Sex cord–stromal tumors of the ovary and testis: their similarities and differences with consideration of selected problems. Mod Pathol 2005, **18**: S81–S98.

MIXED GERM CELL–SEX CORD–STROMAL TUMORS

544 Bolen JW. Mixed germ cell–sex cord–stromal tumor. A gonadal tumor distinct from gonadoblastoma. Am J Clin Pathol 1981, **75**: 565–573.

545 Matoska J, Talerman A. Mixed germ cell–sex cord–stromal tumor of the testis. A report with ultrastructural findings. Cancer 1989, **64**: 2146–2153.

546 Michal M, Vanecek T, Sima R, Mukensnabl P, Hes O, Kazakov DV, Matoska J, Zuntova A, Dvorak V, Talerman A. Mixed germ cell sex cord-stromal tumors of the testis and ovary. Morphological, immunohistochemical, and molecular genetic study of seven cases. Virchows Arch 2006, **448**: 612–622.

547 Scully RE. Gonadoblastoma. A review of 74 cases. Cancer 1970, **25**: 1340–1356.

548 Ulbright TM, Srigley JR, Reuter VE, Wojno K, Roth LM, Young RH. Sex cord-stromal tumors of the testis with entrapped germ cells: A lesion mimicking unclassified mixed germ cell sex cord-stromal tumors. Am J Surg Pathol 2000, **24**: 535–542.

MALIGNANT LYMPHOMA AND RELATED TUMORS

549 Aktah M, Al-Dayel F, Siegrist K, Ezzat A. Neutrophil-rich Ki-1-positive anaplastic large cell lymphoma presenting as a testicular mass. Mod Pathol 1996, **9**: 812–815.

550 Al-Abbadi MA, Hattab EM, Tarawneh M, Orazi A, Ulbright TM. Primary testicular and paratesticular lymphoma: a retrospective clinicopathologic study of 34 cases with emphasis on differential diagnosis. Arch Pathol Lab Med 2007, **131**: 1040–1046.

551 Al-Abbadi MA, Hattab EM, Tarawneh MS, Amr SS, Orazi A, Ulbright TM. Primary testicular diffuse large B-cell lymphoma belongs to the nongerminal center B-cell-like subgroup: a study of 18 cases. Mod Pathol 2006, **19**: 1521–1527.

552 Bacon CM, Ye H, Diss TC, McNamara C, Kueck B, Hasserjian RP, Rohatiner AZ, Ferry J, Du MQ, Dogan A. Primary follicular lymphoma of the testis and epididymis in adults. Am J Surg Pathol 2007, **31**: 1050–1058.

553 Brousset P, Imadalou K, Rubie H, Delsol-Tahou M, Selves J, Robert A, Delson G. Paraffin-section immunohistochemistry of residual disease in the testis in patients with acute lymphoblastic leukemia using anti-mb-1/CD79a (JCB117) monoclonal antibody. Appl Immunohistochem 1996, **4**: 56–60.

554 Ferry JA, Harris NL, Young RH, Coen J, Zietman A, Scully RE. Malignant lymphoma of the testis, epididymis, and spermatic cord. A clinicopathologic study of 69 cases with immunophenotypic analysis. Am J Surg Pathol 1994, **18**: 376–390.

555 Ferry JA, Srigley JR, Young RH. Granulocytic sarcoma of the testis: a report of two cases of a neoplasm prone to misinterpretation. Mod Pathol 1997, **10**: 320–325.

556 Ferry JA, Ulbright TM, Young RH. Anaplastic large-cell lymphoma presenting in the testis: a lesion that may be confused with embryonal carcinoma. J Urol Pathol 1996, **5**: 139–148.

557 Ferry JA, Young RH, Scully RE. Testicular and epididymal plasmacytoma: a report of 7 cases, including three that were the initial manifestation of plasma cell myeloma. Am J Surg Pathol 1997, **21**: 590–598.

558 Finn LS, Viswanatha DS, Belasco JB, Snyder H, Huebner D, Sorbara L, Raffeld M, Jaffe ES, Salhany KE. Primary follicular lymphoma of the testis in childhood. Cancer 1999, **85**: 1626–1635.

559 Fonseca R, Habermann TM, Colgan JP, O'Neill BP, White WL, Witzig TE, Egan KS, Marteson JA, Bugart LJ, Inwards DJ. Testicular lymphoma is associated with a high incidence of extranodal recurrence. Cancer 2000, **88**: 154–161.

560 Givler RL. Testicular involvement in leukemia and lymphoma. Cancer 1969, **23**: 1290–1295.

561 Hyland J, Lasota J, Jasinski M, Petersen RO, Nordling S, Miettinen M. Molecular pathological analysis of testicular diffuse large cell lymphomas. Hum Pathol 1998, **29**: 1231–1239.

562 Kiely IM, Massey BD Jr, Harrison EG Jr, Utz DC. Lymphoma of the testis. Cancer 1970, **26**: 847–852.

563 Kim TH, Hargreaves HK, Chan WC, Brynes RK, Alvarado C, Woodard J, Ragab AH. Sequential testicular biopsies in childhood acute lymphocytic leukemia. Cancer 1986, **57**: 1038–1041.

564 Kuo T-T, Tschang TP, Chu Y-Y. Testicular relapse in childhood acute lymphocytic leukemia during bone marrow remission. Cancer 1976, **38**: 2604–2612.

565 Levin HS, Mostofi FK. Symptomatic plasmacytoma of the testis. Cancer 1970, **25**: 1193–1203.

566 Nesbit ME Jr, Robison LL, Ortega JA, Sather HN, Donaldson M, Hammond D. Testicular relapse in childhood acute lymphoblastic leukemia. Association with pretreatment patient characteristics and treatment. A report for Children's Cancer Study Group. Cancer 1980, **45**: 2009–2016.

567 Oppenheim PI, Cohen S, Anders KH. Testicular plasmacytoma. A case report with immunohistochemical studies and literature review. Arch Pathol Lab Med 1991, **115**: 629–632.

568 Paladugu RR, Bearman RM, Rappaport H. Malignant lymphoma with primary manifestation in the gonad. A clinicopathologic study of 38 patients. Cancer 1980, **45**: 561–571.

569 Shahab N, Doll DC. Testicular lymphoma. Semin Oncol 1999, **26**: 259–269.

570 Stoffel TJ, Nesbit ME, Levitt SH. Extramedullary involvement of the testes in childhood leukemia. Cancer 1975, **35**: 1203–1211.

571 Tondini C, Ferreri AJ, Siracusano L, Valagussa P, Giardini R, Rampinelli I, Bonadona G. Diffuse large-cell lymphoma of the testis. J Clin Oncol 1999, **17**: 2854–2858.

572 Totonchi KF, Engel G, Weisenberg E, Rhone DP, Macon WR. Testicular natural killer/T-cell lymphoma, nasal type, of true natural killer-cell origin. Arch Pathol Lab Med 2002, **126**: 1527–1529.

573 Tranchida P, Bayerl M, Voelpel MJ, Palutke M. Testicular ischemia due to intravascular large B-cell lymphoma: a novel presentation in an immunosupressed individual. Int J Surg Pathol 2003, **11**: 319–324

574 Turner RR, Colby TV, MacKintosh FR. Testicular lymphomas. A clinicopathologic study of 35 cases. Cancer 1981, **48**: 2095–2102.

575 Valbuena JR, Admirand JH, Lin P, Medeiros LJ. Myeloid sarcoma involving the testis. Am J Clin Pathol 2005, **124**: 445-452.

576 Wilkins BS, Williamson JM, O'Brien CJ. Morphological and immunohistological study of testicular lymphomas. Histopathology 1989, **15**: 147–156.

577 Woolley PV III, Osborne CK, Levi JA, Weirnik PH, Canelos GP. Extranodal presentation of non-Hodgkin's lymphomas in the testis. Cancer 1976, **38**: 1026–1035.

OTHER PRIMARY TUMORS

578 Banks ER, Mills SE. Histiocytoid (epithelioid) hemangioma of the testis. The so-called vascular variant of 'adenomatoid tumor'. Am J Surg Pathol 1990, **14**: 584–589.

579 Berdjis C, Mostofi FK. Carcinoid tumors of the testis. J Urol 1977, **118**: 777–782.

580 Fine SW, Davis NJ, Lykins LE, Montgomery E. Solitary testicular myofibroma: a case report and review of the literature. Arch Pathol Lab Med 2005, **129**: 1322–1325.

581 Fleshman RL, Wasman JK, Bodner DG, Young RH, MacLennan GT. Mesodermal adenosarcoma of the testis. Am J Surg Pathol 2005, **29**: 420–423.

582 Fuzesi L, Rixen H, Kirschner-Hermanns R. Cytogenetic findings in a metastasizing primary testicular chondrosarcoma. Am J Surg Pathol 1993, **17**: 738–742.

583 Gonzalez-Garcia JL, Kockelbergh RC, Roberts PF. Carcinoid tumors occurring in mature cystic teratoma of the testis: report of a case and review of the literature. J Urol Pathol 1997, **6**: 75–82.

584 Hargreaves HK, Scully RE, Richie JP. Benign hemangioendothelioma of the testis. Case report with electron microscopic documentation and review of the literature. Am J Clin Pathol 1982, **77**: 637–642.

585 Heikaus S, Schaefer KL, Eucker J, Hogrebe E, Danebrock R, Wai DH, Krenn V, Gabbert HE, Poremba C. Primary peripheral primitive neuroectodermal tumor/Ewing's tumor of the testis in a 46-year-old man – differential diagnosis and review of the literature. Hum Pathol 2009, **40**: 893–897.

586 Iczkowski KA, Kiviat J, Cheville JC, Bostwick DG. Multifocal capillary microangioma of the testis. J Urol Pathol 1997, **7**: 113–120.

587 Leake J, Levitt G, Ramani P. Primary carcinoid of the testis in a 10-year-old boy. Histopathology 1991, **19**: 373–375.

588 Luk ISC, Shek TW, Tang VW, Ng WF. Interdigitating dendritic cell tumor of the testis. A novel testicular spindle cell neoplasm. Am J Surg Pathol 1999, **23**: 1141–1148.

589 Mai KT, Park PC, Yazdi HM, Carlier M. Leydig cell origin of testicular carcinoid tumour: immunohistochemical and electron microscopic evidence. Histopathology 2006, **49**: 538–558.

590 Masera A, Ovcak Z, Mikuz G. Angiosarcoma of the testis. Virchows Arch 1999, **434**: 351–353.

591 Ordonez NG, Ayala AG, Sneige N, Mackay B. Immunohistochemical demonstration of multiple neurohormonal polypeptides in a case of pure testicular carcinoid. Am J Clin Pathol 1982, **78**: 860–864.

592 Senger C, Gonzalez-Crussi F. Testicular juvenile xanthogranuloma: a case report. J Urol Pathol 1999, **10**: 159–168.

593 Slaughenhoupt BL, Cendron M, Al-Hindi HN, Wallace EC, Ucci A. Capillary hemangioma of the testis. J Urol Pathol 1996, **4**: 283–288.

594 Suriawinata A, Talerman A, Vapnek JM, Unger P. Hemangioma of the testis: report of unusual occurrences of cavernous hemangioma in a fetus and capillary hemangioma in an older man. Ann Diagn Pathol 2001, **5**: 80–83.

595 Suson K, Mathews R, Goldstein JD, Dehner LP. Juvenile xanthogranuloma presenting as a testicular mass in infancy: a clinical and pathologic study of three cases. Pediatr Dev Pathol 2010, **13**: 39–45.

596 Talerman A, Gratama S, Miranda S, Okagaki T. Primary carcinoid tumor of the testis. Cancer 1978, **42**: 2696–2706.

597 Wang WP, Guo C, Berney DM, Ulbright TM, Hansel DE, Shen R, Ali T, Epstein JI. Primary carcinoid tumors of the testis: a clinicopathologic study of 29 cases. Am J Surg Pathol 2010, **34**: 519–524.

598 Washecka RM, Mariani AJ, Zuna RE, Honda SA, Chong CD. Primary intratesticular sarcoma: immunohistochemical, ultrastructural and DNA flow cytometric study of three cases with a review of the literature. Cancer 1996, **77**: 1524–1528.

599 Woodhouse JB, Delahunt B, English SF, Fraser HH, Ferguson MM. Testicular lipomatosis in Cowden's syndrome. Mod Pathol 2005, **18**: 1151–1156.

600 Zavala-Pompa A, Ro JY, el-Naggar A, Ordonez NG, Amin MB, Pierce PD, Ayala AG. Primary carcinoid tumor of testis. Immunohistochemical, ultrastructural, and DNA flow cytometric study of three cases with a review of the literature. Cancer 1993, **72**: 1726–1732.

601 Zukerberg LR, Young RH. Primary testicular sarcoma. A report of two cases. Hum Pathol 1990, **21**: 932–935.

METASTATIC TUMORS

602 Bates AW, Baithun SI. The significance of secondary neoplasms of the urinary and male genital tract. Virchows Arch 2002, **440**: 640–647.

603 Datta MW, Young RH. Malignant melanoma metastatic to the testis: a report of three cases with clinically significant manifestations. Int J Surg Pathol 2000, **8**: 49–58.

604 Datta MW, Ulbright TM, Young RH. Renal cell carcinoma metastatic to the testis and its adnexa: a report of five cases including three that accounted for the initial clinical presentation. Int J Surg Pathol 2001, **9**: 49–56.

605 Dutt N, Bates AW, Baithun SI. Secondary neoplasms of the male genital tract with different patterns of involvement in adults and children. Histopathology 2000, **37**: 323–331.

606 Haupt HM, Mann RB, Trump DL, Abeloff MD. Metastatic carcinoma involving the testis. Clinical and pathologic distinction from primary testicular neoplasms. Cancer 1984, **54**: 709–714.

607 Kay S, Hennigar GR, Hooper JW Jr. Carcinoma of the testes metastatic from carcinoma of the prostate. Arch Pathol 1954, **57**: 121–129.

608 Nistal M, Gonzalez-Peramato P, Paniagua R. Secondary testicular tumors. Eur Urol 1989, **16**: 185–188.

609 Price EB Jr, Mostofi FK. Secondary carcinoma of the testis. Cancer 1957, **10**: 592–595.

610 Ro JY, Ayala AG, Tetu B, Ordonez NG, el-Naggar A, Grignon DJ, Mackay B. Merkel cell carcinoma metastatic to the testis. Am J Clin Pathol 1990, **94**: 384–389.

611 Simon T, Hero B, Berthold F. Testicular and paratesticular involvement by metastatic neuroblastoma. Cancer 2000, **88**: 2636–2641.

612 Tiltman AJ. Metastatic tumours in the testis. Histopathology 1979, **3**: 31–37.

613 Ulbright TM, Young RH. Metastatic carcinoma to the testis: a clinicopathologic analysis of 26 nonincidental cases with emphasis on deceptive features. Am J Surg Pathol 2008, **32**: 1683–1693.

614 Weitzner S. Survival of patients with secondary carcinoma of prostate in the testis. Cancer 1973, **32**: 447–449.

615 Zuk RJ, Trotter SE, Baithun SI. 'Krukenberg' tumour of the testis. Histopathology 1989, **14**: 214–216.

睾丸附件

章 目 录

正常解剖学

睾丸网，位于睾丸门部，具有一种复杂性的小管状结构（特别是出现反应性增生改变时，见下文），有可能与畸胎瘤病变混淆 [8]。睾丸网接受生精小管的腺腔内成分并被分为三部分：间隔部、纵隔或膜部和睾丸外部睾丸网（大泡网）[5]。睾丸网注入**输出小管**，后者由附睾头部的 12 ~ 15 个小管聚集而成；它们内衬假复层纤毛和无纤毛的上皮。

附睾是连接输出小管到输精管的一个管状结构，在解剖学上由头部、体部和尾部三部分组成。附睾上皮由高柱状（主要）细胞、狭窄而深染的柱状细胞、基底细胞和透明细胞组成。在高柱状细胞中可见明显的纤毛 [2]。这些细胞的特征为细胞核内出现大小不同的嗜酸性 PAS 阳性包涵体，这一点类似于输精管和精囊的细胞。它们也可以含有透亮的嗜酸性胞质内颗粒或小球，因而有一个 Paneth 细胞样外观 [7]。

输精管是一条由附睾尾部起源的长 30 ~ 40cm 的管状结构，在精阜水平注入前列腺尿道部。远侧部连接精囊的排泄管形成射精管。输精管被覆由纤毛柱状细胞和基底细胞组成的假复层上皮 [4]。可以见到明显的核内包涵体 [1]。肌层很厚，由内外纵行的肌肉和一层中间斜行或环行的肌肉组成。

输精管被覆上皮表达 CD30，此特征与其中肾管来源相符，对于不理想的输精管切除标本，可用以证明输精管被覆上皮的存在 [6]。

存在四种有残体性质的小的**睾丸附件**。其中最为常见的是**睾丸附件**或 **Morgagni 囊**，这是 Müller 管颅侧部分的残余，其为一圆形或卵圆形、无蒂或有蒂、1 ~ 10mm 的附着于睾丸上极白膜的结构。其他附件有**附睾附件**（中肾管颅侧部分的残余）、**Haller 迷管**或 **Haller 器**（中肾小管的残余）和**旁睾**或 **Giraldes 器**（也是中肾小管的残余）。经证实，这些囊性结构的上皮表达 CD10，支持上皮的中肾管来源而不是 Müller 上皮来源 [3]。

睾丸网

睾丸网发育不全通常见于隐睾症的睾丸。显微镜下，其特征为睾丸网发育不全，睾丸网被覆柱状或大的立方细胞 [21]。

钙化结节可以突入睾丸网腔隙中；这种病变可能是营养不良性改变且没有临床意义 [24]。这种钙化结节不同于可见于睾丸网、附睾以及管腔内上皮下（最常见）或间质的输出管的微石症 [26]。

睾丸网的囊性扩张（转化）可能是由附睾阻塞或精索静脉曲张导致的睾丸内排泄管阻塞所致 [13,23]。还有一些病例可见于没有阻塞性病变但进行血液透析治疗肾衰竭的患者 [25]，有时其和草酸钙结晶沉积相关 [22]。可能伴有平滑肌增生 [10]。

已有**炎性假瘤**发生于睾丸网中央的报道，伴有上皮化生性改变 [15]。

睾丸网的腺瘤性增生可能会与恶性肿瘤混淆。其可出现在成年患者，大体表现为睾丸门部的明显的实性或囊性肿物。较为常见的是，病变非常小，为显微镜下的偶然发现。显微镜下，具有良性细胞学特征的睾丸网上皮呈管状乳头状，偶尔呈筛状增生 [9]。睾丸网增生的一些病例伴有玻璃样小体沉着，类似于卵黄囊瘤的表现 [17,30]。

免疫组化染色，角蛋白和 EMA 呈阳性，而波形蛋白、肌动蛋白、结蛋白和 S-100 蛋白呈阴性 [12]。在所有报道的病例，生物学行为均为良性。发病机制不清楚；在伴有睾丸生殖细胞肿瘤的病例中，这一病变可能是对肿瘤浸润的一种反应 [30]。

睾丸网可以发生**囊腺瘤**，有时表现为 **Sertoli** 形特征 [14]。

睾丸网腺癌是一种非常罕见的肿瘤，可能很难与鞘膜的恶性间皮瘤鉴别 [27,29]。其中一些肿瘤有明显的乳头状表现 [11]。诊断标准包括病变集中在睾丸门部，缺乏由鞘壁直接扩展的证据，肿瘤与睾丸网上皮有移行，没有畸胎瘤和任何其他原发肿瘤的证据 [27]。浸润可以发生在睾丸小管内[28]。这种肿瘤的超微结构表现类似于正常睾丸网上皮[20]。伴有梭形（化生性）成分[31]和其他有局灶 Sertoli 形分化的病例已有描述，后者也可见于这种机构的囊腺瘤（见上文）[32]。

继发于睾丸生殖细胞肿瘤的睾丸网**继发累及**可发生 Paget 样播散[16]，可能是所谓的"区域效应"的结果[19]。这种表现相对常见（尤其是伴有精原细胞瘤时），不应该与附睾的原发性肿瘤混淆[18]。

附　睾

非肿瘤性病变

非特异性附睾炎可以由淋球菌、沙眼衣原体、大肠杆菌或其他微生物引起（图 2.111）。非特异性附睾炎可以导致由缺血低灌注引起的睾丸坏死[46]。衣原体性附睾炎主要是增生性的，而细菌性附睾炎可导致破坏和脓肿形成[38]。

附睾**结核**可以导致附睾的融合性干酪性坏死，正如 Auerbach 在其泌尿生殖道结核的经典著作中所描述的[33]。当病变扩散时，感染可以扩散到睾丸，临床上类似于恶性肿瘤[35]。感染的来源可能是血源性的或通过前列腺，前者较为常见。血行感染时，感染过程始于附睾的间质组织，进一步累及附睾头部，很少累及输精管。当感染起源于前列腺时，主要累及附睾尾部和附睾管。

可以累及附睾的**真菌感染**包括球孢子菌病[37]和组织胞浆菌病[39]。

肉芽肿性缺血性附睾炎这一术语由 Nistal 等人[42]提出，用于累及附睾头部伴有管壁部分坏死的肉芽肿性病变，他们认为这种病变的发病机制可能是由于缺血[42]。

特发性肉芽肿性附睾炎是一种排除性诊断，用于那些缺乏此处提到的任何特殊病变类型特征的肉芽肿性炎病例[48]（图 2.112）。

附睾精子肉芽肿（又称结节状附睾炎）大体上表现为一个结节，直径可达 3cm，最常位于附睾头部（图 2.113）。显微镜下，在聚集的精子周围可以看到肉芽肿性反应。没有干酪性坏死。这种病变被认为是由炎症或创伤导致的附睾管上皮和基底膜损伤所致[36]，伴有精液随后外溢到间质中。肉芽肿性反应可能是由来自精液的脂类的耐酸部分诱发的；这种物质注射到仓鼠皮下也可引起肉芽肿性反应[34]，这一事实支持这种假设。

附睾坏死性血管炎可以作为一种孤立的病变也可以作为系统性疾病的一种表现；由于这两种形式之间没有

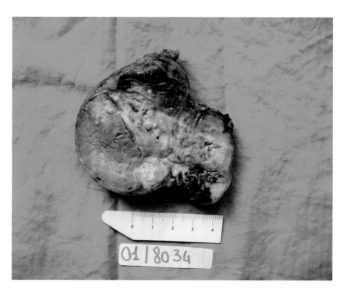

图2.112　附睾肉芽肿，病灶播散到睾丸。一些肉芽肿有中心坏死。特殊染色染没有可见的病微生物。

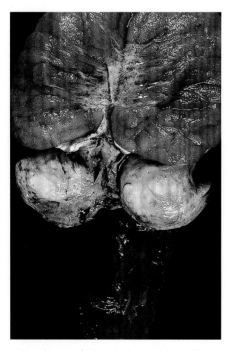

图2.111　急性和慢性附睾炎。炎症没有播散到睾丸。

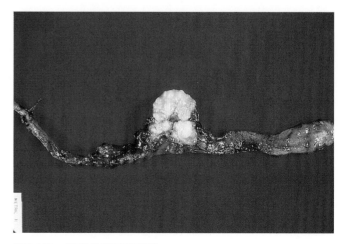

图2.113　附睾的精子肉芽肿。

明显的形态学不同，应进行临床评估和患者随访[41,47]。

玻璃样小体可以见于附睾上皮细胞胞质中；其表现类似于睾丸网腺瘤样增生病例中看到的小体（见下文）[44]。

附睾中可见类似于在精囊中经常看到的**异型上皮细胞**，不要与恶性病变混淆[40,43]。

精子囊肿是输精管的囊性扩张，其腔内充满精液团块。囊腔衬以纤毛高柱状细胞，囊壁由疏松结缔组织而不是平滑肌构成。继发性改变常见，如胆固醇裂隙和异物巨细胞反应。

附睾筛状增生具有类似于乳腺筛状导管内癌的结构。很明显其与睾丸网的腺瘤样增生无关[43,45]。

肿　瘤

腺瘤样瘤和间皮瘤

腺瘤样瘤是最常见的附睾肿瘤，大多数患者是在21 ～ 40 岁年龄段。临床上表现为附睾肿物，有时伴有疼痛。大体上，肿物体积小（平均 2cm），为实性、质硬、灰白色结节，偶尔含有小的囊腔（图 2.114）。显微镜下，病变没有包膜、界限不清（与女性相应病变相反），偶尔肿瘤累及邻近的睾丸。增生的细胞从立方状到扁平状，形成具有上皮表现的实性索条，与有类似于血管结构的扩张的腔交替出现（图 2.115 和 2.116）。明显插入的间质可以含有丰富的平滑肌和弹力纤维[49]；它也可以有反应性的促结缔组织增生和炎细胞浸润。肿瘤细胞可能显示明显的胞质空

泡形成。组织化学染色，透明质酸酶敏感的黏液物质呈阳性反应，但脂类物质呈阴性反应。免疫细胞化学染色，对角化蛋白、EMA、钙（视）网膜蛋白（calretinin）、D2-40 和 WT-1 呈强阳性反应，而对癌胚抗原（carcinoembryonic antigen, CEA）和第Ⅷ因子（FⅧ）相关抗原则呈阴性反应[51,66,67]（图 2.117）。电镜检查，肿瘤细胞有明显的微绒毛、桥粒和张力丝，细胞间是扩张的[55,62,69]。

这也肿瘤也可发生在男性睾丸精索和射精管以及女性输卵管和子宫。对其组织发生已经争论了多年，已提出的细胞来源有间皮、中肾、müller 管上皮和内皮。以前积累的超微结构和免疫组化资料偶然发现，腹膜和衬覆腺瘤样小管结构的细胞之间有连续，并且偶尔伴有腹腔内典型的乳头状间皮瘤发生[58]，这些均提示腺瘤样瘤为间皮来源，正如 Masson 等[63]最初提出的那样。这种肿瘤虽然一般认为是良性肿瘤，但常常伴有明显淋巴结浸润（比女性相应部位的肿瘤更常见）[67]，提示至少一些病例可能是结节状间皮增生的一种特殊形式。有些病变显示广泛的梗死性坏死[68]，这一事实支持开始的坏

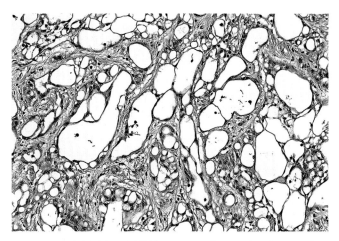

图2.115　腺瘤样瘤的低倍镜观，显示典型的囊性扩张腔隙的聚集。

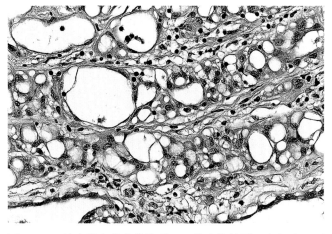

图2.116　腺瘤样瘤的高倍镜观，一些小管被覆立方细胞，而另一些被覆类似于内皮细胞的扁平细胞。

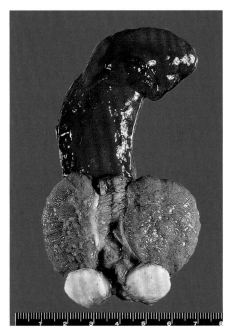

图2.114　附睾腺瘤样瘤的典型大体表现。（Courtesy of Dr RA Cooke, Brisbane, Australia; From Cooke RA, Stewart B. Colour atlas of anatomical pathology. Edinburgh, 2004, Churchill Livingstone）

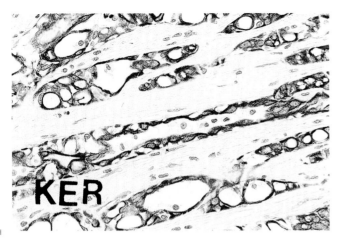

图2.117　腺瘤样瘤角蛋白免疫反应呈强阳性。

死病变导致继发间皮增生的可能。腺瘤样瘤应与上皮样血管瘤鉴别，后者也可发生在这一部位且两者可以非常相似，以至于被命名为（有些误导）"血管型"腺瘤样瘤[52,53]。正如预料的那样，上皮样血管瘤对FLI-1、F Ⅷ、**荆豆植物凝集素Ⅰ**（Ulex europaeus I lectin）和CD34、CD31免疫反应呈阳性，但通常不与角蛋白反应。真正的腺瘤样瘤的生物学行为总是良性的，即使其扩展到睾丸时也如此。

普通类型的**间皮瘤**在这一部位也有描述，来源于睾丸的鞘膜[59-61,70]（图2.118）。大多数病例是恶性的，类似于腹腔间皮瘤，与后者一样，偶尔也与接触石棉有关[50,56,57]。它们显示一个广泛的年龄分布（偶尔可以发生在儿童），分化谱系广泛，通常具有侵袭性生物学行为（具有晚期复发或转移潜能）[59,64,65]。与更常发生在腹腔和胸膜部位的间皮瘤一样，其免疫组化显示对钙（视）网膜蛋白（calretinin）、EMA、血栓调节蛋白和CK7呈阳性表达，而对CK20和CEA呈阴性表达[70]。还不清楚已有个别报道的此部位的"恶性纤维性间皮瘤"病例[54]是肉瘤样间皮瘤，还是恶性孤立性纤维性肿瘤或其他恶性肿瘤。

其他肿瘤和瘤样病变

附睾的**（透明细胞）乳头状囊腺瘤**可以是单侧性的，也可以是双侧性的，呈家族性发病[93]。它其被视为von Hippel-Lindan（VHL）病的附睾改变，并且常常可见于伴有这种疾病的其他表现，特别是双侧发生时。大体上，其肿物1~5cm，边界清楚，呈囊性或实性（图2.119）。显微镜下，乳头状结构被覆具有丰富透明质的柱状细胞是其明显特征[88]。免疫组化染色，它们对角化蛋白、CK7和CEA呈阳性反应[73]。与肾细胞癌不同（它们在形态学上相似），它们显示对大豆凝集素呈阳性反应[80]，而通常对CD10和肾细胞癌（renal cell carcinoma, RCC）呈阴性反应[71]。在这些肿瘤中常常可以检测到VHL等位基因的

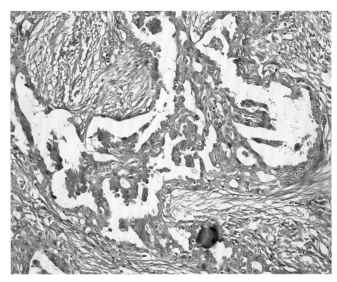

图2.118　累及附睾的恶性间皮瘤。

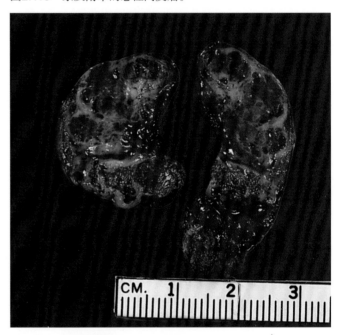

图2.119　双侧附睾的乳头状囊腺瘤。

缺失[91]，它们也可以表达血管上皮生长因子[81]。后者可能可以解释：明显的血管成分这种几乎所有肿瘤具有的常见特征为什么出现在VHL综合征中。

附睾癌非常罕见；显微镜下表现为腺癌（更常见）或未分化癌，预后差[90]。腺癌的生长方式可以为管状、管囊状或管状乳头状，常常可以见到明显的透明细胞成分[78]（图2.120）。极少数肿瘤由附睾样细胞和产生黏液的细胞混合而成[84]。

有时发生在睾丸旁或睾丸内的肿瘤，具有类似于各种**卵巢上皮型肿瘤**的表现，包括浆液性、黏液性、子宫内膜样、透明细胞和Brenner亚型[76,82,94,98]。它们可以是单侧的或双侧的[85]。大多数具有良性或交界性特征，但

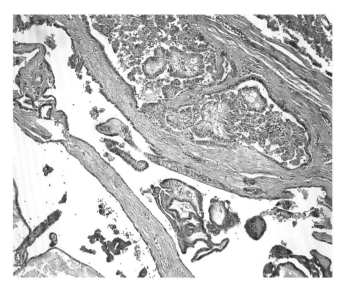

图2.120　被认为是附睾原发乳头状腺癌的肿瘤。

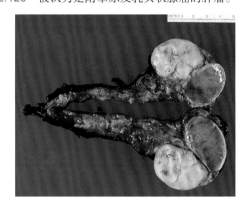

图2.121　附睾的平滑肌肉瘤。

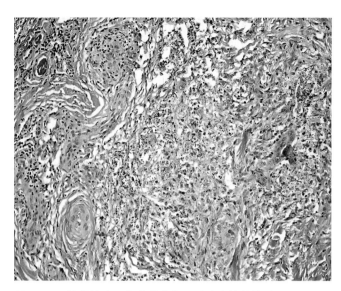

图2.122　输精管炎。车内芽肿中心可见成簇的精子。

有一些有浆液性（乳头状）癌的表现，并可发生淋巴结或远处转移[72,79]。与女性生殖道的浆液性肿瘤相似的是其表达 ER 和 PR[74]。在男性和女性生殖道之间另一个类似的病变是应用雌激素治疗男性睾丸旁区出现孤立的**子宫内膜异位样病变**[98]。

这一区域的其他肿瘤包括平滑肌瘤和平滑肌肉瘤[92]（图 2.121）、血管瘤[75]（包括已经提到的上皮样型）、淋巴管瘤[87]、横纹肌瘤[96]、婴儿的色素性神经外胚瘤[89]、恶性淋巴瘤[83,86]和浆细胞瘤[77]。在一些浆细胞瘤病例中，附睾受累是其首发临床表现[77]。

继发性肿瘤在大多数的病例中是从睾丸病变直接扩展而来的。其他大多数来自前列腺、肺和肾的转移[95]。

在儿童，睾丸扭转后在附睾中央可能形成**假瘤**，由反应性纤维母细胞组成[97]。

精　索（也见阴囊，291页）

精索的**扭转**如果不及时治疗，可能导致睾丸梗死。

大多数病例发生在 1 岁以内，第 2 个发病高峰接近青春期[132]。在 64% 的病例，扭转位于精索的睾丸鞘膜内部分[122]。精索周围的脂肪组织可能发生脂肪坏死，有时就是所谓的"脂膜"型[126]。治疗方式根据手术时确定的睾丸存活情况确定，可分别采取松解扭转和睾丸固定以至睾丸切除。无论采用什么方式，作为一种预防性措施，都应将对侧睾丸固定在阴囊浅筋膜的平滑肌上。

精索扭转的鉴别诊断包括**睾丸附件扭转**——可以导致明显的临床症状，但其症状与这一结构的大小和重要性不成比例[130,131]。睾丸附件——一种 müller 管来源的残留结构——是一个最常受累的部位（92%）（见 275 页）。发生于这一结构的肿瘤已进行描述[116]。

在精索，**巨细胞血管炎**常常作为一个孤立病变报道，表现为一个包块[105]。

结节状输精管炎是类似于附睾精子肉芽肿的一种输精管的肉芽肿性病变（图 2.122）（见 276 页）[135]。报道的大多数病例都出现在输精管切除术后或疝修补术后[127]。由增生小管引起的神经周围浸润可以发现，不要误认为是恶性标志[102]。

增生性精索炎是对精索假肉瘤性肌纤维母细胞增生的命名[113]。报道的大多数病例是于腹股沟疝修补术中偶然发现的。显微镜下所见类似于软组织的结节性筋膜炎。发病机制可能是缺血，有时是由于扭转所致。这些病变很可能类似于有时在相似情况下见于附睾结构内的病变（见上文）。

睾丸附件的平滑肌增生表现为位于精索或睾丸旁的血管或输出小管之间或其周围的成熟性平滑肌增生[103]。其直径可达 7cm，梗阻可能是其病因。

精索的**原发性肿瘤**可以有很多类型。由于精索在解剖位置上与阴囊和睾丸鞘膜的关系密切，精索原发性肿瘤常常难以确定起源的解剖部位；尤其是肿瘤很大时，这种情况常常发生。的确，将肿瘤分为精索、鞘膜、阴囊、附睾和睾丸旁的肿瘤会给人一种非常主观的印象[112,133]。从局部解剖学和外科手术角度来说，简单地将其分为两类更为合适，即阴囊和腹股沟管的肿瘤，而不要将其归入特定的解剖结构，除非其大体上和显微镜下特征可以区分。无论怎样，这一区域最常见的肿瘤是**脂肪瘤**[118]。其周围由鞘膜包绕，其血液供应来自精索的血管。在疝囊前方见到的成熟脂肪组织堆积并不是真正的脂肪瘤。

精索的**血管黏液脂肪瘤**是良性肿瘤，不同于脂肪肉瘤和侵袭性血管黏液瘤[123]。

精索的**乳头状囊腺瘤**可以表现为腹股沟肿物[115]。形态学上类似于卵巢交界性浆液性肿瘤，提示其为müller管源性[121]。

已经报道的其他精索原发性肿瘤包括**血管瘤、淋巴管瘤、平滑肌瘤、横纹肌瘤、孤立性纤维瘤、侵袭性血管黏液瘤和副节瘤**[100,108,111,114,128,129,134]。

儿童这一区域最常见的恶性肿瘤是**胚胎性横纹肌肉瘤**，其次可能是**促纤维组织增生性小细胞肿瘤**[106]。

在成人，**非典型脂肪瘤（高分化脂肪肉瘤）**最常见，但也可以发生**平滑肌肉瘤、纤维肉瘤、上皮样血管内皮瘤和多形性肉瘤**（所谓的恶性纤维组织细胞瘤）[99,110,117,119,120,124]。

对于发生在成人的肉瘤，标准治疗是睾丸切除术加高位精索结扎[104]。由于这种治疗后局部复发非常常见，应提倡进行手术后放射治疗[101,109]。

睾丸生殖细胞肿瘤可以通过直接播散或血管浸润造成精索的**继发受累**。特别重要的是：将这一具有预后意义的发现与大体取材造成的标本污染区分开；特别是精原细胞瘤（可能由于其质地非常脆）常发生标本污染，可以通过仔细操作和处指标本避免污染[125]。肾细胞癌可以转移至精索[107]。

参考文献

TESTICULAR ADNEXA

NORMAL ANATOMY

1 Madara JL, Haggitt RC, Federman M. Intranuclear inclusions of the human vas deferens. Arch Pathol Lab Med 1978, **102**: 648–650.

2 Maneely RB. Epididymal structure and function. A historical and critical review. Acta Zool 1959, **40**: 1–21.

3 Nistal M, González-Peramato P, Serrano A, Vega-Perez M, De Miguel MP, Regadera J. Paratesticular cysts with benign epithelial proliferations of wolffian origin. Am J Clin Pathol 2005, **124**: 245–251.

4 Paniagua R, Regadera J, Nistal M, Abaurrea MA. Histological, histochemical and ultrastructural variations along the length of the human vas deferens before and after puberty. Acta Anat 1981, **111**: 190–203.

5 Roosen-Runge EC, Holstein AF. The human rete testis. Cell Tissue Res 1978, **189**: 409–433.

6 Sasaki K, Bastacky SI, Zynger DL, Parwani AV. Use of immunohistochemical markers to confirm the presence of vas deferens in vasectomy specimens. Am J Clin Pathol 2009, **132**: 893–898.

7 Shah VI, Ro JY, Amin MB, Mullick S, Nazeer T, Ayala AG. Histologic variations in the epididymis: findings in 167 orchiectomy specimens. Am J Surg Pathol 1998, **22**: 990–996.

8 Trainer TD. Testis and excretory duct system. In Mills SE (ed.): Histology for pathologists, ed. 3. Philadelphia, 2007, Lippincott Williams & Wilkins, pp. 943–964.

RETE TESTIS

9 Butterworth DM, Bisset DL. Cribriform intra-tubular epididymal change and adenomatous hyperplasia of the rete testis – a consequence of testicular atrophy? Histopathology 1992, **21**: 435–438.

10 Fridman E, Skarda J, Ofek-Moravsky E, Cordoba M. Complex multilocular cystic lesion of rete testis, accompanied by smooth muscle hyperplasia, mimicking intratesticular Leydig cell neoplasm. Virchows Arch 2005, **447**: 768–771.

11 Fukunaga M, Aizawa S, Furusato M, Akasaka Y, Machida T. Papillary adenocarcinoma of the rete testis. A case report. Cancer 1982, **50**: 134–138.

12 Hartwick RW, Ro JY, Srigley JR, Ordonez NG, Ayala AG. Adenomatous hyperplasia of the rete testis. A clinicopathologic study of nine cases. Am J Surg Pathol 1991, **15**: 350–357.

13 Jones EC, Murray SK, Young RH. Cysts and epithelial proliferations of the testicular collecting system (including rete testis). Semin Diagn Pathol 2000, **17**: 270–293.

14 Jones MA, Young RH. Sertoliform cystadenoma of the rete testes: a report of two cases. J Urol Pathol 1997, **7**: 47–54.

15 Khalil KH, Ball RY, Eardley I, Ashken MH. Inflammatory pseudotumor of the rete testis. J Urol Pathol 1996, **5**: 39–44.

16 Lee AH, Theaker JM. Pagetoid spread into the rete testis by testicular tumours. Histopathology 1994, **24**: 385–389.

17 Mai KT. Cytoplasmic eosinophilic granular change of the ductuli efferentes. A histological, immunohistochemical, and electron microscopic study. J Urol Pathol 1994, **2**: 273–282.

18 Mai KT, Carlier M, Lajeunesse C. Paratesticular composite tumour of epididymal-like and mucinous cells of low malignant potential. Histopathology 1998, **33**: 193–194.

19 Mai KT, Yazdi HM, Rippstein P. Light and electron microscopy of the pagetoid spread of germ cell carcinoma in the rete testis: morphologic evidence suggestive of field effect as a mechanism of tumor spread. AIMM 2001, **9**: 335–339.

20 Mrak RE, Husain MM, Schaefer RF. Ultrastructure of metastatic rete testis adenocarcinoma. Arch Pathol Lab Med 1990, **114**: 84–88.

21 Nistal M, Jiménez-Heffernan JA. Rete testis dysgenesis: a characteristic lesion of undescended testes. Arch Pathol Lab Med 1997, **121**: 1259–1264.

22 Nistal M, Jiménez-Heffernan JA, Garcia-Viera M, Paniagua R. Cystic transformation and calcium oxalate deposits in rete testis and efferent ducts in dialysis patients. Hum Pathol 1996, **27**: 336–341.

23 Nistal M, Mate A, Paniagua R. Cystic transformation of the rete testis. Am J Surg Pathol 1996, **20**: 1231–1239.

24 Nistal M, Paniagua R. Nodular proliferation of calcifying connective tissue in the rete testis. A study of three cases. Hum Pathol 1989, **20**: 58–61.

25 Nistal M, Santamaria L, Paniagua R. Acquired cystic transformation of the rete testis secondary to renal failure. Hum Pathol 1989, **20**: 1065–1070.

26 Nistal M, García-Cabezas MA, Regadera J, Castillo MC. Microlithiasis of the epididymis and the rete testis. Am J Surg Pathol 2004, **28**: 514–522.

27 Nochomovitz LE, Orenstein JM. Adenocarcinoma of the rete testis. Consolidation and analysis of 31 reported cases with a review of miscellaneous entities. J Urol Pathol 1994, **2**: 1–37.

28 Samaratunga H, Kanowski P, O'Loughlin B, Walker N, Searle J. Adenocarcinoma of the rete testis with intratubular invasion of the testis. J Urol Pathol 1994, **2**: 291–300.

29 Sarma DP, Weilbaecher TG. Adenocarcinoma of the rete testis. J Surg Oncol 1985, **30**: 67–71.

30 Ulbright TM, Gersell DJ. Rete testis hyperplasia with hyaline globule formation. A lesion simulating yolk sac tumor. Am J Surg Pathol 1991, **15**: 66–74.

31 Visscher DW, Talerman A, Rivera LR, Mazur MT. Adenocarcinoma of the rete testis with a spindle cell component. A possible metaplastic carcinoma. Cancer 1989, **64**: 770–775.

32 Watson PH, Jacob VC. Adenocarcinoma of the rete testis with sertoliform differentiation. Arch Pathol Lab Med 1989, **113**: 1169–1171.

EPIDIDYMIS

NON-NEOPLASTIC LESIONS

33 Auerbach O. The pathology of urogenital tuberculosis. Int Clin 1940, **3**: 21–61.

34 Berg JW. An acid-fast lipid from spermatozoa. Arch Pathol 1954, **57**: 115–120.

35 Ferrie SG, Rundle JSH. Tuberculous epididymo-orchitis. A review of 20 cases. Am J Urol 1983, **55**: 437–439.

36 Glassy FJ, Mostofi FK. Spermatic granulomas of the epididymis. Am J Clin Pathol 1956, **26**: 1303–1313.

37 Haddad FS. Coccidioidomycosis of the genitourinary tract with special emphasis on the epididymis and the prostate: four case reports and review of the literature. J Urol Pathol 1996, **4**: 205–212.

38 Hori S, Tsutsumi Y. Histological differentiation between chlamydial and bacterial epididymitis. Nondestructive and proliferative versus destructive and abscess forming. Immunohistochemical and clinicopathological findings. Hum Pathol 1995, **26**: 402–407.

39 Kanomata N, Eble JN. Fungal epididymitis caused by *Histoplasma capsulatum*: a case report. J Urol Pathol 1996, **5**: 229–234.

40 Kuo T-T, Gomez LG. Monstrous epithelial cells in human epididymis and seminal vesicles. A pseudomalignant change. Am J Surg Pathol 1981, **5**: 483–490.

41 Levine TS. Testicular and epididymal vasculitides. Is morphology of help in classification and prognosis? J Urol Pathol 1994, **2**: 81–88.

42 Nistal M, Mate A, Paniagua R. Granulomatous epididymal lesion of possible ischemic origin. Am J Surg Pathol 1997, **21**: 951–956.

43 Oliva E, Young RH. Paratesticular tumor-like lesions. Semin Diagn Pathol 2000, **17**: 340–358.

44 Schned AR, Memoli VA. Coarse granular cytoplasmic change of the epididymis. An immunohistochemical and ultrastructural study. J Urol Pathol 1994, **2**: 213–222.

45 Sharp SC, Batt MA, Lennington WJ. Epididymal cribriform hyperplasia. A variant of normal epididymal histology. Arch Pathol Lab Med 1994, **118**: 1020–1022.

46 Vordermark JS II, Favila MQ. Testicular necrosis. A preventable complication of epididymitis. J Urol 1982, **128**: 1322–1324.

47 Womack C, Ansell ID. Isolated arteritis of the epididymis. J Clin Pathol 1985, **38**: 797–800.

48 Yantiss RK, Young RH. Idiopathic granulomatous epididymitis: report of a case and review of the literature. J Urol Pathol 1998, **8**: 171–179.

TUMORS

ADENOMATOID TUMOR AND MESOTHELIOMA

49 Akhtar M, Reyes F, Young I. Elastogenesis in adenomatoid tumor. Cancer 1976, **37**: 338–345.

50 Attanoos RL, Gibbs AR. Primary malignant gonadal mesotheliomas and asbestos. Histopathology 2000, **37**: 150–159.

51 Barwick KW, Madri JA. An immunohistochemical study of adenomatoid tumors utilizing keratin and factor VIII antibodies. Evidence for a mesothelial origin. Lab Invest 1982, **47**: 276–280.

52 Bell DA, Flotte TJ. Factor VIII related antigen in adenomatoid tumor. Implications for histogenesis. Cancer 1982, **50**: 932–938.

53 Davy CL, Tang CK. Are all adenomatoid tumors adenomatoid mesotheliomas? Hum Pathol 1981, **12**: 360–369.

54 Eimoto T, Inoue I. Malignant fibrous mesothelioma of the tunica vaginalis. A histologic and ultrastructural study. Cancer 1977, **39**: 2059–2066.

55 Ferenczy A, Fenoglio J, Richart RM. Observations on benign mesothelioma of the genital tract (adenomatoid tumor). A comparative ultrastructural study. Cancer 1972, **29**: 148–164.

56 Fligiel Z, Kaneko M. Malignant mesothelioma of the tunica vaginalis propria testis in a patient with asbestos exposure. A case report. Cancer 1976, **37**: 1478–1484.

57 Gorini G, Pinelli M, Sforza V, Simi U, Rinnovati A, Zocchi G. Mesothelioma of the tunica vaginalis testis: report of 2 cases with asbestos occupational exposure. Int J Surg Pathol 2005, **13**: 211–214.

58 Hanrahan JB. A combined papillary mesothelioma and adenomatoid tumor of the omentum. Report of a case. Cancer 1963, **16**: 1497–1500.

59 Jones MA, Young RH, Scully RE. Malignant mesothelioma of the tunica vaginalis. A clinicopathologic analysis of 11 cases with review of the literature. Am J Surg Pathol 1995, **19**: 815–825.

60 Kamiya M, Eimoto T. Malignant mesothelioma of the tunica vaginalis. Pathol Res Pract 1990, **186**: 680–684.

61 Kasdon EJ. Malignant mesothelioma of the tunica vaginalis propria testis. Report of two cases. Cancer 1969, **23**: 1144–1150.

62 Mackay B, Bennington JL, Skoglund RW. The adenomatoid tumor. Fine structural evidence for a mesothelial origin. Cancer 1971, **27**: 109–115.

63 Masson P, Riopelle JL, Simard LC. Le mésothéliome bénin de la sphère génitale. Rev Can Biol 1942, **1**: 720–751.

64 Perez-Ordonez B, Srigley JR. Mesothelial lesions of the paratesticular region. Semin Diagn Pathol 2000, **17**: 294–306.

65 Plas E, Riedl CR, Pfuger H. Malignant mesothelioma of the tunica vaginalis testis: review of the literature and assessment of prognostic parameters. Cancer 1998, **83**: 2437–2446.

66 Said JW, Nash G, Lee M. Immunoperoxidase localization of keratin proteins, carcinoembryonic antigen, and factor VIII in adenomatoid tumors. Evidence for a mesothelial derivation. Hum Pathol 1982, **13**: 1106–1108.

67 Sangoi AR, McKenney JK, Schwartz EJ, Rouse RV, Longacre TA. Adenomatoid tumors of the female and male genital tracts: a clinicopathological and immunohistochemical study of 44 cases. Mod Pathol 2009, **22**: 1228–1235.

68 Skinnider BF, Young RH. Infarcted adenomatoid tumor: a report of five cases of a facet of a benign neoplasm that may cause diagnostic difficulty. Am J Surg Pathol 2004, **28**: 77–83.

69 Taxy JB, Battifora H, Oyasu R. Adenomatoid tumors. A light microscopic, histochemical, and ultrastructural study. Cancer 1974, **34**: 306–316.

70 Winstanley AM, Landon G, Berney D, Minhas S, Fisher C, Parkinson MC. The immunohistochemical profile of malignant mesotheliomas of the tunica vaginalis: a study of 20 cases. Am J Surg Pathol 2006, **30**: 1–6.

OTHER TUMORS AND TUMORLIKE CONDITIONS

71 Aydin H, Young RH, Ronnett BM, Epstein JI. Clear cell papillary cystadenoma of the epididymis and mesosalpinx: immunohistochemical differentiation from metastatic clear cell renal cell carcinoma. Am J Surg Pathol 2005, **29**: 520–523.

72 Blumberg HM, Hendrix LE. Serous papillary adenocarcinoma of the tunica vaginalis of the testis with metastasis. Cancer 1991, **67**: 1450–1453.

73 Calder CJ, Gregory J. Papillary cystadenoma of the epididymis. A report of two cases with an immunohistochemical study. Histopathology 1993, **23**: 89–91.

74 Carano KS, Soslow RA. Immunophenotypic analysis of ovarian and testicular mullerian papillary serous tumors. Mod Pathol 1997, **10**: 414–420.

75 Chetty R. Epididymal cavernous haemangiomas. Histopathology 1993, **22**: 396–398.

76 De Nictolis M, Tommasoni S, Fabris G, Prat J. Intratesticular serous cystadenoma of borderline malignancy. A pathological, histochemical and DNA content study of a case with long-term follow-up. Virchows Arch [A] 1993, **423**: 221–225.

77 Ferry JA, Young RH, Scully RE. Testicular and epididymal plasmacytoma: a report of 7 cases, including three that were the initial manifestation of plasma cell myeloma. Am J Surg Pathol 1997, **21**: 590–598.

78 Jones MA, Young RH, Scully RE. Adenocarcinoma of the epididymis: a report of four cases and review of the literature. Am J Surg Pathol 1997, **21**: 1474–1480.

79 Jones MA, Young RH, Srigley JR, Scully RE. Paratesticular serous papillary carcinoma. A report of six cases. Am J Surg Pathol 1995, **19**: 1359–1365.

80 Kragel PJ, Pestaner J, Travis WD, Linehan WM, Filling-Katz MR. Papillary cystadenoma of the epididymis. A report of three cases with lectin histochemistry. Arch Pathol Lab Med 1990, **114**: 672–675.

81 Leung SY, Chan AS, Wong MP, Yuen ST, Fan YW, Chung LP. Expression of vascular endothelial growth factor in von Hippel–Lindau syndrome-associated papillary cystadenoma of the epididymis. Hum Pathol 1998, **29**: 1322–1323.

82 McClure RF, Keeney GL, Sebo TJ, Cheville JC. Serous borderline tumor of the paratestis: a report of seven cases. Am J Surg Pathol 2001, **25**: 373–378.

83 McDermott MB, O'Briain DS, Shiels OM, Daly PA. Malignant lymphoma of the epididymis. A case report of bilateral involvement by a follicular large cell lymphoma. Cancer 1995, **75**: 2174–2179.

84 Mai KT, Carlier M, Lajeunesse C. Paratesticular composite tumour of epididymal-like and mucinous cells of low malignant potential. Histopathology 1998, **33**: 193–194.

85 Nistal M, Revestido R, Paniagua R. Bilateral mucinous cystadenocarcinoma of the testis and epididymis. Arch Pathol Lab Med 1992, **116**: 1360–1363.

86 Novella G, Porcaro AB, Righetti R, Cavalleri S, Beltrami P, Ficarra V, Brunelli M, Martignoni G, Malossini G, Tallarigo C. Primary lymphoma of the epididymis: case report and review of the literature. Urol Int 2001, **67**: 97–99.

87 Postius J, Manzano C, Concepcion T, Castro D, Gutierrez P, Banares F. Epididymal lymphangioma. J Urol 2000, **163**: 550–551.

88 Price EB Jr. Papillary cystadenoma of the epididymis. Arch Pathol 1971, **91**: 456–470.

89 Ricketts RR, Majmudarr B. Epididymal melanotic neuroectodermal tumor of infancy. Hum Pathol 1985, **16**: 416–420.

90 Salm R. Papillary carcinoma of the epididymis. J Pathol 1969, **97**: 253–259.

91 Shen T, Zhuang Z, Gersell DJ, Tavassoli FA. Allelic deletion of VHL gene detected in papillary tumors of the broad ligament, epididymis, and retroperitoneum in von Hippel–Lindau disease patients. Int J Surg Pathol 2000, **8**: 207–212.

92 Spark RP. Leiomyoma of epididymis. Arch Pathol 1972, **93**: 18–21.

93 Tsuda H, Fukushima S, Takahashi M, Hikosaka Y, Hayashi K. Familial bilateral papillary cystadenoma of the epididymis. Report of three cases in siblings. Cancer 1976, **37**: 1831–1839.

94 Ulbright TM, Young RH. Primary mucinous tumors of the testis and paratestis: a report of nine cases. Am J Surg Pathol 2003, **27**: 1221–1228.

95 Wachtel TL, Mehan DG. Metastatic tumors of the epididymis. J Urol 1970, **103**: 624–627.

96 Wehner MS, Humphreys JL, Sharkey FE. Epididymal rhabdomyoma: a report of a case, including histologic and immunohistochemical findings. Arch Pathol Lab Med 2000, **124**: 1518–1519.

97 Yamashina M, Honma T, Uchijima Y. Myofibroblastic pseudotumor mimicking epididymal sarcoma. A clinicopathologic study of three cases. Pathol Res Pract 1992, **188**: 1054–1059.

98 Young RH, Scully RE. Testicular and paratesticular tumors and tumor-like lesions of ovarian common epithelial and müllerian types. A report of four cases and review of the literature. Am J Clin Pathol 1986, **86**: 146–152.

SPERMATIC CORD

99 Arlen M, Grabstald H, Whitmore WF Jr. Malignant tumors of the spermatic cord. Cancer 1969, **23**: 525–532.

100 Bacchi CE, Schmidt RA, Brandao M, Scapulatempo R, Costa JC, Schmitt FC. Paraganglioma of the spermatic cord. Report of a case with immunohistochemical and ultrastructural studies. Arch Pathol Lab Med 1990, **114**: 899–901.

101 Ballo MT, Zagars GK, Pisters PW, Feig BW, Patel SR, von Eschenbach AC. Spermatic cord sarcoma: outcome, patterns of failure and management. J Urol 2001, **166**: 1306–1310.

102 Balogh K, Travis WD. The frequency of perineurial ductules in vasitis nodosa. Am J Clin Pathol 1984, **82**: 710–713.

103 Barton JH, Davis CJ Jr, Sesterhenn IA, Mostofi FK. Smooth muscle hyperplasia of the testicular adnexa clinically mimicking neoplasia: clinicopathologic study of sixteen cases. Am J Surg Pathol 1999, **23**: 903–909.

104 Blitzer PH, Dosoretz DE, Proppe KH, Shipley WU. Treatment of malignant tumors of the spermatic cord. A study of 10 cases and a review of the literature. J Urol 1981, **126**: 611–614.

105 Corless CL, Daut D, Burke R. Localized giant cell vasculitis of the spermatic cord presenting as a mass lesion. J Urol Pathol 1997, **6**: 235–242.

106 Cummings OW, Ulbright TM, Young RH, Dei Tos AP, Fletcher CDM, Hull MT. Desmoplastic small round cell tumors of the paratesticular region: a report of six cases. Am J Surg Pathol 1997, **21**: 219–225.

107 Datta MW, Ulbright TM, Young RH. Renal cell carcinoma metastatic to the testis and its adnexa: a report of five cases including three that accounted for the initial clinical presentation. Int J Surg Pathol 2001, **9**: 49–56.

108 Eusebi V, Massarelli G. Phaeochromocytoma of the spermatic cord. Report of a case. J Pathol 1971, **105**: 283–284.

109 Fagundes MA, Zietman AL, Althausen AF, Coen JJ, Shipley WU. The management of spermatic cord sarcoma. Cancer 1996, **77**: 1873–1876.

110 Fisher C, Goldblum JR, Epstein JI, Montgomery E. Leiomyosarcoma of the paratesticular region: a clinicopathologic study. Am J Surg Pathol 2001, **25**: 1143–1149.

111 Folpe AL, Weiss SW. Paratesticular soft tissue neoplasms. Semin Diagn Pathol 2000, **17**: 307–318.

112 Henley JD, Ferry J, Ulbright TM. Miscellaneous rare paratesticular tumors. Semin Diagn Pathol 2000, **17**: 319–339.

113 Hollowood K, Fletcher CD. Pseudosarcomatous myofibroblastic proliferations of the spermatic cord ('proliferative funiculitis'). Histologic and immunohistochemical analysis of a distinctive entity. Am J Surg Pathol 1992, **16**: 448–454.

114 Idrees MT, Hoch BL, Wang BY, Unger PD. Aggressive angiomyxoma of male genital region. Report of 4 cases with immunohistochemical evaluation including hormone receptor status. Ann Diagn Pathol 2006, **10**: 197–204.

115 Izhak OB. Solitary papillary cystadenoma of the spermatic cord presenting as an inguinal mass. J Urol Pathol 1997, **7**: 55–62.

116 Kernohan NM, Coutts AG, Best PV. Cystadenocarcinoma of the appendix testis. Histopathology 1990, **17**: 147–154.

117 Kinjo M, Hokamura K, Tanaka K, Fujisawa Y, Hara S. Leiomyosarcoma of the spermatic cord. A case report and a brief review of literature. Acta Pathol Jpn 1986, **36**: 929–934.

118 Lilly MC, Arregui ME. Lipomas of the cord and round ligament. Ann Surg 2002, **235**: 586–589.

119 Lin BT, Harvey DA, Medeiros LJ. Malignant fibrous histiocytoma of the spermatic cord: report of two cases and review of the literature. Mod Pathol 2002, **15**: 59–65.

120 McCluggage WG, Dolan S, Cameron CH, Russell CF. Epithelioid hemangioendothelioma of the spermatic cord. Int J Surg Pathol 2000, **8**: 75–78.

121 McCluggage WG, Shah V, Nott C, Clements B, Wilson B, Hill CM. Cystadenoma of spermatic cord resembling ovarian serous epithelial tumour of low malignant potential: immunohistochemical study suggesting Mullerian differentiation. Histopathology 1996, **28**: 77–80.

122 McFarland JB. Testicular strangulation in children. Br J Surg 1966, **53**: 110–114.

123 Mai KT, Yazdi HM, Collins JP. Vascular myxolipoma ('angiomyxolipoma') of the spermatic cord. Am J Surg Pathol 1996, **20**: 1145–1148.

124 Montgomery E, Fisher C. Paratesticular liposarcoma: a clinicopathologic study. Am J Surg Pathol 2003, **27**: 40–47.

125 Nazeer T, Ro JY, Kee KH, Ayala AG. Spermatic cord contamination in testicular cancer. Mod Pathol 1996, **9**: 762–766.

126 Nistal M, Gonzàlez-Peramato P, Paniagua R. Lipomembranous fat necrosis in three cases of testicular torsion. Histopathology 2001, **38**: 443–447.

127 Olson AL. Vasitis nodosa. Am J Clin Pathol 1971, **55**: 364–368.

128 Sarma DP, Weilbaecher TG. Leiomyoma of the spermatic cord. J Surg Oncol 1985, **28**: 318–320.

129 Shim JW, Ro JY, Yang I, Lee KW, Chung SY. Solitary fibrous tumor: a case report arising in the scrotum. J Urol Pathol 1999, **10**: 229–238.

130 Simon HB, Larkin PC. Torsion of the appendix testis. Report of 13 cases. JAMA 1967, **202**: 140–141.

131 Skoglund RW, McRoberts JW, Ragde H. Torsion of testicular appendages. Presentation of 43 new cases and a collective review. J Urol 1970, **104**: 598–600.

132 Skoglund RW, McRoberts JW, Ragde H. Torsion of the spermatic cord. A review of the literature and an analysis of 70 new cases. J Urol 1970, **104**: 604–607.

133 Srigley JR. The paratesticular region: histoanatomic and general considerations. Semin Diagn Pathol 2000, **17**: 258–269.

134 Tanda F, Rocca PC, Bosincu L, Massarelli G, Cossu A, Manca A. Rhabdomyoma of the tunica vaginalis of the testis: a histologic, immunohistochemical, and ultrastructural study. Mod Pathol 1997, **10**: 608–611.

135 Taxy JB. Vasitis nodosa. Arch Pathol Lab Med 1978, **102**: 643–647.

阴茎和阴囊

章目录

阴 茎

正常解剖学

阴茎的主要解剖学构成是**阴茎体**（轴）、**阴茎头**和**阴茎包皮**（同类的）。阴茎体由**阴茎海绵体**（由白膜包绕的血管网组成）和位于下方的**尿道海绵体**组成，后者的中心部有阴茎尿道通过。所有这些结构都被覆皮肤——一层不连续的平滑肌，称为肉膜（dartos）——和被称为 **Buck** 筋膜的弹力鞘。后者将阴茎分为背侧（阴茎海绵体）和腹侧（尿道海绵体）两部分，CT 和 MRI 可以明显显示这一特征[2]。

阴茎头的皮肤是由非角化的复层鳞状上皮组成，有 5 ～ 6 层细胞；其在包皮环切术后变成角化上皮[1]。阴茎头和阴茎体之间由背侧和两侧的**龟头包皮沟**和腹侧的**系带**分开。据推测，被称为 Tyson 腺的变异的皮脂腺是包皮垢产物的来源，据说这一腺体是沿龟头包皮沟发生的，但如果它们确实存在于人类（据 Tyson 1699 年描述，与猩猩不同），也一定是非常少见的，因为一些研究还没有证实它们的存在[1,3]。

男性尿道分为三部分：**前列腺部**（由前列腺包绕的短的近侧段）、**膜部**或**球膜部**（从前列腺下极延伸到尿道海绵体的球部）和**阴茎部**（为纵行通过尿道海绵体的部分）。阴茎尿道部的终末端扩大部分被称为**舟状窝**。阴茎尿道部含有多量 IgA 阳性浆细胞，并且其上皮表达分泌成分，表明这一区域是一个分泌性 IgA 介导的免疫防御活性部位[4]。

显微镜下，尿道近端（前列腺部）衬以移行上皮，相当于舟状窝的远端部分衬以复层鳞状上皮，而尿道其余部分衬以复层或假复层纤毛柱状上皮[1]。据报道，在变性（transsexual）手术前使用雌激素治疗的一组患者中，常可发生这一上皮的鳞状化生[5]。与尿道有关的腺样结构是**上皮内腺体**或 Morgagni 陷窝（一层圆柱状上皮内腺体）、**Littré**腺（存在于尿道海绵体全长的管泡状黏液腺）和尿道球腺或 **Cowper** 腺（位于尿道膜部深层的黏液腺泡结构）[1]。

阴茎的淋巴引流是到腹股沟的浅层和深层淋巴结。淋巴管在中心部位有吻合，导致两侧淋巴引流。

非肿瘤性病变

副尿道部小管或尿道周围导管可以开口于舟状窝内或其周围，当继发炎症时可出现症状[14]。**中线囊肿**发生

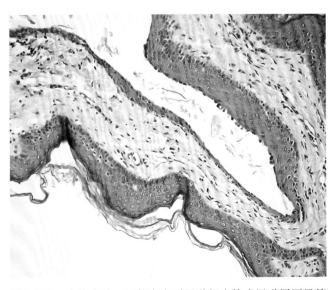

图2.123　中线囊肿。可能来自副尿道部小管或尿道周围导管的扩张。

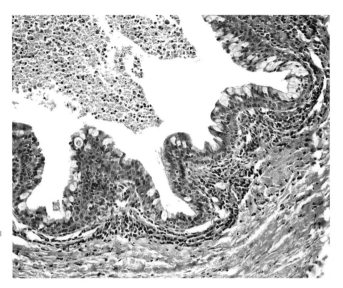

图2.124 阴茎的黏液囊肿。病变被覆含有分泌黏液细胞的复层柱状上皮。

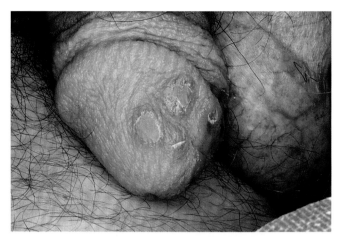

图2.125 发生在阴茎头的梅毒性下疳。（Courtesy of Dr N Scott McNutt, New York）

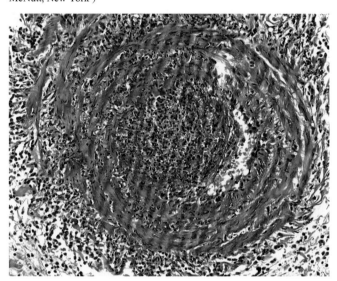

图2.126 1例Behçet病病例的明显的动脉炎。（Courtesy of Dr Fabio Facchetti, Brescia, Italy）

于青年男性的阴茎头中央，可能是这些管状结构的囊性扩张[10]（图2.123）。

黏液囊肿可见于包皮或阴茎头部。黏液囊肿衬有一层复层柱状上皮，常伴有上皮内黏液腺体[8,24]（图2.124）。

黏液化生指包皮或阴茎头表面上皮出现的产生黏液的细胞。其可见于老年人，似乎是伴有重度慢性炎症的化生性改变，尤其在Zoon龟头炎（见下文）。[11,28]

Littré腺的炎症临床上可以类似于阴茎肿瘤[15]。

各种类型的**皮肤病**均可累及阴茎的皮肤，包括湿疹、脂溢性皮炎、固定性药疹、牛皮癣、扁平苔藓、光泽苔藓和硬化性萎缩性苔藓。后者传统上被称为**干燥性龟头炎**。淋巴细胞浸润主要是T细胞。令人吃惊的是，高达50%的病例显示T细胞受体γ基因的单克隆重排，这种重排不能被认为是淋巴组织增生病变的证据，而应视为局部免疫反应过程。[23]这种疾病偶尔可伴有淋巴组织细胞性和肉芽肿性静脉炎[7,9]。有人认为，硬化性萎缩性苔藓可能与鳞状细胞癌的发展有一定关系（见287页）。

一种临床上类似于Bowen病的炎症病变是**局限性龟头炎**（Zoon龟头炎），显微镜下特征是表皮萎缩和富有浆细胞的致密炎性浸润[27,29]。

阴茎可以发生深层的环状肉芽肿[16]。

阴茎体**淀粉样变性**已有报道，表现为局限性团块[17]。

原发性梅毒（下疳）（图2.125），显微镜下，表皮变薄，有时有溃疡形成，同时出现富于浆细胞和淋巴细胞的致密的皮肤炎性浸润。血管显示有明显的内皮细胞肿胀和增生，同时血管壁伴有炎细胞浸润（"阻塞性动脉内膜炎"）。Warthin-Starry银染或免疫组织化学染色，在表皮和真皮中（特别是在增生的血管内和周围）可以检出梅毒螺旋体。

软下疳，在非洲是最常见的引起生殖道溃疡的病因，显微镜下特征为深层真皮的血管炎，表现为血管周围和血管壁内淋巴细胞和组织细胞浸润，伴有内皮细胞肿胀，有时混有中性粒细胞和（或）多核巨细胞。其被覆上皮表现为银屑病样增生和棘细胞层水肿，有时在表皮生发层和角化不全层内出现中性粒细胞。有人认为，软下疳在HIV的传播中起一定作用[19]。

结核和其他肉芽肿性炎偶尔可以表现为阴茎结节[6]。

阴茎的**脓肿**和**坏疽**已有描述，临床病史有时会显示一些相当可怕的致病因子[13]。

Wegener肉芽肿病可发生于阴茎，临床表现类似于癌[21]。

Behçet病是一种综合征，表现为口腔和生殖道溃疡和虹膜炎[20,30]。显微镜下可以表现为各种类型的血管炎（图2.126）。

Peyronie病（阴茎硬结）是一种来自阴茎海绵体和

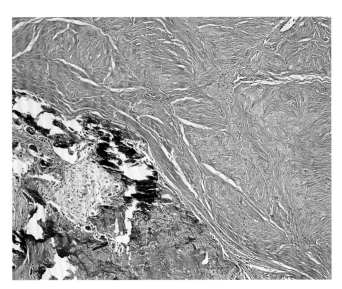

图2.127 Peyronie病。病变由重度硬化性组织构成，这种组织出现局灶性营养不良性钙化。

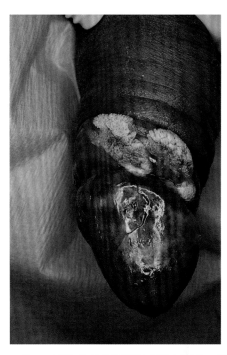

图2.128 一位HIV感染患者的尖锐湿疣的大病变。阴茎头还有疱疹病毒感染。

白膜之间的结缔组织层的局限性纤维性增厚。阴茎勃起时可引起疼痛并导致阴茎向病变侧弯曲[18,22]。显微镜下，病变由玻璃样变的纤维组织组成，有时含有软骨和骨[25]（图2.127）。Peyronie病可伴有Dupuytren挛缩，可通过小剂量放射治疗、类固醇激素治疗或外科切除治疗而缓解。MRI是一种对制订治疗方案以及评估药物治疗效果非常有用的技术[12]。

Smith[26]在其进行的100例连续成人尸解病例中，认为有23例具有Peyronie病的亚临床改变。由于这23例受累的个体中有7例伴有尿道炎，他提出，Peyronie病是继发于尿道炎的一系列轻度炎症和纤维化反应。如果这种观点是正确的，则Peyronie病可能应被视为一个硬化性炎症疾病，而不是纤维瘤病的一种形式，然而后者仍是目前流行的一种观点。

尖锐湿疣和相关病变

阴茎**尖锐湿疣**是由人类乳头状瘤病毒（the human papilloma virus, HPV）引起的一种性病，最常见于20～40岁。阴茎尖锐湿疣的表现是：尿道口或舟状窝或阴茎头其他部位出现乳头状生长（图2.128）。几乎30%的男性尿道的息肉状病变属于这类病变。显微镜下，有鳞状上皮的复杂的乳头状折叠，伴有角化细胞空泡化和核的异常（"挖空细胞形成"），间质中有淋巴细胞浸润——主要为CD4⁺细胞[34]（图2.129）。HPV可以通过免疫细胞化学和原位杂交技术确定[31,36]。

这一部位由HPV引起的其他良性病变呈斑点或丘疹而非息肉样（"尖锐"）。局部应用醋酸（引起所谓的"醋酸变白"改变）有助于临床检测。在一项研究中，发现

"高危"型HPV（-16、-18、-31、-33、-35型）可在8%的尖锐型、24%的丘疹型和56%的斑点型病变中检出[33]。有时，HPV DNA可以在那些显微镜下缺乏这种疾病的典型特征的病变中发现，后者仅显示伴有上皮裂隙的颗粒层局灶性增厚[37,38]。免疫组化染色，HPV感染可导致角蛋白1和角蛋白10的表达减弱，而在受累的鳞状上皮内出现角蛋白13和（少量的）角蛋白4[35]。

珍珠样阴茎斑（pearly penile plaque, PPP）临床上类似于丘疹型湿疣但不含HPV DNA[32]。显微镜下，珍珠样阴茎斑病变显示棘皮病和角化过度，但没有挖空细胞形成或明显的间质炎症。

肿 瘤

Bowen病和相关的阴茎上皮内肿瘤

Bowen病传统上被描述为边界清楚的、有鳞屑的红斑，而**Queyrat增殖性红斑**表现为一个有光泽的、柔软的红斑[47]。这两种病变通常都起源于阴茎头部或包皮，通常发生于老年人。这两种病变都是**鳞状细胞原位癌**，且特征均为上皮全层改变（虽然伴有一定程度的成熟）、细胞核大而深染、细胞多核、角化不良、空泡形成以及多量典型和非典型分裂象（图2.130）。棘皮病和角化不全也可出现。其下的间质呈慢性炎症和血管增生。Bowen病和Queyrat增殖性红斑之间的轻微形态学差异可能源于这一部位的解剖学变异，这两种疾病应被视为一种疾病，预后

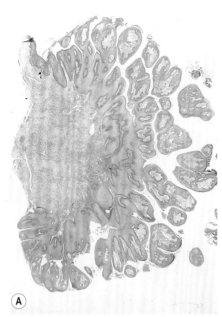

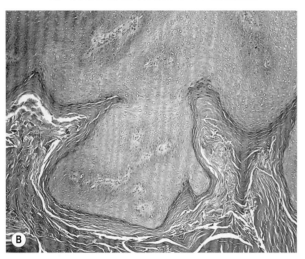

图2.129 A和B，尖锐湿疣。可见由分化好的鳞状上皮组成的复杂乳头结构。由病毒引起的细胞病变不是很明显，可能是此病变的时间较久所致。

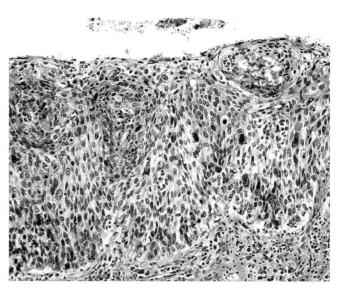

图2.130 阴茎的原位鳞状细胞癌（Bowen病）。上皮全层显示非典型性，伴有多形性和高有丝分裂活性。

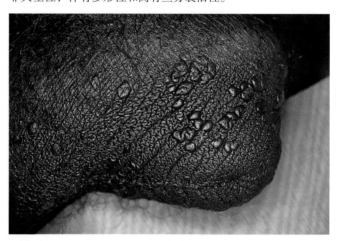

图2.131 阴囊皮肤发生的Bowen样丘疹病的临床表现。病变小，多发且色素沉着增多。（Courtesy of Dr N Scott McNutt, New York）

和治疗方法相同[50]。在这些病变中HPV DNA一致存在，可通过原位杂交、DNA印迹法和PCR技术检测[45,46,48,51]。

大约5%的伴有阴茎原位鳞状细胞癌的患者也有浸润成分[39]。虽然据报道电干燥法、激光疗法、刮除术和表面应用5-氟尿嘧啶（5-FU）和咪喹莫德霜治疗均有满意疗效，但外科切除仍是Bowen病的治疗方法[53,55]。阴茎切除用于那些已经发生浸润癌的少数患者[47]。

Bowen样丘疹病是对一种组织学特征类似于Bowen病的阴茎疾病的命名，但其在年龄分布（年轻成人）和临床表现（在阴茎体、阴茎头或阴囊上出现多发的、淡红色到紫罗兰色的丘疹）上与病毒性病变更为一致（图2.131）[56]。支持Bowen样丘疹病的病毒致病因素的证据是：在

一项研究中有80%的病例确定有HPV-16[49]且这一病变偶尔可以与典型的尖锐湿疣共同存在[54]。Patterson等[52]指出，Bowen样丘疹病在显微镜下不同于Bowen病，其细胞非典型程度较低，细胞成熟有序，间变细胞的数量和核分裂象较少。他们还注意到，Bowen样丘疹病易累及汗腺（顶体空泡）的上部，但很少累及毛囊皮脂腺单位（acrotrichium）的上部，而Bowen病则正好相反。一系列形态学变化的存在，在两种病变中均可检出HPV，两种病变均可发生在具有宫颈上皮内肿瘤形成的女性性伴侣的患者，以及有病例报道Bowen样丘疹病与鳞状细胞癌有关联，表明两者具有共同的发病机制[41,57]。因此，一些作者更倾向于将这两种病变命名为**Bowen样非典型增生、阴茎上皮内肿瘤形成**或**鳞状上皮病变**[40,41]，我们发现这些命名有相当大的吸引力。进一步的建议是将这种阴茎上皮

内肿瘤分为两级或三级，再根据生长方式进一步分为鳞状细胞型、单纯型、瘤状型（尖锐湿疣型）以及基底细胞样型[44]。顺便提一下，有疣或基底细胞样特征的病例显示明显的p16^{INK4a}过表达[43]。

典型的 Bowen 样丘疹病可以通过局部手术或表面药物治疗治愈，也可以自发地消除[42]。无论最终证实这种病变与 Bowen 病的关系如何，其临床病理关系的重要性以及保守治疗方案是明确的。

鳞状细胞癌

一般特征

在美国，阴茎鳞状细胞癌相对少见，不到男性恶性肿瘤的1%[61]。相反，在亚洲、非洲和拉丁美洲的一些国家，阴茎鳞状细胞癌非常常见，可能占所有癌的10%以上[63,66]。大部分患者是老年人，发病率在80岁左右达到一个高峰[61]。

如果男性在出生后不久像犹太人的习俗那样做包皮环切术，则几乎不发生阴茎癌。如果像伊斯兰教的习俗那样手术延迟到10岁，就有可能发生癌[60]。阴茎癌可能与个人卫生及包皮垢的致癌作用有关，不做包皮环切可能增强这些因素的作用[59]。与这一假设一致，阴茎癌和包茎过长有关[59,71]。

也有病例报道，阴茎鳞状细胞癌伴有硬化萎缩性苔藓（干燥性龟头炎）[65]和扁平苔藓[58]。虽然这些很可能是巧合，但在硬化萎缩性苔藓伴有鳞状细胞癌病例中经常见到细胞非典型性（低级别鳞状上皮内病变），以及这些肿瘤倾向于非 HPV 相关型这一事实提示，这种疾病可能是癌前病变。[70]

已经发现，比对照人群相比，牛皮癣患者经过大剂量的紫外光 B 照射后其生殖器肿瘤的发生率（包括阴茎癌）高 4.6 倍[68]。

关于阴茎癌与 HPV 之间的关系曾有不少研究。McCance[62] 发现，在来自巴西的 53 例阴茎癌中49% 有 HPV-16 DNA 序列，9% 有 HPV-18 DNA。来自美国的研究显示，超过 80% 的病例出现 HPV DNA，但各种类型的 HPV 的出现概率差异很大[69,72]。Rubin 等[67] 发现，在阴茎癌病例中，42% 可检测到 HPV DNA（相比而言，上皮内肿瘤为 90%，尖锐湿疣为 100%）；他们也证实了在不同显微镜下亚型阴茎癌之间有显著区别（见下文）。一些 HPV 相关的阴茎鳞状细胞癌也可发生于 HIV 阳性患者[64]。

形态学特征和肿瘤类型

按照发病率次序，大多数阴茎的鳞状细胞癌发生于阴茎头、包皮、阴茎体。它们的生长方式可分为表浅播散性、外生为主性（蕈样，疣状）或明显内生性（浸润性，溃疡性，纵向性）（图 2.132 至 2.134）。这些类型可以混合发生，也可以是多中心的[78]。一般来说，外生性肿瘤较内生性肿瘤分化好。显微镜下，阴茎鳞状细胞癌可分为**普通型**、**瘤状（尖锐湿疣）型**、**疣状型**和**非特异性乳头型**[74]（图 2.135 和 2.136）。应该强调的是，后三种类型都呈同样的外生生长，鉴别诊断主要依靠细胞结构的不同。只有瘤状型（尖锐湿疣型）癌表现显著及弥漫的非典型性挖空细胞。后三种肿瘤的大部分分化好，但疣状癌依据定义为 I 级肿瘤，瘤状型和非特异性乳头状癌既可以是 I 级，也可以是 II 级。换而言之，只有全部细胞均分化非常好时，才能称为疣状癌。

图2.132　阴茎鳞状细胞癌的外观（A）和切面观（B）。显示乳头状生长。

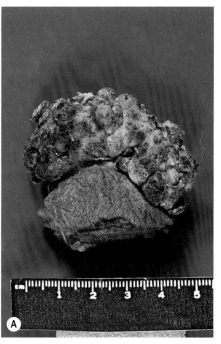
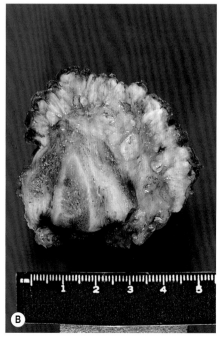

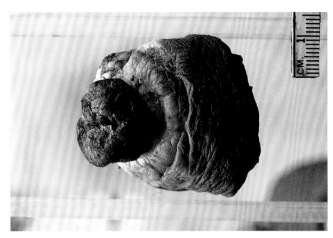

图2.133 阴茎鳞状细胞癌，菜花状隆起于阴茎头。

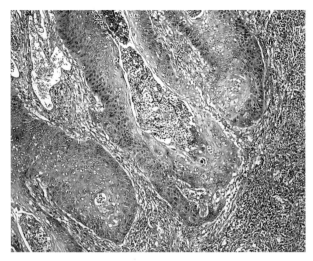

图2.136 中度分化的浸润性鳞状细胞癌。

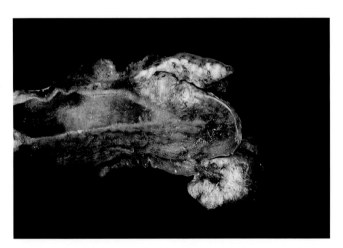

图2.134 阴茎鳞状细胞癌，广泛浸润阴茎体。

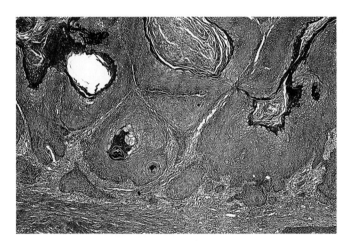

图2.137 典型疣状癌的低倍镜观。

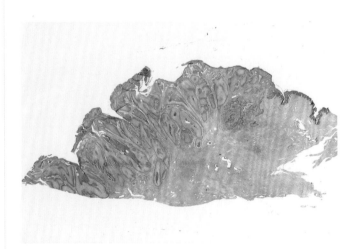

图2.135 分化好的鳞状细胞癌的整体观，显示推挤型的间质下浸润，并伴有慢性炎症反应。

疣状癌占全部阴茎癌的 5%，其结构较瘤状型癌规则，尤其是在其基底部——特征为鳞状上皮宽阔的鳞茎状扩展，没有不规则的间质浸润[80,81]（图 2.137 和 2.138）。具有普通型和疣状型两种特征的鳞状细胞癌称为"杂交瘤[81,85]。

其他与鳞状细胞癌相关的阴茎肿瘤有**基底细胞样（鳞状细胞）癌**[79]（图 2.139）、腺样（假腺腔）（鳞状细胞）癌[89]、表浅腺鳞癌（黏液表皮样癌）[77,82]、透明细胞癌[83]、假增生鳞状细胞癌[76]、隧道样癌[73]、梭形细胞（肉瘤样）癌[84,88]（图 2.140）以及**伴有横纹肌样特征的鳞状细胞癌**[86]。

浸润性鳞状细胞癌的癌旁上皮通常是不正常的，可能表现为鳞状上皮增生或高级别、低级别鳞状上皮内瘤变。Cubilla 等[75]发现，鳞状上皮增生和低级别上皮内瘤变经常与普通、疣状或乳头状癌有关，而高级别上皮内瘤变通常与基底细胞样、湿疣或混合性浸润性癌同时存

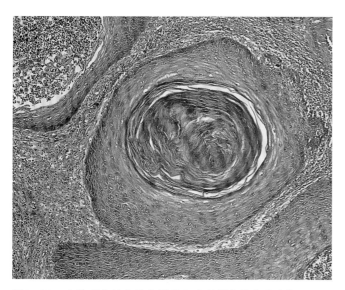

图2.138　疣状癌中的高分化鳞状上皮呈鳞茎状膨胀生长。

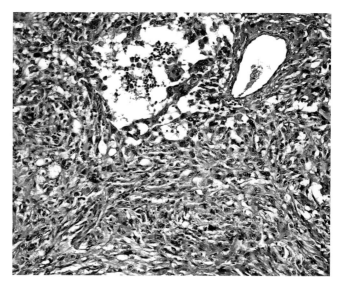

图2.140　伴有梭形细胞（肉瘤样）特征的阴茎鳞状细胞癌。可见混有肉瘤样成分的癌细胞岛。

TP53 和 CDKN2A 的失活在阴茎鳞状细胞癌中很普遍，但这些遗传学改变无法在前期病变中发现。这些改变在硬化性苔藓中比在 HPV 相关的癌中更普遍 [94]。阴茎鳞状细胞癌中 p21 和 p53 的表达率分别为 40% 和 80%，两者通常呈负相关 [91]。

扩散和转移

起源于阴茎各部分（阴茎头、包皮或阴茎体）的鳞状细胞癌通常可波及其他组织器官。阴茎体的癌通常早期浸润阴茎筋膜（Buck's fascia），常常局部播散至尿道，尤其是向深处浸润的肿瘤。Velazquez 等 [101] 列举了阴茎癌局部播散的五条主要途径：（1）延浅表水平方向从一个部位播散到另一个部位；（2）沿阴茎筋膜播散；（3）通过白膜滋养血管产生的间隙播散；（4）垂直播散一步步累及不同部位；（5）沿着尿路上皮播散。

阴茎鳞状细胞癌腹股沟淋巴结转移的总体发生率为 15%。通常受累的第一个淋巴结（"前哨兵淋巴结"）属于上腹部浅表淋巴结，位于上腹 - 隐静脉交界处的内侧和上方 [95]。由于癌瘤常伴有继发感染，腹股沟淋巴结肿大非常常见，临床很难做出准确评估 [98]。在外生性鳞状细胞癌，淋巴结转移不常见，当其出现时通常表明疾病已进入晚期。相反，浸润在已达深部的癌中常见淋巴结转移，后者有时可扩散到其他组淋巴结。疣状癌不发生转移 [99]，但杂交瘤（hybrid carcinoma）则可发生转移 [100]。基底细胞样和梭形细胞癌转移特别常见 [97]。在 Cubilla 等 [96] 的研究中，腹股沟淋巴结转移出现在 82% 的有深层浸润伴有少量或无原位癌的阴茎癌患者中，而浅表浸润型癌有 42% 出现腹股沟淋巴结转移，多中心型则为 33%。对那些浸润仅限于固有层的肿瘤，淋巴结转移非常罕见，而在有尿道浸润的肿瘤中淋巴结转移则相

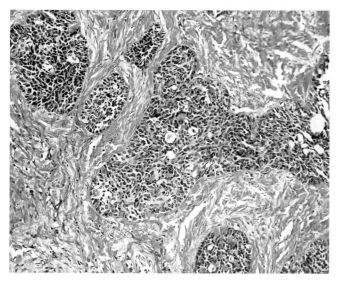

图2.139　阴茎的基底细胞样癌，被认为是鳞状细胞癌的一个变型。

在。尿道前端的上皮也经常被这些病变中的一个或另一个累及，提示尿道病变参与阴茎癌的发生。[87]

分子遗传学特征

Rubin 等 [93] 研究发现，HPV DNA 出现于约 33% 的普通型和疣状型鳞状细胞癌、80% 的基底细胞样癌和 100% 的湿疣型癌。其他作者的结果则表明，HPV DNA 在基底细胞样和湿疣癌中的检出率高 [90]，而在疣状癌中的检出率较低 [92]。后一发现加之形态学不同，使长期认为的疣状癌是一种被称为 "Buschke-Lowenstein 巨大尖锐湿疣" 的病变的观点受到质疑。

应用流式细胞仪进行 DNA 倍体分析显示：疣状癌均为二倍体型，而其他类型的鳞状细胞癌则为二倍或多倍 / 非整倍体型 [92]。

对常见。

治疗和预后

根据肿瘤大小、病变位置和组织学类型，阴茎癌可以采用局部切除或部分或全部阴茎切除方法[111,113,122,127]。大约 1/3 的病例发生复发，主要是由于手术切除不彻底或切缘呈阳性[126]。只要手术切缘干净，即使是切缘很窄（≤ 10mm），也极少发生局部复发[115]。对于选择性腹股沟淋巴结切除术仍存在争议。许多作者赞同切除腹股沟淋巴结，除非是非常小的和早期的病变[110,111,116]，但另一些作者对是否需要这一处置持怀疑态度，因为这种手术伴有严重的并发症[123,124]。由于疣状癌不发生淋巴结转移，因此，治疗方法为局部切除[117]。像在其他部位一样，阴茎疣状癌的放射治疗可能导致间变[112]。

阴茎鳞状细胞癌的 5 年和 10 年生存率分别为 77% 和 71%[114]。下列因素与预后有关：

1. **分期**。这个因素照例是最重要的因素[118]。然而，应该注意，临床和病理分期之间有明显差异，原因在于难以评估海绵体浸润和腹股沟淋巴结转移[103,120]，事实上，单独的活检检查不足以准确地对这种肿瘤进行分期[126]。阴茎解剖学标志的浸润深度与预后密切相关，因此对阴茎切除标本的解剖定位和取材必须准确[107]。如果有两个或更多的淋巴结出现转移，则治愈的几率非常小[102]。
2. **局部浸润**。浸润阴茎海绵体主体或包皮皮肤是显著的预后不良因素[104]。
3. **显微镜下类型**。疣状癌预后较好，湿疣癌次之。基底细胞样和肉瘤样癌淋巴结转移率高，预后差[104,108]。
4. **组织学分级**。肿瘤的分级与预后高度相关，不管是观察到的还是统计数据上的。组织学分级 3 级是预后差的标志，不论其数量多少[105,106,110,121]。
5. **血管浸润**。这是一个预后差的指征，但尚不清楚其是否独立于分期和组织学分级[106,109,110]。
6. **神经浸润**。[125]
7. **p53 过表达**。免疫组化上，p53 过表达与出现淋巴结转移明显相关[119]。

其他类型的癌

阴茎 **Paget** 病比阴囊 **Paget** 病和会阴 **Paget** 病少见；它可以是纯粹的表皮内病变，也可以是其下伴有腺癌[129,130]。

显微镜下，阴茎的**基底细胞癌**类似于皮肤其他部位的基底细胞癌；就我们所知，还没有转移的病例报道[128]。显然，其必须与基底细胞样鳞状细胞癌明确区分开来（见 288 页）。

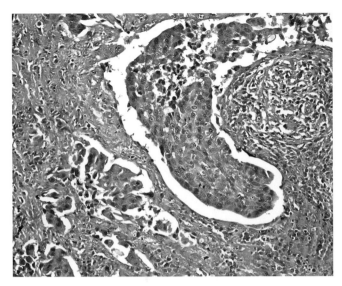

图2.141　阴茎尿道部的移行细胞癌。

阴茎尿道部肿瘤

阴茎尿道部的良性肿瘤非常罕见。类似于膀胱的**内翻乳头状瘤**的个别病例已有报道[136]。**尖锐湿疣**可以扩展到尿道远端。男性尿道**平滑肌瘤**不如女性尿道平滑肌瘤常见，但也有报道[140]。

男性尿道癌是一种罕见的疾病。在一些病例中，它发生于创伤或淋病导致的狭窄之后。在一些病例研究中，有多至 44% 的患者有性病史[138]。这种肿瘤最常见的部位尿道球膜部，其次是阴茎部[142]。显微镜下，75% 的尿道癌是**鳞状细胞癌**；其他大多数（通常位于前列腺部）是**移行细胞癌**（图 2.141）。也已经报道少数腺癌病例[134]；它们可能来源于化生性尿道黏膜、尿道球（Cowper）腺和尿道周围（Littré）腺[133]。有些腺癌为黏液（胶样）型腺癌[139]。有些尿道癌病例有 HPV 感染的证据[135]。

尿道癌的预后和治疗更多依赖于其部位和分期而不是其组织学类型或分级[132]。前部或远侧病变的预后比后部或近侧病变的预后好。一般情况下，前部病变引流到腹股沟淋巴结，而后部病变则引流到盆腔淋巴结[138]。治疗主要是外科手术。

原发性尿道**恶性黑色素瘤**也有发生；它们的外形呈息肉样，预后非常差[131,141]（图 2.142）。

已有尿道的 T 细胞型**恶性淋巴瘤**作为 HIV 感染的最初表现的报道[137]。

其他肿瘤和肿瘤样病变

多毛样乳头状瘤（hirsutoid papillomas）（也称为阴茎体部或阴茎头部的乳头状瘤病）表现为阴茎头部和阴茎体部的小的息肉样病变，1 ~ 2mm，通常位于背侧面。

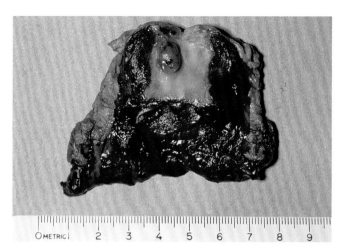

图2.142　恶性黑色素瘤表现为突入尿道的淡蓝色息肉状肿物。

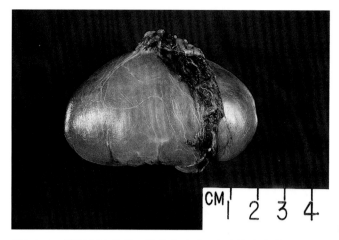

图2.143　鞘膜积液外观。囊壁半透明，内容物为浆液。

它们可以是孤立的，也可以是多发的，显微镜下具有纤维上皮性息肉表现[191,194]。

　　阴茎头或包皮的**淋巴水肿性纤维上皮息肉**（lymphedematous fibroepithelial polyp）是一种非肿瘤性病变，肉眼呈息肉样或菜花样外观，通常继发于长期使用导尿管，最大可达 7.5cm。[159]

　　汗腺的**附属器肿瘤**（诸如发疹性汗管瘤）、皮脂腺或毛囊型附属器肿瘤很少发生在阴茎皮肤[171,179,182]。

　　阴茎的**黑色素细胞病变**可以是良性的，也可以是恶性的。常见的**雀斑**类型最常见于阴茎头部，表现为一种相对大的（可到 2cm）、多灶性、不规则形的、斑驳多样性色素沉着性病变。其也被称为（非典型性）黑色素斑，显微镜下特征是基底细胞色素沉着增多、上皮增生，并且缺乏黑色素细胞的非典型性[145,170]。各种类型的**痣**也可以发生于阴茎，包括**蓝痣**[193]。阴茎头或包皮可以发生**恶性黑色素瘤**；腹股沟淋巴结转移常见[180,197]。

　　阴茎的**软组织肿瘤**大部分位于阴茎体。在良性肿瘤中，血管性、神经性和平滑肌来源的肿瘤最常见[152,156]。这些肿瘤包括血管瘤（包括上皮样血管瘤）[158,189]、Fordyce 血管角质瘤、淋巴管瘤[164]、神经鞘瘤[168]、神经纤维瘤[153,154]、创伤性神经瘤（继发于创伤或包皮切除术后[186]）、颗粒细胞瘤[149,169,190]、平滑肌瘤[146]、肌纤维瘤[192]和疣状黄瘤[167]。恶性软组织肿瘤包括血管肉瘤[162,183]、Kaposi 肉瘤（有些发生在 AIDS 患者）[143,172,188]、纤维肉瘤、恶性外周神经鞘瘤、上皮样肉瘤[152,177]、所谓的恶性纤维组织细胞瘤及其变型[160,178,195]、透明细胞肉瘤[187]、平滑肌肉瘤[157,165]和骨肉瘤[144,185]。Fetsch 等[155]提出的**肌内膜瘤**（myointimoma）是指发生于年轻男性阴茎海绵体、由具有肌样特征的细胞组成的特殊血管肌内膜细胞增生[173]。这一病变病因不清，其行为是良性的。

　　阴茎的**恶性淋巴瘤**通常继发于淋巴结淋巴瘤[163,196]，包括累及阴茎、阴囊和会阴的恶性淋巴瘤——先前称为

多形性网织细胞增多症或特发性中线破坏症[148]。男性生殖器可以发生 **Langerhans 细胞组织细胞增多症**，显微镜下这一病变可与 Paget 病混淆[174]。

　　阴茎的**转移癌**罕见[150,181,184]。阴茎异常勃起是其表现之一[147]。最常见的原发部位依次为前列腺、膀胱、直肠、肾、睾丸和肺[151,161,166]。有时阴茎皮肤肿瘤是嗜表皮性的，显示有乳腺外 Paget 病的特征，起源于其下的汗腺癌[176]或远隔部位，如膀胱[175]。

阴　囊（也见精索，279页）

正常解剖学

　　阴囊具有七层结构，它包围着睾丸、附件和远端精索。这七层结构是表皮、真皮、肉膜（由平滑肌束组成）、三层 Colles 筋膜（股间的，睾提肌，漏斗形）和鞘膜的壁层。后者由一层扁平的间皮细胞组成，依附在发育好的基底膜上[198]。

　　阴囊淋巴管引流到同侧表浅腹股沟淋巴结。跨过阴囊缝两侧淋巴管网可以有吻合。

非肿瘤性病变

　　异位睾丸组织（ectopic testicular parenchyma）可以发生在白膜表面。理论上，其可以是睾丸外生殖细胞、间质细胞和支持细胞肿瘤的起源[203]。

　　鞘膜积液指鞘膜囊内浆液性液体积聚，可以后天发生，也可以先天形成。前者与阴囊内容物的炎症病变有关（图 2.143）。阴囊囊腔被覆间皮细胞。鞘膜积液应与附睾的**精液囊肿**（spermatocele）区别开来，后者囊液内含有精子。从睾丸鞘膜积液和精子性肉芽肿样本的横切

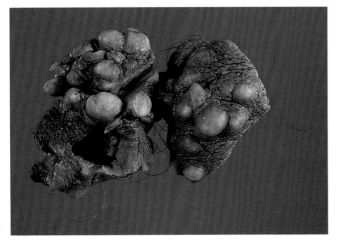

图2.144　阴囊特发性钙质沉着。（Courtesy of Dr Juan J Segura, San José, Costa Rica）

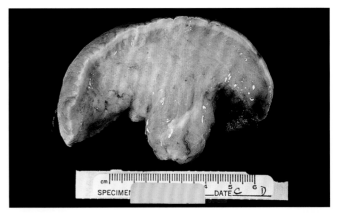

图2.146　阴囊纤维性假瘤的大体观。肿物纤维性质地，边界不清。

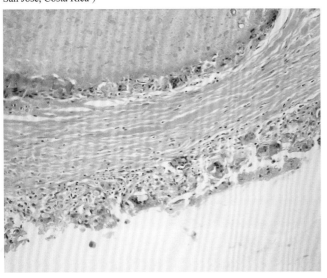

图2.145　阴囊特发性钙质沉着，伴有异物型巨细胞反应。

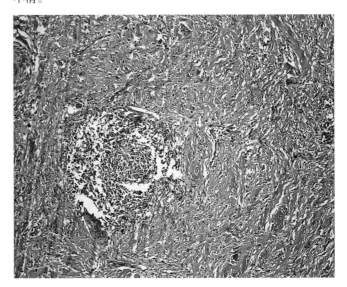

图2.147　纤维性假瘤的显微镜下观，主要是细胞稀少的硬化性组织，伴有簇状炎细胞浸润。

面中可以看到其中的小蓝细胞，这些细胞很可能是睾丸网受挤压造成的人工假象，与小细胞癌可以很相像[209]。

　　阴囊**特发性钙质沉着**的特征为阴囊皮肤的多发性无症状结节，病变开始于儿童或青春期，结节大小和数量逐渐增加（图2.144）。偶尔，它们从皮肤破出并排出白垩样物质。显微镜下，其皮内可见无定形的嗜碱性团块，常伴有明显的异物反应[215]（图2.145）。

　　其发病机制不清楚，但在一些病例，有一层鳞状上皮围绕在钙沉着周围，提示这种病变可能是角质囊肿大量钙化的结果[205,214]。

　　睾丸周围纤维化主要累及白膜，可以导致弥漫性或结节状增厚，大体上可以类似于肿瘤表现（"**纤维性假瘤**"）[208]（图2.146和2.147）。其可以在腔内出现纤维性或玻璃样变游离体。虽然可以想象其中某些病变是所谓的孤立性纤维性肿瘤[202]，但大多数病例可能是一种非特异性的、渐进性炎症过程（"**结节性睾丸周围炎**"）（图2.148）。的确，一些病变发生于输精管切除术后[206]。在

婴儿，伴有钙化和肉芽肿性炎的严重睾丸周围炎，可能是在子宫内肠壁穿孔、胎粪进入鞘膜的结果（"**胎粪性睾丸周围炎**"）[204]。

　　硬化性脂肪肉芽肿是发生在成人阴茎和阴囊的一种罕见的病变，通常是无痛性的。显微镜下，脂肪坏死灶混有组织细胞、泡沫性吞噬细胞和多核巨细胞集聚，并伴有广泛的纤维化和玻璃样变[216]（图2.149）。少数病例有创伤史。Oertel和Johnson[211]提出，这一病变通常是注射外源性物质的后遗症（"**石蜡瘤**"），几乎所有他们的病例通过红外线分光光度计检查均证实有石蜡碳氢化合物。显微镜下的鉴别诊断包括腺瘤样瘤、淋巴管瘤和硬化性高分化脂肪肉瘤（非典型脂肪瘤）。

　　阴囊脂肪坏死可能是由于受冷所致；通常表现为双侧睾丸下方的、位于阴囊下部的肿物[207]。

　　白膜囊肿衬以单层矮立方到柱状上皮，可以是纤毛柱状上皮。腔内含有透明液体。发病机制不清楚[210,218]。

　　副阴囊通常指邻近阴囊的、由脂肪和平滑肌组成的、

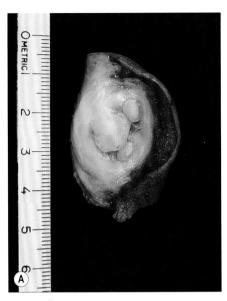

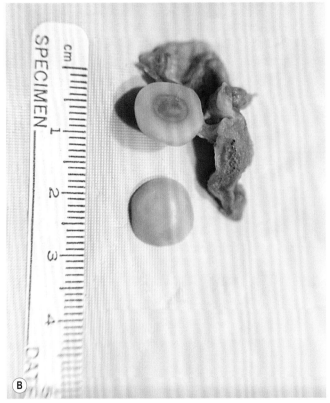

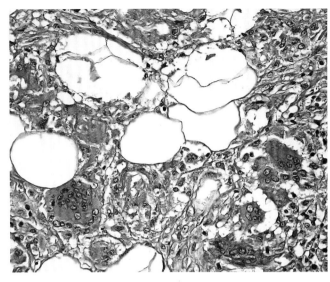

图2.149 阴囊的硬化性脂肪肉芽肿。腔隙周围有明显的组织细胞和多核巨细胞，推测含有脂性物质。

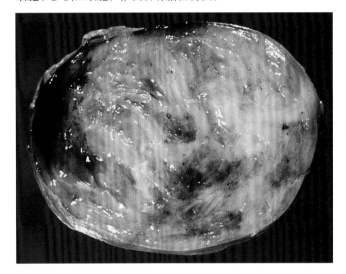

图2.150 阴囊的血管平滑肌瘤的大体表现。

图2.148 A，结节性睾丸周围炎。一个纤维性的、发白的肿块位于白膜中心，并压迫邻近睾丸。B，腔内出现的游离小体。

先天性的会阴结节。一些作者将这一病变称为错构瘤[200]。

Crohn 病可以发生于阴囊，表现为无痛性的、肿胀的红斑[199]。

Fournier 坏疽是一种会阴和外生殖器的坏死性皮下（筋膜）感染[217]。其特征为健康年轻男性突然发病，但也可缓慢发病，并且发病年龄范围较广[201,212]。有些病例是特发性的，一些病例继发于伴有尿液外渗的尿道狭窄，

还有一些病例是恶性血液病化疗的并发症[213]。

肿 瘤

阴囊的良性和恶性肿瘤均罕见。大多数良性肿瘤来源于皮肤附件，并具有与其他部位皮肤附件肿瘤相似的形态学表现。

平滑肌瘤是这一部位最常见的良性间叶性肿瘤（图2.150 和 2.151）[230]；它们中的一些具有奇异（合体细胞质）核特征[233]。

侵袭性血管黏液瘤各个方面均类似于较常见于女性下生殖道的同名肿瘤，在阴囊、精索和腹股沟区均已有报道[220,222,234]。另一种显微镜下表现类似于女性的**血管平滑肌纤维母细胞瘤**的阴囊肿瘤，其表现与梭形细胞脂肪

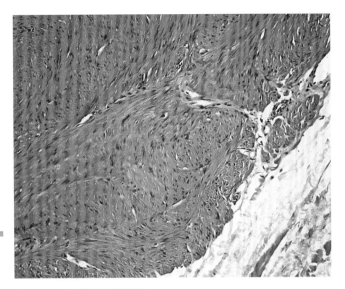

图2.151 肉膜的平滑肌瘤。

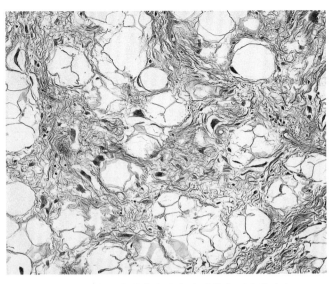

图2.152 累及阴囊的高分化脂肪肉瘤（非典型脂肪瘤）。

瘤极其相似，提示它们的组织学发生相同[226]。

鳞状细胞癌在一般人群中非常罕见，但在病理学界是第一个已知的、与职业接触有关的恶性肿瘤（见于打扫烟囱、接触石蜡、焦油的工人和棉花打磨工）[219]。广泛的局部切除加上双侧髂腹股沟淋巴结切除是首选治疗，对早期病例则主张局限性外科手术[228]。

阴囊皮肤的其他恶性肿瘤是**基底细胞癌**[221]和**Paget病**[231]。

鞘膜最常见的原发性恶性肿瘤是**恶性间皮瘤**；这种肿瘤几乎都是弥漫上皮型的；其特征为肿瘤本身混有实性、乳头和管状病灶[223]。这种肿瘤可以出现鳞状化生

（在腹膜和胸膜恶性间皮瘤中很少发生）[229]。临床上这种肿瘤表现为阴囊肿胀，常当成鞘膜积液。可以局部浸润睾丸、附睾、肉膜和皮肤，并可转移到局部淋巴结。这种肿瘤在附睾部分进一步讨论（见278页）。

累及阴囊壁的肉瘤罕见；报道的大多数病例是平滑肌来源的，即**平滑肌肉瘤**[224,230]。其他类型也有报道，包括**非典型脂肪瘤**（高分化脂肪肉瘤）（图2.152）和**恶性纤维组织细胞瘤**[225]。

累及鞘膜的大多数恶性肿瘤是从其他部位直接扩展或转移而来的，特别是睾丸和肾[232]。小肠的类癌可以转移到阴囊且类似于阴囊的原发肿瘤[227]。

参考文献

PENIS

NORMAL ANATOMY

1 Velazquez EF, Cold JC, Barreto JC, Cubilla AL. Penis and distal urethra. In Mills SE (ed.): Histology for pathologists, ed. 3. Philadelphia, 2007, Lippincott Williams & Wilkins.

2 Hricak H, Marotti M, Gilbert TJ, Lue T, Wetzel LH, Tanagho E. Normal penile anatomy and abnormal penile conditions. Evaluation with MR imaging. Radiology 1988, **169**: 683–690.

3 Hyman AB, Brownstein MH. 'Tyson's glands'. Ectopic and papillomatosis penis. Arch Dermatol 1969, **99**: 31–36.

4 Pudney J, Anderson DJ. Immunobiology of the human penile urethra. Am J Pathol 1995, **147**: 155–165.

5 Russell GA, Crowley T, Dalrymple JO. Squamous metaplasia in the penile urethra due to oestrogen therapy. Br J Urol 1992, **69**: 282–285.

NON-NEOPLASTIC LESIONS

6 Baskin LS, Mee S. Tuberculosis of the penis presenting as a subcutaneous nodule. J Urol 1989, **141**: 1430–1431.

7 Cabaleiro P, Drut RM, Drut R. Lymphohistiocytic and granulomatous phlebitis in penile lichen sclerosus. Am J Dermatopathol 2000, **22**: 316–320.

8 Cole LA, Helwig EB. Mucoid cysts of the penile skin. J Urol 1976, **115**: 397–400.

9 Das S, Tunuguntla HS. Balanitis xerotica obliterans – a review. World J Urol 2000, **18**: 382–387.

10 Dini M, Baroni G, Colafranceschi M. Median raphe cyst of the penis: a report of two cases with immunohistochemical investigation. Am J Dermatopathol 2001, **23**: 320–324.

11 Fang AW, Whittaker MA, Theaker JM. Mucinous metaplasia of the penis. Histopathology 2002, **40**: 177–179.

12 Gholami SS, Lue TF. Peyronie's disease. Urol Clin North Am 2001, **28**: 377–390.

13 Haddad FS. Subcutaneous abscess and gangrene of the penis: report of four cases. J Urol Pathol 1996, **5**: 223–228.

14 Hinman F Jr. American pediatric urology. San Francisco, 1991, Norman.

15 Krawitt LN, Schechterman L. Inflammation of the periurethral glands of Littré simulating tumor. J Urol 1977, **118**: 685.

16 Kossard S, Collins AG, Wegman A, Hughes MR. Necrobiotic granulomas localised to the penis. A possible variant of subcutaneous granuloma annulare. J Cutan Pathol 1990, **17**: 101–104.

17 Leal SM, Novsam N, Zacks SI. Amyloidosis presenting as a penile mass. J Urol 1988, **140**: 830–831.

18 McRoberts JW. Peyronie's disease. Surg Gynecol Obstet 1969, **129**: 1291–1294.

19 Magro CM, Crowson AN, Alfa M, Nath A, Ronald A, Ndinya-Achola JO, Nasio J. A morphological study of penile chancroid lesions in human immunodeficiency virus (HIV)-positive and negative African men with a hypothesis concerning the role of chancroid in HIV transmission. Hum Pathol 1996, **27**: 1066–1070.

20 Mendes D, Correia M, Barbedo M, Vaio T, Mota M, Gonçalves O, Valente J. Behçet's disease – a contemporary review. J Autoimmun 2009, **32**: 178–188.

21 Nielsen GP, Pilch BZ, Black-Schaffer WS, Young RH. Wegener's granulomatosis of the penis clinically simulating carcinoma: report of a case. J Urol Pathol 1996, **4**: 265–272.

22 Perimenis P, Athanasopoulos A, Gyftopoulos K, Katsenis G, Barbalias G. Peyronie's disease: epidemiology and clinical presentation of 134 cases. Int Urol Nephrol 2001, **32**: 691–694.

23 Regauer S, Beham-Schmid C. Detailed analysis of the T-cell lymphocytic infiltrate in penile lichen sclerosus: an immunohistochemical and

molecular investigation. Histopathology 2006, **48**: 730–735.

24 Shiraki JW. Parameatal cysts of the glans penis. A report of 9 cases. J Urol 1975, **114**: 544–548.

25 Smith BH. Peyronie's disease. Am J Clin Pathol 1966, **45**: 670–678.

26 Smith BH. Subclinical Peyronie's disease. Am J Clin Pathol 1969, **52**: 385–390.

27 Souteyrand P, Wong E, Macdonald DM. Zoon's balanitis (balanitis circumscripta plasmacellularis). Br J Dermatol 1981, **105**: 195–199.

28 Val-Bernal JF, Hernandez-Nieto E. Benign mucinous metaplasia of the penis. A lesion resembling extramammary Paget's disease. J Cutan Pathol 2000, **27**: 76–79.

29 Weyers W, Ende Y, Schalla W, Diaz-Cascajo C. Balanitis of Zoon: a clinicopathologic study of 45 cases. Am J Dermatopathol 2002, **24**: 459–467.

30 Yurdakul S, Yazici H. Behçet's syndrome. Best Pract Res Clin Rheumatol 2008, **22**: 793–809.

CONDYLOMA ACUMINATUM AND RELATED LESIONS

31 Del Mistro A, Braunstein JD, Halwer M, Koss LG. Identification of human papillomavirus types in male urethral condylomata acuminata by in situ hybridization. Hum Pathol 1987, **18**: 936–940.

32 Ferenczy A, Richart RM, Wright TC. Pearly penile papules. Absence of human papillomavirus DNA by the polymerase chain reaction. Obstet Gynecol 1991, **78**: 118–122.

33 Lowhagen GB, Bolmstedt A, Ryd W, Voog E. The prevalence of 'high-risk' HPV types in penile condyloma-like lesions. Correlation between HPV type and morphology. Genitourin Med 1993, **69**: 87–90.

34 McMillan A, Bishop PE, Fletcher S. An immunohistological study of condylomata acuminata. Histopathology 1990, **17**: 45–52.

35 Mullink H, Jiwa NM, Walboomers JM, Horstman A, Vos W, Meijer CJ. Demonstration of changes in cytokeratin expression in condylomata acuminata in relation to the presence of human papilloma virus as shown by a combination of immunohistochemistry and in situ hybridization. Am J Dermatopathol 1991, **13**: 530–537.

36 Murphy WM, Fu YS, Lancaster WD, Jenson AB. Papillomavirus structural antigens in condyloma acuminatum of the male urethra. J Urol 1983, **130**: 84–85.

37 Nuovo GJ, Becker J, Margiotta M, MacConnell P, Comite S, Hochman H. Histological distribution of polymerase chain reaction-amplified human papillomavirus 6 and 11 DNA in penile lesions. Am J Surg Pathol 1992, **16**: 269–275.

38 Nuovo GJ, Hochman HA, Eliezri YD, Lastarria D, Comite SL, Silvers DN. Detection of human papillomavirus DNA in penile lesions histologically negative for condylomata. Analysis by in situ hybridization and the polymerase chain reaction. Am J Surg Pathol 1990, **14**: 829–836.

TUMORS

BOWEN DISEASE AND RELATED PENILE INTRAEPITHELIAL NEOPLASIAS

39 Andersson L, Jonsson G, Brehmer-Andersson E. Erythroplasia of Queyrat – carcinoma in situ. Scand J Urol Nephrol 1967, **1**: 303–306.

40 Aynaud O, Ionesco M, Barrasso R. Penile intraepithelial neoplasia. Specific clinical features correlate with histologic and virologic findings. Cancer 1994, **74**: 1762–1767.

41 Barrasso R, De Brux J, Croissant O, Orth G. High prevalence of papillomavirus-associated penile intraepithelial neoplasia in sexual partners of women with cervical intraepithelial neoplasia. N Engl J Med 1987, **317**: 916–923.

42 Berger BW, Hori Y. Multicentric Bowen's disease of the genitalia. Spontaneous regression of lesions. Arch Dermatol 1978, **114**: 1698–1699.

43 Chaux A, Pfannl R, Lloveras B, Alejo M, Clavero O, Lezcano C, Muñoz N, de Sanjosé S, Bosch X, Hernández-Pérez M, Velazquez EF, Cubilla AL. Distinctive association of p16INK4a overexpression with penile intraepithelial neoplasia depicting warty and/or basaloid features: a study of 141 cases evaluating a new nomenclature. Am J Surg Pathol 2010, **34**: 385–392.

44 Cubilla AL, Meijer CJ, Young RH. Morphological features of epithelial abnormalities and precancerous lesions of the penis. Scand J Urol Nephrol Suppl 2000, **205**: 215–219.

45 Della Torre G, Donghi R, Longoni A, Pilotti S, Pasquini G, De Palo G, Pierotti MA, Rilke F, Della Porta G. HPV DNA in intraepithelial neoplasia and carcinoma of the vulva and penis. Diagn Mol Pathol 1992, **1**: 25–30.

46 Demeter LM, Stoler MH, Bonnez W, Corey L, Pappas P, Strussenberg J, Reichman RC. Penile intraepithelial neoplasia. Clinical presentation and an analysis of the physical state of human papillomavirus DNA. J Infect Dis 1993, **168**: 38–46.

47 Graham JH, Helwig EB. Erythroplasia of Queyrat. A clinicopathologic and histochemical study. Cancer 1973, **32**: 1396–1414.

48 Higgins GD, Uzelin DM, Phillips GE, Villa LL, Burrell CJ. Differing prevalence of human papillomavirus RNA in penile dysplasias and carcinomas may reflect differing etiologies. Am J Clin Pathol 1992, **97**: 272–278.

49 Ikenberg H, Gissmann L, Gross G, Grussendorf-Conen E-I, Zur Hausen H. Human papillomavirus type-16-related DNA in genital Bowen's disease and in bowenoid papulosis. Int J Cancer 1983, **32**: 563–565.

50 Kaye V, Zhang G, Dehner LP, Fraley EE. Carcinoma in situ of penis. Is distinction between erythroplasia of Queyrat and Bowen's disease relevant? Urology 1990, **36**: 479–482.

51 Malek RS, Goellner JR, Smith TF, Espy MJ, Cupp MR. Human papillomavirus infection and intraepithelial, in situ, and invasive carcinoma of penis. Urology 1993, **42**: 159–170.

52 Patterson JW, Kao GF, Graham JH, Helwig EB. Bowenoid papulosis. A clinicopathologic study with ultrastructural observations. Cancer 1986, **57**: 823–836.

53 Schroeder TL, Sengelmann RD. Squamous cell carcinoma in situ of the penis successfully treated with imiquimod 5% cream. J Am Acad Dermatol 2002, **46**: 545–548.

54 Steffen C. Concurrence of condylomata acuminata and bowenoid papulosis. Confirmation of the hypothesis that they are related conditions. Am J Dermatopathol 1982, **4**: 5–8.

55 von Krogh G, Horenblas S. Diagnosis and clinical presentation of premalignant lesions of the penis. Scand J Urol Nephrol Suppl 2000, **205**: 201–214.

56 Wade TR, Kopf AW, Ackerman AB. Bowenoid papulosis of the penis. Cancer 1978, **42**: 1890–1903.

57 Yoneta A, Yamashita T, Jin HY, Iwasawa A, Kondo S, Jimbow K. Development of squamous cell carcinoma by two high-risk human papillomaviruses (HPVs), a novel HPV-67 and HPV-31 from bowenoid papulosis. Br J Dermatol 2000, **143**: 604–608.

SQUAMOUS CELL CARCINOMA

General features

58 Bain L, Geronemus R. The association of lichen planus of the penis with squamous cell carcinoma in situ and with verrucous squamous carcinoma. J Dermatol Surg Oncol 1989, **15**: 413–417.

59 Brinton LA, Li JY, Rong SD, Huang S, Xiao BS, Shi BG, Zhu ZJ, Schiffman MH, Dawsey S. Risk factors for penile cancer. Results from a case-control study in China. Int J Cancer 1991, **47**: 504–509.

60 Dillner J, von Krogh G, Horenblas S, Meijer CJ. Etiology of squamous cell carcinoma of the penis. Scand J Urol Nephrol Suppl 2000, **205**: 189–193.

61 Lucia MS, Miller GJ. Histopathology of malignant lesions of the penis. Urol Clin North Am 1992, **19**: 227–246.

62 McCance DJ, Kalache A, Ashdown K, Andrade L, Menezes F, Smith P, Doll R. Human papillomavirus types 16 and 18 in carcinomas of the penis from Brazil. Int J Cancer 1986, **37**: 55–59.

63 Merrin CE. Cancer of the penis. Cancer 1980, **45**: 1973–1979.

64 Poblet E, Alfaro L, Fernander-Sergoviano P, Jimenez-Reyes J, Salido EC. Human papillomavirus-associated penile squamous cell carcinoma in HIV-positive patients. Am J Surg Pathol 1999, **23**: 1119–1123.

65 Pride HB, Miller OF, Tyler WB. Penile squamous cell carcinoma arising from balanitis xerotica obliterans. J Am Acad Dermatol 1993, **29**: 469–473.

66 Riveros M, Lebron RF. Geographical pathology of cancer of the penis. Cancer 1963, **16**: 798–811.

67 Rubin MA, Kleter B, Zhou M, Ayala G, Cubilla AL, Quint WGV, Pirog EC. Detection and typing of human papillomavirus DNA in penile carcinoma. Evidence for multiple independent pathways of penile carcinogenesis. Am J Pathol 2001, **159**: 1211–1218.

68 Stern RS. Genital tumors among men with psoriasis exposed to psoralens and ultraviolet A radiation (PUVA) and ultraviolet B radiation. The Photochemotherapy Follow-up Study. N Engl J Med 1990, **322**: 1093–1097.

69 Varma VA, Sanchez-Lanier M, Unger ER, Clark C, Tickman R, Hewan-Lowe K, Chenggis ML, Swan DC. Association of human papillomavirus with penile carcinoma. A study using polymerase chain reaction and in situ hybridization. Hum Pathol 1991, **22**: 908–913.

70 Velazquez EF, Cubilla AL. Lichen sclerosus in 68 patients with squamous cell carcinoma of the penis: frequent atypias and correlation with special carcinoma variants suggests a precancerous role. Am J Surg Pathol 2003, **27**: 1448-1453.

71 Velazquez E, Bock A, Soskin A, Codas R, Arbo M, Cubilla AL. Preputial variability and preferential association of long phimotic foreskins with penile cancer: an anatomic comparative study of types of foreskin in a general population and cancer patients. Am J Surg Pathol 2003, **27**: 994–998.

72 Weaver MG, Abdul-Karim FW, Dale G, Sorensen K, Huang YT. Detection and localization of human papillomavirus in penile condylomas and squamous cell carcinomas using in situ hybridization with biotinylated DNA viral probes. Mod Pathol 1989, 2: 94–100.

Morphologic features and tumor types

73 Barreto JE, Velazquez EF, Ayala E, Torres J, Cubilla AL. Carcinoma cuniculatum: a distinctive variant of penile squamous cell carcinoma: report of 7 cases. Am J Surg Pathol 2007, 31: 71–75.

74 Chaux A, Soares F, Rodríguez I, Barreto J, Lezcano C, Torres J, Velazquez EF, Cubilla AL. Papillary squamous cell carcinoma, not otherwise specified (NOS) of the penis: clinicopathologic features, differential diagnosis, and outcome of 35 cases. Am J Surg Pathol 2010, 34: 223-230.

75 Cubilla AL, Velazquez EF, Young RH. Epithelial lesions associated with invasive penile squamous cell carcinoma: a pathologic study of 288 cases. Int J Surg Pathol 2004, 12: 351–364.

76 Cubilla AL, Velazquez EF, Young RH. Pseudohyperplastic squamous cell carcinoma of the penis associated with lichen sclerosus. An extremely well-differentiated, nonverruciform neoplasm that preferentially affects the foreskin and is frequently misdiagnosed: a report of 10 cases of a distinctive clinicopathologic entity. Am J Surg Pathol 2004, 28: 895–900.

77 Cubilla AL, Ayala MT, Barreto JE, Bellasai JG, Noel JC. Surface adenosquamous carcinoma of the penis: a report of three cases. Am J Surg Pathol 1996, 20: 156–160.

78 Cubilla AL, Barreto J, Caballero C, Ayala G, Riveros M. Pathologic features of epidermoid carcinoma of the penis. A prospective study of 66 cases. Am J Surg Pathol 1993, 17: 753–763.

79 Cubilla AL, Reuter VE, Gregoire L, Ayala G, Ocampos S, Lancaster WD, Fair W. Basaloid squamous cell carcinoma: a distinctive human papilloma virus-related penile neoplasm: a report of 20 cases. Am J Surg Pathol 1998, 22: 755–761.

80 Cubilla AL, Velasquez EF, Reuter VE, Oliva E, Mihm MC, Young RH. Warty (condylomatous) squamous cell carcinoma of the penis: a report of 11 cases and proposed classification of 'verruciform' penile tumors. Am J Surg Pathol 2000, 24: 505–512.

81 Johnson DE, Lo RK, Srigley J, Ayala AG. Verrucous carcinoma of the penis. J Urol 1985, 133: 216–218.

82 Layfield LJ, Liu K. Mucoepidermoid carcinoma arising in the glans penis. Arch Pathol Lab Med 2000, 124: 148–151.

83 Liegl B, Regauer S. Penile clear cell carcinoma: a report of 5 cases of a distinct entity. Am J Surg Pathol 2004, 28: 1513–1517.

84 Manglani KS, Manaligod JR, Ray B. Spindle cell carcinoma of the glans penis. A light and electron microscopic study. Cancer 1980, 46: 2266–2272.

85 Masih AS, Stoler MH, Farrow GM, Wooldridge TN, Johansson SL. Penile verrucous carcinoma: a clinicopathologic, human papillomavirus typing and flow cytometric analysis. Mod Pathol 1992, 5: 48–55.

86 Urdiales-Viedma M, Fernandez-Rodriguez A, De Ham-Muñoz T, Pichardo-Pichardo S. Squamous cell carcinoma of the penis with rhabdoid features. Ann of Diagn Pathol 2002, 6: 381–384.

87 Velazquez EF, Soskin A, Bock A, Codas R, Cai G, Barreto JE, Cubilla AL. Epithelial abnormalities and precancerous lesions of anterior urethra in patients with penile carcinoma: a report of 89 cases. Mod Pathol 2005, 18: 917–923.

88 Velazquez EF, Melamed J, Barreto JE, Aguero F, Cubilla AL. Sarcomatoid carcinoma of the penis: a clinicopathologic study of 15 cases. Am J Surg Pathol 2005, 29: 1152–1158.

89 Watanabe K, Mukawa A, Miyazaki K, Tsukahara K. Adenoid squamous cell carcinoma of the penis. Report of a surgical case clinically manifested with rapid lung metastasis. Acta Pathol Jpn 1983, 33: 1243–1250.

Molecular genetic features

90 Bezerra AL, Lopes A, Landman G, Alencar GN, Torloni H, Villa LL. Clinicopathologic features and human papillomavirus DNA prevalence of warty and squamous cell carcinoma of the penis. Am J Surg Pathol 2001, 25: 673–678.

91 Lam KY, Chan KW. Molecular pathology and clinicopathologic features of penile tumors: with special reference to analyses of p21 and p53 expression and unusual histologic features. Arch Pathol Lab Med 1999, 123: 895–904.

92 Masih AS, Stoler MH, Farrow GM, Wooldridge TN, Johansson SL. Penile verrucous carcinoma: a clinicopathologic, human papillomavirus typing and flow cytometric analysis. Mod Pathol 1992, 5: 48–55.

93 Rubin MA, Kleter B, Zhou M, Ayala G, Cubilla AL, Quint WGV, Pirog EC. Detection and typing of human papillomavirus DNA in penile carcinoma. Evidence for multiple independent pathways of penile carcinogenesis. Am J Pathol 2001, 159: 1211–1218.

94 Soufir N, Queille S, Liboutet M, Thibaudeau O, Bachelier F, Delestaing G, Balloy BC, Breuer J, Janin A, Dubertret L, Vilmer C, Basset-Seguin N. Inactivation of the CDKN2A and the p53 tumour suppressor genes in external genital carcinomas and their precursors. Br J Dermatol 2007, 156: 448–453.

Spread and metastases

95 Cabanas RM. An approach for the treatment of penile carcinoma. Cancer 1977, 39: 456–466.

96 Cubilla AL, Barreto J, Caballero C, Ayala G, Riveros M. Pathologic features of epidermoid carcinoma of the penis. A prospective study of 66 cases. Am J Surg Pathol 1993, 17: 753– 763.

97 Cubilla AL, Reuter V, Valazquez E, Piris A, Saito S, Young RH. Histologic classification of penile carcinoma and its relation to outcome in 61 patients with primary resection. Int J Surg Pathol 2001, 9: 111–120.

98 Horenblas S, Van Tinteren H, Delemarre JF, Moonen LM, Lustig V, Kroger R. Squamous cell carcinoma of the penis. Accuracy of tumor, nodes and metastasis classification system, and role of lymphangiography, computerized tomography scan and fine needle aspiration cytology. J Urol 1991, 146: 1279–1283.

99 Johnson DE, Lo RK, Srigley J, Ayala AG. Verrucous carcinoma of the penis. J Urol 1985, 133: 216–218.

100 Kato N, Onozuka T, Yasukawa K, Kimura K, Sasaki K. Penile hybrid verrucous-squamous carcinoma associated with superficial inguinal lymph node metastasis. Am J Dermatopathol 2000, 22: 339–343.

101 Velazquez EF, Soskin A, Bock A, Codas R, Barreto JE, Cubilla AL. Positive resection margins in partial penectomies: sites of involvement and proposal of local routes of spread of penile squamous cell carcinoma. Am J Surg Pathol 2004, 28: 384–389.

Treatment and prognosis

102 Baker BH, Spratt JS Jr, Perez-Mesa C, Leduc RJ, Watson FR. Carcinoma of the penis. J Urol 1976, 116: 458–461.

103 Burgers JK, Badalament RA, Drago JR. Penile cancer. Clinical presentation, diagnosis, and staging. Urol Clin North Am 1992, 19: 247–256.

104 Chaux A, Reuter V, Lezcano C, Velazquez EF, Torres J, Cubilla AL. Comparison of morphologic features and outcome of resected recurrent and nonrecurrent squamous cell carcinoma of the penis: a study of 81 cases. Am J Surg Pathol 2009, 33: 1299–1306.

105 Chaux A, Torres J, Pfannl R, Barreto J, Rodriguez I, Velazquez EF, Cubilla AL. Histologic grade in penile squamous cell carcinoma: visual estimation versus digital measurement of proportions of grades, adverse prognosis with any proportion of grade 3 and correlation of a Gleason-like system with nodal metastasis. Am J Surg Pathol 2009, 33: 1042–1048.

106 Cubilla AL. The role of pathologic prognostic factors in squamous cell carcinoma of the penis. World J Urol 2009, 27: 169–177.

107 Cubilla AL, Piris A, Pfannl R, Rodriguez I, Aguero F, Young RH. Anatomic levels: important landmarks in penectomy specimens: a detailed anatomic and histologic study based on examination of 44 cases. Am J Surg Pathol 2001, 25: 1091–1094.

108 Cubilla AL, Reuter V, Velazquez E, Piris A, Saito S, Young RH. Histologic classification of penile carcinoma and its relation to outcome in 61 patients with primary resection. Int J Surg Pathol 2001, 9: 111–120.

109 Emerson RE, Ulbright TM, Eble JN, Geary WA, Eckert GJ, Cheng L. Predicting cancer progression in patients with penile squamous cell carcinoma: the importance of depth of invasion and vascular invasion. Mod Pathol 2001, 14: 963–968.

110 Fraley EE, Zhang G, Manivel C, Niehans GA. The role of ilioinguinal lymphadenectomy and significance of histological differentiation in treatment of carcinoma of the penis. J Urol 1989, 142: 1478–1482.

111 Fraley EE, Zhang G, Sazama R, Lange PH. Cancer of the penis. Prognosis and treatment plans. Cancer 1985, 55: 1618–1624.

112 Fukunaga M, Yokoi K, Miyazawa Y, Harada T, Ushigome S. Penile verrucous carcinoma with anaplastic transformation following radiotherapy. A case report with human papillomavirus typing and flow cytometric DNA studies. Am J Surg Pathol 1994, 18: 501–505.

113 Hanash KA, Furlow WL, Utz DC, Harrison EG Jr. Carcinoma of the penis. A clinicopathologic study. J Urol 1970, 104: 291–297.

114 Hayashi T, Tsuda N, Shimada O, Kishikawa M, Iseki M, Nishimura N, Taniguchi K, Saito Y. A clinicopathologic study of tumors and tumor-like lesions of the penis. Acta Pathol Jpn 1990, 40: 343–351.

115 Hoffman MA, Renshaw AA, Loughlin KR. Squamous cell carcinoma of the penis and microscopic pathologic margins: how much margin is needed for local cure? Cancer 1999, 85: 1565–1568.

116 Johnson DE, Lo RK. Management of regional lymph nodes in penile carcinoma. Five-year results following therapeutic groin dissections. Urology 1984, 24: 308–311.

117 Johnson DE, Lo RK, Srigley J, Ayala AG. Verrucous carcinoma of the penis. J Urol 1985, **133**: 216–218.

118 Kaushal V, Sharma SC. Carcinoma of the penis. A 12-year review. Acta Oncol 1987, **26**: 413–417.

119 Lopes A, Bezerra AL, Pinto CA, Serrano SV, de Mello CA, Villa LL. P53 as a new prognostic factor for lymph node metastasis in penile carcinoma: analysis of 82 patients treated with amputation of bilateral lymphadenectomy. J Urol 2002, **168**: 81–86.

120 Maiche AG, Pyrhonen S. Clinical staging of cancer of the penis. By size? By localization? Or by depth of infiltration? Eur Urol 1990, **18**: 16–22.

121 Maiche AG, Pyrhonen S, Karkinen M. Histological grading of squamous cell carcinoma of the penis. A new scoring system. Br J Urol 1991, **67**: 522–526.

122 Narayana AS, Olney LE, Loening SA, Weimar GW, Culp DA. Carcinoma of the penis. Analysis of 219 cases. Cancer 1982, **49**: 2185–2191.

123 Ornellas AA, Seixas AL, de Moraes JR. Analyses of 200 lymphadenectomies in patients with penile carcinoma. J Urol 1991, **146**: 330–332.

124 Ravi R. Prophylactic lymphadenectomy vs observation vs inguinal biopsy in node-negative patients with invasive carcinoma of the penis. Jpn J Clin Oncol 1993, **23**: 53–58.

125 Velazquez EF, Ayala G, Liu H, Chaux A, Zanotti M, Torres J, Cho SI, Barreto JE, Soares F, Cubilla AL. Histologic grade and perineural invasion are more important than tumor thickness as predictor of nodal metastasis in penile squamous cell carcinoma invading 5 to 10 mm. Am J Surg Pathol 2008, **32**: 974–979.

126 Velazquez EF, Barreto JE, Rodriguez I, Piris A, Cubilla AL. Limitations in the interpretation of biopsies in patients with penile squamous cell carcinoma. Int J Surg Pathol 2004, **12**: 139–146.

127 Young MJ, Reda DJ, Waters WB. Penile carcinoma. A twenty-five-year experience. Urology 1991, **38**: 529–532.

OTHER CARCINOMA TYPES

128 Goldminz D, Scott G, Klaus S. Penile basal cell carcinoma. Report of a case and review of the literature. J Am Acad Dermatol 1989, **20**: 1094–1097.

129 Kvist E, Osmundsen PE, Sjolin KE. Primary Paget's disease of the penis. Case report. Scand J Urol Nephrol 1992, **26**: 187–190.

130 Park S, Grossfeld GD, McAninch JW, Santucci R. Extramammary Paget's disease of the penis and scrotum: excision, reconstruction and evaluation of occult malignancy. J Urol 2001, **166**: 2112–2116.

TUMORS OF PENILE URETHRA

131 Begun FP, Grossman HB, Diokno AC, Sogani PC. Malignant melanoma of the penis and male urethra. J Urol 1984, **132**: 123–125.

132 Bolduan JP, Farah RN. Primary urethral neoplasms. Review of 30 cases. J Urol 1981, **125**: 198–200.

133 Bostwick DG, Lo R, Stamey TA. Papillary adenocarcinoma of the male urethra. Case report and review of the literature. Cancer 1984, **54**: 2556–2563.

134 Dailey VL, Humphrey PA, Hameed O. Primary urethral adenocarcinomas: a clinicopathological review. Lab Invest 2009, **89**(Suppl 1): 164A.

135 Grussendorf-Conen E-I, Dentz FJ, de Villier EM. Detection of human papillomavirus-6 in primary carcinoma of the urethra in men. Cancer 1987, **60**: 1832–1835.

136 Heaton ND, Kadow C, Yates-Bell AJ. Inverted papilloma of the penile urethra. Br J Urol 1990, **66**: 661–662.

137 Kahn DG, Rothman PJ, Weisman JD. Urethral T-cell lymphoma as the initial manifestation of the acquired immune deficiency syndrome. Arch Pathol Lab Med 1991, **115**: 1169–1170.

138 Levine RL. Urethral cancer. Cancer 1980, **45**: 1965–1972.

139 Loo KT, Chan JK. Colloid adenocarcinoma of the urethra associated with mucosal in situ carcinoma. Arch Pathol Lab Med 1992, **116**: 976–977.

140 Mira JL, Fan G. Leiomyoma of the male urethra: a case report and review of the literature. Arch Pathol Lab Med 2000, **124**: 302–303.

141 Oliva E, Quinn TR, Amin MB, Eble JN, Epstein JI, Srigley JR, Young RH. Primary malignant melanoma of the urethra: a clinicopathologic analysis of 15 cases. Am J Surg Pathol 2000, **24**: 785–796.

142 Vernon HK, Wilkins RD. Primary carcinoma of the male urethra. Br J Urol 1950, **21**: 232–236.

OTHER TUMORS AND TUMORLIKE CONDITIONS

143 Angulo JC, Lopez JI, Unda-Urzaiz M, Larrinaga JR, Zubiaur CL, Flores NC. Kaposi's sarcoma of the penis as an initial urological manifestation of AIDS. A report of two cases. Urol Int 1991, **46**: 235–237.

144 Bacetic D, Knezevic M, Stojsic Z, Atanackovic M, Vujanic GM. Primary extraskeletal osteosarcoma of the penis with a malignant fibrous histiocytoma-like component. Histopathology 1998, **33**: 185–186.

145 Barnhill RL, Albert LS, Shama SK, Goldenhersh MA, Rhodes AR, Sober AJ. Genital lentiginosis. A clinical and histopathologic study. J Am Acad Dermatol 1990, **22**: 453–460.

146 Bartoletti R, Gacci M, Nesi G, Franchi A, Rizzo M. Leiomyoma of the corona glans penis. Urology 2002, **59**: 445.

147 Belville WD, Cohen JA. Secondary penile malignancies. The spectrum of presentation. J Surg Oncol 1992, **51**: 134–137.

148 Bostwick DG, Guthman DA, Letendre L, Banks PM, Texter JH Jr, Lieber MM. Polymorphic reticulosis (idiopathic midline destructive disease) of the penis, scrotum, and perineum. J Urol Pathol 1996, **5**: 57–64.

149 Carver BS, Venable DD, Eastham JA. Large granular cell tumor of the penis in a 53-year-old man with coexisting prostate cancer. Urology 2002, **59**: 602.

150 Chaux A, Amin M, Cubilla AL, Young R. Metastatic tumors to the penis: a report of 17 cases and review of the literature. Int J Surg Pathol 2010, Jan 14. [Epub ahead of print]

151 Daniels GF Jr, Schaeffer AJ. Renal cell carcinoma involving penis and testis. Unusual initial presentations of metastatic disease. Urology 1991, **37**: 369–373.

152 Dehner LP, Smith BH. Soft tissue tumors of the penis. A clinicopathologic study of 46 cases. Cancer 1970, **25**: 1431–1447.

153 Dwosh J, Mininberg DT, Schlossberg S, Peterson P. Neurofibroma involving the penis in a child. J Urol 1984, **132**: 988–989.

154 Fethiere W, Carter HW, Sturim HS. Elephantiasis neuromatosa of the penis. Arch Pathol 1974, **97**: 326–330.

155 Fetsch JF, Brinsko RW, Davis CJ Jr, Mostofi FK, Sesterhenn IA. A distinctive myointimal proliferation ('myointimoma') involving the corpus spongiosum of the glans penis: a clinicopathologic and immunohistochemical analysis of 10 cases. Am J Surg Pathol 2000, **24**: 1524–1530.

156 Fetsch JF, Sesterhenn IA, Davis CJ, Mostofi FK. Soft tissue tumors of the penis: a retrospective review of 114 cases [abstract]. Mod Pathol 2003, **16**: 149A.

157 Fetsch JF, Davis CJ Jr, Miettinen M, Sesterhenn IA. Leiomyosarcoma of the penis: a clinicopathologic study of 14 cases with review of the literature and discussion of the differential diagnosis. Am J Surg Pathol 2004, **28**: 115–125.

158 Fetsch JF, Sesterhenn IA, Miettinen M, Davis CJ Jr. Epithelioid hemangioma of the penis: a clinicopathologic and immunohistochemical analysis of 19 cases, with special reference to exuberant examples often confused with epithelioid hemangioendothelioma and epithelioid angiosarcoma. Am J Surg Pathol 2004, **28**: 523–533.

159 Fetsch JF, Davis CJ Jr, Hallman JR, Chung LS, Lupton GP, Sesterhenn IA. Lymphedematous fibroepithelial polyps of the glans penis and prepuce: a clinicopathologic study of 7 cases demonstrating a strong association with chronic condom catheter use. Hum Pathol 2004, **35**: 190–195.

160 Fletcher CDM, Lowe D. Inflammatory fibrous histiocytoma of the penis. Histopathology 1984, **8**: 1079–1084.

161 Fujimoto N, Hiraki A, Ueoka H, Harada M. Metastasis to the penis in a patient with squamous cell carcinoma of the lung with a review of reported cases. Lung Cancer 2001, **34**: 149–152.

162 Ghandur-Mnaymneh L, Gonzalez MS. Angiosarcoma of the penis with hepatic angiomas in a patient with low vinyl chloride exposure. Cancer 1981, **47**: 1318–1324.

163 Gonzalez-Campora R, Nogales FF, Lerma E, Navarro A, Matilla A. Lymphoma of the penis. J Urol 1981, **126**: 270–271.

164 Hayashi T, Tsuda N, Shimada O, Kishikawa M, Iseki M, Nishimura N, Taniguchi K, Saito Y. A clinicopathologic study of tumors and tumor-like lesions of the penis. Acta Pathol Jpn 1990, **40**: 343–351.

165 Isa SS, Almaraz R, Magovern J. Leiomyosarcoma of the penis. Case report and review of the literature. Cancer 1984, **54**: 939–942.

166 Kotake Y, Gohji K, Suzuki T, Watsuji T, Kusaka M, Takahara K, Ubai T, Noumi H, Inamoto T, Shibahara N, Ueda H, Katsuoka Y. Metastases to the penis from carcinoma of the prostate. Int J Urol 2001, **8**: 83–86.

167 Kraemer BB, Schmidt WA, Foucar E, Rosen T. Verruciform xanthoma of the penis. Arch Dermatol 1981, **117**: 516–518.

168 Kubota Y, Nakada T, Yaguchi H, Abe Y, Sasagawa I. Schwannoma of the penis. Urol Int 1993, **51**: 111–113.

169 Laskin WB, Fetsch JF, Davis CJ Jr, Sesterhenn IA. Granular cell tumor of the penis: clinicopathologic evaluation of 9 cases. Hum Pathol 2005, **36**: 291–298.

170 Leicht S, Younberg G, Díaz-Miranda C. Atypical penile maculas. Arch Dermatol 1988, **124**: 1267–1270.

171 Lo JS, Dijkstra JW, Bergfeld WF. Syringomas on the penis [letter]. Int J Dermatol 1990, **29**: 309–310.

172 Lowe FC, Lattimer DG, Metroka CE. Kaposi's sarcoma of the penis in patients with acquired immunodeficiency syndrome. J Urol 1989, **142**: 1475–1477.

173 McKenney JK, Collins MH, Carretero AP, Boyd TK, Redman JF, Parham DM. Penile myointimoma in children and adolescents: a clinicopathologic study of 5 cases supporting a distinct entity. Am J Surg Pathol 2007, **31**: 1622–1626.

174 Meehan SA, Smoller BR. Cutaneous Langerhans cell histiocytosis of the genitalia in the elderly: a report of three cases. J Cutan Pathol 1998, **25**: 370–374.

175 Metcalf JS, Lee RE, Maize JC. Epidermotropic urothelial carcinoma involving the glans penis. Arch Dermatol 1985, **121**: 532–534.

176 Mitsudo S, Nakanishi I, Koss LG. Paget's disease of the penis and adjacent skin. Its association with fatal sweat gland carcinoma. Arch Pathol Lab Med 1981, **105**: 518–520.

177 Moore SW, Wheeler JLE, Hefter LG. Epithelioid sarcoma masquerading as Peyronie's disease. Cancer 1975, **35**: 1706–1710.

178 Moran CA, Kaneko M. Malignant fibrous histiocytoma of the glans penis. Am J Dermatopathol 1990, **12**: 182–187.

179 Nomura M, Hata S. Sebaceous trichofolliculoma on scrotum and penis. Dermatologica 1990, **181**: 68–70.

180 Oldbring J, Mikulowski P. Malignant melanoma of the penis and male urethra. Report of nine cases and review of the literature. Cancer 1987, **59**: 581–587.

181 Perez-Mesa C, Oxenhandler R. Metastatic tumors of the penis. J Surg Oncol 1989, **42**: 11–15.

182 Petersson F, Mjörnberg PA, Kazakov DV, Bisceglia M. Eruptive syringoma of the penis. A report of 2 cases and a review of the literature. Am J Dermatopathol 2009, **31**: 436–438.

183 Rasbridge SA, Parry JR. Angiosarcoma of the penis. Br J Urol 1989, **63**: 440–441.

184 Robey EL, Schellhammer PF. Four cases of metastases to the penis and a review of the literature. J Urol 1984, **132**: 992–994.

185 Sacker AR, Oyama KK, Kessler S. Primary osteosarcoma of the penis. Am J Dermatopathol 1994, **16**: 285–287.

186 Salcedo E, Soldano AC, Chen L, Rokhsar CK, Tam ST, Meehan SA, Kamino H. Traumatic neuromas of the penis: a clinical, histopathological and immunohistochemical study of 17 cases. J Cutan Pathol 2009, **36**: 229–233.

187 Saw D, Tse CH, Chan J, Watt CY, Ng CS, Poon YF. Clear cell sarcoma of the penis. Hum Pathol 1986, **17**: 423–425.

188 Seftel AD, Sadick NS, Waldbaum RS. Kaposi's sarcoma of the penis in a patient with the acquired immune deficiency syndrome. J Urol 1986, **136**: 673–675.

189 Srigley JR, Ayala AG, Ordonez NG, van Nostrand AWP. Epithelioid hemangioma of the penis. Arch Pathol Lab Med 1985, **109**: 51–54.

190 Tanaka Y, Sasaki Y, Kobayashi T, Terashima K. Granular cell tumor of the corpus cavernosum of the penis. J Urol 1991, **146**: 1596–1597.

191 Tanenbaum MH, Becker SW. Papillae of the corona of the glans penis. J Urol 1965, **93**: 391–395.

192 Val-Bernal JF, Garijo MF. Solitary cutaneous myofibroma of the glans penis. Am J Dermatopathol 1996, **18**: 317–321.

193 Val-Bernal JF, Hernando M. Blue nevus of the penis. J Urol Pathol 1997, **6**: 61–66.

194 Winer JH, Winer LH. Hirsutoid papillomas of the coronal margin of the glans penis. J Urol 1955, **74**: 375–378.

195 Yantiss RK, Althausen AF, Young RH. Malignant fibrous histiocytoma of the penis: report of a case and review of the literature. J Urol Pathol 1998, **9**: 171–180.

196 Yu GS, Nseyo UO, Carson JW. Primary penile lymphoma in a patient with Peyronie's disease. J Urol 1989, **142**: 1076–1077.

197 Zurrida S, Bartoli C, Clemente C, De Palo G. Malignant melanoma of the penis. A report of four cases. Tumori 1990, **76**: 599–602.

SCROTUM

NORMAL ANATOMY

198 Trainer TD. Histology of the normal testis. Am J Surg Pathol 1978, **11**: 797–809.

NON-NEOPLASTIC LESIONS

199 Acker AM, Sahn EE, Rogers HC, Maize JC, Moscatello SA, Frick KA. Genital cutaneous Crohn disease: two cases with unusual clinical and histopathologic features in young men. Am J Dermatopathol 2000, **22**: 443–446.

200 Amann G, Berger A, Rokitansky A. Accessory scrotum or perineal collision-hamartoma. A case report to illustrate a misnomer. Pathol Res Pract 1996, **192**: 1039–1043.

201 Bahlmann CM, Fourie IJvH, Arndt TCH. Fournier's gangrene. Necrotising fasciitis of the male genitalia. Br J Urol 1983, **55**: 85–88.

202 Benisch B, Peison B, Sobel HJ, Marquet E. Fibrous mesotheliomas (pseudofibroma) of the scrotal sac. A light and ultrastructural study. Cancer 1981, **47**: 731–735.

203 Cajaiba MM, García-Fernández E, Reyes-Múgica M, Nistal M. The spectrum of persistence of testicular blastema and ectopic testicular parenchyma: a possible result of focal delay in gonadal development. Virchows Arch 2007, **451**: 89–94.

204 Dehner LP, Scott D, Stocker JT. Meconium periorchitis. A clinicopathologic study of four cases with a review of the literature. Hum Pathol 1986, **17**: 807–812.

205 Gormally S, Dorman T, Powell FC. Calcinosis of the scrotum. Int J Dermatol 1992, **31**: 75–79.

206 Hamilton FA, Persad RA, Webb RJ, Ball RU. Fibrous pseudotumor of the tunica vaginalis following vasectomy. J Urol Pathol 1997, **6**: 243–248.

207 Hollander JB, Begun FP, Lee RD. Scrotal fat necrosis. J Urol 1985, **134**: 150–151.

208 Honoré LH. Nonspecific peritesticular fibrosis manifested as testicular enlargement. Arch Surg 1978, **113**: 814–816.

209 Lane Z, Epstein JI. Small blue cells mimicking small cell carcinoma in spermatocele and hydrocele specimens: a report of 5 cases. Hum Pathol 2010, **41**: 88–93.

210 Nistal M, Iniguez L, Paniagua R. Cysts of the testicular parenchyma and tunica albuginea. Arch Pathol Lab Med 1989, **113**: 902–906.

211 Oertel YC, Johnson FB. Sclerosing lipogranuloma of male genitalia. Review of 23 cases. Arch Pathol 1977, **101**: 321–326.

212 Paty R, Smith AD. Gangrene and Fournier's gangrene. Urol Clin North Am 1992, **19**: 149–162.

213 Radaelli F, Della Volpe A, Colombi M, Bregani P, Polli EE. Acute gangrene of the scrotum and penis in four hematologic patients. The usefulness of hyperbaric therapy in one case. Cancer 1987, **60**: 1462–1464.

214 Shah V, Shet T. Scrotal calcinosis results from calcification of cysts derived from hair follicles: a series of 20 cases evaluating the spectrum of changes resulting in scrotal calcinosis. Am J Dermatopathol 2007, **29**: 172–175.

215 Shapiro L, Platt N, Torres-Rodriguez VM. Idiopathic calcinosis of the scrotum. Arch Dermatol 1970, **102**: 199–204.

216 Smetana HF, Bernhard W. Sclerosing lipogranuloma. Arch Pathol 1950, **50**: 296–325.

217 Spirnack PJ. Fournier's gangrene. Report of 20 patients. J Urol 1984, **131**: 289–291.

218 Warner KE, Noyes DT, Ross JS. Cysts of the tunica albuginea testis. A report of 3 cases with a review of the literature. J Urol 1984, **132**: 131–132.

TUMORS

219 Castiglione FM, Selikowitz SM, Dimond RL. Mule spinner's disease. Arch Dermatol 1985, **121**: 370–372.

220 Clatch RJ, Drake WK, Gonzalez JG. Aggressive angiomyxoma in men. A report of two cases associated with inguinal hernias. Arch Pathol Lab Med 1993, **117**: 911–913.

221 Greider HD, Vernon SE. Basal cell carcinoma of the scrotum. A case report and literature review. J Urol 1982, **127**: 145–146.

222 Idrees MT, Hoch BL, Wang BY, Unger PD. Aggressive angiomyxoma of male genital region. Report of 4 cases with immunohistochemical evaluation including hormone receptor status. Ann Diagn Pathol 2006, **10**: 197–204.

223 Japko L, Horta AA, Schreiber K, Mitsudo S, Karwa GL, Singh G, Koss LG. Malignant mesothelioma of the tunica vaginalis testis. Report of first case with preoperative diagnosis. Cancer 1982, **49**: 119–127.

224 Johnson S, Rundell M, Platt W. Leiomyosarcoma of the scrotum. A case report with electron microscopy. Cancer 1978, **41**: 1830–1835.

225 Konety BR, Campanella SC, Hakam A, Becich MJ. Malignant fibrous histiocytoma of the scrotum. J Urol Pathol 1996, **5**: 51–56.

226 Laskin WB, Fetsch JF, Mostofi FK. Angiomyofibroblastomalike tumor of the male genital tract: analysis of 11 cases with comparison to female angiomyofibroblastoma and spindle cell lipoma. Am J Surg Pathol 1998, **22**: 6–16.

227 Lodato RF, Zentner GJ, Gomez CA, Nochomovitz LE. Scrotal carcinoid. Presenting manifestation of multiple lesions in the small intestine. Am J Clin Pathol 1991, **96**: 664–668.

228 Lowe FC. Squamous cell carcinoma of scrotum. Urology 1985, **25**: 63–65.

229 Morikawa Y, Ishuhara Y, Yanase Y, Takao T, Matsuura N, Kakudo K. Malignant mesothelioma of tunica vaginalis with squamous differentiation. J Urol Pathol 1994, **2**: 95–102.

230 Newman PL, Fletcher CD. Smooth muscle tumours of the external genitalia. Clinicopathological analysis of a series. Histopathology 1991, **18**: 523–529.

231 Perez MA, La Rossa DD, Tomaszewski JE. Paget's disease primarily involving the scrotum. Cancer 1989, **63**: 970–975.

232 Ribalta T, Ro J, Sahin A, Dexeus F, Ayala A. Intrascrotally metastatic renal cell carcinoma. Report of two cases and review of the literature. J Urol Pathol 1993, **1**: 201–210.

233 Slone S, O'Connor D. Scrotal leiomyomas with bizarre nuclei: a report of three cases. Mod Pathol 1998, **11**: 282–287.

234 Tsang WY, Chan JK, Lee KC, Fisher C, Fletcher CD. Aggressive angiomyxoma. A report of four cases occurring in men. Am J Surg Pathol 1992, **16**: 1059–1065.

腹膜、腹膜后间隙及相关结构

邓志娟 译 戴 林 校

章 目 录

腹 膜

正常解剖学

　　腹膜腔衬覆一层由间叶衍化而来的表面间皮组织，依托在有血管分布的浆膜下组织上，二者之间由连续的基底膜分开[2]。其超微结构特征是出现尖端紧密连接、桥粒、表面微绒毛和张力丝。免疫组织化学，其对细胞角蛋白（包括角蛋白5/6）、上皮膜抗原（EMA）、钙视网膜蛋白（calretinin）、间皮素（mesothelin）、D2-40（podoplanin）、血栓调节素（thrombomodulin）和基底膜物质（basal lamina components）呈强阳性反应。而对癌胚抗原（CEA）、Leu-M1、Ber-EP4及B72：3则呈阴性反应。令人惊奇的是，新近报告正常间皮可表现甲状旁腺激素样肽活性[4]。同样有趣的是，胚胎发育期的间皮在转变为成熟的碱性角蛋白中间丝以前，结蛋白（desmin）呈一过性阳性反应，且这种对结蛋白表达的能力在有活性和肿瘤（罕见）的情况下可再现[3]。

　　静止的浆膜下细胞具有成纤维细胞的所有结构，角蛋白阴性而对波形蛋白（vimentin）表达阳性[1]。这些细胞有时被称作多潜能浆膜下细胞，因为它们被认为具有复制能力，可以向表面间皮分化。在女性，这些浆膜下细胞可能更引人注目，尤其是在盆壁及膀胱顶部的腹膜。它们对性激素敏感，可能是子宫内膜异位症、输卵管内膜异位症、异位蜕膜反应、腹膜播散性平滑肌瘤病及卵巢或子宫型肿瘤的来源（见 310 页）。这一大组与女性生殖道有关的腹膜疾病在卵巢和子宫体部分讨论。

从形态结构或部位分布上与腹膜及腹膜后间隙有关的是大网膜、肠系膜、疝囊、脐和骶尾部。由于它们所发生的病变与腹膜及腹膜后的间隙病变相似，也在本章加以讨论，同时适当的地方也可参考本书其他章节。

炎　症

化学性腹膜炎（chemical peritonitis）可由胆汁、胰液、胃液、胎粪和造影剂引起。钡腹膜炎见于由于肠梗阻而做放射学检查时出现大肠穿孔的患者[14]。

胆囊、胆管或十二指肠外伤或疾病所造成的**胆汁外溢**可引起急性或亚急性腹膜炎，开始时炎症局限于右上腹部[7]。**胃液**虽然无菌，但由于含盐酸成分，能引起严重的腹膜反应。**胰液漏出**可引起脂肪坏死，大范围脂肪坏死造成的钙盐沉积可导致低钙血症。

细菌性腹膜炎（bacterial peritonitis）可以是原发的也可以是继发的。原发性细菌性腹膜炎常由链球菌感染引起，较常见于儿童（特别是患有肾病综合征的儿童）。肝疾病继发腹水的成人也易患细菌性腹膜炎，这种腹膜炎容易产生明显的全身症状，而局部症状轻微。腹水为只有一种细菌的炎性渗出液。细胞外液的大量渗出相当于一个皮肤烧伤面积达 1/2 ～ 3/4 患者的渗出量。

内脏穿孔如结肠穿孔能产生**继发性**腹膜炎。如果抽吸腹水，可以发现含有混合性细菌而不是单一细菌。**结核性腹膜炎**尽管广泛累及腹膜但很少引起全身症状[5,10-11,17]。Singh 等人[16] 在一项由 47 个病例的回顾研究中发现，只有 6% 的患者经放射学检查有肺实质病变。腹水直接涂片寻找抗酸杆菌常常是徒劳的。最好的诊断方法是做腹水培养和经皮腹膜活检[12-13]。Singh 等人[16] 发现 64% 的病例经皮腹膜活检是有帮助的。临床选择药物治疗。外科手术用于由肠炎引起的肠梗阻、穿孔、瘘管或药物治疗不能消除包块的病例[15]。其他特殊类型的腹膜炎有**球孢子菌病**和**放线菌病**[6]。偶尔蛲虫可以由阑尾或胃肠道其他部分进入腹腔，导致肉芽肿形成[19]。

胎粪性腹膜炎（meconium peritonitis）是胎儿小肠穿孔的结果，也可见于需要手术治疗的婴儿肠梗阻。随着疾病的痊愈，只有散在的钙化灶残留。这些钙化灶可以分布于腹腔、腹股沟部位或阴囊，后者临床上可以类似于睾丸肿瘤[8,18]。

胎脂性腹膜炎（vernix caseosa peritonitis）是剖宫产的一个少见并发症，具有独特的显微镜下特征[9]。

粘　连

所有腹腔内手术后引起的粘连，均有导致肠梗阻的可能性。精致的手术操作，必要时的腹膜成形术，以及腹腔内血凝块的清除可以减轻粘连。Ryan 等人[26] 的实验模型显示，浆膜变干加之出血可以引起粘连形成。实验室研究充分表明，腹膜粘连与腹膜纤维蛋白溶解酶原活化剂受抑制有关，这种活化剂是腹膜消除纤维蛋白系统的主要成分[20]。

许多药剂包括枸橼酸钠、肝素、橄榄油、液体石蜡、促肾上腺皮质激素（ACTH）、可的松、胃蛋白酶、纤维蛋白溶酶和羊膜液，用来预防粘连发生已有多年，但是没有一种能完全成功地达到这一目的。当纤维组织逐渐成熟而细胞成分减少产生胶原纤维时，粘连更加明显。现今手术后粘连是肠梗阻最常见的原因。

在伴有类癌综合征的患者、狼疮患者[25]、在有黄素化卵泡膜细胞瘤 / 卵巢间质增生和相关的卵巢增生性间质病变的女性患者[23,27]，广泛的腹膜纤维化（**硬化性或纤维化性腹膜炎**）被描述为患者对石棉的反应，吸毒者对硅石的反应[22]，并作为服用 β - 肾上腺素能阻断药[21] 或含有氟嘧啶复合物的并发症[24]。多数病例病因不清。其中有些"特发性"病例在发病机制上可能与肠系膜脂膜炎有关，因此属于炎症性纤维硬化性疾病的一部分（见 313 页）。几例与卵巢肿瘤有关的病例已经被证明是致死性的[27]。

异物反应

腹膜对异物反应强烈，最引人注目的是手术后遗留的纱布和器械，这种情况在剖腹手术中仍然时有发生，且更容易发生在紧急情况和（或）肥胖患者[36]。一个熟知的腹膜对异物反应的例子是**滑石粉性肉芽肿**，它是由以往手术手套上使用的滑石粉（水化硅酸镁）引起的。手术时滑石粉落入腹腔可以导致结节形成，肉眼易被误诊为结核或转移癌。镜下，这些结节是由含有双折光结晶体的异物性肉芽肿组成的，使用偏振光显微镜或仅仅降低显微镜的聚光器就能清楚看到这些结晶体。

手术手套使用滑石粉很早就已知是有害的，已由其他物质取代，如改良的淀粉。虽然腹膜对这些物质的反应轻微，但腹膜内肉芽肿仍能发生[43]，并常于手术后 10 天 ~ 4 周出现。它们通常表现为异物肉芽肿，但有时出现伴有干酪样坏死的结核样特征[42]。再次手术时可见腹水、粟粒性腹膜结节、浆膜炎症和粘连。大体表现可能非常类似于转移癌、结核或克罗恩病。组织细胞和异物巨细胞胞浆中出现 PAS 阳性的双折光颗粒（具有马尔他十字形态），可以证实其肉芽肿性质[33,35]。Levision 的等人[40] 指出，马尔他十字形态是玉米淀粉的特征，而其他类型的淀粉颗粒可能具有不同的形状、大小及表面特征。从抽取的腹水中找到淀粉颗粒可以提示诊断。所幸的是本病通常是自限性的。

外科污染的其他来源是一次性手术衣和被单上的纤维素，以及用于止血的氧化新生纤维素[38,44]。有时腹膜肉芽肿中发现的淀粉不是来源于外科手套，而是来自随肠穿孔进入腹腔的食物淀粉[34]，或来自绝育器上的物质[40]。

数年前为防止粘连而放入腹腔的矿物油或石蜡所引起的腹膜结节，肉眼上可能被误认为是转移癌。镜下，这些结节显示有异物巨细胞、慢性炎症和泡沫巨噬细胞。卵巢囊性畸胎瘤破裂可引起相似的病变，其大量油性物质可引发明显的结节状腹膜反应[28]。卵巢畸胎瘤破裂也可以伴发腹膜黑变病[37]。

来自子宫内膜、卵巢或二者的伴有鳞状上皮分化（腺棘瘤）的子宫内膜样腺癌的角蛋白，可以与肿瘤主体分离到达腹腔（子宫的肿瘤通过输卵管），引起明显的异物型肉芽肿反应。这些角质性肉芽肿不具有预后意义，不应该视为肿瘤种植[30,39]。

腹膜子宫内膜异位症可以形成**坏死性假黄瘤结节**。它可以发生于透热疗法切除病变后，也可以是自发性病变[31-32]。

罕见的情况下，石墨沉着病可以累及腹膜浆膜，肉眼检查类似于肿瘤[41]。

外伤性脾破裂后正常脾组织可以种植于腹腔，虽然不是一种异物，但这里要提到这种奇特现象，这种病变被称为**脾组织植入**（splenosis）[29]。

囊肿和游离体

腹膜腔**假囊肿**（pseudocysts）（缺乏上皮或间皮被覆）可发生于炎症之后，如结肠炎穿孔或阑尾炎穿孔。

孤立性囊肿（solitary cysts）可于腹膜腔内偶然发现，大小1~6cm不等。它或是附于腹壁或是游离于盆腔下部。囊壁半透明被覆单层或多层间皮细胞，腔内是水样液体[51]（图3.1）。孤立性囊肿可能是与慢性炎症有关的获得性包涵囊肿。多房性黑色素性腹膜囊肿已有1例报告[47]。

一种可能与之有关的疾病被称为**囊性**或**多囊性良性间皮瘤**（cystic or multicystic benign mesothelioma）[49,53,60]。本病几乎总是发生于成年女性的盆腔，诊断时的平均年龄在35岁左右。有的病例也累及大部分腹膜，少数病例见于男性。既往常有盆腔手术、子宫内膜异位症或盆腔炎性疾病病史。它可以引起盆腔疼痛，临床可表现为包块，或在剖腹手术中偶然发现（常见于输卵管结扎），或位于疝囊内。大体表现为多发囊肿，直径可达15cm或以上，附着于或包围盆腔脏器（图3.2）。镜下，囊肿被覆扁平或立方形间皮细胞。当呈扁平形态时与内皮细胞非常相似。细胞内可以出现玻璃样小球[50]。免疫组织化学染色，角蛋白和钙视网膜蛋白（calretinin）阳

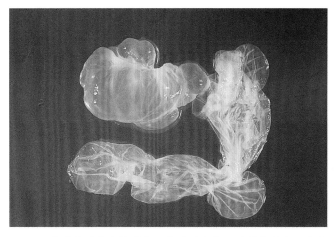

图3.1　腹膜囊肿的大体形态。囊肿具有薄而透明的囊壁，内含清亮液体。（Courtesy of Dr Juan José Segura, San José, Costa Rica）

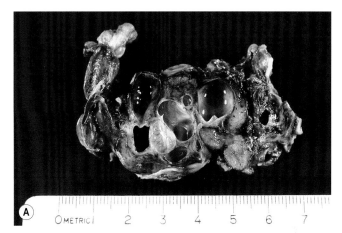

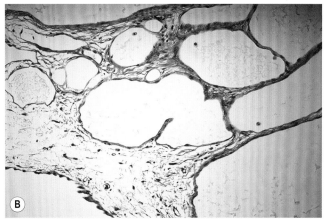

图3.2　所谓"多囊性良性间皮瘤"。A，大体形态。B，镜下表现。囊肿内衬扁平间皮细胞，与淋巴管瘤形态相似。

性，Ⅷ因子相关抗原和其他内皮细胞标记物阴性；有时对激素受体表现灶状反应[58]。超微结构检查显示细胞有桥粒、张力原纤维和细长的微绒毛[53,59]。囊壁缺乏平滑肌，常见灶状慢性炎症、出血和纤维蛋白沉积。有时囊壁反应性间皮增生非常明显，以致类似于恶性[52]。

本病自然史以明显的局部复发倾向为特征，加上大体呈肿瘤样外观，因而推测其为良性间皮瘤。我们与 Ross 等人[56]的意见一致，认为这些囊肿可能是由腹膜反应性增生而形成的**多发性腹膜包涵囊肿**（multiple peritoneal inclusion cysts）。它们的复发倾向可用原有的刺激性因子持续存在来解释。有趣的是，它可以伴发腺瘤样瘤和其他良性间皮瘤，因此它是肿瘤还是增生性病变已有争论[46]。主要应该与囊性淋巴管瘤进行鉴别诊断[45]（见 313、314 和 321 页）。

Müller 源性囊肿（cysts of müllerian origin）可发生于男性膀胱和直肠之间的真盆腔中[48]。来源于残留的 Müller 管，并且常常被覆输卵管型上皮[57]。本病已经在肠系膜和腹腔其他部分描写过（见 314 页）。偶尔可以发生恶变[54]。

网膜附件（appendix epiploica）可以扭转造成大块脂肪坏死，形成硬化钙化结节。结节或附着于原来的部位或游离于腹腔[61]（图 3.3）。有时脂肪坏死呈膜样，包囊被覆具有组织化学蜡样色素染色方式的嗜酸性膜样假乳头皱襞[55]。

增生和化生

腹膜表面的间皮在受到刺激时具有很强的增生能力。这种增生可以表现为全腹膜腔弥漫性增生，见于肝硬化、胶原血管性疾病（例如红斑狼疮）和病毒感染。实际上，任何原因引起的长期渗出均可伴有间皮增生。间皮增生也可以作为对损伤反应的局部形式发生。钳闭或某些机械性损伤可使疝囊出现明显的**结节状间皮增生**灶。这种情况在儿童特别常见，可能与恶性病变非常类似[64,74]（图 3.4）。类似改变也见于急性阑尾炎或输卵管异位妊娠破裂的浆膜，病变类似卵巢浆液性乳头状肿瘤的种植[67]。当反应性间皮改变与卵巢肿瘤伴发时，将其误认为肿瘤的可能性更大，有时两者密切相关[65]。反应性的被覆间皮的腺样结构也可以见于假肉瘤样增生性精索炎[71]。

镜下，间皮增生性变化可以表现为乳头状突起、实性巢或腺管结构（图 3.5 和图 3.6）。他们可以向表面突起或向下生长与间质构成复杂图像而类似于浸润[70]。在乳头状结构的间质中可能出现砂粒体[74]。细胞可以呈空泡状或完全透明[70]，这些空泡黏液或脂肪染色阴性。在间皮细胞弥漫旺炽性增生的情况下，有时能在腹部皮肤的扩张淋巴腔内见到反应性的间皮细胞，推测是反流的结果[76]。

一个由于其临床意义而获得了一个不成比例的坏名声的反应性变化是**结节状组织细胞／间皮细胞增生**。在许多同义词中，最形象的是 MICE[偶见的间皮／单核细胞性心脏赘生物（mesothelial/monocytic incidental cardiac excrescenses）]，因为心脏是发生这种病变的部位之一[77]。这里说到它可以发生于腹腔、几乎总是在显微镜下被偶然发现就足够了。显微镜下，它是由 CD68 阳性组织细胞（占优势）和角蛋白和钙视网膜蛋白（calretinin）阳性的间皮细胞组成，后者常呈簇和微乳头状[73]。重要的是，如果病理学家不小心，可能将其过诊断为间皮瘤、癌或诊断错误[63]。

反应性间皮增生和间皮瘤的鉴别诊断可能十分困难。出现**大体可见**的结节或乳头，核呈明显的非典型性，核浆比例增加，以及纤维组织增生区域内出现坏死，均支持恶性诊断[68,70]。后者是最具有意义的标志之一，因为它在反应性病变中十分少见。

免疫组织化学染色，显示反应性间皮细胞对各种分子量的角蛋白均呈强阳性反应，并可以恢复正常见于发

图3.3 网膜附件扭转。A，大体形态。B，镜下表现，显示对脂肪坏死的炎性反应。

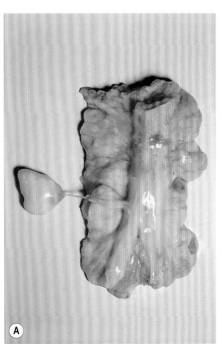

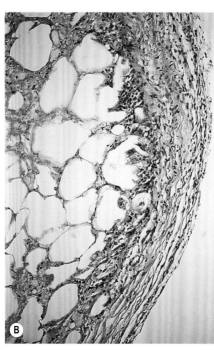

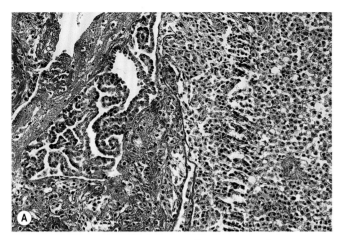

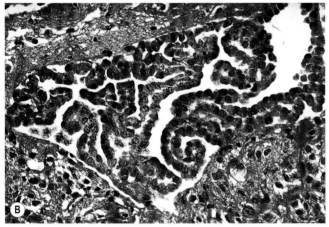

图3.4　A和B，疝囊内旺炽性间皮增生，复杂的乳头结构可以相似于间皮瘤。

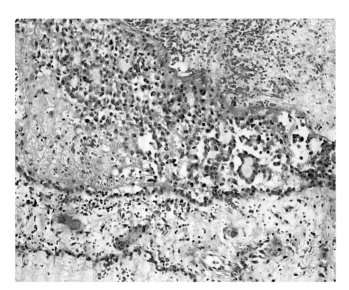

图3.5　反应性间皮增生，患者伴有卵巢颗粒细胞瘤。这个表现不应该被解释为肿瘤种植。

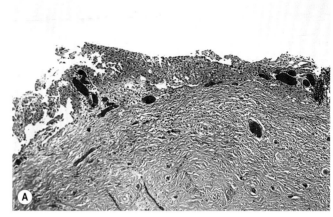

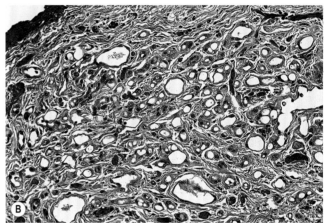

图3.6　A和B，旺炽性间皮细胞增生伴有与腺瘤样瘤相似形态的区域。

育期的间皮细胞对结蛋白表达的能力[69]。反应性浆膜下结缔组织在保持波形蛋白阳性的同时，还获得了对低分子量角蛋白的阳性表达，并且超微结构检查呈现肌成纤维细胞特征[62]。不幸的是，这些特征在与间皮瘤的鉴别诊断中并无实际用处[68]。作为可替代的，免疫组化在反应性间皮增生和卵巢交界性或恶性浆液性肿瘤种植的鉴别诊断中可能具有价值，虽然不像胸膜间皮瘤和肺腺癌之间的区分那样明显（见鉴别诊断部分）。重要的是不要将有时增厚的角蛋白阳性的反应性间皮下成纤维细胞错误地解释为肿瘤，后者常可见在一型或另一型腹膜肿瘤结节周围或其之间。

间皮细胞也可以出现化生性改变，最主要的是鳞状上皮化生[75]和Müller源性化生。前者非常罕见，通常见于多囊性良性间皮瘤病例[72]。后者几乎全部发生于女性，主要在盆腔范围，并且主要表现为子宫内膜异位症、输卵管内膜异位症和异位蜕膜反应[78]（将在以后310页进一步讨论）。灶状**软骨化生**也可以看到，但它可能起源于间皮下的间叶成分而不是间皮本身[66]。

肿　瘤

间皮瘤

腹膜间皮瘤与发生在胸膜腔的间皮瘤性质十分相似，但各种类型间的相对比例及用于与转移癌（卵巢、肺）鉴别诊断的标准稍有不同。90%～95%的间皮瘤发生在胸膜，而仅有5%～10%发生在腹膜[109]。传统上将腹膜间皮瘤分为上皮性和纤维性，但后者已不再被认为是间皮瘤的一种类型，已分开讨论（见309页）。真正的间皮瘤大多表现为或是孤立良性的，或者是弥漫恶性的，但也有少数孤立恶性或弥漫良性的例外情况发生。

良性间皮瘤

良性间皮瘤通常表现为孤立性小乳头结构，其大体及镜下形态均与脉络丛的表现相似[107]。大多数病例为剖腹手术中的偶然发现，少数有蒂并可以发生扭转。我们认为多数良性间皮瘤是反应性病变（即灶状乳头状间皮增生）而不是真正的肿瘤。没有证据表明它们可以恶变，且与石棉接触无关。

以上病变仅是间皮增生过程（不同于明显的炎症后反应性病变），我们确信它们为良性病变。孤立性间皮增生主要呈实性生长方式，具有多中心或弥漫生长的高分化乳头状间皮增生最好被视为恶性间皮瘤最好的表现[79]（见下一节）。

被称为**多囊性良性间皮瘤**的病变已经在301页讨论。

恶性间皮瘤

一般情况和临床特征：腹膜恶性间皮瘤多发生在40岁以上的患者，但也见于年轻人[111]、儿童[82,115,132]，甚至新生儿[149]。男女均可发生，但男性明显多见[87]。其发病率有增加的趋势[81]。约半数病例有石棉接触史[95,144]。有趣的是，腹膜间皮瘤患者常有严重的石棉接触，而胸膜间皮瘤则以短暂性接触石棉的患者为主。这种肿瘤的平均潜伏期达15年或更长[152]。美国使用石棉主要始于1950年前后，一直持续到20世纪60年代，因此认为这种肿瘤的发病率将进一步增加不是没有道理的。事实上，据估计本病在美国和西欧国家很可能继续增加直到21世纪，至少要到2020年[92]。另外，东南亚和中国的工业的发展，加上滑石粉的应用，可能预示着恶性间皮瘤在这些地方的新的流行[110]。

滑石粉致病的机制可能与AP-1通路的活化（其可促进细胞分化）和间皮细胞及其他细胞分泌肿瘤坏死因子-α（TNF-α）有关[96]。

一些腹膜间皮瘤发生在与二氧化钍（thorotrast）造影剂接触之后[130]，而另一些则继发于反复的间皮刺激[93,143]。在某些情况下，腹膜间皮瘤可以与胸膜间皮瘤共存。

通常临床表现是反复发生腹水，可以伴有腹部痉挛性疼痛及腹围增加[108]。间断性不完全肠梗阻常见。偶尔本病可以首发于疝囊（嵌顿性疝）、脐、卵巢或大肠壁[90,98,101,135,145]。在另一些病例中，腹股沟或颈部淋巴结转移是这种肿瘤的首发症状[119,151]。在另一些病例，临床表现为局部急性炎症改变[116]或者表现为孤立的罕见部位的远处转移如上腭或唇部[89]。

大体特征：大体上，腹膜恶性间皮瘤通常表现为脏腹膜和壁腹膜的散在的多发性斑块和结节[113,156]。可以伴有腹腔内严重的粘连及肠系膜短缩。腹水普遍出现。伴发胸膜纤维性斑块较伴发胸膜间皮瘤常见，有时纤维性斑块也出现在腹腔内[80]。在罕见的情况下，肿瘤表现为孤立性肿块（局灶性间皮瘤）[79]，甚至可以发生在胰腺内[105]。这样的病变一般腹膜比胸膜少见的多。其与良性间皮瘤的鉴别是通过其细胞更密集及出现非典型性。这种差别可能很细微[103]。如已说明的，当出现局部间皮增生伴明显细胞密集时，在做良性间皮瘤的诊断时应十分小心。虽然这组病变的预后比传统的弥漫性间皮瘤的预后要好，我们及另外一些人已经见到几个这样的病例出现了肿瘤的复发，呈现弥漫性腹膜病变[79]。

组织学特征：恶性间皮瘤的镜下形态极其多样。最常见的是被覆非典型间皮细胞的乳头状或管状结构，乳头状结构具有纤维血管轴心，其中可能含有砂粒体（图3.7和图3.8）[83]。另外，还可见间皮样细胞与肉瘤样梭形细胞混合存在，肿瘤呈双向分化。肿瘤细胞通常相当一致，胞浆嗜酸或空泡状，核大呈空泡状或深染。核分裂象可能难以找到。间质的黏液样变性可能非常显著（黏液性间皮瘤）[148]。簇状淋巴滤泡常见[87]。非常罕见的是肿瘤组织可以出现灶状软骨或其他类型的间叶组织化生。

高分化乳头状间皮瘤更易发生于女性，通常是多灶。早期描述强调其缓慢的临床过程，并且建议进行保守治疗[104]。但更进一步的研究发现，它是一个进展性的病变，应当将其视为恶性肿瘤（见治疗和预后项下）[94,117]。

具有蜕膜形态特征的间皮瘤（蜕膜样间皮瘤）是恶性间皮瘤的一种形态学变异，其肿瘤细胞相似于蜕膜样变的间质（图3.9）表现为玻璃样嗜酸性胞浆。虽然起初描述发生于年轻女性，并且与石棉无关[133]，但现在认为男女均可发生，并见于任何年龄组，而且可以与石棉有关，还可以出现其他常见的**管状乳头状间皮瘤**病灶[141,146]。

与发生在胸膜的**淋巴组织细胞样间皮瘤**相似的同类肿瘤已经在腹腔发现（图3.10）。

具有透明细胞特征的间皮瘤（透明细胞间皮瘤）主要或完全由具有透明胞浆的肿瘤细胞组成[136]。这种变化可能是由于糖原积累、脂质积累及线粒体肿胀，表现为胞浆内泡或形成真正的细胞内腔[135]。另一些病例由于脂质堆积，细胞呈泡沫状，若出现多核细胞，具备Touton巨细胞的特点[121]。

肉瘤样间皮瘤可见，但不如发生在胸腔内的常见[122]。

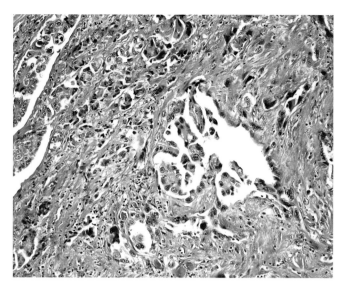

图3.7 恶性间皮瘤伴乳头形成和促纤维性间质反应。

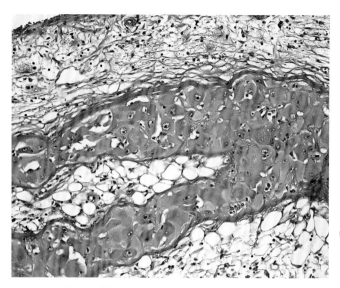

图3.9 所谓"蜕膜样间皮瘤"。

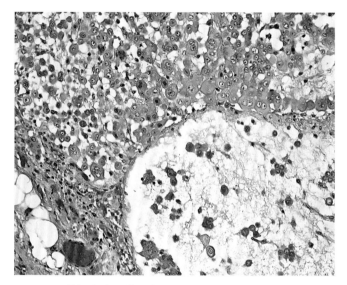

图3.8 恶性间皮瘤，兼有富于细胞区和细胞稀疏区。

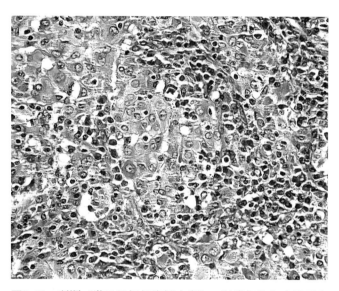

图3.10 所谓"淋巴组织细胞间皮瘤"。肿瘤细胞与多量反应性淋巴细胞和组织细胞混合存在。

　　具有横纹肌样特征的间皮瘤（横纹肌样间皮瘤） 在胸膜罕见，在腹膜更是如此[138]。与大多数发生于其他部位的类似肿瘤一样，横纹肌样组织学特征往往与显著的侵袭性生物学行为有关。

　　组织化学和免疫组织化学特征：恶性间皮瘤常含有细胞外黏液物质，有时量较大。它们是酸性黏多糖，对胶体铁和奥新蓝染色阳性，并至少部分可经透明质酸酶消化而被清除，PAS阴性。腺癌也可以含有胶体铁染色阳性物质，但是透明质酸酶消化对其影响小。通过组织化学或生物化学检测出高水平的透明质酸支持间皮瘤诊断。但它不是特异性的[99]。

　　免疫组织化学，恶性间皮瘤细胞一般对角蛋白（包括角蛋白5/6）、EMA、钙视网膜蛋白、间皮（mesothelin）、*WT1*

基因产物、血栓调节蛋白、HBME-1、D2-40（Podoplanin）、波形蛋白（vimentin）、神经细胞黏着因子、基底膜相关蛋白（Ⅳ型胶原、层粘连蛋白和层粘连蛋白受体）阳性（图3.11）。它们一般对CEA、B72.3、MOC31-和Ber-EP4-限定的糖蛋白和Leu-M1（和相关的髓单核细胞抗原）阴性[112,118,124,126,137,150,155]。在所有的阳性标记物中，D2-40的特异性最好，但是这种特异性就像免疫组织化学领域的其他东西一样，是相对的而不是绝对的[88,142]。

　　这些阳性表达的标记物与这些肿瘤的形态学表现之间存在一些相关性[85]。在肉瘤样间皮瘤中，一些或所有的标记物都可能丧失[84]。

　　一些间皮瘤表现肌动蛋白和结蛋白阳性[123]，当后者出现阳性时，这种肿瘤被称为**平滑肌样间皮瘤**[131]。

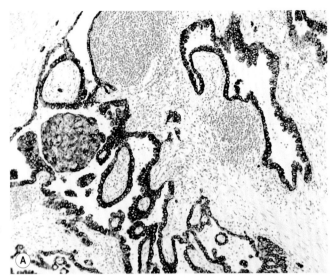

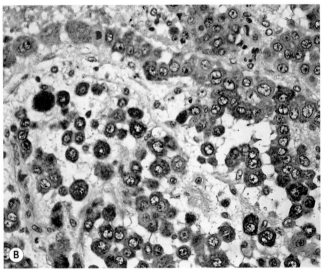

图3.11 恶性间皮瘤免疫组织化学表现角蛋白5/6阳性（A）和钙视网膜蛋白阳性（B）。

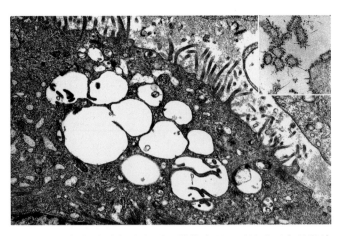

图3.12 恶性间皮瘤细胞电子显微镜表现，可见腔面大量微绒毛及细胞内空泡也有微绒毛。插图显示微绒毛表面有酸性黏多糖附着。（From Suzuki Y, Churg J, Kannerstein M. Ultrastructure of human malignant diffuse mesothelioma. Am J Pathol 1976, **85:** 241–262）

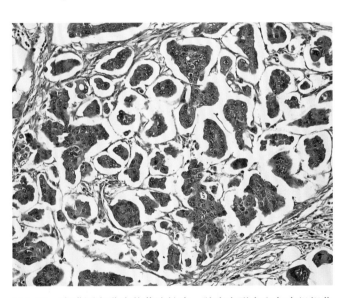

图3.13 腹膜原发乳头状浆液性癌。肿瘤在形态和免疫组织化学上无法与卵巢的相应的肿瘤鉴别。

这些标记物在对恶性间皮瘤与转移癌和反应性间皮增生之间的鉴别诊断中的应用在下面讨论。

超微结构特征： 电镜下，高分化恶性间皮瘤细胞非常有特点，一度被认为是诊断的金标准[128]。高分化恶性间皮瘤细胞表现有极性，可见丰富的微绒毛覆盖，细胞外和细胞内有新腔形成，可见糖原颗粒、连接结构、张力丝和基底膜[153]（图3.12）。典型间皮细胞与间叶的成纤维细胞样细胞之间可见移行过渡[91]。在超微结构水平，称为蜕膜样表现的间皮瘤变型由于其细胞质内有中间丝聚集可被看到[147]。

分子遗传学特征： 请参考胸膜的恶性间皮瘤。

鉴别诊断： 恶性间皮瘤主要应与反应性间皮增生及原发或转移性腺癌进行鉴别诊断（图3.13）。正如前面所提及的，它们的鉴别主要依靠形态学特征，因为特殊的技术很少能得到应用，从统计学的角度来说，EMA强阳性

和 *TP53* 过度表达更常见于恶性间皮瘤，但这在单个情形下没有很大价值[100]。在形态学参数方面，美国-加拿大间皮瘤专门小组最近发表了一篇有价值的文章，列出了重要的鉴别诊断标准[100]。他们认为，脂肪或器官壁浸润是最可靠的恶性指标，相反游离在表面的呈线形排列的非典型间皮细胞提示为反应性病变。他们警告，人们有可能对呈颗粒状或脂肪小叶之间的反应性间皮增生做出错误的解释，并且强调细胞学上的非典型性在鉴别诊断上不是很有帮助这一事实。密集排列的间皮细胞如果在腹膜腔，无很大意义，但如果出现在间质中则是恶性的特征。

关于间皮瘤与癌之间的鉴别诊断，特殊技术具有重要作用，虽然这种鉴别不像在胸膜那样明确[120]。原因是简单的：在胸膜主要是与肺腺癌鉴别（即内胚层器官发

生的肿瘤在组织起源上与间皮没有关系），而在腹膜，主要是与 Müller 型的（乳头状）浆液性癌鉴别（不论肿瘤是否是卵巢／子宫转移到腹膜还是腹膜原发的），例如变化了的间皮细胞发生的肿瘤。因为两种肿瘤在临床和治疗上存在明显的不同，而且这种鉴别是可能的，所以应该始终注意区分二者。在形态学水平上，支持间皮瘤诊断的表现是明显的管-乳头结构型，多角细胞胞浆嗜酸，缺少明显的核多形性，缺少高核／浆比[117]。

组织化学上，一般胞浆内出现黏液（淀粉酶消化后 PAS 阳性，或 Mayer 黏液卡红阳性），癌诊断成立。但在腹膜这一特征并不像在胸膜那样有帮助[114]，没有绝对价值，因为存在黏液阳性的确诊的间皮瘤病例[102]。

免疫组织化学上，D2-40、钙视网膜蛋白（calretinin）和 WT1 基因产物看起来是最好的间皮瘤标记物，其次是血栓调节蛋白（thrombomodulin）和角蛋白 5/6，而 Ber-EP4 似乎是癌的最好标记物[86,137,140]。Ordóñez[140] 总结的间皮瘤的最好证据是 MOC-31、B72.3、Ber-EP4、CA19-9 和 Leu-M1 阴性，而认为 CEA、PLAP、EMA、波形蛋白、HBME-1 和 S-100 蛋白只有很少或几乎没有用处。就像 Battifora、Gown 和 Ordóñez 阐述的那样[88,139]，诊断性免疫组化组合的选择必须根据临床的情况来进行调整以增加它的特异性。所以说，当恶性间皮瘤跟不同的肿瘤（比如浆乳癌、肾细胞癌或鳞癌）鉴别时，就需要选择不同的抗体。

作为最后的结论应该说在鉴别上仍有疑问的病例，电子显微镜检查具有决定性作用[106]。

播散和转移：腹膜间皮瘤以局部播散为特征，最终可导致腹腔完全消失。随着疾病的进展，肿瘤可以局部侵犯肠壁、脾门和肝门、胃壁、胰腺、膀胱、前腹壁和腹膜后。肿瘤也可以转移到腹膜后或盆腔淋巴结，但转移到肺或其他远处部位相对少见。已经发现以结肠息肉形式出现的转移性间皮瘤的特殊病例[129]。

治疗和预后：现在，对于弥漫性恶性间皮瘤的治疗包括肿瘤减灭术及辅助治疗（联合化疗及全腹腔放疗，或者腹腔高温热灌注化疗）[125,134]。恶性间皮瘤的长期预后依然极差，大多数患者在诊断 2 年内死亡[127,154]。不幸的是，对于间皮瘤，很难根据组织学表现预测肿瘤的生物学行为是进展性或非进展性[97,117]，但是核级、核分裂以及扩大的减瘤术似乎有预后意义[117,134]。另外，有一类发生在女性的弥漫性间皮瘤，具有高分化特征，病变进展缓慢[108]。

腹腔内纤维组织增生性小圆细胞肿瘤

腹腔内纤维组织增生性小圆细胞肿瘤（DSCT）为高度恶性肿瘤，它以青春期和年轻成人腹腔内出现单个肿块或多发结节为特征，常见于男性[166,174,191]。但也可以见于年龄较大的人[201]。已经有一例伴发 Peutz-Jeghers 综合征的报告[196]。这种肿瘤多局限于盆腔，但有时可以扩展到整个腹腔、阴囊

和（或）腹膜后。有时整个肿瘤局限在睾丸周围区域[169,180]。通常伴有腹水，其内恶性细胞容易辨认[168]。大体上，肿瘤结节实性质硬，大小不一，呈斑块状或球形（图 3.14）。腹腔内器官的侵犯（如胃肠道）常限于浆膜层。然而伴有明显肝、胰和卵巢侵犯的病例已有报告[164,172,202]。淋巴结转移罕见，但确实存在；偶尔它们是本病的首发症状[162]。

显微镜下，肿瘤细胞被富于细胞的间质分割成界限清楚的细胞巢（"纤维增生性"，'desmoplastic'）（图 3.15）。肿瘤细胞形态单一，呈小圆形，核深染，核分裂活跃，胞浆稀少。丰富的肿瘤间质主要由成纤维细胞和肌成纤维细胞组成，据说这是肿瘤细胞分泌各种成纤维细胞生长因子的结果[204]。但也可以含有增生的血管，有时呈分叶状结构。这些血管结构与由原始神经上皮／神经内分泌细胞组成的其他恶性肿瘤结构类似，可能是因为这些肿瘤细胞分泌血管生成因子[173]。组织形态学上的亚型还包括肿瘤间质稀少，肿瘤细胞排列成管状或腺体形、印戒细胞样和成簇的多形性具有奇异核的大细胞[171,186,188,190]（图 3.16 和 3.17）。

这种肿瘤的免疫组织化学染色具有特征性，它同时表达上皮的 [角蛋白（keratin），上皮膜抗原（EMA）]、肌肉的（结蛋白，desmin）及神经的（神经元特异性烯醇化酶，neuron-specific enolase，NSE）标志物（图 3.18）。角蛋白呈弥漫性胞浆染色，而结蛋白则呈局灶性点状分布 ["球状的"（globoid）]。肿瘤 WT-1 也阳性，这是由于其具有的基因融合特征[167-178]。基于这一点选择使用适当的抗体非常关键 [如 WT-1（C-19）]；即直接针对 WT-1 蛋白的 C-端区域，因为同样分子的 N-端区域 [用 WT（180）抗体检测] 不表达[163,183]。波形蛋白（vimentin）也呈强阳性，但肌动蛋白（actin）和肌浆蛋白（myogenin）特征性阴性。CD99（Ewing 肉瘤相关抗原）通常为阴性，虽然可以观察到灶状胞浆染色。间皮标志物如钙视网膜蛋白和血栓调节蛋白染色一般阴性，但不总是阴性[189,203]。偶尔，嗜铬素

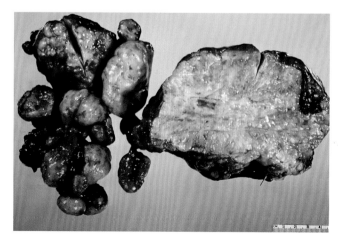

图3.14 纤维组织增生性小细胞肿瘤的大体表现。肿瘤呈多结节，其中 1 个体积相当大，注意其中大范围的纤维化。

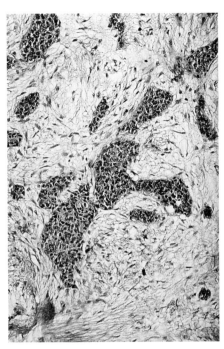

图3.15 腹腔内纤维组织增生性小细胞肿瘤的显微镜下表现。低倍镜显示肿瘤细胞巢界限清楚，周围围绕着富于细胞的间质。

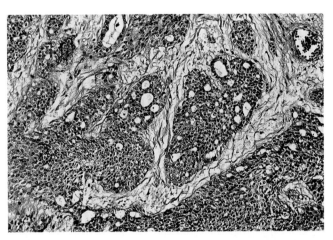

图3.16 纤维组织增生性小细胞肿瘤，显示在肿瘤细胞巢周围有腺体形成。

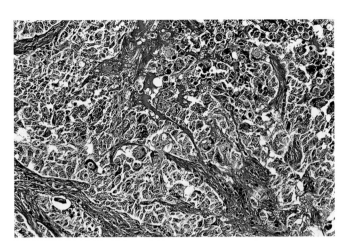

图3.17 纤维组织增生性小细胞肿瘤呈不常见的多形性。不寻常地发生在76岁老年妇女身上，肿瘤累及子宫的外壁。诊断是通过PCR方法做EWS-WT1基因融合证明的。

检测例如荧光原位杂交（fluorescent in situ hybridization，FISH）或反转录酶聚合酶链反应（RT-PCR）可以在腹水中应用[193]。EW-WT1基因融合存在几个分子变异[160,184]。这两个基因的介入可以解释为什么这种肿瘤的表型特征与Ewing肉瘤 / PNET和Wilms瘤有一些重叠。DSCT的特殊分布还提示了其与间皮细胞的关系，以及其代表"间皮母细胞瘤（mesothelioblastoma）"的可能性[174]。正常发育的间皮有结蛋白的短暂表达（见299页），恶性间皮瘤有WT-1基因产物的选择性表达[159]，已有胸腔纤维增生性小细胞肿瘤病例的描述[192]支持这一观点。但另一方面，这种肿瘤的典型病例发生在小脑[197]、腮腺[201]、眼眶[165]、肾[199]和手的软组织和骨[157]，导致人们对这个假设产生了一些疑问。看起来DSCT更可能与发生在婴儿的其他小细胞肿瘤，特别是Ewing肉瘤 / PNET相关，因为这两个肿瘤在形态学、免疫组织化学（DSCT伴CD99反应）和分子水平（DSCT伴EWS-FLI-1或EWS-ERG而不是EWS-WT1基因融合）存在移行或杂交形式[179,187]。

有时有EWS-WT1基因融合的肿瘤的组织学与典型的DSCT非常不同，例如它们可能表现为主要成分是平滑肌样梭形细胞或产生骨样基质[158,185]。基于分子基因研究结果，在肿瘤失去其独特性之前，DSCT的形态谱系可以扩展到多大还是个问题。

DSCT的性质可能比婴幼儿期任何其他恶性小圆细胞肿瘤更凶险[177,191,200]。中位生存时间少于3年[176]。然而，使用积极的多学科治疗已经使一些病例延长了生存时间[181]。

其他原发肿瘤

除间皮瘤及DSCT以外，与大网膜及肠系膜均无关

（chromogranin）呈阳性反应。在超微结构水平，细胞表现相当原始，有少数特异性连接，胞浆内有散在的有界膜的致密核心颗粒，以及位于核旁的成簇的不等量的中间丝。

DSCT伴有独特的核型异常，涉及t（11；22）（p13；q12）相互易位[194]，导致22q12上的EWS（Ewing肉瘤基因）的N-末端的激活区域与11p13上的WT-1（Wilms瘤基因1）C-末端的DNA连接位点相融合[175,182,195]。这个发现对儿童其他小圆细胞肿瘤的鉴别诊断有实际意义[161,170]，特别是那些形态和免疫组织化学表达均不典型（例如角蛋白阴性）的病例[198]，也因为分子

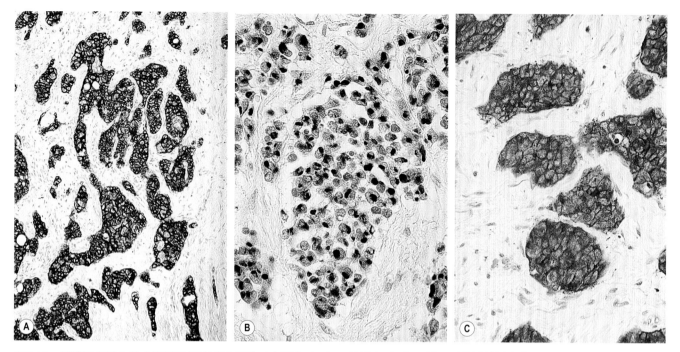

图3.18　纤维组织增生性小细胞肿瘤表现典型的对角蛋白（A）、结蛋白（B）、神经元特异性烯醇化酶（C）多表型反应。

系的腹膜原发肿瘤十分少见。

　　孤立性纤维性肿瘤（solitary fibrous tumor，过去称为**孤立性纤维性间皮瘤**），发生在腹腔比发生在胸腔少见得多，但其形态特征是一样的（图3.19）。这种肿瘤见于成年人，并且与发生于胸腔的同类肿瘤一样可以伴有低血糖。多数病例具有良性的临床经过[211,222]，但是也有恶性的报道[209]。肿瘤细胞的表型与正常间皮下间叶细胞一样。

　　这个地方可发生各型**脉管肿瘤**（vascular tumors）。**血管肉瘤**（angiosarcoma）已有描述，其中一些发生于放射治疗后[218]（图3.20）。**上皮样血管内皮瘤**（epithelioid hemangioendothelioma）的生长方式类似于恶性间皮瘤，表现为腹腔内弥漫性生长，与发生在胸腔的肿瘤生长方式相似[205,216,219]（图3.21）。这些肿瘤缺乏疱疹病毒样DNA序列，而与Kaposi肉瘤伴随[215]。发生在肠系膜及腹膜后的囊性淋巴管瘤跟所谓的多囊性良性间皮瘤形态很类似。它们在形态上严重重叠，并且炎症反应明显[213]。

　　滑膜肉瘤（synovial sarcoma）可以发生在盆腔和腹膜后，它主要应与双向分化的间皮瘤进行鉴别诊断。为达到这一目的，需要使用分子生物学技术[214]。盆腔的这种滑膜肉瘤可以远处转移，然而腹膜后的滑膜肉瘤却倾向于局限在腹腔内[208]。

　　滤泡树突细胞肿瘤（dendritic follicular cell tumor）据报道在腹腔发生的频率在增加。据称在这个部位发生的滤泡树突状细胞肿瘤比在其他部位发生的此类肿瘤在生物学上更具进展性[207,217,221]。

　　上皮样血管平滑肌脂肪瘤（epithelioid angiomyolipoma，

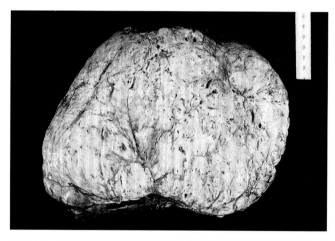

图3.19　孤立性纤维性肿瘤的大体表现。肿瘤生长在横膈的腹腔一侧。

PEComa）是另一个被认识的发病率在增加的肿瘤，包括在腹腔。大多数病例发生在盆腔。常与任何器官都没有解剖学上的关系，并且一些病例为恶性[206]。某些所谓的**透明细胞肌黑色素细胞肿瘤**（clear cell myomelanocytic tumor）也属于这一类[220]。镜下形态与肾细胞癌、肾上腺皮质癌、嗜酸细胞腺瘤及各种多形性肉瘤相似[212]。HMB-45阳性仍然是诊断这一疾病的关键特征，尤其是当形态学不典型时。

　　未分化肉瘤（undifferentiated sarcoma）是发生在儿童腹腔的不能确定组织起源的肿瘤，已由Gonzalez-Crussi等人描述[210]。

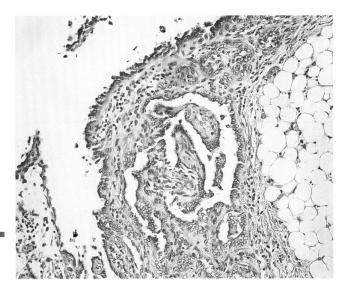

图3.20 腹膜血管肉瘤。生长方式与恶性间皮瘤十分相似。

第二Müller系统病变

第二 Müller 系统（secondary müllerian system）一词指女性盆腔和下腹部间皮及以下的间叶组织，它与第一 Müller 系统（即 Müller 管）有着密切的胚胎学关系 [238]。这种组织具有在腹腔（最常见于盆腔，但也发生在大网膜、肠系膜和腹膜后）内发生各种各样化生性和肿瘤性病变的潜能，这些化生性和肿瘤性病变在各个方面均与发生在卵巢、子宫或女性生殖道其他器官的同类病变相似 [243]。这些病变有时相伴发，因为他们有相关的组织起源和发病机制 [245]。

1. **输卵管内膜异位症**（endosalpingiosis）：见女性生殖系统部分。

2. **子宫内膜异位症**（endometriosis）：见女性生殖系统部分（也见 316 页）。

3. **异位蜕膜反应**（ectopic decidual reaction）最常见于盆腔及大网膜，表现为灰色间皮下小结节 [225,227]。镜下蜕膜细胞可以呈现奇异而深染的核，易与转移性鳞状细胞癌混淆。可以发生血管的改变，它是一种退行性变化 [225]。

4. **腹膜播散性平滑肌瘤病**（leiomyomatosis peritonealis disseminata）：它是一种罕见的良性病变，表现为典型的子宫平滑肌瘤伴有大网膜及腹膜脏层和壁层弥漫分布的多发性成熟的平滑肌小结节（图 3.22），可能误诊为转移性平滑肌肉瘤。极少情况下，本病可与子宫内膜异位症共存。偶尔性索样结构可见于平滑肌结节中 [239]。它的克隆型与子宫平滑肌瘤相似 [240]。本病与妊娠密切相关 [242]。增生的细胞中可见类固醇激素受体 [224,231]。大部分病例出现结节自发性退变。

5. **腹膜（乳头状）浆液性肿瘤** [（papiillary）serous tumors of the peritoneum]。它们包括形态学上传统的

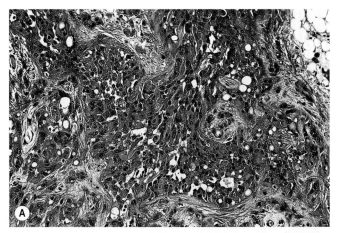

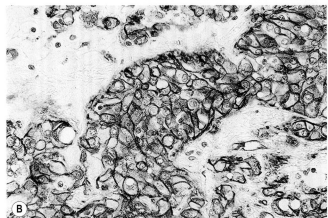

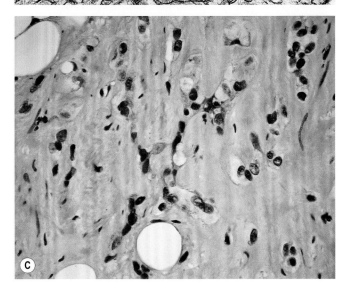

图3.21 腹膜上皮样血管内皮瘤。A，HE染色；B，CD31；C，FLI-1（来自另一例同样的肿瘤病例）。

浆液性癌和交界性浆液性肿瘤（包括浆液性微乳头亚型）和浆液性砂粒体癌 [223,229,233,235-237,244]（图 3.13）。

6. **子宫内膜间质肉瘤、Müller 腺肉瘤**（endometrial atromal sarcoma，müllerian adenosarcoma）（伴 有 或不伴有肉瘤过度生长）和**恶性混合性 Müller 肿瘤**

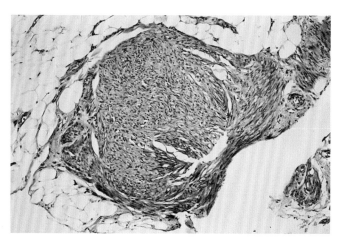

图3.22　腹膜播散性平滑肌瘤病的低倍镜下表现。

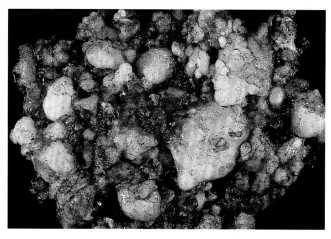

图3.23　腹膜假黏液瘤的大体表现。整个腹腔被多结节的黏液性肿块占据。

（malignant mixed mullerian tumor）（伴有或不伴有神经内分泌分化）[226,228,230,234,241]。

转移性肿瘤

所有转移性肿瘤都可以累及腹腔。最常见的原发肿瘤部位是女性生殖道（特别是卵巢），其次是大肠和胰腺[249,265]。引起腹膜癌病的卵巢和子宫肿瘤通常为浆液性肿瘤，子宫原发病变可以是非常表浅的或甚至在原位[269]。腹腔转移性肿瘤的大体形态多种多样，由单发界限清楚结节直至弥漫性腹膜增厚。肿瘤组织的质地与组成的细胞、纤维组织的量及黏液成分有关。转移性癌与恶性间皮瘤的大体及镜下形态十分相似。卵巢乳头状浆液性腺癌的腹膜转移尤其是这样，但它也可以伴发肺癌，这与胸腹播散有关[266]。

腹膜假黏液瘤（pseudomyxoma peritonei）是肿瘤种植的一种特殊形式，表现为腹腔内含有大量的黏液物质[256,268]（图 3.23）。肠受累相对少见，但息肉状黏液性肿块可出现在小肠的腹膜表面[272]。黏液性囊性病变也可以见于脾实质[251]。它们也可以在胸腔内（胸膜肺）扩散[252]。在传统习惯上认为其原发病变可以是阑尾、卵巢或胰腺的黏液性交界性或恶性肿瘤[258]。最近关于这个问题做的几项研究得出的结论是，在绝大部分男性和女性患者中，阑尾是腹膜假黏液瘤的原发部位[261,262,276,277]。进一步研究提示，当伴有黏液性卵巢肿瘤时，卵巢的肿瘤多半是来自于阑尾肿瘤的种植，而不是与阑尾肿瘤同时发生的独立的卵巢肿瘤[261-262,276]。

镜下可见大黏液池伴血管充血和慢性炎细胞浸润。必须在黏液中找到明确的腺上皮细胞才能诊断**腹膜假黏液瘤**（图 3.24）。在组织学和细胞学上，这些细胞通常有看似良性的形态，并且没有浸润[255,267]。因为这些特征，已有建议将这种病变称作**腺黏液沉积症**，以便与通常由位于胃肠道

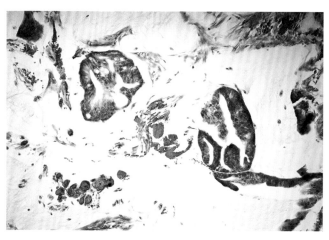

图3.24　腹膜假黏液瘤的镜下表现。黏液湖上可见漂浮成簇的高分化的生成黏液的腺细胞。

的浸润性黏液腺癌转移而来的**腹膜黏液癌病**相区分，后者细胞具有非典型性[263]。我们肯定同意这两组肿瘤具有不同的结果[264,275]，但是恐怕**腺黏液沉积症**这一新的名词没有能够很好地提醒人们其具有低级别恶性肿瘤的特征[246-247]。

免疫组织化学上，假黏液瘤细胞特征性地表达MUC2（一种具有形成胶冻这种物理化学特征的黏蛋白[260]）和CDX-2（一种正常的和肿瘤性肠细胞的标志[259]）。

腹膜假黏液瘤以缓慢但持续的临床过程为特征，伴复发性腹水，最终导致大肿块（"jelly-belly 综合征"）。现行的治疗方法是尽可能地手术切除，大部分患者需要复杂的开腹手术，其中包括全胃切除[270-271]。

应该注意的是，卵巢和阑尾的黏液性囊腺瘤可以破裂，并可将它们的内容物释放进入腹腔，但导致的病变具有自限性，显微镜下缺少肿瘤细胞，不应该诊断为腹膜假黏液瘤[248,254]。假黏液瘤样改变（假 - 假黏液瘤）也已经在经过新的辅助雄激素去势治疗的前列腺癌的间质

中描述[274]。

另外一个非常特殊的腹膜肿瘤是**腹膜神经胶质瘤病**（gliomatosis peritonei）。传统上认为这种情况是由于破裂的卵巢畸胎瘤中的神经胶质组织在腹膜选择性生长所致[253]。但是基因检测却质疑了这种假说，并认为这些胶质组织并非来源于畸胎瘤组织，而是来源于间皮下组织的化生[257]。它在特殊的环境下可以发生恶性变[250]。这个问题在见女性生殖系统部分讨论（图3.25）。

腹膜转移癌（常来源于卵巢）常常伴有反复发生的腹水。其治疗有时采用腹腔静脉分流术，使渗入腹腔的液体回流入人体循环。令人吃惊的是，这个技术的应用并没有引起腹腔外转移癌数量的增加[273]。

细胞学

约有75%的腹腔转移癌病例可以通过腹水细胞学检查做出诊断[278]。这个方法也应用于腹膜假黏液瘤[283]。恶性淋巴瘤和白血病检出率接近60%，其中大细胞淋巴瘤的检出率稍高些[284]。

腹水细胞学诊断存在两个最困难的问题，一个是反应性间皮和肿瘤性间皮的鉴别，另一个是恶性间皮瘤与转移癌的鉴别（图3.26 ~ 图3.28）。肝硬化和其他伴有间皮增生的疾病可以造成假阳性诊断，因为反应性间皮细胞可以形成假腺泡结构，与真正腺癌的腺泡极为相似，还可以出现多核细胞、印戒细胞或核分裂。在它们的鉴别诊断中，核浆比例及核的形态特征是非常关键的。

恶性间皮瘤常形成丛状乳头结构[286]。它与转移性腺癌的区别在于恶性间皮瘤缺乏真正的腺泡，更常见双核及多核细胞，间皮瘤具有一系列分化表现（见图3.28）。电镜及免疫组化技术已成功应用于细胞学标本，以期提高诊断准确性[279-282,285,287]。

网 膜

网膜**出血性梗死**（hemorrhagic infarct）可由疝囊扭转或狭窄引起。大网膜**原发性特发性阶段性梗死**是原因不明的急性腹部损害。临床上通常被误诊为急性阑尾炎或急性胆囊炎。其特点为位于右侧的大网膜梗死，并与盲肠、升结肠及腹膜前壁粘连[291]。

囊性淋巴管瘤（cystic lymphangioma）是儿童唯一最常见的网膜肿瘤[294]。其大体及镜下表现与常见于颈部的"囊性水囊"相似[292]。

网膜原发实体性肿瘤（primary solid tumor）十分少见。在其良性和恶性肿瘤中，平滑肌肿瘤占主要地位[290,298]，其中大部分为上皮样（透明细胞或平滑肌母细胞瘤）型，CD117阳性，因此已被并入GIST肿瘤中[295,298]。

黏液或多中心性错构瘤（myxoid or multicentric hamartoma；或称网膜纤维黏液肿瘤，omental fibromyxoid tumor）是一个以儿童网膜和肠系膜上形成多发结节为特征的特殊肿瘤[293-294]。镜下，在明显的黏液样和炎症改变

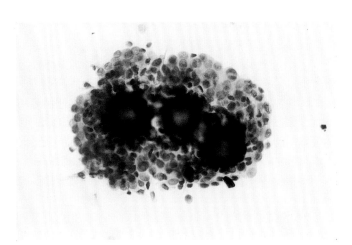

图3.26 卵巢浆液性癌患者腹水细胞阳性。注意砂粒体。

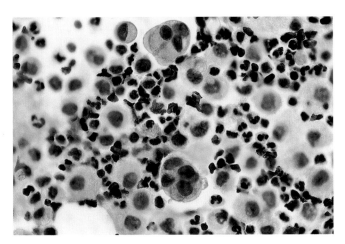

图3.27 胰腺腺癌患者腹水细胞阳性。

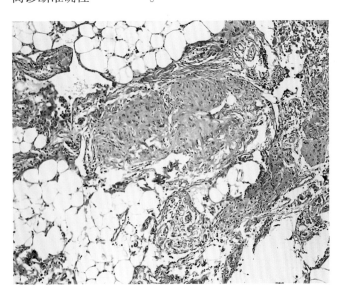

图3.25 所谓"神经胶质瘤病"，由卵巢畸胎瘤破裂造成。

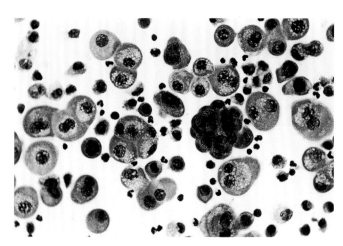

图3.28 恶性间皮瘤的细胞表现。成簇的肿瘤细胞呈桑葚状结构是其特征性表现。

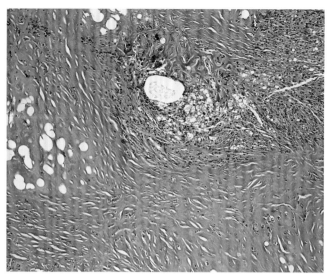

图3.29 硬化性肠系膜炎。可见纤维化伴玻璃样变、慢性炎症和周围围绕成簇泡沫巨细胞的脂肪坏死。

的背景上可见丛状肥胖的间叶细胞。这种组织学形态不禁让人联想起炎性肌成纤维细胞肿瘤[288]。不论最后证实这一损害的性质是什么，至少其行为均为良性。

腹膜**弥漫性恶性间皮瘤**（diffuse malignant mesothelioma）一贯地播散到网膜。

其他已报道的原发网膜病变还包括畸胎瘤（常是成熟性的）[296]、**弹力纤维瘤**[299]、**滤泡性树突细胞肿瘤**[300] 和**隐球菌病**，后者可以形成瘤样包块（"隐球菌瘤"）[289] 和与发生在腹腔和腹膜后其他部位的相似的 **Müller 源性肿瘤**[297]。

转移癌（metastatic carcinoma）是成人最常见的大网膜恶性肿瘤。卵巢、胃肠道和胰腺是最常见的原发部位。

肠系膜

肠系膜脂膜炎（mesenteric panniculitis，也称作肠系膜孤立性脂肪营养不良、挛缩性肠系膜炎和硬化性肠系膜炎）是一个罕见病变。大体表现为小肠和（或）大肠肠系膜弥漫性、局灶性或多结节状增厚[313,321]。这个病需要与见于结直肠癌和憩室病的局限性和结节性脂膜炎区分[302]，并且要与小肠慢性同种移植排斥反应伴发的弥漫性肠系膜纤维化相鉴别[323]。本病可以引起肠袢挛缩和扭转，以及形成肠袢之间的粘连。还可以累及胰腺，类似胰腺癌的表现[344]。镜下可见炎细胞浸润、肌成纤维细胞和泡沫状巨噬细胞，后者可能是对脂肪坏死的反应[337]（图 3.29）。病变中的血管常有炎症，有时见血栓形成。本病的鉴别诊断包括 Weber-Christian 病和 Whipple 病。在 Kipfer 等人[322] 报道的 53 例肠系膜脂膜炎患者中，有 8 例最终发展为恶性淋巴瘤，但在其他人的报道中没有发现这种伴随情况。回顾性研究发现，在这些病例中，其中一些也许是伴有明显硬化的恶性淋巴瘤，并与炎症变相似。肠系膜脂膜炎患

者中可能至少有一些病例是特发性腹膜后纤维化向肠系膜的蔓延，因此这个家族的这些病变统称为炎症性纤维硬化病，本病与 IgG4 相关性硬化性病变相重叠[310,313,341]。

异位肠系膜骨化（heterotopic mesenteric ossification）形态表现类似于软组织的骨化性肌炎[348]（图 3.30）。这个病变可以导致肠梗阻[338]。大多数病例发生在一次或更多次腹腔内手术后不久，例如腹主动脉修复术[352]。

炎症性肌成纤维细胞肿瘤（inflammatory myofibroblastic tumor）表现为儿童及青少年腹腔内一个包块。本病常伴有发热、体重下降和贫血，当腹腔内包块切除后，这些症状常常消退[312]。镜下，病变由多种成分组成，包括呈不明显束状排列的肥胖的肌成纤维细胞、浆细胞、淋巴细胞和其他炎症成分（图 3.31）。因为病变中有丰富的炎性成分，以及手术切除后结局通常良好，所以最初它被报道为假肿瘤性炎症病变，被称为炎性假瘤。然而，进一步经验显示，这些炎性假瘤病例在不知不觉中混入含梭形细胞/椭圆形细胞的成分，可表现为进展性的临床经过，甚至发生转移。**炎性纤维肉瘤**（inflammatory fibrosarcoma）[330] 一词已被提出用于这组更具肿瘤表现的病变。细胞遗传学及分子生物学证据表明，甚至某些有较明显炎症表现的病变也可能是肿瘤[346]。因此，我们更愿意用**炎性肌成纤维细胞肿瘤**（inflammatory myofibroblastic tumor）一词来定义这种病变[312,340]。这种肥胖的卵圆形和梭形的细胞目前认为是肌成纤维细胞。然而，一些形态学特征却提示了一个不同的起源，即所谓成纤维细胞性网状细胞的起源[336]。

已经提出，已报道的腹腔内**钙化性纤维性假瘤**病例中至少有一些可能代表了炎性假瘤的晚期阶段[311,324]。但事实上后者通常免疫组织化学 CD34 阳性，而 ALK 和 S-100 蛋白阴性，且两种病变之间的移行是罕见的，不支

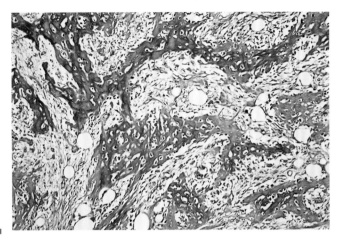

图3.30 异位肠系膜骨化。这张切片相当于病变的周围部分，图示高度成熟的骨小梁。

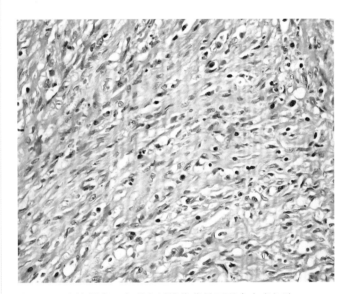

图3.31 炎性假瘤，表现在纤维化背景下混合有炎细胞。

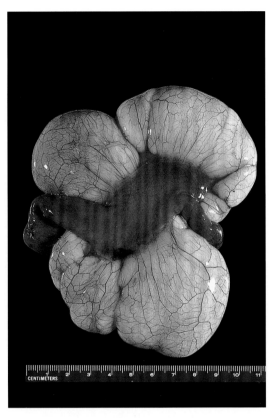

图3.32 典型的金黄色乳糜囊肿。（Courtesy of Dr RA Cooke, Brisbane, Australia; from Cooke RA, Stewart B. Colour atlas of anatomical pathology. Edinburgh, 2004, Churchill Livingstone）

持它们是一种联合发生的情况[318]。因为钙化性纤维性假瘤可以出现局部复发，因此它已经进一步被提议命名**钙化性纤维性肿瘤**[334]。近期称为反应性**结节性纤维性假瘤**（nodular fibrous pseudotumor）的一组病变是这一系列病变中的一部分[350]。

肠系膜囊肿（mesenteric cysts）通常是偶然发现，但也可以大到足以引起症状[325,347]。其中一些病例是基底细胞痣综合征的一个组成部分[314]。肠系膜囊肿呈圆形，表面光滑，囊壁薄，内含类似血浆的浆液或乳白色液体，尤其是位于空肠附近时。后者被称为**乳糜囊肿**（chylous cysts）（图 3.32）。这些囊肿大部分起源于淋巴管，被覆内皮细胞。当囊肿体积较大，呈多房性和（或）囊壁上有平滑肌组织时，我们更愿意将他们称为**囊性淋巴管瘤**（cystic lymphangiomas）[308,329,343]，并与 HMB-45 阳性的

淋巴管肌瘤病（lymphangiomyomas）进行鉴别[326]。

其他类型的肠系膜囊肿也可以发生。一种是**肠重复囊肿**（bowel duplication），其囊壁被覆肠黏膜并有一层平滑肌组织，与肠壁的平滑肌及血供系统在解剖学上有联系。一半以上的病例在出生 6 个月以内得出诊断[343]。另一种肠系膜囊肿内衬间皮细胞，是所谓的**良性囊性（或多囊性）间皮瘤** [benign cystic（or multicystic）meseothelioma]（见 301 页）。还有一种肠系膜囊肿被覆 Müller（输卵管样）上皮，其形态与更常见于真盆腔的同类囊肿类似[316,327]。另外一些见于过去有盆腔手术史的女性患者，其肠系膜囊肿被覆黄素化细胞，囊壁内可见卵巢间质，这样的囊肿称为**卵巢残余综合征**（ovarian remnant syndrome）[345]或**肠系膜囊肿卵巢种植综合征**（mesenteric cystic-ovarian implant syndrome）[339]。其他具有 Müller 性质的特殊异常，其发病机制尚有争论（是子宫内膜起源还是畸形），能发生在肠系膜的肿块即是所谓的子宫样肿块[319]。

囊性黏液性肿瘤（cystic mucinous tumors）发生在女性肠系膜和腹膜后间隙的良性和交界性黏液性囊性肿瘤已有报道[303]。它们与卵巢的同名肿瘤在各个方面都十分相似，可以被看做是卵巢黏液性囊性肿瘤的腹膜对应物[303]。

肠系膜**原发性实性肿瘤**（primary solid tumor）可以表现为各种组织学形态，其中大多数是间叶起源[349]。**平滑肌肿瘤**，当其体积巨大时，通常呈恶性经过，即使其核分裂计数低[317]。过去报告的这个部位的平滑肌瘤和平滑肌肉瘤（特别是那些具有上皮样或透明细胞形态的），今天大部分会被分类为 GIST。这一情况同样适用于网膜和腹膜后间隙。如果要将 GIST 从平滑肌瘤中区分出来，就如同常规的做法，那么与腹膜后间隙比较，绝大部分肠系膜和网膜的肿瘤将是前者（见 313 页）。

肠系膜纤维瘤病 [fibromatosis，又称韧带样瘤（desmoid tumor）] 总是能引起想到 Gardner 综合征的可能，特别是当它在一个外科手术之后出现[306-307,328]（图 3.33 和图 3.34）。在过去的几年中，我们看到了几例纤维瘤病被错误地诊断为 GIST。原因是它累及了肠壁，并且免疫组织化学 CD34 和 CD117（c-kit）（不确定的）阳性[331,342,351]。但 CD117 免疫反应只是模糊的胞浆着色，而且在使用一些更新的抗体时，CD117 没有出现着色。更进一步说，最新的研究中，肠系膜纤维瘤病已表露出 β-catenin 免疫染色核阳性，而 GIST 不显示[332]。绝大部分病例通过简单的 H.E. 染色进行鉴别诊断是可能的[301]。

脂肪组织肿瘤通常是非典型脂肪瘤（高分化脂肪肉瘤）型，有时伴有继发黏液性或炎症性变化。

所谓"**恶性纤维组织细胞瘤**"也发生在这个部位，常呈现多形性，并可见多数泡沫巨噬细胞。以前报告过的黄色肉芽肿病例中有一些病例很可能应该是恶性纤维组织细胞瘤。

血管肿瘤以已经提到的囊性淋巴管瘤、血管肉瘤、上皮样血管内皮瘤和婴儿血管内皮瘤为代表，后者可以伴发血小板减少症[315]。

外周神经肿瘤通常是良性的，以神经鞘瘤和神经纤维瘤为代表[309,349]。

其他原发肠系膜肿瘤（other primary mesenteric tumors）。已报道的孤立性原发肠系膜肿瘤包括 1 例所谓已证实的原发性**类癌**[304]、**滤泡性树突细胞肿瘤**[333]、**副节瘤**（图 3.35）和几例**生殖细胞肿瘤**，包括卵黄囊瘤[320] 和伴有自身免疫性溶血性贫血的成熟性囊性畸胎瘤（皮样囊肿）[305]。

肠系膜**瘤样病变**（tumorlike conditions），除了那些已经提到的，还包括巨大淋巴结病（Castleman 病），可表现为一个肠系膜肿块伴有血液异常[335]，并且在这个部位发生常以富于间质、玻璃样变和钙化为特征（图 3.36）。

转移癌（metastatic carcinoma）是最常见的肠系膜实性肿瘤。大部分原发性肿瘤位于腹腔内。

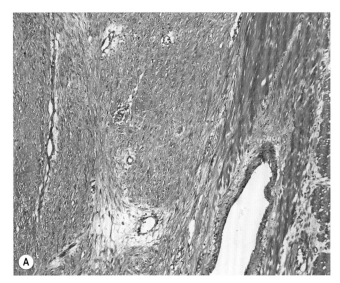

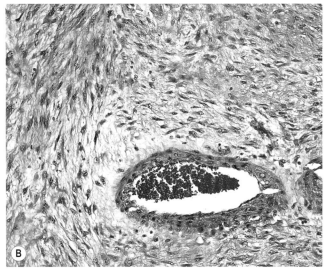

图3.34 肠系膜纤维瘤病。A，肠壁的肌纤维被浸润。B，在明显胶原化的背景下，典型的成纤维细胞生长。注意明显的厚壁血管被侵蚀。

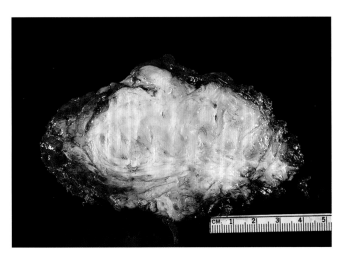

图3.33 肠系膜纤维瘤病累及肠壁。像这样的病例很可能被错误地解释为GIST。

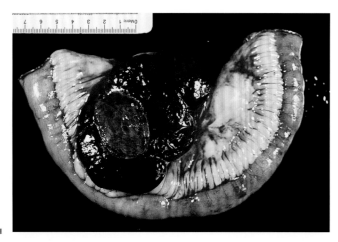

图3.35 肠系膜副节瘤的大体表现。这是这种肿瘤最不常见的部位。由于肿瘤富于血管，常伴出血。

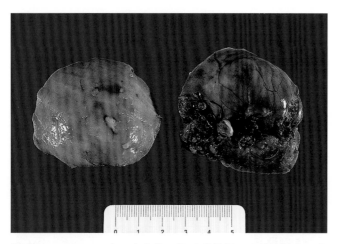

图3.36 Castleman病，病变位于肠系膜根部。这是该肿瘤一个相对常见的部位。

疝 囊

这是外科病理室最常见到的标本之一。大部分病例镜下没有什么特殊表现：一层扁平的间皮细胞衬于薄层结缔组织（相当于腹股沟斜疝的鞘突），脂肪组织，属于筋膜和（或）腱膜的致密结缔组织，有时可见骨骼肌束（来自腹股沟疝的腹横肌）。覆盖疝囊的腹膜外脂肪组织可以非常丰富，以致被外科医生当做"脂肪瘤"，但它的确不是肿瘤。疝囊偶尔可以表现出一个或多个惊人的病理学改变。由外伤或其他损伤导致的**间皮增生**与恶性肿瘤十分相似（见302页），但伴随的炎症、充血和纤维蛋白沉积可表明其反应性病变的性质（图3.4）。有时在检查疝修补术标本时，首先发现的是**间皮瘤**或**转移癌**。最常见的转移癌的原发部位是胃肠道、卵巢、前列腺和阑尾[354,359]。有时伴有阑尾黏液性肿瘤的腹膜假性黏液瘤可使疝囊内充满黏稠的黏液（见311页）[364]。在进行疝修补术时发现疝囊内黏液性物质可能是这个病变的首发症状[357]。

报告发生于脐疝疝囊内的1例特别奇异的肿瘤是性腺外**伴有环状小管形成的性索瘤**（extragonadal sex-cord tumor with annular tubules）[353]。附带说明一句，报道的另1例这种类型的性腺外肿瘤位于输卵管，并伴有子宫内膜异位症[358]。

在疝囊内可能遇到的其他病变是女性的**子宫内膜异位**和青春期前男性的来自Wolffian或Müller残留的**腺包涵物**。后者衬覆纤毛上皮并由纤维组织围绕，不应该将其误认为是输精管或附睾的一部分[360,363]。免疫染色，CD10可以提供一些帮助，因为其在正常输精管和附睾是阳性的（至少是灶状），而在输精管样包涵囊肿总是阴性的，并且在附睾样包涵囊肿通常也是阴性的[355]。Steigman等人[362]在一项有7314例男性儿童疝修补术标本的显微镜研究中发现，胚胎残留有30例（0.41%），而有输精管17例（0.23%），附睾22例（0.30%）。这是为什么值得常规检查疝囊残留物的原因之一，正如Dehner指出的那样[356]。

Pratt等人[361]应用偏振光显微镜和X线衍射技术研究发现，疝囊内总是可见结晶性颗粒状异物，其中大部分是滑石粉结晶。他们认为这种滑石粉来源于摄入的食物或药物，但我们认为，他们还不能完全排除外科手术或处理标本时带进滑石粉的可能性。

脐

脐可发生由其发育过程中相互关联的独特的解剖和重要结构造成的种种疾病。Foraker选择这个结构通过塑造一个虚构的脐病理学家形象，发表了一些讽刺外科病理学实践的文章[367]。除了脐疝、脐突出、新生儿脐感染及广泛的胎儿畸形以外，对病理医师来说影响这一结构的重要病变叙述如下。

脐尿管残余异常（urachal remnant anomalies）可以表现为位于脐和膀胱之间的一个开放窦道，或位于脐与膀胱之间任何水平的一些盲窦，以及一个已闭锁但仍持续存在的脐尿管。Steck和Helwig[373]提出大多数肉芽肿性脐炎、脐肉芽肿和脐藏毛窦病例与脐尿管异常有关，因为接近半数的病例发现有持续存在的脐尿管。

脐肠系膜导管残余异常（omphalomesenteric duct remnant anomalies）包括导管未闭、"脐息肉"、窦道、通过一个未完全闭塞的导管与脐连接的Meckel憩室，以及脐囊肿形成或沿着未完全闭塞的导管形成的囊肿[370]（图3.37）。

子宫内膜异位症（endometriosis）除了发生在外科瘢痕处外，脐子宫内膜异位症是最常见的皮肤子宫内膜异位症[371]。

角质囊肿（keratinous cysts）：表皮型角质囊肿较为常见[372]。

良性肿瘤（benign tumors）：脐可以发生各种类型的良

性肿瘤，其中多数属于良性黑色素细胞痣和纤维或纤维上皮性息肉[372,375]。后者因为一些特殊的原因明显多见于男性，可由致密纤维组织组成，或为结节状筋膜样表现[374]。

恶性肿瘤（malignant tumor）：脐恶性肿瘤可以是原发的也可以是转移的。最常见的原发性恶性肿瘤是恶性黑色素瘤，其次是基底细胞癌和腺癌[368-369,372]。转移性肿瘤较原发性肿瘤常见得多。它们大多起源于胃、胰腺、大肠或卵巢[372]。"Sister（Mary）Joseph 结节"一词指的是来源于女性生殖道恶性肿瘤的脐转移癌，通常是卵巢癌[365]。几例术前没有想到是胆囊癌、行腹腔镜胆囊切除术后迅速发生脐转移的病例已有报道[366]。

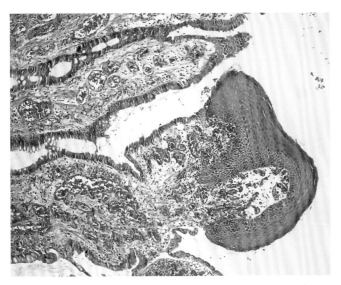

图3.37 脐息肉部分被覆源于脐肠系膜导管的腺上皮。

图3.38 腹膜后软斑病。A，HE形态相似于恶性纤维组织细胞瘤。B，von Kossa染色呈现大量软斑小体（Michaelis-Gutmann bodies）。

腹膜后间隙

正常解剖学

腹膜后间隙指的是腰髂部分，其前方由腹膜覆盖，后方为后腹壁，上方为第 12 肋骨和椎体，下方为骶骨和髂嵴，两侧为腰方肌侧缘。其中有肾上腺、肾和输尿管，主动脉及其分支，下腔静脉及其分支，以及许多淋巴结，这些器官均埋于疏松结缔组织内。

在临床症状和体征出现以前，原发性和转移性肿瘤均可在这个潜在的腔隙中隐匿生长。

非肿瘤性病变

炎症性病变（inflammatory processes）来自于肾（肾盂肾炎）、大肠（憩室炎）、阑尾和胰腺的炎症性病变，可以导致腹膜后脓肿，常由大肠埃希菌引起。儿童大部分非结核性腰大肌脓肿是由扁桃体炎、中耳炎或皮肤疖的革兰阳性球菌引起的。胆道系统穿孔可以发生在腹膜后间隙内，并形成含有胆汁的囊性包块。来自椎体结核的感染可以造成腹膜后寒性脓肿，它常局限于腰大肌。**软斑病**（malakoplakia）可以累及腹膜后间隙，可与恶性纤维组织细胞瘤相混淆[402]（图 3.38）。成人腹膜后间隙大量**出血**（hemorrhage）最常见于腹主动脉破裂、外伤、出血体质或使用抗凝药物。由肾或肾上腺引起的出血并不常见，Lawson 等人[392]报告了 5 例肾上腺发生的嗜铬细胞瘤，但另外 5 例没有可以证实的异常。我们曾经见过恶性黑色素瘤转移至肾上腺合并腹膜后大量出血。**肾周围出血性囊肿**

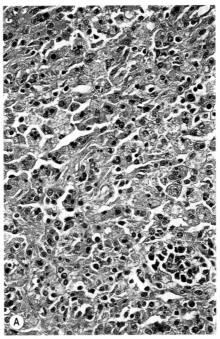

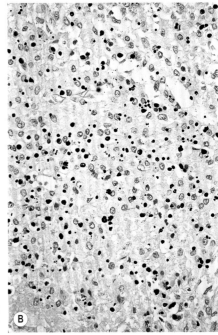

（perirenal hemorrhagic cysts）有时含有间隙相等的放射状条纹，大概是 Liesegang 现象的表现，经常与寄生虫混淆[401]，而所谓**肌球病**（myospherulosis）病变含有簇状深染的红细胞，在袋子样组织中与真菌相似[393]。

尿液外渗（estravasation of urine）：由尿道发生的尿液外渗可以在腹膜后间隙肾盂周围引起水肿或明胶肿。镜下，早期病变以脂肪坏死、炎症和所谓的"尿沉淀（urinary precipitates）"为特征。一个重要的诊断线索是出现免疫组织化学可以检测出来的 Tamm-Horsfall 蛋白[376]。

上皮被覆的腹膜囊肿（epithelium-lined peritoneal cysts）：与肾上腺和肾无关的上皮被覆的腹膜囊肿根据其被覆上皮的来源不同而不同：间皮、中肾[391]、Müller 管（浆液或黏液）[382,390]或支气管。后者称为**支气管源性囊肿**，常见于肾上腺周围，可以相似于原发肾上腺肿瘤[383,395]。它们代表了胚胎前肠的畸形。

特发性腹膜后纤维化（idiopathic retroperitoneal fibrosis）（Ormond 病，硬化性纤维化，硬化性后腹膜炎）是原因不明的少见疾病，通过引起输尿管狭窄和最终闭锁可导致进行性肾衰竭[380-381,394]。大体表现为一个占据腹膜后中线部位的界限不清的纤维性包块，包绕腹主动脉下部，并将输尿管向中间推移。最后一个特征对放射科医师来说具有鉴别诊断意义，因为大部分腹膜后肿物是将输尿管推向外侧。界限更清楚的类型也存在，其中病变明显局限于输尿管周围或肾盂部位，围绕一侧肾或围绕膀胱[385]。镜下可见明显炎症浸润，包括淋巴细胞、浆细胞、组织细胞和嗜酸性粒细胞，常见生发中心，并可伴有灶状脂肪坏死、成纤维细胞增生和胶原纤维形成[397]。细胞标记研究表明，出现于病变中的大部分梭形细胞具有组织巨噬细胞免疫表达[386]。浆细胞可能很多，显示多克隆免疫球蛋白染色[400]，一半以上的病例伴有 IgG4 阳性的细胞增多[405]。中间部位的纤维组织较周围更趋向于成熟[377]。静脉血管壁常受炎症累及，这种**闭塞性静脉炎**是诊断这个病的另一条线索[387,396]。偶尔，可以累及主动脉[397]。特发性腹膜后纤维化可以伴发纵隔类似病变、硬化性胆管炎、Riedel 甲状腺炎、眶内炎性假瘤或系统性血管炎。这些病变的各种不同的组合均可遇到，通常称为**多灶性纤维硬化病**（multifocal fibrosclerosis）[378]。20 世纪 60 年代报告的几例腹膜后纤维化继发于应用二甲麦角新碱和其他药物之后[384]，许多病例中断治疗后病变明显减轻。现有的证据高度提示，特发性腹膜后纤维化是免疫过敏性疾病，至少有一部分是 IgG4 相关的硬化性疾病[405]。外科选用输尿管松解术进行治疗[379,399]。有时用皮质类固醇激素治疗可以获得明显效果[398,405]。

偶尔，特发性腹膜后纤维化的临床和病理特征酷似慢性炎症和纤维化的恶性肿瘤，特别是非典型脂肪瘤、硬化性恶性淋巴瘤和胃印戒细胞癌[388-389,403]。免疫组化检测，MDM2 在鉴别非典型脂肪瘤（阳性）和特发性腹膜

后纤维化（阴性）时是有帮助的[404]。

肿　瘤

腹膜后原发肿瘤种类很多[406,408]。一般来说起源于肾、肾上腺和腹膜后淋巴结的各种肿瘤是最常见的腹膜后肿瘤。按照习惯，原发性腹膜后肿瘤是指发生于前面已经谈到的几个脏器以外的肿瘤，其中大部分已经在其他章节讨论过。这里仅就这些肿瘤发生于腹膜后的发生率及其特征加以讨论。

腹膜后肿瘤引起的症状不明显，并且出现在病程的晚期，这些症状与器官移位及梗阻有关[409]。

早期诊断腹膜后肿瘤的放射学方法是 X 线平片、胃肠道钡餐造影和静脉内/逆行肾盂造影。其后可以辅以选择性动脉造影和下腔静脉造影检查。但是这些技术已大部分被超声检查、CT 扫描和磁共振成像技术所取代[407,410]（图 3.39）。

软组织肿瘤

腹膜后软组织肉瘤是一组长期生存率很低的肿瘤，其主要原因是由于外科手术中正常组织环绕肿瘤，完整切除肿瘤十分困难[418,439,466]。在最近的一项大型研究中，5 年生存率为 25%[432]。在肿瘤出现的初期完整手术切除可为长期生存提供最好的机会[432,461]。局灶复发是预后不良的预兆[429]。

脂肪组织肿瘤（adipose tissue tumors）是腹膜后最常见的原发性软组织肿瘤，其中绝大部分是**脂肪肉瘤**。它们特别容易发生于肾周部位（图 3.40 和图 3.41）。手术切除时肿瘤往往已经很大。有些病例肿瘤表现为多发性孤立的结节。发生在这个部位的脂肪肉瘤其预后比发生在肢体的脂肪肉瘤差（在 Enzinger 和 Winslow[424]的研究中，二者的生存率分别为 39% 和 71%，10 年生存率前一数字下降至 4%）。完整或接近可能完整的手术切除，加上术后放射治疗是治愈肿瘤的最好办法[441]。绝大部分腹膜后脂肪肉瘤是高分化型脂肪肉瘤（也叫非典型脂肪瘤）或多形性脂肪肉瘤。这个部位的黏液型脂肪肉瘤实际上是不存在的，所以在做这个诊断之前应该考虑到非典型脂肪肉瘤继发黏液变的可能性[411,433]。腹膜后间隙非典型脂肪瘤中的确有一部分（比其他部位高）肿瘤可发生去分化，有时伴发横纹肌肉瘤的分化[416,423,430,462]（图 3.42）。当肿瘤出现多形性及不易确定属于哪一类腹膜后肉瘤时，应该考虑这种可能性，并在附近区域取材以寻找非典型脂肪瘤（它大体上可以像正常脂肪组织）的部分。的确，大多数诊断为恶性纤维组织细胞瘤的腹膜后肿瘤是去分化脂肪肉瘤（见下文）[419,426]。当这些肿瘤发生转移（经常转移到软组织），其临床上是迅速致命的[435]。

腹膜后间隙真正的良性脂肪瘤确实存在但是非常少见[438,446]。任何具有细胞核的非典型性和（或）脂肪母细胞的腹膜后间隙脂肪组织肿瘤都应该被诊断为非典型脂肪

图3.39　A，腹膜后转移性睾丸生殖细胞肿瘤的横断面超声影像。回声证明巨大腹膜后肿物位于脊柱前并突向腹腔。肿瘤内复杂的回声是纤维化的部位，它可能继发于坏死。B，同一患者的CT扫描横断面。肿物清晰可见，肿瘤的边界较超声检查更清晰，但内部结构不明显。肿瘤周围较暗区（箭头所示）是过去淋巴管造影的碘化物。（Courtesy of Dr S Feinberg, Minneapolis）

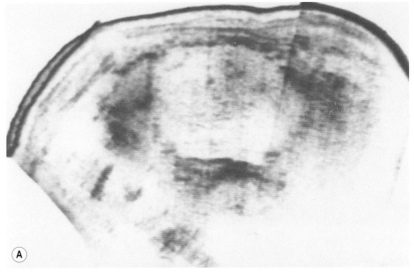

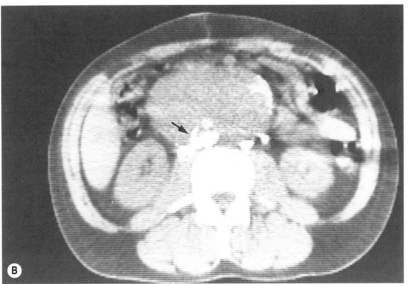

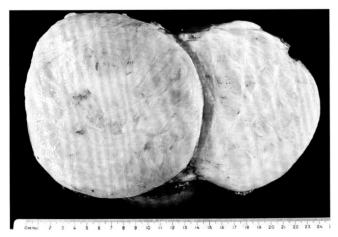

图3.40　硬化亚型的高分化脂肪肉瘤的切面（非典型脂肪瘤）。

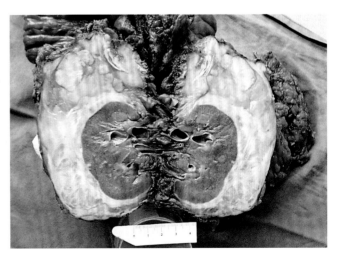

图3.41　典型的肾周部位的高分化脂肪肉瘤（非典型脂肪肉瘤）。

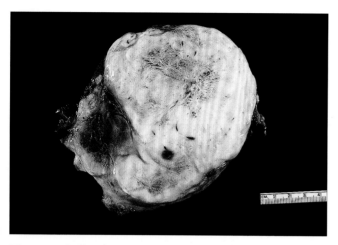

图3.42　腹膜后高分化脂肪肉瘤的大体表现（非典型脂肪瘤），伴灶状去分化，以实性白色区域为代表。

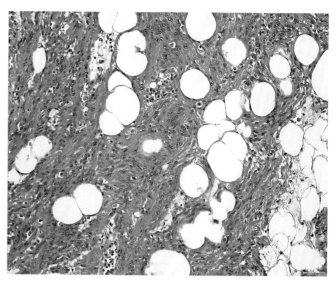

图3.43　腹膜后间隙肌脂肪瘤。这种肿瘤与血管平滑肌脂肪瘤的区别是缺少血管成分，并且HMB-45阴性。

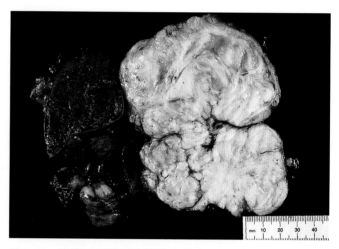

图3.44　腹膜后平滑肌肉瘤的大体表现，肿物连同脾一起切除，切面呈漩涡状是其特征。

瘤，不管这一特征是多么的局限，因为其大多易于复发且远期预后差[412]。在老文献中作为腹膜后脂肪瘤报告的许多病例实际上是非典型脂肪瘤病例，特别是那些据说已经出现恶性变化的病例。与此同时，应该意识到在肾切除标本的腹膜后脂肪组织中可以见到假脂肪肉瘤变[413]。

非典型脂肪瘤和脂肪瘤均可含有分化好的平滑肌束，当其为良性时，它们被称为肌脂肪瘤（myolipomas）[447]（图3.43），明显需要与血管平滑肌脂肪瘤鉴别诊断（见下文）。

多形性肉瘤（Pleomorphic sarcoma）是腹膜后第二常见的肉瘤。大部分此类肿瘤过去曾被诊断为恶性纤维组织细胞瘤或其所谓的变异类型，包括炎症型（此型可能与外周血白细胞增多有关[467]）。现在大部分的此类肿瘤都被重新归类为另一种软组织肉瘤，尤其是脂肪肉瘤。不管其组织形态多好，将发生于这个深在部位的肿瘤视为良性的肿瘤都是不明智的，因为其中一些病例会出现反复复发，甚至转移。按照这个观点，值得提出的是，过去报告为腹膜后黄色肉芽肿的病例可能多数为伴有明显泡沫细胞成分的软组织肉瘤[449]。但这并不是说腹膜后不能发生伴有明显组织细胞成分的炎症病变。它们当然能发生，特殊的例子是伴有巨大淋巴结病的窦组织细胞增生症（Rosai Dorfman病）、朗格汉斯细胞组织细胞增生症、相关的Erdherim-Chester病及软斑病[422]。它们的鉴别诊断还包括其他类型的肉瘤及肉瘤样肾癌。

平滑肌肉瘤（leiomyosarcoma）是这一部位第三最常见的肉瘤[431]（图3.44）。腹膜后平滑肌肉瘤有明显囊性变的倾向。当腹膜后平滑肌肿瘤组织中每50个高倍视野含有5个或5个以上核分裂象时，应该诊断为平滑肌肉瘤。肿瘤细胞坏死或肿瘤大小超过10cm，即使核分裂象少，也高度提示为恶性。当用这些标准评价腹膜后平滑肌瘤时会发现，几乎所有的平滑肌瘤都属于平滑肌肉瘤（除了由激素敏感型平滑肌组成的肿瘤，见下文）。在

所有已报告的病例中，这种肿瘤的预后很差：85%以上的患者通常在诊断2年内死于肿瘤[431,453,454,460]。

已经报告的腹膜后平滑肌肉瘤的特殊形态学变异是颗粒细胞改变[452]和灶状骨骼肌分化[457]。

一个复杂的问题是，的确有一部分传统上视为平滑肌肉瘤的腹膜后肿瘤细胞表现为上皮样（透明细胞）形态，超微结构特征提示神经分化，免疫组织化学CD117（c-kit）阳性和（或）分子生物学上有**c-kit**基因突变的证据，即其特征与胃肠道叫做GIST的肿瘤有关[444,451,456]（图3.45）。这里要说的是，如果人们将这两种肿瘤明确区分开来，使用已经提出的CD117免疫组织化学标准及平滑肌/神经分化的证据就足够了，与在胃肠道、网膜、肠系膜发生的这一肿瘤比较后发现，大部分腹膜后肿瘤属于平滑肌肉瘤这一类型。

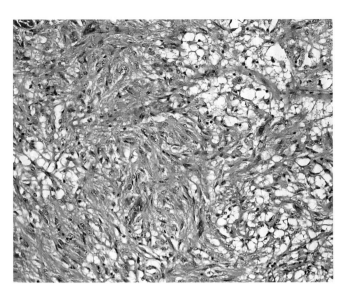

图3.45　腹膜后肿瘤有类似于GIST的形态和免疫组织化学特征。

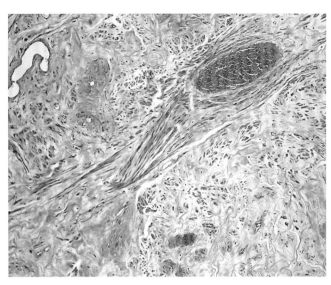

图3.46　盆腔区域的腹膜后平滑肌瘤，形态上与子宫平滑肌瘤相似。注意明显的玻璃样变。

肾血管平滑肌脂肪瘤（renal angiomyolipoma）是腹膜后良性肿瘤，由于其平滑肌细胞常见非典型性，在活检标本中易与脂肪肉瘤或平滑肌肉瘤混淆（见第1章）。原发于肾内、混有成熟脂肪和厚壁血管，以及HMB-45免疫染色阳性支持本病的诊断。还应注意血管平滑肌脂肪瘤也可以发生于肾外，其中一些呈上皮样和恶性[443]。

平滑肌瘤（leiomyoma）：原发性腹膜后平滑肌瘤十分罕见。当在腹膜后遇到一个具有平滑肌表现的肿瘤时，应该想到子宫平滑肌瘤向后延伸，高分化平滑肌肉瘤，良性或恶性GIST，淋巴管肌瘤及前面讨论过的血管平滑肌脂肪瘤的可能性[414]（如上所述）。以腹膜后肿瘤形式出现的大多数真正的平滑肌瘤似乎在解剖和（或）功能上与女性生殖道有关（即所谓的子宫平滑肌，走行与输卵管相平行）[469]，因为他们多发于女性，形态学上明显相似于子宫平滑肌瘤，表现出玻璃样变和梁状生长方式，雌激素和孕激素受体常阳性[415,440,450]（图3.46）。

横纹肌肉瘤（rhabdomyosarcoma）：腹膜后横纹肌肉瘤限于婴儿和儿童，组织学上通常为胚胎性（包括葡萄胎状肉瘤型变异），很少为腺泡型[420,455]。多种方法治疗对50%以上的肿瘤见效，但是远期预后仍然较差[420,455]。儿童腹膜后横纹肌肉瘤的鉴别诊断包括恶性淋巴瘤、各种表现的Ewing肉瘤/PNET（包括所谓的"脊柱旁圆形细胞肿瘤"）[463,471]，以及（腹腔内）纤维状组织增生性小细胞肿瘤（即儿童时期所有的小细胞肿瘤）。区分这些肿瘤常常极为困难，退一步说，对单个病例可能是不可能的，即使是在超微结构及免疫组化检查以后[421,425,464]。这一事实在1份来自横纹肌肉瘤研究委员会组织的报告中已清楚地显示[420]，在其101例腹膜后软组织肉瘤中，几乎30%是未分化的或不能分类的肿瘤。应用细胞遗传学和分子生物学技术，系统性评价这些肿瘤之

后，这一情况已得到极大改善。

横纹肌瘤（rhabdomyoma）：腹膜后几乎没有横纹肌瘤，但确实有1例令人信服的发生在新生儿的横纹肌瘤病例报告，它具有胎儿型及成人型两种形态特征[470]。

纤维瘤病（fibromatosis）：腹膜后纤维瘤病可以发生，有时累及纵隔。它与特发性腹膜后纤维化（常与之混淆的一种病变）不同，纤维瘤病除了病变边缘的血管周围有淋巴细胞浸润之外，缺乏明显的炎症成分。

纤维肉瘤（fibrosarcoma）：根据我们的经验，纤维肉瘤是腹膜后最罕见的肿瘤之一。我们认为，在文献中这样命名的多数病例今天看来应该是去分化脂肪肉瘤、平滑肌肉瘤或恶性外周神经鞘肿瘤。

孤立性纤维性肿瘤（solitary fibrous tumor）：可以表现为原发性腹膜后包块，有时伴有低血糖症（图3.47）。一些已经报告的病例伴发与之有相似表现的孤立性胸膜肿瘤[437]。

脉管肿瘤（vascular tumors）：腹膜后可以发生几种类型的已经描述过的脉管肿瘤，包括血管瘤、血管外皮细胞瘤、淋巴管瘤、淋巴管肌瘤和血管肉瘤[445]。有些血管肉瘤呈现上皮样改变，肿瘤细胞胞浆内可见明显的嗜酸性球形小体[468]。婴儿血管内皮瘤的一个独特的亚型与Kaposi肉瘤非常相似，常伴有血小板减少和出血（Kasabach-Merritt综合征），易发生于腹膜后[427,465]。

周围神经肿瘤（peripheral nerve tumors）：良性和恶性周围神经肿瘤发生在腹膜后间隙相对常见。在良性肿瘤中，有**神经鞘瘤、神经纤维瘤**和（少见，但诊断逐渐增多）**周围神经瘤**（图3.48）。**恶性周围神经鞘瘤**（MPNST）通常形成脊柱旁包块，生物学行为呈进展性[442]（图3.49）。它们可以直接侵犯骨和远处转移。其中一些起源于腹膜后节神经瘤[428]，另一些有恶性周围神经瘤的表型特征。组

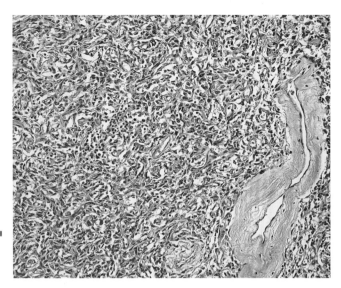

图3.47 盆腔区域的孤立性纤维性肿瘤／血管周细胞瘤。这是这种类型肿瘤的最常见的部位之一。

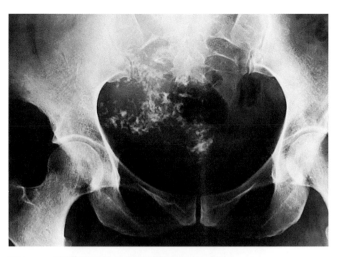

图3.49 腹膜后恶性外周神经鞘瘤部分钙化。

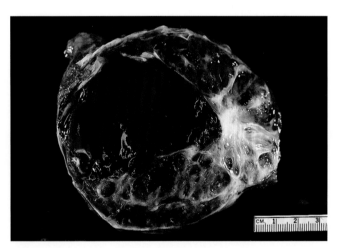

图3.48 腹膜后神经鞘瘤。肿瘤有包膜，并且有明显的继发性出血和囊性变。

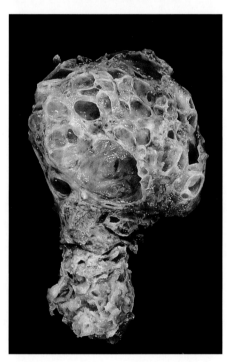

图3.50 腹膜后成熟性畸胎瘤。大体呈现多囊性。

织起源与周围神经瘤有关的一个肿瘤是**脊膜瘤**，已经被作为一个罕见的原发性腹膜后肿瘤报告 [436]。

滑膜肉瘤（synovial sarcoma）[459]、**腺泡状软组织肉瘤**（alveolar soft part sarcoma）[458]、**骨外骨肉瘤**（extraskeletal osteosarcoma）[417] 和**子宫内膜间质肉瘤**（endometrial stroma sarcoma）[448] 亦可以表现为腹膜后原发肿瘤。还有 1 例来自十二指肠周围腹膜后软组织的节外**树突状滤泡性肿瘤**（dendritic follicular tumor）的报告 [434]。

生殖细胞肿瘤

儿童腹膜后生殖细胞肿瘤表现为成熟性和未成熟性畸胎瘤、胚胎癌和卵黄囊瘤 [473,476-478]。有时他们联合发生 [482]。它们的特征与骶尾部畸胎瘤相似，后者将在 324 页详细讨论。

成人腹膜后生殖细胞肿瘤理论上可以是原发的，也可以由性腺转移而来 [472,474,480]（图 3.50）。两者均多见于男性。肿瘤的组织学形态包括精原细胞瘤、胚胎癌、畸胎癌、成熟性和未成熟性畸胎瘤、成熟性畸胎瘤恶变、卵黄囊瘤及绒毛膜癌 [481]（图 3.51）。它们的形态学表现类似于发生在性腺的相应病变。OCT-4 在做精原细胞瘤和胚胎癌的诊断时是最有用的免疫组织化学标记物；SAL4 是卵黄囊瘤最好的标记物（尽管精原细胞瘤和胚胎癌也阳性）[483-484]。另外一个有用的是用 FISH 技术来检测染色体 12p 的扩增 [477]。

在男性，腹膜后转移性生殖细胞肿瘤来自小的睾丸原发肿瘤的机会比纵隔同一类型肿瘤高得多。腹膜后原发性及转移性生殖细胞肿瘤在大体形态上有所不同，一般原

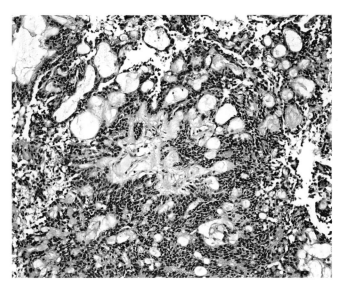

图3.51　骶尾部卵黄囊瘤的典型显微镜下特征。

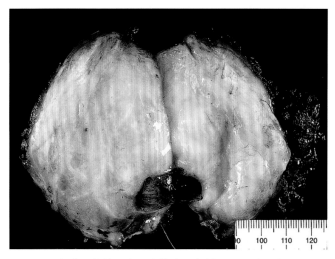

图3.52　腹膜后节神经瘤。大体表现与神经纤维瘤相似。

发性腹膜后肿瘤形成单个包块，而由睾丸转移来的肿瘤倾向于形成几个结节，常位于腹膜两边[485]。另外，精原细胞瘤原发的可能性较非精原性生殖细胞肿瘤大。睾丸原发部位的肿瘤如有临床症状，其临床症状可以明显，也可以隐匿，或肿瘤已切除多年[479]。有些病例睾丸内只能见到小管内生殖细胞肿瘤，提示腹膜后肿瘤可能与之无关[475]。对睾丸隐匿性肿瘤，临床采用细致的触诊、X线、超声波及阴囊温度记录器进行检查，其中超声波检查最有价值。

其他原发肿瘤和瘤样病变

交感神经组织肿瘤（tumors of sympathetic nervous tissue）常见于肾上腺的交感神经组织，也可以发生在肾上腺以外的腹膜后。这些肿瘤包括神经母细胞瘤、成神经节瘤，神经节瘤以及它们的各种变型（图 3.52）。重要的是，神经母细胞瘤可以见于成年患者，应与 Ewing 肉瘤 / PNET 相鉴别[494]。

腹膜后**副节瘤**（paragangliomas）发生在肾上腺以外，约占副节瘤的 10%。它们可以发生于沿着腹膜后中线的任何部位。了解得最清楚的部位是 Zuckerkandl 体（位于肠系膜下动脉起始部）[498,500]。发生于**异位肾上腺皮质**（heterotopic adrenal cortex）的肿瘤已有报道。

恶性淋巴瘤（malignant lymphomas）可以原发于腹膜后。绝大多数是 B 细胞来源的非霍奇金淋巴瘤[491]。大部分是滤泡型，并伴有广泛的纤维化，与前面所述特发性腹膜后纤维化相类似[511]。其他的有弥漫性的特征，临床过程进展迅速[510]。这些肿瘤可以通过细针抽吸或粗针活检辅助免疫标记来诊断[488]。

髓脂肪瘤（myelolipomas）类似于发生在肾上腺的髓脂肪瘤可见于骶前区域。其境界清楚，体积可以巨大，由脂肪

细胞及正常骨髓造血组织混合而成[486]。肿瘤常无症状，但是当髓外造血成分形成肿块（缺乏脂肪、界限不清）时，可伴有骨髓增生性疾病、溶血性贫血或严重的骨骼疾病[490,492]。

类癌（carcinoid tumor）作为一种腹膜后肿瘤已有报告，但它究竟是来自不明原发部位肿瘤的转移，还是单胚层的畸胎瘤，或是正常分布于腹膜后的内分泌细胞所发生的肿瘤尚待确定[512]。

Müller 型肿瘤（tumors of müllerian type）偶尔在盆腔或直肠阴道隔部位可作为腹膜后原发性 Müller 肿瘤见到。它们可以是浆液性、黏液性或子宫内膜样，可以是良性的、交界性的或恶性的[496,499,503,506]（图 3.53）。它们也包括恶性 Müller 混合瘤（Müller 癌肉瘤）[505]。它们或起源于异位的卵巢组织，或更可能来源于腹膜间皮层内陷伴有同时或之后发生的 Müller 化生[489,501-502,508]。一些腹膜后黏液性肿瘤具有胃黏膜分化的表现，提示有一个完全不同的组织发生[504]。

缺乏畸胎瘤成分的肾外腹膜后 **Wilms 肿瘤**（Wilms tumor）已有报道[497,507,509]。其中一些也许主要或完全是由生肾组织组成的畸胎瘤。大部分腹膜后 Wilms 瘤发生于儿童，但也有发生于成人的病例报告[493]。

PEComas 肿瘤表现血管周上皮样细胞特征，可发生在肾外的腹膜后间隙。在这个部位肿瘤常伴有显著硬化[495]。

肌上皮瘤（myoepithelioma）已有报告，其组织学表现与神经鞘瘤相似[487]。

转移性肿瘤

腹膜后转移性肿瘤表现为肿瘤的局部扩散或淋巴结转移。前者主要为胰腺癌和原发性骨肿瘤，最主要的是骶尾部脊索瘤。

由睾丸、前列腺、胰腺、子宫颈、子宫内膜和肾发

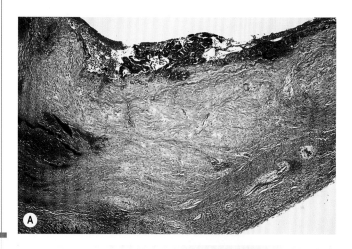

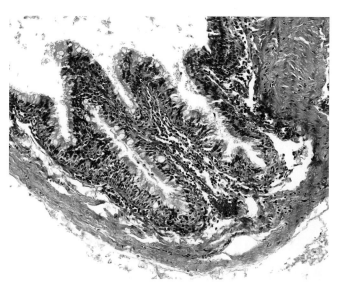

图3.54　尾肠囊肿被覆假复层上皮，周围由肌层围绕。

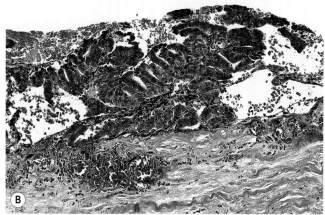

图3.53　A和B，位于腹膜后的Müller囊腺癌的低倍镜和高倍镜下表现。

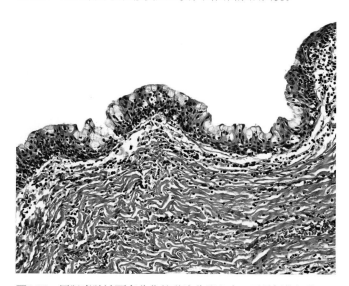

图3.55　尾肠囊肿被覆高分化的黏液分泌上皮，可见杯状细胞。

生的癌最常发生腹膜后淋巴结转移。

骶尾部

发育异常

　　许多畸形均可以发生在骶尾部，最常见的畸形是脑脊膜膨出和脊柱裂[514,517]。

　　尾肠囊肿（tailgut cyst）[**直肠后囊性错构瘤**（retrorectal cystic hamartoma）] 见于骶尾前部，常发生于成人，有时也见于儿童。囊肿呈多房性，囊壁被覆鳞状上皮、移行上皮或腺上皮[518,519,521,523]（图3.54和图3.55），囊壁上可见排列紊乱的平滑肌束，还可见到明显的血管球小体，脑膜上皮样细胞巢（meningothelial nests）和甲状腺组织也可以见到[513,522]。这个良性畸形病变应该与畸胎瘤、表皮囊肿、直肠或肛门重复及肛门腺囊肿区分开[515,520,525]。在这个畸形中可以观察到恶性变，形成腺癌或类癌（见下文）[518,524,526]。

　　异位前列腺组织（ectopic prostatic tissue）可以出现

在骶骨前，由外压迫肠腔[516]。

生殖细胞肿瘤

　　新生儿和婴儿的骶尾部生殖细胞肿瘤几乎都是原发性的。75%～90%的病例发生在女性。肿瘤可以生长在腹膜后间隙、骶尾部或两个部位同时发生[532,534,543]。这些性腺外畸胎瘤的染色体分析提示，肿瘤起源于有丝分裂后减数分裂前的细胞[536]。最常见的是**成熟性畸胎瘤**（mature teratoma），它见于出生时婴儿的骶尾部或突出于腹腔[529,531]（图3.56）。肿瘤可以很大，常为囊性和多房性。由于它与周围组织牢固粘连，手术时外科医生常将其看成恶性。而这种粘连的本质是组织对肿物外渗物质的炎症反应。肿瘤完整切除可以达到治愈的目的，为了预防复发，尾骨尖也应一并切除[549]。镜下肿瘤完全由

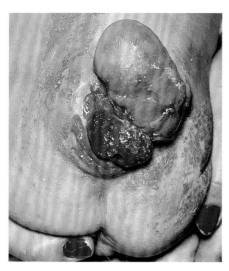

图3.56　位于骶尾部息肉样突出的畸胎瘤，部分有溃疡形成。

成熟组织组成，有 1/4 的病例可以出现肝组织[541]。当有不成熟组织出现时，应该对其出现的量及组织学类型进行仔细的评价[547]。如果不成熟的组织仅限于神经外胚层（这是一种常见情况），则倾向于认为这是一种自然的分化。这种类型的不成熟畸胎瘤的行为通常为良性，虽然偶有一些病例出现复发和转移[533,547]。

这个年龄组的大部分恶性畸胎瘤中混有**卵黄囊（内胚窦）瘤**的成分，可以是纯卵黄囊成分，也可以是同时伴有其他生殖细胞成分，并且有胎儿肿瘤抗原产生[532,537,544]，并表达转录因子 GATA-4[546]。在肿瘤组织中常见不成熟肝组织[541]。SALL4 是高度敏感的免疫组化标记物，可以帮助本病的诊断[548]。卵黄囊瘤临床进展十分迅速[530,533,539]。相似于 Wilms 瘤的肾成分有时可以见于这些畸胎瘤。在个别的病例也许并不容易确定病变是否代表伴有明显的肾源性成分的畸胎瘤，或代表"畸胎样" Wilms 肿瘤。

一个有趣的临床现象是，在出生时发现的骶尾部畸胎瘤绝大部分是良性的，而出生 2 个月以后发现的则常常是恶性的[531,535]。这一事实已被一些人接受并指出，这是肿瘤在出生后短期内发生了恶变的结果。对这种说法我们持怀疑态度。我们认为这一临床现象用其本身就存在两种性质的畸胎瘤来解释更好。一种是成熟性的、发生在骶尾部末端，因此出生时临床症状明显。另一种开始就是恶性的，发生在骶尾部的近端，位于直肠后或邻近的腹膜后，出生一段时间后，肿瘤逐渐长入骶尾部并出现明显的临床症状。恶性畸胎瘤也可以生长在腹腔。伴有肠或膀胱功能障碍、导致明显临床症状的畸胎瘤常为恶性。不同于上述两者的病例肯定存在，但是绝大部分骶尾部畸胎瘤符合上述情况。

成人骶尾部畸胎瘤的表现是例外的[542]。大部分为良性，可能在出生时就已存在。少数病例肿瘤组织中出现恶性灶，它可以是生殖细胞（滋养细胞、卵黄囊）成分，也可以是成人型癌组织[527,549]。初生时切除的成熟性畸胎瘤可于成年后复发，其镜下表现既可以与原发肿瘤形态相似[540]，也可以是恶性生殖细胞肿瘤（如卵黄囊瘤）[545]，或躯体细胞型恶性肿瘤，例如腺癌[538]。

骶尾部良性畸胎瘤的鉴别诊断包括发生在这个部分的各种发育异常。有关这一问题的讨论已超出了本书的范围。Bale[528] 做了有关这些异常的综述。

藏毛疾病

藏毛窦在肛门口后方 3.5 ~ 5cm 的臀间皱襞处有一个小的开口，有时可见毛发从其内突出。93% 的病例开口于朝上的窦道延续[554]。本病最常见于有深色直发的男性白人。虽然与神经管关闭有关的先天异常都可发生在这个部位，但现在认为绝大部分藏毛窦具有后天获得性的机制[551]。毛发从没有炎症的部位穿入炎症区存留在真皮，并且引起异物型反应。藏毛窦内衬肉芽组织，大约 25% 的病例在病变内找不到毛发。

藏毛窦也见于其他皮肤皱褶明显的部位，如脐、阴蒂和腋窝[550]。支持后天起源理论的进一步证据是，理发师和美容师的手指之间偶尔发生于藏毛窦相同的病变，窦内含有别人的毛发[556]！

藏毛窦内发生鳞状细胞癌（squamous cell carcicoma）[552,555] 和疣状癌（verrucous carcinoma，巨大尖锐湿疣）[553] 的病例已有报告。

其他肿瘤

除了生殖细胞肿瘤以外可以累及骶尾部肿瘤或为原发性的，或由附近部位扩张而来。许多**细胞性蓝痣（cellular blue nevus）**病例累及这个区域。**尾骨血管球瘤（tumors of coccygeal glomus）**引起尾骨痛的病例已有报道，尽管这个病变的肿瘤性质和其在产生症状中的作用尚有疑问[562]。有一点已经明确，正常尾骨球最大直径可达 4mm，它的表现在有尾骨瘤的病例与那些在直肠或子宫癌手术中偶然被切除的病例没有差异[558]。**黏液乳头状室管膜瘤（myxopapillary ependymoma）**可累及臀部软组织而与脊柱无关[559,561]。

类癌（carcinoid tumor）可以作为原发肿瘤见于骶骨前区域，这种肿瘤中的大多数可能起源于后肠胚胎残留，正如文献中提示的，这种病变伴有尾肠囊肿[557,560,563]（见 324 页）。

脊索瘤（chordoma）可以在直肠后或骶尾部形成巨大肿块。最后，肛门或直肠癌（特别是黏液腺癌）可以直接扩散到这个区域。

参考文献

PERITONEUM

NORMAL ANATOMY

1 Bolen JLW, Hammar SP, McNutt MA. Reactive and neoplastic serosal tissue. A light-microscopic, ultrastructural, and immunocytochemical study. Am J Surg Pathol 1986, **10**: 34–47.

2 Carter D, True L, Otis CN. Serous membranes. In: Mills SE (ed.): Histology for pathologists, ed. 3. Philadelphia, 2007, Lippincott Williams & Wilkins, pp. 547–562.

3 Kupryjanczyk J, Karpinska G. Desmin expression in reactive mesothelium: a potential aid in evaluation of gynecologic specimens. Int J Gynecol Pathol 1998, **17**: 123–128.

4 McAuley P, Asa SL, Chiu B, Henderson J, Goltzman D, Drucker DJ. Parathyroid hormone-like peptide in normal and neoplastic mesothelial cells. Cancer 1990, **66**: 1975–1979.

INFLAMMATION

5 Bastani B, Shariatzadeh MR, Dehdashti F. Tuberculous peritonitis. Report of 30 cases and review of the literature. QJM 1985, **56**: 549–557.

6 Chen KTK. Coccidioidal peritonitis. Am J Clin Pathol 1983, **80**: 514–516.

7 Ellis H, Adair HM. Bile peritonitis. A report of fifteen patients. Postgrad Med J 1974, **50**: 713–717.

8 Forouhar F. Meconium peritonitis. Pathology, evolution, and diagnosis. Am J Clin Pathol 1982, **78**: 208–213.

9 George E, Leyser S, Zimmer HL, Simonowitz DA, Agress RL, Nordin DD. Vernix caseosa peritonitis. An infrequent complication of Cesarean section with distinctive histopathologic features. Am J Clin Pathol 1995, **103**: 681–684.

10 Gilinsky NH, Marks IN, Kottler RE, Price SK. Abdominal tuberculosis. A 10-year review. S Afr Med J 1983, **64**: 849–857.

11 Gonnella JS, Hudson EK. Clinical patterns of tuberculous peritonitis. Arch Intern Med 1966, **117**: 164–169.

12 Levine H. Needle biopsy of peritoneum in exudative ascites. Arch Intern Med 1967, **120**: 542–545.

13 Levine H. Needle biopsy diagnosis of tuberculous peritonitis. Am Rev Respir Dis 1968, **97**: 889–894.

14 Seaman WB, Wells J. Complications of the barium enema. Gastroenterology 1965, **48**: 728–737.

15 Sherman S, Rohwedder JJ, Ravikrishnan KP, Weg JLG. Tuberculous enteritis and peritonitis. Report of 36 general hospital cases. Arch Intern Med 1980, **140**: 506–507.

16 Singh MM, Bhargava AN, Jain KP. Tuberculous peritonitis. An evaluation of pathogenetic mechanisms, diagnostic procedures and therapeutic measures. N Engl J Med 1969, **281**: 1091–1094.

17 Sochocky S. Tuberculous peritonitis. A review of 100 cases. Am Rev Respir Dis 1967, **95**: 398–401.

18 Varkonyi I, Fliegel C, Rosslein R, Jenny P, Ohnacker H. Meconium periorchitis: case report and literature review. Eur J Pediatr Surg 2000, **10**: 404–407.

19 Vinuela A, Fernandez-Rojo F, Martinez-Merino A. Oxyuris granulomas of pelvic peritoneum and appendicular wall. Histopathology 1979, **3**: 69–77.

ADHESIONS

20 Bockman RF, Woods M, Sargent L, Gervin AS. A unifying pathogenetic mechanism in the etiology of intraperitoneal adhesions. J Surg Res 1976, **20**: 1–5.

21 Brown P, Baddeley H, Read AE, Davies JD, McGarry JMc. Sclerosing peritonitis. An unusual reaction to a β-adrenergic-blocking drug (Practolol). Lancet 1974, **2**: 1477–1481.

22 Castelli MJ, Armin A-R, Husain A, Orfei E. Fibrosing peritonitis in a drug abuser. Arch Pathol Lab Med 1985, **109**: 767–769.

23 Clement PB, Young RH, Hanna W, Scully RE. Sclerosing peritonitis associated with luteinized thecomas of the ovary. A clinicopathological analysis of six cases. Am J Surg Pathol 1994, **18**: 1–13.

24 Fata F, Ron IG, Maluf F, Klimstra D, Kemeny N. Intra-abdominal fibrosis after systemic and intraperitoneal therapy containing fluoropyrimidines. Cancer 2000, **88**: 2447–2451.

25 Finney AL, Spagnolo DV, Crawford GP, Shilkin KB. Pseudosarcomatous sclerosing peritonitis: A case report of an unusual form of chronic lupus peritonitis. Int J Surg Pathol 1996, **4**: 121–128.

26 Ryan GB, Grobety J, Majno G. Postoperative peritoneal adhesions. A study of the mechanisms. Am J Pathol 1971, **65**: 117–140.

27 Staats PN, McCluggage WG, Clement PB, Young RH. Luteinized thecomas (thecomatosis) of the type typically associated with sclerosing peritonitis: a clinical, histopathologic, and immunohistochemical analysis of 27 cases. Am J Surg Pathol 2008, **32**: 1273–1290.

REACTION TO FOREIGN MATERIALS

28 Auer EA, Dockerty MB, Mayo CW. Reaction to foreign material. Ruptured dermoid cyst of the ovary simulating abdominal carcinomatosis. Mayo Clin Proc 1951, **26**: 489–497.

29 Carr N, Turk E. The histological features of splenosis. Histopathology 1992, **21**: 549–554.

30 Chen KTK, Kostich ND, Rosai J. Peritoneal foreign body granulomas to keratin in uterine adenoacanthoma. Arch Pathol Lab Med 1978, **102**: 174–177.

31 Clarke TJ, Simpson RH. Necrotizing granulomas of peritoneum following diathermy ablation of endometriosis. Histopathology 1990, **16**: 400–402.

32 Clement PB, Young RH, Scully RE. Necrotic pseudoxanthomatous nodules of ovary and peritoneum in endometriosis. Am J Surg Pathol 1988, **12**: 330–397.

33 Coder DM, Olander GA. Granulomatous peritonitis caused by starch glove powder. Arch Surg 1972, **105**: 83–86.

34 Davies JD, Ansell ID. Food-starch granulomatous peritonitis. J Clin Pathol 1983, **36**: 435–438.

35 Davies JD, Neely J. The histopathology of peritoneal starch granulomas. J Pathol 1972, **107**: 265–278.

36 Gawande AA, Studdert DM, Orav EJ, Brennan TA, Zinner MJ. Risk factors for retained instruments and sponges after surgery. N Engl J Med 2003, **348**: 229–235.

37 Jaworski RC, Boable R, Greg J, Cocks P. Peritoneal 'melanosis' associated with a ruptured ovarian dermoid cyst: report of a case with electron-probe energy dispersive X-ray analysis. Int J Gynecol Pathol 2001, **20**: 386–389.

38 Kershisnik MM, Ro JY, Cannon GH, Ordóñez NG, Ayala AG, Silva EG. Histiocytic reaction in pelvic peritoneum associated with oxidized regenerated cellulose. Am J Clin Pathol 1995, **103**: 27–31.

39 Kim KR, Scully RE. Peritoneal keratin granulomas with carcinomas of endometrium and ovary and atypical polypoid adenomyoma of endometrium. A clinicopathological analysis of 22 cases. Am J Surg Pathol 1990, **14**: 925–932.

40 Levison DA, Crocker PR, Jones S, Owen RA, Barnard NJ. The varied appearances of starch particles in smears and paraffin sections. Histopathology 1988, **13**: 667–674.

41 Miranda RN, McMillan PN, Pricolo VE, Finkelstein SD. Peritoneal silicosis. Arch Pathol Lab Med 1996, **120**: 300–302.

42 Nissim F, Ashkenazy M, Borenstein R, Czernobilsky B. Tuberculoid cornstarch granulomas with caseous necrosis. A diagnostic challenge. Arch Pathol Lab Med 1981, **105**: 86–88.

43 Saxen L, Saxen E. Starch granulomas as a problem in surgical pathology. Acta Pathol Microbiol Scand 1965, **64**: 55–70.

44 Tinker MA, Burdman D, Deysine M, Teicher I, Platt N, Aufses AH Jr. Granulomatous peritonitis due to cellulose fibers from disposable surgical fabrics. Laboratory investigations and clinical implications. Ann Surg 1974, **180**: 831–835.

CYSTS AND LOOSE BODIES

45 Carpenter HA, Lancaster JR, Lee RA. Multilocular cysts of the peritoneum. Mayo Clin Proc 1982, **57**: 634–638.

46 Chan JK, Fong MH. Composite multicystic mesothelioma and adenomatoid tumour of the uterus: different morphological manifestations of the same process? Histopathology 1996, **29**: 375–377.

47 Drachenberg CB, Papadimitriou JC. Melanotic peritoneal cyst. Light-microscopic and ultrastructural studies. Arch Pathol Lab Med 1990, **114**: 463–467.

48 Eickhoff JH. Müllerian duct cyst. Report of a case and review of the literature. Scand J Urol Nephrol 1978, **12**: 89–92.

49 Katsube Y, Mukai K, Silverberg SG. Cystic mesothelioma of the peritoneum. Cancer 1982, **50**: 1615–1622.

50 Lamovec J, Sinkovec J. Multilocular peritoneal inclusion cyst (multicystic mesothelioma) with hyaline globules. Histopathology 1996, **28**: 466–469.

51 Lascano EF, Villamayor RD, Llauro JL. Loose cysts of the peritoneal cavity. Ann Surg 1960, **152**: 836–844.

52 McFadden DE, Clement PB. Peritoneal inclusion cysts with mural mesothelial proliferation. A clinicopathological analysis of six cases. Am J Surg Pathol 1986, **10**: 844–854.

53 Moore JH Jr, Crum CP, Chandler JG, Feldman PS. Benign cystic mesothelioma. Cancer 1980, **45**: 2395–2399.

54 Novak RW, Raines RB, Sollee AN. Clear cell carcinoma in a müllerian duct cyst. Am J Clin Pathol 1981, 76: 339–341.

55 Ramdial PK, Singh B. Membranous fat necrosis in appendices epiploicae. A clinicopathological study. Virchows Arch 1998, 432: 223–227.

56 Ross MJ, Welch WR, Scully RE. Multilocular peritoneal inclusion cysts (so-called cystic mesotheliomas). Cancer 1989, 64: 1336–1346.

57 Sarto GE, Simpson JL. Abnormalities of the müllerian and wolffian duct systems. Birth Defects 1978, 14: 37–55.

58 Sawh RN, Malpica A, Deavers MT, Liu J, Silva EG. Benign cystic mesothelioma of the peritoneum. A clinicopathologic study of 17 cases and immunohistochemical analysis of estrogen and progesterone receptor status. Hum Pathol 2003, 34: 369–374.

59 Schneider V, Partridge JR, Gutierrez F, Hurt WG, Maizels MS, Demay RM. Benign cystic mesothelioma involving the female genital tract. Report of four cases. Am J Obstet Gynecol 1983, 145: 355–359.

60 Villaschi S, Autelitano F, Santeusanio G, Balistreri P. Cystic mesothelioma of the peritoneum. A report of three cases. Am J Clin Pathol 1990, 94: 758–761.

61 Vuong PN, Guyot H, Moulin G, Houissa-Vuong S, Berrod JL. Pseudotumoral organization of a twisted epiploic fringe or 'hard-boiled egg' in the peritoneal cavity. Arch Pathol Lab Med 1990, 114: 531–533.

HYPERPLASIA AND METAPLASIA

62 Bolen JW, Hammar SP, McNutt MA. Reactive and neoplastic serosal tissue. A light-microscopic, ultrastructural, and immunocytochemical study. Am J Surg Pathol 1986, 10: 34–47.

63 Chan JK, Loo KT, Yau BK, Lam SY. Nodular histiocytic/mesothelial hyperplasia: a lesion potentially mistaken for a neoplasm in transbronchial biopsy. Am J Surg Pathol 1997, 21: 658–663.

64 Chikkamuniyappa S, Herrick J, Jagirdar JS. Nodular histiocytic/mesothelial hyperplasia: a potential pitfall. Ann Diagn Pathol 2004, 8: 115–120.

65 Clement PB, Young RH. Florid mesothelial hyperplasia associated with ovarian tumors. A potential source of error in tumor diagnosis and staging. Int J Gynecol Pathol 1993, 12: 51–58.

66 Fadare O, Bifulco C, Carter D, Parkash V. Cartilaginous differentiation in peritoneal tissues: a report of two cases and a review of the literature. Mod Pathol 2002, 15: 777–780.

67 Gupta A, Bhan AK, Bell DA. Can the implants of serous borderline tumors of the ovary be distinguished from mesothelial proliferations by use of immunohistochemistry? [abstract] Mod Pathol 2003, 16: 190A.

68 Kradin RL, Mark EJ. Distinguishing benign mesothelial hyperplasia from neoplasia: a practical approach. Semin Diagn Pathol 2006, 23: 4–14.

69 Kupryjanczyk J, Karpinska G. Desmin expression in reactive mesothelium: a potential aid in evaluation of gynecologic specimens. Int J Gynecol Pathol 1998, 17: 123–128.

70 McCaughey WTE, Al-Jabi M. Differentiation of serosal hyperplasia and neoplasia in biopsies. Pathol Annu 1986, 21(Pt 1): 271–293.

71 Michal M, Hes O, Kazakov DV. Mesothelial glandular structures within pseudosarcomatous proliferative funiculitis – a diagnostic pitfall: report of 17 cases. Int J Surg Pathol 2008, 16: 48–56.

72 Mourra N, Nion I, Parc R, Flejou JF. Squamous metaplasia of the peritoneum: a potential diagnostic pitfall. Histopathology 2004, 44: 621–622.

73 Ordóñez NG, Ro JY, Ayala AG. Lesions described as nodular mesothelial hyperplasia are primarily composed of histiocytes. Am J Surg Pathol 1998, 22: 285–292.

74 Rosai J, Dehner LP. Nodular mesothelial hyperplasia in hernia sacs. A benign reactive condition simulating a neoplastic process. Cancer 1975, 35: 165–175.

75 Schatz JE, Colgan TJ. Squamous metaplasia of the peritoneum. Arch Pathol Lab Med 1991, 115: 397–398.

76 Tomasini C, Butera AC, Pippione M. Acquired cutaneous lymphangiectasia with mesothelial cells reflux in a patient with cirrhotic ascites. Am J Dermatopathol 2008, 30: 140–144.

77 Veinot JP, Tazelaar HD, Edwards WD, Colby TV. Mesothelial/monocytic incidental cardiac excrescences: cardiac MICE. Mod Pathol 1994, 7: 9–16.

78 Zaytsev P, Taxy JB. Pregnancy-associated ectopic decidua. Am J Surg Pathol 1987, 11: 526–530.

TUMORS

MESOTHELIOMA

79 Allen TC, Cagle PT, Churg AM, Colby TV, Gibbs AR, Hammar SP, Corson JM, Grimes MM, Ordóñez NG, Roggli V, Travis WD, Wick MR. Localized malignant mesothelioma. Am J Surg Pathol 2005, 29: 866–873.

80 Andrion A, Pira E, Mollo F. Peritoneal plaques and asbestos exposure. Arch Pathol Lab Med 1983, 107: 609–610.

81 Antman KH. Malignant mesothelioma. N Engl J Med 1980, 303: 200–202.

82 Armstrong GR, Raafat F, Ingram L, Mann JR. Malignant peritoneal mesothelioma in childhood. Arch Pathol Lab Med 1988, 112: 1159–1162.

83 Attanoos RL, Gibbs AR. Pathology of malignant mesothelioma. Histopathology 1997, 30: 403–418.

84 Attanoos RL, Dojcinov SD, Webb R, Gibbs AR. Antimesothelial markers in sarcomatoid mesothelioma and other spindle cell neoplasms. Histopathology 2000, 37: 224–231.

85 Attanoos RL, Webb R, Dojcinov SD, Gibbs AR. Malignant epithelioid mesothelioma: ant-mesothelial marker expression correlates with histological pattern. Histopathology 2001, 39: 584–588.

86 Attanoos RL, Webb R, Dojcinov SD, Gibbs AR. Value of mesothelial and epithelial antibodies in distinguishing diffuse peritoneal mesothelioma in females from serous papillary carcinoma of the ovary and peritoneum. Histopathology 2002, 40: 237–244.

87 Baker PM, Clement PB, Young RH. Malignant peritoneal mesothelioma in women: a study of 75 cases with emphasis on their morphologic spectrum and differential diagnosis. Am J Clin Pathol 2005, 123: 724–737.

88 Battifora HA, Gown AM. Do we need two more mesothelial markers? Hum Pathol 2005, 36: 451–452.

89 Beer TW, Heenan PJ. Malignant mesothelioma presenting as a lip tumor: report of two cases with one unrecognized by 166 pathologists. Am J Dermatopathol 2007, 29: 388–391.

90 Bethwaite PB, Evans R, Naik DK, Delahunt B, Teague CA. Diffuse malignant mesothelioma arising in a paracolostomy hernial sac. Histopathology 1996, 29: 282–284.

91 Bolen JW, Thorning D. Mesotheliomas. A light- and electron-microscopical study concerning histogenetic relationships between the epithelial and the mesenchymal variants. Am J Surg Pathol 1980, 4: 451–464.

92 Britton M. The epidemiology of mesothelioma. Semin Oncol 2002, 29: 18–25.

93 Brown JW, Kristensen KAB, Monroe LS. Peritoneal mesothelioma following pneumoperitoneum maintained for 12 years. Report of a case. Am J Dig Dis 1968, 13: 830–835.

94 Butnor KJ, Sporn TA, Hammar SP, Roggli VL. Well-differentiated papillary mesothelioma. Am J Surg Pathol 2001, 25: 1304–1309.

95 Carbone M, Kratzke RA, Testa JR. The pathogenesis of mesothelioma. Semin Oncol 2002, 29: 2–17.

96 Carbone M, Bedrossian CW. The pathogenesis of mesothelioma. Semin Diagn Pathol 2006, 23: 56–60.

97 Cerruto CA, Brun EA, Chang D, Sugarbaker PH. Prognostic significance of histomorphologic parameters in diffuse malignant peritoneal mesothelioma. Arch Pathol Lab Med 2006, 130: 1654–1661.

98 Chen KT. Malignant mesothelioma presenting as Sister Joseph's nodule. Am J Dermatopathol 1991, 13: 300–303.

99 Chiu B, Churg A, Tengblad A, Pearce R, McCaughey WTE. Analysis of hyaluronic acid in the diagnosis of malignant mesothelioma. Cancer 1984, 54: 2195–2199.

100 Churg A, Colby TV, Cagle P, Corson J, Gibbs AR, Gilks B, Grimes M, Hammar S, Roggli V, Travis WD. The separation of benign and malignant mesothelial proliferations. Am J Surg Pathol 2000, 24: 1183–1200.

101 Clement PB, Young RH, Scully RE. Malignant mesotheliomas presenting as ovarian masses: A report of nine cases, including two primary ovarian mesotheliomas. Am J Surg Pathol 1996, 20: 1067–1080.

102 Cook DS, Attanoos RL, Jalloh SS, Gibbs AR. 'Mucin-positive' epithelial mesothelioma of the peritoneum: an unusual diagnostic pitfall. Histopathology 2000, 37: 33–36.

103 Crotty TB, Myers JL, Katzenstein A-LA, Tazelaar HD, Swensen SJ, Churg A. Localized malignant mesothelioma. A clinicopathologic and flow cytometric study. Am J Surg Pathol 1994, 18: 357–363.

104 Daya D, McCaughey WT. Well-differentiated papillary mesothelioma of the peritoneum. A clinicopathologic study of 22 cases. Cancer 1990, 65: 292–296.

105 Espinal-Witter R, Servais EL, Klimstra DS, Lieberman MD, Yantiss RK. Localized intrapancreatic malignant mesothelioma: a rare entity that may be confused with other pancreatic neoplasms. Virchows Arch 2010, 456: 455–461.

106 Eyden BP, Banik S, Harris M. Malignant epithelial mesothelioma of the peritoneum: observations on a problem case. Ultrastruct Pathol 1996, 20: 337–344.

107 Goepel JR. Benign papillary mesothelioma of peritoneum. A histological, histochemical and ultrastructural study of six cases. Histopathology 1981, 5: 21–30.

108 Goldblum J, Hart WR. Localized and diffuse mesotheliomas of the genital tract and peritoneum in women. A clinicopathologic study of nineteen true mesothelial neoplasms, other than adenomatoid tumors, multicystic mesotheliomas, and localized fibrous tumors. Am J Surg Pathol 1995, 19: 1124–1137.

109 Hammar SP. Macroscopic, histologic, histochemical, immunohistochemical, and ultrastructural features of mesothelioma. Ultrastruct Pathol 2006, **30**: 3–17.

110 Hicks J. Biologic, cytogenetic, and molecular factors in mesothelial proliferations. Ultrastruct Pathol 2006, **30**: 19–30.

111 Kane MJ, Chahinian AP, Holland JF. Malignant mesothelioma in young adults. Cancer 1990, **65**: 1449–1455.

112 Kallianpur AR, Carstens PH, Liotta LA, Frey KP, Siegal GP. Immunoreactivity in malignant mesotheliomas with antibodies to basement membrane components and their receptors. Mod Pathol 1990, **3**: 11–18.

113 Kannerstein M, Churg J. Peritoneal mesothelioma. Hum Pathol 1977, **8**: 83–94.

114 Kannerstein M, Churg J, Magner D. Histochemistry in the diagnosis of malignant mesothelioma. Ann Clin Lab Sci 1973, **3**: 207–211.

115 Kauffman SL, Stout AP. Mesothelioma in children. Cancer 1964, **17**: 539–544.

116 Kerrigan SJA, Cagle P, Churg A. Malignant mesothelioma of the peritoneum presenting as an inflammatory lesion. Am J Surg Pathol 2003, **27**: 248–253.

117 Kerrigan SA, Turnnir RT, Clement PB, Young RH, Churg A. Diffuse malignant epithelial mesothelioma of the peritoneum in women: a clinicopathologic study of 25 patients. Cancer 2002, **94**: 378–385.

118 Kimura N, Kimura I. Podoplanin as a marker for mesothelioma. Pathol Int 2005, **55**: 83–86.

119 King JA, Listinsky CM, Tucker JA. An intriguing case: malignant mesothelioma presenting as inguinal lymph node metastases. Ultrastruct Pathol 2004, **28**: 109–113.

120 King JE, Hasleton PS. Immunohistochemistry and the diagnosis of malignant mesothelioma [commentary]. Histopathology 2001, **38**: 471–476.

121 Kitazawa M, Kaneko H, Toshima M, Ishikawa H, Kobayashi H, Sekiya M. Malignant peritoneal mesothelioma with massive foamy cells. Codfish roe-like mesothelioma. Acta Pathol Jpn 1984, **34**: 687–692.

122 Klebe S, Brownlee NA, Mahar A, Burchette JL, Sporn TA, Vollmer RT, Roggli VL. Sarcomatoid mesothelioma: a clinical–pathologic correlation of 326 cases. Mod Pathol 2010, **23**: 470–479.

123 Kung ITM, Thallas V, Spencer EJ, Wilson SM. Expression of muscle actin in diffuse mesotheliomas. Hum Pathol 1995, **26**: 565–570.

124 Lantuejoul S, Laverriere MH, Sturm N, Moro D, Frey G, Brambilla C, Brambilla E. NCAM (neural cell adhesion molecules) expression in malignant mesothelioma. Hum Pathol 2000, **31**: 415–421.

125 Lederman GS, Recht A, Herman T, Osteen R, Corson J, Antman KH. Long-term survival in peritoneal mesothelioma. The role of radiotherapy and combined modality treatment. Cancer 1987, **59**: 1882–1886.

126 Leong A S-Y, Vernon-Roberts E. The immunohistochemistry of malignant mesothelioma. Pathol Annu 1994, **29**(Pt 2): 157–159.

127 Lerner HJ, Schoenfeld DA, Martin A, Falkson G, Borden E. Malignant mesothelioma. The Eastern Cooperative Oncology Group (ECOG) experience. Cancer 1983, **52**: 1981–1985.

128 Lloreta-Trull J. Extrathoracic mesothelial proliferations and their mimics. Ultrastruct Pathol 2006, **30**: 37–51.

129 Masangkay AV, Susin M, Baker R, Ward R, Kahn E. Metastatic malignant mesothelioma presenting as colonic polyps. Hum Pathol 1997, **28**: 993–995.

130 Maurer R, Egloff B. Malignant peritoneal mesothelioma after cholangiography with Thorotrast. Cancer 1975, **36**: 1381–1385.

131 Mayall FG, Goddard H, Gibbs AR. Intermediate filament expression in mesotheliomas. Leiomyoid mesotheliomas are not uncommon. Histopathology 1992, **21**: 453–457.

132 Moran CA, Albores-Saavedra J, Suster S. Primary peritoneal mesotheliomas in children: a clinicopathological and immunohistochemical study of eight cases. Histopathology 2008, **52**: 824–830.

133 Nascimento AG, Keeney GL, Fletcher CD. Deciduoid peritoneal mesothelioma. An unusual phenotype affecting young females. Am J Surg Pathol 1994, **18**: 439–445.

134 Nonaka D, Kusamura S, Baratti D, Casali P, Cabras AD, Younan R, Rosai J, Deraco M. Diffuse malignant mesothelioma of the peritoneum: a clinicopathological study of 35 patients treated locoregionally at a single institution. Cancer 2005, **104**: 2181–2188.

135 Ordóñez NG. Clear cell mesothelioma presenting as an incarcerated abdominal hernia. Virchows Arch 2005, **447**: 823–827.

136 Ordóñez NG. Mesothelioma with clear cell features: an ultrastructural and immunohistochemical study of 20 cases. Hum Pathol 2005, **36**: 465–473.

137 Ordóñez NG. D2-40 and podoplanin are highly specific and sensitive immunohistochemical markers of epithelioid malignant mesothelioma. Hum Pathol 2005, **36**: 372–380.

138 Ordóñez NG. Mesothelioma with rhabdoid features: an ultrastructural and immunohistochemical study of 10 cases. Mod Pathol 2006, **19**: 373–383.

139 Ordóñez NG. The diagnostic utility of immunohistochemistry in distinguishing between mesothelioma and renal cell carcinoma: a comparative study. Hum Pathol 2004, **35**: 697–710.

140 Ordóñez NG. Role of immunohistochemistry in distinguishing epithelial peritoneal mesotheliomas from peritoneal and ovarian serous carcinomas. Am J Surg Pathol 1998, **22**: 1203–1214.

141 Ordóñez NG. Epithelial mesothelioma with deciduoid features: report of four cases. Am J Surg Pathol 2000, **24**: 816–823.

142 Padgett DM, Cathro HP, Wick MR, Mills SE. Podoplanin is a better immunohistochemical marker for sarcomatoid mesothelioma than calretinin. Am J Surg Pathol 2008, **32**: 123–127.

143 Riddell RH, Goodman MJ, Moossa AR. Peritoneal malignant mesothelioma in a patient with recurrent peritonitis. Cancer 1981, **48**: 134–139.

144 Roggli VL, Sharma A, Butnor KJ, Sporn T, Vollmer RT. Malignant mesothelioma and occupational exposure to asbestos: A clinicopathological correlation of 1445 cases. Ultrastruct Pathol 2002, **26**: 55–65.

145 Shah IA, Somsin A, Wong SX, Gani OS, Chausow DD. Malignant mesothelioma presenting as colonic tumor. Hum Pathol 1998, **29**: 657.

146 Shanks JH, Harris M, Banerjee SS, Eyden BP, Joglekar VM, Nicol A, Hasleton PS, Nicholson AG. Mesotheliomas with deciduoid morphology: a morphologic spectrum and a variant not confined to young females. Am J Surg Pathol 2000, **24**: 285–294.

147 Shia J, Erlandson RA, Klimstra DS. Deciduoid mesothelioma: a report of 5 cases and literature review. Ultrastruct Pathol 2002, **26**: 355–363.

148 Shia J, Qin J, Erlandson RA, King R, Illei P, Nobrega J, Yao D, Klimstra DS. Malignant mesothelioma with a pronounced myxoid stroma: a clinical and pathological evaluation of 19 cases. Virchows Arch 2005, **447**: 828–834.

149 Silberstein MJ, Lewis JE, Blair JD, Graviss ER, Brodeur AE. Congenital peritoneal mesothelioma. J Pediatr Surg 1983, **18**: 243–246.

150 Strickler JG, Herndier BG, Rouse RV. Immunohistochemical staining in malignant mesotheliomas. Am J Clin Pathol 1987, **88**: 610–614.

151 Sussman J, Rosai J. Lymph node metastasis as the initial manifestation of malignant mesothelioma. Report of six cases. Am J Surg Pathol 1990, **14**: 819–828.

152 Suzuki Y. Diagnostic criteria for human diffuse malignant mesothelioma. Acta Pathol Jpn 1992, **42**: 767–786.

153 Suzuki Y, Churg J, Kannerstein M. Ultrastructure of human malignant diffuse mesothelioma. Am J Pathol 1976, **85**: 241–251.

154 Vogelzang NJ, Schultz SM, Iannucci AM, Kennedy BJ. Malignant mesothelioma. The University of Minnesota experience. Cancer 1984, **53**: 377–383.

155 Wick MR, Mills SE, Swanson PE. Expression of 'myelomonocytic' antigens in mesotheliomas and adenocarcinomas involving the serosal surfaces. Am J Clin Pathol 1990, **94**: 18–26.

156 Winslow DJ, Taylor HB. Malignant peritoneal mesotheliomas. Cancer 1960, **13**: 127–136.

INTRA-ABDOMINAL DESMOPLASTIC SMALL CELL TUMOR

157 Adsay V, Cheng J, Athanasian E, Gerald W, Rosai J. Primary desmoplastic small cell tumor of soft tissues and bone of the hand. Am J Surg Pathol 1999, **23**: 1408–1413.

158 Alaggio R, Rosolen A, Sartori F, Leszl A, d'Amore ES, Bisogno G, Carli M, Cecchetto G, Coffin CM, Ninfo V. Spindle cell tumor with EWS-WT1 transcript and a favorable clinical course: a variant of DSCT, a variant of leiomyosarcoma, or a new entity? Report of 2 pediatric cases. Am J Surg Pathol 2007, **31**: 454–459.

159 Amin KM, Litzky LA, Smythe WR, Mooney AM, Morris JM, Mews DJY, Pass HI, Kari C, Rodeck U, Rauscher FJ III, Kaiser LR, Albelda SM. Wilms' tumor 1 susceptibility (WTI) gene products are selectively expressed in malignant mesothelioma. Am J Pathol 1995, **146**: 344–356.

160 Antonescu CR, Gerald WL, Magid MS, Ladany M. Molecular variants of the EWS–WT1 gene fusion in desmoplastic small round cell tumor. Diagn Mol Pathol 1998, **7**: 24–28.

161 Argatoff LH, O'Connell JX, Mathers JA, Gilks CB, Sorensen PH. Detection for the EWS/WT1 gene fusion by reverse transcriptase-polymerase chain reaction in the diagnosis of intra-abdominal desmoplastic small round cell tumor. Am J Surg Pathol 1996, **20**: 406–412.

162 Backer A, Mount SL, Zarka MA, Trask CE, Allen EF, Gerald WL, Sanders DA, Weaver DL. Desmoplastic small round cell tumour of unknown primary origin with lymph node and lung metastases: histological, cytological, ultrastructural, cytogenetic and molecular findings. Virchows Arch 1998, **432**: 135–141.

163 Barnoud R, Sabourin JC, Pasquier D, Ranchere D, Bailly C, Terrier-Lacombe MJ, Pasquier B. Immunohistochemical expression of WT1 by

desmoplastic small round cell tumor: A comparative study with other small round cell tumors. Am J Surg Pathol 2000, 24: 830–836.

164 Bismar TA, Basturk O, Gerald WL, Schwarz K, Adsay NV. Desmoplastic small cell tumor in the pancreas. Am J Surg Pathol 2004, 28: 808–812.

165 Cao L, Ni J, Que R, Wu Z, Song Z. Desmoplastic small round cell tumor: a clinical, pathological, and immunohistochemical study of 18 Chinese cases. Int J Surg Pathol 2008, 16: 257–262.

166 Chang F. Desmoplastic small round cell tumors: cytologic, histologic, and immunohistochemical features. Arch Pathol Lab Med 2006, 130: 728–732.

167 Charles AK, Moore IE, Berry PJ. Immunohistochemical detection of the Wilms' tumour gene WT1 in desmoplastic small round cell tumour. Histopathology 1997, 30: 312–314.

168 Crapanzano JP, Cardillo M, Lin O, Zakowski MF. Cytology of desmoplastic small round cell tumor. Cancer 2002, 96: 21–32.

169 Cummings OW, Ulbright TM, Young RH, Dei Tos AP, Fletcher CDM, Hull MT. Desmoplastic small round cell tumors of the paratesticular region: a report of six cases. Am J Surg Pathol 1997, 21: 219–225.

170 de Alava E, Ladanyi M, Rosai J, Gerald WL. Detection of chimeric transcripts in desmoplastic small round cell tumor and related developmental tumors by RT-PCR. A specific diagnostic assay. Am J Pathol 1995, 147: 1584–1591.

171 Dorsey BV, Benjamin LE, Fauscher F, Klencke B, Venook AP, Warren RS, Weidner N. Intra-abdominal desmoplastic small round-cell tumor: expansion of the pathologic profile. Mod Pathol 1996, 9: 703–709.

172 Fang X, Rodabaugh K, Penetrante R, Wong M, Wagner T, Sait S, Mhawech-Fauceglia P. Desmoplastic small round cell tumor (DSRCT) with ovarian involvement in 2 young women. Appl Immunohistochem Mol Morphol 2008, 16: 94–99.

173 Gaudin PB, Rosai J. Florid vascular proliferation associated with neural and neuroendocrine neoplasms. A diagnostic clue and potential pitfall. Am J Surg Pathol 1995, 19: 642–652.

174 Gerald WL, Miller HK, Battifora H, Miettinen M, Silva EG, Rosai J. Intra-abdominal desmoplastic small round-cell tumor. Report of 19 cases of a distinctive type of high-grade polyphenotypic malignancy affecting young individuals. Am J Surg Pathol 1991, 15: 499–513.

175 Gerald WL, Rosai J, Ladanyi M. Characterization of the genomic breakpoint and chimeric transcripts in the EWS–WT1 gene fusion of desmoplastic small round cell tumor. Proc Natl Acad Sci USA 1995, 92: 1028–1032.

176 Gil A, Gomez Portilla A, Brun EA, Sugarbaker PH. Clinical perspective on desmoplastic small round-cell tumor. Oncology 2004, 67: 231–242.

177 Hassan I, Shyyan R, Donohue JH, Edmonson JH, Gunderson LL, Moir CR, Arndt CA, Nascimento AG, Que FG. Intraabdominal desmoplastic small round cell tumors: a diagnostic and therapeutic challenge. Cancer 2005, 104: 1264–1270.

178 Hill DA, Pfeifer JD, Marley EF, Dehner LP, Humphrey PA, Zhu X, Swanson PE. WT1 staining reliably differentiates desmoplastic small round cell tumor from Ewing sarcoma/primitive neuroectodermal tumor. An immunohistochemical and molecular diagnostic study. Am J Clin Pathol 2000, 114: 345–353.

179 Katz RL, Quezado M, Senderowicz AM, Villalba L, Laskin WB, Tsokos M. An intra-abdominal small round cell neoplasm with features of primitive neuroectodermal and desmoplastic round cell tumor and a EWS/FLI-1 fusion transcript. Hum Pathol 1997, 28: 502–509.

180 Kawano N, Inayama Y, Nagashima Y, Miyagi Y, Uemura H, Saitoh K, Kubota Y, Hosaka M, Tanaka Y, Nakatani Y. Desmoplastic small round-cell tumor of the paratesticular region: Report of an adult case with demonstration of EWS and WT1 gene fusion using paraffin-embedded tissue. Mod Pathol 1999, 12: 729–734.

181 Kushner BH, LaQuaglia MP, Wollner N, Meyers PA, Lindsley KL, Ghavimi F, Merchant TE, Boulad F, Cheung NV, Bonilla MA, Crouch G, Felleher JF Jr, Steinherz PG, Gerald WL. Desmoplastic small round-cell tumor: Prolonged progression-free survival with aggressive multimodality therapy. J Clin Oncol 1996, 14: 1526–1531.

182 Lae ME, Roche PC, Jin L, Lloyd RV, Nascimento AG. Desmoplastic small round cell tumor: A clinicopathologic, immunohistochemical, and molecular study of 32 tumors. Am J Surg Pathol 2002, 26: 823–835.

183 McCluggage WG. WT-1 immunohistochemical expression in small round blue cell tumours. Histopathology 2008, 52: 631–632.

184 Murphy AJ, Bishop K, Pereira C, Chilton-MacNeill S, Ho M, Zielenska M, Thorner PS. A new molecular variant of desmoplastic small round cell tumor: significance of WT1 immunostaining in this entity. Hum Pathol 2008, 39: 1763–1770.

185 Oshima Y, Kawaguchi S, Nagoya S, Wada T, Kokai Y, Ikeda T, Nogami S, Oya T, Hirayama Y. Abdominal small round cell tumor with osteoid and EWS/FLI1. Hum Pathol 2004, 35: 773–775.

186 Pasquinelli G, Montanaro L, Martinelli GN. Desmoplastic small round-cell tumor: a case report on the large cell variant with immunohistochemical, ultrastructural and molecular genetic analysis. Ultrastruct Pathol 2000, 24: 333–337.

187 Ordi J, de Alava E, Torne A, Mellado B, Pardo-Mindan J, Iglesias X, Cardesa A. Intra-abdominal desmoplastic small round cell tumor with EWS/ERG fusion transcript. Am J Surg Pathol 1998, 22: 1026–1032.

188 Ordóñez NG. Desmoplastic small round cell tumor: I: A histopathologic study of 39 cases with emphasis on unusual histological patterns. Am J Surg Pathol 1998, 22: 1303–1313.

189 Ordóñez NG. Desmoplastic small round cell tumor: II: An ultrastructural and immunohistochemical study with emphasis on new immunohistochemical markers. Am J Surg Pathol 1998, 22: 1314–1327.

190 Ordóñez NG, Sahin AA. CA 125 production in desmoplastic small round cell tumor: Report of a case with elevated serum levels and prominent signet ring morphology. Hum Pathol 1998, 29: 294–299.

191 Ordóñez NG, el-Naggar AK, Ro JY, Silva EG, Mackay B. Intra-abdominal desmoplastic small cell tumor. A light microscopic, immunocytochemical, ultrastructural, and flow cytometric study. Hum Pathol 1993, 24: 850–865.

192 Parkash V, Gerald WL, Parma A, Miettinen M, Rosai J. Desmoplastic small round cell tumor of the pleura. Am J Surg Pathol 1995, 19: 659–665.

193 Perez RP, Zhang PJ. Detection of EWS–WT1 fusion mRNA in ascites of a patient with desmoplastic small round cell tumor by RT-PCR. Hum Pathol 1999, 30: 239–242.

194 Rodriguez E, Sreekantaiah C, Gerald W, Reuter VE, Motzer RJ, Chaganti RS. A recurring translocation, t(11;22)(p13;q11.2), characterizes intra-abdominal desmoplastic small round-cell tumors. Cancer Genet Cytogenet 1993, 69: 17–21.

195 Sandberg AA, Bridge JA. Updates on the cytogenetics and molecular genetics of bone soft tissue tumors. Desmoplastic small round-cell tumors. Cancer Genet Cytogenet 2002, 138: 1–10.

196 Shintaku M, Baba Y, Fujiwara T. Intra-abdominal desmoplastic small cell tumour in a patient with Peutz-Jeghers syndrome. Virchows Arch 1994, 425: 211–215.

197 Tison V, Cerasoli S, Morigi F, Ladanyi M, Gerald WL, Rosai J. Intracranial desmoplastic small cell tumor. Report of a case. Am J Surg Pathol 1996, 20: 112–117.

198 Trupiano JK, Machen SK, Barr FG, Goldblum JR. Cytokeratin-negative desmoplastic small round cell tumor: A report of two cases emphasizing the utility of reverse transcriptase-polymerase chain reaction. Mod Pathol 1999, 12: 849–853.

199 Wang LL, Perlman EJ, Vujanic GM, Zuppan C, Brundler MA, Cheung CR, Calicchio ML, Dubois S, Cendron M, Murata-Collins JL, Wenger GD, Strzelecki D, Barr FG, Collins T, Perez-Atayde AR, Kozakewich H. Desmoplastic small round cell tumor of the kidney in childhood. Am J Surg Pathol 2007, 31: 576–584.

200 Wills EJ. Peritoneal desmoplastic small round cell tumors with divergent differentiation. A review. Ultrastruct Pathol 1993, 17: 295–306.

201 Wolf AN, Ladanyi M, Paull G, Blaugrund JE, Westra WH. The expanding clinical spectrum of desmoplastic small round-cell tumor: a report of two cases with molecular confirmation. Hum Pathol 1999, 30: 430–435.

202 Young RH, Eichhorn JH, Dickersin GR, Scully RE. Ovarian involvement by the intra-abdominal desmoplastic small round cell tumor with divergent differentiation. A report of three cases. Hum Pathol 1992, 23: 454–464.

203 Zhang PJ, Goldblum JR, Pawel BR, Fisher C, Pasha TL, Barr FG. lmmunophenotype of desmoplastic small round cell tumors as detected in cases with EWS-WT1 gene fusion product. Mod Pathol 2003, 16: 229–235.

204 Zhang PJ, Goldblum JR, Pawel BR, Pasha TL, Fisher C, Barr FG. PDGF-A, PDGF-Rbeta, TGFbeta3 and bone morphogenic protein-4 in desmoplastic small round cell tumors with EWS-WT1 gene fusion product and their role in stromal desmoplasia: an immunohistochemical study. Mod Pathol 2005, 18: 382–387.

OTHER PRIMARY TUMORS

205 Attanoos RL, Dallimore NS, Gibbs AR. Primary epithelioid haemangioendothelioma of the peritoneum: an unusual mimic of diffuse malignant mesothelioma. Histopathology 1997, 30: 375–377.

206 Bonetti F, Martignoni G, Manfrin E, Colato C, Gambacorta M, Faleri M, Bacchi C, Sin VC, Wong NL, Coady M, Chan JKC. Abdominopelvic sarcoma of perivascular epithelioid cells. Report of four cases in young women, one with tuberous sclerosis. Mod Pathol 2001, 14: 563–568.

207 Cheuk W, Chan JK, Shek TW, Chang JH, Tsou MH, Yuen NW, Ng WF, Chan AC, Prat J. Inflammatory pseudotumor-like follicular dendritic cell tumor: a distinctive low-grade malignant intra-abdominal neoplasm with consistent Epstein–Barr virus association. Am J Surg Pathol 2001, 25: 721–731.

208 Fisher C, Folpe AL, Hashimoto H, Weiss SW. Intra-abdominal synovial sarcoma: a clinicopathological study. Histopathology 2004, 45: 245–253.

209 Fukunaga M, Naganuma H, Ushigome S, Endo Y, Ishikawa E. Malignant solitary fibrous tumour of the peritoneum. Histopathology 1996, 28: 463–466.

210 Gonzalez-Crussi F, Sotelo-Avila C, de Mello DE. Primary peritoneal, omental, and mesenteric tumors in childhood. Semin Diagn Pathol 1986, 3: 122–137.

211 Goodlad JR, Fletcher CD. Solitary fibrous tumour arising at unusual sites. Analysis of a series. Histopathology 1991, 19: 515–522.

212 Gronchi A, Diment J, Colecchia M, Fiore M, Santinami M. Atypical pleomorphic epithelioid angiomyolipoma localized to the pelvis: a case report and review of the literature. Histopathology 2004, 44: 292–295.

213 Hornick JL, Fletcher CD. Intraabdominal cystic lymphangiomas obscured by marked superimposed reactive changes: clinicopathological analysis of a series. Hum Pathol 2005, 36: 426–432.

214 Kashima T, Matsushita H, Kuroda M, Takeuchi H, Udagawa H, Ishida T, Hara M, Machinami R. Biphasic synovial sarcoma of the peritoneal cavity with t(X:18) demonstrated by reverse transcriptase polymerase chain reaction. Pathol Int 1997, 47: 637–641.

215 Lin BT, Chen YY, Battifora H, Weiss LM. Absence of Kaposi's sarcoma-associated herpesvirus-like DNA sequences in malignant vascular tumors of the serous membranes. Mod Pathol 1996, 9: 1143–1146.

216 Lin BT, Colby T, Gown AM, Hammar SP, Mertens RB, Churg A, Battifora H. Malignant vascular tumors of the serous membranes mimicking mesothelioma: a report of 14 cases. Am J Surg Pathol 1996, 20: 1431–1439.

217 Low SE, Menasce LP, Manson CM. Follicular dendritic cell sarcoma: a rare tumor presenting as an abdominal mass. Int J Surg Pathol 2007, 15: 315–317.

218 McCaughey WTE, Dardick I, Barr JR. Angiosarcoma of serous membranes. Arch Pathol Lab Med 1983, 107: 304–307.

219 Posligua L, Anatelli F, Dehner LP, Pfeifer JD. Primary peritoneal epithelioid hemangioendothelioma. Int J Surg Pathol 2006, 14: 257–267.

220 Salviato T, Altavilla G, Busatto G, Pizzolitto S, Falconieri G. Diffuse intra-abdominal clear cell myomelanocytic tumor: report of an unusual presentation of 'PEComatosis' simulating peritoneal mesothelioma. Ann Diagn Pathol 2006, 10: 352–356.

221 Shek TW, Liu CL, Peh WC, Fan ST, Ng IO. Intra-abdominal follicular dendritic cell tumour: a rare tumour in need of recognition. Histopathology 1998, 33: 465–470.

222 Young RH, Clement PB, McCaughey WT. Solitary fibrous tumors ('fibrous mesotheliomas') of the peritoneum. A report of three cases and a review of the literature. Arch Pathol Lab Med 1990, 114: 493–495.

LESIONS OF THE SECONDARY MÜLLERIAN SYSTEM

223 Bell DA, Scully RE. Benign and borderline serous lesions of the peritoneum in women. Pathol Annu 1989, 24(Pt 2): 1–21.

224 Butnor KJ, Burchette JL, Robboy SJ. Progesterone receptor activity in leiomyomatosis peritonealis disseminata. Int J Gynecol Pathol 1999, 18: 259–264.

225 Buttner A, Bassler R, Theele C. Pregnancy-associated ectopic decidua (deciduosis) of the greater omentum. An analysis of 60 biopsies with cases of fibrosing deciduosis and leiomyomatosis peritonealis disseminata. Pathol Res Pract 1993, 189: 352–359.

226 Chang KL, Crabtree GS, Lim-Tan SK, Kempson RL, Hendrickson MR. Primary extrauterine endometrial stromal neoplasms. A clinicopathologic study of 20 cases and a review of the literature. Int J Gynecol Pathol 1993, 12: 282–296.

227 Clement PB, Young RH, Scully RE. Nontrophoblastic pathology of the female genital tract and peritoneum associated with pregnancy. Semin Diagn Pathol 1989, 6: 372–406.

228 Cokelaere K, Michielsen P, De Vos R, Sciot R. Primary mesenteric malignant mixed mesodermal (mullerian) tumor with neuroendocrine differentiation. Mod Pathol 2001, 14: 515–520.

229 Dalrymple JC, Bannatyne P, Russell P, Solomon HJ, Tattersall MH, Atkinson K, Carter J, Duval P, Elliott P, Friedlander M, et al. Extraovarian peritoneal serous papillary carcinoma. A clinicopathologic study of 31 cases. Cancer 1989, 64: 110–115.

230 Dincer AD, Timmins P, Pietrocola D, Fisher H, Ambros RA. Primary peritoneal mullerian adenosarcoma with sarcomatous overgrowth associated with endometriosis: a case report. Int J Gynecol Pathol 2002, 21: 65–68.

231 Due W, Pickartz H. Immunohistologic detection of estrogen and progesterone receptors in disseminated peritoneal leiomyomatosis. Int J Gynecol Pathol 1989, 8: 46–53.

232 Fox H. Primary neoplasia of the female peritoneum. Histopathology 1993, 23: 103–110.

233 Fromm GL, Gershenson DM, Silva EG. Papillary serous carcinoma of the peritoneum. Obstet Gynecol 1990, 75: 89–95.

234 Garamvoelgyi E, Guillou L, Gebhard S, Salmeron M, Seematter RJ, Hadji MH. Primary malignant mixed Müllerian tumor (metaplastic carcinoma) of the female peritoneum. A clinical, pathologic, and immunohistochemical study of three cases and a review of the literature. Cancer 1994, 74: 854–863.

235 Gu J, Roth LM, Younger C, Michael H, Abdul-Karim FW, Zhang S, Ulbright TM, Eble JN, Cheng L. Molecular evidence for the independent origin of extra-ovarian papillary serous tumors of low malignant potential. J Nat Cancer Inst 2001, 93: 1147–1152.

236 Halperin R, Zehavi S, Hadas E, Habler L, Bukovsky I, Schneider D. Immunohistochemical comparison of primary peritoneal and primary ovarian serous papillary carcinoma. Int J Gynecol Pathol 2001, 20: 341–345.

237 Hutton RL, Dalton SR. Primary peritoneal serous borderline tumors. Arch Pathol Lab Med 2007, 131: 138–144.

238 Lauchlan SC. The secondary müllerian system revisited. Int J Gynecol Pathol 1994, 13: 73–79.

239 Ma KF, Chow LT. Sex cord-like pattern leiomyomatosis peritonealis disseminata. A hitherto undescribed feature. Histopathology 1992, 21: 389–391.

240 Quade BJ, McLachlin CM, Soto-Wright V, Zuckerman J, Mutter GL, Morton CC. Disseminated peritoneal leiomyomatosis. Clonality analysis by X chromosome inactivation and cytogenetics of a clinically benign smooth muscle proliferation. Am J Pathol 1997, 150: 2153–2166.

241 Shen D-H, Khoo US, Xue WC, Ngan HY, Wang JL, Liu VW, Chan YK, Cheung AN. Primary peritoneal malignant mixed mullerian tumors: a clinicopathologic, immunohistochemical, and genetic study. Cancer 2001, 91: 1052–1060.

242 Tauber H-D, Wissner SE, Haskins AL. Leiomyomatosis peritonealis disseminata. An unusual complication of genital leiomyomata. Obstet Gynecol 1965, 25: 561–574.

243 Thor AD, Young RH, Clement PB. Pathology of the fallopian tube, broad ligament, peritoneum, and pelvic soft tissues. Hum Pathol 1991, 22: 856–867.

244 Weir MM, Bell DA, Young RH. Grade 1 peritoneal serous carcinomas: A report of 14 cases and comparison with 7 peritoneal serous psammocarcinomas and 19 peritoneal serous borderline tumors. Am J Surg Pathol 1998, 22: 849–862.

245 Zotalis G, Nayar R, Hicks DG. Leiomyomatosis peritonealis disseminata, endometriosis, and multicystic mesothelioma: an unusual association. Int J Gynecol Pathol 1998, 17: 178–182.

METASTATIC TUMORS

246 Bradley RF, Geisinger KR. Carcinoma by any other name: pseudomyxoma peritonei is not best viewed with an ovarian perspective. Am J Surg Pathol 2006, 30: 1484–1485.

247 Bradley RF, Stewart JH 4th, Russell GB, Levine EA, Geisinger KR. Pseudomyxoma peritonei of appendiceal origin: a clinicopathologic analysis of 101 patients uniformly treated at a single institution, with literature review. Am J Surg Pathol 2006, 30: 551–559.

248 Cariker M, Dockerty M. Mucinous cystadenomas and mucinous cystadenocarcinomas of the ovary. A clinical and pathological study of 355 cases. Cancer 1954, 7: 302–310.

249 Chu DZ, Lang NP, Thompson C, Osteen PK, Westbrook KC. Peritoneal carcinomatosis in nongynecologic malignancy. A prospective study of prognostic factors. Cancer 1989, 63: 364–367.

250 Dadmanesh F, Miller DM, Swenerton KD, Clement PB. Gliomatosis peritonei with malignant transformation. Mod Pathol 1997, 10: 597–601.

251 Du Plessis DG, Louw JA, Wranz PA. Mucinous epithelial cysts of the spleen associated with pseudomyxoma peritonei. Histopathology 1999, 35: 551–557.

252 Geisinger KR, Levine EA, Shen P, Bradley RF. Pleuropulmonary involvement in pseudomyxoma peritonei: morphologic assessment and literature review. Am J Clin Pathol 2007, 127: 135–143.

253 Harms D, Janig U, Gobel U. Gliomatosis peritonei in childhood and adolescence. Pathol Res Pract 1989, 184: 422–430.

254 Higa E, Rosai J, Pizzimbono CA, Wise L. Mucosal hyperplasia, mucinous cystadenoma and mucinous cystadenocarcinoma of appendix. A re-evaluation of appendiceal 'mucocele'. Cancer 1973, 32: 1325–1341.

255 Jackson SL, Fleming RA, Loggie BW, Geisinger KR. Gelatinous ascites: A cytohistologic study

of pseudomyxoma peritonei in 67 patients. Mod Pathol 2001, **14**: 664–671.

256 Kahn MA, Demopoulos RI. Mucinous ovarian tumors with pseudomyxoma peritonei. A clinicopathological study. Int J Gynecol Pathol 1992, **11**: 15–23.

257 Kwan MY, Kalle W, Lau GT, Chan JK. Is gliomatosis peritonei derived from the associated ovarian teratoma? Hum Pathol 2004, **35**: 685–688.

258 Lee KR, Scully RE. Mucinous tumors of the ovary: a clinicopathologic study of 196 borderline tumors (of intestinal type) and carcinomas, including an evaluation of 11 cases with 'pseudomyxoma peritonei'. Am J Surg Pathol 2000, **24**: 1447–1464.

259 Nonaka D, Kusamura S, Baratti D, Casali P, Younan R, Deraco M. CDX-2 expression in pseudomyxoma peritonei: a clinicopathological study of 42 cases. Histopathology 2006, **49**: 381–387.

260 O'Connell JT, Hacker CM, Barsky SH. MUC2 is a molecular marker for pseudomyxoma peritonei. Mod Pathol 2002, **15**: 958–972.

261 Prayson RA, Hart WR, Petras RE. Pseudomyxoma peritonei. A clinicopathologic study of 19 cases with emphasis on site of origin and nature of associated ovarian tumors. Am J Surg Pathol 1994, **18**: 591–603.

262 Ronnett BM, Kurman RJ, Zahn CM, Schmookler BM, Jablonski KA, Kass ME, Sugarbaker PH. Pseudomyxoma peritoneum in women. A clinicopathologic analysis of 30 cases with emphasis on site of origin, prognosis, and relationship to ovarian mucinous tumors of low malignant potential. Hum Pathol 1995, **26**: 509–524.

263 Ronnett BM, Yan H, Kurman RJ, Shmookler BM, Wu L, Sugarbaker PH. Patients with pseudomyxoma peritonei associated with disseminated peritoneal adenomucinosis have a significantly more favorable prognosis than patients with peritoneal mucinous carcinomatosis. Cancer 2001, **92**: 85–91.

264 Ronnett BM. Pseudomyxoma peritonei: a rose by any other name. Am J Surg Pathol 2006, **30**: 1483–1484.

265 Sadeghi B, Arvieux C, Glehen O, Beaujard AC, Rivoire M, Baulieux J, Fontaumard E, Brachet A, Caillot JL, Faure JL, Porcheron J, Peix JL, Francois Y, Vignal J, Gilly FN. Peritoneal carcinomatosis from non-gynecologic malignancies: Results of the EVOCAPE 1 multicentric prospective study. Cancer 2000, **88**: 358–363.

266 Shah IA, Salvatore JR, Kummet T, Gani OS, Wheeler LA. Pseudomesotheliomatous carcinoma involving pleura and peritoneum: a clinicopathologic and immunohistochemical study of three cases. Ann Diagn Pathol 1999, **3**: 148–159.

267 Shin HJ, Sneige N. Epithelial cells and other cytologic features of pseudomyxoma peritonei in patients with ovarian and/or appendiceal mucinous neoplasms. A study of 12 patients including 5 men. Cancer 2000, **90**: 17–23.

268 Smith JW, Kemeny N, Caldwell C, Banner P, Sigurdson E, Huvos A. Pseudomyxoma peritonei of appendiceal origin. The Memorial Sloan-Kettering Cancer Center experience. Cancer 1992, **70**: 396–401.

269 Soslow RA, Pirog E, Isacson C. Endometrial intraepithelial carcinoma with associated peritoneal carcinomatosis. Am J Surg Pathol 2000, **24**: 726–732.

270 Sugarbaker PH. Cytoreduction including total gastrectomy for pseudomyxoma peritonei. Br J Surg 2002, **89**: 208–212.

271 Sugarbaker PH, Chang D. Results of treatment of 385 patients with peritoneal surface spread of appendiceal malignancy. Ann Surg Oncol 1999, **6**: 727–731.

272 Sugarbaker PH, Yan H, Shmookler B. Pedunculated peritoneal surface polyps in pseudomyxoma peritonei syndrome. Histopathology 2001, **39**: 525–528.

273 Tarin D, Price JE, Kettlewell MGW, Souter RG, Vass ACR, Crossley B. Mechanisms of human tumor metastasis studied in patients with peritoneovenous shunts. Cancer Res 1984, **44**: 3584–3592.

274 Tran TA, Jennings TA, Ross JS, Nazeer T. Pseudomyxoma ovariilike posttherapeutic alteration in prostatic adenocarcinoma: a distinctive pattern in patients receiving neoadjuvant androgen ablation therapy. Am J Surg Pathol 1998, **22**: 347–354.

275 Yan H, Pestieau SR, Shmookler BM, Sugarbaker PH. Histopathologic analysis in 46 patients with pseudomyxoma peritonei syndrome: failure versus success with a second-look operation. Mod Pathol 2001, **14**: 164–171.

276 Young RH, Gilks CB, Scully RE. Mucinous tumors of the appendix associated with mucinous tumors of the ovary and pseudomyxoma peritonei. A clinicopathological analysis of 22 cases supporting an origin in the appendix. Am J Surg Pathol 1991, **15**: 415–429.

277 Young RH. Pseudomyxoma peritonei and selected other aspects of the spread of appendiceal neoplasms. Semin Diagn Pathol 2004, **21**: 134–150.

CYTOLOGY

278 Cardozo PL. A critical evaluation of 3,000 cytologic analyses of pleural fluid, ascitic fluid and pericardial fluid. Acta Cytol (Baltimore) 1966, **10**: 455–460.

279 Benevolo M, Mariani L, Vocaturo G, Vasselli S, Natali PG, Mottolese M. Independent prognostic value of peritoneal immunocytodiagnosis in endometrial carcinoma. Am J Surg Pathol 2000, **24**: 241–247.

280 Chen LM, Lazcano O, Katzmann JA, Kimlinger TK, Li C-Y. The role of conventional cytology, immunocytochemistry, and flow cytometric DNA ploidy in the evaluation of body cavity fluids. A prospective study of 52 patients. Am J Clin Pathol 1998, **109**: 712–721.

281 Esteban JM, Yokota S, Husain S, Battifora H. Immunocytochemical profile of benign and carcinomatous effusions. A practical approach to difficult diagnosis. Am J Clin Pathol 1990, **94**: 698–705.

282 Hecht JL, Lee BH, Pinkus JL, Pinkus GS. The value of Wilms tumor susceptibility gene 1 in cytological preparations as a marker for malignant mesothelioma. Cancer Cytopathol 2002, **96**: 105–109.

283 Jackson SL, Fleming RA, Loggie BW, Geisinger KR. Gelatinous ascites: a cytohistologic study of pseudomyxoma peritonei in 67 patients. Mod Pathol 2001, **14**: 664–671.

284 Melamed MR. The cytological presentation of malignant lymphomas and related diseases in effusions. Cancer 1963, **16**: 413–431.

285 Nance KV, Silverman JF. Immunocytochemical panel for the identification of malignant cells in serous effusions. Am J Clin Pathol 1991, **95**: 867–874.

286 Roberts HG, Campbell GM. Exfoliative cytology of diffuse mesothelioma. J Clin Pathol 1972, **23**: 577–582.

287 Ruitenbeek T, Gouw AS, Poppema S. Immunocytology of body cavity fluids. MOC-31, a monoclonal antibody discriminating between mesothelial and epithelial cells. Arch Pathol Lab Med 1994, **118**: 265–269.

OMENTUM

288 Alaggio R, Leszl A, d'Amore ESG, Chou PM. Omental fibromyxoid tumor (OFT): a distinctive variant of inflammatory myofibroblastic tumor? A clinicopathologic and immunophenotypic variant. Lab Invest 2009, **89**(Suppl 1): 345A.

289 Chong PY, Panabokke RG, Chew KH. Omental cryptococcoma. An unusual presentation of cryptococcosis. Arch Pathol Lab Med 1986, **110**: 239–241.

290 Dixon AY, Reed JS, Dow N, Lee SH. Primary omental leiomyosarcoma masquerading as hemorrhagic ascites. Hum Pathol 1984, **15**: 233–237.

291 Epstein LI, Lempke RE. Primary idiopathic segmental infarction of the greater omentum. Case report and collective review of the literature. Ann Surg 1968, **167**: 437–443.

292 Galifer RB, Pous JG, Juskiewenski S, Pasquie M, Gaubert J. Intra-abdominal cystic lymphangiomas in childhood. Prog Pediatr Surg 1978, **11**: 173–239.

293 Gonzalez-Crussi F, de Mello DE, Sotelo-Avila C. Omental-mesenteric myxoid hamartomas. Infantile lesions simulating malignant tumors. Am J Surg Pathol 1983, **7**: 567–578.

294 Gonzalez-Crussi F, Sotelo-Avila C, de Mello DE. Primary peritoneal, omental, and mesenteric tumors in childhood. Semin Diagn Pathol 1986, **3**: 122–137.

295 Miettinen M, Sobin LH, Lasota J. Gastrointestinal stromal tumors presenting as omental masses – a clinicopathologic analysis of 95 cases. Am J Surg Pathol 2009, **33**: 1267–1275.

296 Ordóñez NG, Manning JT Jr, Ayala AG. Teratoma of the omentum. Cancer 1983, **51**: 955–958.

297 Quddus MR, Sung CJ, Lauchlan SC. Benign and malignant serous and endometrioid epithelium in the omentum. Gynecol Oncol 2000, **75**: 227–232.

298 Stout AP, Hendry J, Purdie FJ. Primary solid tumors of the great omentum. Cancer 1963, **16**: 231–243.

299 Tsutsumi A, Kawabata K, Taguchi K, Doi K. Elastofibroma of the greater omentum. Acta Pathol Jpn 1985, **35**: 233–241.

300 Yamakawa M, Andoh A, Masuda A, Miyauchi S, Kasajima T, Ohmori A, Oguma T, T'akasaki K. Follicular dendritic cell sarcoma of the omentum. Virchows Arch 2002, **440**: 660–663.

MESENTERY

301 Al-Nafussi A, Wong NACS. Intra-abdominal spindle cell lesions: a review and practical aids to diagnosis. Histopathology 2001, **38**: 387–402.

302 Bak M. Nodular intra-abdominal panniculitis: an accompaniment of colorectal carcinoma and diverticular disease. Histopathology 1996, **29**: 21–27.

303 Banerjee R, Gough J. Cystic mucinous tumours of the mesentery and retroperitoneum. Report of three cases. Histopathology 1988, **12**: 527–532.

304 Barnardo DE, Stavrou M, Bourne R, Bogomoletz W. Primary carcinoid tumor of the mesentery. Hum Pathol 1984, **15**: 796–798.

305 Buonanno G, Gonella F, Pettinato G, Castaldo C. Autoimmune hemolytic anemia and dermoid cyst of the mesentery. A case report. Cancer 1984, **54**: 2533–2536.

306 Burke AP, Sobin LH, Shekitka KM. Mesenteric fibromatosis. A follow-up study. Arch Pathol Lab Med 1990, **114**: 832–835.

307 Burke AP, Sobin LH, Shekitka KM, Federspiel BH, Helwig EB. Intra-abdominal fibromatosis. A pathologic analysis of 130 tumors with comparison of clinical subgroups. Am J Surg Pathol 1990, **14**: 335–341.

308 Carpenter HA, Lancaster JR, Lee RA. Multilocular cysts of the peritoneum. Mayo Clin Proc 1982, **57**: 634–638.

309 Castellvi J, Lloreta J, Huguet P, Plaza JA, Ramon y Cajal S. A meningiomatous perineurial tumour located in the mesentery. An ultrastructural and immunohistochemical study. Histopathology 2006, **48**: 311–312.

310 Chen TS, Montgomery EA. Are tumefactive lesions classified as sclerosing mesenteritis a subset of IgG4-related sclerosing disorders? J Clin Pathol 2008, **61**: 1093–1097.

311 Chen KTK. Intraabdominal calcifying fibrous pseudotumor. Int J Surg Pathol 1996, **4**: 9–12.

312 Coffin CM, Watterson J, Priest JR, Dehner LP. Extrapulmonary inflammatory myofibroblastic tumor (inflammatory pseudotumor). A clinicopathologic and immunohistochemical study of 84 cases. Am J Surg Pathol 1995, **19**: 859–872.

313 Emory TS, Mohihan JM, Carr NJ, Sobin LH. Sclerosing mesenteritis, mesenteric panniculitis and mesenteric lipodystrophy: a single entity? Am J Surg Pathol 1997, **21**: 392–398.

314 Gorlin RJ, Sedano HO. The multiple nevoid basal cell carcinoma syndrome revisited. Birth Defects 1971, **7**: 140–148.

315 Hansen RC, Castelino RA, Lazerson J, Probert J. Mesenteric hemangioendothelioma with thrombocytopenia. Cancer 1973, **32**: 136–141.

316 Harpaz N, Gellman E. Urogenital mesenteric cyst with fallopian tubal features. Arch Pathol Lab Med 1987, **111**: 78–80.

317 Hashimoto H, Tsuneyoshi M, Enjoji M. Malignant smooth muscle tumors of the retroperitoneum and mesentery. A clinicopathologic analysis of 44 cases. J Surg Oncol 1985, **28**: 177–186.

318 Hill KA, Gonzalez-Crussi F, Chou PM. Calcifying fibrous pseudotumor versus inflammatory myofibroblastic tumor: a histological and immunohistochemical comparison. Mod Pathol 2001, **14**: 784–790.

319 Horie Y, Kato M. Uterus-like mass of the small bowel mesentery. Pathol Int 2000, **50**: 76–80.

320 Jones MA, Clement PB, Young RH. Primary yolk sac tumors of the mesentery. A report of two cases. Am J Clin Pathol 1994, **101**: 42–47.

321 Kelly JK, Hwang WS. Idiopathic retractile (sclerosing) mesenteritis and its differential diagnosis. Am J Surg Pathol 1989, **13**: 513–521.

322 Kipfer RE, Moertel CG, Dahlin DC. Mesenteric lipodystrophy. Ann Intern Med 1974, **80**: 582–588.

323 Klaus A, Margreiter R, Pernthaler H, Klima G, Offner FA. Diffuse mesenterial sclerosis: a characteristic feature of chronic small-bowel allograft rejection. Virchows Arch 2003, **442**: 48–55.

324 Kocova L, Michal M, Sulc M, Zamecnik M. Calcifying fibrous pseudotumor of visceral peritoneum. Histopathology 1997, **31**: 182–184.

325 Kurtz RJ, Heimann TM, Holt J, Beck AR. Mesenteric and retroperitoneal cysts. Ann Surg 1986, **203**: 109–112.

326 Lamovec J, Bracko M. Infiltrating cavernous lymphangiomyoma of the mesentery: a case report. Int J Surg Pathol 1996, **3**: 275–282.

327 Lee J, Song SY, Park CS, Kim B. Mullerian cysts of the mesentery and retroperitoneum: a case report and literature review. Pathol Int 1998, **48**: 902–906.

328 Magid D, Fishman EK, Jones B, Hoover HC, Feinstein R, Siegelman SS. Desmoid tumors in Gardner syndrome. Use of computed tomography. AJR 1984, **142**: 1141–1145.

329 Mahle C, Schwartz M, Popek E, Bocklage T. Intra-abdominal lymphangiomas in children and adults: assessment of proliferative activity. Arch Pathol Lab Med 1997, **121**: 1055–1062.

330 Meis JM, Enzinger FM. Inflammatory fibrosarcoma of the mesentery and retroperitoneum. A tumor closely simulating inflammatory pseudotumor. Am J Surg Pathol 1991, **15**: 1146–1156.

331 Monihan JM, Carr NJ, Sobin LH. CD34 immunoexpression in stromal tumours of the gastrointestinal tract and in mesenteric fibromatoses. Histopathology 1994, **25**: 469–474.

332 Montgomery E, Torbenson MS, Kaushal M, Fisher C, Ahraham SC. β-Catenin immunohistochemistry separates mesenteric fibromatosis from gastrointestinal stromal tumor and sclerosing mesenteritis. Am J Surg Pathol 2002, **26**: 1296–1301.

333 Moriki T, Takahashi T, Wada M, Ueda S, Ichien M, Yamane T, Hara H. Follicular dendritic cell tumor of the mesentery. Pathol Res Pract 1997, **193**: 629–639.

334 Nascimento AF, Ruiz R, Hornick JL, Fletcher CDM. Calcifying fibrous 'pseudotumor': clinicopathologic study of 15 cases and analysis of its relationship to inflammatory myofibroblastic tumor. Int J Surg Pathol 2002, **10**: 189–196.

335 Neerhout RC, Larson W, Mansur P. Mesenteric lymphoid hamartoma associated with chronic hypoferremia, anemia, growth failure and hypoglobulinemia. N Engl J Med 1969, **280**: 922–925.

336 Nonaka D, Birbe R, Rosai J. So-called inflammatory myofibroblastic tumour: a proliferative lesion of fibroblastic reticulum cells? Histopathology 2005, **46**: 604–613.

337 Ogden WM, Bradburn DM, Rives JD. Mesenteric panniculitis. Review of 27 cases. Ann Surg 1965, **161**: 864–875.

338 Patel RM, Weiss SW, Folpe AL. Heterotopic mesenteric ossification: a distinctive pseudosarcoma commonly associated with intestinal obstruction. Am J Surg Pathol 2006, **30**: 119–122.

339 Payan HM, Gilbert EF. Mesenteric cyst–ovarian implant syndrome. Arch Pathol Lab Med 1987, **111**: 282–284.

340 Pettinato G, Manivel JC, De Rosa N, Dehner LP. Inflammatory myofibroblastic tumor (plasma cell granuloma). Am J Clin Pathol 1990, **94**: 538–546.

341 Remmele W, Muller-Lobeck H, Paulus W. Primary mesenteritis, mesenteric fibrosis and mesenteric fibromatosis. Pathol Res Pract 1988, **184**: 77–85.

342 Rodriguez JA, Guarda LA, Rosai J. Mesenteric fibromatosis with involvement of the gastrointestinal tract. A GIST simulator: a study of 25 cases. Am J Clin Pathol 2004, **121**: 93–98.

343 Ros PR, Olmstead WW, Moser RP Jr, Dachman AH, Hjermstad BH, Sobin LH. Mesenteric and omental cysts. Histologic classification with imaging correlation. Radiology 1987, **164**: 327–332.

344 Scudiere JR, Shi C, Hruban RH, Herman JM, Fishman EK, Schulick RD, Wolfgang CL, Makary MA, Thornton K, Montgomery E, Horton KM. Sclerosing mesenteritis involving the pancreas: a mimicker of pancreatic cancer. Am J Surg Pathol 2010, **34**: 447–453.

345 Shemwell RE, Weed JC. Ovarian remnant syndrome. Obstet Gynecol 1970, **36**: 299–303.

346 Treissman SP, Gillis DA, Lee CL, Giacomantonio M, Resch L. Omental-mesenteric inflammatory pseudotumor. Cytogenetic demonstration of genetic changes and monoclonality in one tumor. Cancer 1994, **73**: 1433–1437.

347 Vanek VW, Phillips AK. Retroperitoneal, mesenteric, and omental cysts. Arch Surg 1984, **119**: 838–842.

348 Wilson JD, Montague CJ, Salcuni P, Bordi C, Rosai J. Heterotopic mesenteric ossification ('intraabdominal myositis ossificans'): report of five cases. Am J Surg Pathol 1999, **23**: 1464–1470.

349 Yannopoulos K, Stout AP. Primary solid tumors of the mesentery. Cancer 1963, **16**: 914–927.

350 Yantiss RK, Nielsen GP, Lauwers GY, Rosenberg AE. Reactive nodular fibrous pseudotumor of the gastrointestinal tract and mesentery: a clinicopathologic study of five cases. Am J Surg Pathol 2003, **27**: 532–540.

351 Yantiss RK, Spiro IJ, Compton CC, Rosenberg AE. Gastrointestinal stromal tumor versus intra-abdominal fibromatosis of the bowel wall: a clinically important differential diagnosis. Am J Surg Pathol 2000, **24**: 947–957.

352 Zamolyi RQ, Souza P, Nascimento AG, Unni KK. Intraabdominal myositis ossificans: a report of 9 new cases. Int J Surg Pathol 2006, **14**: 37–41.

HERNIA SACS

353 Baron BW, Schraut WH, Azizi F, Talerman A. Extragonadal sex cord tumor with annular tubules in an umbilical hernia sac. A unique presentation with implications for histogenesis. Gynecol Oncol 1988, **30**: 71–75.

354 Bostwick D, Eble J. Prostatic adenocarcinoma metastatic to inguinal hernia sac. J Urol Pathol 1993, **1**: 193–200.

355 Cerilli LA, Sotelo-Avila C, Mills SE. Glandular inclusions in inguinal hernia sacs: morphologic and immunohistochemical distinction from epididymis and vas deferens. Am J Surg Pathol 2003, **27**: 469–476.

356 Dehner LP. Inguinal hernia in the male child: where the latest skirmish line has formed. Am J Surg Pathol 1999, **23**: 869–871.

357 Esquivel J, Sugarbaker PH. Pseudomyxoma peritonei in a hernia sac: analysis of 20 patients in whom mucoid fluid was found during a hernia repair. Eur J Surg Oncol 2001, **27**: 54–58.

358 Griffith LM, Carcangiu ML. Sex cord tumor with annular tubules associated with endometriosis of the fallopian tube. Am J Clin Pathol 1991, **96**: 259–262.

359 Nicholson CP, Donohue JH, Thompson GB, Lewis JE. A study of metastatic cancer found during inguinal hernia repair. Cancer 1992, **69**: 3008–3011.

360 Popek EJ. Embryonal remnants in inguinal hernia sacs. Hum Pathol 1990, **21**: 339–349.

361 Pratt PC, George MH, Mastin JP, Roggli VL. Crystalline foreign particulate material in hernia sacs. Hum Pathol 1985, **16**: 1141–1146.

362 Steigman CK, Sotelo-Avila C, Weber TR. The incidence of spermatic cord structures in

inguinal hernia sacs from male children. Am J Surg Pathol 1999, **23**: 880–885.

363 Walker AN, Mills SE. Glandular inclusions in inguinal hernial sacs and spermatic cords. Müllerian-like remnants confused with functional reproductive structures. Am J Clin Pathol 1984, **82**: 85–89.

364 Young RH, Rosenberg AE, Clement PB. Mucin deposits within inguinal hernia sacs: a presenting finding of low-grade mucinous cystic tumors of the appendix. A report of two cases and a review of the literature. Mod Pathol 1997, **10**: 1228–1232.

UMBILICUS

365 Brustman L, Seltzer V. Sister Joseph's nodule. Seven cases of umbilical metastases from gynecologic malignancies. Gynecol Oncol 1984, **19**: 155–162.

366 Clair DG, Lautz DB, Brooks DC. Rapid development of umbilical metastases after laparoscopic cholecystectomy for unsuspected galbladder carcinoma. Surgery 1993, **113**: 355–358.

367 Foraker AG. Job Plodd, Pathologist: his trials and tribulations. Oradell, NJ, 1975, Medical Economics Co.

368 Papalas JA, Madden JF, Selim MA. Malignant neoplasms affecting the umbilicus: clinicopathologic features of 77 tumors. Lab Invest 2009, **89**(Suppl 1): 108A.

369 Ross JE, Hill RB Jr. Primary umbilical adenocarcinoma. A case report and review of literature. Arch Pathol 1975, **99**: 327–329.

370 Steck WD, Helwig EB. Cutaneous remnants of the omphalomesenteric duct. Arch Dermatol 1964, **90**: 463–470.

371 Steck WD, Helwig EB. Cutaneous endometriosis. JAMA 1965, **191**: 101–104.

372 Steck WD, Helwig EB. Tumors of the umbilicus. Cancer 1965, **18**: 907–915.

373 Steck WD, Helwig EB. Umbilical granulomas, pilonidal disease, and the urachus. Surg Gynecol Obstet 1965, **120**: 1043–1057.

374 Vargas SO. Fibrous umbilical polyp: a distinct fasciitis-like proliferation of early childhood with a marked male predominance. Am J Surg Pathol 2001, **25**: 1438–1442.

375 Vicente J, Vazquez-Doval J, Quintanilla E. Fibroepithelial papilloma of the umbilicus. Int J Dermatol 1994, **33**: 791–792.

RETROPERITONEUM

NON-NEOPLASTIC CONDITIONS

376 Carr RA, Newman J, Antonakopulos GN, Parkinson MC. Lesions produced by the extravasation of urine from the upper urinary tract. Histopathology 1997, **30**: 335–340.

377 Catino D, Torack RM, Hagstrom JWC. Idiopathic retroperitoneal fibrosis. Histochemical evidence for lateral spread of the process from the midline. J Urol 1967, **98**: 191–194.

378 Comings DE, Skubi KB, van Eyes J, Motulsky AG. Familial multifocal fibrosclerosis. Findings suggesting that retroperitoneal fibrosis, mediastinal fibrosis, sclerosing cholangitis, Riedel's thyroiditis, and pseudo-tumor of the orbit may be different manifestations of a single disease. Ann Intern Med 1967, **66**: 884–892.

379 Cooksey G, Powell PH, Singh M, Yeates WK. Idiopathic retroperitoneal fibrosis. A long-term review after surgical treatment. Br J Urol 1982, **54**: 628–631.

380 Corradi D, Maestri R, Palmisano A, Bosio S, Greco P, Manenti L, Ferretti S, Cobelli R, Moroni G, Dei Tos AP, Buzio C, Vaglio A. Idiopathic retroperitoneal fibrosis: clinicopathologic features and differential diagnosis. Kidney Int 2007, **72**: 742–753.

381 Dehner LP, Coffin CM. Idiopathic fibrosclerotic disorders and other inflammatory pseudotumors. Semin Diagn Pathol 1998, **15**: 161–173.

382 de Peralta MN, Delahoussaye PM, Tornos CS, Silva EG. Benign retroperitoneal cysts of mullerian type. A clinicopathologic study of three cases and review of the literature. Int J Gynecol Pathol 1994, **13**: 273–278.

383 Doggett RS, Carty SE, Clarke MR. Retroperitoneal bronchogenic cyst masquerading clinically and radiologically as a phaeochromocytoma. Virchows Arch 1997, **431**: 73–76.

384 Graham JR, Suby HI, LeCompte PR, Sadowsky NL. Fibrotic disorders associated with methysergide therapy for headache. N Engl J Med 1966, **274**: 359–368.

385 Harbrecht PJ. Variants of retroperitoneal fibrosis. Ann Surg 1967, **165**: 388–401.

386 Hughes D, Buckley PJ. Idiopathic retroperitoneal fibrosis is a macrophage-rich process. Implications for its pathogenesis and treatment. Am J Surg Pathol 1993, **17**: 482–490.

387 Jones JH, Ross EJ, Matz LR, Edwards D, Davies DR. Retroperitoneal fibrosis. Am J Med 1970, **48**: 203–208.

388 Jonsson G, Lindstedt E, Rubin S-O. Two cases of metastasizing scirrhous gastric carcinoma simulating idiopathic retroperitoneal fibrosis. Scand J Urol Nephrol 1967, **1**: 299–302.

389 Kendall AR, Lakey WH. Sclerosing Hodgkin's disease vs. idiopathic retroperitoneal fibrosis. J Urol 1961, **35**: 284–291.

390 Konishi E, Nakashima Y, Iwasaki T. Immunohistochemical analysis of retroperitoneal Müllerian cyst. Hum Pathol 2003, **2**: 194–198.

391 Kurtz RJ, Heiman TM, Holt J, Beck AR. Mesenteric and retroperitoneal cysts. Arch Surg 1986, **203**: 109–112.

392 Lawson DW, Corry RJ, Patton AS, Austen WG. Massive retroperitoneal adrenal hemorrhage. Surg Gynecol Obstet 1969, **129**: 989–994.

393 Le Gall F, Huerre M, Cipolla B, Shalev M, Ramee MP. A case of myospherulosis occurring in the peritoneal adipose tissue. Pathol Res Pract 1996, **192**: 172–178.

394 Lepor H, Walsh PC. Idiopathic retroperitoneal fibrosis. J Urol 1979, **122**: 1–6.

395 Meehan SM, Scully RE. Para-adrenal bronchogenic cyst: clinical dilemma, pathologic curiosity. J Urol Pathol 1996, **4**: 51–56.

396 Meyer S, Hausman R. Occlusive phlebitis in multifocal fibrosclerosis. Am J Clin Pathol 1976, **65**: 274–283.

397 Mitchinson MJ. The pathology of idiopathic retroperitoneal fibrosis. J Clin Pathol 1970, **23**: 681–689.

398 Mitchinson MJ. Retroperitoneal fibrosis revisited. Arch Pathol Lab Med 1986, **110**: 784–786.

399 Osborn DE, Rao PN, Barnard RJ, Ackrill P, Ralston AJ, Best JJK. Surgical management of idiopathic retroperitoneal fibrosis. Br J Urol 1981, **53**: 292–296.

400 Osborne BM, Butler JJ, Bloustein P, Sumner G. Idiopathic retroperitoneal fibrosis (sclerosing retroperitonitis). Hum Pathol 1987, **18**: 735–739.

401 Sneige N, Dekmezian RH, Silva EG, Cartwright J Jr, Ayala AG. Pseudoparasitic Liesegang structures in perirenal hemorrhagic cysts. Am J Clin Pathol 1988, **89**: 148–153.

402 Terner JY, Lattes R. Malakoplakia of colon and retroperitoneum. Report of a case with a histochemical study of the Michaelis–Gutmann inclusion bodies. Am J Clin Pathol 1965, **44**: 20–31.

403 Thomas MH, Chisholm GD. Retroperitoneal fibrosis associated with malignant disease. Br J Cancer 1973, **28**: 453–458.

404 Weaver J, Goldblum JR, Turner S, Tubbs RR, Wang WL, Lazar AJ, Rubin BP. Detection of MDM2 gene amplification or protein expression distinguishes sclerosing mesenteritis and retroperitoneal fibrosis from inflammatory well-differentiated liposarcoma. Mod Pathol 2009, **22**: 66–70.

405 Zen Y, Onodera M, Inoue D, Kitao A, Matsui O, Nohara T, Namiki M, Kasashima S, Kawashima A, Matsumoto Y, Katayanagi K, Murata T, Ishizawa S, Hosaka N, Kuriki K, Nakanuma Y. Retroperitoneal fibrosis: a clinicopathologic study with respect to immunoglobulin G4. Am J Surg Pathol. 2009, **33**: 1833–1839.

TUMORS

406 Gill W, Carter DC, Durie B. Retroperitoneal tumors. A review of 134 cases. J R Coll Surg Edin 1970, **15**: 213–221.

407 Goldberg BB (ed.). Abdominal gray scale ultrasonography. New York, 1977, John Wiley & Sons.

408 Lofgren L. Primary retroperitoneal tumors. A histopathological, clinical and follow-up study supplemented by follow-up study of a series from the Finnish Cancer Register. Ann Acad Sci Fenn (Med) 1967, **129**: 5–86.

409 Parkinson MC, Chabrel CM. Clinicopathological features of retroperitoneal tumours. Br J Urol 1984, **56**: 17–23.

410 Stanley P. Computed tomographic evaluation of the retroperitoneum in infants and children. J Comput Tomogr 1983, **7**: 63–75.

SOFT TISSUE TUMORS

411 Antonescu CR, Elahi A, Humphrey M, Lui MY, Healey JH, Brennan MF, Woodruff JM, Jhanwar SC, Ladanyi M. Specificity of TLS-CHOP rearrangement for classic myxoid/round cell liposarcoma: absence in predominantly myxoid well-differentiated liposarcomas. J Mol Diagn 2000, **2**: 132–138.

412 Azumi N, Curtis J, Kempson RL, Hendrickson MR. Atypical and malignant neoplasms showing lipomatous differentiation. A study of 111 cases. Am J Surg Pathol 1987, **11**: 161–183.

413 Balzer B, Gupta R, Lazar AJ, Rao P, Amin MB. Pseudoliposarcomatous changes in the perinephric adipose tissue of nephrectomy specimens mimicking well differentiated retroperitoneal liposarcoma: evaluation in 200 nephrectomies. Lab Invest 2009, **89**(Suppl 1): 158A.

414 Bhattacharyya AK, Balogh K. Retroperitoneal lymphangioleiomyomatosis. A 36-year benign course in a postmenopausal woman. Cancer 1985, **56**: 1144–1146.

415 Billings SD, Folpe AL, Weiss SW. Do leiomyomas of deep soft tissue exist? An analysis of highly differentiated smooth muscle tumors of deep soft tissue supporting two distinct subtypes. Am J Surg Pathol 2001, **25**: 1134–1142.

416 Binh MB, Guillou L, Hostein I, Château MC, Collin F, Aurias A, Binh BN, Stoeckle E, Coindre JM. Dedifferentiated liposarcomas with divergent myosarcomatous differentiation developed in the internal trunk: a study of 27 cases and comparison to conventional dedifferentiated liposarcomas and leiomyosarcomas. Am J Surg Pathol 2007, 31: 1557–1566.

417 Chung EB, Enzinger FM. Extraskeletal osteosarcoma. Cancer 1987, 60: 1132–1142.

418 Cody HS III, Turnbull AD, Fortner JG, Hajdu SI. The continuing challenge of retroperitoneal sarcomas. Cancer 1981, 47: 2147–2152.

419 Coindre J-M, Mariani O, Chibon F, Mairal A, de Saint Aubain Somerhausen N, Favre-Guillevin E, Bui NB, Stoeckle E, Hostein I, Aurias A. Most malignant fibrous histiocytomas developed in the retroperitoneum are dedifferentiated liposarcomas: a review of 25 cases initially diagnosed as malignant fibrous histiocytoma. Mod Pathol 2003, 16: 256–262.

420 Crist WM, Raney RB, Tefft M, Heyn R, Hays DM, Newton W, Beltangady M, Maurer HM. Soft tissue sarcomas arising in the retroperitoneal space in children. A report from the Intergroup Rhabdomyosarcoma Study (IRS) Committee. Cancer 1985, 56: 2125–2132.

421 Dickman PS, Triche TJ. Extraosseous Ewing's sarcoma versus primitive rhabdomyosarcoma. Diagnostic criteria and clinical correlation. Hum Pathol 1986, 17: 881–893.

422 Eble JN, Rosenberg AE, Young RH. Retroperitoneal xanthogranuloma in a patient with Erdheim–Chester disease. Am J Surg Pathol 1994, 18: 843–848.

423 Elgar F, Goldblum JR. Well-differentiated liposarcoma of the retroperitoneum: a clinicopathologic analysis of 20 cases, with particular attention to the extent of low-grade dedifferentiation. Mod Pathol 1997, 10: 113–120.

424 Enzinger FM, Winslow DJ. Liposarcoma. A study of 103 cases. Virchows Arch Pathol Anat 1962, 335: 367–388.

425 Erlandson RA. The ultrastructural distinction between rhabdomyosarcoma and other undifferentiated 'sarcomas'. Ultrastruct Pathol 1987, 11: 83–101.

426 Fabre-Guillevin E, Coindre JM, Somerhausen Nde S, Bonichon F, Stoeckle E, Bui NB. Retroperitoneal liposarcomas: follow-up analysis of dedifferentiation after clinicopathologic reexamination of 86 liposarcomas and malignant fibrous histiocytomas. Cancer 2006, 106: 2725–2733.

427 Fukunaga M, Ushigome S, Ishikawa E. Kaposiform haemangioendothelioma associated with Kasabach–Merritt syndrome. Histopathology 1996, 28: 281–284.

428 Ghali VS, Gold JE, Vincent RA, Cosgrove JM. Malignant peripheral nerve sheath tumor arising spontaneously from retroperitoneal ganglioneuroma. A case report, review of the literature, and immunohistochemical study. Hum Pathol 1992, 23: 72–75.

429 Gronchi A, Casali PG, Fiore M, Mariani L, Lo Vullo S, Bertulli R, Colecchia M, Lozza L, Olmi P, Santinami M, Rosai J. Retroperitoneal soft tissue sarcomas: patterns of recurrence in 167 patients treated at a single institution. Cancer 2004, 100: 2448–2455.

430 Hasegawa T, Seki K, Hasegawa F, Matsuno Y, Shimada T, Hirose T, Sano T, Hirohashi S. Dedifferentiated liposarcoma of retroperitoneum and mesentery: varied growth patterns and histological grades – a clinicopathologic study of 32 cases. Hum Pathol 2000, 31: 717–727.

431 Hashimoto H, Tsuneyoshi M, Enjoji M. Malignant smooth muscle tumors of the retroperitoneum and mesentery. A clinicopathologic analysis of 44 cases. J Surg Oncol 1985, 28: 177–186.

432 Heslin MJ, Lewis JJ, Nadler E, Newman E, Woodruff JM, Casper ES, Leung D, Brennan MF. Prognostic factors associated with long-term survival for retroperitoneal sarcoma: implications for management. J Clin Oncol 1997, 15: 2832–2839.

433 Hisaoka M, Morimitsu Y, Hashimoto H, Ishida T, Mukai H, Satoh H, Motoi T, Machinami R. Retroperitoneal liposarcoma with combined well-differentiated and myxoid malignant fibrous histiocytoma-like myxoid areas. Am J Surg Pathol 1999, 23: 1480–1492.

434 Hollowood K, Stamp G, Zouvani J, Fletcher CDM. Extranodal follicular dendritic cell sarcoma of the gastrointestinal tract. Morphologic, immunohistochemical and ultrastructural analysis of two cases. Am J Clin Pathol 1995, 103: 90–97.

435 Huang H-Y, Brennan MF, Antonescu CR. Distant metastasis in retroperitoneal dedifferentiated liposarcoma is rare and rapidly fatal: a clinicopathological study with emphasis on the low-grade myxofibrosarcoma-like pattern as an early sign of dedifferentiation. Mod Pathol 2005, 18: 976–984.

436 Huszar M, Fanburg JC, Dickersin GR, Kirshner JJ, Rosenberg AE. Retroperitoneal malignant meningioma: A light microscopic, immunohistochemical, and ultrastructural study. Am J Surg Pathol 1996, 20: 492–499.

437 Ibrahim NB, Briggs JC, Corrin B. Double primary localized fibrous tumours of the pleura and retroperitoneum. Histopathology 1993, 22: 282–284.

438 Ida CM, Wang X, Erickson-Johnson MR, Wenger DE, Blute ML, Nascimento AG, Oliveira AM. Primary retroperitoneal lipoma: a soft tissue pathology heresy?: report of a case with classic histologic, cytogenetics, and molecular genetic features. Am J Surg Pathol 2008, 32: 951–954.

439 Karakousis CP, Velez AF, Emrich LJ. Management of retroperitoneal sarcomas and patient survival. Am J Surg 1985, 150: 376–380.

440 Kelley TW, Borden EC, Goldblum JR. Estrogen and progesterone receptor expression in uterine and extrauterine leiomyosarcomas: an immunohistochemical study. Appl Immunohistochem Mol Morphol 2004, 12: 338–341.

441 Kinne DW, Chu FCH, Huvos AG, Yagoda A, Fortner JG. Treatment of primary and recurrent retroperitoneal liposarcoma. Twenty-five-year experience at Memorial Hospital. Cancer 1973, 31: 53–64.

442 Kourea HP, Bilsky MH, Leung DHY, Lewis JJ, Woodruff JM. Subdiaphragmatic and intrathoracic paraspinal malignant peripheral nerve sheath tumors: a clinicopathologic study of 25 patients and 26 tumors. Cancer 1998, 82: 2191–2203.

443 Lau SK, Marchevsky AM, McKenna Jr RJ, Luthringer DJ. Malignant monotypic epithelioid angiomyolipoma of the retroperitoneum. Int J Surg Pathol 2003, 11: 223–228.

444 Lauwers GY, Erlandson RA, Casper ES, Brennan MF, Woodruff JM. Gastrointestinal autonomic nerve tumors. A clinicopathological, immunohistochemical, and ultrastructural study of 12 cases. Am J Surg Pathol 1993, 17: 887–897.

445 Leonidas JC, Brill PW, Bhan I, Smith TH. Cystic retroperitoneal lymphangioma in infants and children. Radiology 1978, 127: 203–208.

446 Macarenco RS, Erickson-Johnson M, Wang X, Folpe AA, Rubin BP, Nascimento AG, Oliveira AM. Retroperitoneal lipomatous tumors without cytologic atypia: are they lipomas? A clinicopathologic and molecular study of 19 cases. Am J Surg Pathol 2009, 33: 1470–1476.

447 Michal M. Retroperitoneal myolipoma. A tumour mimicking retroperitoneal angiomyolipoma and liposarcoma with myosarcomatous differentiation. Histopathology 1994, 25: 86–88.

448 Morrison C, Ramirez NC, Chan JKC, Wakely Jr P. Endometrial stromal sarcoma of the retroperitoneum. Ann Diagn Pathol 2002, 6: 312–318.

449 Oberling C. Retroperitoneal xanthogranuloma. Am J Cancer 1935, 23: 477–489.

450 Paal E, Miettinen M. Retroperitoneal leiomyomas: a clinicopathologic and immunohistochemical study of 56 cases with a comparison to retroperitoneal leiomyosarcomas. Am J Surg Pathol 2001, 25: 1355–1363.

451 Patel R, Goldblum JR, Antonescu CR. Mutational analysis of c-kit in extragastrointestinal stromal tumors (EGIST): a molecular study of six cases [abstract]. Mod Pathol 2003, 16: 18a–19a.

452 Piana S, Roncaroli F. Epithelioid leiomyosarcoma of retroperitoneum with granular cell change. Histopathology 1994, 25: 90–93.

453 Rajani B, Smith TA, Reith JD, Goldblum JR. Retroperitoneal leiomyosarcomas unassociated with the gastrointestinal tract: a clinicopathologic analysis of 17 cases. Mod Pathol 1999, 12: 21–28.

454 Ranchod M, Kempson RC. Smooth muscle tumors of the gastrointestinal tract and retroperitoneum. A pathologic analysis of 100 cases. Cancer 1977, 39: 255–262.

455 Ransom JL, Pratt CB, Hustu O, Kumar APM, Howarth CB, Bowles D. Retroperitoneal rhabdomyosarcoma in children. Results of multimodality therapy. Cancer 1980, 45: 845–850.

456 Reith JD, Goldblum JR, Lyles RH, Weiss SW. Extragastrointestinal (soft tissue) stromal tumors: an analysis of 48 cases with emphasis on histologic predictors of outcome. Mod Pathol 2000, 13: 577–585.

457 Roncaroli F, Eusebi V. Rhabdomyoblastic differentiation in a leiomyosarcoma of the retroperitoneum. Hum Pathol 1996, 27: 310–312.

458 Schmidt D, Mackay B, Sinkovics JG. Retroperitoneal tumor with vertebral metastasis in a 25-year-old female. Ultrastruct Pathol 1981, 2: 383–388.

459 Shmookler BM. Retroperitoneal synovial sarcoma. A report of four cases. Am J Clin Pathol 1982, 77: 686–691.

460 Shmookler BM, Lauer DH. Retroperitoneal leiomyosarcoma. A clinicopathologic analysis of 36 cases. Am J Surg Pathol 1983, 7: 269–280.

461 Stoeckle E, Coindre JM, Bonvalot S, Kantor G, Terrier P, Bonichon F, Nguyen Bui B. Prognostic factors in retroperitoneal sarcoma: a multivariate analysis of a series of 165 patients of the French Cancer Center Federation Sarcoma Group. Cancer 2001, 92: 359–368.

462 Tallini G, Erlandson RA, Brennan MF, Woodruff JM. Divergent myosarcomatous differentiation in retroperitoneal liposarcoma. Am J Surg Pathol 1993, 17: 546–556.

463 Tefft M, Vawter GF, Mitus A. Paravertebral 'round cell' tumors in children. Radiology 1969, **92**: 1501–1509.

464 Triche RJ, Askin FB, Kissane JM. Neuroblastoma, Ewing's sarcoma, and the differential diagnosis of small-, round-, blue-cell tumors. In Finegold M (ed.): Pathology of neoplasia in children and adolescents, vol. 18 of Major problems in pathology. Philadelphia, 1986, W.B. Saunders.

465 Tsang WY, Chan JK. Kaposi-like infantile hemangioendothelioma. A distinctive vascular neoplasm of the retroperitoneum. Am J Surg Pathol 1991, **15**: 982–989.

466 van Doorn RC, Gallee MP, Hart AA, Gortzak E, Rutgers EJ, van Coevorden F, Keus RB, Zoetmulder FA. Resectable retroperitoneal soft tissue sarcomas. The effect of extent of resection and postoperative radiation therapy on local tumor control. Cancer 1994, **73**: 637–642.

467 Vilanova JR, Burgos-Bretones J, Simon R, Rivera-Pomar JM. Leukaemoid reaction and eosinophilia in 'inflammatory fibrous histiocytoma'. Virchows Arch [A] 1980, **388**: 237–243.

468 Vuletin JC, Wajsbort RR, Ghali V. Primary retroperitoneal angiosarcoma with eosinophilic globules. A combined light-microscopic, immunohistochemical, and ultrastructural study. Arch Pathol Lab Med 1990, **114**: 618–622.

469 Watanabe K, Tanaka M, Kusakabe T, Soeda S. Mesometrial smooth muscle as an origin of female retroperitoneal (pelvic) leiomyomas. Virchows Arch 2007, **451**: 899–904.

470 Whitten RO, Benjamin DR. Rhabdomyoma of the retroperitoneum. A report of a tumor with both adult and fetal characteristics. A study by light and electron microscopy, histochemistry, and immunochemistry. Cancer 1987, **59**: 818–824.

471 Yunis EJ. Ewing's sarcoma and related small round cell neoplasms in children. Am J Surg Pathol 1986, **10**: S54–S62.

GERM CELL TUMORS

472 Abell MR, Fayos JV, Lampe I. Retroperitoneal germinomas (seminomas) without evidence of testicular involvement. Cancer 1965, **18**: 273–290.

473 Berry CL, Keelnig J, Hilton C. Teratoma in infancy and childhood. A review of 91 cases. J Pathol 1969, **98**: 241–252.

474 Buskirk SJ, Evans RG, Farrow GM, Earle JD. Primary retroperitoneal seminoma. Cancer 1982, **49**: 1934–1936.

475 Chen KT, Cheng AC. Retroperitoneal seminoma and intratubular germ cell neoplasia. Hum Pathol 1989, **20**: 493–495.

476 Hawkins EP, Finegold MJ, Hawkins HK, Krischer JP, Starling KA, Weinberg A. Nongerminomatous malignant germ cell tumors in children. A review of 89 cases from the pediatric oncology group, 1971–1984. Cancer 1986, **58**: 2579–2584.

477 Kernek KM, Brunelli M, Ulbright TM, Eble JN, Martignoni G, Zhang S, Michael H, Cummings OW, Cheng L. Fluorescence in situ hybridization analysis of chromosome 12p in paraffin-embedded tissue is useful for establishing germ cell origin of metastatic tumors. Mod Pathol 2004, **17**: 1309–1313.

478 Lack EE, Travis WD, Welch KJ. Retroperitoneal germ cell tumors in childhood. A clinical and pathologic study of 11 cases. Cancer 1985, **56**: 602–608.

479 Maatman T, Bukowski RM, Montie JE. Retroperitoneal malignancies several years after

initial treatment of germ cell cancer of the testis. Cancer 1984, **54**: 1962–1965.

480 Montague DK. Retroperitoneal germ cell tumors with no apparent testicular involvement. J Urol 1975, **113**: 505–508.

481 Moss JF, Slayton RE, Economou SG. Primary retroperitoneal pure choriocarcinoma. Two long-term complete responders from a rare fatal disease. Cancer 1988, **62**: 1053–1054.

482 Ohno Y, Kanematsu T. An endodermal sinus tumor arising from a mature cystic teratoma in the retroperitoneum in a child: is a mature teratoma a premalignant condition? Hum Pathol 1998, **29**: 1167–1169.

483 Sung MT, MacLennan GT, Cheng L. Retroperitoneal seminoma in limited biopsies: morphologic criteria and immunohistochemical findings in 30 cases. Am J Surg Pathol 2006, **30**: 766–773.

484 Wang F, Liu A, Peng Y, Rakheja D, Wei L, Xue D, Allan RW, Molberg KH, Li J, Cao D. Diagnostic utility of SALL4 in extragonadal yolk sac tumors: an immunohistochemical study of 59 cases with comparison to placental-like alkaline phosphatase, alpha-fetoprotein, and glypican-3. Am J Surg Pathol 2009, **33**: 1529–1539.

485 Weissbach L, Boedefeld EA. Localization of solitary and multiple metastases in stage II nonseminomatous testis tumor as basis for a modified staging lymph node dissection in stage I. J Urol 1987, **138**: 77–82.

OTHER PRIMARY TUMORS AND TUMORLIKE CONDITIONS

486 Brietta LK, Watkins D. Giant extra-adrenal myelolipoma. Arch Pathol Lab Med 1994, **118**: 188–190.

487 Burke T, Sahin A, Johnson DE, Ordóñez NG, Mackay B. Myoepithelioma of the retroperitoneum. Ultrastruct Pathol 1995, **19**: 269–274.

488 Cafferty LL, Katz RL, Ordóñez NG, Carrasco CH, Cabanillas FR. Fine needle aspiration diagnosis of intraabdominal and retroperitoneal lymphomas by a morphologic and immunocytochemical approach. Cancer 1990, **65**: 72–77.

489 Carabias E, Garcia Muñoz H, Dihmes FP, López Pino MA, Ballestin C. Primary mucinous cystadenocarcinoma of the retroperitoneum. Report of a case and literature review. Virchows Arch 1995, **426**: 641–645.

490 Chen KTK, Felix EL, Flam MS. Extraadrenal myelolipoma. Am J Clin Pathol 1982, **78**: 386–389.

491 Chen L, Kuriakose P, Hawley RC, Janakiraman N, Maeda K. Hematologic malignancies with primary retroperitoneal presentation: clinicopathologic study of 32 cases. Arch Pathol Lab Med 2005, **129**: 655–660.

492 Fowler MR, Williams GB, Alba JM, Byrd CR. Extra-adrenal myelolipomas compared with extra medullary hematopoietic tumors. A case of presacral myelolipoma. Am J Surg Pathol 1982, **6**: 363–374.

493 Fukutomi Y, Shibuya C, Yamamoto S, Okuno F, Nishiwaki S, Kashiki Y, Muto Y. Extrarenal Wilms' tumor in the adult patient. A case report and review of the world literature. Am J Clin Pathol 1988, **90**: 618–622.

494 Hasegawa T, Hirose T, Ayala AG, Ito S, Tomaru U, Matsuno Y, Shimoda T, Hirohashi S. Adult neuroblastoma of the retroperitoneum and abdomen: clinicopathologic distinction from primitive neuroectodermal tumor. Am J Surg Pathol 2001, **25**: 918–924.

495 Hornick JL, Fletcher CD. Sclerosing PEComa: clinicopathologic analysis of a distinctive variant with a predilection for the

retroperitoneum. Am J Surg Pathol 2008, **32**: 493–501.

496 Isse K, Harada K, Suzuki Y, Ishiguro K, Sasaki M, Kajiura S, Nakanuma Y. Retroperitoneal mucinous cystadenoma: report of two cases and review of the literature. Pathol Int 2004, **54**: 132–138.

497 Koretz MJ, Wang S, Klein FA, Lawrence W Jr. Extrarenal adult Wilms' tumor. Cancer 1987, **60**: 2484–2488.

498 Kryger-Baggesen N, Kjaergaard J, Sehested M. Nonchromaffin paraganglioma of the retroperitoneum. J Urol 1985, **134**: 536–538.

499 Matsubara M, Shiozawa T, Tachibana R, Hondo T, Osasda K, Kawaguchi K, Kimura K, Konishi I. Primary retroperitoneal mucinous cystadenoma of borderline malignancy: a case report and review of the literature. Int J Gynecol Pathol 2005, **24**: 218–223.

500 Olson JR, Abell MR. Nonfunctional nonchromaffin paragangliomas of the retroperitoneum. Cancer 1969, **23**: 1358–1367.

501 Park U, Han KC, Chang HK, Huh MH. A primary mucinous cystoadenocarcinoma of the retroperitoneum. Gynecol Oncol 1991, **42**: 64–67.

502 Pennell TC, Gusdon JP. Retroperitoneal mucinous cystadenoma. Am J Obstet Gynecol 1990, **160**: 1229–1231.

503 Roma AA, Malpica A. Primary retroperitoneal mucinous tumors: a clinicopathologic study of 18 cases. Am J Surg Pathol 2009, **33**: 526–533.

504 Rothacker D, Knolle J, Stiller D, Borchard F. Primary retroperitoneal mucinous cystadenomas with gastric epithelial differentiation. Pathol Res Pract 1993, **189**: 1195–1204.

505 Shintaku M, Matsumoto T. Primary mullerian carcinosarcoma of the retroperitoneum: report of a case. J Gynecol Pathol 2001, **20**: 191–195.

506 Subramony C, Habibpour S, Hashimoto LA. Retroperitoneal mucinous cystadenoma. Arch Pathol Lab Med 2001, **125**: 691–694.

507 Tang C-K, Toker C, Wybel RE, Desai RG. An unusual pelvic tumor with benign glandular, sarcomatous, and Wilms' tumor-like components. Hum Pathol 1981, **12**: 940–944.

508 Ulbright TM, Morley DJ, Roth LM, Berkow RL. Papillary serous carcinoma of the retroperitoneum. Am J Clin Pathol 1983, **79**: 633–637.

509 Wakely PE Jr, Sprague RI, Kornstein MJ. Extrarenal Wilms' tumor. An analysis of four cases. Hum Pathol 1989, **20**: 691–695.

510 Waldron JA, Magnifico M, Duray PH, Cadman EC. Retroperitoneal mass presentations of B-immunoblastic sarcoma. Cancer 1985, **56**: 1733–1741.

511 Waldron JA, Newcomer LN, Katz ME, Cadman E. Sclerosing variants of follicular center cell lymphomas presenting in the retroperitoneum. Cancer 1983, **52**: 712–720.

512 Yajima A, Toki T, Morinaga S, Sasano H, Sasano N. A retroperitoneal endocrine carcinoma. Cancer 1984, **54**: 2040–2042.

SACROCOCCYGEAL REGION

DEVELOPMENTAL ANOMALIES

513 Andea AA, Klimstra DS. Adenocarcinoma arising in a tailgut cyst with prominent meningothelial proliferation and thyroid tissue: case report and review of the literature. Virchows Arch 2005, **446**: 316–321.

514 Bale PM. Sacrococcygeal developmental abnormalities and tumors in children. Perspect Pediatr Pathol 1984, **1**: 9–56.

515 Berry CL, Keelnig J, Hilton C. Teratoma in infancy and childhood. A review of 91 cases. J Pathol 1969, **98**: 241–252.

516 Fulton RS, Rouse RV, Ranheim EA. Ectopic prostate: case report of a presacral mass presenting with obstructive symptoms. Arch Pathol Lab Med 2001, **125**: 286–288.

517 Harrist TY, Gang DL, Kleinman GM, Mihm MC Jr, Hendren WH. Unusual sacrococcygeal embryologic malformations with cutaneous manifestations. Arch Dermatol 1982, **118**: 643–648.

518 Hjernstad BM, Helwig EB. Tailgut cysts. Report of 53 cases. Am J Clin Pathol 1988, **89**: 139–147.

519 Hood DL, Petras RE, Grundfest-Broniatowski S, Jagelman DG. Retrorectal cystic hamartoma. Report of five cases with carcinoid tumor arising in two [abstract]. Am J Clin Pathol 1988, **89**: 433.

520 MacLeod JH, Purves JKB. Duplications of the rectum. Dis Colon Rectum 1970, **13**: 133–137.

521 Marco V, Autonell J, Farre J, Fernandez-Layos M, Doncel F. Retrorectal cyst–hamartoma. Report of two cases with adenocarcinoma developing in one. Am J Surg Pathol 1982, **6**: 707–714.

522 McDermott NC, Newman J. Tailgut cyst (retrorectal cystic hamartoma) with prominent glomus bodies. Histopathology 1991, **18**: 265–266.

523 Mills SE, Walker AN, Stallings RG, Allen MS. Retrorectal cystic hamartoma. Report of three cases, including one with a perirenal component. Arch Pathol Lab Med 1984, **108**: 737–740.

524 Prasad AR, Amin MB, Randolph TL, Lee CS, Ma CK. Retrorectal cystic hamartoma: report of 5 cases with malignancy. Arch Pathol Lab Med 2000, **124**: 725–729.

525 Tagart REB. Congenital anal duplication. A cause of para-anal sinus. Br J Surg 1977, **64**: 525–528.

526 Thway K, Polson A, Pope R, Thomas JM, Fisher C. Extramammary Paget disease in a retrorectal dermoid cyst: report of a unique case. Am J Surg Pathol 2008, **32**: 635–639.

GERM CELL TUMORS

527 Ahmed HA, Pollock DJ. Malignant sacrococcygeal teratoma in the adult. Histopathology 1985, **9**: 359–363.

528 Bale PM. Sacrococcygeal developmental abnormalities and tumors in children. Perspect Pediatr Pathol 1984, **1**: 9–56.

529 Berry CL, Keelnig J, Hilton C. Teratoma in infancy and childhood. A review of 91 cases. J Pathol 1969, **98**: 241–252.

530 Chretien PB, Milam JD, Foote FW, Miller TR. Embryonal adenocarcinomas (a type of malignant teratoma) of the sacrococcygeal region. Clinical and pathologic aspects of 21 cases. Cancer 1970, **26**: 522–535.

531 Donnellan WA, Swenson O. Benign and malignant sacrococcygeal teratomas. Surgery 1968, **64**: 834–846.

532 Ein SH, Mancer K, Adeyemi SD. Malignant sacrococcygeal teratoma – endodermal sinus, yolk sac tumor – in infants and children. A

32-year review. J Pediatr Surg 1985, **20**: 473–477.

533 Gonzalez-Crussi F, Winkler RF, Mirkin DL. Sacrococcygeal teratomas in infants and children. Relationship of histology and prognosis in 40 cases. Arch Pathol Lab Med 1978, **102**: 420–425.

534 Hawkins EP, Finegold MJ, Hawkins HK, Krischer JP, Starling KA, Weinberg A. Nongerminomatous malignant germ cell tumors in children. A review of 89 cases from the pediatric oncology group, 1971–1984. Cancer 1986, **58**: 2579–2584.

535 Heerema-McKenney A, Harrison MR, Bratton B, Farrell J, Zaloudek C. Congenital teratoma: a clinicopathologic study of 22 fetal and neonatal tumors. Am J Surg Pathol 2005, **29**: 29–38.

536 Kaplan CG, Askin FB, Benirschke K. Cytogenetics of extragonadal tumors. Teratology 1979, **19**: 261–266.

537 Kuhajda FP, Taxy JB. Oncofetal antigens in sacrococcygeal teratomas. Arch Pathol Lab Med 1983, **107**: 239–242.

538 Lack EE, Glaun RS, Hefter LG, Seneca RP, Steigman C, Athari F. Late occurrence of malignancy following resection of a histologically mature sacrococcygeal teratoma. Report of a case and literature review. Arch Pathol Lab Med 1993, **117**: 724–728.

539 Lack EE, Travis WE, Welch KJ. Retroperitoneal germ cell tumors in childhood. A clinical and pathologic study of 11 cases. Cancer 1985, **56**: 602–608.

540 Lahdenne P, Heikinheimo M, Nikkanen V, Klemi P, Siimes MA, Rapola J. Neonatal benign sacrococcygeal teratoma may recur in adulthood and give rise to malignancy. Cancer 1993, **72**: 3727–3731.

541 Nakashima N, Fukatsu T, Nagasaka T, Sobue M, Takeuchi J. The frequency and histology of hepatic tissue in germ cell tumors. Am J Surg Pathol 1987, **11**: 682–692.

542 Ng EW, Porcu P, Loehrer PJ Sr. Sacrococcygeal teratoma in adults: case reports and a review of the literature. Cancer 1999, **86**: 1198–1202.

543 Noseworthy J, Lack EE, Kozakewich HPW, Vawter GF, Welch KJ. Sacrococcygeal germ cell tumors in childhood. An updated experience with 118 patients. J Pediatr Surg 1981, **16**: 358–364.

544 Olsen MM, Raffensperger JG, Gonzalez-Crussi F, Luck SR, Kaplan WE, Morgan ER. Endodermal sinus tumor. A clinical and pathological correlation. J Pediatr Surg 1982, **17**: 832–840.

545 Oosterhuis J, van Berlo R, de Jong B, Dam A, Buist J, Tamminga R, Zwierstra R. Sacral teratoma with late recurrence of yolk sac tumor. J Urol Pathol 1993, **1**: 257–268.

546 Siltanen S, Anttonen M, Heikkila P, Narita N, Laitinen M, Ritvos O, Wilson DB, Heikinheimo M. Transcription factor GATA-4 is expressed in pediatric yolk sac tumors. Am J Pathol 1999, **155**: 1823–1829.

547 Valdiserri RO, Yunis EJ. Sacrococcygeal teratomas. A review of 68 cases. Cancer 1981, **48**: 217–221.

548 Wang F, Liu A, Peng Y, Rakheja D, Wei L, Xue D, Allan RW, Molberg KH, Li J, Cao D.

Diagnostic utility of SALL4 in extragonadal yolk sac tumors: an immunohistochemical study of 59 cases with comparison to placental-like alkaline phosphatase, alpha-fetoprotein, and glypican-3. Am J Surg Pathol 2009, **33**: 1529–1539.

549 Whalen TV Jr, Mahour GH, Landing BH, Woolley MM. Sacrococcygeal teratomas in infants and children. Am J Surg 1985, **150**: 373–375.

PILONIDAL DISEASE

550 Culp CE. Pilonidal disease and its treatment. Surg Clin North Am 1967, **47**: 1007–1014.

551 Davage ON. The origin of sacrococcygeal pilonidal sinuses based on an analysis of four hundred and sixty-three cases. Am J Pathol 1954, **30**: 1191–1205.

552 Lineaweaver WC, Brunson MB, Smith JF, Franzini DA, Rumley TO. Squamous carcinoma arising in a pilonidal sinus. J Surg Oncol 1984, **27**: 239–242.

553 Norris CS. Giant condyloma acuminatum (Buschke–Lowenstein tumor) involving a pilonidal sinus. A case report and review of the literature. J Surg Oncol 1983, **22**: 47–50.

554 Notaras MJ. A review of three popular methods of treatment of postanal (pilonidal) sinus disease. Br J Surg 1970, **57**: 886–890.

555 Pilipshen SJ, Gray G, Goldsmith E, Dineen P. Carcinoma arising in pilonidal sinuses. Ann Surg 1981, **193**: 506–512.

556 Schröder CM, Merk HF, Frank J. Barber's hair sinus in a female hairdresser: uncommon manifestation of an occupational dermatosis. J Eur Acad Dermatol Venereol 2006, **20**: 209–211.

OTHER TUMORS

557 Addis BJ, Rao SG, Finnis D, Carvell JE. Pre-sacral carcinoid tumour. Histopathology 1991, **18**: 563–565.

558 Gatalica Z, Wang L, Lucio ET, Miettinen M. Glomus coccygeum in surgical pathology specimens: small troublemaker. Arch Pathol Lab Med 1999, **123**: 905–908.

559 Helwig EB, Stern JB. Subcutaneous sacrococcygeal myxopapillary ependymoma. A clinicopathologic study of 32 cases. Am J Clin Pathol 1984, **81**: 156–161.

560 Horenstein MG, Erlandson RA, Gonzalez-Cueto DM, Rosai J. Presacral carcinoid tumors: report of three cases and review of the literature. Am J Surg Pathol 1998, **22**: 251–255.

561 Lemberger A, Stein M, Doron J, Fried G, Goldsher D, Feinsod M. Sacrococcygeal extradural ependymoma. Cancer 1989, **64**: 1156–1159.

562 Rahemtullah A, Szyfelbein K, Zembowicz A. Glomus coccygeum: report of a case and review of the literature. Am J Dermatopathol 2005, **27**: 497–499.

563 Song DE, Park JK, Hur B, Ro JY. Carcinoid tumor arising in a tailgut cyst of the anorectal junction with distant metastasis: a case report and review of the literature. Arch Pathol Lab Med 2004, **128**: 578–580.